# Sexuelle Schwäche?

Frau und Mann

Homöopathisches Arzneimittel
Zul.-Nr.: 44440.00.00 bzw. 01

Neuzulassung

# Cefagil®

Wirkstoff: Turnera diffusa ⌀ bzw. D 2

## steigert die sexuelle Erlebnisfähigkeit

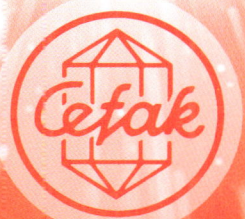

## Cefak Natur-Arzneimittel
### Tradition und Innovation

**Anwendungsgebiete:** Die Anwendungsgebiete entsprechen dem homöopathischen Arzneimittelbild. Dazu gehört: Sexuelle Schwäche. Hinweis: Bei anhaltenden, unklaren oder neu auftretenden Beschwerden sollte ein Arzt aufgesucht werden, da es sich um Erkrankungen handeln kann, die einer ärztlichen Abklärung bedürfen. **Zusammensetzung:** *Arzneilich wirksamer Bestandteil:* Flüssige Verdünnung: 10 ml enth.: Turnera diffusa dil. D 2  10 ml. Tabletten: In einer Tablette ist verarbeitet: Turnera diffusa ⌀  25 mg *Sonstige Bestandteile:* Tabletten: Lactose-Monohydrat, Magnesiumstearat (Ph. Eur.). **Gegenanzeigen:** Cefagil® ist bei Kindern nicht anzuwenden. Da keine ausreichend dokumentierten Erfahrungen vorliegen, sollten Cefagil® Tabletten in der Schwangerschaft und Stillzeit nur nach Rücksprache mit dem Arzt angewendet werden. Zusätzlich bei flüssiger Verdünnung: Cefagil® ist bei Alkoholkranken und in der Schwangerschaft und Stillzeit nicht anzuwenden. Wegen des Alkoholgehaltes soll Cefagil® (Flüssige Verdünnung) bei Leberkranken, Epileptikern und bei Personen mit organischen Erkrankungen des Gehirns nur nach Rücksprache mit dem Arzt angewendet werden. **Nebenwirkungen:** Keine bekannt. Hinweis: Bei der Einnahme eines homöopathischen Arzneimittels können sich die vorhandenen Beschwerden vorübergehend verschlimmern (Erstverschlimmerung). In diesem Fall sollten Sie das Arzneimittel absetzen und Ihren Arzt befragen. **Warnhinweis:** Cefagil® Flüssige Verdünnung enthält 70 Vol.-% Alkohol. **Dosierungsanleitung:** Flüssige Verdünnung: Soweit nicht anders verordnet: Bei akuten Zuständen alle halbe bis ganze Stunde, höchstens 12 mal täglich, 5 - 10 Tropfen einnehmen. Bei chronischen Verlaufsformen 1 - 3 mal täglich 5 - 10 Tropfen einnehmen. Tabletten: Soweit nicht anders verordnet: Bei akuten Zuständen alle halbe bis ganze Stunde, höchstens 12 mal täglich, 1 Tablette einnehmen. Bei chronischen Verlaufsformen 1 - 3 mal täglich 1 Tablette einnehmen. **Handelsformen und Preise:** Flüssige Verdünnung: 50 ml **(DM 19,85)**. Tabletten: 100 Stück **(DM 19,85)**, 200 Stück **(DM 38,95)**. Apothekenpflichtig.

Cefak KG · Postfach 1360 · 87403 Kempten · Telefon (08 31) 5 74 01 - 0 · Fax (08 31) 5 74 01 - 50 · e-mail: cefak@cefak.com

# Pschyrembel Wörterbuch Naturheilkunde

und alternative Heilverfahren mit Homöopathie,
Psychotherapie und Ernährungsmedizin

# Pschyrembel
# Wörterbuch Naturheilkunde

und alternative Heilverfahren mit Homöopathie,
Psychotherapie und Ernährungsmedizin

2., überarbeitete Auflage

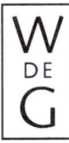

Walter de Gruyter
Berlin · New York 2000

Das Buch enthält 252 Abbildungen und 52 Tabellen.

*CIP-Einheitsaufnahme der Deutschen Bibliothek*

**Pschyrembel Wörterbuch Naturheilkunde und alternative Heil-
verfahren mit Homöopathie, Psychotherapie und Ernährungsmedizin** : [enthält 52 Tabellen] / [Red. Clemens Pätzold ; Regina
Engst]. – 2., überarb. Aufl. – Berlin ; New York : de Gruyter, 2000
  1. Aufl. u. d. T.: Pschyrembel Wörterbuch Naturheilkunde und alternative Heilverfahren
  ISBN 3-11-016609-7

**Wichtiger Hinweis**
Der Verlag hat für die Wiedergabe aller in diesem Buch enthaltenen Informationen (Programme, Verfahren, Mengen, Dosierungen, Appli-
kationen usw.) mit den Fachbearbeitern große
Mühe darauf verwandt, diese Angaben genau
entsprechend dem Wissensstand bei Fertigstel-
lung des Werkes abzudrucken. Trotz sorgfälti-
ger Manuskriptherstellung und Korrektur des
Satzes können Fehler nicht ganz ausgeschlossen
werden. Redaktion und Verlag übernehmen in-
folgedessen keine Verantwortung und keine
daraus folgende Haftung, die auf irgendeine
Art aus der Benutzung der in dem Werk enthaltenen Informationen oder Teilen davon entsteht.

Die Wiedergabe von Gebrauchsnamen, Han-
delsnamen, Warenbezeichnungen und derglei-
chen in diesem Buch berechtigt nicht zu der Annahme, daß solche Namen ohne weiteres von
jedermann benutzt werden dürfen. Vielmehr
handelt es sich häufig um gesetzlich geschützte, eingetragene Warenzeichen, auch wenn sie
nicht eigens als solche gekennzeichnet sind.

Entwicklung des Redaktionssystems: H/S/D
systemconnect Berlin, Ronald Steinhau, Basem
Zabaneh, Weiterentwicklung und Betreuung:
Ingenieurbüro Zabaneh Softwareentwicklung
und Beratung, Berlin
Datenkonvertierung: A. Collignon GmbH, Ber-
lin
Zeichnungen: Helmut Holtermann, Dannen-
berg
Druck und Bindung: Graphischer Großbetrieb
Pößneck, Pößneck
Einbandgestaltung: Rudolf Hübler, Berlin
Printed in Germany

# Vorwort

Die Neuauflage erscheint vier Jahre nach der Erstauflage, die überaus erfolgreich eingeführt werden konnte und das Klinische Wörterbuch des Verlages durch eine ausführlichere Darstellung der schulmedizinisch anerkannten Naturheilmethoden sowie die Beschreibung komplementärer und alternativer therapeutischer und diagnostischer Verfahren und deren theoretischen Grundlagen ergänzt.

Der Stichwortbestand wurde auf rund 4000 Begriffe aus der Naturheilkunde und den alternativen Heilverfahren erhöht, wobei insbesondere die Bereiche Ernährungsmedizin, Homöopathie und Psychotherapie, die innerhalb und außerhalb der Schulmedizin zunehmend an Bedeutung gewinnen, im Vergleich zur Vorauflage erweitert wurden. Neben den klassischen Verfahren der Naturheilkunde (Hydrotherapie, Elektrotherapie, Massage, ausleitende Therapie) werden anthroposophische Medizin, Ethnomedizin und ihr Versuch, die verschiedenen Medizinsysteme der Welt in ihrem sozialen Kontext zu erklären, ebenso berücksichtigt wie Methoden und Hintergründe der traditionellen chinesischen, indischen und tibetischen Medizin. Einen großen Teil des Buches nimmt die Phytotherapie mit einer Vielzahl von Heilpflanzen ein, deren Anwendungsspektrum sowohl wissenschaftlich gesichert, deren Nutzung aber auch durch Überlieferung an die nachfolgenden Generationen weitergegeben wurde. Methoden der alternativen Medizin und Paramedizin werden erläutert und bewertet.

Die Liste der Befindlichkeitsstörungen, Symptome und Erkrankungen, bei denen neben den schulmedizinischen auch naturheilkundliche alternative Heilverfahren angewandt werden, wurde erweitert. Komplexe Sachverhalte werden mit Hilfe von zahlreichen neuen Tabellen und Abbildungen übersichtlich dargestellt.

Der Dank des Verlages gilt erneut den Autoren der 1. Auflage sowie den neuen Mitarbeitern, die sich bereitgefunden haben, ihre Fachgebiete zu bearbeiten, zu erweitern und zu aktualisieren.

Berlin, im Oktober 1999　　　　　　Der Verlag

# Vorwort zur 1. Auflage

Mit diesem „Pschyrembel" liegt ein Wörterbuch vor, das die gesamte Naturheilkunde und alternativen Heilverfahren (Komplementärmedizin) gleichermaßen für Mediziner, Angehörige der Heilberufe und breite Kreise der interessierten Bevölkerung wissenschaftlich darstellt. Dabei folgt der Naturheilkunde-Pschyrembel der Idee und dem Aufbau des Klinischen Wörterbuches.

Naturheilkunde und Erfahrungsmedizin werden seit Beginn der Menschheitsgeschichte betrieben. Der Papyrus Ebers preist als Heilmittel u. a. Rettich und Knoblauch an. Mit Heilpflanzen entlohnen die Ägypter die Erbauer der Pyramiden, und die Griechen entwickeln die Heilpflanzenlehre (Galen): Die Wunden des Achilles heilt die (antiphlogistisch wirkende) Schafgarbe.

Die Grundlagen naturärztlichen Denkens gehen auf Hippokrates (Corpus hippocraticum) vor mehr als 2000 Jahren zurück („Die Naturen sind die Ärzte für Krankheiten …"), das im römischen Badewesen und in Byzanz den Höhepunkt seiner praktischen Umsetzung erfährt: Kaiser Augustus läßt sich durch Obergüsse behandeln; Massagen, den Chinesen und alten Kulturvölkern längst vertraut, entspannen und kräftigen die Muskulatur; byzantinische Ärzte propagieren die Kaltwasseranwendungen bei katarrhalischen und fieberhaften Infektionen, und auch die Klostermedizin des Abendlandes bedient sich des Bades als Heilmittel. Die Benediktiner kennen eigene Gesundheitsregeln, wobei deren Heilpflanzenkompilation von Anis bis Zwiebel reicht. Dem hippokratischen Postulat von der Heilkraft der Natur verleiht Paracelsus zu Beginn der Neuzeit (16. und 17. Jahrhundert) bedeutende Impulse.

Geradezu zum Wallfahrtsort entwickelte sich in der Renaissance der Badeort Spa mit seinem kohlensäure- und eisenhaltigen Wasser: Hier weilen Descartes, Peter der Große, Wellington, Victor Hugo und andere historisch bedeutende Persönlichkeiten und lassen ihre Anämie, Hypertonie, Herzbeschwerden oder ihren Rheumatismus behandeln. Die Entwicklung der Naturheilkunde im 18. Jahrhundert prägen J. S. Hahn (propagiert Wasseranwendungen, wobei er Charité-Professor Ch. W. Hufeland (Bade- und Trinkkuren, Diät für Körper und Seele), der die Brücke zwischen Rousseau (retour à la nature) und der späteren Naturheilbewegung des 19. Jahrhunderts schlägt. Gleichzeitig begründet S. Hahnemann ein separates Medizinsystem, die Homöopathie: „Organon der Heilkunst".

Nach der massiven Ausbreitung der Hydrotherapie durch Prießnitz, Oertel, Rausse und T. Hahn gibt es ab Mitte des 19. Jahrhunderts drei medizinische Richtungen, die sich heftig befehden: Allopathie (Schulmedizin), Homöopathie und Hydrotherapie.

L. Gleich schlägt um 1850 eine begriffliche und inhaltliche Erweiterung der Wasserheilkunde (Hydrotherapie) vor und spricht von Naturheilkunst und Naturheilmethode. S. Kneipp beschreibt nicht nur über 100 Wasseranwendungen, die bis heute Teil des medizinischen Therapieschatzes sind, sondern führt neben Empfehlungen zur gesunden Lebensführung auch umfassend Heilpflanzen und -kräuter zur inneren und äußeren Anwendung an (z. B. warme Kräuterbäder und Gesundheitstees) und bricht damit das Dogma, Arzneimittel überhaupt zu gebrauchen. Die wissenschaftliche Begründung der Hydrotherapie wird W. Winternitz, Hochschullehrer an der Wiener Universität, zugeschrieben, wodurch hydrotherapeutische Methoden in die Schulmedizin integriert werden. Die Licht- und Luftbehandlung preisen der Schweizer „Sonnendoktor" A. Rikli und der Deutsche A. Just an, die Semmeldiät Felke, Mayr u. a., und viel später kommen traditionelle außereuropäische Heilverfahren hinzu.

Heute erscheinen die Übergänge zwischen der Schulmedizin, der allgemein anerkannten Naturheilkunde, den alternativen Heilverfahren und der Paramedizin fließend; immer wieder werden einzelne Grenzen neu gezogen. Manuelle Medizin (als Chiropraktik) und therapeutische Lokalanästhesie (als Neuraltherapie), vor wenigen Jahrzehnten noch suspekte Außenseiter, sind heute anerkannt. Umgekehrt werden das Schröpfen, die Blutegel- und Eigenblutbehandlungen heute unter „alternativen Verfahren" subsumiert, während sie früher in der offiziellen Medizin praktiziert und wissenschaftlich abgehandelt wurden.

Der Wirksamkeitsnachweis, also der zeitliche und kausale Zusammenhang zwischen der Therapie (Ursache) und dem Heilerfolg (Wirkung), in der Alternativmedizin ist häufig mit anerkannten wissenschaftlichen Methoden nicht zu erbringen oder Gegenstand von Kontroversen. Stellt der Patient eine Wirkung fest oder wird eine solche allgemein unterstellt, so liegt noch keine Kausalität vor. Andererseits sind Wirkungen nicht nur deshalb inexistent, weil sie die Schulmedizin mit ihren Methoden nicht nachzuweisen vermag.

Das Wörterbuch enthält rund 3000 Begriffe aus der Naturheilkunde und den alternativen Heilverfahren, z. B. Ernährungsmedizin, Phytotherapie, Homöopathie, anthroposophische Medizin und Psychotherapie. Berücksichtigt sind ferner ethnomedizinische Systeme wie traditionelle chinesische, indische und tibetische Medizin. Der Schwerpunkt liegt bei diagnostischen und therapeutischen Verfahren, aber auch die jeweiligen theoretischen Grundlagen werden ausführlich dargestellt.

Eine wichtige Fundstelle für den Mediziner und Laien gleichermaßen sind die etwa 200 eingearbeiteten Befindlichkeitsstörungen, Symptome und Erkrankungen, bei denen neben den „schulmedizinischen" naturheilkundlich-alternative Heilverfahren angewandt werden, z. B. Akne, Hypertonie, rheumatische Erkrankungen, Migräne.

Mit der Entscheidung über die Aufnahme von Begriffen in dieses Wörterbuch wird keine Wertung über Wirksamkeit und Wissenschaftlichkeit der Verfahren getroffen. Ausgegangen wird vielmehr von einem allgemeinen und umfassenden Informationsbedürfnis und dem Wunsch nach Orientierung, der sich aus manchem Zweifel an der Schulmedizin ebenso speist wie aus dem oft undurchschaubaren Angebot an konkurrierenden Verfahren der Komplementärmedizin, deren Bewertung nicht immer leicht fällt.

Der Dank des Verlages gilt allen Autoren, denen es gelungen ist, einen gänzlich neuen und anderen „Pschyrembel" zu verfassen, der das Klinische Wörterbuch ergänzt.

Berlin, im November 1995          Der Verlag

# Verzeichnis der Mitarbeiter

Die im folgenden aufgeführten Wissenschaftlerinnen und Wissenschaftler waren – in Zusammenarbeit mit der Wörterbuch-Redaktion des Verlages – an der Bearbeitung der 2. Auflage des Wörterbuchs Naturheilkunde beteiligt.

Dr. med. Barbara Bocker
Institut für Physiotherapie
Friedrich-Schiller-Universität Jena
Kollegiengasse 9
07740 Jena

Dr. med. Martin Bührig
Westfäl. Klinik für Psychiatrie, Psychotherapie,
Psychosomatik und Neurologie Gütersloh
Klinik der Universität Witten/Herdecke
Hermann-Simon-Str. 7
33334 Gütersloh

Professor Dr. med. Malte Bühring
Abteilung für Naturheilkunde im Universitätsklinikum Benjamin Franklin
Krankenhaus Moabit
Turmstr. 21
10559 Berlin

Professor Dr. jur. Dr. phil. Lutz Dietze
Bergstr. 23
27726 Worpswede

Dipl.-Psych. Friedhelm Eickmann
Westfäl. Klinik für Psychiatrie, Psychotherapie,
Psychosomatik und Neurologie Gütersloh
Klinik der Universität Witten/Herdecke
Hermann-Simon-Str. 7
33334 Gütersloh

Dr. med. Michael Elies
Erlenweg 31
35321 Laubach

Professor Dr. med. Edzard Ernst
Department of Complementary Medicine
University of Exeter
25 Victoria Park Road
Exeter EX2 4NT

Professor Dr. med. Volker Fintelmann
Krankenhaus Rissen
Suurheid 20
22559 Hamburg

Dr. Otto Isaac
Liesingstr. 8
63457 Hanau

Dr. med. Ulrich Kemper
Abteilung für Suchtmedizin
Bernhard-Salzmann-Klinik Gütersloh
Im Füchtei 150
33334 Gütersloh

Professor Dr. Claus Leitzmann
Institut für Ernährungswissenschaft
Justus-Liebig-Universität Gießen
Wilhelmstr. 20
35392 Gießen

Dr. med. Thomas Lux
Senckenbergisches Institut für Geschichte der Medizin
Johann Wolfgang Goethe-Universität
Theodor-Stern-Kai 7
60590 Frankfurt

Georgios Mantikos
Westfäl. Klinik für Psychiatrie, Psychotherapie,
Psychosomatik und Neurologie Gütersloh
Klinik der Universität Witten/Herdecke
Hermann-Simon-Str. 7
33334 Gütersloh

Dr. med. Dieter Melchart
Zentrum für naturheilkundliche Forschung
der 2. Med. Klinik der Technischen Universität
München („Münchener Modell")
Kaiserstr. 9
80801 München

Dipl. oec. troph. Danja Moldenhauer
Berggartenstr. 12
35457 Lollar

Dipl.-Psych. Jutta Ossenbrügger
Westfäl. Klinik für Psychiatrie, Psychotherapie,
Psychosomatik und Neurologie Gütersloh
Klinik der Universität Witten/Herdecke
Hermann-Simon-Str. 7
33334 Gütersloh

Dipl.-Psych. Peter Petereit
Stefan-Zweig-Str. 49
48161 Münster

Dr. med. Hans-Joachim Rudolph
Am Kesselpfuhl 13
13437 Berlin

Dipl. oec. troph. Kirsten Schänzer
Oberhof 28
35440 Linden

Dr. Barbara Schilcher
Alfred-Neumann-Anger 17
81737 München

Professor Dr. Heinz Schilcher
Alfred-Neumann-Anger 17
81737 München

Dr. med. Dr. rer. nat. Bernhard Uehleke
Abtsleitenweg 11
97074 Würzburg

Professor Dr. med. Christine Uhlemann
Institut für Physiotherapie
Friedrich-Schiller-Universität Jena
Kollegiengasse 9
07740 Jena

Dr. phil. Dipl.-Psych. Martin Wollschläger
Westfäl. Klinik für Psychiatrie, Psychotherapie,
Psychosomatik und Neurologie Gütersloh
Klinik der Universität Witten/Herdecke
Hermann-Simon-Str. 7
33334 Gütersloh

# Redaktion

Dr. med. Clemens Pätzold
Dipl.-Bibl. Regina Engst

# Hinweise zur Benutzung

## 1. Alphabetische Ordnung

Die Stichwörter sind alphabetisch geordnet. Dabei werden die Umlaute ä, ö und ü so behandelt, wie es der Schreibweise ae, oe und ue entspricht. Leerzeichen, Kommata, und Bindestriche innerhalb des Stichwortes werden bei der alphabetischen Einordnung nicht berücksichtigt; dies gilt auch für Zahlen, Indizes und Exponenten.

## 2. Schreibweise

Stichwörter sind groß geschrieben, lediglich Adjektive sind als Stichwörter klein geschrieben. Werden Adjektive mit Substantiven als untrennbare Einheit verstanden, ist auch das Adjektiv groß geschrieben (z. B. Autogenes Training). In fremdsprachlichen Wortfügungen wird das erste Wort groß, die weiteren klein geschrieben, es sei denn, bestimmte Nomenklaturen schreiben anderes vor.

> Asthma bronchiale
> Body mass index
> Gelée royale

Chemische Fachbegriffe richten sich in der Schreibweise weitgehend nach internationalen Nomenklaturregeln; bei Komposita wird in der Regel der klinische Sprachgebrauch bevorzugt. Bei internationalen Freinamen wird die jeweilige Nomenklatur mit angegeben. Komposita mit -oxid werden konsequent mit i statt y geschrieben.

> Calcium statt Kalzium
> Oxidation statt Oxydation

## 3. Betonungszeichen

Bei Stichwörtern, die aus dem Griechischen oder Lateinischen stammen, ist zur Erleichterung der Aussprache die Betonung angegeben. Lange Betonungen werden durch untergesetzten Strich, kurze Betonungen durch untergesetzten Punkt unter dem betonten Vokal oder Diphthong kenntlich gemacht.

> Acne vulgaris

## 4. Wortteiltrenner

Zur Erleichterung der Lesbarkeit und Aussprache und zum besseren Verständnis der medizinischen Terminologie sind zwischen Wortteilen von Stichwörtern Wortteiltrenner (|) eingefügt.

Bei fremdsprachlichen oder abgeleiteten Begriffen sind jeweils Vorsilben, Wortstämme einschließlich evtl. folgender Bindelaute durch Wortteiltrenner abgetrennt (Ad|aptations|physio|logie). Endsilben (-id, -itis, -om) sind nicht abgetrennt.

> Chol|agogum
> Chole|calciferol
> Chole|kinetikum
> Chol|eretikum

Darüber hinaus sind Wortteiltrenner auch als Hinweis für die Silbentrennung zu verstehen, ohne daß durch sie sämtliche zulässigen Trennfugen gekennzeichnet sind.

## 5. Etymologische Angaben

Stichwörtern fremdsprachiger (v. a. griechischer oder lateinischer) Herkunft ist in Klammern eine Erklärung der ursprünglichen Bedeutung beigefügt, oder es wird auf andere Stichwörter verwiesen, bei denen diese Angaben gefunden werden.

Diese Verweise erfolgen entweder durch Asterisk (*) hinter einem Wort oder Wortteil, bei dem die etymologische Erklärung erfolgt, oder durch einen nach oben weisenden Pfeil, der anzeigt, daß an alphabetisch vorangehender Position eine entsprechende etymologische Angabe ist.

> **Auto-:** Wortteil mit der Bedeutung selbst, unmittelbar; von gr. αὐτός.
> **Auto|genes Training** (↑; gr. -γενής durch etwas hervorgebracht) n: ...
> **Auto|hämato|therapie** (↑; gr. αἷμα, αἵματος Blut; Therapie*) f: ...

Ohne etymologische Erklärung bleiben in der Regel Fremdwörter, die nicht spezifisch zur medizinischen Terminologie gehören (z. B. System), lateinische Pflanzennamen und chemische Bezeichnungen.

Die etymologische Erklärung besteht aus drei Elementen: Ursprungssprache, Ursprungswort und deutsche Bedeutung. Dabei werden alle durch Wortteiltrenner begrenzten Elemente des Stichworts einzeln erläutert und die Angaben durch Semikolon abgetrennt. Das Ursprungswort wird nicht aufgeführt, wenn es mit dem Stichwort identisch ist. Die deutsche Bedeutung wird nicht genannt, wenn sie mit dem erklärenden Text des Stichworts identisch ist. Bei griechischen Begriffen wird das Ursprungswort in griechischer Schrift wiedergegeben.

## 6. Biographische Angaben

Sind Eigennamen fester Bestandteil eines Stichworts, werden in Klammern biographische Angaben nach folgendem Muster beigefügt: Vorname, Anfangsbuchstabe des Familiennamens, Fachrichtung, wichtigste Orte der Tätigkeit, Geburts- und ggf. Todesjahr. In einer Folge von mehreren Zusammensetzungen mit demselben Eigennamen erfolgen diese Angaben bei dem alphabetisch ersten Stichwort, nachfolgende Stichwörter verweisen auf dieses durch einen Pfeil.

> **Kneipp-Arzt** (Sebastian K., Pfarrer, Wörishofen, 1821–1897): …
> **Kneipp-Bademeister** (↑): …

## 7. Angabe von Genus und Numerus

Aus dem Griechischen oder Lateinischen abgeleitete Stichwörter tragen eine Genusangabe (m für masculinum, f für femininum, n für neutrum). Stichwörter im Plural sind durch den Zusatz pl gekennzeichnet; ist die Singularform nicht einfach abzuleiten, wird sie in Klammern angegeben.

# Abkürzungen

Medizinisch gebräuchliche Abkürzungen, die im folgenden Verzeichnis nicht aufgeführt sind, finden sich als Stichworteinträge.

| | |
|---|---|
| A., Aa. | Arteria, Arteriae |
| Abb. | Abbildung |
| Abk. | Abkürzung |
| Abs. | Absatz |
| allg. | allgemein |
| anat. | anatomisch |
| Anat. | Anatomie, Anatom |
| Anthrop. | Anthropologie, Anthropologe |
| Anw. | Anwendung |
| Art. | Artikel |
| Bez. | Bezeichnung |
| BGBl. | Bundesgesetzblatt |
| botan. | botanisch |
| bzw. | beziehungsweise |
| C | Celsius |
| ca. | circa |
| Chem. | Chemie, Chemiker |
| Chin. | chinesisch |
| Chir. | Chirurgie, Chirurg |
| cm | Zentimeter |
| DAB | Deutsches Arzneibuch |
| d. h. | das heißt |
| dl | Deziliter |
| engl. | englisch |
| ethnomed. | ethnomedizinisch |
| evtl. | eventuell |
| f | femininum |
| FAO | Food and Agriculture Organization |
| frz. | französisch |
| g | Gramm |
| geb. | geboren |
| GG | Grundgesetz |
| ggf. | gegebenenfalls |
| gr. | griechisch |
| homöopath. | homöopathisch |
| Hz | Hertz |
| i. a. | im allgemeinen |
| i. d. R. | in der Regel |
| i. e. S. | im engeren Sinne |
| i. R. | im Rahmen |
| i. S. | im Sinne |
| ital. | italienisch |
| i. w. S. | im weiteren Sinne |
| jap. | japanisch |
| kcal | Kilokalorie |
| kg | Kilogramm |
| kJ | Kilojoule |
| l | Liter |
| lat. | lateinisch |
| li. | links |
| m | masculinum |
| M., Mm. | Musculus, Musculi |
| mg | Milligramm |
| MG | Molekulargewicht |
| MHz | Megahertz |
| Mill. | Million |
| Min. | Minute |
| mlat. | mittellateinisch |
| mmHg | Millimeter-Quecksilbersäule |
| mMol | Millimol |
| ms | Millisekunde |
| n | neutrum |
| N., Nn. | Nervus, Nervi |
| nlat. | neulateinisch |
| NW | Nebenwirkung |
| o. a. | oder anderes |
| o. ä. | oder ähnliches |
| od. | oder |
| OZ | Ordnungszahl |
| päd. | pädiatrisch |
| Päd. | Pädiatrie, Pädiater |
| Phys. | Physik, Physiker |
| Physiol. | Physiologie, Physiologe |
| pl | Plural |
| ppm | parts per million |
| Psychol. | Psychologie, Psychologe |
| re. | rechts |
| RVO | Reichsversicherungsordnung |
| s. | siehe |
| S. | Seite |
| Sek. | Sekunde |
| SGB | Sozialgesetzbuch |
| sing | Singular |
| sog. | sogenannt |

| | | | |
|---|---|---|---|
| ssp. | Subspecies | v. a. | vor allem |
| Std. | Stunde | var. | Varietas |
| syn. | synonym | Verw. | Verwendung |
| | | vgl. | vergleiche |
| Tab. | Tabelle | Vork. | Vorkommen |
| | | | |
| u. | und | WHO | World Health Organization |
| u. a. | unter anderem | | |
| u. ä. | und ähnliches | z. B. | zum Beispiel |
| usw. | und so weiter | zeitgen. | zeitgenössisch |
| u. U. | unter Umständen | z. T. | zum Teil |
| u. v. a. | und viele andere | z. Z. | zur Zeit |

**Abdominal|krämpfe** (lat. abdominalis zum Bauch gehörig): Sammelbezeichnung für krampfartige Beschwerden im Magen-Darm-Trakt; zur Behandlung werden aus dem Bereich der Hydrotherapie Kurzwickel* u. Lendenwickel*, Leibauflage* u. Leibwaschung* sowie phytotherapeutisch Zubereitungen aus Angelika*, Belladonnaextrakt*, Ceylon*-Zimt, Erdrauch*, Hyoscyamus* niger, Kamille*, Koriander*, Pfefferminze*, Schöllkraut* u. Scopolia* carniolica, traditionell z. B. auch aus Baldrian, römischer Kamille, Lemongras, Muskat, Pestwurz. Spitzwegerich u. Thymian, homöopathisch aus Gänsefingerkraut, Koloquinthe u. Meerrettich angegeben.

**Abend|ländischer Lebens|baum:** s. Thuja.

**Aberglaube:** ursprünglich Bez. der frühmittelalterlichen Kirche für den verkehrten Glauben, den Irrglauben (mit einer stark abwertenden Bedeutung); in der etymologischen Bedeutung von A. als Falsch-Glaube, als Gegenbegriff zu einem als richtig anerkannten Glauben, wurde diese Bez. in Ethnologie u. Ethnomedizin* auf die Abgrenzung zwischen Hochreligionen gegenüber den Religionen sog. primitiver Völker übertragen. A. findet sich aber auch in der Volksmedizin u. als sog. Überbleibsel aus kulturell überwundenen Epochen (i. S. eines linearevolutionistischen Modells). Heute ist die Verwendung des Begriffs A. in der Ethnomedizin eher obsolet, da man sich bemüht, Religionen gleichwertig nach ihrer Funktion u. ihrem Zweck zu betrachten. In der Diskussion um das Verhältnis von Glauben, Wissenschaft u. Magie* setzt sich jedoch bis heute die Auseinandersetzung um die richtige Erkenntnis(-weise) fort.

**Abhängigkeit:** Bez. für verschiedene Formen des Angewiesenseins auf die Einnahme von psychotropen Substanzen mit dem unbezwingbaren Verlangen nach Konsum, Kontrollverlust, Toleranzentwicklung, Entzugserscheinungen bei Abstinenz od. Reduktion des Konsums sowie somatischen u. psychosozialen Folgeschäden; nach der WHO (1992) werden in bezug auf den konsumierten Stoff folgende Typen der A. unterschieden: Alkohol-, Opioid-, Cannabinoid-, Sedativa-, Hypnotika- u. Cocaintyp sowie A. von sonstigen Stimulanzien einschließlich Coffein, Halluzinogene, Tabak u. flüchtige Lösungsmittel. Bei der sog. low dose dependency sind die Betroffenen bei relativ niedriger Dosis u. oft ohne Dosissteigerung nicht in der Lage, ohne die Substanz auszukommen (psy-

chosoziale Folgen). In Abgrenzung zur A. wird als sog. schädlicher Gebrauch ein Konsummuster bezeichnet, das zu Gesundheitsstörungen führt, ohne daß ein Abhängigkeitssyndrom vorliegt. Außerdem kann zwischen stoffgebundenen u. stoffungebundenen Formen der A. unterschieden werden. Zu stoffungebundener A. gehören Spielsucht, Arbeitssucht, Sexsucht, Liebessucht, Fernsehsucht (Videosucht, Computersucht) u. Kaufsucht sowie Anorexia nervosa, Bulimie, Kleptomanie u. a. **Therapie:** Hypnotherapie*, Suchttherapie*, Aurikulotherapie*, Zilgrei*-Methode; s. Entzug, Entwöhnung.

**Abhärtung:** i. e. S. ein Prozeß, der zu einer verbesserten Abwehr gegen banale Infektionserkrankungen führt u. mit einer geringen Infektionsrate sowie einem leichteren Krankheitsverlauf einhergeht; i. w. S. eine Optimierung von Abwehr- u. Bewältigungsleistungen gegen physische u. psychische Stressoren mit verbesserten psycho-vegetativen u. endokrinologischen Reaktionsmustern sowie günstiger Beeinflussung spezifischer u. unspezifischer immunologischer Abwehrvorgänge; wichtigste Verfahren: Bewegungstherapie*, Ernährungstherapie*, hydrotherapeutische Maßnahmen (v. a. Kaltanwendung*), Lichttherapie*, Ordnungstherapie*, Sauna*, Sporttherapie*, Umstimmungstherapie*. Vgl. Adaptation, Kreuzadaptation.

**Abies** f: s. Fichte.

**Abklatschung:** kurze, kräftige Schläge auf die Rückenhaut mit einem nassen Laken u. nachfolgender sanfter Abtrocknung; Anwendung v. a. bei Bronchitis od. Pneumonie.

**Ableitung:** s. Therapie, ableitende.

**Ableitungs|diät, milde** (Diät*) f: von F.-X. Mayr u. E. Rauch entwickelte Heilkost zur Prophylaxe u. Förderung der Heilung verschiedener Erkrankungen durch Entlastung des Verdauungssystems; Übergangsernährung von Fasten-, Diät- u. Darmreinigungskuren zu einer gesunden Dauerernährungsweise; Bevorzugung verdauungsschonender Kost u. möglichst geing verarbeiteter, basensparender Lebensmittel unter Berücksichtigung individueller Empfindlichkeiten; ballaststoff- u. fettreiche Lebensmittel, Rohkost, Haushaltszucker, Bohnenkaffee, Nicotin u. Medikamente vermeiden. Vgl. Mayr-Kur.

**Abmagerungs|kur** (Kur*) f: s. Reduktionsdiät.

**Abreibung, nasse:** Verfahren der Hydrotherapie*, wobei der ganze Körper od. Körperteile kurz in ein nasses Leinentuch gehüllt u.

gleich darauf mit einem trockenen Tuch abgerieben werden; kann kalt, warm od. wechselnd angewendet werden; **Anw.**: zur Abhärtung, bei Infektionskrankheiten od. Kollapsneigung. Vgl. Packung, Abklatschung.
**Abrotanum** n: s. Eberraute.
**Absinthii herba** f: blühende Sproßteile u. Blätter des Wermuts*.
**Ab|sorption** (lat. absorbere aufsaugen) f: in der Verdauungsphysiologie international gebrauchte Bez. für den im deutschen Sprachraum üblichen Begriff Resorption*.
**Acantho|panax senticosus** m: syn. Eleutherococcus* senticosus.
**Acceptable daily intake** (engl. hinnehmbare tägliche Aufnahmemenge): Abk. ADI; diejenige Dosis einer Substanz (z. B. eines Pestizids) in mg/kg Körpergewicht, die bei lebens-

$$ADI = \frac{NOEL}{Sicherheitsfaktor}$$

Acceptable daily intake

langer täglicher Aufnahme als für die Gesundheit unbedenklich angesehen wird; Ableitung aus dem durch Kurz- u. Langzeitfütterungsversuche an mehreren Tierarten ermittelten No* observed effect level, dividiert durch einen Sicherheitsfaktor (i. d. R. 100).
**ACE-Getränk:** Kurzbezeichnung für ein Erfrischungsgetränk auf der Basis von Frucht- u. Gemüsesäften, das mit Betacarotin (Provitamin A) u. den antioxidativen Vitaminen **C** u. **E** angereichert ist; die gesundheitsfördernden Eigenschaften dieses funktionellen Lebensmittels* werden in der Werbung mit den Begriffen „Zellschutzfunktion" u. „Stärkung der körpereigenen Abwehr" herausgestellt.
**Acetum sabadillae** n: Sabadillessig, sog. Läuseessig; Darstellung durch Kochen von Sabadillsamen (Inhaltsstoffe: toxische Steroidalkaloide mit stark insektizider Wirkung) mit Wasser u. Hinzufügen von Äthanol u. verdünnter Essigsäure; **Verw.**: früher gegen Kopfläuse.
**Achillea mille|folium** f: Schafgarbe*.
**Acidum ascorbicum** (lat. acidum Säure) n: Ascorbinsäure; s. Vitamin C.
**Acidum hydro|fluoricum** (↑) n: Flußsäure, Fluorwasserstoff (HF) in Aqua; **Verw.**: homöopathische Zubereitungen aus wäßriger Flußsäure bei Bindegewebeschwäche, Drüsenverhärtungen, chronischen Ekzemen, Karies, Lichtdermatosen.
**Acidum muriaticum** (↑) n: syn. Acidum hydrochloricum; Salzsäure; wäßrige Lösung von Chlorwasserstoff (HCl); **Verw.**: verdünnte

Salzsäure (Acidum hydrochloricum dilutum Ph. Eur., Gehalt 9,5 – 10,5 % HCl) tropfenweise in einem Glas Wasser; **traditionell** bei Achylie u. Subazidität; **homöopathische** Zubereitungen aus verdünnter Salzsäure bei Aphthen, Dumping-Syndrom, Gastroenteritis, Hämorrhoiden.
**Acidum nitricum** (↑) n: Salpetersäure ($HNO_3$); **Verw.**: homöopathische Zubereitungen bei Schleimhautulzerationen.
**Acne aestivalis** (gr. ἀκμή Spitze, Blüte) f: syn. Mallorca-Akne; nach Exposition mit UV-Licht u. Gebrauch von Sonnencremes, meist bei Frauen zw. dem 20. u. 40. Lj. auftretendes akneiformes Exanthem (follikuläre Papeln mit entzündlichem Randsaum); **Ther.**: lokal Tretinoin, Isotretinoin; homöopathisch Zubereitungen aus Natrium chloratum innerlich u. Kalium chloratum äußerlich.
**Acne vulgaris** (↑) f: in der Pubertät bzw. im Erwachsenenalter auftretende Hautkrankheit, bei der es an den talgdrüsenreichen Hautbezirken (Gesicht, Nacken, Brust, Rücken) zu Verstopfung der Follikel mit Bildung von Komedonen, den für die A. v. typischen Effloreszenzen, kommt; **Ätiologie:** Zusammenwirken von genetischer Disposition (vermutlich autosomaldominant mit unterschiedlicher Expressivität), Seborrhoe, bestimmten Bakterien (Propionibacterium acnes, Propionibacterium granulosum u. Propionibacterium avidum), hormonellen Einflüssen, Verhornungsstörungen u. Immunreaktion auf Entzündungsreize; **Formen:** 1. Acne comedonica: Auftreten von offenen u. geschlossenen Komedonen; 2. Acne papulopustulosa: Übergang zu entzündlichen Pusteln u. Papeln (Ruptur der Haarfollikel); 3. Acne conglobata: schwerste Form der A. v. mit großen entzündlichen Knoten, Abszessen, Fisteln, tiefen Narben u. Keloiden, auch an Extremitäten u. Gesäß; Männer sind häufiger betroffen als Frauen. **Therapie:** lokal: Hautreinigung, keratolytisch mit Benzoylperoxid od. Tretinoin, antimikrobiell mit Erythromycin, Tetracyclin, Clindamycin od. Azelainsäure; systemisch: Tetracycline, antiseborrhoisch mit Antiandrogenen, Östrogenen od. Retinoiden; aus dem Bereich der Naturheilkunde u. alternativen Heilverfahren werden Heliotherapie*, äußerliche Anwendung von Zubereitungen aus Faex* medicinalis, traditionell aus Breitwegerich u. Stiefmütterchen, homöopathisch Zubereitungen aus Arnika, Gold u. Schwefel sowie alternativ die Roeder*-Methode angegeben.
**Aco|kanthera** f: Pflanzengattung der Familie Apocynaceae (Hundsgiftgewächse) aus dem südlichen u. östlichen Afrika mit herzwirksamen Glykosiden (z. B. g-Strophanthin); aus der Rinde von A. ouabaio, einem von den Eingeborenen Somalias zur Herstellung von Pfeilgiften

genutzten Baum, wurde erstmals Ouabain (= g-Strophanthin) isoliert.

**Aconitin** n: Hauptalkaloid in Aconitum* napellus (blauer Eisenhut); eines der giftigsten Alkaloide; Symptom der **Aconitinvergiftung:** anfänglich Parästhesien, dann starke Schmerzen, Erbrechen, Koliken, Diarrhoen, Lähmungen, Absinken der Körpertemperatur; Tod durch Herzversagen u. Atemlähmung (letale

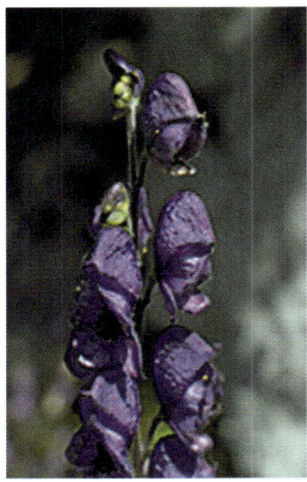

Aconitin

Dosis für den Menschen: 2–5 mg p. o. bzw. 1–2 g der Droge); therapeutische Verwendung früher zur Schmerzstillung bei Neuralgien (besonders Trigeminusneuralgie) u. Rheumatismus.

**Aconitum napellus** n: blauer Eisenhut; Pflanze aus der Familie der Hahnenfußgewächse, Ranunculaceae; **Arzneidroge:** Wurzelknollen u. Wurzeln (Aconiti tuber) sowie Kraut (Aconiti herba); **Inhaltsstoffe:** 0,4–1,1 % Diterpenalkaloide mit dem Hauptwirkstoff Aconitin*; **Verw.:** Zubereitungen **traditionell** bei Rheumatismus, Neuralgien, verschiedenen Schmerz-

Aconitum napellus

zuständen; heute obsolet; **homöopathische** Verwendung der frischen Pflanze od. der Wurzelknollen (Aconitum e radice) bei Neuralgien, Myalgien, Pseudokrupp u. akuten Fieberzuständen.

**Acorus calamus** m: Kalmus*.

**Activity of daily living:** Abk. ADL; Bez. aus der Rehabilitationsmedizin (Ergotherapie, Krankengymnastik) für das Maß der Bewältigung von Alltagsanforderungen an sensomotorischen Leistungen (Sitzen, Stehen, Gehen, Gebrauchsbewegungen); Ziel der Übungsprogramme (Handlungsrichtlinien) bei der orthopädischen, rheumatologischen, neurologischen u. traumatologischen Rehabilitation ist eine optimale Belastung der Körperstrukturen, vornehmlich des Bewegungssystems, entsprechend ihres Funktionszustandes. Dabei kann der Erhalt, die Förderung od. Wiedererlangung der Funktion bzw. die Kompensation ausgefallener Funktionen das Therapieziel sein.

**Ad|aptat** (lat. adaptare anpassen) n: morphologisches bzw. funktionelles Produkt der Adaptation*; durch kontinuierlichen Reizeinfluß auf autonome Funktionen ausgelöst; **Formen: 1.** toleranzsteigernd durch kurzfristige Anpassungsprozesse, z. B. neuronale Hemmung, unspezifische Abwehrprodukte; **2.** kapazitätssteigernd durch langfristige Anpassungsprozesse, z. B. stofflich-organische Leistungen wie Muskelmasse, spezifische Antikörper.

**Ad|aptation** (↑) f: auch Adaption; Gewöhnung u. Anpassung an veränderte Bedingungen der Umwelt durch wiederholte Reize (z. B. A. des Auges an Lichtverhältnisse, A. von Verdauung u. Stoffwechsel an bestimmte Eßgewohnheiten); Reaktionen des adaptierten Organismus auf einzelne Reize fallen schwächer bzw. effektiver, ökonomischer aus. In der Adaptationsphysiologie werden vornehmlich die Ziele (Adaptate) Gewebetoleranz, Funktionsökonomisierung u. Kapazitätssteigerung unterschieden. Das höchste Ziel ist eine kortikal-autonome A. (Lernen). Reizintensität u. Zeitstrukturen determinieren dabei diese Ziele. Wegen der A. werden z. B. während einer Kneipp*-Kur die hydrotherapeutischen Maßnahmen allmählich in der Ausdehnung u. Intensität gesteigert. Vgl. Kreuzadaptation; Phase, ergotrope; Phase, trophotrope.

**Ad|aptations|physio|logie** (↑; gr. φύσις Natur; -logie*) f: Wissenschaft u. Lehre von den Vorgängen der Abwehr, Anpassung, Normalisierung, Regeneration u. Regularisierung im lebenden Organismus.

**Ad|aption** (↑) f: s. Adaptation.

**Adaptive Re|aktion** (↑; Reaktion*) f: syn. Hormesis*.

**Ad|ditions|diät** (lat. addere, additum hinzutun, hinzufügen; Diät*) f: syn. Additionskost,

Suchdiät, Allergensuchkost, oligoallergene Basis-kost; meist im Anschluß an eine Eliminations-diät* erfolgende Diätform, bei der durch geziel-te Exposition (sog. orale Provokation) Lebens-mittel schrittweise auf Intoleranz geprüft wer-den; Nahrungsmittel biologischer Verwandt-schaft werden nach einem bestimmten Schema an unterschiedlichen Tagen in 2–4tägigen Ab-ständen verabreicht. Die Auswahl der zu testen-den Nahrungsmittel erfolgt entweder nach einem Standardschema (Beginn meist mit Milch u. Milchprodukten) od. anamnesebezogen mit den allergenverdächtigen Nahrungsmitteln. Symptomfrei tolerierte Nahrungsmittel können beibehalten werden, Intoleranzen auslösende Nahrungsmittel müssen nach einer Karenzpau-se erneut getestet werden. Besteht die Annahme einer eindeutigen Sensibilisierung vom Sofort-typ (s. Allergie), ist aufgrund eines möglichen anaphylaktischen Schocks eine orale Provoka-tion risikoreich. A. sollte nur nach Rücksprache mit dem Arzt erfolgen.

**Ader|laß:** künstliche Eröffnung einer Vene u. Blutentnahme; in der klassischen Weise (Ent-zug von 500–800 ml Blut) heute nur noch wenig angewendet bei beginnendem Lungen-ödem, Hämochromatose, Polycythaemia vera, drohender Urämie u. Eklampsie; in der humoralpathologisch orientierten Naturheil-kunde Element der ausleitenden Therapie*; in der an Konstitution* orientierten Naturheil-kunde Anwendung zur Therpie einer Fülle*.

**A|dermin** n: veraltete Bez. für Vitamin* B₆.

**ADI:** Abk. für (engl.) Acceptable* daily intake.

**Adipositas** (lat. adeps Fett) f: s. Überge-wicht.

**ADL:** Abk. für (engl.) Activity* of daily living.

**Adonis|röschen:** Adonis vernalis, Frühlings-adonisröschen; Pflanze aus der Familie der Hah-nenfußgewächse, Ranunculaceae; **Arzneidroge:** oberirdische blühende Teile (Adonidis herba); **Inhaltsstoffe:** 0,2–0,8 % herzwirksame Gly-

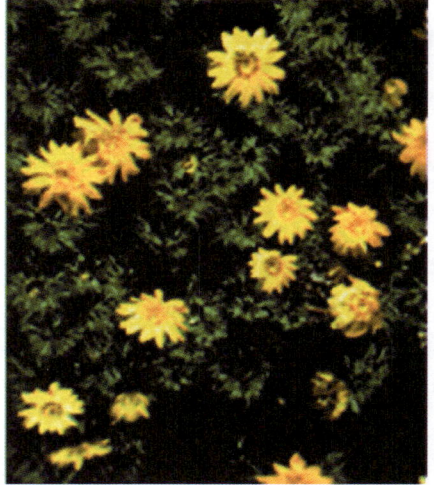
Adonisröschen

koside, insbesondere Adonitoxin u. Cymarin; **Wirkung:** positiv inotrop; **Verw.** zur Herstel-lung von Extrakten (biologisch standardisiert); Anwendung von Kombinationspräparaten bei leichter Herzinsuffizienz, besonders mit nervö-ser Begleitsymptomatik; **traditionell** auch bei Ödemen; **Dosierung:** mittlere Tagesdosis 0,6 g eingestelltes Adonispulver (Wirkungswert ei-nem Gehalt von 0,2 % Cymarin entsprechend); höchste Einzeldosis 1,0 g, höchste Tagesdosis 3,0 g; **Kontraindikationen:** Therapie mit Di-gitalisglykosiden, Kaliummangelzuständen; Wir-kungsverstärkung bei gleichzeitiger Gabe von Chinidin, Calcium, Saluretika, Laxanzien u. bei Langzeittherapie mit Glukokortikoiden; bei Überdosierung Übelkeit, Erbrechen, Herz-rhythmusstörungen; **homöopathische** Ver-wendung der frischen, ganzen, blühenden Pflanze z. B. bei nervösen Herz-Kreislauf-Stö-rungen.

**Ähnlichkeits|prinzip** n: auch Ähnlich-keitsregel, Ähnlichkeitsgesetz; therapeutische Grundregel der Homöopathie*, die vorschreibt, daß am Kranken ein Arzneimittel anzuwenden ist, das am Gesunden Symptome hervorbringen kann, die den zu heilenden Symptomen mög-lichst ähnlich sind (vgl. Similia similibus curen-tur). Dem Ä. liegt die Annahme Samuel Hahne-manns (1755–1843) zugrunde, daß die Arznei eine sog. Kunstkrankheit* erzeuge, die durch eine große Ähnlichkeit mit einer bestehenden natürlichen Krankheit* diese heilen könnte. Für einen Patienten können unterschiedliche Arz-neimittel als ähnlich angesehen werden; die Spanne möglicher Entsprechungen reicht je

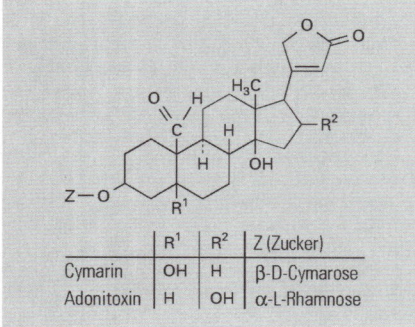

| | R¹ | R² | Z (Zucker) |
|---|---|---|---|
| Cymarin | OH | H | β-D-Cymarose |
| Adonitoxin | H | OH | α-L-Rhamnose |

Adonisröschen: Glykoside

nach Therapieziel von einzelnen Symptomen bis zur Gesamtheit aller Lebensäußerungen des Patienten (s. Gesamtheit der Symptome). Die Therapie kann für eine vorliegende akute od. chronische Erkrankung od. im Rahmen einer konstitutionellen Therapie* erfolgen. Aus dem Verlauf der Behandlung kann rückblickend auf den Grad der Übereinstimmung von Symptomatik u. Arzneimittelbild* geschlossen werden. Vgl. Simile, Simillimum, Teilsimile.

**Aero|sol** (gr. ἀήρ Luft; lat. solvere lösen) n: in Gas fein verteilter kolloidaler, fester (Staub) od. flüssiger (Nebel) Schwebstoff mit einer Teilchengröße von ca. 10 μm bis 1 nm; ein Transport bis in die Alveolen (Lungengängigkeit) ist möglich.

**Aero|sol|therapie** (↑; ↑; Therapie*) f: Inhalationstherapie durch Einatmung gelöster u. zerstäubter Medikamente mit sekretolytischer, antiphlogistischer, antibakterieller, antimykotischer, hämostyptischer u. antiallergischer sowie bronchospasmolytischer Wirkung; mit Dosieraerosolen (Medikament in Treibgas gelöst), Trockenaerosolen (Medikament in Pulverform), Düsen- u. Ultraschallverneblern od. Respiratoren werden die Wirkstoffe direkt an die Schleimhäute der Atemwege gebracht. Das Ultraschallaerosol kann evtl. durch eine zu kleine Partikelgröße wieder ausgeatmet werden. **Anw.:** bei entzündlichen, allergischen od. obstruktiven Atemwegerkrankungen, Bronchiektasen, zystischer Fibrose u. a.

**Aescin** n: Escin; aus ca. 30 Einzelsubstanzen zusammengesetztes Saponingemisch (Tritepenglykoside) aus den Samen der Roßkastanie*; **Verw.:** Funktionsstörungen (Schmerzen, Schweregefühl, Pruritus, Ödeme) u. trophische Veränderungen (Ulcus cruris) bei od. infolge von Erkrankungen der Beinvenen; **Dosierung:** Tagesdosis 100 mg A. p. o., entsprechend 2mal tägl. 250–312,5 mg Extrakt in retardierter Darreichungsform; parenteral Einzeldosis 5 mg, 1–2mal tägl.; lokal 1–2%ige Salben od. Gele; **NW.:** Schleimhautreizung des Magen-Darm-Trakts; selten allergische Reaktionen.

**Aesculin** n: $C_{15}H_{16}O_9$; Cumarinderivat aus Rinde u. Samen der Roßkastanie*; weiße, bitter schmeckende Nadeln; **Verw.:** in Kombinationspräparaten bei venöser Stauung, Ödem, Thrombophlebitis u. Durchblutungsstörung; Einzeldosis 5–25 mg i. v. Die Wirksamkeit ist nicht belegt.

**Aesculus hippo|castanum** f: Roßkastanie*.

**Ätherische Öle** (gr. αἰθήρ Himmelsluft): s. Öle, ätherische.

**Äther|leib** (↑): s. Lebensleib.

**Aether|olea** (lat.) n pl: ätherische Öle*.

**Ätio|logie, ayur|vedische** (gr. αἰτία Ursache; -logie*) f: Auffassung von den Krankheitsursachen im Ayurveda*; sie werden, dem psy-

chosomatischen Ansatz der ayurvedischen Medizin entsprechend, in vier Kategorien eingeteilt: **1.** grobstoffliche Ursachen, die endogen (genetisch, kongenital od. konstitutionell) od. exogen (traumatisch, infektiös od. alimentärtoxisch) sein können; **2.** krankmachende Einflüsse durch die Zeit, wobei unterschieden wird zwischen den zyklischen (z. B. jahreszeitlichen) u. den linearen (altersbedingten) Aspekten der Zeit; **3.** krankmachende Sinneswahrnehmungen, die durch äußere Reize od. durch die Organe der sinnlichen Wahrnehmung selbst bedingt sein können; **4.** mentale u. willkürliche Aktivitäten, die auf das äußere Verhalten sowie den Gebrauch der Sprache u. die geistigen Funktionen wie Auffassungsgabe, Gedächtnis u. Willenskraft bezogen werden. Die meisten Krankheiten sind nicht auf eine einzige, sondern auf eine Kombination mehrerer Ursachen zurückzuführen. Vgl. Pathogenese, ayurvedische.

**Agar:** syn. Agar-Agar; durch Extraktion mit siedendem Wasser gewonnene, konzentrierte u. getrocknete Polysaccharide aus Gelidium amansii u. a. Gelidium-Arten aus der Familie der Rotalgen, Rhodophyceae; **Inhaltsstoffe:** Gemisch linearer Galaktane, die aus sich wiederholenden Disaccharid-Einheiten aufgebaut sind; handelsüblicher A. besteht zu 70 % aus Agarose u. zu 30 % aus Agaropektin; **Wirkung:** in vitro antiviral; Senkung des Plasmacholesterinspiegels; **Verw.:** aufgrund seiner Unverdaulichkeit u. seines hohen Quellvermögens **traditionell** in Milch od. Fruchtsaft zur Beseitigung des Hungergefühls u. als Abführmittel, auch in Verbindung mit anderen Laxanzien; pharmazeutisch-medizinisch in der Mikrobiologie als Kulturmedium zur Anzucht von Gewebekulturen, zur Herstellung von Abdrücken in der prothetischen Zahnheilkunde, als Binde- u. Sprengmittel in Tabletten u. als Gelbildner; in der Lebensmittelindustrie als Emulsionsstabilisator, bei der Käse- u. Yoghurtherstellung, als Dickungs- u. Geliermittel (vegetarischer Ersatz für die aus Knochen hergestellte Gelatine) u. zur Klärung von Obstsäften u. Weinen.

**Agaricus** m: s. Fliegenpilz.

**Agni casti fructus** m: s. Mönchspfeffer.

**Agnis** (Sanskrit Feuer) f pl: Bez. des Ayurveda* für einen der fünf elementaren Zustände im grobstofflichen Körper des Makro- u. Mikrokosmos; darüber hinaus werden 13 biologische Feuer unterschieden, von denen das sog. große Verdauungsfeuer (Jatharagni) im Magen-Darm-Trakt das wichtigste ist. Vgl. Physiologie, ayurvedische.

**-agoga:** Wortteil mit der Bedeutung leitend, veranlassend; von gr. ἀγωγός.

**Agrimonia eupatoria** f: Odermennig*.

**Agro|medical food:** s. Lebensmittel, funktionelle.

**Agropyron repens** n: Quecke*.

**AHIT:** Abk. für autohomologe Immuntherapie*.

**Ajmalin** n: (17R)-Ajmalan-17,21α-diol (IUPAC); Alkaloid aus den Wurzeln von Rauwolfia* serpentina; **Verw.:** Antiarrhythmikum bei symptomatischen u. tachykarden supraventrikulären Herzrhythmusstörungen (50 mg i. v. od. 0,5 – 1 mg/kg Körpergewicht/h als Infusion).

**Ajoen** n: s. Knoblauch.

**AK:** Abk. für angewandte Kinesiologie*.

**Akabane-Test** m: nach dem japanischen Arzt K. Akabane benannter Funktionstest der Meridiane*, bei dem die Thermosensibilität der Terminalpunkte an Fingern u. Zehen geprüft wird. Eine unterschiedliche Schmerzschwelle auf den Wärmereiz hin soll dann auf eine evtl. Funktionsschwäche der Meridiane schließen lassen.

**Akne** (gr. ἀκμή Spitze, Blüte) f: s. Acne vulgaris.

**Akonitin** n: s. Aconitin.

**Akrato|pege** (gr. ἄκρατος rein, unvermischt; πηγή Quelle) f: kalte Quelle; s. Wildwasser.

**Akrato|therme** (↑; gr. θερμός Wärme, Hitze) f: Thermalquelle; s. Wildwasser.

**Aktive Fieber|therapie** (lat. activus tätig, handelnd; Therapie*) f: s. Fiebertherapie, aktive.

**Aktivierende Therapie** (↑; ↑) f: s. Therapie, aktivierende.

**Aktiviertes Eigen|blut** (↑): s. Eigenblut, aktiviertes.

**Aktiv|kohle** (↑): Carbo medicinalis, medizinische Kohle; aus pflanzlichen Materialien gewonnene Substanz, die in Flüssigkeiten u. Gasen gelöste Teilchen absorbiert; 1 g A. besitzt eine innere Oberfläche von 1300 m². **Verw.:** Verhinderung der Resorption u. Beschleunigung der Elimination bei Vergiftungen mit Stoffen, die dem enterohepatischen Kreislauf unterliegen (z. B. Carbamazepin, Phenobarbital, Phenylbutazon, Theophyllin); als Wundauflage (z. B. bei Ulcus cruris) zur Absorption von Partikeln, Bakterien, Zelldetritus u. a.; **NW:** bei innerlicher Anw. in Einzelfällen mechanischer Ileus nach Gabe sehr hoher Dosen (Gegenmaßnahme: Laxanzien).

**Aku|pressur** (lat. acus Nadel; pressus Druck) f: Form der chinesischen Massage*, bei der durch eine stumpfe Nadel Druck auf die Haut ausgeübt wird; oft (nicht korrekt) Bez. für die gesamte chinesische Massage. Vgl. Akupunktur, Shiatsu.

**Aku|punkt|massage** (↑; lat. pungere stechen; Massage*) f: Form der Meridianmassage nach W. Penzel, basierend auf der Annahme, daß Krankheit eine Störung des Energieflusses darstellt u. mit einer „Spannungs-Ausgleichs-Massage" der Energieausgleich wieder hergestellt werden kann. Zunächst wird eine Meridianmassage mit einem aus Metall bestehenden Massagestäbchen durchgeführt (tonisierende Wirkung); in einer zweiten Phase der Behandlung werden die Akupunkturpunkte mittels eines Vibrationsgerätes stimuliert. **Anw.:** bei funktionellen Störungen, chronischen Schmerzen, präventiv; wissenschaftlich nicht anerkanntes Verfahren.

**Aku|punktur** (↑; ↑) f: chinesische Originalbezeichnung Zhen-Jiu, d. h. Nadelstechen u. Räuchern (Moxibustion*); aus der traditionellen chinesischen Medizin* stammende Therapiemethode (ca. 20 verschiedene Techniken), bei der an anatomisch lokalisierten Strukturen (Foramina) von Körperoberfläche, Knochen, Gelenken u. Muskeln Akupunkturnadeln* unterschiedlich tief eingestochen werden, wodurch Yin*-Yang reguliert u. Blockierungen innerhalb des Organismus ausgeglichen bzw. einzelne Organsysteme angeregt od. beruhigt werden sollen. Die traditionelle chinesische Medizin unterscheidet 14 Hauptmeridiane mit 361 Hauptakupunkturpunkten, die histologisch eine Anhäufung rezeptiver Neuroelemente (wie Merkel-Tastscheiben, Krause- u. Meissner-Tastkörperchen u. a.) aufweisen. Klassische A. setzt eine

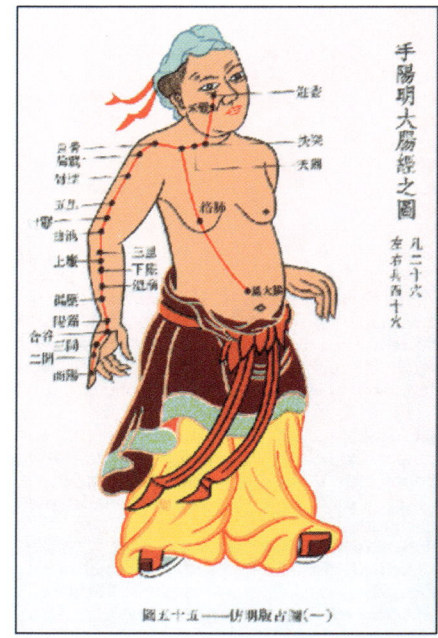

Akupunktur:
historische chinesische Darstellung des Dickdarmmeridians

an traditioneller chinesischer Medizin orientierte Diagnostik u. Vorstellung von Krankheit voraus, aber auch hervorragende anatomische Kenntnisse; neuere Interpretationen verstehen A. nur als lokalen Reiz mit reflexiver Wirkung entsprechend modernen neurophysiologischen Grundlagen. In der heutigen Praxis der A. wird in Ost u. West eine Synthese aus beiden Methoden angestrebt.

**Geschichte:** Aus einfachsten Anfängen der Behandlung druckschmerzhafter Strukturen der Körperoberfläche (ca. 4000–3000 v. Chr.) entstand unter Beteiligung bedeutender chinesischer Ärzte ein ausgeklügeltes System der Diagnostik u. Therapie. Anatomische Studien des

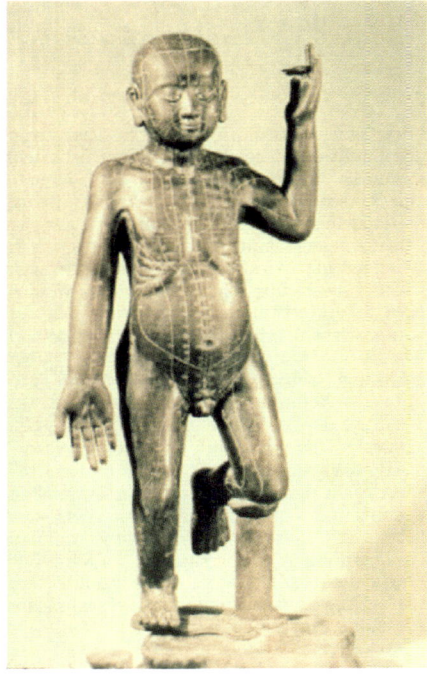

Akupunktur:
historische kupferne Darstellung (etwa Ming-Dynastie) eines Knaben mit Meridianverläufen u. Akupunkturforamina

menschlichen Organismus spielten dabei ebenso eine Rolle wie Erkenntnisse über physiologische Abläufe (z. B. Zirkulation von Blut u. Qi im Körper) u. chronobiologische Zusammenhänge (ausgedrückt z. B. in der chinesischen Organuhr mit Maximal- u. Minimalzeiten der verschiedenen Organe). Bis in die heutige Zeit hinein sind die wichtigsten u. maßgebenden Werke der A.

das zweibändige Lehrbuch des Gelben Kaisers (Huang-Di Nei-Jing, klassisches Werk aus der frühen Han-Dynastie, 200 v. Chr.–9 n. Chr.), der angeordnete Klassiker der Akupunkturformina von Huang Fu-Mi (259 n. Chr.) u. der anatomisch-topographisch völlig korrekte Kupfer-Mensch.

**Formen:** Körperakupunktur, Ohrakupunktur, Gesichts-, Nasen- u. Kopfakupunktur, Hand- u. Fußakupunktur sowie Barfußarzt*-Akupunktur. Unterschieden werden 659 Körperpunkte (Meridianpunkte, Zusatz- u. Neupunkte), 192 Ohrpunkte, 24 Gesichtspunkte, 23 Nasenpunkte, 30 Kopfpunkte bzw. -strukturen, 18 Hand- u. 32 Fußpunkte, 18 Sexualpunkte sowie 15 Barfußarztpunkte. Alle 1011 Akupunkturforamina u. -punkte sind anatomisch exakt lokalisierbar. Die Foramina bzw. Strukturen der neuentwickelten Kopfakupunktur u. der Ohrakupunktur sind nach der Methodik u. den Vorstellungen der modernen westlichen Medizin (Neurologie) abgeleitet. Andere Akupunkturtechniken mit Beziehungen zur modernen medizinisch-physiologischen Methodik sind die Laserakupunktur*, die Injektionsakupunktur* u. die Elektroakupunktur*. Bei diesen Verfahren werden moderne westliche Technologien u. traditionelle chinesische Medizintheorie verbunden. Weniger bedeutend sind daneben die Akupunkt-Impulstherapie, Akupunktmassage*, Farbakupunktur, Mundakupunktur u. Yamamoto-Schädelakupunktur.

**Anwendung:** klassische A. bei mehr als 100 Erkrankungen; neurophysiologisch orientierte A. nur bei Schmerzsyndromen u. funktionellen Erkrankungen mit Störungen vegetativer Regelvorgänge.

**Verbreitung:** A. ist eine der weltweit am meisten verbreiteten medizinischen Behandlungsmethoden. Während hochqualifizierte Spezialisten der A. im Westen wie auch in Fernost selten sind, wenden derzeit in der Bundesrepublik Deutschland über 5000 Ärzte u. Heilpraktiker die A. gelegentlich an. In Westeuropa sind mehr als 12 000 Personen (Mediziner u. Nichtmediziner) in A. ausgebildet, deren Beliebtheit bei europäischen Patienten in den letzten Jahrzehnten stark zugenommen hat. Vgl. Cun, Chronobiologie, chinesische.

**Aku|punktur|nadeln** (↑; ↑): bei der Akupunktur eingesetzte Nadeln, meist rostfreie flexible Stahlnadeln mit einem Durchmesser von 0,5–1,5 mm; s. umseitige Abb.

**Akut|mittel** (lat. acutus scharf, bedrohlich): homöopathisches Arzneimittel, das gegen die Symptomatik einer akuten od. interkurrenten Erkrankung* gegeben wird; oft ein kleines Arzneimittel*, dessen bekanntes Arzneimittelbild* nicht weit über diese Symptomatik hinausreicht bzw. dieser entspricht.

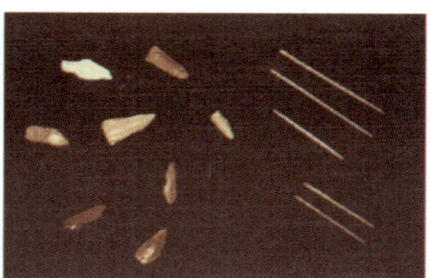

Akupunkturnadeln:
Flintsteinnadeln u. frühe Metallnadeln

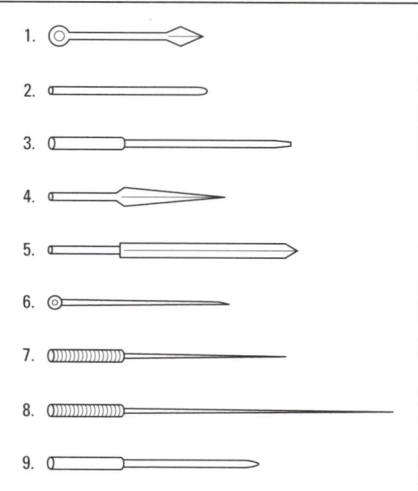

Akupunkturnadeln:
in klassischer Zeit in China verwendete Akupunkturnadeln: 1: Pfeilnadel (Lanzette); 2: Rundnadel (stumpfe
Nadel, nur zur Massage); 3: Hebenadel; 4: dreikantige
Stichnadel zum Aderlaß aus Gefäßen; 5: Degennadel
(Skalpell); 6: Scharfrundnadel zum tiefen Einstechen;
7: Hao-Nadel (feine Nadel); 8: feine lange Nadel; 9: Ge-
lenknadel

**Ak|zeleration** (lat. accelerāre beschleunigen)
f: Beschleunigung der Entwicklungsgeschwin-
digkeit bei beiden Geschlechtern; **Wachstums-
akzeleration:** durchschnittliche Zunahme der
Körperlänge um 5–10 cm seit Ende des vorigen
Jahrhunderts, meist in Verbindung mit dem
früheren Eintritt der Pubertät um 1–2 Jahre
(**Entwicklungsakzeleration**) in Industrie- u.
Entwicklungsländern; **Urs.:** u. U. ein sog. Urba-
nisierungstrauma (erhöhte vegetative, endokrine u. zerebrale Reaktionsfähigkeit aufgrund von
Einflüssen des städtischen Lebens auf die Kinder), Veränderung der Ernährungs- u. Lebens-
gewohnheiten.

**Alant** m: Inula helenium (echter Alant); ausdauernde Pflanze aus der Familie der Korbblütler, Asteraceae; **Arzneidroge:** getrockneter, zerkleinerter Wurzelstock mit Wurzeln (Helenii
rhizoma); **Inhaltsstoffe:** 1–3 % ätherisches Öl
mit Sesquiterpenlactonen (Alantolacton, Iso-
alantolacton), Pektine u. bis zu 44 % Inulin;

Alant: Inhaltsstoffe

**Verw.:** Teeaufgüsse u. a. galenische Zubereitungen **traditionell** bei Erkrankungen der Atemwege, des Magen-Darm-Trakts, der Nieren u.
ableitenden Harnwege; äußerlich als Umschlag
bei Exanthemen u. Infektionen der Haut; wegen des Risikos einer Allergie u. nicht ausreichend belegter Wirksamkeit kann eine therapeutische Anwendung nicht empfohlen werden.
**NW:** Sesquiterpenlactone reizen die Schleimhäute, wirken sensibilisierend u. rufen allergische Kontaktdermatitiden hervor; bei Überdosierung Erbrechen, Durchfall, Krämpfe, Läh-
mungserscheinungen. **Homöopathische** Verwendung der frischen Wurzel bei chronischem
Husten, Ulcus ventriculi u. Ausfluß.

**Alarm|re|aktion** (Reaktion*) f: in der Streß-
theorie von Hans Selye postulierter Zustand des
Organismus, bei dem nach verstärkter Reiz-
belastung (Streß) eine für längere Zeit andauernde erhöhte Alarmbereitschaft (zu Kampf od.
Flucht) besteht. Die A. geht mit erhöhter Aus-
schüttung von Streßhormonen (Adrenalin, Nor-
adrenalin, Cortisol) einher.

**Alcea rosea** f: Stockmalve*.

**Alchemie** f: syn. Alchimie; wahrscheinlich
aus dem altägyptischen Wort al kimiya abgeleitete Bez. für die Chemie des Altertums u. Mit-
telalters, die versuchte, unedle Metalle in Gold
od. Silber zu verwandeln, das Leben unbegrenzt
zu verlängern od. ein künstliches Leben zu
schaffen. Diese Ziele sollten mit Hilfe des Steins
der Weisen erreicht werden. Die Hochblüte der
A. lag in der Zeit des Paracelsus; er verstand
darunter eine der drei Säulen der Medizin (neben Philosophie u. Astronomie) u. sah insbesondere die Scheidekunst* als wesentlichen Teil der
A. an.

**Alchemilla alpina** f: s. Alpenfrauenmantel.

**Alchemilla xantho|chlora** f: Frauenmantel*.

**Alexander-Technik** (Frederick Matthias A., Schauspieler, New York, London, 1869–1955) f: Verfahren zum Neu- u. Wiedererlernen einer natürlichen Haltungs- u. Bewegungssteuerung; durch Berührungsimpulse, Bewegungsexperimente u. gezielte Körperwahrnehmung sollen muskuläre Spannungen, Schmerzen u. psychischer Streß abgebaut u. die körperliche Balance, Haltung u. Koordination verbessert werden; **Anw.**: besonders im Bewegungstraining von Schauspielern, Tänzern, Sängern, Musikern u. Sportlern; bei Beschwerden des Bewegungsapparates (v. a. des Rückens) u. der Atemwege (z. B. Asthma bronchiale), bei psychosomatischen Erkrankungen (z. B. Magersucht, Bulimie, Übergewicht, atopisches Ekzem, Colitis ulcerosa). Vgl. Eutonie.

**Alfalfa:** syn. Luzerne*.

**Algen** (lat. alga Tang, Seegras) f pl: s Agar, Laminaria, Tang.

**-algie:** auch -algesie; Wortteil mit der Bedeutung Schmerz, Leid; von gr. ἄλγος.

**Algin|säure** (lat. alga Tang, Seegras): syn. Algensäure; aus Algen (s. Laminaria) gewonnene kolloidale Masse (hochmolekulares Polyuronid); **Verw.**: in der Lebensmittelindustrie u. Pharmazie als Binde-, Emulgier- u. Verdickungsmittel; medizinisch zur Blutstillung u. als chirurgischer Wundverschluß, auch als Gelbildner für die Behandlung der Refluxösophagitis.

**alimentär** (lat. alimentum Nahrung): durch Nahrung* hervorgerufen, mit Ernährung* zusammenhängend.

**Alimentation** (↑) f: Ernährung*.

**Alkaloide** (arab. al-kalij kalzinierte Asche; -id*) n pl: überwiegend alkalisch reagierende, stickstoffhaltige, relativ kompliziert aufgebaute, niedermolekulare Naturstoffe, die v. a. von vielen Blütenpflanzen, aber auch von manchen Tieren u. Mikroorganismen insbesondere aus den Aminosäuren Ornithin, Lysin, Tyrosin u. Tryptophan gebildet werden u. ausgeprägte pharmakologische Wirkungen besitzen; bisher sind ca. 10 000 A. bekannt (z. B. Aconitin, Atropin, Chinin, Cocain, Colchicin, Curare, Emetin, Ergotalkaloide, Hyoscyamin, Koniin, Nikotin, Opiate, Reserpin, Scopolamin, Solanin, Strychnin, Vinca-Alkaloide, Yohimbin). Die Alkaloidbasen sind meist lipophil u. optisch aktiv, ihre mit Säuren gebildeten Salze eher hydrophil. Pharmakologisch wirken A. unterteilt in direkt od. indirekt parasympathomimetisch bzw. parasympatholytisch sowie sympathomimetisch bzw. sympatholytisch wirkende Substanzen. Außerdem kann eine Zuordnung zu Stoffen mit ganglionär blockierenden od. erregenden sowie analgetischen od. stimulierenden Effekten getroffen werden.

**Alkanna** f: A. tinctoria; Staude aus der Familie der Rauhblattgewächse, Boraginaceae; **Arzneidroge:** getrocknete unterirdische Teile (Alkannae radix); **Inhaltsstoffe: Naphthochinone** vom Alkannintyp (Gemisch roter Farbstoffpigmente, sog. Alkannarot) u. Pyrrolizidinalkaloide; **Verw.:** Alkannarot **traditionell** zur

Alkanna: Alkannin

Färbung von Kosmetika u. in der Mikroskopie zum Nachweis von fetten Ölen, ätherischen Ölen u. Harzen; das Färben von Lebensmitteln mit Alkannarot ist in der Bundesrepublik Deutschland verboten. **NW:** Durch den Gehalt an Pyrrolizidinalkaloiden sind hepatotoxische, mutagene, teratogene u. kanzerogene Wirkungen möglich; auch Alkanninester sind potentiell zytotoxisch. **Kontraindikationen:** Schwangerschaft, Stillzeit.

**Allantoin** n: 5-Ureidohydantoin; Endprodukt des Purinabbaus bei vielen Säugetieren, die (im Gegensatz zum Menschen) Harnsäure

Allantoin

durch Urikase weiter abbauen können; Vorkommen auch in Pflanzen (Beinwell, Roßkastanie, Weizenkeime); therapeutische Anwendung als Dermatikum u. a. in Wundsalben, Hautcremes u. Sonnenschutzmitteln.

**All|ergen** (gr. ἄλλος anders; ἔργον Tat, Arbeit) n: Bez. für ein Antigen, das eine allergische Immunantwort, i. e. S. (durch Induktion der Synthese von Immunglobulin-E-Antikörpern) eine allergische Reaktion vom Soforttyp (Typ I) an Haut u. Schleimhaut auslösen kann; meist Polypeptide od. Proteine (MG 5000–50 000), deren Sensibilisierungspotenz durch chemischen Aufbau u. Kombination der allergenen Determinanten bestimmt wird. **Einteilung** nach der Art der Allergenexposition des Organismus: **1.** Inhalationsallergene: lösen primär

Atemweg-, sekundär auch Haut- u. Darmsymptome aus; z. B. Pollen, Pilzkonidien, tierische Epithelien, Federstaub, Speichel-, Schweiß-, Urin- u. Kotproteine, Milbenkot, Insektenschuppen, Holz- u. Mehlstaub, auch kleinmolekulare Substanzen wie Colophonium, Formaldehyd, Phthalsäureanhydrid, Isocyanate u. Platinsalze; **2.** Ingestionsallergene: entstehen oft erst durch enzymatische Abspaltung im Verdauungstrakt u. verursachen primär Obstipation, Brechdurchfall bzw. abdominale Koliken, auf hämatogenem Weg auch Haut- u. Atemwegsymptome; **3.** Kontaktallergene: passieren die epidermale Barriere u. lösen eine Soforttypreaktion aus; **4.** Injektionsallergene: insbesondere tierische Gifte (von Bienen, Wespen, Feuerameisen, Quallen, Seeanemonen, Feuerkorallen) u. Medikamente (z. B. Penicilline). Das Allergenisierungsrisiko wird durch die genetisch fixierte Prädisposition des Individuums (Atopieneigung), die Häufigkeit u. Intensität der Allergenexposition, die Allergenpotenz der betreffenden Substanz u. die aktuelle Abwehrlage der Körpergrenzflächen bestimmt.

**Allergene Basiskost** (↑; ↑; gr. βάσις Schritt, Grundlage): syn. Additionsdiät*.

**Allergen, maskiertes** (↑; ↑) n: auch verstecktes, larviertes od. verborgenes Allergen; Bez. für beim Verzehr nicht erkennbares Allergen*, das bei hochgradiger Sensibilisierung schon bei geringer Aufnahme zu schweren anaphylaktischen Reaktionen führen kann; häufigstes Vork. in der Außer-Haus-Ernährung (fertig zubereitete Speisen) bzw. bei Verwendung von komplex zusammengesetzten Lebensmitteln aus dem Handel (Konserven, Halbfabrikate, Fertigprodukte).

**Allergie** (↑; ↑) f: angeborene od. erworbene spezifische Änderung der Reaktionsfähigkeit des Immunsystems gegenüber körperfremden, eigentlich unschädlichen Substanzen, die als Allergen* erkannt werden; Entwicklung einer A. nach klinisch stummem Erstkontakt in einer Sensibilisierungsphase (mindestens fünf Tage bis mehrere Jahre); Auftreten von Entzündungsreaktionen nach erneutem Kontakt an den allergisierten Organsystemen (Haut, Konjunktiven, Nasen-, Rachen-, Bronchialschleimhaut, Magen-Darm-Trakt); **Ursache:** genetische Faktoren: Disposition zur überschießenden Bildung von Gesamtimmunglobulin E u. allergenspezifischem Immunglobulin E sowie deren Fixierung besonders an Mastzellen u. basophilen Granulozyten der Haut u. Schleimhaut (Atopie*), verminderte Aktivität der Suppressorzellen, HLA-assoziierte allergische Reaktionsbereitschaft; nicht erbliche Faktoren: intensive Allergenexposition (sog. aufgezwungene A.), erhöhte Permeabilität der Haut- u. Schleimhautbarriere durch bakterielle bzw. virale Infekte

od. chemische Irritation; veränderte Reaktionsbereitschaft von Mastzellen, Monozyten, basophilen u. eosinophilen Granulozyten; psychische Faktoren bei der allergenspezifischen Sensibilisierung u. aktuellen Reaktionsbereitschaft. Zur **Therapie** einer A. werden aus dem Bereich der Naturheilkunde u. alternativen Heilverfahren der Aufenthalt in einem Klimakurort* bzw. Seebad*, therapeutisches Fasten*, hämatogene Oxidationstherapie* sowie Autosanguis*-Stufentherapie, Eigenbluttherapie*, Behandlung mit aktiviertem Eigenblut* od. Gesamtthymusextrakt*, Eigenurintherapie*, Farbtherapie*, autohomologe Immuntherapie*, Mesotherapie*, molekulartherapie*, Mora*-Therapie u. Oxyvenierungstherapie* angegeben.

**Allgemein|sym|ptom** (Symptom*) n: in der Homöopathie Bez. ein Symptom, das im Gegensatz zum Lokalsymptom* den gesamten Organismus betrifft od. Hinweise auf den Gesamtzustand des Individuums gibt. Wichtige A. sind Temperaturhaushalt, Schlafbedarf, Schlafposition u. Schlafzeiten, Wundheilungsverhalten, Libido, Verlangen von bzw. Abneigung gegen bestimmte Nahrungs- u. Genußmittel sowie sog. Modalitäten allgemeinen Besser- od. Schlechterbefindens (z. B. abhängig von Tageszeiten, Witterungseinflüssen u. Nahrungsmitteln) u. a. Übereinstimmende Modalitäten u. Qualitäten mehrerer Lokalsymptome (z. B. Verschlimmerung aller Symptome durch Kälteexposition, alle Sekrete sind fadenziehend, Schmerzen an verschiedenen Körperstellen sind immer reißend) werden ebenfalls als A. bezeichnet. Zu unterscheiden sind einige sich nur lokal manifestierende A. von echten Lokalsymptomen (z. B. sind Aphthen i. S. der Hierarchisierung* Lokalsymptome, Zungenbeläge dagegen A.). Ausgeprägten A. wird bei der Arzneimittelwahl* eine besondere Bedeutung beigemessen, da ihre Aussagekraft über den Zustand des Organismus als ganzem System größer ist u. die zugrundeliegende Störung in charakteristischerer Weise ausgedrückt wird als durch lokale Symptome.

**Allicin** n: s. Knoblauch.

**Allium** n: Pflanzengattung der Familie der Liliengewächse, Alliaceae (Liliaceae) mit verschiedenen arzneilich verwendeten Arten, z. B. A. cepa (Zwiebel*), A. sativum (Knoblauch*), A. ursinum (Bärlauch*).

**Allo|pathie** (gr. ἄλλος anders; -pathie*) f: von Samuel Hahnemann in Abgrenzung zur Homöopathie* geprägte Bez. für die in der Schulmedizin* übliche Arzneibehandlung (teilweise auch synonym für die Schulmedizin selbst); inhaltlich umfaßt die A. eine Diagnosefindung, die auf einer anatomisch-klinischen Befunderhebung beruht, u. die Behandlung meist pathogenetisch begründbarer Ursachen u.

Symptome mit chemischen Präparaten, die einer linearen Dosis/Wirkungsbeziehung unterliegen. Im Gegensatz hierzu stehen Homöopathie u. Homotoxikologie*.

**allo|pathisch** (↑; ↑): ursprünglich Bez. Samuel Hahnemanns (1755 – 1843) für die Eigenschaft eines Arzneimittels, mit seinen Prüfungssymptomen zu den Symptomen einer gegebenen Erkrankung in keinem Zusammenhang zu stehen, d. h. weder homöopathisch* noch antipathisch* od. palliativ zu diesen zu sein; heute meist zur Abgrenzung nicht-homöopathischer, schulmedizinischer Richtungen gebraucht; vgl. Prüfungssymptom.

**Alm|rausch:** s. Alpenrose.

**Aloe** f: Bez. für den eingedickten Saft der Blätter einiger Arten der Gattung A. (Curaçao-A., Kap-A.) mit stark bitterem Geschmack; **Inhaltsstoffe:** 1,8-Dihydroxyanthracenderivate (insbesondere Aloin) u. Aloeresine; **Verw.:** dickdarmwirksames Laxans durch Blockade der Na$^+$/K$^+$-ATPase des Darmepithels (Hemmung

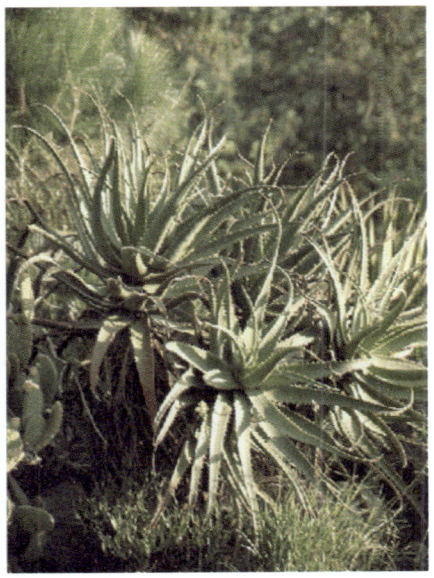

Aloe

der Wasser- u. Elektrolytresorption) sowie durch Steigerung der Wassersekretion in das Darmlumen; Bittermittel; **Dosierung:** 20–30 mg Hydroxyanthracenderivate pro Tag (berechnet als wasserfreies Aloin); **NW:** selten krampfartige Magen-Darm-Beschwerden, die eine Dosisreduktion erforderlich machen; bei chronischem Gebrauch bzw. Mißbrauch Elek-

trolytverluste (besonders Kalium), Albuminurie u. Hämaturie; harmlose Pigmenteinlagerung in die Darmschleimhaut (Pseudomelanosis coli); der Kaliummangel kann zu Störungen der Herzfunktion u. zu Muskelschwäche führen, insbesondere bei gleichzeitiger Einnahme von Herzglykosiden, Diuretika u. Nebennierenrindensteroiden. **Kontraindikationen:** Subileus, Ileus, Schwangerschaft u. Stillzeit; **homöopathische** Verwendung der Kap-A. z. B. bei Gastroenteritis, Diarrhoe, Sphinkterschwäche; in der Kosmetikindustrie Verwendung von stabilisiertem Saft wegen antibakterieller u. entzündungshemmender Eigenschaften.

**Alopezie** (gr. ἀλωπεκία Fuchsräude, krankhafter Haarausfall) f: Kahlheit als Folge eines vermehrten Haarausfalls (Effluvium); hinsichtlich der Entstehung einer A. wird zwischen angeborenen (Alopecia hereditaria, Atrichie) u. erworbenen Formen differenziert, morphologisch werden herdförmige von diffusen A. sowie vernarbende (z. B. Pseudopelade, Pseudopelade Brocq) von nichtvernarbenden A. (Alopecia androgenetica, Alopecia areata, Alopecia mechanica, telogenes Effluvium) unterschieden. Zur Objektivierung eines Effluviums dient der Haarwurzelstatus. **Ther.:** Behandlung der Grundkrankheit, symptomatisch homöopathische Zubereitungen aus Thallium aceticum.

**Alpen|frauen|mantel:** Alchemilla alpina u. Alchemilla conjuncta; Halbrosettenstauden aus der Familie der Rosengewächse, Rosaceae; **Arzneidroge:** zur Blütezeit gesammelte u. getrocknete oberirdische Teile (Alchemillae alpinae herba); **Inhaltsstoffe:** Phlobaphene (Gerbstoffe); **Verw.: traditionell** als harntreibendes, krampfstillendes u. „herzstützendes" Mittel sowie bei Frauenleiden; die Wirksamkeit ist bei den beanspruchten Anwendungsgebieten nicht belegt.

**Alpen|rose:** Rhododendron ferrugineum, Almrausch; immergrüner Strauch aus der Familie der Heidekrautgewächse, Ericaceae; **Arzneidroge:** getrocknete Laubblätter (Rhododendri ferruginei folium); **Inhaltsstoffe:** Diterpene (Acetylandromedol), Phenylbutanderivate (Rhododendrol, Rhododendrin), Triterpene (Ursolsäure, Friedelinderivate); **Verw.:** Teeaufguß **traditionell** bei Hypertonie, rheumatischen Er-

Alpenrose: Acetylandromedol

krankungen, Arthrose u. Ischialgie; außerdem bei Trigeminusneuralgie u. Migräne; **NW:** bei Überschreiten der Tagesdosis (5 – 6 g) Erbrechen mit Durchfall u. starker Benommenheit; nach Verzehr von acetylandromedolhaltigem Honig Erbrechen, Durchfall, Schmerzen u. Krämpfe im Magen-Darm-Bereich. Die Wirksamkeit bei den beanspruchten Anwendungsgebieten ist nicht belegt; aufgrund der möglichen Risiken ist eine therapeutische Anwendung nicht vertretbar. **Homöopathische** Zubereitungen aus den getrockneten, beblätterten Zweigen bei rheumatischen Erkrankungen, Neuralgien u. Hodenentzündung.

**Alpinia officinarum** f: Galgant*.

**Als-ob-Sym|ptom** (Symptom*) n: Bez. in der Homöopathie für eine besonders eigentümliche körperliche Sensation, die vom Patienten od. Arzneimittelprüfer nur in bildhaften Vergleichen geschildert werden kann (z. B. Gefühl, durch eine metallene Röhre zu atmen); die hohe Spezifität der Empfindung wird zur Differenzierung von Arzneimittelbildern herangezogen u. bietet psychosomatisch orientierten Behandlern Ansätze zur symbolischen Deutung u. Bearbeitung. Vgl. Hierarchisierung.

**Alteration** (lat. alterare anders machen) f: syn. Umstimmung*.

**Alternative Bei|kost** (lat. alternus abwechselnd, wechselseitig): s. Beikost, alternative.

**Alternative Ernährungs|formen** (↑): s. Ernährungsformen, alternative.

**Alternative Heil|verfahren** (↑): s. Heilverfahren, alternative.

**Alternative Medizin** (↑; lat. ars medicina ärztliche Kunst) f: s. Alternativmedizin, Heilverfahren, alternative.

**Alternative Säuglings|milch** (↑): s. Säuglingsmilch, alternative.

**Alternativ|kost** (↑): s. Ernährungsformen, alternative.

**Alternativ|medizin** (↑; lat. ars medicina ärztliche Kunst) f: umstrittener u. unscharfer Sammelbegriff für diagnostische u. therapeutische Verfahren, die anstatt der Methoden der sog. Schulmedizin* eingesetzt werden, von dieser i. d. R. aber nicht anerkannt sind. Vorbehalte betreffen die Wirksamkeit u. Unbedenklichkeit einzelner Methoden. Meist fehlen überzeugende Daten zur klinischen Evaluation; die theoretischen Erklärungsmodelle erscheinen spekulativ. Vgl. Heilverfahren, alternative; Komplementärmedizin, Naturheilkunde, Ganzheitsmedizin.

**Althaea officinalis** f: Eibisch*.

**Althaea rosea** f: s. Stockmalve.

**Aluminium** (lat. alumen Alaun) n: chemisches Element, Symbol Al, OZ 13, relative Atommasse 26,98; zur Borgruppe gehörendes, 3wertiges, weißes Edelmetall; **Vorkommen in** Nahrungsmitteln: besonders in Wurzelgemüsen wie Karotten u. Schwarzwurzeln sowie in den äußeren Schichten auch anderer Gemüse (z. B. Kohl); **Intoxikationen:** Beeinträchtigung des Zentralnervensystems durch Nierenfunktionsstörungen od. Dialyse; therapeutische **Verw.:** Al-Salze u. deren Lösungen dienen vorwiegend als Adstringenzien (z. B. Al-Acetat, essigsaure Tonerde) u. Antiseptika. **Referenzbereich:** < 5 µg/l Serum.

**Amalgam** n: Legierung von Quecksilber mit anderen Metallen; in der Zahnmedizin Anwendung als Füllungsmaterial unter Verwendung von Silber, Zinn u. Kupfer als Legierungspartner. Moderne A. haben gute mechanische Eigenschaften u. eine geringe Korrosionsanfälligkeit. Die Quecksilberfreisetzung aus A. erreicht auch bei zahlreichen großflächigen Füllungen nur einen Bruchteil der mittleren täglichen Quecksilberbelastung aus Nahrung u. Atemluft (20 µg). Von der WHO als vertretbar angesehener Wert: 45 µg/Tag (kritische Dosis 400 µg/Tag). Allergische Reaktionen auf A. sind bekannt, jedoch sehr selten.

**Amanita muscaria** f: Fliegenpilz*.

**Amarum** (lat. amarus bitter) n: Bittermittel; bei oraler Aufnahme kommt es zur Erregung der Bitterrezeptoren in den Geschmacksknospen am Zungengrund u. dadurch zu vermehrter Speichelsekretion sowie reflektorisch zu Magensaft- u. Gallesekretion. Unterschieden werden einfache Bittermittel (Amara pura; z. B. Enzianwurzel, Bitterklee, Tausendgüldenkraut), Bittermittel mit ätherischen Ölen (Amara-Aromatica; z. B. Angelikawurzel, Kardobenediktenkraut, Pomeranzenkraut, Wermutkraut), adstringierende Bittermittel (Amara-Adstringentia; z. B. Chinarinde, Condurangorinde) u. Bittermittel mit Scharfstoffen (Amara-Acria; z. B. Ingwer, Galant). **Verw.:** als Teeaufguß od. Tinktur bei Appetitlosigkeit, Dyspepsie u. zur Hebung des Allgemeinbefindens (s. Tonikum); Einnahme ca. 20 – 30 Minuten vor einer Mahlzeit.

**Amerikanische Faul|baum|rinde:** s. Faulbaumrinde, amerikanische.

**Amerikanischer Frauen|schuh:** s. Frauenschuh, amerikanischer.

**Amerikanischer Schnee|ball:** s. Schneeball, amerikanischer.

**Amine, hetero|cyclische aromatische** n pl: Abk. HAA; Verbindungen mit einer Aminogruppe an einem heterocyclischen aromatischen Ring (meist Imidazol); entstehen in Abhängigkeit von Temperatur (150 °C) u. Dauer nur beim Erhitzen von Lebensmitteln (v. a. Fleisch, Fleischextrakt u. Fisch) u. haben genotoxische Eigenschaften; diskutiert wird die Verantwortlichkeit für die Korrelation zwischen Fleischkonsum u. Krebsrisiko. Vgl. Schadstoffe.

**Ammei** n: Ammi visnaga, Zahnstocherammei; Pflanze aus der Familie der Doldengewächse, Apiaceae; **Arzneidroge:** Früchte (Doppelachänen, Ammeos visnagae fructus; Khellafrüchte); **Inhaltsstoffe:** Khellin*, Visnagin (Furanochromone) u. Visnadin (Pyranocumarin); **Wirkung:** Steigerung der Myokarddurchblutung, leicht positiv inotrop, krampflösend auf die glatte Muskulatur; **Verw.** der auf Khellin eingestellten Tinktur (0,05 %) od. Fluidextrakte (0,5 %) zur unterstützenden Therapie leichter stenokardischer Beschwerden, leichter obstruktiv bedingter Atemwegbeschwerden u. Nephrolithiasis (postoperativ); Verwendung der Droge als Ausgangsmaterial zur Gewinnung von Khellin u. Visnadin; **NW** (Übelkeit, Appetitlosigkeit, Diarrhoe) sind von der Verwendung des Reinstoffes Khellin bekannt, nicht aber von Drogenzubereitungen. Die klinische Wirksamkeit der Droge u. ihrer Inhaltsstoffe ist bisher nicht ausreichend belegt. **Homöopathische** Verwendung der reifen, getrockneten Früchte z. B. bei Koliken u. Krämpfen der glatten Muskulatur u. Durchblutungsstörungen des Herzmuskels.

**Ammi visnaga** n: Ammei*.

**Amok:** in Malaysia auftretender plötzlicher Ausbruch von kaum zu beherrschender Gewalt auf alles u. jeden, dem der Amokläufer begegnet; vgl. Syndrom, kulturgebundenes.

**Amulett** (lat. amoliri beseitigen, abwenden) n: Unheil abwehrendes Mittel; in Zusammenhang mit den Forschungshypothesen von Animismus u. Magie* als Religion finden die Begriffe A., Talisman u. Fetisch* besonders in der ersten Hälfte dieses Jahrhunderts großes Interesse bei den Ethnologen. Sie werden zu den magischen Heil-, Schutz- u. Zaubermitteln gerechnet, deren Form eher nebensächlich ist; sie stellen eine Verkörperung menschlicher Wünsche u. Ängste dar. Heute geht man davon aus, daß die mit A., Talisman u. Fetisch bezeichneten Gegenstände je nach kulturellen Umständen für sehr unterschiedliche Phänomene stehen können u. ohne genaue Beschreibung des komplexen kulturellen Zusammenhangs keine brauchbaren Kategorien zur Beschreibung derselben darstellen.

**Amygdalae oleum** n: Mandelöl*.

**Amygdalin** n: Glykosid, das in bitteren Mandeln, Kernen von Steinobst, unreifen Bambussprossen, Maniokwurzel, Mondbohnen u. a. enthalten ist; wird enzymatisch durch Emulsin, das zusammen mit A. vorkommt, u. auch durch Bakterien des menschlichen Darms in Zuckerrest, Benzaldehyd u. Blausäure (HCN) gespalten. Für Kleinkinder sind 5–10 bittere Mandeln eine tödliche Dosis! (Ersticken durch Blockade des Eisens der Zytochromoxidase der Zellen.)

**Anal|erkrankungen** (lat. anus zum After gehörend): s. Symptomenkomplex, analer.

**Ana|lyse, bio|energetische** (gr. ἀναλύειν auflösen) f: die Arbeiten von S. Freud u. W. Reich weiterführende ganzheitliche Methode psychotherapeutischer Körperarbeit nach A. Lowen; i. S. einer funktionalen Identität von psychischen u. somatischen Prozessen wird der Körper als sichtlich verstehbare u. überprüfbare Realität des Seelischen zum primären Arbeitsfeld in der Psychotherapie. Die Begründung des gesamten Therapieprozesses erfolgt über die Körpererdung* des menschlichen Bewußtseins das sog. grounding. Die energetische bzw. funktionale Analyse formiert sich darin als eine sich stetig entwickelnde Variable innerhalb des körperlich fundierten Prozesses psychischer Selbstreorganisation u. entwickelt ihre tiefenheilsame Verstehensfunktion in einer andauernden Spirale von Selbstwahrnehmung, Selbstausdruck u. Selbstaneignung. Unbewußte charakterliche Blockaden finden aus Sicht der b. A. ihren adäquaten Ausdruck in sichtbaren Blockaden des Energieflusses in Körperhaltung bzw. Körpersprache. Entsprechend wird im methodischen Vorgehen einem hörenden Verstehen bewußte Verbalisierungen des Klienten das sehende Verstehen des nonverbalen Körperausdrucks seiner Persönlichkeit (ggf. korrigierend) zugrunde gelegt. Danach nimmt in der b. A. die Befreiung des Atems eine Schlüsselstellung ein. In seiner Strömung wird der autonome Fluß der Lebensenergie für das menschliche Bewußtsein direkt erreichbar. In der Hingabe an die Welle der Atemströmung (sog. orgastischer Reflex) organisiert sich die Selbsterneuerungspotenz der Lebensenergie (sog. orgastische Potenz) zu pulsierendem Leben bis ins Selbstbewußtsein. Nach Lowen geht die b. A. in vier Arbeitsschritten vor: 1. Verstehen von u. Arbeiten mit chronischen muskulären Spannungen als unbewußtem Körperausdruck frühkindlich chronifizierter Lebensanstrengung; 2. energetische Analyse von Träumen, Assoziationen, Verhalten u. Übertragung; 3. Verstehen der energetischen Dynamik des Heilungsprozesses u. seiner Erdung; 4. Betonung der ganzheitlichen Funktion von Sexualität als Ausdruck erwachsenen Liebens. Ihre Zielwirkung sieht die b. A. in der Verminderung der Blockaden im Fluß des Fühlens u. Verstehens u. der Wiedergewinnung von Lebensfreude in der Hingabe an die Selbstorganisations- bzw. Selbstheilungspotenz des Körpers. Vgl. Vegetotherapie.

**Analytische Psycho|logie** (↑; Psych-*; -logie*) f: s. Psychologie, analytische.

**Ana|mnese, homöo|pathische** (gr. ἀνάμνεσις Erinnerung) f: Erhebung der erinnerbaren Krankheitsvorgeschichte des Patienten i. S. der Homöopathie, ergänzt durch Angaben aus der Familie (Familienanamnese) u. durch Angehörige (Fremdanamnese); als biographische Anamnese werden Lebensgeschichte u. Erkrankungen im Zusammenhang gesehen. Die anamnestischen Angaben dienen der Diagnosestellung u. geben Hinweise auf die Arzneimittelwahl* sowie Verlauf u. Prognose der homöopathischen Behandlung. I. w. S. wird die h. A. synonym mit Fallaufnahme* gebraucht.

**An|aphrodisiakum** (gr. άν- -los, -leer; Aphrodisiakum*) n: Arzneimittel, das den Geschlechtstrieb herabsetzt; in der Volksheilkunde werden z. B. Hopfen u. Mönchspfeffer verwendet.

**Andorn** m: Marrubium vulgare; ausdauerndes Kraut aus der Familie der Lippenblütler, Lamiaceae; **Arzneidrogen:** zur Blütezeit gesammelte u. getrocknete Blätter u. obere Pflanzenteile (Marrubii herba); **Inhaltsstoffe:** Diterpen-Bitterstoffe der Labdanreihe (Marrubiin, Premarrubiin, Marrubenol u. a.), bis zu 7 % Gerb-

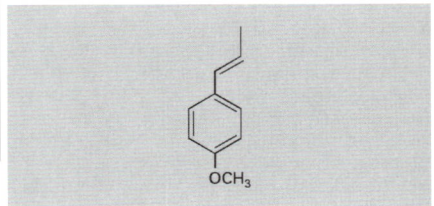

Anethol

Andorn: Marrubiin

stoffe sowie Flavon- u. Flavonolglykoside; **Wirkung:** choleretisch, Anregung der Magensaftsekretion; **Verw.:** zerkleinerte Droge, Frischpflanzenpreßsaft u. a. galenische Zubereitungen zum Einnehmen bei Appetitlosigkeit, dyspeptischen Beschwerden u. Entzündungen der oberen Atemwege; **traditionell** auch bei Störungen der Gallesekretion, akuter u. chronischer Bronchitis, Keuchhusten u. Asthma bronchiale; zum Gurgeln bei Mund- u. Rachenentzündungen; äußerlich bei Hautverletzungen; zur Herstellung von Bitterlikören u. appetitanregenden Weinen; **homöopathische** Zubereitungen aus frischen oberirdischen Teilen blühender Pflanzen bei Entzündungen der Atemwege.

**Andro|pogon citratus** m: s. Lemongras.
**Anemone pulsatilla** f: s. Küchenschelle.
**Anethol** n: 1-Methoxy-4-propenylbenzol (IUPAC); Bestandteil des Öls aus den Spaltfrüchten von Anis* (80 – 90 %) u. Fenchel* (50 – 60 %) od. synthetisch hergestellt; **Verw.:** Sekretolytikum; **NW:** gelegentlich allergische Reaktionen der Haut, der Atemwege u. des Magen-Darm-Trakts.

**Anethum graveolens** n: Dill*.
**A|neurin** n: veraltete Bez. für Vitamin* $B_1$.
**Angehörigen|gruppe:** Abk. AG; erstmals Anfang der 70er Jahre von Sozialpsychiatern angebotene, auch heute noch überwiegend an psychiatrischen Einrichtungen bestehende Gruppe von Angehörigen psychisch Erkrankter od. psychiatrischer Patienten; den AG liegt i. R. des Paradigmenwechsels in der Psychiatrie (vom monokausal-nosologischen zum biographisch-systemischen Denken) die Einsicht zugrunde, daß von der Erkrankung nicht nur der Patient, sondern auch die Angehörigen bzw. weitere Bezugspersonen betroffen sind. In den AG wird der häufig von Schuld, Scham, Rat- u. Hilflosigkeit (aber auch wirtschaftlicher Not u. Einsamkeit) gekennzeichneten Situation der Angehörigen Rechnung getragen. Durch Teilnahme an den AG besteht für die Angehörigen die Möglichkeit zur Entlastung, Aussprache, Beendigung der Isolation, Erfahrungsaustausch, Information u. Solidarität; für die teilnehmenden Psychiatriemitarbeiter stehen Relativierung ihres Expertenstatus, Information u. Selbstkontrolle im Vordergrund. Vgl. Selbsthilfe.

**Angelika** f: Angelica archangelica, Engelwurz; Pflanze aus der Familie der Doldengewächse, Apiaceae; **Arzneidrogen:** getrocknete Früchte (Angelicae fructus), getrocknete Blätter (Angelicae folium), oberirdische Teile (Angelicae herba), aus den Früchten gewonnenes ätherisches Öl (Angelicae fructus aetheroleum), getrockneter Wurzelstock u. Wurzeln (Angelicae radix) sowie das aus den Wurzeln gewonnene ätherische Öl (Angelicae aetheroleum); **Inhaltsstoffe:** ätherisches Öl mit α- u. β-Phellandren sowie α- u. β-Pinen als Hauptkomponenten; Cumarine (Osthenol, Osthol), Furanocumarine (Angelicin, Bergapten), Dihydrofuranocumarine (Archangelicin); **Wirkung:** Früchte zytostatisch; Wurzeln calciumantagonisierend, sedierend, spasmolytisch; **Verw.:** Aufguß der zerkleinerten Droge u. andere galenische Zubereitungen (Fluidextrakte, Tinkturen) od. ätherisches Öl bei Appetitlosigkeit, Völlegefühl, Flatulenz u. leichten krampfartigen Magen-Darm-Störungen sowie bei mangelnder Bildung von Verdauungssäften; **traditionell** innerlich auch zur Behandlung von Leber- u. Gallenwegerkrankungen, bei Husten u. Bronchitis, nervöser Schlaflosigkeit u. als Tonikum; äußerlich als mildes Hautreizmittel, zur Förderung der peripheren Durchblutung u. als Badezusatz bei rheumatischen Beschwerden; ätherisches Öl auch im Spiritus Angelicae compositus bei Magen-Darm-Beschwerden u. zur Herstellung von Bitterschnäpsen u. Kräuterlikören. Die Wirksamkeit von Früchten u. Kraut bei den beanspruchten Anwendungsgebieten ist nicht belegt. **NW:** Furanocumarine wirken photosensibilisierend u. können zusammen mit UV-Bestrahlung zu Entzündungen der Haut führen. **Homöopathische** Verwendung als Tonikum.

**Angelika, chinesische** f: Angelica sinensis, syn. Angelica anomala var. chinensis, Angelica fallax; chin. Danggui od. Dong Quai, jap. Shirane-senkyu; Pflanze aus der Familie der Doldengewächse, Apiaceae; **Arzneidroge:** getrocknete unterirdische Pflanzenteile (Angelicae sinensis radix); **Inhaltsstoffe:** 0,2–0,4 % ätherisches Öl mit ca. 45 % Ligustilid; weitere Phthalide (z. B. Angelicid); Ferulasäure, Polysaccharide; **Wirkung:** antiinflammatorisch, Coniferylferulat u. Angelicachromen sind Hemmstoffe der 5-Lipoxygenase; Ferulasäure hemmt die Plättchenaggregation; Ligustilid soll in vivo deutlich antiasthmatisch u. spasmolytisch wirken; hepatoprotektiv u. immunstimulierend; Polysaccharide u. Vitamine sollen Blutbildung fördern; **Verw.:** in China **traditionell** als Teeaufguß bei

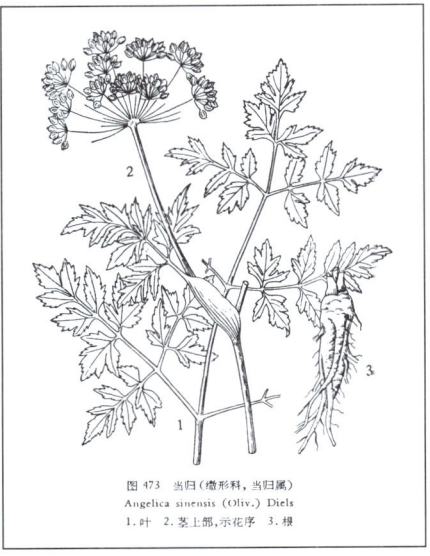

图 473 当归(傘形科, 当归属)
Angelica sinensis (Oliv.) Diels
1. 叶　2. 茎上部, 示花序　3. 根

Angelika, chinesische

Anämie mit Schwindel u. Herzklopfen, Amenorrhoe, Dysmenorrhoe, Obstipation, rheumatischen Schmerzen, stumpfen Verletzungen, Furunkel u. Hautgeschwüren; während od. zur Stärkung u. Erhalt der Schwangerschaft; außerdem bei Kopfschmerz, Bronchitits, Rhinitis u. Sinusitis; zusammen mit einer Reihe anderer Arzneidrogen zur Behandlung des Mammakarzinoms (wissenschaftliche Untersuchungen hierzu liegen nicht vor); Wurzel auch zur Herstellung von Kosmetika.

**Angewandte Kinesiologie** (gr. κινεῖν bewegen; -logie*) f: s. Kinesiologie, angewandte.

**Angina pectoris** (lat. angere verengen, erdrosseln; pectus, pectoris Brust) f: syn. Herzenge, Stenokardie; akute Koronarinsuffizienz mit plötzlich einsetzenden, Sekunden bis Minuten anhaltenden Schmerzen im Brustkorb (meist retrosternal), die in die linke (rechte) Schulter-Arm-Hand-Region bzw. Hals-Unterkiefer-Region ausstrahlen, häufig gürtelförmiges Engegefühl um den Brustkorb mit Erstickungsanfall u. Atemnot bis zu Vernichtungsgefühl u. Todesangst; **Auslösung** durch körperl. Anstrengung, Aufregungen, Kälte, evtl. schwere Mahlzeiten; **Ursachen:** Mißverhältnis von Sauerstoffangebot u. Sauerstoffbedarf bei koronarer Herzkrankheit*, Koronarspasmen (Prinzmetal-Angina, seltener Störungen des Blutflusses (Aortenstenose, Herzrhythmusstörungen, Hypertonie*, Hypotonie*). **Klinisch** unterscheidet man die stabile (Schmerzen treten nur bei körperl. Belastung auf u. sind über Monate konstant), die instabile A. p. (neu auftretende, sich ändernde, zunehmende bzw. bei leichten körperl. Belastungen od. auch schon in Ruhe auftretende Schmerzen; ist als potentielle Vorstufe eines Herzinfarkts anzusehen u. entsprechend zu behandeln) u. die Prinzmetal-Angina. Die A. p. ist nicht der Ausdruck einer beginnenden Koronarerkrankung, sondern meist das Zeichen einer kritischen **Stenose**! **Diagnostik:** Belastungselektrokardiographie (besonders für die Frühdiagnose von grundlegender Bedeutung); **Therapie: 1.** (symptomatisch) Nitroglyzerin (häufig prompte Besserung), Betarezeptorenblocker, Calciumantagonisten; **2.** aortokoronarer Bypass, Dilatation mit perkutaner transluminaler koronarer Angioplastie (Abk. PTCA), Arterektomie; **3.** ergänzend dazu kommen aus dem Bereich der Naturheilkunde u. alternativen Heilverfahren der phytotherapeutische bzw. homöopathische Einsatz von Zubereitungen aus Ammei, Gold, Königin der Nacht, Nitroglyzerin, Oleander, einem Weißdorn u. Tabak od. Periostmassage* in Betracht.

**Angiopathie** (gr. ἀγγεῖον Gefäß; -pathie*) f: Gefäßkrankheit; s. Verschlußkrankheiten.

**Angst:** als unangenehm empfundener, gleichwohl lebensnotwendiger (weil eine Gefahr signalisierender) emotionaler Zustand mit zentralem Motiv der Vermeidung bzw. Abwehr einer Gefahr und u. U. psychischen u. physischen Begleiterscheinungen: Unsicherheit, Unruhe, Erregung (evtl. Panik), Bewußtseins-, Denk- od. Wahrnehmungsstörungen, Anstieg von Puls- u. Atemfrequenz, verstärkte Darm- u. Blasentätigkeit, Übelkeit, Zittern, Schweißausbrüche; **Vorkommen:** als sog. frei flottierende A. (ohne realen Auslöser), bei Phobie od. Angstneurose, bei konkreter Bedrohung (s. Furcht); **Therapie:** bei subjektivem Leidensdruck Ruhe, Distanzierung, Autogenes* Training, Verhaltenstherapie* (z. B. Desensibilisierung*, Reizüberflutung*, Logotherapie*), alternativ auch Sophrologie*; evtl. Anxiolytika, aus dem Bereich der Phytotherapie Zubereitungen aus Baldrian*, Hopfen*, Johanniskraut*, Kava*-Kava, Lavendel*, Rauwolfia* serpentina u. Yohimbin*, traditionell auch Beifuß, Citronellgras, Kamille, Lemongras u. Sellerie.

**Angst|überflutung:** s. Reizüberflutung.

**Anis** m: Pimpinella anisum; Pflanze aus der Familie der Doldengewächse, Apiaceae; **Arzneidroge:** Spaltfrüchte (Anisi fructus); **Inhaltsstoffe:** 2–6 % ätherisches Öl mit trans-Anethol

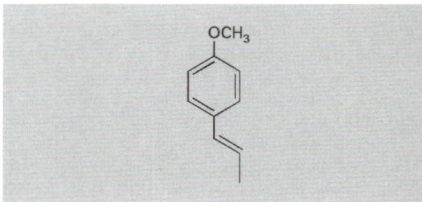

Anis: trans-Anethol

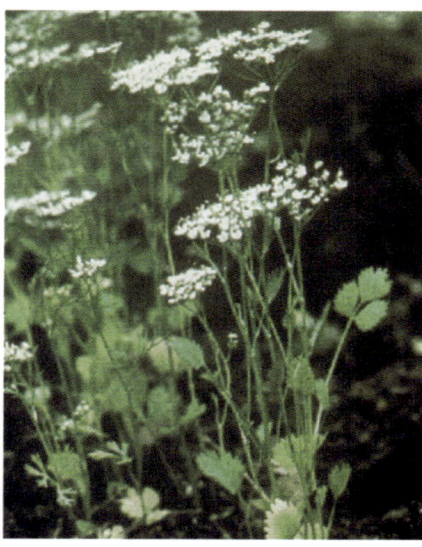

Anis

als Hauptkomponente (80 bis >95 %); **Wirkung:** expektorierend, schwach spasmolytisch u. antibakteriell; **Verw.** als Tee od. in Fertigarzneimitteln bei dyspeptischen Beschwerden u. Bronchitis sowie zur Gewinnung von Anisöl*; **traditionell** auch als Aphrodisiakum, Emme-

nagogum u. Laktagogum; **Dosierung:** bei innerer Anwendung mittlere Tagesdosis 3 g Droge, 0,3 g ätherisches Öl (Zubereitungen entsprechend); äußerlich Zubereitungen mit 5–10 % ätherischem Öl; **NW:** gelegentlich allergische Reaktionen der Haut, der Atemwege u. des Magen-Darm-Trakts; **Kontraindikation:** Allergie gegen Anethol.

**Anis|öl:** Anisi aetheroleum; ätherisches Öl von Pimpinella anisum (Anis*), nach DAB auch von Illicium verum (Sternanis*) mit dem Hauptbestandteil trans-Anethol (A. des Handels meist synthetisches Anethol); mögliche Verunreinigung mit dem 10–20mal giftigeren cis-Anethol (kann auch bei natürlichem A. durch unzulässige Lichteinwirkung gebildet werden); **Verw.** als Bestandteil von Hustensäften, -tropfen, -pastillen, zum Aromatisieren von Extrakten (z. B. bei Instanttee) u. als Bestandteil von Liquor Ammonii anisati; **Dosierung:** mittlere Tagesdosis 0,3 g; **Kontraindikation:** Allergie gegen Anis u. Anethol.

**An|ode** (gr. ἄνοδος Aufweg) f: positiver Pol des elektrischen Stromkreises; Eintrittstelle von Elektronen u. Kationen; **cave:** die elektrolytische Wirkung unter der A. ist eine saure Reaktion, die i. R. der Elektrotherapie bei unsachgemäßem Gebrauch (direkte Auflage auf der Haut ohne Unterpolsterung) eine Koagulationsnekrose auslösen kann. Vgl. Kathode.

**Anreicherung:** s. Bioakkumulation, Nährstoffanreicherung.

**Anserinae herba** f: s. Gänsefingerkraut.

**Antennaria dioica** f: gemeines Katzenpfötchen*.

**Anthemis nobilis** f: s. Kamille, römische.

**Anthra|chinon** n: Oxidationsprodukt des Anthracens; in vielen dickdarmwirksamen Abführmitteln (s. Sennesblätter, Rhabarber) enthalten u. Grundsubstanz verschiedener Farbstoffe; vgl. Emodine.

**Anthropo|logie, kultur|vergleichende medizinische** (gr. ἄνθρωπος Mensch; -logie*) f: Abk. KMA; s. Ethnomedizin.

**Anthropo|metrie** (↑; gr. μέτρον Maß, -messung) f: Wissenschaftsgebiet der Anthropologie, das sich mit der Bestimmung u. Lehre der Maßverhältnisse des menschlichen Körpers be-

faßt; z. B. läßt das Verhältnis von Körpergewicht u. -länge zum Lebensalter Rückschlüsse
auf den Ernährungs- u. Entwicklungszustand
(v. a. bei Kindern) zu.

**Anthropo|skopie** (↑; gr. σκοπία Umschau,
Spähen) f: von dem Physiker L. Machts u. dem
Mediziner G. H. Fischer (beide Marburg) begründetes Verfahren unter Verwendung eines
Anthroskops (Gerät zur Hochfrequenz-Feldstär-
ke-Messung); mittels eines elektronischen Ge-
nerators soll der Aufbau eines elektromagnetischen Feldes am ganzen Körper (Ganzkörper-
messung) möglich sein. Die Veränderungen
bzw. die Abweichung von einer Normalvertei-
lung von Werten der elektrischen Leitfähigkeit
hochfrequenter Wellen eines sog. gesunden Gewebes stellen die Bewertungsgrundlage früh-
diagnostischer Aussagen zu Störungen der
Funktion von Zellen, Geweben usw. dar. Der
Frequenzbereich liegt bei ca. 320 kHz. Gleichzeitig bietet die A. die Möglichkeit einer sog.
elektromagnetischen Informationstherapie an,
die in den USA auch als electromagnetic ho-
meopathy bekannt ist. **Anw.:** z. B. zur Lokalisation von Entzündungen, Erkennung von
Präkanzerosen, Früherkennung von hypo- bzw.
hyperämischen Arealen. **Kontraindikation:**
Herzschrittmacher; wissenschaftlich nicht belegtes, umstrittenes u. spekulatives Verfahren.

**Anthropo|sophie** (↑; gr. σοφία Kenntnisse,
Wissenschaft) f: von Rudolf Steiner (1861–
1925) begründeter „Erkenntnisweg, der das
Geistige im Menschenwesen zum Geistigen im
Weltall führen will". A. schafft die methodische
Voraussetzung, durch das Denken die naturwis-
senschaftlich-anthropologischen Erkenntnisse
mit den geisteswissenschaftlich-anthroposophi-
schen zu verbinden. Sie verweist auf die unver-
gängliche Individualität Mensch, die sich in
Übereinstimmung mit der Erden- u. Welten-
evolution zu dem Ziel der Gottähnlichkeit in
immer neu gestalteten Verkörperungen (Rein-
karnation), geführt durch das sog. geistige Ur-
sachengesetz (Karma, Schicksal), hinentwickelt.
In jedem Menschen sind seelisch-geistige Organe veranlagt, die zur unmittelbar geistigen bzw.
übersinnlichen Erkenntnis in den drei Stufen
von Imagination, Inspiration u. Intuition ausgebildet werden können. S. Medizin, anthroposophische; Ernährung, anthroposophische.

**Anthropo|sophische Ernährung** (↑; ↑): s.
Ernährung, anthroposophische.

**Anthropo|sophische Medizin** (↑; ↑; lat.
ars medicina ärztliche Kunst) f: s. Medizin, anthroposophische.

**Anti-:** Wortteil mit der Bedeutung gegen,
entgegen; von gr. ἀντί.

**Anti|biose** (↑; Bio-*) f: Wachstumshemmung
od. Abtötung von Mikroorganismen durch
Stoffwechselprodukte anderer Bakterien, Pilze

u. z. T. auch höherer Pflanzen; Einsatz in der
Behandlung infektiöser Erkrankungen z. B.
durch Phyto- od. Antibiotikatherapie; vgl. Symbiose.

**Anti|dot** (gr. ἀντίδοτος dagegen gegeben) n:
s. Antidotierung, Arzneimittelbeziehung.

**Anti|dotierung** (↑): Aufhebung od. Blockie-
rung der Wirkung eines homöopathischen Arzneimittels; **1.** beabsichtigte A. eines falsch gewählten od. dosierten Arzneimittels durch ein
anderes homöopathisches od. allopathisches
Arzneimittel; **2.** ungewollte, vom Patienten vorgenommene Blockierung der Arzneimittelwir-
kung durch Allopathika, Nahrungs- od. Genußmittel od. arzneimittelspezifische Stressoren;
vgl. Arzneimittelbeziehung, Heilungshindernis.

**Anti|dys|kratikum** (Anti-*; Dys-*; gr.
κρᾶσις Mischung) n: Mittel, mit dem nach den
Vorstellungen der Humoralpathologie* eine
schlechte Säftezusammensetzung (Dyskrasie),
z. B. durch Förderung der Ausscheidungsfunk-
tionen, verbessert werden soll; **Anw.** z. B. bei
Birkenblättern u. Brennessel unterstützend bei
rheumatischen Erkrankungen u. von pflanzlichen Abführmitteln traditionell als sog. Blut-
reinigungsmittel (insbesondere i. R. sog. Blut-
reinigungs- bzw. Frühjahrskuren).

**Anti-Fett-Pille** (↑): s. Orlistat.

**Anti|homo|toxikum** (↑; lat. homo Mensch;
gr. τοξικόν φάρμακον Pfeilgift) n: i. R. der
antihomotoxischen Therapie (s. Homotoxikologie) eingesetztes Arzneimittel, das als höher
verdünntes bzw. potenziertes Homoion* bzw.
Simileantigen (d. h. als ähnlicher toxischer Stoff
wie der, den es zu behandeln gilt) verabreicht
wird. Die potenzierten Arzneimittel werden
i. S. der Isopathie* eingesetzt.

**Anti|miasmatisches Arznei|mittel** (↑; gr.
μίασμα Befleckung): s. Arzneimittel, antimiasmatisches.

**Antimonium crudum** n: syn. Stibium
sulfuratum nigrum, Antimon(III)-sulfid (Sb₂S₃),
Grauspießglanz; Mineral, grauschwarzes Pulver
od. kristalline Stücke; **Verw.:** homöopathische
Zubereitungen aus dem natürlichen Mineral
bei Magenkrankheiten mit Meteorismus, Hautleiden, Warzen.

**Anti|nutritiva** (Anti-*; lat. nutrire ernähren)
n pl: s. Schadstoffe.

**Anti|nutritiver Faktor** (↑; ↑) m: s. Faktor,
antinutritiver.

**Anti|oxidanzien** (↑; gr. ὀξύς scharf, sauer,
lat. oxygenium Sauerstoff) n pl: leicht oxidier-
bare Stoffe, die durch ihr niedriges Redox-
potential andere Stoffe vor unerwünschter
Oxidation (s. Autoxidation) schützen; sind
als Lebensmittelinhaltsstoffe u. Lebensmittelzusatzstoffe* zum Schutz gegen Verderb in Lebensmitteln zu finden. Natürliche A. (Vorkom-

men v. a. in Pflanzenölen, weniger in Schlacht-
tierfetten) sind z. B. Tocopherole u. Flavonoide;
synthetische A. sind z. B. Ascorbinsäure, Galla-
te, Butylhydroxyanisol u. Butylhydroxytoluol.
Da A. infolge ihrer antioxidativen Wirkung
u. U. die Entstehung freier Radikale verhindern
können, wird ihnen eine gewisse präventive
Funktion hinsichtlich bestimmter Erkrankungen zugeschrieben. Art, Höchstmengenbegrenzung u. Kenntlichmachung beim Zusatz zu Lebensmitteln sind in der Zusatzstoff-Zulassungsverordnung geregelt.

**anti|pathisch** (↑; -pathie\*): von Samuel Hah-
nemann (1755–1843) in die homöopathische
Arzneimittellehre\* eingeführter Begriff für die
Eigenschaft eines Arzneimittels, mit Symptomen seines Arzneimittelbildes denjenigen einer
gegebenen Erkrankung entgegengesetzt zu
sein; die Gabe eines a. Arzneimittels (Contraria
contrariis curentur) soll zu einer kurzfristigen
Palliation\* mit nachfolgender Verschlimmerung
der Symptome führen, da es zu einer Unterdrückung der Symptome ohne Beseitigung der
Ursachen kommt. Vgl. allopathisch, homöopathisch.

**Anti-Pilz-Diät** (↑; Diät\*) f: Kostform nach
H. Rieth zur Beseitigung einer Pilzbesiedlung
(Candida-Mykose) im Magen-Darm-Trakt bzw.
zur Vorbeugung einer Neubesiedlung; Bevorzugung von ballaststoffreicher Ernährung mit
Kartoffeln, Gemüse u. Salaten, Reduzierung
bzw. Meidung von Zucker, Honig, Auszugsmehlen, zuckerhaltigen Getränken u. süßen
Früchten; damit soll über ein geringeres Sub-
stratangebot durch eine geringere Pilzbesiedlung des oberen Verdauungstraktes, insbesondere der Mundhöhle, der Nachschub an Keimen
für den Darm unterbrochen werden.

**Anti|psorikum** (↑; gr. ψώρα Krätze, Räude)
n: s. Arzneimittel, antipsorisches.

**Anti|psorische Therapie** (↑; ↑; Therapie\*)
f: s. Therapie, antipsorische.

**Anti|sykotikum** (↑; gr. σῦκον Feige) n: s.
Arzneimittel, antisykotisches.

**Anti|syphilitikum** (↑) n: s. Arzneimittel,
antisyphilitisches.

**Antlitz|dia|gnostik** (gr. διαγνωστικός fä-
hig zu unterscheiden) f: Bez. für die diagnostische Verwertung jeder sichtbaren Veränderung
u. Abweichung vom Normalbild des Gesichts
als Hinweis auf innere Erkrankungen (z. B.
Blässe bei Anämie). Vgl. Pathophysiognomik.

**Apfel|essig|getränk**: aus Apfelessig, Honig
u. Wasser bestehendes Getränk (meist jeweils 2
Teelöffel Essig u. Honig auf ein Glas Wasser),
dem aufgrund der im Apfelessig enthaltenen
Stoffe (Mineralstoffe, v. a. Kalium, Spurenelemente, Aminosäuren, Enzyme, Pektine u. Beta-
carotine) desinfizierende, entgiftende, ent-
schlackende u. damit krankheitslindernde Wir-

kung nachgesagt wird; **Anw.**: innerlich (möglichst auf nüchternen Magen) u./od. äußerlich
(meist mit Wasser verdünnter Apfelessig) bei einer Vielzahl von Beschwerden (Atemwegerkrankungen, Erschöpfung, Akne, Psoriasis, Fieber,
Heuschnupfen, Hautverletzungen sowie zur
Gewichtsreduktion). Die angegebenen Wirkungen, mit Ausnahme der antibakteriellen, sind
nicht wissenschaftlich nachgewiesen. Gewichts-
verluste werden auf die in Büchern zum Thema
mitgelieferten Rezepte für eine energiereduzierte Kost zurückgeführt. Wegen möglicher
Reizung der Haut bei empfindlicher Haut od.
Ekzemen äußerlich nicht anwenden.

**Aphrodisiakum** (gr. ἀφροδίσιος die sinn-
liche Liebe betreffend) n: den Geschlechtstrieb
u. die Potenz stärkendes Mittel; meist Hilfsmittel der Suggestionstherapie; da die Sexualfunk-
tion des Menschen außer von somatischen insbesondere von psychischen Faktoren beeinflußt
wird; gebräuchliche pflanzliche A. sind z. B. stimulierende u. enthemmende Stoffe (Haschisch,
Alkohol, Atropa belladonna, Hyoscyamus niger,
weißer Stechapfel) sowie Mittel, die das Uroge-
nitalsystem reizen (Petersilie, Selleriekraut) od.
die Blutfüllung der Abdominal- u. Sexualorga-
ne verstärken (Basilikum, Ingwer, Capsicum,
Chili) od. traditionell als Emmenagogum angewendet werden (Muskat, Nelken, Safran, Aloe),
außerdem Cantharidin, Damiana, Potenzholz
u. Yohimbe.

**Aphthen** (gr. ἄφθα Mundausschlag) f pl:
von einem entzündlichen Randsaum umgebene
Erosionen der Mundschleimhaut mit weiß-
lichem Fibrinbelag; meist rezidivierende benigne A. mit unbekannter Ursache; evtl. tropho-
neurotische Störung, gefördert durch bestimmte Hormone, Nahrungsmittel, Trauma od. Infektion; meist narbenlose Abheilung nach Tagen bis Wochen; **Therapie**: im Frühstadium
Versuch mit lokalen Kortikoiden od. Desinfektionsmitteln; homöopathisch Zubereitungen
aus Borax. Vgl. Stomatitis.

**Apisinum** n: reines Bienengift der Honig-
biene\* (Apis mellifica); **Inhaltsstoffe**: Protein-
körper, Melittin, Histidin, Histamin, Phospho-
lipase A, Hyaluronidase, Lezithase A u. Hämoly-
sin; **Verw.**: homöopathisch wie die Honigbiene.

**Apis mellifica** f: Honigbiene\*.

**Api|therapie** (lat. apis Biene; Therapie\*) f:
Bez. für die therapeutische Verwendung von
Bienenprodukten; als Bienenwirkstoffe werden
Bienenköniginnenfuttersaft\*, Pollen, Propolis\*,
Wachs u. das Bienengift angewendet. Für die
A. bzw. die verwendeten Einzelprodukte sind
bisher wenige od. keine wissenschaftlich gesi-
cherten Nachweise erbracht worden.

**Apium graveolens** n: Sellerie\*.

**Apocynum cannabinum** n: hanfartiger
Hundswürger\*.

**Appetit** (lat. appetere verlangen) m: im lateralen Hypothalamus ausgelöste Eßlust auf bestimmte Lebensmittel, die durch exogene (z. B. Geruch, Geschmack, Gehör, Optik) u. endogene Faktoren (z. B. Füllungszustand des Magens, Blutzuckerspiegel, individuelles Wohlbefinden) beeinflußt wird. A. setzt die Erfahrung in bezug auf bestimmte Lebensmittel od. Speisen voraus u. ist (als psychologisches Verlangen nach Nahrungsaufnahme) nicht mit Hunger* als elementarem Bedürfnis nach Nahrung gleichzusetzen. Vgl. Sättigung.

**Appetit|losigkeit** (↑): Eßunlust; aus dem Bereich der Naturheilkunde, insbesondere der Phytotherapie, werden zur Steigerung des Appetits* Zubereitungen aus einer Vielzahl von Pflanzen angegeben; z. B. Andorn*, Bitterklee*, Condurangorinde*, gelber Enzian*, Koriander*, Löwenzahn*, Luzerne*, Orangenschale*, Schafgarbe*, Wermut* u. Zwiebel* sowie als alternatives Heilverfahren der Heilmagnetismus*. Vgl. Dyspepsie.

**a|psorisch** (gr. ἀ- Un-; ψώρα Krätze, Räude): homöopathische Bez. für ein nicht antimiasmatisches Arzneimittel* od. für jede nicht an einer Miasmenlehre* orientierte Richtung der Homöopathie.

**Aqua|retikum** (lat. aqua Wasser; gr. ἐρέθειν reizen) n: Arzneimittel zur Vermehrung des Harnflusses; besonders geeignet als Teeaufguß, da die Flüssigkeitszufuhr entscheidend zur Wirkung beiträgt. Die gesteigerte Harnausscheidung erfolgt nicht tubulär, wie bei einem eigentlichen Diuretikum*, sondern kommt durch Verdünnungsdiurese aufgrund gesteigerter glomerulärer Filtration, pH-Erniedrigung in Blut u. Gewebe durch Aufnahme nicht abbaubarer Säuren sowie durch Zufuhr von Kaliumionen zustande. Gebräuchliche A. sind z. B. Birkenblätter, Brennesselkraut, Bohnenschalen, Goldrutenkraut, Hauhechelwurzel, Löwenzahnkraut mit -wurzeln, Orthosiphonblätter, Schachtelhalmkraut u. Wacholderbeeren.

**Aqua|rome** (↑; gr. ἄρωμα Gewürz) n pl: von D. Gümbel, der sich als Begründer einer sog. Heilkräuter-Essenz-Therapie bezeichnet, eingeführter Begriff; die A. entstehen aus dem Wasserdampföl, das bei der Wasserdampfdestillation von Heilkräuteressenzen gebildet wird. Während der Destillation von Pflanzenteilen wird eine gasförmige Verbindung von Wasserdampf u. ätherischem Öldampf frei. Nach der Abkühlung trennt das flüssige Öl abgeschöpft u. das zurückbleibende Wasser (das Aquarom) soll nun wasserlösliche Aromamoleküle enthalten. Diese verdünnten Essenzen können als Tropfen od. Tee eingenommen werden. Wissenschaftlich nicht gesichert.

**Arbeits|therapie** (Therapie*) f: Anwendung von Arbeit als therapeutisches Mittel z B. bei psychisch Kranken i. S. eines Trainings von Fertigkeiten u. sozialer Kompetenz zur Vorbereitung des Erkrankten auf das Leben in der Gesellschaft; A. dient als Brücke zwischen Klinik u. Alltag, Belastungserprobung u. Mittel zur Rückerlangung von Selbstwertgefühl u. Identität. Ziel der A. ist eine berufliche Rehabilitation auf versch. Stufen; es finden sich unterschiedliche Angebote im stationären, teilstationären u. ambulanten Bereich (z. B. Werkstätten für Behinderte, geschützte Einzelarbeitsplätze, Selbsthilfefirmen, Zuverdienstfirmen).

**Arbeits|umsatz**: syn. Leistungsumsatz*.

**Arcana** (lat. arcanum Geheimnis) n pl: auch Arkana; **1.** sog. Geheimmittel der Spagyrik*; **2.** in spagyrischen Arzneimitteln die immaterielle, verborgene Heilkraft, die sich zwischen den Polaritäten Gift u. sich nur dem Menschen als Arzneikraft mitteilt. Die innere Struktur der A. ist gemäß den alchemistischen Prinzipien dreigeteilt in Sal, Sulfur u. Mercurius; sie soll der stoffliche Ebene des Arzneimittels lediglich als Vehikel nutzen. Durch die Scheidekunst* werden die A. eines spagyrischen Arzneimittels zu harmonisch-heilender Wirkung gebracht.

**Arctium lappa** n: Klette*.

**Arcto|staphylos uva ursi** m: Bärentraube*.

**Areca catechu** f: Betelnußpalme*; s. Betelnuß.

**Arekolin** n: Alkaloid aus der Betelnuß*.

**Argentum** (lat.) n: Silber*.

**Argentum nitricum** (↑) n: Silber(I)-nitrat (AgNO₃); sog. Höllenstein, Lapis infernalis; farblose, durchsichtige, tafelförmige Kristalle od. Stäbchen; **Verw.:** äußerlich als Antiseptikum, Ätzmittel bei schlechtheilenden Wunden, Geschwüren, Warzen in 0,5%iger Lösung; prophylaktisch gegen Blennorrhoe der Neugeborenen durch Eintropfen einer 1%igen Lösung in den Bindehautsack (Credé-Prophylaxe); **homöopathische** Zubereitungen bei Gastritis, Migräne, Rednerheiserkeit, chronischen Haut- u. Schleimhautentzündungen.

**Argon-Laser** (gr. ἀργός träge) m: (Edel-) Gaslaser der Wellenlänge 488 nm u. 514,5 nm; Hauptanwendungsgebiete: chirurgische Therapie, Dermatologie (Gefäßfehlbildungen), Ophthalmologie (diabetische Retinopathie), photodynamische Therapie; vgl. Laser.

**Arkana** n pl: s. Arcana.

**Arm|bad:** hydrotherapeutisches Verfahren mit Eintauchen od. beider Arme bis zur Mitte des Oberarms in mit Wasser gefüllte Wannen; **Anw.:** als Kaltanwendung*, Wechselbad* od. ansteigendes A. (Hauffe*-Schweninger-Armbad) bei Tachykardie, Epikondylopathie; versuchsweise bei Kopfschmerz u. Durchschlafstörungen; **Kontraindikationen:** Angina pectoris, beginnende Infektion.

**Arm|guß:** Guß* nach Sebastian Kneipp mit Beginn am rechten Handrücken außen bis zur Schulter u. an der Innenseite abwärts; entsprechend am linken Arm; **Anw.** des kalten bzw. wechselwarmen A. bei Abgeschlagenheit, Tachykardie u. Epikondylopathie, nicht bei Angina pectoris; warme u. heiße A. werden bei Arteriosklerose u. funktionellen Durchblutungsstörungen (Raynaud-Syndrom) angewendet. Durch die üblicherweise vornüber geneigte Haltung kann es bei der Anwendung zu zerebralen Durchblutungsstörungen, Stauungszuständen im Halsbereich u. Rückenbeschwerden kommen.

**Armoracia rusticana** f: Meerrettich*.

**Arm|wickel:** Wickel*, der die Hand u. den Arm bis zur Schulter umfaßt.

**Arndt-Schulz-Gesetz** (Rudolf A., Psychiater, Greifswald, 1835–1900; Hugo Sch., Pharmakologe, Greifswald, 1853–1932): sog. biologisches Grundgesetz für den Verlauf biologischer Prozesse u. die Abwehr von Krankheit, wonach schwache Reize die Lebenskraft anfachen, mittelstarke fördern, starke hemmen u. stärkste aufheben sollen; die Antwort auf einen gegebenen Reiz ist dabei individuell verschieden. Das A.-Sch.-G. wurde bis 1945 zur Erklärung der Wirkungsweise homöopathischer Arzneimittel herangezogen.

**Arnica montana** f: s. Arnika.

**Arnika** f: Arnica montana, Bergwohlverleih; Pflanze aus der Familie der Korbblütler, Asteraceae; **Arzneidroge:** Blütenköpfe, auch von Ar-

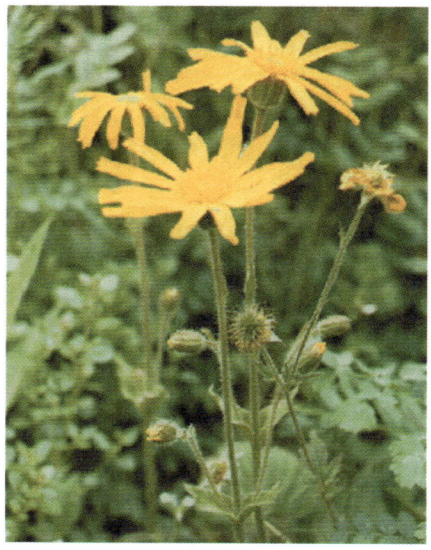

Arnika

nica chamissonis (Arnicae flos); **Inhaltsstoffe:** ca. 0,3–1% Sesquiterpenlactone vom Helenanolidtyp (Esterderivate von Helenalin u. 11,13-Dihydrohelenalin), Flavonoide, ätherisches Öl, phenylsubstituierte Carbonsäuren u. Cumarine; **Wirkung:** antiphlogistisch, antiseptisch; **Verw.** von Aufgüssen aus getrockneten Blüten, alkoholischen Auszügen u. Fertigarzneimitteln äußerlich bei Entzündungen der Haut sowie Mund- u. Rachenschleimhaut, Prellungen, Quetschungen, rheumatischen Muskel- u. Gelenkbeschwerden, oberflächlicher Phlebitis; **traditionell** auch innerlich bei Erschöpfungszuständen,

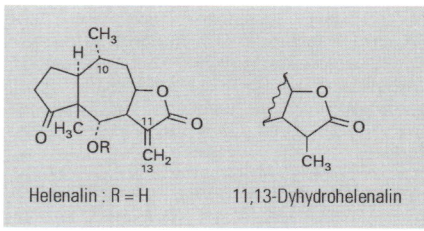

Helenalin : R = H   11,13-Dyhydrohelenalin

Arnika: Inhaltsstoffe der Blüten

Menstruationsbeschwerden, Herzinsuffizienz, Asthma bronchiale, Gicht. Bei innerlicher Anwendung ist größte Vorsicht geboten! **Dosierung:** wäßrige Auszüge zur äußerlichen Anwendung (2 g Droge auf 100 ml Wasser), Arnikatinktur (Arnicae tinctura) 3–10fach mit Wasser verdünnen (zu Mundspülungen 10fach); Salben, Gele, Balsame mit maximal 20–25% Tinktur od. Salben mit maximal 15% des öligen Auszuges (1 Teil Droge auf 5 Teile fettes Öl); **NW:** bei längerer topischer Anwendung od. hoher Dosierung ödematöse Dermatitis mit Bläschenbildung, evtl. Ekzem od. Nekrose; nach Einnahme größerer Mengen unverdünnter Tinktur Auftreten von Übelkeit, Erbrechen, Gastroenteritis, Atem- u. Herzstörungen; **Kontraindikationen:** Kontaktallergie gegen A. (nicht bei helenalinarmen Arnikasorten spanischer Herkunft), Anwendung bei Kindern; **homöopathische** Verwendung der ganzen frischen, blühenden Pflanze od. der getrockneten unterirdischen Teile als Konstitutionsmittel z. B. bei Erkrankungen des Herz-Kreislauf-Systems, Commotio cerebri, Entzündungsneigung, Rosacea sowie bei Magen- u. Darmbeschwerden.

**Arnika|tinktur** (Tinctura*) f: Arnicae tinctura; Auszug von Arnikablüten mit verdünntem Alkohol (1:10); äußerliche Verwendung nur verdünnt bei Quetschungen, Verstauchungen u. Hämatomen; innerlich nicht anzuwenden; **Dosierung:** 3–10fach mit Wasser verdünnt (zu Mundspülungen 10fach); **NW:** s. Arnika.

**Aroma|stoffe** (gr. ἄρωμα Gewürz): flüchtige Verbindungen, die mit den Geruchsrezeptoren wahrgenommen werden können u. zusammen mit den Geschmacksstoffen* am Zustandekommen des Geschmackseindrucks beteiligt sind; bei der industriellen Herstellung von Lebensmittel werden zur Aromatisierung verwendete Lebensmittelzusatzstoffe* unterschieden in: 1. natürliche A., die durch physikalische Verfahren aus pflanzlichem od. tierischem Ausgangsmaterial gewonnen werden; 2. naturidentische od. synthetische A., die natürlichen A. in ihrem chemischen Aufbau gleich sind, aber synthetisch hergestellt werden; 3. künstliche A., die in der Natur nicht vorkommen. Seit 1992 muß bei der Deklaration von A. nicht mehr nach diesen drei Gruppen differenziert werden.

**Aroma|therapie** (↑; Therapie*) f: syn. Duftherapie; therapeutische Anwendung unverfälschter ätherischer Öle* als Duftstoffe; die Verabreichung erfolgt in Form oraler Gaben, perkutan durch Bäder, Massagen, Wickel u. inhalativ durch gebrauchsfertige Aerosole. Ziel ist die Optimierung u. Harmonisierung der Selbstheilungskräfte zur Gesunderhaltung u. im Krankheitsfall. Düfte sollen auf alle Existenzebenen des Menschen einwirken können; insbesondere wird der bioinformative Charakter (s. Bioinformation) von Duftmolekülen betont. Als gesichert kann gelten, daß die komplexen chemischen Verbindungen von Duftmolekülen diverse zentralnervöse Wirkungen entfalten können. Hierbei sind stimmungsbeeinflussende u. endokrine Wirkungen nachweisbar. **Anw.:** breites Anwendungsspektrum; Schwerpunkte in der Prävention, bei endokrinen, stoffwechselbezogenen sowie psychosomatischen Erkrankungen u. Infektionskrankheiten. **NW:** z. T. toxische Effekte bei zu hoher Dosierung; Vorsicht bei Schwangeren, Kleinkindern, Allergikern u. Epileptikern. **Kontraindikationen:** bekannte Allergien u. Unverträglichkeiten. Wissenschaftlich u. klinisch umstrittenes Verfahren.

**Aromato|graphie** (↑; gr. γράφειν schreiben) f: diagnostisches Verfahren bei der Aromatherapie*, mit dessen Hilfe eine spezifische Wirksamkeit ätherischer Öle auf bestimmte Keime nachgewiesen werden soll, um eine gezieltere Behandlung von Infektionskrankheiten mit der Aromatherapie zu ermöglichen. Aus dem üblichen Probenmaterial werden Keime gezüchtet u. schließlich der Hemmhofdurchmesser des aufgetragenen Duftöls in der Kulturschale bestimmt (Aromatogramm). Wissenschaftlich spekulatives Verfahren.

**Arsen** n: chemisches Element, Symbol As, OZ 33, relative Atommasse 74,92; zur Stickstoffgruppe gehörendes Halbmetall; Spurenelement (evtl. essentiell); **biochemische Funktion:** möglicherweise Beeinflussung der Bildung

von Methionin- u. Argininmetaboliten, Arsenat als Enzymaktivator anstelle von Phosphat u. Arsenit zur Regulation der Genexpression bestimmter Proteine; **Vorkommen in Nahrungsmitteln:** in tierischen u. pflanzlichen Lebensmitteln; besonders hoher Gehalt in Fischen u. a. Meerestieren; **Bedarf:** aus Tierversuchen ergibt sich ein möglicher Bedarf von 12 – 25 μg/Tag; täglich mit der Nahrung aufgenommene Menge ca. 10 – 15 μg; **Mangelerscheinungen:** in Tierversuchen Wachstums- u. Fertilitätsstörungen; verminderte Glutathion-S-Tranferase-Aktivität; erhöhte renale Calciumkonzentration; **Intoxikationen:** Übelkeit, Erbrechen, Durchfall, Bauchkrämpfe, Leberschäden, akutes Nierenversagen; von der WHO vorgeschlagener acceptable daily intake: 50 μg/kg Körpergewicht.

**Arte|misia abrotanum** f: Eberraute*.

**Arte|misia absinthium** f: Wermut*.

**Arte|misia annua** f: Quinghao*.

**Arte|misia cina** f: Wurmkraut; s. Zitwerblüten.

**Arte|misia vulgaris** f: Beifuß*.

**Arterio|sklerose** (gr. ἀρτηρία Schlagader; σκληρός hart, trocken; -osis*) f: umgangssprachliche Bez. Arterienverkalkung; wichtigste u. häufigste krankhafte Veränderung der Arterien mit Verhärtung, Verdickung, Elastizitätsverlust u. Lichtungseinengung; **Ätiologie:** zahlreiche exogene u. endogene Noxen bzw. Krankheiten werden, z. T. durch tierexperimentelle, klinische u. epidemiologische Beobachtungen gestützt, für die Auslösung bzw. Förderung der A. verantwortlich gemacht, z. B. Hypertonie*, Hyperlipidämie, Diabetes* mellitus, Toxine, Nicotin, Antigen-Antikörper-Komplexe, Entzündungen, Hypoxie, Wirbelbildungen, psychischer Streß, Alter, familiäre Belastung. **Prävention** (evtl. auch Rückbildung der Frühstadien) durch Ausschaltung bzw. Reduktion atherogener Noxen. Als **Therapie** wird aus dem Bereich der Naturheilkunde u. alternativer Heilverfahren die Chelattherapie* u. hydrotherapeutisch der Armguß* angegeben; traditionell kommen als Phytotherapeutika z. B. Bärlauch, Mistel, Sonnentau od. Tang in Betracht.

**Ar|thritis** (gr. ἄρθρον Gelenk; -itis*) f: Gelenkentzündung; **Symptome:** Schmerzen, Schwellung, Überwärmung, Bewegungseinschränkung, Gelenkerguß (seröse Formen), Gelenkempyem (eitrige Formen), Rötung (v. a. akute Formen); bei chronischem Verlauf steht der Funktionsverlust mit Destruktionen, Fehlstellungen, Kontrakturen u. Ankylosen im Vordergrund. **Einteilung: I.** nach der Anzahl betroffener Gelenke: Monarthritis, Oligoarthritis, Polyarthritis; **II.** nach dem Verlauf: akute, subakute u. chronische A.; **III.** nach der Ursache: 1. infektiös; 2. para-od. postinfektiös ohne Nachweis lebender Erreger im Gelenk; **3.** A. bei seronegativer Spondylarthritis u. verwandten Erkrankungen; v. a. als Spondylitis ankylosans, A. psoriatica, A. bei entzündlichen Darmerkrankungen, auch nach intestinaler Bypass-Operation u. Magenresektion nach Billroth II; **4.** rheumatoide A. (s. Erkrankungen, rheumatische); **5.** juvenile chronische A.; **6.** A. bei entzündlichen Bindegewebeerkrankungen u. Vaskulitiden; **7.** allergische A.; relativ häufige Ursache: Medikamente (Beginn 1 – 2 Wochen nach Einnahmebeginn; Dauer einige Tage über das Absetzen des Medikaments hinaus); **8.** A. in Verbindung mit Stoffwechselerkrankungen u. ernährungsbedingten Störungen, z. B. A. urica (s. Gicht); **9.** A. bei endokrinen Störungen: z. B. Hyper- u. Hypothyreose, Hyper- u. Hypoparathyreoidismus, Diabetes mellitus, Cushing-Syndrom; **10.** A. bei granulomatösen Erkrankungen: Sarkoidose, Langerhans-Zellhistiozytose; **11.** A. bei Gelenkblutungen infolge Störungen der Blutgerinnung; **12.** A. bei Erkrankungen des hämatopoetischen Systems; **13.** neoplastische A.: primäre Gelenktumoren od. synoviale Infiltration bei bösartigen Systemerkrankungen; **14.** paraneoplastische A.: v. a. bei Plasmozytom, Bronchial-, Prostata-, Mammakarzinom; **15.** (post)traumatische A.; **16.** A. bei Erkrankungen des Gelenkknorpels; **17.** A. bei Neuropathien: z. B. Tabes dorsalis, diabetische Neuropathie, Spina bifida mit Meningomyelozele, Lepra; **18.** A. bei pustulösen, abszedierenden, nekrotisierenden od. mit Gewebeneutrophilie einhergehenden Dermatosen: v. a. Sweet-Syndrom, Akne-assoziierte A.; **19.** A. bei sonstigen extraartikulären Grunderkrankungen: z. B. familiäres Mittelmeerfieber. **Therapie** der Grunderkrankung u. Gelenkpflege*; traditionell phytotherapeutisch werden Zubereitungen aus Brunnenkresse, Erdrauch, Krapp u. Spargel, alternativ auch Gesamtthymusextrakt* u. Vesikation* angewendet. Vgl. Arthrose.

**Arthr**o**se** (↑; -osis*) f: degenerative Gelenkerkrankung, die vorwiegend bei einem Mißverhältnis zwischen Beanspruchung u. Beschaffenheit bzw. Leistungsfähigkeit der einzelnen Gelenkanteile u. -gewebe entsteht; **pathogenetische Einteilung: I.** primäre Formen: direkte (Schwerarbeit, Sport, hohes Körpergewicht) od. indirekte (Verminderung der Leistungsfähigkeit der bradytrophen Gewebe durch endogene Veränderungen: Alterung, Stoffwechselstörungen) Überbeanspruchungsschäden; **II.** sekundäre Formen: **1.** bei kongenitalen dysplastischen Zuständen, z. B. flache Pfannenbildung, Subluxationen (Hüfte, Knie), Luxationen (verschiedene Gelenke, v. a. Hüfte) u. Wachstumsstörungen im Epiphysenbereich; **2.** bei erworbenen Gelenkdeformierungen, z. B. Folgezustände entzündlicher Gelenkkrankheiten, nach rheumatischen Gelenkleiden, Gelenk-

traumen, Verschiebungen der Gelenkachsen (Skoliosen, Beckenschrägstand, Coxa vara, X-Bein, Knickfuß, Plattfuß) od. chronischen, nichtentzündlichen Gelenkerkrankungen; **klinische Symptome:** anfangs Spannungsgefühl u. Steifigkeit in den betreffenden Gelenken, dann Anfangsschmerz, Belastungsschmerz, Dauerschmerz; klinische Befunde: Gelenkgeräusche, Gelenkinstabilität, Kontrakturen, Fehlstellungen, Muskelatrophien; Gelenkspaltverschmälerung, Inkongruenz der Gelenkflächen, Sklerosierungen, Zystenbildungen, Randwülste im Röntgenbild; **Therapie: 1.** konservativ: Vermeidung von Belastungsfaktoren (Nässe, Kälte, Übergewicht); Bewegungsübungen, Krankengymnastik (Massage), Periostmassage*, ggf. Wärmeanwendung (z. B. Balneotherapie*, Elektrotherapie*), Kryotherapie* nur bei aktiver A.; medikamentös durch Analgetika bzw. (nichtsteroidale) Antiphlogistika; Kortikoide (intraartikulär) nur bei strenger Indikationsstellung; u. U. Myotonolytika, Superoxiddismutase, sog. Knorpelaufbaupräparate bzw. Chondroprotektiva, Gesamtthymusextrakt*, Gelosentherapie* od. Vesikation*; Segmenttherapie* z. B. mit Mistel* u. weißen Senfsamen*, traditionell auch Zubereitungen aus Alpenrose u. Kapuzinerkresse; orthopädische Hilfsmittel (Gehstock, Schuherhöhung, Orthese); **2.** operativ: Synovektomie (mit od. ohne Entfernung nekrotischen Gewebes), Pridie-Bohrung (Eröffnung des subchondralen Markraums), Korrekturosteotomie, Gelenkersatz (Endoprothese), -resektion od. -versteifung.

**Artischocke:** Cynara scolymus; ausdauerndes Kraut aus der Familie der Korbblütler, Asteraceae; **Arzneidroge:** getrocknete Blätter (Cynarae folium); **Inhaltsstoffe:** Hydroxyzimtsäuren (Chlorogensäure, Cynarin u. a.), Sesquiterpenlactone (Bitterstoffe), Flavonoide, Inulin; **Wirkung:** antidyspeptisch, choleretisch, lipidsenkend, hepatoprotektiv; **Verw.:** als Aufguß, Trocken- od. Frischpflanzenextrakt bei dyspeptischen Beschwerden, zur Förderung der Fettverdauung; **traditionell** als Medizinalwein (Vinum cynarae) bei Verdauungsbeschwerden u. als Roborans in der Rekonvaleszenz; die fleischigen Blütenböden u. Hüllkelchblätter gelten als wertvolles Gemüse (wegen des hohen Inulingehalts besonders für Diabetiker geeignet). **Kontraindikationen:** Allergie gegen A. u. a. Korbblütler, Gallensteine, Gallengangverschluß.

**Arznei|bad:** medizinisches Bad mit Arzneimittel zugelassenem Badezusatz mit pflanzlichen (Kräuterbad*), mineralischen od. chemischen Wirkstoffen, die an der Haut wirksam werden od. aus dem warmen Bad über die Haut bzw. durch Inhalation über die Lunge in den Organismus gelangen; auch Bez. für den Badezusatz selbst; s. Bad.

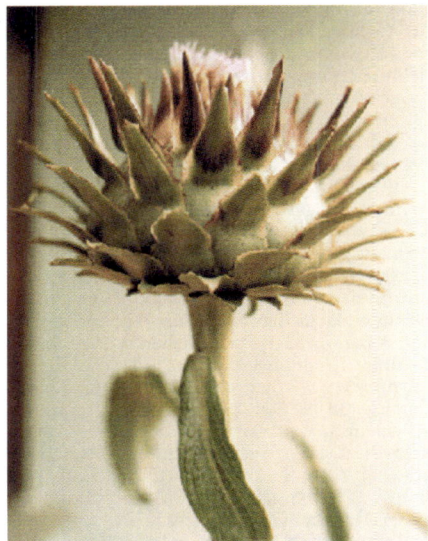

Artischocke

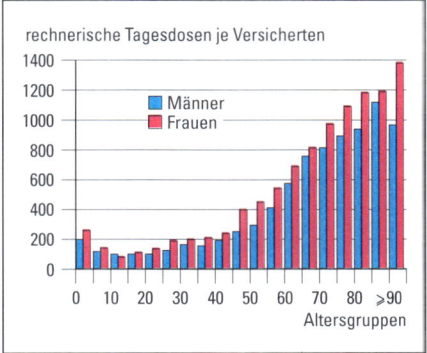

Arzneimittel:
Verbrauch der Versicherten der Gesetzlichen Krankenversicherung der Bundesrepublik Deutschland nach
Alter u. Geschlecht im Jahr 1987 (nur über die Kassen
abgerechnete Arzneimittel)

**Arznei|buch:** amtliche Vorschriftensamm-
lung für die Zubereitung, Prüfung u. Aufbewahrung von Arzneimitteln, die in Apotheken
hergestellt werden können (sog. offizinelle Mittel). In der Bundesrepublik Deutschland sind
gültig: Deutsches* Arzneibuch (Abk. DAB), Eu-
ropäisches Arzneibuch (Pharmacopoea Euro-
pea), Homöopathisches Arzneibuch (Abk. HAB),
Deutscher Arzneimittelcodex (Abk. DAC, mit
Ergänzungen). Es ist jeweils die letztgültige
Fassung zu berücksichtigen.
**Arznei|findung:** s. Arzneimittelwahl.
**Arznei|formen:** Zubereitungen von Arznei-
stoffen; meist in Kombination mit pharmazeutischen Grund- u. Hilfsstoffen als feste (z. B.
Pulver, Granulat, Tabletten, Dragee, Kapsel),
halbfeste (z. B. Salbe, Pflaster, Zäpfchen), flüssige (z. B. Saft, Öl, Tropfen), durch Extraktion gewonnene (z. B. Auszug, Tinktur) u. gasförmige
(Aerosol, Inhalat) A. sowie therapeutische Systeme (z. B. Transdermalsysteme, Intrauterinpes-
sar); homöopathische A.: s. Homöopathie, Potenzierung. Vgl. Arzneimittel.
**Arznei|mittel:** Medikamente, Pharmaka; zu
diagnostischen, therapeutischen u. prophylak-
tischen Zwecken verwendete, aus natürlichen
Grundstoffen od. synthetisch hergestellte u.
ggf. (pharmazeutisch) speziell zubereitete Wirk-
substanzen (sog. echte A.) sowie chirurgisches
Nahtmaterial, Desinfektionsmittel u. In-vitro-
Diagnostika. Herstellung u. Umfang sind geregelt im Arzneimittelgesetz* u. in der Apothe-

kenbetriebsordnung. A. sind insbesondere vor
Kindern zu sichern, Arzneimittelreste als Son-
dermüll zu behandeln. Vgl. Wirkstoff, Heilmittel.
**Arznei|mittel, anti|miasmatisches:** ho-
möopathisches Arzneimittel, dessen Arzneimittelbild* viele Symptome enthält, die einem od
mehreren Miasmen zugeordnet werden können, u. das nach dem Ähnlichkeitsprinzip* gegen diese eingesetzt werden kann; s. Miasma.
**Arznei|mittel, anti|psorisches:** syn. Anti-
psorikum, Homöopsorikum; homöopathisches
Arzneimittel mit vorwiegend psorischen Symptomen im Arzneimittelbild*, d. h. mit besonders gegen das Miasma der Psora* gerichteter
Wirkung.
**Arznei|mittel, anti|sykotisches:** syn.
Antisykotikum; innerhalb der Miasmenlehre*
in der Homöopathie gebrauchte Bez. für ein
Arzneimittel mit vorwiegend sykotischen Symptomen im Arzneimittelbild*, das besonders gegen das Miasma der Sykose* eingesetzt werden
kann.
**Arznei|mittel, anti|syphilitisches:** syn.
Antisyphilitikum; innerhalb der Miasmenlehre*
in der Homöopathie gebrauchte Bez. für ein
Arzneimittel mit vorwiegend syphilitischen
Symptomen im Arzneimittelbild*, das besonders gegen das Miasma der Syphilis* eingesetzt
werden kann.
**Arznei|mittel, aus|geprüftes:** homöopa-
thisches Mittel, dessen Arzneimittelbild* Symptome aus allen Körperregionen u. Organen sowie dem psychischen u. mentalen Bereich enthält u. das bei weiteren Arzneimittelprüfungen
kaum noch neue Symptome hervorbringt, so

daß sein Arzneimittelbild als fast vollständig bekannt anzunehmen ist.

**Arznei|mittel|beziehung:** Bez. aus der Homöopathie für die gegenseitige Beeinflussung der Wirkungen zweier Arzneimittel bei aufeinanderfolgender Verabreichung. Die Beziehung zum zuvor angewendeten Arzneimittel kann als schwacher zusätzlicher Hinweis beim Abwägen zwischen zwei möglichen Folgemitteln dienen; sie ist immer nachrangig gegenüber der Ähnlichkeit des Arzneimittelbildes zur Patientensymptomatik. Nach ihren A. werden unterschieden: 1. Antidot (Gegenmittel): Arzneimittel, das die Wirkung des vorgehenden (od. einer toxischen Substanz) aufhebt, wenn es noch während dessen Wirkungsdauer appliziert wird. I. a. entspricht die Stärke der antidotierenden Beziehung dem Grad der Übereinstimmung beider Arzneimittelbilder (bzw. mit den Vergiftungssymptomen); vgl. Antidotierung, Tautopathie; 2. Komplementärmittel (ergänzendes Mittel): Arzneimittel, das sich als besonders geeignet erwiesen hat, um die Heilung der (nach Auswirken des zuvor verschriebenen) noch verbliebenen Symptome fortzusetzen; 3. gut folgendes Mittel (Freund): Arzneimittel, das nach dem Auswirken des vorigen verschrieben werden kann, ohne dessen Wirkung negativ zu beeinflussen; 4. entgegengesetztes Mittel (Feind): ein mit dem zuvor angewendeten unverträgliches Arzneimittel; 5. Kollateralmittel: Arzneimittel mit zu dem bereits angewendeten Mittel ähnlichen Symptomen, das als mögliche Alternative zur Verschreibung angesehen werden kann. Da sich A. auf dieselbe Grundgesamtheit an Patientensymptomen beziehen (zu der die betreffenden Arzneimittel ein ähnliches Arzneimittelbild aufweisen) kann ein Arzneimittel je nach Anwendungszeitpunkt Antidot od. Komplementärmittel sein.

**Arznei|mittel|bild:** gesamte Symptomenreihe der Arznei (Hahnemann); zentraler Begriff der Homöopathie, der die Arzneimittelwirkung bzw. einen dazugehörigen Patienten- od. Konstitutionstyp beschreibt, die aus den einzelnen Symptomen von Arzneimittelprüfung* u. klinischer Beobachtung bildhaft zusammengefaßt od. abstrahiert werden; oft auch nicht korrekte Bez. für die Symptomatik eines Patienten od. als Synonym für Arzneimittel* gebraucht. Nach der Anzahl der bekannten Symptome im A. u. der entsprechenden Verschreibungshäufigkeit werden (in abnehmender Reihenfolge) Polychrest*, großes Arzneimittel* u. kleines Arzneimittel* unterschieden. Die Zuordnung eines bekannten A. zur Patientensymptomatik ist die Voraussetzung für eine Verschreibung nach dem Ähnlichkeitsprinzip*, wobei fast immer eine Auswahl unter mehreren in Frage kommenden A. getroffen werden

muß (s. Arzneimittelwahl). Daher werden bei der Formulierung von A. vor allem die Symptome mit hoher Spezifität für das jeweilige Arzneimittel (s. Schlüsselsymptom) betont sowie ausgeprägte, sich gleichartig durch viele Symptome ziehende u. für das jeweilige Arzneimittel charakteristische Qualitäten u. Modalitäten hervorgehoben.

Für die Arzneimittelwahl haben sich phänomenologische Beschreibungen meist ohne Rücksicht auf pathogenetische Kausalzusammenhänge als am brauchbarsten erwiesen. Klinische Diagnosen machen nur einen untergeordneten Bestandteil des A. aus, da sie auf zu wenigen u. für den Zweck der Differenzierung von A. zu unpräzise beschriebenen Symptomen beruhen. Um die große Anzahl der A. überschaubar zu machen u. um schnell eine grobe Vorauswahl treffen zu können, wurden verschiedene Klassifikationen eingeführt (s. Miasmenlehre). Der zunehmenden Beachtung psychischer Zustände u. Lebenshaltungen als evtl. krankhaft entspricht die Beachtung charakterlicher Eigenheiten als Symptom.

**Arznei|mittel|gesetz:** Abk. AMG; am 1.1. 1978 in Kraft getretenes „Gesetz über den Verkehr mit Arzneimitteln" vom 24.8.1976 (BGBl. I S. 2445), zuletzt geändert durch Gesetz vom 9.8.1994 (BGBl. I S. 2057) in der Fassung vom 11.12.1998 (BGBl. I S. 3585). Das AMG enthält insbesondere Vorschriften über die Herstellung, Prüfung, Zulassung, Kontrolle, Verschreibung u. Abgabe von Arzneimitteln sowie für die Verbraucheraufklärung (Packungsbeilage gemäß § 11) u. die (verschuldensunabhängige) Gefährdungshaftung pharmazeutischer Unternehmer. Die §§ 40 ff. beinhalten Maßgaben zum Schutz von Personen, die an einer klinischen Arzneimittelprüfung* teilnehmen; die §§ 38 ff. statuieren eine Registrierungspflicht für homöopathische Arzneimittel.

**Arznei|mittel, großes:** homöopathisches Arzneimittel, das aufgrund der großen Zahl der bekannten Symptome in seinem Arzneimittelbild* häufig verschrieben wird; vgl. Arzneimittel, kleines; Polychrest.

**Arznei|mittel, kleines:** homöopathisches Arzneimittel, das aufgrund der geringen Zahl der bekannten Symptome in seinem Arzneimittelbild* selten verschrieben wird; vgl. Arzneimittel, großes; Polychrest.

**Arznei|mittel|krankheit:** in der Homöopathie gebräuchliche Bez. für eine durch langen bzw. intensiven Gebrauch von potenzierten od. unpotenzierten Arzneimitteln hervorgerufene u. nach ihrem Absetzen persistierende Symptomatik. Die A. kann als eine wegen Erschöpfung der Autoregulation nicht spontan endende Arzneimittelprüfung* verstanden werden. Nach Patientensymptomen aus der Zeit vor Beginn der Anwendung des auslösenden Arzneim:ttels kann evtl. ein passendes Konstitutionsm_ttel* zur Behandlung gefunden werden. Bei einer A. durch unpotenzierte Substanzen kann auch die Gabe derselben Substanz in hoch potenzierter Form versucht werden; s. Tautopathie.

**Arznei|mittel|lehre, homöo|pathische:** Sammelwerk der Homöopathie, in dem aus den ursprünglichen Prüfungssymptomen u. klinischen Beobachtungen ausgewählte bzw. abstrahierte Arzneimittelbilder enthalten sind; oft auch als Materia* medica bezeichnet.

**Arznei|mittel|prüfung:** Abk. AMP; insbesondere vor einer Erst- bzw. einer erweiterten Zulassung durch die zuständige Bundesoberbehörde (§ 77 AMG; i. d. R. das Bundesinstitut für Arzneimittel u. Medizinprodukte) entsprechend den Grundsätzen des Bundesministers für Jugend, Familie u. Gesundheit für die ordnungsgemäße Durchführung der klinischen Prüfung von Arzneimitteln (Good clinical practice vom 9.12.1987, BAnz. Nr. 243, S. 16617 vom 30.12.1987) stattfindende Prüfung von Arzneimitteln zu dem Zweck, über den einzelnen Anwendungsfall hinaus Erkenntnisse über deren therapeutischen Wert, insbesondere hinsichtlich ihrer Wirksamkeit u. Unbedenklichkeit zu gewinnen (unter Einhaltung der §§ 40 ff. AMG bezüglich des Versuchsteilnehmerschutzes bei klinischen A.). Der Ablauf kann vier Phasen umfassen: **Phase I:** vorklinische Verträglichkeitsprüfung an wenigen (10–50) gesunden Probanden; **Phase II:** klinische Wirksamkeitsprüfung an einer größeren Anzahl (100–500) ausgewählter Patienten; **Phase III:** Wirksamkeitsprüfung an einer großen Anzahl (bis zu mehreren 1000) von Patienten in der Klinik u. beim niedergelassenen Arzt. Phase III darf nur durchgeführt werden, wenn sich nach der Phase II eine Verbesserung gegenüber den Standardtherapien andeutet, die sich aber noch nicht so ausgeprägt haben darf, daß die neue Methode als die überlegene erscheint. **Phase IV:** nach erfolgter Zulassung in deren Grenzen nochmalige systematische Beobachtung der therapeutischen u. der unerwünschten Arzneimittelwirkungen.

In der **Homöopathie** Bez. für die Anwendung einer Arzneisubstanz (i. d. R. in potenzierter Form) am Gesunden zur Beobachtung ihrer Wirkung. Die festgestellten Prüfungssymptome aller Prüfer einer Substanz werden im Arzneimittelbild* zusammengefaßt u. in die homöopathische Arzneimittellehre* u. Materia* medica aufgenommen. Eine A. am Tier ist möglich, hier können jedoch gerade die arzneimittelspezifischen Geistes*- und Gemütssymptome sowie Empfindungsqualitäten nicht gewonnen werden, so daß die Ergebnisse für human-homöopathische Zwecke wenig nützlich sind. Es existieren noch keine einheitliche Richtlinie

zur homöopathischen A., so daß die vorliegenden Prüfungen sehr heterogen bezüglich geprüfter Potenz, Dosis, Einnahmefrequenz u. a. sind. Vgl. Arzneimittel, ausgeprüftes.

**Arznei|mittel|wahl:** Begriff aus der Homöopathie für die Auswahl u. Findung eines anzuwendenden Arzneimittels nach dem Kriterium der größtmöglichen Ähnlichkeit seines Arzneimittelbildes zur Symptomatik des Patienten (s. Ähnlichkeitsprinzip, Individualisierung). Nach der Auswahl u. Gewichtung (s. Hierarchisierung) der einzelnen Symptome aus der Fallaufnahme* wird ein Arzneimittel mit dem zur Patientensymptomatik ähnlichsten Arzneimittelbild ausgewählt (sog. Materia-medica-Vergleich). Evtl. vorkommende Schlüsselsymptome, bewährte Indikationen od. eine klinische Indikation können die A. erleichtern. Durch die Zuordnung von Arzneimittelbildern zu Konstitutionstypen od. Miasmen (s. Miasmenlehre) kann die Anzahl der in Frage kommenden Arzneimittel eingegrenzt werden.

**Arznei|mittel|wirkung, un|erwünschte:** Abk. UAW; s. Nebenwirkung.

**Asanas** (Sanskrit Stellungen, in denen man sich wohl fühlt) f pl: Sammelbezeichnung für Stellungen im Yoga*; diese werden durch isometrische Muskelkontraktionen eine gewisse Zeit lang gehalten, u. zwar bei Beugung des Rumpfs in Exspiration u. bei Überstreckungen in Inspiration. Die meisten A. sind nach Tierarten benannt u. deren Körperhaltungen sie nachahmen. Durch regelmäßiges Üben können Gesundheit u. Widerstandskraft gesteigert sowie der Verlauf vieler Erkrankungen günstig beeinflußt werden.

**Aschner-Methode** (Bernhard A., Arzt, Wien, 1883–1960) f: syn. Humoraltherapie; Bez. für insgesamt 13 konstitutions- bzw. humoralpathologisch orientierte Methoden (von Aschner ausführlich beschrieben in seinem „Lehrbuch der Konstitutionstherapie", Erstauflage 1928) der aus- u. ableitenden Verfahren, die vorwiegend der Humoralmedizin der antiken hippokratischen Schule entnommen. Dieser Medizin liegt das Modell der Säftelehre zugrunde, die Krankheit als fehlerhafte Zusammensetzung (Dyskrasie*) der vier Kardinalsäfte Blut, Schleim, gelbe u. schwarze Galle interpretiert. Aus heutiger naturheilkundlicher Sicht soll mit den Verfahren der A.-M. eine Verstärkung der Ausscheidungs- u. Entgiftungsvorgänge, eine Stoffwechselentlastung, eine vegetative u immunologische Umstimmung, die Reinigung von Blut, Lymphe u. Extrazellulärflüssigkeit sowie eine reflexiv bedingte Schmerzlinderung erreicht werden. Folgende Verfahren werden als A.-M. eingesetzt: **1.** Ausleitung über die Haut (z. B. blutiges u. unblutiges Schröpfen*, Baunscheidt*-Verfahren, Cantharidinpflaster*, hautrötende Mittel); **2.** Ausleitung über den Darm (z. B. Einläufe, Colon-Hydrotherapie, Natriumsulfat, Rizinusöl); **3.** Diuresesteigerung durch vermehrtes Trinken, Phytotherapeutika u. diätetische Maßnahmen; **4.** diaphoretische Verfahren wie Sauna, schweißtreibende Tees, Schwitzpackungen; **5.** blutentziehende Verfahren (Aderlaß, Blutegel, Menstruationssteigerung u. a.); **Anw.**: breites Anwendungsspektrum, z. B. in der Schmerztherapie, bei chronischen Entzündungen; **Kontraindikationen:** lebensbedrohliche Erkrankungen, gleichzeitige Kortikoid- u. Zytostatikatherapie; wissenschaftlich umstrittene Verfahren.

**Asco|phyllum nod̲o̲sum** n: Knotentang; s. Tang.

**Ascorb̲in|säure:** syn. Vitamin* C.

**Aslan-Kur** (Ana A., rumänische Ärztin; Kur*) f: Verfahren, bei dem kurgemäße Injektionen von Procain i. R. einer Regenerationstherapie* stattfinden; es werden dreimal wöchentlich 5 ml 2%iges Procain intramuskulär in einer Behandlungsserie von 12 Injektionen u. in einer jährlichen Gesamtzahl von 5 – 8 Serien (d. h. bis zu ca. 100 Einzelinjektionen pro Jahr) empfohlen. Aslan schrieb dem sog. Stoff H³ (eine Verbindung ähnlich dem Vitamin H) die regenerativen Effekte der A.-K. zu. Eine wissenschaftliche Anerkennung konnte sie hierfür nicht erreichen. F. Wiedemann entwickelte das kurzwirksame parenteral applizierte Procain zu einem peroralen Präparat weiter, das seinerseits Bestandteil der Wiedemann*-Kur wurde. Auch bei der Verwendung von Procain innerhalb der Neuraltherapie* fiel W. Huneke eine „verjüngende Wirkung" bei der Behandlung von Patienten in der Geriatrie auf. Im Vergleich zur A.-K. arbeitet jedoch die Neuraltherapie mit weit geringeren Dosen u. Injektionsfrequenzen u. betont dafür die Lokalisation u. Störfeldausschaltung. Vgl. Irritationszentrum, chronisches.

**Aspal̲athus line̲aris** m: Rooibos*.

**Asp̲aragus officin̲alis** m: Spargel*.

**Asp̲erula odor̲ata** f: s. Waldmeister.

**Aspidium f̲ilix-m̲as** n: s. Wurmfarn.

**A|sthen|op̲ie** (gr. ἀσθενής schwach) f: okulär bedingte Störungen des Sehens u. des Allgemeinbefindens, die bei Entlastung des Sehsystems nachlassen; **Urs.**: nicht od. falsch korrigierte Refraktionsanomalien, Mißverhältnis zw. akkommodativer Konvergenz u. Akkommodation, beginnende Alterssichtigkeit; **Ther.:** homöopathische Zubereitungen aus Gelsemium od. Raute.

**A̲sthma bronchi̲ale** (gr. ἄσθμα schweres Atemholen, Atemnot) n: anfallsweises Auftreten von Atemnot infolge variabler u. reversibler Bronchialverengung durch Entzündung u. Hyperreaktivität der Atemwege; **Epidemiologie:** eine der häufigsten chronischen Erkrankungen;

betrifft ca. 4 – 5 % der Bevölkerung bei insgesamt zunehmender Inzidenz; **Formen: 1.** allergisches A. b.: Immunglobulin-E-vermittelte Sofortreaktion durch Inhalation von Allergenen (meist Pollen sowie Hausstaubmilben, Tierhaare u. -schuppen, Bettfedern u. Schimmelpilzsporen), seltener durch Nahrungsmittel, Medikamente, Insektengifte u. Hautkontakt mit Allergenen; Diagnostik: ausführliche Anamnese, Hauttestung, Bestimmung von Gesamt-Immunglobulin E u. spezifischem Immunglobulin E (Radio-Allergo-Sorbent-Test); **2.** infektbedingtes A. b.: erstmals auftretend im Anschluß an einen bronchopulmonalen Infekt; direkte Stimulierung sensibler Nervenendigungen durch Viren u. Bakterien; **3.** gemischtförmiges A. b.: Bez. für das gleichzeitige Vorhandensein mehrerer Auslösemechanismen, z. B. infektbedingte Exazerbation eines allergischen A. b.; **4.** analgetikabedingtes A. b.: nach Einnahme von Acetylsalicylsäure od. anderen in den Prostaglandin-Stoffwechsel eingreifenden Antiphlogistika; **5.** anstrengungsbedingtes A. b.: ca. fünf Minuten nach Ende einer körperlichen Belastung auftretend; **6.** berufsbedingtes A. b.: durch Inhalation von allergisierenden, chemisch-irritativ od. toxisch wirkenden Substanzen am Arbeitsplatz (z. B. Mehlstaub, Isocyanate); **Klinik:** Dyspnoe, Husten, meist zäher Auswurf, verlängertes Exspirium, trockene Rasselgeräusche, hypersonorer Klopfschall; Abnahme des Ausatemstoßes u. der Vitalkapazität sowie Zunahme des Residualvolumens; in schweren Fällen Ausbildung eines Status asthmaticus; **Therapie:** Beta-2-Sympathomimetika, Kortikosteroide, Parasympatholytika, Theophyllin, Antiallergika; Vermeidung der auslösenden Noxe, Allergenkarenz, evtl. Hyposensibilisierung; aus dem Bereich der Naturheilkunde u. alternativen Heilverfahren kommen die Behandlung in der Klimakammer*, mit hämatogener Oxidationstherapie*, autohomologer Immuntherapie*, Gegensensibilisierung*, Autogenem* Training, Qi*-Gong u. Tai*-Ji-Quan sowie mit einer Vielzahl von traditionell (z. B. Andorn, Arnika, Huflattich, Passionsblume, Primel, Schwertlilie, Sonnentau, Thymian) u. homöopathisch (z. B. Efeu, Grindelia, Senega) angewendeten Phytopharmaka in Betracht; **Prognose:** bei Kindern u. Jugendlichen häufig spontane Remissionen, bei Erwachsenen meist chronischer Verlauf, u. U. Übergang in ein obstruktives Lungenemphysem mit Cor pulmonale.

**Astr̲al|leib** (lat. a̲strum Gestirn, Sternbild): **1.** s. Seelenleib; **2.** syn. Aura*.

**Astro|log̲ie** (↑, -logie*) f: Sterndeutung; eine seit dem Altertum praktizierte Kunst von Gelehrten u. Priestern, aus der Stellung u. dem Lauf der Gestirne (insbesondere Sonne, Mond

u. Planeten) Voraussagen über Menschen u. deren Charakter u. Lebensschicksale abzuleiten. Neben den Horoskopen werden auch immer wieder Anstrengungen unternommen, medizinische Prognosen u. biographische Ratschläge für günstige Zeitpunkte medizinischer Maßnahmen zu stellen, die vom Zeitpunkt der Geburt u. der dort bestehenden kosmischen Situation abhängig gemacht werden. Vgl. Medizin, astrologische.

**Astro|medizin** (↑; lat. ars medicina ärztliche Kunst) f: s. Medizin, astrologische.

**Atem|arbeit, holo|trope:** von St. u. Ch. Grof entwickelte Methode der Selbsterfahrung u. Behandlung insbesondere psychosomatischer Erkrankungen; durch verstärkte Atmung bei lauter Musik sollen in außergewöhnlichen Bewußtseinszuständen Heilungsaktivitäten der Psyche u. des Körpers mobilisiert werden. Der Ursprung psychodynamischer Konflikte, psychosomatischer Erkrankungen u. somatischer Symptome wird im Zeitraum vor der Geburt u. um die Geburt herum gesehen; die Auflösung von Mustern, die aus dieser Zeit stammen, soll Heilung bewirken u. zu einer Umgestaltung des Lebens führen. Nach Entspannungsübungen werden in einer Gruppe Atemübungen durchgeführt u. danach das dabei Erlebte besprochen. Zusätzlich werden Meditation, Körperarbeit u. intuitives Malen durchgeführt.

**Atem|therapie nach Middendorf** (Therapie*; Ilse M., Gymnastiklehrerin, Berlin, geb. 1910) f: Form der Atmungstherapie*, die das Selbsterleben des Atmens, das Empfinden, den „erfahrbaren Atem" in den Mittelpunkt stellt. Der vegetative Atemrhythmus soll dabei angesprochen u. die Koppelung zur emotionalen Verarbeitung ökonomisiert werden. Zentrale Inhalte der Atemarbeit sind die Dehnungen des gesamten Körpers, die sog. Druckpunktübungen (Stimulation bestimmter Punkte, bes. an Fingerkuppen u. Fußsohle), das sog. schweigende Tönen von Vokalen u. die Bewegungen aus dem Atem heraus mit der bewußten Betonung von Atemwahrnehmung.

**Atem|weg|entzündungen:** Sammelbezeichnung für entzündliche bzw. infektiöse Erkrankungen der oberen u. unteren Atemwege; **Therapie:** aus dem Bereich der Hydrotherapie werden Abhärtung*, Dampfbad*, Aerosoltherapie* u. Oberkörperwaschung*, phytotherapeutisch Zubereitungen aus Andorn*, Bibernell*, Brunnenkresse*, Echinacea* purpurea, Efeu*, Fichte*, Gipskraut*, Grindelia*, Hohlzahn*, Kampfer*, Kapuzinerkresse*, Lärche*, Meerrettich*, Pfefferminzöl*, Quendel*, Rettich*, Sanikel*, Senega*, Spitzwegerich*, Sternanis*, weißer Taubnessel*, Tolubalsam* u. Vogelknöterich* sowie Sal* Ems factitium angegeben; traditionell auch Boretsch, Cajeput, Hibiskus, Stiefmütterchen, Stockmalve u. Zaunrübe, homöopathisch Andorn, Lungenkraut, Meerrettich, Senega u. Veilchen, alternativ Roeder*-Methode. Vgl. Bronchitis, Pneumonie.

**Atem|weg|erkrankungen:** Sammelbezeichnung für Störungen der physiologischen Funktion der oberen u. unteren Atemwege sowie der Lunge; **Therapie:** aus dem Bereich der Naturheilkunde u. alternativen Heilverfahren kommen Atmungstherapie*, Inhalation*, Aufenthalt in einem Klimakurort* (Seebad*), Symbioselenkung*, Aurikulotherapie*, Nowo*-Balancetherapie sowie phytotherapeutisch Zubereitungen aus Ammei*, Kamille*, Kiefer*, Königskerze*, Quillaja* saponaria u. weißen Senfsamen*, traditionell auch aus Alant, Berberitze, Bibernelle, Bockshornklee, weißbreitwegerich, Bruchkraut, Dost, Edelkastanie, Ehrenpreis, Eisenkraut, Guajak, Klatschmohn, Lungenkraut, Meerrettich, Pestwurz, Pfingstrose, Vogelknöterich u. Waldmeister in Betracht. Vgl. Atemwegentzündungen, Bronchitis Pneumonie.

**Atkins-Diät** (Robert A., amerikanischer Arzt, geb. 1944; Diät*) f: kohlenhydratarme Reduktionsdiät*, die zur Abnahme des Körpergewichts ohne Hunger u. zur Heilung von Erkrankungen (z. B. Diabetes mellitus, Krebs) beitragen soll; basiert auf der Annahme, daß sich bei einer kohlenhydratarmen Ernährung u gleichzeitig unbegrenzter Aufnahme von Fett u. Eiweiß die Gesamtenergiezufuhr, unterstützt durch die sich entwickelnde Ketose, derart reduziert, daß letztlich eine hypokalorische Ernährung* u. damit eine Gewichtsabnahme (z. T. erheblich u. auch langfristig haltbar) erfolgt; **ernährungsphysiologische Bewertung:** aufgrund der extremen Nährstoffrelation kann die Entstehung von Krankheiten (z. B. Arteriosklerose, Leber- u. Nierenerkrankungen, Hypercholesterinämie, Obstipation, Hypovitaminosen) begünstigt werden; auf Dauer gesundheitsschädlich u. daher abzulehnen.

**Atmospherics** (engl. atmosphere Atmosphäre): Bez. für elektromagnetische Impulse (z. B. einer sog. Wetterstrahlung), die von Mikrogewittern ausgehen u. der Gewitterfront vorauseilen. Vgl. Sferics.

**Atmungs|therapie** (Therapie*) f: Form der Krankengymnastik*, die aus fünf Teilen besteht: 1. allgemeine Relaxation (Yoga, Autogenes Training); 2. lokale Thoraxrelaxation (Massage, manuelle Medizin; 3. Atmungsschulung i. S. der Ökonomisierung der Atmung u. des Abbaus von Fehlatmungsformen; 4. Lagerung (Drainagelagerung, Dehnlagerung mit Vibrationen); 5. Konditionierung (Ausdauerbelastung, Sauna). Apparative Maßnahmen (Vibrator, Aerosoltherapie) können supportiv zugeordnet werden. **Anw.:** bei obstruktiven u. restriktiven

Ventilationsstörungen, bei Thoraxdeformierungen, prä- u. postoperativ, bei intensivtherapeutisch betreuten Patienten (v. a. Nutzung peripherer Atmungsantriebe); Teil der Schwangerengymnastik, elementarer Bestandteil von Körperwahrnehmungsschulungen (z. B. Schaarschuch-Haase-Therapie, Atemtherapie nach Middendorf).

**A|topie** (gr. ἀτοπία Ungewöhnlichkeit, Seltsamkeit) f: zusammenfassende Bez. für die auf einer genetischen Prädisposition beruhenden klinischen Manifestationen der Überempfindlichkeitsreaktion vom Soforttyp (Typ I der Allergie*), v. a. atopisches Ekzem*, allergische Konjunktivitis, Rhinitis allergica, exogen-allergisches Asthma* bronchiale, allergische Enteritis* (Darmkatarrh), oft auch die akute Form der Urtikaria (Nesselsucht); Vorkommen bei 10–15 % der Bevölkerung.

**A|topisches Ek|zem** (↑; gr. ἐκζέειν aufkochen) n: s. Ekzem, atopisches.

**Atropa bella|donna** f: Tollkirsche; Staude aus der Familie der Nachtschattengewächse, Solanaceae; **Arzneidroge:** Blätter u. Wurzeln (Belladonnae folium u. Belladonnae radix); **Inhaltsstoffe:** Alkaloide (L-Hyoscyamin, Atropin, Scopolamin), in den Blättern mindestens 0,3 %, in den Wurzeln mindestens 0,35 %; **Wirkung:** parasympatholytisch u. anticholinerg über eine

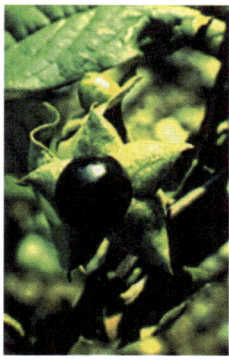

Atropa belladonna

kompetitive Antagonisierung insbesondere der muscarinähnlichen Wirkungen von Acetylcholin; **Verw.** der Tinktur u. des standardisierten Extrakts (in Kombinationspräparaten) bei Spasmen u. kolikartigen Schmerzen im Bereich des Magen-Darm-Trakts u. der Gallenwege; **Dosierung: 1.** eingestelltes Beladonnapulver (DAB 1996): Einzeldosis 0,05–0,1 g, höchste Einzeldosis 0,2 g, höchste Tagesdosis 0,6 g; **2.** eingestellte Belladonnatinktur (DAB 1996): Einzeldosis 0,15–0,1 g, höchste Einzeldosis 1 g, höch-

ste Tagesdosis 3 g; **3.** eingestellter Belladonnaextrakt (DAB 1996): Einzeldosis 0,01 g, höchste Einzeldosis 0,05 g, höchste Tagesdosis 0,15 g; **NW:** Mundtrockenheit, Abnahme der Schweißsekretion, Akkommodationsstörungen, Tachykardie, Miktionsbeschwerden; bei Überdosierung Halluzinationen u. Krämpfe; **Kontraindikationen:** tachykarde Arrhythmien, benigne Prostatahyperplasie mit Restharnbildung, Engwinkelglaukom, akutes Lungenödem, mechanische Stenosen im Bereich des Magen-Darm-Trakts, Megakolon; **homöopathische** Verwendung der ganzen frischen Pflanze als Konstitutionsmittel z. B. bei Fieber mit Hyperämie, trockenen, geröteten Mundschleimhäuten u. Tonsillen, trockenem Krampfhusten, Koliken, klopfenden Kopfschmerzen. S. Belladonnaextrakt.

**Atropin** n: Tropansäureester des basischen sekundären Alkohols Tropin; kommt neben Scopolamin u. a. Tropanalkaloiden in den Solanazeen (Nachtschattengewächse) vor, z. B. in

$$N-CH_2 \quad O-C-CH \quad O \quad CH_2OH$$

Atropin

der Tollkirsche (Atropa* belladonna), im weißen Stechapfel* (Datura stramonium) u. Bilsenkraut (Hyoscyamus* niger); Anwendung vorwiegend als Atropinsulfat; **Wirkung:** Antagonist der muscarinartigen Wirkung des Acetylcholins (Parasympatholytikum); Pupillenerweiterung u. Akkommodationslähmung am Auge, Steigerung des Augeninnendrucks möglich, Lähmung des Musculus sphincter pupillae u. des Musculus ciliaris; Hemmung der Speichel- u. Schweißsekretion, Erweiterung u. Spasmolyse der Bronchien; Steigerung der Sinusknotenfrequenz u. der Atrioventrikulärüberleitung am Herzen, bei höherer Dosierung auch Frequenzsenkung, Auftreten von Vorhofarrhythmien u. Atrioventrikulardissoziation; Peristaltikhemmung im Magen-Darm-Trakt, Spasmolyse von Blase u. Mastdarm, vagale Erregung im Zentralnervensystem. **Verwendung:** Atropin u. seine Salze parenteral (0,5–1,0 mg) 1 Stunde vor Operationsbeginn zur Einschränkung der durch Narkotika stimulierten Speichelsekretion u. zur Ausschaltung der Gefahr eines reflektorischen Herzstillstandes; zur Behandlung bradykarder Herzrhythmusstörungen (z. B. bei Überdosierung herzwirksamer Steroidglykoside), als Spasmolytikum bei Kolik, als Antidot bei Vergiftungen mit Cholinesterasehemmern (z. B. Physostigmin) od. Organophosphorsäureestern; 0,5 – 1%ige Augentropfen od. -salben zur Erzielung langdauernder Mydriasis bzw. Akkomodationslähmung am Auge.

**Auf|bau|kost:** ausgewogene Kostform mit hoher Nährstoffdichte\*, die leicht verdaulich ist u. eine schrittweise Steigerung der Nahrungsenergiezufuhr z. B. nach längerem Fasten od. bei Magersucht vorsieht.

**Auf|lösung:** Bez. in der Humoralpathologie\* für den Abtransport krankheitsverursachender Stoffe (Materia peccans) von den Krankheitsherden z. B. durch Trinken von Flüssigkeit, Wickel od. Auflagen; die aufgelösten Stoffe sollen anschließend durch ausleitende Therapie\* zur Ausscheidung gebracht werden.

**Aufrechte Wald|rebe:** s. Waldrebe, aufrechte.

**Augen|dia|gnostik** (gr. διαγνωστικος fähig zu unterscheiden) f: syn. Irisdiagnostik, ophthalmotrope Phänomenologie; ein auf Empirie begründetes Verfahren zur Hinweisdiagnostik, das auf der Grundlage von Irisphänomenen (z. B. Farbe, Dichtigkeit, Zeichen) Zusammenhänge zu bestimmten Funktionsstörungen u. Erbkrankheiten bzw. Erbschwächen (z. B. endokrine Erkrankungen) in bestimmten Organgruppen sowie zu konstitutionellen Faktoren (z. B. Bindegewebeanlage, Reaktionstyp) herstellt. Nach J. Angerer (1951/52) werden verschiedene **Irisphänomene** unterschieden: **1.** formale Zeichen (z. B. Substanzzeichen, Krypten); **2.** strukturelle Zeichen (z. B. Irisfasern, Auflockerungen); **3.** vasale Zeichen (z. B. Vaskularisation); **4.** nervale Zeichen (z. B. Reizfasern); **5.** humorale Zeichen (z. B. Kristallisation); **6.** chromatische Zeichen (z. B. Pigmentformen, Heterochromie); nach Schnabel (1959) werden die chromatischen Zeichen der Iris in drei Hauptgruppen eingeteilt: **a)** Totalverfärbung beider Iriden; **b)** Heterochromie (total, sektoral, zentral); **c)** Polychromie (sog. Pigmente, z. B. Teerpigmente; s. Abb.). Eine weitere Einteilung nach J. Deck (1965) differenziert nach Organ-, reflektorischen u. physiologischen Zeichen. Als konstitutioneller Aspekt wird vorwiegend die Reaktionsbereitschaft des Individuums gedeutet. Hinweise auf eine individuelle Neigung zu Erkrankungen (Diathese) u. eine genetische Ansprechbarkeit auf bestimmte Krankheiten (Disposition) werden aus der Farbe u. der Struktur der Iris gewonnen u. mit verschiedenen Konstitutionsformen (lymphatisch, hydrogenoid, rheumatisch, neurogen, hämatogen) bezeichnet. Es wird daraus auch die entsprechende konstitutionelle Therapie (meist mit homöopathischen od. phytotherapeutischen Arzneimitteln) abgeleitet. Die A. bezieht neben der Iris auch die Pupillenform, die Augenbindehäute u. die Lederhäute mit ein. Wissenschaftlich spekulatives Verfahren. Vgl. Iriszirkel, Konstitution.

**Augen|trost:** Euphrasia stricta, Euphrasia rostkoviana u. a. Euphrasia-Arten (Sammelbezeichnung Euphrasia officinalis); einjährige Kräuter aus der Familie der Rachenblütler, Scophulariaceae; **Arzneidroge:** während der Blüte

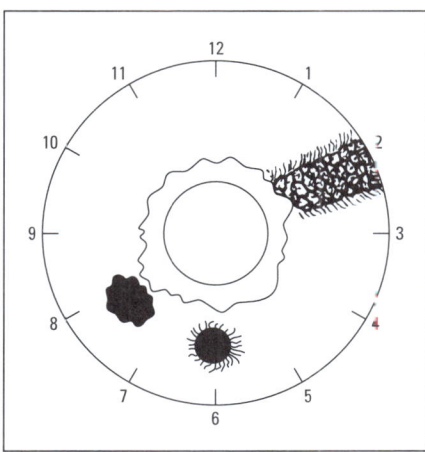

Augendiagnostik:
Teerpigmente; 2.00 Uhr: Gitterpigment mit Disposition zu schweren Formen von Diabetes mellitus, chronischen Nieren- u. Lebererkrankungen sowie intrakranieller Tumorbildung; 6.00 Uhr: schwarzes Härchenpigment als Hinweis auf Karzinomentwicklung in drüsigen Organen; 8.00 Uhr: melanotisches Blumenkohlpigment mit Disposition zu Leber- u. Magenkarzinom

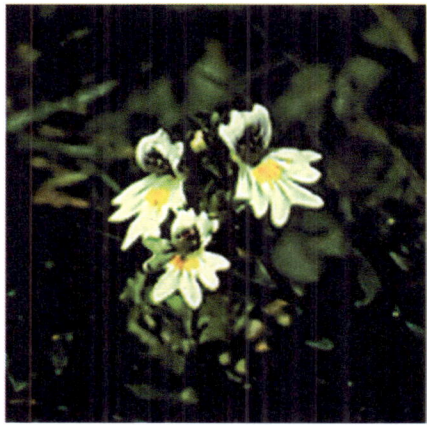

Augentrost

gesammelte u. getrocknete oberirdische Teile (Euphrasiae herba); **Inhaltsstoffe:** Iridoidglykoside (z. B. Aucubin, Ixorosid), Phenolcarbonsäuren; **Wirkung:** adstringierend; **Verw.:** Teeaufgüsse u. a. galenische Zubereitungen **traditionell** äußerlich zu Waschungen, Umschlägen u. Augenbädern (hygienisch problematisch) bei entzündlichen Erkrankungen der Augen sowie bei Husten, Rhinitis, trockenen Nasenschleimhäuten u. Hauterkrankungen; außerdem als Magenmittel. Die Wirksamkeit bei den beanspruchten Anwendungsgebieten ist nicht belegt. **Homöopathische** Zubereitungen aus ganzen blühenden, frischen Pflanzen bei Entzündungen der Augen u. der oberen Atemwege.

**Aura** (gr. αὖρα Hauch) f: **1.** Bez. für sensorische, vegetative od. psychische Wahrnehmungen vor einem epileptischen Anfall od. einer Migräne; **2.** syn. Seelenkörper, Astralleib, siderischer Leib, bioenergetisches Feld; sog. energetische Hülle, die den Organismus umgibt; soll sowohl als wellenförmige als auch korpuskuläre Erscheinung (Bioplasma, proximales elektrisches Medium) in ständiger Wechselwirkung mit den biologischen, elektromagnetischen Feldern des Organismus als auch den äußeren elektrischen Mediums stehen. Durch elektronographische Techniken z. B. der Kirlian*-Photographie soll die A. sichtbar gemacht u. ihre Veränderung in Form u. Leuchtkraft zu diagnostischen Zwecken genutzt werden. Vgl. Korona.

**Aura|massage** (↑; Massage*) f: Form der Heilung, die den Praktiken der Geistheilung* bzw. des Heilmagnetismus* entspringt u. von der Vorstellung ausgeht, daß der Mensch von einer unsichtbaren Aura* umgeben wird, deren Berührung u. Massage korrigierende u. reparative Auswirkungen auf den Energiezustand haben soll.

**Aurantii peri|carpium** n: Pomeranzenschale*.

**Aura|soma|therapie** (Aura*; gr. σῶμα Körper; Therapie*) f: Kombination aus Elementen der Aromatherapie*, Edelsteintherapie* u. Farbtherapie*; Auftragung von farbigen Flüssigkeiten auf die Haut, in denen pflanzliche Extrakte u. Edelsteine eine Wirkung ausüben sollen; spekulatives Verfahren.

**Auras|skopie** (Hannelore Auras-Blank, Deutschland; gr. σκοπία Umschau, Spähen) f: syn. holistische Blutdiagnostik; schulmedizinisch fragwürdiges diagnostisches Verfahren zur Feststellung körperlicher Belastungen mit Lokalisationsangabe; mikroskopische Betrachtung u. Beurteilung eingefärbter Blutausstriche unter Zugrundelegung der „Informationsfähigkeit" des Blutes; entsprechend der sog. holographischen Information soll das Medium Blut ein Spiegelbild einzelner Körperbereiche u. Funktionszustände sein; **Anw.:** als Gesund-

heitsvorsorgetest (Krebsfrüherkennung). Vgl. Auras-Test.

**Auras-Test** (↑) m: makroskopische Betrachtung von ungefärbten Blutausstrichen u. deren Beurteilung nach artspezifischen Strukturen, die durch Veränderung der Blutoberfläche bei Organbelastung auftreten u. Rückschlüsse auf bestimmte Ursachen rechtfertigen sollen; **Anw.:** z. B. bei Krebserkrankungen, Nierenausscheidungsstörungen, Stoffwechselerkrankungen, Allergien. Der A.-T. stellt eine Verfeinerung der Aurasskopie* dar u. ist ein schulmedizinisch nicht anerkanntes Verfahren.

**Aureo|therapie** (lat. aurum Gold; Therapie*) f: Behandlung mit Goldpräparaten bei akuten rheumatischen Erkrankungen; basiert auf der Hemmung mesenchymaler Reaktionen durch Gold; **NW:** Dermatitis, Stomatitis, Glomerulonephritis, Thrombozytopenie u. Agranulozytose. Aus der Sicht der Grundregulation (s. Grundregulationssystem) hat der mesenchymale Hauptangriffsort der A. zur Folge, daß jahrelange Hemmungen der zellulären u. humoralen Abwehrleistungen mit erhöhter Infekt- u. Allergieanfälligkeit eintreten.

**Aurikulo|kardialer Re|flex** (lat. auricula Ohrmuschel; reflectere, reflexus zurückbiegen) m: syn. Nogier*-Reflex.

**Aurikulo|therapie** (↑; Therapie*) f: aus der Ohrakupunktur (s. Akupunktur) der traditionellen chinesischen Medizin* hervorgegangenes, von dem französischen Arzt Paul Nogier entwickeltes eigenständiges Diagnose- u. Therapiekonzept. Nogier beschrieb die somatotopischen (s. Somatotopie) Bezüge der Ohrmuschel u. ihre Ähnlichkeit mit einem Embryo. Die therapeutische Wirkung der A. wird teilweise durch die reiche Innervation mit vier Hirnnerven u. den peripheren Nerven $C_2$ u. $C_3$ sowie den embryonalen Entwicklungsbeziehungen zu erklären versucht. Wissenschaftlich umstritten ist die somatotopische Beziehung zum Gesamtorganismus. Die A. verwendet die durch Provokationsschmerz od. elektrodermale Widerstandsmessung gefundenen Reaktionsstellen* des Ohrs, um verschiedene korrespondierende Körperareale zu diagnostizieren bzw. zu therapieren. Die A. wird mit Akupunkturnadeln, Fingerdruckmassage, Farbpunktur od. Magnetclips entweder allein od. in Kombination mit der Körperakupunktur angewendet. **Anw.:** alle reversiblen u. funktionellen Erkrankungen (z. B. akute u. chronische Schmerzzustände, rheumatische Erkrankungen, Erkrankungen des Magen-Darm-Trakts u. der Atemwege, Abhängigkeiten, Allergie) u. **Kontraindikationen:** bestimmte Phasen in der Schwangerschaft, bösartige Neubildungen u. psychische Erkrankungen, akute Infektionskrankheiten.

**Aurum** (lat.) n: Gold*.

**Aus|geprüftes Arznei|mittel:** s. Arznei-
mittel, ausgeprüftes.
**Aus|laß|diät** (Diät*) f: s. Eliminationsdiät.
**Aus|leitung:** s. Therapie, ausleitende.
**Aus|lösch|phänomen** n: von J. Gledltsch
geprägter Begriff, der das Phänomen beschreibt, daß durch eine erfolgreiche Therapie
an Reaktionspunkten eines somatotopischen
Feldes (s. Somatotopie) die korrelierenden Re-
aktionspunkte eines anderen Feldes (Mikro-
system) gelöscht werden können. Das A. soll
somit die Diagnostik u. der Therapiekontrolle
dienen. Vgl. Bioresonanztherapie.
   **Ausmahlungs|grad:** prozentualer Mehler-
trag aus gereinigtem Getreide nach dem Aus-
mahlen; je höher der A., desto mehr Antei.e an
Schalen u. Keim u. dementsprechend mehr Vitamine, Mineralstoffe, Ballaststoffe u. Fette sind
im Mehl enthalten; vgl. Mehltyp.
   **Aus|schlag:** s. Exanthem.
   **Außer|ordentliche Eingeweide:** in der
traditionellen chinesischen Medizin* Bez. für
Gehirn, Blutgefäße, Knochen, Knochenmark,
Rückenmark, Gallenblase u. Gebärmutter, deren gemeinsame Funktion das Speichern ist
anatomisch ähneln sie den Hohlorganen (vgl.
Sechs Hohlorgane), funktionell den Speicherorganen (vgl. Fünf Speicherorgane).
   **Auto-:** Wortteil mit der Bedeutung selbst.
unmittelbar; von gr. αὐτός.
   **Auto|genes Training** (↑; gr. -γενής curch.
etwas hervorgebracht) n: durch J. H. Schultz aus
der Hypnose* entwickeltes Verfahren der Selbst-
entspannung durch Konzentration auf autosug-
gestive Formeln; erfordert regelmäßige Übung
des Einsatzes mentaler Konzentration zur Beeinflussung physiologisch autonom abla.ufen-
der Prozesse. Eingeübt wird das Empfinden von
Schwere, Wärme, Kühle, Atmung, Herztätigkei:
u. a.; später kommen formelhafte Vorsa:zbil-
dungen hinzu (Unterteilung in Unter- u. Ober-
stufe, letztere ermöglicht aufdeckende therapeutische Arbeit); **Anw.:** zur Regulierung psy-
chophysiologischer Dysfunktionen, z. B. bei
Asthma bronchiale, rheumatischen Erkrankungen, Obstipation, Schlafstörungen, nach Herzinfarkt, zur allgemeinen Schmerzbehandlung,
in der Geburtshilfe; auch zur Angstbehand-
lung, in der Sexualtherapie, bei Depressionen,
als unterstützendes Verfahren bei psychotischen
Störungen.
   **Auto|hämato|therapie** (↑; gr. αἷμα, αἵμα-
τος Blut; Therapie*) f: syn. Eigenbluttherapie*.
   **Auto|homo|loge Im|mun|therapie** (↑; gr.
ὁμός gleich; immunis frei, verschont, unberührt; Therapie*) f: s. Immuntherapie, autohc-
mologe.
   **Auto|im|mun|krankheiten** (↑; lat: im-
munis frei): syn. Autoaggressionskrankheiter;
i. e. S. Erkrankungen, bei denen durch Autc-

immunisierung gegen körpereigene Substanzen
(Autoantigene) gerichtete Autoantikörper bzw.
spezifisch sensibilisierte Lymphozyten auftreten, die in der Pathogenese eine wesentliche
Rolle spielen. A. treten familiär gehäuft auf.
**Einteilung: 1.** organspezifische A. mit Immunreaktion ausschließlich gegen spezifische Anti-
gene eines Organs bzw. Organsystems, v. a. von
Schilddrüse, Magen, Pankreas (z. B. juveniler
Diabetes mellitus) u. Nebenniere; **2.** nicht-
organspezifische A. mit Immunreaktion gegen
Autoantigene verschiedener Körpergewebe u.
systemischer Ablagerung der gebildeten Im-
munkomplexe v. a. in Gelenken (z. B. bei rheu-
matoider Arthritis), Niere, Haut u. Muskel; **3.**
Misch- od. Übergangsformen; **Therapie:** bei
organspezifischen A. häufig Substitutionsbe-
handlung, ggf. Implantation (z. B. Endoprothese) od. Transplantation (z. B. einer Niere);
symptomatisch Antiphlogistika, evtl. Immun-
suppressiva; aus dem Bereich der Naturheilkunde u. alternativen Heilverfahren werden
Enzymtherapie*, Injektion von Gesamtthymusextrakt*, Molekulartherapie*, Mora*-Therapie,
zytoplasmatische Therapie* u. Zelltherapie* angegeben.
   **Auto|iso|pathie** (↑; gr. ἴσος gleich, ähnlich;
-pathie*) f: s. Isopathie.
   **Auto|nosode** (↑; Nosode*) f: Nosode*, die aus
Material hergestellt wird, das vom Patienten
selbst stammt; vgl. Isopathie.
   **Auto|oxidation** (↑) f: Reaktion eines Stoffes
(z. B. Lebensmittel) mit Luftsauerstoff bei
Raumtemperatur od. leicht erhöhter Temperatur; durch Bildung von Rückständen od. sauren
Reaktionsprodukten kommt es dabei mit der
Zeit zu einer Qualitätsminderung. Durch Zusatz chemischer Antioxidanzien* werden die
autooxidativen Prozesse ausgeschaltet (Verlängerung der Haltbarkeit). Autooxidationsreak-
tionen sind wichtige Entstehungsquellen Freier
Radikale. Chinone, aromatische Nitroverbin-
dungen, Redoxfarbstoffe, Melanin, bestimmte
Schwefelverbindungen u. Flavine sowie redu-
zierte Eisenkomplexe können autooxidieren u.
dabei eine unerwünschte Sauerstoffaktivierung
auslösen.
   **Auto|regulation** (↑; lat. regula Richtschnur,
Norm) f: Selbstregulation; Fähigkeit des Organismus, mit Hilfe selbstregulativer Mechanismen auf äußere u. innere Einflüsse zu reagieren
u. ein funktionelles Gleichgewicht aufrecht zu
erhalten u. wiederherzustellen. Ziel ist es, die
Adaptation, Zielerreichung u. Integration sowie den Strukturerhalt innerhalb des hochkom-
plexen Systems „Mensch" im Zusammenspiel
mit seiner Mitwelt zu garantieren. A. sichert
dem Individuum Selbstorganisation, -bestim-
mung u. -gestaltung. Vgl. Medizin, autoregulative; Salutogenese.

**Auto|regulati̯ve Medizin** (↑; ↑; lat. a̯rs medici̯na ärztliche Kunst) f: s. Medizin, autoregulative.

**Auto|sa̯nguis-Stufen|therapie** (↑; lat. sa̯nguis Blut; Therapie*) f: auf der Homöopathie* u. der Homotoxinlehre von H.-H. Reckeweg (s. Homotoxikologie) basierende Modifikation der Eigenbluttherapie*; gemäß der Vorstellung von Reckeweg, daß das Blut im Krankheitsfall Träger von Gift- u. Krankheitsstoffen (Homotoxine) ist, sollen diese Toxine durch Potenzierung einen sog. antihomotoxischen Umkehreffekt bewirken u. als spezifische Reizkörper zur Entgiftung* beitragen. Dem potenzierten Blut werden darüber hinaus geeignete Injektionspräparate der Homotoxikologie beigemischt. Die Durchführung der A.-St. erfolgt in 4–5 Stufen, wobei ein Tropfen Blut auf eine 2ml-Einmalspritze aufgezogen, die Spritzenwand durch Kolbenbewegung benetzt, der Rest bis auf den Konusinhalt verworfen u. mit den entsprechenden empfohlenen Homöopathika Stufe für Stufe durch zehnmaliges kräftiges „Schlagen der Spritze gegen einen Widerstand" potenziert wird. Dieser Vorgang wird bei jeder Stufe erneut durchgeführt u. die Mischung jeweils einzeln appliziert. I. d. R. wird die erste u. letzte Stufe intravenös, die zweite bis vorletzte Stufe aber streng intramuskulär bzw. subkutan od. intrakutan appliziert. **Anw.:** bei Allergien, rezidivierenden Virusinfekten, Migräne, Therapieschäden durch Arzneimittel u. a.; **NW:** evtl. Erstverschlimmerung, Herdreaktivierung; **Kontraindikationen:** konsumierende Erkrankungen, Gerinnungsstörungen. Wissenschaftlich umstrittenes Verfahren.

**Auto|sug|gesti̯on** (↑; lat. suggesti̯o Eingebung, Einflüsterung) f: s. Suggestion.

**Auto|uro|nosoden|therapie** (↑; gr. oὖρον Harn; Nosode*; Therapie*) f: Form der Eigenurintherapie* mit dem Urin als Nosode*.

**Auto|u̯ro|therapie** (↑; ↑; Therapie*) f: Eigenurintherapie*.

**Auto|vakzi̯ne** (↑; lat. va̯cca Kuh) f: Eigenimpfstoff; Arzneimittel (Impfstoff) aus inaktiven, patienteneigenen Mikroorganismen sowie deren Bestandteilen u. Stoffwechselprodukten, das aus Stuhl-, Rachen-, Nasen-, Urin-, Sputum-, Vaginalabstrichen od. Furunkelkeimen hergestellt u. dem menschlichen od. tierischen Organismus nach unterschiedlichen Modifikationen u. technischen Verarbeitungsprozessen (z. B. Potenzierung) zugeführt wird; läßt sich auch aus autologem Tumorgewebe gewinnen. Auch bei der Verwendung autologer Substanzen als Impfstoffe wird der Begriff Vakzine verwendet, da historisch jeder Impfstoff zunächst nur über eine „Tierpassage" gewonnen werden konnte. Die A. wird nur bei dem jeweiligen spezifischen Materialspender angewendet; im Gegensatz hierzu steht die Heterovakzine*. Ziel ist eine individualisierte Reiztherapie mit spezifischer Hyposensibilisierung, Desensibilisierung, Umstimmung* od. Entgiftung*. **Wirkung:** A. sollen die Antikörperbildung (Bildung erregerspezifischer Immunglobuline A u. M, Anti-Idiotyp-Antikörper-Prozeß) anstoßen u. zelluläre sowie humorale Abwehrvorgänge verstärken. **Herstellung u. Durchführung:** Für die Präparate werden meist Keime durch Expertenlabors angezüchtet; zur Injektion werden Tuberkulinspritzen mit einer ansteigenden Dosierung von 0,01–0,1 ml verwendet; andere Formen der Applikation sind Inhalations- u. Schluckvakzine. **Anw.:** bei chronischen Infektionen wie Sinusitis, Bronchitis, Harnweginfekten; zur biologischen Tumortherapie; (relative) **Kontraindikation:** systemische Erkrankungen.

**Auxi̯ne** (gr. αὔξη Wachstum) n pl: Pflanzenwuchsstoffe, die für die Zellteilung verantwortlich sind. Vgl. Auxone.

**Auxo̯ne** (↑) n pl: von W. Kollath geprägte Bez. für organische, über 160 °C hitzelabile Wuchsstoffe, die für Tier u. Mensch gleichermaßen unentbehrlich sein sollen; in naturbelassener Kost besteht angeblich ein höherer Anteil an A. als in gewöhnlicher Zivilisationskost. Ihr Mangel soll eine Voraussetzung zur Mesotrophie (sog. Halbernährung mit einem Minimum an essentiellen Nahrungsinhaltsstoffen) darstellen. Möglicherweise handelt es sich um Vitamin-B-Komplexe; wissenschaftlich überholt. Vgl. Auxine.

**Ave̯na sati̯va** f: Hafer*.

**A|vitamino̯se** (gr. ἀ Un-, -los, -leer; -osis*) f: schwere Form der Hypovitaminose* durch fehlende Zufuhr von Vitaminen.

**Avogadro-Zahl** (Amadeo von A., Phys., Turin, 1776–1856): syn. Loschmidt-Zahl; Zahl der Moleküle in einem Mol (Menge eines Stoffs in Gramm, die seiner relativen Molekularmasse entspricht); beträgt $6,023 \times 10^{23}$; z. B. enthalten 18 g Wasser (1 mol) $6,023 \times 10^{23}$ Moleküle.

**Ayur|ve̯da** (Sanskrit Ayur langes Leben; Veda Wissen) m: aus dem Nordwesten Indiens stammende Wissenschaft, durch die das Leben in seiner Gesamtheit verstanden werden kann. Dabei wird Leben als Zusammenhalt u. Koexistenz körperlicher, seelisch-geistiger u. spiritueller Elemente aufgefaßt. Als angewandte Wissenschaft dient A. nicht nur der Behandlung u. Überwindung von Krankheiten (s. Diagnostik, ayurvedische; Therapie, ayurvedische), sondern auch der Förderung u. Steigerung der Gesundheit (s. Gesundheitsförderung, ayurvedische). In Indien wird A. heute an 45 Universitäten, 120 staatlichen Colleges u. weiteren privaten Institutionen gelehrt; dadurch können jährlich ca. 3000 Studenten der ayurvedischen Medizin ihr Abschlußexamen absolvieren.

**Ursprünge:** Die vedischen Überlieferungen beinhalten ein umfangreiches Wissen über Yoga, Musik, Sprache, Mathematik, Astrologie, Medizin, Architektur, Landwirtschaft u. weitere angewandte Wissenschaften. Sie sind gegliedert in das Rig, Yajur, Sama u. Atharva Veda. Im Atharva Veda finden sich die meisten Bezüge zum A., deshalb wird A. auch als eine Teillehre des Atharva aufgefaßt.

**Literatur:** Früher wurde das ayurvedische Wissen durch Gelehrte in sog. Samhitas zusammengefaßt. Viele dieser ältesten Kompendien gingen verloren, nur drei haben die Zeit über-dauert u. stehen noch heute zur Verfügung. Diese sog. großen Drei sind die Caraka u. die Sushruta Samhita (entstanden jeweils etwa im 5. od. 6. Jahrhundert v. Chr.) sowie die Astanga Hridaya Samhita des Vagbhatta (entstanden etwa im 7. Jahrhundert n. Chr.). An den Texten wurden später einige Veränderungen vorgenommen, die heute vorliegenden Fassungen sind aber mindestens 1200 Jahre alt (zu alchemistischen Einflüssen vgl. Siddha-Medizin, Rasa Shastra). Im 12. Jahrhundert wurde das Madhava Nidana, im 14. Jahrhundert die Sarangadhara Samhita u. im 16. Jahrhundert das Bhava Prakasha verfaßt. Diese Schriften werden als die sog. kleinen Drei der ayurvedischen Literatur bezeichnet.

**Auffassung vom Menschen:** Im A. wird der Mensch in einer umfassenden Analogie zum Kosmos gesehen: Unter einer grobstofflichen Oberfläche (Anna Maya Kosha) finden sich im Mikro- u. Makrokosmos die gleichen Schichten (insgesamt fünf sog. Koshas) bis hin zum existentiellen Kern, der beim Menschen Jivan-Atman u. im Kosmos Param-Atman genannt wird. Das mittlere Kosha ist die Schicht des Seelisch-Geistigen (Mano Maya Kosha), in der sich der feinstoffliche Körper u. das Ich ausbilden. Zwischen dem Geist (Manah) u. dem grobstofflichen Körper (sthula Sharira) vermitteln die fünf Wahrnehmungs- (Jinanendriyas) u. die fünf Handlungsorgane (Karmendriyas) sowie die Elemente des Prana Maya Kosha. Zu den Jinanendriyas gehören der Geruchs- u. der Geschmackssinn sowie das Seh-, Tast- u. Hörvermögen. Bei den Karmendriyas finden sich in entsprechender Reihung das Ausscheidungs-,

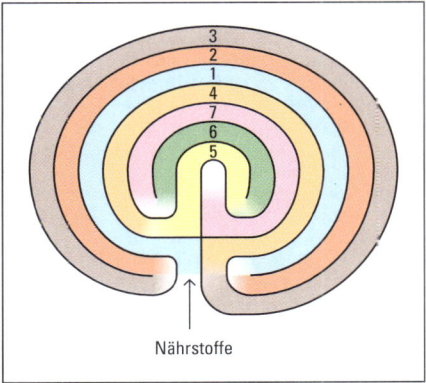

Ayurveda:
die sieben Dhatus, dargestellt als Kanalsystem: 1: Rasa Dhatu; 2: Rakta Dhatu; 3: Mamsa Dhatu; 4: Meda Dhatu; 5: Asthi Dhatu; 6: Majja Dhatu; 7: Shukra Dhatu

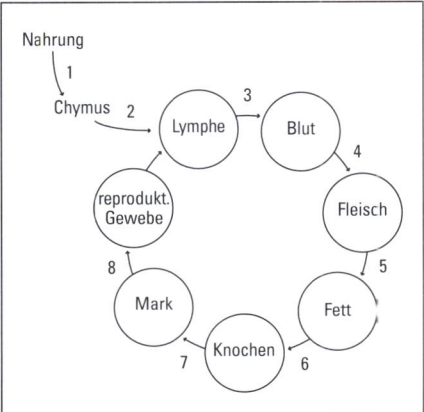

Ayurveda:
die sieben Gewebe (Dhatus), die sie aufbauenden Dhatuagnis (2–8) u. Jatharagni (1)

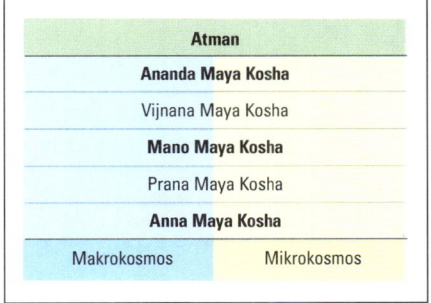

Ayurveda:
Schichten (Koshas) der mikro- u. makrokosmischen Realität: Zwischen einer grobstofflichen Oberfläche (Anna Maya) u. dem existentiellen Kern (Atman) finden sich 4 weitere Koshas: die Bereiche des feinstofflichen (Mano Maya) u. des kausalen Körpers (Ananda Maya) sowie 2 dazwischen jeweils vermittelnde Schichten (Prana u. Vijnana Maya Kosha).

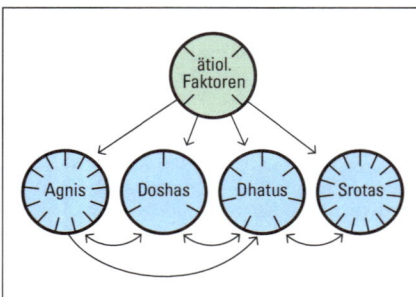

Ayurveda:
die Beziehungen der ätiologischen Faktoren zu den Agnis, Doshas, Dhatus u. Srotas unter pathogenetischen Aspekten

Fortpflanzungs-, Fortbewegungs-, Handlungsu. Sprechvermögen. Der grobstoffliche Körper ist aus fünf elementaren Zuständen gebildet u. zwar aus dem festen, dem flüssigen, dem feurigen, dem gasförmigen u. dem ätherischen Zustand. Sie werden zusammenfassend Pancha Maha Bhutas (fünf große Elemente) genannt.

Die **Psychologie** wurde in Indien v. a. im Yoga* entwickelt u. dann teilweise in den A. übernommen. Danach wird der Geist primär durch drei Eigenschaften beeinflußt: Sattva, Ra-

jas u. Tamas. Sattva bewirkt Leichtigkeit, Klarheit u. Freude, Rajas erregt die Begehrlichkeiten u. Sehnsüchte, Tamas dagegen führt zu geistiger Inaktivität, Dunkelheit u. Schwere. Nur Rajas u. Tamas können pathogenetisch wirksam sein; sie werden deshalb auch die mentalen Doshas* genannt. Vgl. Ätiologie, ayurvedische; Pathogenese, ayurvedische; Physiologie, ayurvedische.

**Ayur|vedische Ätio|logie** (↑; ↑; gr. αἰτία Ursache; -logie*) f: s. Ätiologie, ayurvedische.

**Ayur|vedische Dia|gnostik** (↑; ↑; gr. διαγνωστικός fähig zu unterscheiden) f: s. Diagnostik, ayurvedische.

**Ayurvedische Ernährung** (↑; ↑): s. Ernährung, ayurvedische.

**Ayur|vedische Gesundheits|förderung** (↑; ↑): s. Gesundheitsförderung, ayurvedische.

**Ayur|vedische Heil|mittel|lehre** (↑; ↑): s. Heilmittellehre, ayurvedische.

**Ayur|vedische Patho|genese** (↑; ↑; Patho-*; gr. γένεσις Erzeugung, Entstehung) f: s. Pathogenese, ayurvedische.

**Ayur|vedische Pharmako|therapie** (↑; ↑; gr. φάρμακον Heilmittel; Therapie*) f: s. Pharmakotherapie, ayurvedische.

**Ayur|vedische Physio|logie** (↑; ↑; gr. φύσις Natur; -logie*) f: s. Physiologie, ayurvedische.

**Ayur|vedische Therapie** (↑; ↑; Therapie*) f: s. Therapie, ayurvedische.

**Azadirachta indica** f: Neem*.

**Baccae Ribium** (lat. bạcca Beere) f pl veraltete Bez. für Ribis rubri fructus, die Früchte der roten Johannisbeere*.

**Bach-Blüten|therapie** (Edward B., walisischer Arzt, 1886–1936; Therapie*) f: Behandlung von 38 postulierten Seelenzuständen mit entsprechenden Blütenmitteln; dem Verfahren liegt die Annahme Bachs zugrunde, daß bestimmte seelische Persönlichkeitstypen zu bestimmten Reaktionsweisen (auch im Krankheitsfall) neigen. Krankheit wird primär als Ergebnis von Konflikten zwischen dem sog. höheren Selbst u. der eigenen Persönlichkeit interpretiert. Als die eigentlichen Grundkrankheiten werden Stolz, Grausamkeit, Haß, Habgier, Unwissenheit, Unsicherheit u. Egoismus angesehen. Zur Behandlung dieser seelisch-reaktiven u. vorwiegend negativen Gemütszustände fand Bach 38 Blüten, die er in potenzierter Form als Blütenmittel einsetzte. In den „Essenzen" seiner Pflanzen sah er das „geistige Potential", die „Energie" u. höhere Ordnung („Tugenden") wieder, die er für die Heilung zu benötigen meinte. Die Blüten werden morgens gepflückt u. in frischem Quellwasser solange ausgezogen, bis sie verwelken. Die entstandene Flüssigkeit wird mit Cognac od. Brandy im Verhältnis 1:1 konserviert u. danach (ähnlich wie in der Homöopathie*) verdünnt. Die Blütenmittel sollen die energetische u. geistige Kraft der Pflanze konzentriert enthalten. **Anw.:** bei emotionalen Beschwerden, Verhaltensstörungen, Reaktionsbildern in bestimmten Lebenssituationen mit entsprechender körperlich-seelisch-geistiger Symptomenlage. Bei der B.-B. handelt es sich um ein wissenschaftlich nicht belegtes u. umstrittenes Verfahren. In Deutschland sind die Bach-Blütenmittel nicht als Arzneimittel zugelassen, finden aber weite Verbreitung insbesondere in der Selbstmedikation. Es besteht die Gefahr der Verzögerung bewährter medizinischer Maßnahmen in Diagnostik u. Therapie. Vgl. Rescue.

## Bach-Blütentherapie

| | Blütenmittel | | negative Seelenzustände |
|---|---|---|---|
| 1. | Agrimony | Odermennig | Versuch, quälende Gedanken u. innere Unruhe hinter einer Fassade von Fröhlichkeit und Sorglosigkeit zu verbergen |
| 2. | Aspen | Zitterpappel | unerklärliche vage Ängstlichkeiten, Vorahnungen, geheime Furcht vor irgendeinem drohenden Unheil |
| 3. | Beech | Rotbuche | überkritische u. intolerante Reaktion, wenig Mitgefühl u. Einfühlungsvermögen |
| 4. | Centaury | Tausendgüldenkraut | nicht „nein" sagen können, Schwäche des eigenen Willens, Überreaktion auf die Wünsche anderer |
| 5. | Cerato | Bleiwurz | Unsicherheit, zu wenig Vertrauen in die eigene Meinung u. Urteilsfähigkeit |
| 6. | Cherry Plum | Kirschpflaume | es fällt schwer, innerlich loszulassen; Angst vor seelischen Kurzschlußhandlungen, unbeherrschte Temperamentausbrüche |
| 7. | Chestnut Bud | Knospe der Roßkastanie | es werden immer wieder die gleichen Fehler gemacht, weil Erfahrungen nicht wirklich verarbeitet werden u. nicht genug daraus gelernt wird |
| 8. | Chicory | Wegwarte | besitzergreifende Persönlichkeitshaltung, mit der sich bewußt od. unbewußt überall eingemischt wird |
| 9. | Clematis | Weiße Waldrebe | geistige Abwesenheit; wenig Aufmerksamkeit für das, was um einen herum vorgeht |
| 10. | Crab Apple | Holzapfel | Gefühl von innerlicher od. äußerlicher Beschmutztheit, Unreinheit od. Infektion; Detailkrämerei („Reinigungsblüte") |
| 11. | Elm | Ulme | vorübergehendes Gefühl, Aufgaben od. Verantwortung nicht gewachsen zu sein |
| 12. | Gentian | Herbstenzian | skeptische Reaktion, Zweifel, Pessimismus, Entmutigung, Verzweiflung |
| 13. | Gorse | Stechginster | Hoffnungslosigkeit, Resignation, es-hat-doch-keinen-Zweck-mehr-Gefühl |

**Bach-Blütentherapie** (Fortsetzung)

| | Blütenmittel | | negative Seelenzustände |
|---|---|---|---|
| 14. | Heather | Schottisches Heidekraut | Selbstbezogenheit, völlig mit sich beschäftigt sein, Notwendigkeit von Publikum („das bedüftige Kleinkind") |
| 15. | Holly | Stechpalme | gefühlsmäßige Reaktion, irritierende Eifersucht, Mißtrauen, Haß- u. Neidgefühle |
| 16. | Honeysuckle | Je-länger-je-lieber | bewußte od. unbewußte Weigerung, bestimmte Ereignisse der Vergangenheit zu verarbeiten |
| 17. | Hornbeam | Weißbuche | Montagmorgen-Gefühl; zu schwach sein, um die täglichen Pflichten zu bewältigen, was dann aber doch geschafft wird |
| 18. | Impatiens | Drüsentragendes Springkraut | ungeduldige, leicht gereizte oder überschießende Reaktion |
| 19. | Larch | Lärche | Minderwertigkeitskomplexe, Erwartung von Fehlschlägen durch Mangel an Selbstvertrauen |
| 20. | Mimulus | Gefleckte Gauklerblume | schüchtern, furchtsam sein mit vielen kleinen Ängstlichkeiten |
| 21. | Mustard | Wilder Senf | tiefe Traurigkeit, Perioden von Schwermut ohne erkennbare Ursache |
| 22. | Oak | Eiche | Gefühl, ein niedergeschlagener u. erschöpfter Kämpfer zu sein, der trotzdem tapfer weitermacht u. nie aufgibt |
| 23. | Olive | Olive | Gefühl, körperlich u. seelisch ausgelaugt u. erschöpft zu sein („alles ist zuviel") |
| 24. | Pine | Schottische Kiefer | sich Vorwürfe machen, Schuldgefühle |
| 25. | Red Chestnut | Rote Kastanie | sich mehr Sorgen um das Wohlergehen anderer Menschen machen als um das eigene, zu starke innere Verbundenheit mit einer nahestehenden Person |
| 26. | Rock Rose | Gelbes Sonnenröschen | innerlich panische Reaktion, von Terrorgefühlen überrannt werden |
| 27. | Rock Water | Wasser aus heilkräftigen Quellen | hart zu sich selbst sein, strenge od. starre Ansichten, Unterdrückung vitaler Bedürfnisse (z. B. Essen, Schlaf, Bewegung) |
| 28. | Scleranthus | Einjähriger Knauel | unschlüssig, sprunghaft, innerlich unausgeglichen sein; plötzlicher Meinungs- u. Stimmungswechsel |
| 29. | Star of Bethlehem | Doldiger Milchstern | eine seelische od. körperliche Erschütterung noch nicht verkraften können („Seelentröster") |
| 30. | Sweet Chestnut | Edelkastanie | Gefühl, die Grenze dessen, was ein Mensch ertragen kann, sei nun erreicht; innere Ausweglosigkeit |
| 31. | Vervain | Eisenkraut | im Übereifer, sich für eine gute Sache einzusetzen, Raubbau mit seinen Kräften treiben; missionarisch bis fanatisch sein |
| 32. | Vine | Weinrebe | unbedingt seinen Willen durchsetzen wollen, Probleme mit Macht u. Autorität („der kleine Tyrann") |
| 33. | Walnut | Walnuß | vorübergehende Verunsicherung, Wankelmut in entscheidenden Lebensphasen |
| 34. | Water Violet | Sumpfwasserfeder | innerliche Zurückgezogenheit, isoliertes Überlegenheitsgefühl |
| 35. | White Chestnut | Weiße Kastanie | unaufhörliches Gedankenkreisen, innere Selbstgespräche u. Dialoge |
| 36. | Wild Oat | Waldtrespe | Zersplitterung, unklare Zielvorstellungen; innerliche Unzufriedenheit, weil die Lebensaufgabe nicht gefunden wird |
| 37. | Wild Rose | Heckenrose | apathisches Gefühl, Teilnahmslosigkeit, innere Kapitulation |
| 38. | Willow | Gelbe Weide | Gefühl, den Umständen machtlos ausgeliefert zu sein; Verbitterung; sich als „Opfer des Schicksals" sehen |
| | Rescue Remedy (Mischung aus 6., 9., 18., 26. und 29.) | Erste-Hilfe-Tropfen | durch Schreck u. schockierende Erlebnisse aus dem Gleichgewicht gekommen sein; innere Spannung, weil Aufregendes bevorsteht |

**Bad: 1.** Verfahren der Balneotherapie* mit Eintauchen des Körpers (Vollbad*) bzw. von Körperteilen (Teilbad*) in ein Medium, meist in Wasser (Wasserbad), aber auch Dampf (Dampfbad), Peloid (Peloidbad) od. Gas (Luftbad); Wirkung durch mechanische (Auftrieb, hydrostatischer Druck, Viskosität), thermische (Temperatur) u. ggf. chemische (Badezusätze) Faktoren; in der Hydrotherapie* werden kalte, indifferente, warme u. heiße Bäder unterschieden, i. R. der Kneipp*-Therapie werden auch Wechsel-(teil)bäder angewendet; vgl. Bewegungsbad, Wechselbad; **2.** Bez. für die beim Baden verwendeten Badezusätze (z. B. Arzneibad, Heublumenbad, Milch-Molke-Bad); **3.** natürliches Heilbad, Badeort od. Badeanstalt mit ortsgebundenen od. künstlich zubereiteten Heilmitteln zur Balneotherapie: Quellwässer ohne (Wildwässer) od. mit Mineralien, Iod, Schwefel, Kohlensäure, Radon sowie aus festen Rohstoffen wie Torf (Moorbad), mineralischem Schlamm (Fango) od. Schlick bereitete B. od. Packungen u. Thermalquellen; vgl. Kur. **4.** In der Homöopathie* können Sole- u. Thermalbäder als verdünnte Arzneimittellösungen aufgefaßt werden, die (falls ihr Arzneimittelbild zur Patientensymptomatik ähnlich ist) homöopathisch heilen können, obwohl ihre Wirkung wegen nur teilweiser Ähnlichkeit meist nicht von Dauer ist od. die Symptomatik verschiebt.

**Bade|arzt:** auch Kurarzt; von den Landesärztekammern verliehene Zusatzbezeichnung für einen approbierten Arzt mit einer Spezialisierung auf dem Gebiet der Balneologie u. medizinischen Klimatologie; Ausübung der Tätigkeit in einem amtlich anerkannten Bade- od. Kurort. Vgl. Kneipp-Arzt.

**Bade|dermatitis** (gr. δέρμα Haut, Fell; -itis*) f: entzündliche Hautreaktion, die nach einer Serie von Heilbädern, insbesondere Sol- u. Schwefelbädern sehr langer Dauer, auftreten kann; in der traditionellen Medizin eine wünschenswerte Form der Badereaktion*, evtl. auch Zeichen einer Überdosierung; rückfettende Körperpflege kann das Auftreten einer B. verhindern.

**Bade|meister, medizinischer:** s. Kneipp-Bademeister, Masseur.

**Bade|re|aktion** (Reaktion*) f: Reaktion des Organismus auf die Anwendungen während einer Badekur, z. B. in Form der Badedermatitis*; vorübergehende, krisenhafte Beeinträchtigung des Wohlbefindens; vgl. Kurkrise.

**Bade|schwamm:** Spongia marina, Euspongia officinalis; Hornkieselschwamm mit elastisch-weichem Skelett aus Eiweißstoff Spongin u. 0,4–0,5 % Brom u. 0,5–1,2 % Iod sowie Einlagerungen von Kieselsäure- u. Kalkkristallen; **Verw.:** homöopathische Zubereitungen aus geröstetem Meerschwamm (mind. 0,4 % Iod) bei Heiserkeit, nächtlichem Reizhusten u. Pseudokrupp.

**Bade|zusatz:** Körperpflege- od. Arzneimittel, das einem Bad hinzugefügt wird; z. B. fette od. ätherische Öle, Emulgatoren, Pflanzenextrakte, mineralische (Salze) u. chemische Stoffe; s. Arzneibad, Kräuterbad.

**Bad, finnisches:** syn. Sauna*.

**Bad, hydro|elektrisches:** s. Elektrobad.

**Bad, in|differentes:** Bad mit indifferenter Temperatur, die Wärmeleitung der Körpers wird nicht verändert, die Wärmeregulation nicht ausgelöst, Empfindungen (kalt – warm) fehlen weitgehend. Indifferenzpunkte: Wasserbad 36 °C, Luftbad 25 °C (bekleidet 20 °C).

**Bad, medizinisches:** Bad in Wannen od. Becken mit chemischen od. pflanzlichen Wirkstoffen, die einen medizinischen Nutzen zur Vorbeugung od. Heilung von Erkrankungen aufweisen; Herstellung eines m. B. aus natürlichen Quellen (Heilwasser*) od. durch Zumischen bzw. Auflösen von Badezusätzen (Arzneibad*, Kräuterbad*) in Wasser.

**Bäken** m: wörtliche Übersetzung Wasser (Flüssigkeit); in der Energielehre der traditionellen tibetischen Medizin* Bez. für eines der drei Energieprinzipien, den „Schleim"; unter diesem Begriff ist der Einfluß der Erde mit allem, was sich in ihr od. auf ihr befindet, auf die Zelle u. den Organismus zu verstehen. Hauptaufgabe von B. ist die Leitung der Ernährungsphysiologie im Organismus, die die wichtigste materielle Lebensfunktion bildet. B. hat als Wasser bzw. Schleim im Gegensatz zu Tipa* die Tendenz zur Lockerung. Folge übermäßiger Wirksamkeit von B. sind Apathie u. Faulheit. Vgl. Lung.

**Bären|traube:** Arctostaphylos uva ursi; immergrüner, niedriger Strauch aus der Familie der Heidekrautgewächse, Ericaceae; **Arzneidroge:** Laubblätter (Uvae ursi folium); **Inhaltsstoffe:** nach DAB mindestens 8 % Hydrochinonderivate (z. B. Arbutin), aus denen nach Umwandlung zu Hydrochinon-Glukuroniden u. -Schwefel-

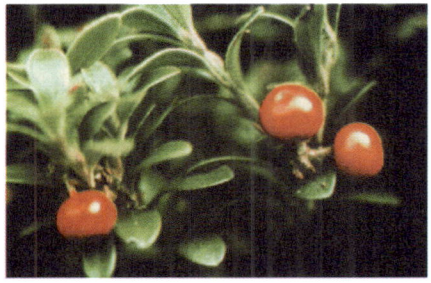

Bärentraube

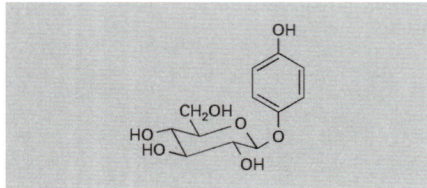

Bärentraube: Arbutin

säureestern im alkalischen Harn (pH 8) Hydrochinon freigesetzt wird; **Wirkung:** bakteriostatisch (nachgewiesen gegenüber 10 Keimarten); **Verw.:** als Aufguß, Kaltwasserauszug (gerbstoffarm, besser verträglich) od. andere galenische Zubereitung bei entzündlichen Erkrankungen der ableitenden Harnwege; **Dosierung:** Einzeldosis 3 g/Tasse 4mal tägl. (Zubereitungen 100–200 mg Arbutin entsprechend), Tagesdosis 12 g Droge (Zubereitungen 400–840 mg Arbutin entsprechend); die Anwendung sollte nicht länger als eine Woche u. nicht häufiger als 5mal jährlich erfolgen. **NW:** gelegentlich Übelkeit u. Erbrechen; **Kontraindikationen:** Schwangerschaft, Stillzeit; **homöopathische** Verwendung bei Nieren- u. Blasenleiden.

**Bärlapp:** Lycopodium clavatum; ausdauernde Pflanze aus der Familie der Bärlappgewächse, Lycopodiaceae; **Arzneidroge:** im Mai u. Juni gesammeltes, getrocknetes Kraut (Lycopodii herba); reife Sporen (Lycopodium, Farina Lycopodii); **Inhaltsstoffe:** im Kraut 0,1–0,2 % Alkaloide mit Lycopodin als Hauptalkaloid; Triterpene ($\alpha$-Onocerin, Lycoclavol u. a.); Lipide, Phenolcarbonsäuren, Flavonoide; in den Sporen 40–50 % fettes Öl, Polyterpene (bis 45 % Sporonin), Mineralstoffe (6–8 % $Al_2O_3$ in der Asche); **Wirkung:** hypoglykämisch; **Verw.: traditionell** das Kraut innerlich bei Nieren- u. Blasenleiden sowie Koliken; als Emmenagogum u. bei Rheuma; in Indien gegen Impotenz; äußerlich bei Hautleiden, Wunden u. juckenden Hautpartien sowie nässenden Ekzemen; Lycopodiumsporen innerlich bei Nieren- u. Blasenleiden, äußerlich als Wundstreupulver, auch als Kompergens für Präservative u. OP-Handschuhe; in der Kosmetik als Zusatz zu Trockenshampoos, Gesichtspudern u. zur Fixierung von Farbstoffen; **NW:** die Alkaloide sind toxisch u. verursachen bei längerer Einnahme Durchfall u. Erbrechen; Sporen können Allergien vom Typ I mit Dermatitis, Asthma u. Rhinitis auslösen. Die Wirksamkeit der Droge bei den genannten Anwendungsgebieten ist nicht belegt. **Homöopathische** Zubereitungen aus den getrockneten reifen Sporen bei Entzündungen der Atemorgane, Stoffwechselkrankheiten, Krampfadern, verschiedenen akuten u. chronischen Hautkrankheiten u. a.

**Bärlauch:** Allium ursinum, Wildknoblauch; Zwiebelpflanze aus der Familie der Liliengewächse, Alliaceae; **Arzneidrogen:** frische ganze Zwiebel (Allii ursini bulbus), frisches Kraut (Allii ursini herba); **Inhaltsstoffe:** in der Zwiebel Cysteinsulfoxide, Thiosulfinate, Dithiine, Ajoen u. Ajoenhomologe, wasserdampfflüchtige Bestandteile mit Methylallyltrisulfid; in den frischen Blättern Allicin; **Wirkung:** antibakteriell, antiphlogistisch; angeblich auch ACE-hemmend u. lipidsenkend; **Verw.: traditionell** die Zwiebel (ähnlich dem Knoblauch*) roh, kleingehackt od. als Preßsaft bei Arteriosklerose u. Hypertonie; der Extrakt aus dem Kraut bei Störungen im Magen-Darm-Trakt, Gärungsdyspepsie, Flatulenz; **homöopathische** Zubereitungen aus der ganzen frischen, zu Beginn der Blütezeit gesammelten Pflanze bei Verdauungsschwäche.

**Bakterienzyklogenie** (gr. βακτηρία Stab, Stock; κύκλος Kreis, Ring; -γενής hervorbringend, zeugend) f: von G. Enderlein geprägte Bez. für die zyklische Entwicklung von Bakterien, Viren u. Pilzen, die dem kosmischen Kreislauf unterliegen soll. Im Serum aller Menschen bzw. Warmblüter sollen von Enderlein als Endobionten* bezeichnete Mikroorganismen vorhanden sein, mit denen der Mensch in Symbiose lebt. Durch Weiterentwickung dieser Endobionten zu parasitären Strukturen soll es zur Vergiftung mit Krankheitsbildung kommen, so daß Krankheit als gleichbedeutend mit gestörter Symbiose gesehen wird. Therapeutisch werden Symbionten aus Schimmelpilzen u. Hefen i. S. einer Isotherapie bei der Symbioselenkung* eingesetzt u. definierte Homöopathika verabreicht. Wissenschaftlich nicht belegtes, spekulatives u. wenig verbreitetes Verfahren. Vgl. Enderlein-Diagnostik.

**Balancetherapie** (Therapie*) f: s. Nowo-Balancetherapie.

**Baldrian:** Valeriana officinalis; mehrjährige Staude aus der Familie der Baldriangewächse,

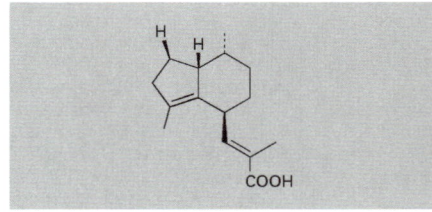

Baldrian: Valerensäure

Valerianaceae; **Arzneidroge:** Wurzelstock mit Wurzeln (Valerianae radix); **Inhaltsstoffe:** 0,2–1 % ätherisches Öl mit Mono- u. Sesquiter-

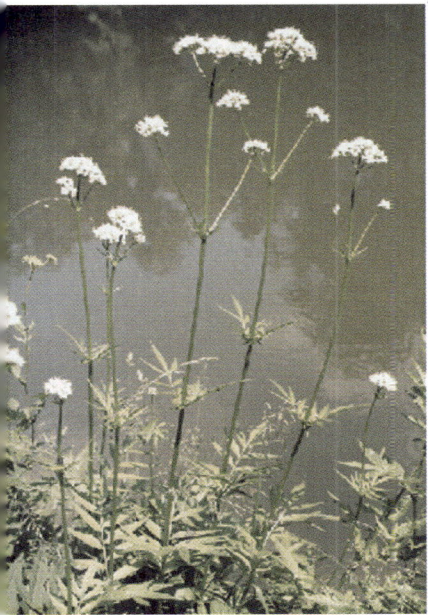

Baldrian

penen (Valerensäuren), bis 2 % Valepotriate (instabil, werden durch Trocknung u. Zubereitung zerstört); **Wirkung:** beruhigend, die Schlafbereitschaft fördernd; **Verw.:** Teeaufguß, Tinktur u. a. galenische Zubereitungen innerlich u. äußerlich (Bad) bei Unruhezuständen u. nervös bedingten Einschlafstörungen; **traditionell** auch bei nervösen Herzbeschwerden u. Spasmen im Magen-Darm-Trakt; keine Nebenwirkungen, Kontraindikationen u. Wechselwirkungen bekannt; charakteristischer Geruch erst beim Trocknen (Isovaleriansäure); **Dosierung:** Baldriantinktur (DAB 1996): Einzeldosis 1 – 3 g, ein- bis mehrmals tägl.; ätherische Baldriantinktur: 0,5 – 1 g; Baldriantee: Einzeldosis 2 – 3 g Droge auf 150 ml Wasser ein- bis mehrmals tägl.; **homöopathische** Verwendung der Wurzel z. B. bei Schlafstörungen u. Nervosität.

**Balint-Gruppe** (Michael B., Psychoanalytiker, Biochem., Budapest, London, 1896 – 1970): berufsbezogene Selbsthilfegruppe, in der sich (nicht psychotherapeutisch tätige) Ärzte u. Angehörige medizinischer Hilfsberufe über einen längeren Zeitraum zusammenfinden, um unter psychotherapeutischer Supervision Fälle aus der eigenen Praxis zu diskutieren. Im Mittelpunkt dieser Gruppenarbeit stehen Gespräche über die Beziehung zwischen dem Behandelnden u. seinen Patienten hinsichtlich aufgetretener Stör-

momente u. positiver Einflüsse. Der Gruppenprozeß dient dazu, sich eigener Haltungen u. Reaktionen bewußt zu werden. Vgl. Gruppendynamik, Selbsterfahrungsgruppe, Selbsthilfe.

**Ballast|stoffe:** Gesamtheit der für die menschlichen Enzyme unverdaulichen Kohlenhydrate (z. B. Zellulose, Hemizellulose u. Pektin) u. Lignin, die als Stütz- u. Strukturelemente in Pflanzenzellen vorkommen; **physiologische Wirkungen: 1.** Sättigung: Die Faserstruktur der B. erfordert ein längeres, intensiveres Kauen, das für die Zahnerhaltung u. Vorverdauung von Nahrungsmitteln wichtig ist. **2.** Wirkungen im Magen-Darm-Trakt: Das Wasserbindungsvermögen dient der Aufrechterhaltung der normalen Darmfunktion, da durch das Volumen die Darmperistaltik angeregt u. die Transitzeit des Darminhalts verkürzt wird; positive Wirkung auf die Darmflora u. antikanzerogene Wirkung durch die Bereitstellung fermentierbarer Substanzen. **3.** Senkung der Cholesterinkonzentration: Durch das Adsorptionsvermögen für organische Substanzen bewirken B. eine Verminderung der Cholesterinkonzentration im Blut sowie von genotoxischen bzw. kanzerogenen Substanzen u. setzen das Darmkrebsrisiko herab. **4.** Modifizierte Glukose- u. Insulinantwort: Bei Gesunden u. Diabetikern ist nach Mahlzeiten eine Senkung der Insulin- u. Glukosekonzentration im Blut zu beobachten. **Vorkommen in Nahrungsmitteln:** besonders in Vollkorngetreide, Gemüse (insbesondere Hülsenfrüchte), Kartoffeln u. Obst; **Bedarf** für Erwachsene (DGE 1991): mindestens 30 g/ Tag. Eine unzureichende Aufnahme von B. begünstigt Obstipation, Divertikulose u. Karzinom des Dickdarms, Gallensteine, Fettstoffwechselstörungen sowie Diabetes mellitus.

**Ballon|rebe:** s. Cardiospermum.

**Balneo|logie** (lat. balneum Bad; -logie*) f: Wissenschaft von den Grundlagen, Mechanismen u. Methoden der Balneotherapie*; i. w. S. auch Kurortwissenschaft.

**Balneo|therapie** (↑; Therapie*) f: Behandlung mit medizinischen Bädern insbesondere aus natürlichen Heilquellen, mit Peloiden u. Gasen an einem Kurort; auch Seebäder (Thalassotherapie*), Trinkkuren u. Inhalationen; vgl. Bad, Hydrotherapie.

**Balsamum peruvianum** n: Perubalsam; braune, zähflüssige Masse, die aus geschwelten Stämmen des in Mittelamerika beheimateten Baumes Myroxylon balsamum gewonnen wird; **Inhaltsstoffe:** Estergemisch (= Cinnamein), insbesondere von Benzylestern der Benzoe- u. Zimtsäure (typischer Geruch); **Wirkung:** antibakteriell, antiseptisch, antiparasitär (besonders gegen Krätzemilben) u. granulationsfördernd; **Verw.:** zur äußeren Anwendung (nicht länger als eine Woche) in Form äthanolischer Lösungen, Salben u. Salbenkompressen bei infizierten u. schlecht heilenden Wunden, Verbrennungen, Dekubitus, Pernio, Ulcus cruris, Prothesendruckstellen, Hämorrhoiden; **Dosierung:** äthanolische Lösungen 5–20%ig, bei Anwendung auf großen Flächen höchstens 10%ig; **NW:** allergische Hautreaktionen.

**Balsamum tolutanum** n: Tolubalsam*.

**Banche-Tee:** aus Japan stammender coffeinarmer Tee mit anregender Wirkung; Herstellung aus Stengeln u. Blättern des Teestrauchs; bekömmlicher als schwarzer Tee* (abhängig vom Röstgrad); Anwendung in der Makrobiotik*.

**Bardanae radix** f: Klettenwurzel; s. Klette.

**Barfuß|arzt-Aku|punktur** (Akupunktur*) f: Bez. für eine nach 1949 (in der Ära Mao Ze-Dong) eingeführte, vereinfachte Technik der Akupunktur*, die auch von medizinisch nur rudimentär ausgebildeten Personen (sog. Barfußärzte) angewendet werden konnte; bei den Barfußarztpunkten der Akupunktur handelt es sich ausnahmslos um Foramina an anatomisch ungefährlichen Körperstellen; in der modernen Akupunktur werden 15 solcher Punkte beschrieben.

**Barfuß|gehen:** Maßnahme zur Abhärtung* nach Sebastian Kneipp; Gehen mit nackten Füßen auf taufrischer Wiese (Tautreten*), kaltem Stein od. weichem Schnee (Schneegehen*); Durchführung nur kurzzeitig, so daß es danach sofort zur Wiedererwärmung mit reaktiver Hyperämie kommen kann.

**Bar|osma betulina** f: Bucco*.

**Bart|flechte:** Usnea barbata, Usnea florida, Usnea hirta, Usnea plicata u. a. Usnea-Arten aus der Familie der Usneaceae; **Arzneidroge:** getrockneter Thallus (Usnea species); **Inhaltsstoffe:** Flechtensäuren (z. B. Usninsäure, Usnarsäure, Thamnolsäure, Lobarsäure); **Wirkung:** antimikrobiell, analgetisch, antipyretisch; **Verw.:** Drogenzubereitungen für Lutschtabletten bei leichten Schleimhautentzündungen im Mundu. Rachenbereich; **traditionell** auch als Expektorans, bei Diarrhoe u. zur lokalen Behandlung von Hautulzerationen.

**Basal|umsatz** (gr. βάσις Schritt, Grundlage): syn. Grundumsatz*.

**Basilikum** n: Ocimum basilicum; einjährige Pflanze aus der Familie der Lippenblütler, Lamiaceae; **Arzneidrogen:** zur Blütezeit gesammelte u. getrocknete oberirdische Teile (Basilici herba) sowie das aus dem Kraut gewonnene ätherische Öl (Basilici aetheroleum); **Inhaltsstoffe:** 0,5–1,5 % (mindestens 0,4 % laut Standardzulassung) ätherisches Öl mit den Hauptkomponenten Linalool, Methylchavicol (Estragol) u. Eugenol; bis zu 5 % Labiatengerbstoffe, Flavonoide, Kaffeesäure, Aesculosid; **Wirkung:** antimikrobiell; **Verw.: traditionell** zur unter-

stützenden Behandlung von Völlegefühl u. als appetitanregendes, verdauungsförderndes u. harntreibendes Mittel, als Galaktagogum, bei Erkältungskrankheiten u. Entzündungen im Urogenitaltrakt; äußerlich als Gurgelmittel u. Adstringens bei Entzündungen der Rachenraums sowie zur Behandlung schlecht heilender Wunden; als Gewürz. Die Wirksamkeit bei den beanspruchten Anwendungsgebieten ist nicht belegt. **NW:** Methylchavicol wirkt nach metabolischer Aktivierung mutagen u. möglicherweise karzinogen; eine therapeutische Verwendung ist daher abzulehnen. Gegen die Verwendung als Gewürz bestehen keine Bedenken. **Kontraindikationen:** aufgrund des hohen Gehalts an Methylchavicol keine Anwendung während Schwangerschaft u. Stillzeit, bei Säuglingen u. Kleinkindern sowie über einen längeren Zeitraum.

**Basis|diät, gastro|entero|logische** (gr. βάσις Schritt, Grundlage; Diät*) f: syn. Schonkost; früher verordnete organbezogene Sonderdiät, die bei den meisten Erkrankungen des Magen-Darm-Trakts eingesetzt wurde; seit bekannt ist, daß die vielen Varianten weder eine Heilung noch eine positive Beeinflussung des Verlaufs ermöglichen, haben sich diätetische therapeutische Maßnahmen auf wenige spezielle Erkrankungen u. Krankheitsstadien reduziert. Bei der Mehrzahl von gastroenterologischen Erkrankungen wird mit leichter Vollkost* ernährt.

**Basis|kost, all|ergene** (↑): syn. Additionsdiät*.

**Bauch|behandlung, manuelle:** Behandlung nach F. X. Mayr, die i. R. der Mayr*-Kur durchgeführt wird u. durch sanfte, drückende u. wieder nachlassende Handbewegungen des Arztes auf dem Unterbauch des Patienten den intraabdominalen Druck rhythmisch u. atemsynchron erhöhen u. senken soll. Angenommen wird, daß bei entzündlichen, hyper-, hypo- od. atonen Verdauungsabschnitten des Bauchraums ein negativer Einfluß auf die Atmung (insbesondere auf die Zwerchfellatmung) ausgeübt wird. Deshalb ist das Ziel der m. B. die passive Unterstützung der Zwerchfellatmung, um den Tonus der erschlafften Darmabschnitte, die lympho- u. hämodynamische Zirkulation u. damit die „Blutqualität" zu verbessern. Schließlich sollen die Atmung u. die sekretorischen Funktionen im Bauchraum wieder optimiert werden. Wissenschaftlich umstrittenes, nicht belegtes Verfahren. Vgl. Krankheitsvorfelddiagnostik.

**Bauern|senf:** s. Schleifenblume.

**Baum|wolle:** s. Gossypol.

**Baunscheidt-Verfahren** (Carl B., Erfinder, Endenich, 1809–1873): alternatives Heilverfahren, bei dem durch einen von Baunscheidt entwickelten Apparat viele eng beieinanderliegende Nadelstiche in die Haut gesetzt werden; in die entstandene Wunde kann zur Erhöhung des Hautreizes Croton-, Wacholder- od. Senföl eingerieben werden (wurde von Baunscheidt selbst abgelehnt); **Anw.:** als Reizkörpertherap e* u. Umstimmungstherapie* od. auch zur ausletenden Therapie* bei Neuritis, rheumatischen Schmerzzuständen u. hormonellen Störungen; von der Schulmedizin insbesondere wegen Infektionsgefahr, Möglichkeit der Narbenbildung u. kokarzinogener Wirkung des Crotonöls abgelehnt. Vgl. Aschner-Methode.

**BE:** Abk. für **Bro**teinheit*, auch **Berech**nungseinheit.

**Bedeutungs|dia|gnose** (gr. διάγνωσις Entscheidung) f: auch Grote-Bedeutungsdiagnose; von L. R. Grote geprägter Begriff, der die Frage nach dem physiologischen Sinn u. Nutzen, d. h. der Zweckbestimmung u. Bedeutung, eines Symptoms zu ergründen versucht. Es wird gefragt, ob das Symptom einen Hinweis auf ein positives Krankheitszeichen (i. S. der Abwehrsteigerung wie Fieber, Durchfall od. ausleitendes Ekzem) darstellt od. ob es sich um ein negatives Zeichen des organismischen Versagens handelt. Im ersteren Fall sind die Symptome unterstützungswürdig, im letzteren ist eine antagonistische od. eliminierende Behandlung nötig.

**Begleit|sym|ptom** (Symptom*) n: zeitgleich zu einer Beschwerde auftretendes Symptom ohne bekannten kausalen Zusammenhang (z. E. Zahnschmerz bei Dysmenorrhoe); in der Homöopathie werden B. bei der Differenzierung von Arzneimittelbildern i. R. der Arzneimittelwahl* höher gewichtet (s. Hierarchisierung), da sie auf nichtlokale krankhafte Veränderungen des Organismus hinweisen u. oft sehr arzneimittelspezifisch sind.

**Behandlung:** s. Therapie.

**Bei|fuß:** Artemisia vulgaris; Pflanze aus der Familie der Korbblütler, Asteraceae; **Arzneidrogen:** getrocknete oberirdische (Artemisiae vulgaris herba) u. unterirdische (Artemisiae vulgaris radix) Teile; **Inhaltsstoffe:** ätherisches Öl mit 1,8-Cineol, Terpinen-4-ol u. Sesquiterpene vom Eudesmantyp u. Sesquiterpenlactone; **Wirkung:** antimikrobiell; **Verw.:** ähnlich dem Wermut*, **traditionell** als Aufguß od. andere galenische Zubereitung bei Verdauungsbeschwerden, Amenorrhoe u. Dysmenorrhoe sowie als Tonikum; in Kombination auch bei Psychoneurosen, Depression u. a. nervösen Störungen. Die Wirksamkeit bei den beanspruchten Anwendungsgebieten ist nicht belegt. **Kontraindikation:** Allergie auf Artemisia-Arten u. a. Asteraceen; **homöopathische** Zubereitungen aus den frischen, zu Beginn des Winters geernteten unterirdischen Teilen bei Krampfleiden u. Wurmbefall; i R. der traditionellen chinesischen Medizin zur Moxibustion*.

**Beifuß, einjähriger:** s. Quinghao.

**Bei|kost:** Nahrungsmittel, die im Säuglingsalter neben der Muttermilch od. Säuglingsmilch gegeben werden; die Einführung von B. zur Gewährleistung einer bedarfsdeckenden Energie-

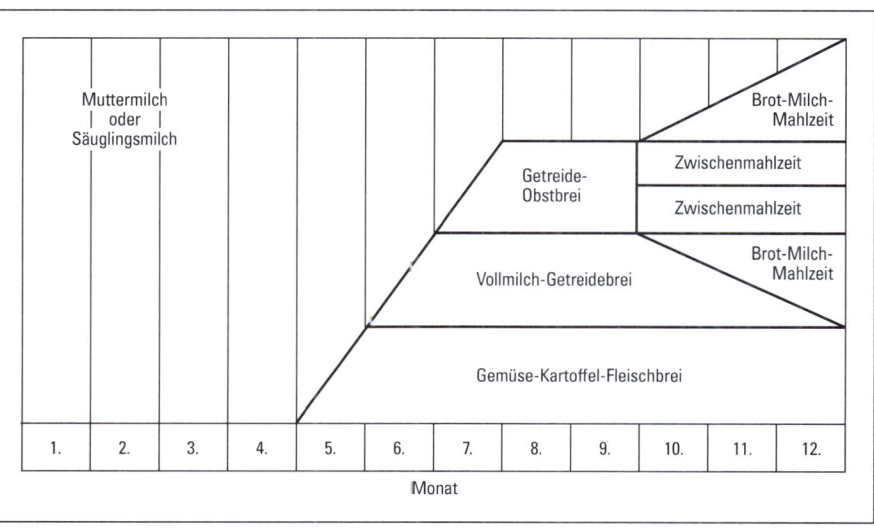

Beikost:
Ernährungsplan für das 1. Lebensjahr

u. Nährstoffversorgung sollte frühestens nach 4 Monaten, spätestens nach 6 Monaten erfolgen. Milchmahlzeiten werden schrittweise abgelöst (s. umseitige Abb.), ab dem 5. Monat durch Gemüse-Kartoffel-Fleischbrei (mittags), ab dem 6. Monat durch Vollmilch-Getreidebrei (abends) u. ab dem 7. Monat durch milchfreien Getreide-Obstbrei (nachmittags). Bei häuslicher Zubereitung der B. sollten möglichst wenig schadstoffbelastete Zutaten verwendet werden (industriell hergestellte Produkte für die Säuglingsnahrung sind i. d. R. schadstoffkontrolliert). Zur Vermeidung einer Zöliakie* sollte in den ersten sechs Monaten kein glutenhaltiges Getreide (Weizen, Gerste, Roggen, Hafer, Dinkel, Grünkern) gegeben werden; glutenfrei sind reine Stärke, Reis, Mais, Amaranth u. Hirse. Bei allergiegefährdeten od. allergiekranken Kindern sollte B. erst nach dem 6. Monat gegeben werden u. neue Lebensmittel immer nur einzeln u. im Abstand von ca. einer Woche eingeführt werden.

**Bei|kost, alternative:** i. R. verschiedener alternativer Ernährungsformen* empfohlene Nahrungsmittel für Säuglinge, die neben der Mutter- od. Säuglingsmilch gegeben werden; meist laktovegetabile od. vegane Ernährung mit Verwendung von Rohmilch* u. Rohmilchprodukten, (unerhitztem) Vollgetreide u. Rohkost; **ernährungsphysiologsiche Bewertung:** die Nährstoffversorgung kann im fortgeschrittenen Säuglingsalter (6. – 12. Lebensmonat) kritisch sein. Die Bedarfsdeckung von Eisen ist auch bei sorgfältiger Auswahl u. Zubereitung der Nahrungsmittel ohne die Zufuhr von Fleisch problematisch. Zur Verbesserung der Eisenresorption aus pflanzlichen Nahrungsmitteln sollten Gemüse- u. Getreidemahlzeiten mit Vitamin-C-haltigen Obstsäften ergänzt werden. Rohmilch u. Rohmilchprodukte sind aufgrund einer möglichen bakteriellen Kontamination für die Zubereitung der Beikost nicht geeignet; ebensowenig rohes, über mehrere Stunden eingeweichtes Getreide (Frischkornbrei), da der Säugling noch nicht über ein ausgeprägtes Enzymsystem verfügt (Verdauungsprobleme). Rohes Getreide sollte nicht vor dem 2. Lebensjahr gegeben werden, rohes Gemüse gegen Ende des 1. Lebensjahres (jedoch nicht vor 9 Monaten). Häufig fehlt ein Fettzusatz zu den Breimahlzeiten, so daß keine bedarfsgerechte Fettzufuhr erfolgt. Bei veganer Ernährung für Säuglinge u. Kleinkinder besteht ein Risiko einer ernsthaften Nährstoffunterversorgung (Energie, Vitamin $B_2$, $B_{12}$, D, Calcium, Eisen u. Zink); in Einzelfällen kann es zu Rachitis, Kwashiorkor, Eisenmangelanämien u. Vitamin-B-Defiziten kommen.

**Bein|well:** Symphytum officinale; mehrjährige Staude aus der Familie der Rauhblattgewächse, Boraginaceae; **Arzneidrogen:** Wurzel (Symphyti radix, Radix consolidae), Blätter (Symphyti folium) u. Kraut (Symphyti herba); **Inhaltsstoffe:** 0,6 – 0,8 % Allantoin*, Schleim-Polysaccharide (nur Wurzeln); geringe Mengen an kanzerogen wirkenden Pyrrolizidinalkaloiden; **Wirkung:** entzündungshemmend; Wurzeln auch antimitotisch u. die Kallusbildung fördernd; **Verw.:** in Salben, Kataplasmen u. a.

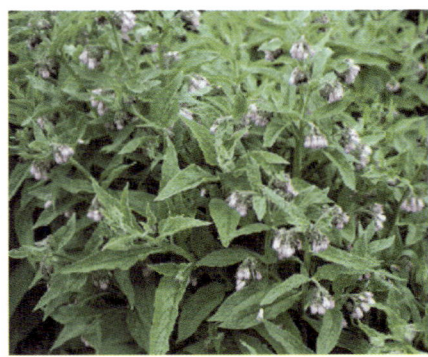

Beinwell

Zubereitungen zur äußerlichen Anwendung bei Prellung, Zerrung, Verstauchung; **traditionell** auch bei Schleimbeutel-, Knochenhaut-, Sehnenscheiden- u. Venenentzündung sowie bei sog. Drüsenschwellung; Anwendung nur auf intakter Haut u. nicht länger als 6 Wochen/Jahr; **Dosierung:** Salben od. andere Zubereitungen zur äußeren Anwendung mit 5 – 20 % getrockneter Droge; die Tagesdosis darf nicht mehr als 100 µg Pyrrolizidinalkaloide mit 1,2-ungesättigtem Necingerüst u. deren N-Oxide enthalten! **Kontraindikation:** Schwangerschaft; **homöopathische** Verwendung der frischen Wurzel als Essenz zum inneren Gebrauch z. B. bei stumpfen Verletzungen, Frakturen, Thrombophlebitis, Verwendung des frischen blühenden Krauts als Essenz zum äußerlichen Gebrauch.

**Bein|wickel:** Wickel* nach Sebastian Kneipp; Kombination von Fuß- u. Wadenwickel bis zum Knie, evtl. mit Weiterführung bis zur Hüfte (verlängerter B.); **Anw. u. Kontraindikation: s.** Wadenwickel.

**Beleuchtungs|stärke:** Formelzeichen E; Maß für den auftreffenden Lichtstrom* pro Fläche; abgeleitete SI-Einheit: Lux (Abk. lx).

**Bella|donna** f: s. Atropa belladonna.

**Bella|donna|ex|trakt** (Extractum*) m: Extractum belladonnae; Tollkirschenextrakt; braune, hygroskopische, pulverförmige Masse von charakteristischem Geruch u. bitterem Geschmack; Einstellung auf den vorgeschriebenen Extrakt- u. Alkaloidgehalt (1 g B. enthält zwi-

schen 13 u. 14 mg Tropanalkaloide, berechnet als Hyoscyamin); **Verw.**: in Kombinationspräparaten v. a. gegen krampfartige Magenbeschwerden; **Dosierung:** eingestellter B. (DAB 1996): Einzeldosis 0,01 g, höchste Einzeldosis 0,05 g, höchste Tagesdosis 0,15 g; s. Atropa belladonna.
**Benedikten|kraut:** s. Kardobenedikte.
**Benigne Pro|stata|hyper|plasie** (lat. benignus gutartig; gr. προστάτης Vorsteher; Hyper-*; gr. πλάσις das Bilden, Formen) f: s. Prostatahyperplasie, benigne.

    **Beratung, psycho|soziale:** psychotherapeutisch ausgerichtetes Gespräch, dessen zugrundeliegendes Konzept vorwiegend psychosoziale Faktoren als störungs- bzw. krankheitsauslösend u. -aufrechterhaltend annimmt; dient der Ausbildung psychosozialer Bewältigungskompetenz. In Abgrenzung zur Individualsystematik pharmako- u. psychotherapeutischer Verfahren werden psychische Störungen u. Erkrankungen v. a. an Widersprüchen u. Ambivalenzen innerhalb sozialer Lebensbindungen festgemacht. Beratungsziel ist die Vermittlung psychosozialer Reflexivität u. Handlungsfertigkeit durch Aufklärung psychosozialer Abwehrprozesse bzw. Training individueller u. sozialer Bewältigungsstrategien.

    **Berberitze** f: Berberis vulgaris; Pflanze aus der Familie der Sauerdorngewächse, Berberidaceae; **Arzneidrogen:** frische od. getrocknete Früchte (Berberidis fructus), Stammrinde (Berberidis radicis cortex), Wurzeln (Berberidis radix) u. Blätter (Berberidis folium); **Inhaltsstoffe:** in Stamm- u. Wurzelrinde bis zu 13 % Isochinolinalkaloide (Berberin, Columbamin, Palmatin, Jatrorrhizin, Berberrubin); in Blättern u.

Berberitze: Berberin

Früchten geringe Mengen von Alkaloiden; mit zunehmender Fruchtreife nimmt der Alkaloidgehalt ab. **Wirkung:** Blätter cholagog u. hypotensiv; Rinde außerdem antipyretisch u. antibakteriell; **Verw.:** traditionell Früchte bei Lungen-, Milz- u. Leberleiden; frische Beeren als Kompott od. Wein gegen Verstopfung u. Appetitlosigkeit; alkoholischer Extrakt bei Sodbrennen u. Magenkrämpfen; Wurzel, Rinde u. Wurzelrinde außerdem bei Verdauungsstörungen.

rheumatischen u. arthrotischen Beschwerden, Leberfunktionsstörungen, Gallenleiden, Diarrhoe, Hämorrhoiden u. Harnwegbeschwerden. Die Wirksamkeit bei den beanspruchten Anwendungsgebieten ist nicht belegt. **NW:** Benommenheit, Nasenbluten, Erbrechen, Diarrhoe u. Nierenreizung bei >4 g (entspricht 0,5 g Berberin) möglich; **homöopathische** Zubereitungen aus getrockneter Wurzelrinde, Rinde der ober- u. unterirdischen Teile u. von den Fruchtstielen gerebelten frischen, reifen Beeren bei Nieren- u. Harnwegerkrankungen, Gicht, Rheuma, Leber- u. Gallenleiden, trockenen Hauterkrankungen u. Fisteln.

    **Berechnungs|einheit:** Abk. BE; syn. Broteinheit*.

    **Bergonié-Maske** (Jean Alban B., Radiol., Bordeaux, 1857–1925): maskenförmige Gummielektrode, die sich einer Gesichtshälfte plastisch anpaßt u. somit alle drei Äste des N. trigeminus erfassen kann; Anwendung in der

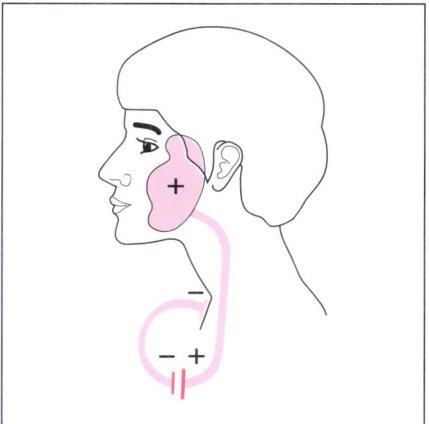

Bergonié-Maske

Elektrotherapie zur Galvanisation* (Intensität: sensibel schwellig, Richtwert 1,0 mA/10 cm²) bei Trigeminusneuralgie; veraltetes Verfahren.
    **Bericht, gelenkter:** Teil des bewährten Vorgehens in der homöopathischen Anamnese*.
    **Bernard-Ströme** (Claude B., Physiol., Paris, 1813–1878): niederfrequente Reizstromtherapie mit vollweggleichgerichteten Wechselstromimpulsen in Kombination mit einer galvanischen Strombasis (sog. diadynamische Ströme); Anwendung verschiedener Frequenzmodulationen (Sinushalbwellen mit 10 ms Impulsbreite, zwischen 50 Hz u. 100 Hz, konstant od. wechselnd), die auch die Stromformbezeichnungen determinieren, mit schmerzlindernder (Stromform DF), durchblutungsfördernder (Stromform

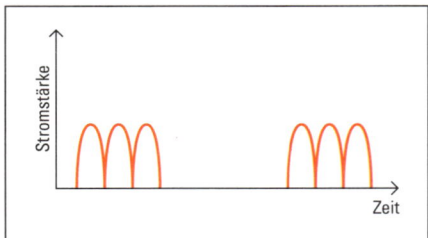

Bernard-Ströme

DF + CP), muskelstimulierender (Stromform MF) u. resorptiver Wirkung (Stromform CP). **Beruhigungs|bad:** Voll- od. Dreiviertelbad mit nicht zu warmer Temperatur (ca. 36 °C) zur Erleichterung des Einschlafens u. zur Beruhigung; durch medizinische Badezusätze wie z. B. Baldrian, Melisse (Citronellöl) od. Hopfen wird die sedierende Wirkung verstärkt. Vgl. Kräuterbad.

**Beschäftigungs|therapeut** m: aufgrund einer dreijährigen Ausbildung zur Durchführung der Beschäftigungstherapie u. Arbeitstherapie (s. Ergotherapie) befähigte u. zur Führung der geschützten Berufsbezeichnung (B. u. Arbeitstherapeut) berechtigte Person. Ausbildung u. Prüfung sind geregelt im „Gesetz über den Beruf des Beschäftigungs- und Arbeitstherapeuten" vom 25.5.1976 (BGBl. I S. 1171).

**Besen|ginster:** Cytisus scoparius, syn. Sarothamnus scoparius; Pflanze aus der Familie der Schmetterlingsblütler, Fabaceae; **Arzneidrogen:** getrocknete, abgestreifte Blüten (Cytisi scoparii flos), besonders im Frühjahr u. Herbst gesammelte, getrocknete, oberirdische Teile (Cytisi scoparii herba), getrocknete Pfahlwurzel

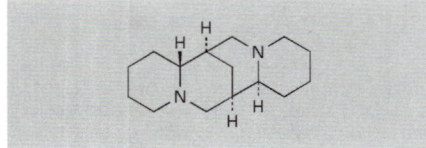

Besenginster: Spartein

mit Nebenwurzeln (Cytisi scoparii radix); **Inhaltsstoffe:** in den Blüten 0,004 %, in den Wurzeln 0,002 % u. im Kraut 0,8 – 1,5 % Chinolizidinalkaloide (insbesondere ( – )-Spartein), Phenylalaninderivate (Tyramin, Dopamin, Methyloxytyramin) u. Flavonoide (Scoparin) u. Isoflavonoide (Orobol); **Wirkung:** antiarrhythmisch (Spartein), vasokonstriktorisch, blutdrucksteigernd u. diuretisch (Tyramin); **Verw.:** bei funktionellen Herz- u. Kreislaufbeschwerden; Kraut zur unterstützenden Therapie bei Kreislaufstörungen u. Hypotonie; **traditionell** als Aufguß od. Fluidextrakt bei Ödemen, rheumatischen Erkrankungen, Cholelithiasis u. Nephrolithiasis sowie als Herzstärkungsmittel; Blüten bei Rheuma, Gicht u. Leberleiden sowie als Schmuckdroge; Dekokte der Wurzeln innerlich bei vergrößerter Milz, Ikterus u. Rheuma. Mit einer Sparteinwirkung ist aufgrund des sehr geringen Gehalts in der Droge nicht zu rechnen. **Kontraindikationen:** Hypertonie, Schwangerschaft; **Wechselwirkung:** aufgrund des Tyramingehalts kann eine gleichzeitige Therapie mit Monoaminooxidasehemmern zu einer Blutdruckkrise führen; therapeutische Anwendung wegen des möglichen Risikos problematisch.

**Besen|heide:** s. Heidekraut.

**Betäubung, örtliche:** s. Lokalanästhesie.

**Betel|nuß:** syn. Semen arecae; Samen der Betelnußpalme (Areca catechu); Hauptalkaloid Arekolin, das beim Kauen der Nuß zusammen mit Betelblättern u. Kalk (sog. Betelbissen) zu Arekaidin mit zentral stimulierender Wirkung verseift wird; toxische Nebenwirkung: Entwicklung eines Oropharyngealkarzinoms.

**Bett|fahr|rad:** Gerät zur dosierten Mobilisation der Beine bei Bettlägerigen, z. B. zur Prophylaxe von Beinvenenthrombosen bzw. zur allgemeinen Konditionierung.

**Betula** f: s. Birke.

**BEV:** Abk. für **Bio**elektronik* nach Vincent.

**Bewegungs|bad:** Wasserbad mit Bewegungstherapie*; durch Auftrieb, Wärme u. Viskosität (Widerstand gegen Bewegungen) bietet das B. gegenüber der Trockengymnastik Vorteile v. a. bei Patienten mit Bewegungsbehinderungen u. -einschränkungen durch entzündliche u. degenerative Gelenk- u. Wirbelsäulenerkrankungen, neurologischen Bewegungsstörungen sowie i. R. der Rehabilitation nach Unfall od. Operation.

**Bewegungs|muster:** Sequenz von ineinandergreifenden, komplexen Bewegungsabläufen, die im Gehirn gespeichert sind u. durch Intention abgerufen werden können; pathologische B. sind Ausdruck v. a. einer zentralnervösen Fehlsteuerung (angeboren od. erworben) bzw. einer Reaktion auf Fehlafferenzen aus der Peripherie (Gelenk-, Muskelaffektion). B. werden therapeutisch genutzt (Bahnung der Bewegung im Stereotyp) durch ganzheitliche Konzepte, die das Bewegungslernen zum Inhalt haben (z. B. Vojta*-Methode, Bobath*-Konzept, propriozeptive neuromuskuläre Fazilitation*); Prinzip dieser Methoden ist die Erleichterung der gestörten Efferenz durch Stimulation der Afferenz.

**Bewegungs|therapie** (Therapie*) f: auch Kinesio- od. Kinesitherapie; Sammelbezeichnung für Sporttherapie, Training (medizin sche Trainingstherapie), Ergotherapie, Krankengymnastik (somatisch od. psychosomatisch orientiert), Psychomotorik, Tanztherapie, Hippotherapie u. a.; therapeutische Nutzung von gezielten, dosierten Bewegungsabläufen als formative u. funktionsregulierende Reize in Form von Kraft-, Schnelligkeits-u. Ausdauertraining für die Organsysteme Muskulatur, Knochen, Nervensystem, Herz-Kreislaufsystem, Atmungssystem, Endokrinium u. Blutsystem.

**Bewegungs|therapie, konzentrative** (↑) f: Abk. KBT; körperorientiertes psychotherapeutisches Verfahren, bei dem durch spezielle Übungen eine Aktualisierung verschiedener körperlicher Erlebnisse wie Spannungs- u. Temperaturgefühl, Empfindung von weich u. hart usw. erreicht u. eine bewußte Selbstwahrnehmung u. U. gestörter körperlicher Bewegungsprozesse gefördert werden soll. So kann z. B. das Gefühl, „weiche Knie" zu haben, zum Erlebnis labiler „Standhaftigkeit" führen, welches als Resultat einer aus der Kindheit stammenden überfordernden Fassade gedeutet werden kann. Als Folge des Erfahrungsprozesses der eigenen Körperlichkeit läßt sich u. U. eine Korrektur des Selbstbildes entwickeln (Dreischritt: Wahrnehmen – Wahrhaben – Wahrmachen). Vgl. Feldenkrais-Methode, Körpertherapie.

**Bewegungs|umfang:** (engl.) range of motion (Abk. ROM); Bez. für die Beweglichkeit eines Gelenkes in einer Ebene; meßbar mit einem Goniometer od. der apparativen dreidimensionalen Bewegungsfunktionsanalyse.

**Bezug:** Bez. in der Homöopathie für eine überdurchschnittliche Häufigkeit von Symptomen im Arzneimittelbild*, die ein Organ (Organbezug), eine Gewebe- od. Symptomart, eine Körperseite (Lateralität*), eine Qualität*, Modalität* od. Causa* betreffen od. beinhalten; vgl. Arzneimittelbeziehung.

**BFD:** Abk. für bioelektronische Funktionsdiagnostik*.

**Bibernelle** f: Pimpinella major bzw. Pimpinella saxifraga; ausdauernde Staude aus der Familie der Doldengewächse, Apiaceae; **Arzneidrogen:** oberirdische Teile (Pimpinellae herba), Wurzelstöcke u. Wurzeln (Pimpinellae radix); **Inhaltsstoffe:** im Kraut Flavonolglykoside; in den Wurzeln 0,4–0,6% ätherisches Öl (insbesondere mit den Tigloyl- bzw. 2-Methylbutyrylestern des Epoxy-pseudoisoeugenols), Polyine, Cumarine u. Furanocumarine; **Wirkung:** sekretomotorisch u. -lytisch, diuretisch; **Verw.:** Zubereitungen aus der Wurzel bei Entzündungen der oberen Luftwege; **traditionell** als Stomachikum in Bitterschnäpsen u. Gewürzextrakten, Anwendung des Krauts bei Lungenleiden, zur Förderung der Magen-Darm-Tätigkeit u. äußerlich bei Varikose; Wurzel innerlich bei Er-

krankungen der Harnorgane, Nieren- u. Blasensteinen; äußerlich zum Gurgeln u. Spülen bei Entzündungen der Mund- u. Rachenschleimhaut; als Bademittel bei schlecht heilenden Wunden. Die Wirksamkeit des Krauts u. der Wurzel ist bei den beanspruchten Anwendungsgebieten nicht belegt. **Homöopathische** Zubereitungen aus den frischen Wurzeln z. B. bei Wirbelsäulenbeschwerden u. Fieber.

**Biblio|therapie** (Therapie*) f: Form der Psychotherapie, bei der ausgewählte literarische Texte in Einzel- od. Gruppensitzungen gelesen u. diskutiert werden; Anwendung auch prophylaktisch i. R. der Ordnungstherapie*; durch die Auseinandersetzung mit der beschriebenen Situation u. Person (auch wiederholt) können Lebensmodelle überprüft u. neue Konzepte vermittelt werden. Vgl. Poesietherapie.

**Bicom-Therapie** (Therapie*) f: Form der Bioresonanztherapie* mit dem Bicom-Gerät (Bicom: Kurzbezeichnung für Bio-Communication) u. speziellen Bicom-Elektroden; vgl. Mora-Therapie.

**Bienen|harz:** Propolis*.

**Bienen|königinnen|futter|saft:** syn. Gelée royale; Sekret der Kopfdrüsen der Honigbiene*; **Inhaltsstoffe:** Vitamine des B-Komplexes, Enzyme (z. B. Cholinesterase, Phosphatase), Zucker, Biopterin, Hydroxy-2-decensäure, kortikosteroidartige Substanzen, Proteine (Royalisin); **Wirkung:** antiinflammatorisch, antibakteriell, wundheilungsfördernd; **Verw.: traditionell** innerlich als Roborans, bei Arteriosklerose u. Anämien; in Kosmetika zur Steigerung der Hautdurchblutung; **NW:** allergische Reaktionen.

**Bier|hefe:** s. Faex medicinalis.

**Bier-Stauung** (August B., Chir., Berlin, 1861–1949): Stauung entzündeter Körpergebiete zum Zwecke der Blutüberfüllung, mit der Bier eine schnellere Heilung zu erreichen glaubte; historische Methode.

**Bilanzierte Diät** (Diät*) f: s. Diät, bilanzierte.

**Bilanzierte Ernährung:** s. Diät, bilanzierte.

**Bild|erleben, kata|thymes:** sog. Tagtraumtechnik, Symboldrama; tiefenpsychologisch angelegte Form der Psychotherapie* (nach H. C. Leuner), basierend auf sog. Schlummerbildchen (spontan entstehende innere Bilder vor dem Einschlafen); nach einleitender Entspannung wird der Patient angeregt, Bilder vor seinem inneren Auge entstehen zu lassen u. diese dann fortlaufend zu beschreiben. Durch Einbezug aller Sinnesempfindungen kommt es zu einer Steigerung der Erlebnisqualität. Angestrebt wird eine symbolische Durcharbeitung von Problemen, Konflikten, Fehlhaltungen u. neurotischen Reaktionsweisen. Die Anwendungsbreite ist groß, abhängig von der Erfahrung des Therapeuten: Neurosen, Lebenskrisen, psychosomatische Störungen, Krisenintervention.

**Bilsen|kraut, schwarzes:** Hyoscyamus* niger.

**Binde|gewebe|massage** (Massage*) f: Form der Reflexzonenmassage*, bei der durch eine spezielle Grifftechnik (langsames u. ausgedehntes Streichen der Haut mit einer od. zwei Fingerkuppen) tangentiale Druck- u. Zugreize auf das subkutane Bindegewebe bzw. die Faszie (mit dem Unterhautfasziengriff) ausgeübt werden; neben einer lokalen Wirkung (Lockerung von Verspannungen u. Verhärtungen) soll eine segmental-reflektorische Beeinflussung innerer Organe (kutaneoviszeraler Reflex) sowie der autonomen Reaktionslage erzielt werden. **Anw.: 1.** lokale Detonisierung umschriebener Verhärtungen (zirkumskripte Sklerodermie); **2.** reflektorische Beeinflussung funktioneller Organstörungen; **3.** Beeinflussung der vegetativen Reaktionslage (sympathikolytisch), z. B. bei Algodystrophie u. neurogenen Schmerzen. Vgl. Segmenttherapie.

**Binde|mittel:** s. Dickungs- und Geliermittel.

**Bio-:** Wortteil mit der Bedeutung Leben, Lebensvorgänge; von gr. βίος.

**Bio|ak|kumulation** (↑; lat. accumulare anhäufen) f: Anreicherung chemischer Substanzen in belebten Komponenten des Ökosystems, wo-bei steigende Konzentrationen der Substanzen resultieren; meist i. S. der selektiven Aufnahme unphysiologischer od. toxischer Elemente od. chemischer Verbindungen aus der unbelebten Natur u. Weitergabe über eine Nahrungskette* (Pflanze, Tier, Mensch). Voraussetzung der B. ist eine relativ lange Verweildauer der Substanzen im Organismus (lange biologische Halbwertzeit) bzw. eine insgesamt geringe od. selektive Elimination (z. B. Speicherung in bestimmten Organen od. Elimination über die Milch). Für die B. relevante chemische Substanzen sind Cadmium, Quecksilber u. a. Schwermetalle sowie polychlorierte Biphenyle u. a. halogenierte Kohlenwasserstoffe, die z. T. über die Muttermilch in erheblich konzentrierter Form ausgeschieden werden. Vgl. Umwelttoxikologie.

**Bio|aktive Sub|stanzen** (↑; lat. activus tätig, handelnd) f pl: s. Substanzen, bioaktive.

**Bio-Aura** (↑; Aura*) f: syn. Bioplasma, Aura*.

**Bio|chemie nach Schüßler** (↑; Wilhelm Heinrich Sch., Arzt, Oldenburg, 1821–1898) f: syn. biochemische Behandlung; therapeutischer Einsatz von Salzen der Erdalkalien (Magnesium, Calcium), Alkalimetalle (Kalium, Natrium) sowie Eisen u. Silicium als sog. Funktionsmittel; basiert auf Schüßlers Untersuchungen der Asche Verstorbener, die (je nach vorliegender Krankheit) ein Fehlen od. eine von der Norm abweichende Zusammensetzung bestimmter

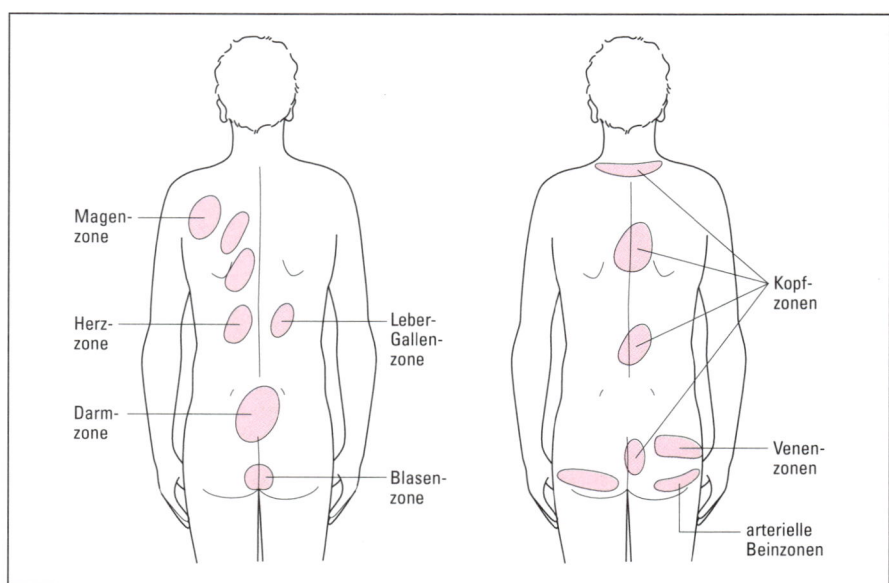

Magen-zone

Herz-zone

Darm-zone

Leber-Gallen-zone

Blasen-zone

Kopf-zonen

Venen-zonen

arterielle Beinzonen

Bindegewebemassage:
Bindegewebezonen in der Haut

**Biochemie nach Schüßler**
Funktionsmittel

| lateinische Bezeichnung | deutsche Bezeichnung | chemische Summenformel | Anwendungsgebiete |
|---|---|---|---|
| 1. Calcium fluoratum | Calciumfluorid, Flußspat | $CaF_2$ | Bindegewebeschwäche, Krampfadern, Hämorrhoiden, Knochen- u. Zahnerkrankungen |
| 2. Calcium phosphoricum | Calciumphosphat, phosphorsaurer Kalk | $CaHPO_4 \times 2\ H_2O$ | Aufbau- u. Kräftigungsmittel, Knochenbrüche, Rachitis, Rekonvaleszenz |
| 3. Ferrum phosphoricum | Eisenphosphat | $FePO_4 \times 4\ H_2O$ | 1. Entzündungsstadium, Blutarmut, Durchblutungsstörung, Konzentrationsmangel |
| 4. Kalium chloratum | Kaliumchlorid | $KCl$ | 2. Entzündungsstadium, Entzündungen allgemein |
| 5. Kalium phosphoricum | Kaliumphosphat | $KH_2PO_4$ | Erschöpfungszustände, Herzbeschwerden, Übererregbarkeit |
| 6. Kalium sulfuricum | Kaliumsulfat | $K_2SO_4$ | 3. Entzündungsstadium, Förderung von Ausscheidung u. Entgiftung |
| 7. Magnesium phosphoricum | Magnesiumphosphat | $MgHPO_4 \times 3\ H_2O$ | Krämpfe, Neuralgie, Herzenge, Migräne |
| 8. Natrium chloratum (muriaticum) | Natriumchlorid, Kochsalz | $NaCl$ | Regulierung des Wasser- u. Säure-Basen-Haushalts, Blutarmut, Rheuma |
| 9. Natrium phosphoricum | Natriumphosphat | $Na_2HPO_4 \times 12\ H_2O$ | Stoffwechselstörungen, Rheuma, Ischialgie, Gallen- u. Nierensteine |
| 10. Natrium sulfuricum | Natriumsulfat | $Na_2SO_4$ | Förderung von Abbau- u. Ausscheidungsvorgängen, Fettsucht, Leber-Galle-Erkrankungen |
| 11. Silicea | Quarz, Kieselsäure | $SiO_2\ H_2O$ | Regeneration, eitrige Entzündungen, Erkrankungen von Haut, Haaren u. Nägeln |
| 12. Calcium sulfuricum | Calciumsulfat, Gips | $CaSO_4 \times 2\ H_2O$ | chronische Eiterungen, Rheuma |

Mineralien aufwies, u. auf seiner Auffassung von Krankheit als Folge des „Fehlens von Lebenssalzen". Schüßler kannte bereits drei Stufen von Entzündungsvorgängen (sie entsprechen heute dem serösen, fibrinösen u. sog. harten Entzündungszustand) u. verabreichte entsprechend den Symptomenbildern die aus seiner Sicht geeigneten Salze. Er entwickelte eine biochemische Behandlung mit zunächst 12 Mineralsalzen in homöopathischer Dosierung (s. Tab.); später wurden noch 12 Ergänzungsmittel beschrieben (Verbindungen aus Arsen, Iod, Zink u. a.). Die B. n. Sch. unterscheidet neben den Funktionsmitteln noch Konstitutions- u. Regulationsmittel, die (je nach Anamnese, Symptomenbild u. Verlauf der Erkrankung) eingesetzt werden. Die Zeitdauer der Einnahme wird von dem Zustand des Erkrankung bestimmt: je chronischer ein Zustand, desto länger die Einnahmedauer, aber in eher niedriger täglicher Dosierung. Wissenschaftlich umstrittenes Verfahren ohne große Verbreitung.
**Biochemischer Mehrfachtest** (↑) m: s. Mehrfachtest, biochemischer.

**Biodynamik** (↑; gr. δύναμις Kraft, Macht) f: Begriff aus der Luft- u. Raumfahrtmedizin, die sich mit den Problemen der Schwerkraft auf den Menschen befaßt; er bezeichnet die Anwendung der Dynamik in biologischen Systemen. Die Dynamik als Teilgebiet der Physik beschreibt Kräfte u. Wechselwirkungen sowie deren Bewegungs- u. Zustandsänderungen. Die biologischen Systeme sind offene u. hochkomplexe, meist hierarchisch organisierte Systeme die zum eigenen Erhalt ständig Energiezufuhr benötigen. Ihre Fähigkeit zur Selbstorganisation ermöglicht es ihnen, sich an die Umgebung anzupassen. Lebendige Systeme sind im Gegensatz zu den physikalischen Systemen nichtlinear, d. h., ihre Prozesse sind nicht sicher prognostizierbar, teilweise irreversibel u. unterscheiden sich fundamental in ihrer evolutorischen Selbstbestimmung u. in der Annahme, daß hochkomplexe Wechselbeziehungen primär dem Ziel des Ganzen dienen.
**Bioelektronik nach Vincent** (↑; gr. ἤλεκτρον Bernstein, an dem zuerst elektrostatische Kräfte beobachtet wurden; Louis-Claude V.,

Hydrologe, Libanon, Paris) f: Abk. BEV; Diagnoseverfahren, das drei Faktoren mißt u. in einen regulationsphysiologischen Zusammenhang stellt: **1.** Elektronenpotential rH2 (Potentialfaktor); **2.** spezifischer Widerstand r (dielektrischer Faktor); **3.** Wasserstoff-Ionenpotential (pH). Die Meßtrias „pH-rH2-r" wurde von Vincent 1946 i. R. seiner Tätigkeit als Hydrologe zur Verbesserung der Trinkwasseruntersuchungen eingeführt. 1952/53 wies er die Bedeutung seiner Entwicklung im Libanon auch an Kranken als Diagnostikum nach. Die Faktoren werden jeweils in Blut, Speichel u. Urin getrennt gemessen. Die Meßwerte werden in ein sog. Bioelektronigramm eingetragen, das ein Koordinatensystem darstellt u. in vier bioelektronische sog. Terrainzonen eingeteilt werden kann. Diese entsprechen (in Anlehnung an das klassische Terrainkonzept von Claude Bernards) einem bevorzugten Dispositionsterrain für definierte Mikroorganismen (z. B.: Quadrant 3 = alkalisch-reduziert = Viruserkrankungen, degenerative Prozesse); Ziel ist es, Aussagen über die Anfälligkeit z. B. für bakterielle u. virale Erkrankungen, für Herz-Kreislauf- u. Krebserkrankungen in einem möglichst frühen Stadium zu erhalten. Es werden vorwiegend ernährungstherapeutische Konsequenzen aus den Befunden gezogen (z. B. Empfehlung bestimmter Wasserqualitäten, basischer Nahrungsmittel, Vermeidung eiweißreicher Kost, bestimmter Medikamente). Die Methode wird auch für Untersuchungen an Lebensmitteln, Leitungswasser usw. in bezug auf die Eigenschaften „gesundheitsfördernd" u. „empfehlenswert" herangezogen. Wissenschaftlich umstrittenes Verfahren mit geringer Verbreitung.

**Bio|elektronische Funktions|dia|gnostik** (↑; ↑; lat. functio Verrichtung, Funktion; gr. διαγνωστικός fähig zu unterscheiden) f: s. Funktionsdiagnostik, bioelektronische.

**Bio|en|ergetik** (↑; gr. ἐνέργεια Tätigkeit, Wirksamkeit) f: s. Analyse, bioenergetische.

**Bio|energetische Ana|lyse** (↑; ↑; gr. ἀναλύειν auflösen) f: s. Analyse, bioenergetische.

**Bio|energetisches Feld** (↑; ↑): syn. elektrisches Feld, Lebensausstrahlung, Aura*.

**Bio|feed|back** (↑; engl. feedback Rückkopplung) n: Bez. für in der Verhaltenstherapie angewendetes Verfahren, bei dem physiologische Parameter (z. B. mittels Elektromyographie, Elektrokardiographie, Elektroenzephalographie) erfaßt u. der bewußten Wahrnehmung zugänglich gemacht werden. Die Rückmeldung kann auf optischem u. akustischem Weg erfolgen u. dient zur Selbstkontrolle bzw. Modifizierung der gemessenen physiologischen Abläufe. Anwendung z. B. bei Migräne, psychogenen Lähmungen, zur Unterstützung von Entspannungstechniken (z. B. bei Angstpatienten) u. bei

psychosomatischen Erkrankungen (zur Steigerung des Körperempfindens). Vgl. Autogenes Training.

**Bio|gene Sub|stanzen** (↑; gr. γενής hervorbringend, erzeugend) n pl: syn. Schadstoffe*.

**Bio|information** (↑; lat. informare gestalten, darstellen) f: elektromagnetische Bioinformation; Synthese zwischen elektromagnetischen Wechselwirkungen im lebenden Organismus einerseits u. der kybernetischen Natur des Organismus als offenes, adaptives, autoregulatives (s. Autoregulation) u. komplex-vernetztes, selbstreferentielles System andererseits. „Bioinformationell" bedeutet allgemein „Informationen u. Funktionsordnungen übertragender, dialogisierender Vorgang". Der Dialog ist dadurch gekennzeichnet, daß Fragen an die „Natur", z. B. den Organismus, gestellt werden, auf die diese mit „ja" od. „nein" antworten soll. Beispiele: elektromagnetische Schwingungen, energetische Informationsübertragung beim Medikamententest (s. Elektroakupunktur nach Voll. s. Elektroakupunktur), Bioresonanzverfahren (z. B. Bioresonanztherapie*), angewandte Kinesiologie*, Hochpotenzarzneimittel der Homöopathie*.

**Bio|klimato|logie** (↑; gr. κλίμα Gegend; -logie*) f: Teilgebiet der Medizinmeteorologie, das sich mit der Wirkung des Klimas* auf Menschen (auch Tiere u. Pflanzen) befaßt u. diese therapeutisch zu nutzen sucht. Die Wechselwirkungen zwischen Wetter u. Mensch werden in der sog. Biosynoptik erforscht.

**Bio|kommunikation** (↑; lat. communicare gemeinsam tun, besprechen) f: Begriff, der die Vorgänge der Informationsübertragung in lebendigen Systemen beschreibt; es werden u. a. elektromagnetische, langreichweitige Wechselwirkungen in u. zwischen den Zellen u. höheren Organisationsebenen diskutiert. Wichtige Teilbereiche der B. unter Zellen u. Zellverbänden sind die Steuerung biochemischer Stoffwechselvorgänge, der Membranpotentiale (zur Sicherstellung der Transportvorgänge), Repair-Mechanismen, Immunregulation, Wachstumsvorgänge usw. Es ist wissenschaftlich umstritten, welche Rolle den Biophotonen* u. den kohärenten Wellenfeldern i. R. der B. zugeschrieben werden kann. Vgl. Biodynamik.

**Bio|kybernetik** (↑; Kybernetik*) f: Teilgebiet der Kybernetik (Wissenschaft von Regelungs- u. Steuerungsvorgängen), das sich allgemein mit Biosystemen beschäftigt. Beispiele für Arbeitsgebiete der B. sind die Kompartmenttheorie (z. B. Pharmakokinetik) u. die Neuronenmodelle (z. B. Theorie neuronaler Netze). Vgl. Medizin, biokybernetische.

**Bio|kybernetische Medizin** (↑; ↑; lat. ars medicina ärztliche Kunst) f: s. Medizin, biokybernetische.

**Bio|logisch-dynamische Nahrungs|mittel** (↑; -logie*; gr. δύναμις Kraft, Macht): umgangssprachliche Bez. für Nahrungsmittel* aus ökologischem Landbau.

**Bio|logisches Grund|gesetz** (↑; ↑): s. Arndt-Schulz-Gesetz.

**Bio|logische Tumor|therapie** (↑; ↑; lat. tumor Geschwulst; Therapie*) f: s. Tumortherapie, biologische.

**Bio|logische Wertigkeit** (↑; ↑): s. Wertigkeit, biologische.

**Bio|medizin** (↑; lat. ars medicina ärztliche Kunst) f: auf biologisch-mechanische od. biologisch-technische Dimensionen reduzierte Medizin, die den Menschen als mit einer Maschine vergleichbar betrachtet. Das Erkenntnisinteresse einer technisch verstandenen B. u. das der Ethnomedizin* unterscheidet sich stark. Der B. geht es v. a. um die Formulierung von Krankheiten als Entitäten u. den jeweiligen Abweichungen von einem Soll- od. Normalwert; in der Ethnomedizin wird v. a. die Krankheit als sozialer u. kultureller Prozeß formuliert.

**Bio|metrie, leuko|zytäre** (↑; gr. μέτρον Maß) f: Bez. für einen von Pinel eingeführten spekulativen hämatologischen Labortest zur Krebs(früh)erkennung; obsolet.

**Bionomy** (engl.): syn. Ortho-Bionomy; von dem Osteopathen Arthur-Lincoln Pauls begründete, erweiterte Form der manuellen Medizin* mit inhaltlichen Bezügen zur Osteopathie*, dem japanischen Judo, zur Feldenkrais*-Methode, Auraarbeit u. a.; im Mittelpunkt der B. steht die Auffassung, daß die sich entwickelnden Symptome einer Krankheit einen biologischen Sinn haben u. Ausdruck von Kompensation od. Fehlinterpretation sind. In der praktischen Umsetzung bedeutet dies, daß mit den verschiedenen zum Einsatz kommenden Behandlungstechniken nie „gegen das vorliegende Symptom", sondern immer „in die Richtung der freien, schmerzlosen, uneingeschränkten Bewegung" gearbeitet wird. Damit soll dem Körper durch Symptomübertreibung die Fehlanpassung bewußt gemacht werden. Parallelen finden sich hierbei zu modernen Formen der Cranio*-Sacral-Therapie. Die Behandlungstechniken werden in sieben Phasen unterteilt; die letzten beiden Phasen verlassen die bekannten osteopathischen Techniken u. stellen subjektive Körperwahrnehmungen dar, die sich an die energetischen Dimensionen (z. B. Aura*) des Patienten wenden sollen. **Anw.:** z. B. bei funktionellen Bewegungsstörungen, psychosomatischen Störungen, hormonell-vegetativer Dysregulation, Sehstörungen; wissenschaftlich nicht belegtes, spekulatives Verfahren mit geringer Verbreitung.

**Bio|photonen** (Bio-*; gr. φῶς Licht) n pl: elektromagnetische Wellen in lebendigen Systemen u. deren Zellen u. Zellverbänden, die als ultraschwache Photonenemission durch extreme Lichtverstärkertechniken sichtbar gemacht werden können. Nach einem hypothetischen Modell von Li u. Popp (1983, 1988 u. 1992) handelt es sich um eine Zellstrahlung, die vorwiegend aus der Desoxyribonukleinsäure (Abk. DNA) der Zellkerne stammt. Dort sollen sich optisch angeregte Moleküle, sog. Exciplexe, bilden, die als metastabile Bindungszustände von Basenpaaren der DNA permanent Strahlungsenergie an ihre Umgebung abgeben. B. sollen eine wesentliche Grundlage der Biokommunikation* sein u. haben infolge ihrer Kohärenz eine lange Reichweite.

**Bio|plasma** (↑; gr. πλάσμα Gebilde) n: s. Aura.

**Bio|resonanz|therapie** (↑; lat. resonare widerhallen; Therapie*) f: Abk. BRT; von dem Arzt Franz Morell 1977 eingeführte Methode, die mit „patienteneigenen Schwingungen" behandelt; es sollen biophysikalische Schwingungen (Frequenzen) des Patienten mit Hilfe eines Geräts (Mora-, Bicom-Gerät) gemessen u. dann dem Körper modifiziert wieder über eine zweite Elektrode zurückgegeben werden. Bei allen Formen der BRT mit körpereigenen Signalen wird versucht, die pathologische Information über verschiedene Formen von Elektroden möglichst topographisch genau (Elektrodenanpassung) abzunehmen. Aus dem Frequenzgemisch sollen die pathophysiologischen Irritationssignale getrennt u. durch inverse Schwingungen (i. S. von „Spiegelbildschwingungen") gelöscht werden. Therapieprinzip ist die Bioresonanz (Mitschwingen elektromagnetischer Schwingungen), d. h., es sollen bei einem Aufeinandertreffen von Schwingungen ähnlicher od. gleicher Frequenz nicht nur Auslöschphänomene* sondern auch Verstärkungsvorgänge stattfinden. Somit gibt die BRT auch vor, geschwächte physiologische Schwingungen des Organismus verstärken zu können. Obwohl der Schwerpunkt in der Behandlung liegt, ist die BRT auch ein Diagnoseverfahren, das vorwiegend bei der Allergietestung eingesetzt wird. Nach Feststellung einer Belastung soll das invertierte Allergen sofort hinsichtlich seiner Meßwertverbesserung überprüft werden können. Neben den Formen der BRT mit patienteneigenen Schwingungen gibt es auch Weiterentwicklungen, die mit „externen" Signalen arbeiten. Hierzu zählen die von Ludwig u. Morell eingeführten Verfahren mit externen elektromagnetischen Signalen u. die Multicom*-Therapie. **Anw.:** bei Allergien, chronischen Schmerzzuständen, chronisch-degenerativen Erkrankungen, chronischer Infektneigung; **Kontraindikation:** morphologisch irreversible Schäden. Wissenschaftlich nicht belegtes Verfahren. Vgl. Mora-Therapie.

**Bio|rhythmus** (↑; gr. ῥυθμός Gleichmaß, Takt) m: periodische Schwankungen der Körperfunktionen, die z. B. durch äußere (Licht, zirkadianer Rhythmus, Jahreszeiten) u. innere (Hormone, Menstruationszyklus) Faktoren beeinflußt werden; wird besonders in der Homöopathie (s. Periodizität, Zeitmodalität) u. traditionellen chinesischen Medizin* bei der Diagnostik u. Therapie von Erkrankungen berücksichtigt.

**Bi|oscillator** (lat. bis zweifach; oscillare schwingen) m: s. Harmonik.

**Biotin** n: wasserlösliches Vitamin, cyclisches Harnstoffderivat, das einen Thiophanring u. drei asymmetrische C-Atome enthält, so daß acht Stereoisomere möglich sind; in der Natur kommt nur das biologisch aktive D-(+)-Biotin vor. **Biochemische Funktion:** Coenzym einer Reihe von Carboxylase-, Transcarboxylase- u. Decarboxylasereaktionen (CO$_2$-Übertragung), somit wichtig für die Glukoneogenese sowie beim Abbau einiger essentieller Aminosäuren u. in der Biosynthese von Fettsäuren.

**Vorkommen in Nahrungsmitteln:** häufig nur in geringen Konzentrationen; besonders in Rinderleber, Eigelb, Sojabohnen, Nüssen, Hülsenfrüchten, Getreide u. Pilzen; **Bedarf** für Erwachsene (DGE 1991): Schätzwert ca. 30– 100 µg/Tag; **Mangelerscheinungen:** Bei extremen Ernährungsgewohnheiten (z. B. häufiger Verzehr von rohen Eiern), Alkoholkrankheit, Erkrankungen des Magen-Darm-Trakts, chronischer Hämodialyse, langfristiger Behandlung mit Antikonvulsiva u. lange andauernder parenteraler Ernährung ohne Biotinsupplementierung kann die Bedarfsdeckung gefährdet sein. Es kommt zu Dermatitis, Haarausfall, Anorexie, Übelkeit, Depressionen u. Störungen der Fortpflanzung. Ein Zusammenhang mit dem plötzlichen Tod im Kindesalter wird diskutiert. **Hypervitaminose:** weder alimentär noch bei therapeutischer Anwendung hoher Dosierungen bekannt.

**Bio|verfügbarkeit** (Bio-*): **1.** (pharmak.) Bez. für die Geschwindigkeit u. das Ausmaß, in denen der therapeutisch wirksame Anteil eines Arzneimittels* aus den jeweiligen Arzneiformen freigesetzt u. resorbiert bzw. am Wirkungsort verfügbar wird; **2.** (ernährungsphysiol.) prozentualer Anteil der nach Abschluß der Verdauung vom Darm ins Blut tatsächlich resorbierten Bestandteile der Nahrung; abhängig von Verarbeitungsgrad, Zusammensetzung u. Erhitzungsgrad der Kost, Gesundheitszustand, antinutritiven Faktoren, Art u. Struktur der Proteine, bei Mineralstoffen u. Vitaminen von Anwesenheit u. Menge an z. B. Ballaststoffen u. Phytinsäure.

**Bircher-Benner-Kost** (Maximilian B.-B., Arzt, Zürich, 1867–1939): ovo-lakto-vegetabile

Ernährungsform (s. Vegetarismus) zur Mobilisierung der Selbstheilungskräfte, Anregung der Darmfunktion u. wachsenden Ökonomisierung des gesamten Stoffwechsels; Einteilung der Nahrungsmittel nach ihren „Sonnenlichtwerten" in Gruppen (Ordnungen); ein Ordnungsverlust der Nahrungsmittel kann durch jede physikalische od. chemische Behandlung eintreten; unerhitzte, pflanzliche Frischkost stellt die höchste Stufe, erhitzte Fleischgerichte die unterste Stufe der Nahrungsenergie dar. Pflanzliche Nahrungsmittel aus kontrolliert-ökologischem Anbau mit einem hohen Anteil an Rohkost* (ca. die Hälfte der Nahrung), schonend erhitztes Vollgetreide u. Gemüse sowie Bircher*-Müsli werden bevorzugt u. ergänzt durch kleine Mengen an Milchprodukten u. Eiern. Zucker, Weißmehl, konservierte Nahrungsmittel, Alkohol, schwarzer Tee u. Kaffee werden abgelehnt. Erlaubt sind drei Mahlzeiten am Tag ohne Zwischenmahlzeiten. **Ernährungsphysiologische Bewertung:** ausreichende Nährstoffzufuhr, als Dauerkost geeignet.

**Bircher-Müsli** (↑): nährstoffreiche Mahlzeit (meist) zum Frühstück aus eingeweichten Getreideflocken, rohem Obst, Zitronensaft, Sahne, Honig sowie evtl. Mandeln u. Nüssen; vgl. Bircher-Benner-Kost.

**Birke:** Betula pendula (Hängebirke) bzw. Betula pubescens (Moorbirke); Baum aus der Familie der Birkengewächse, Betulaceae; **Arzneidroge:** Laubblätter (Betulae folium); **Inhaltsstoffe:** mindestens 1,5 % Flavonoide, Saponine,

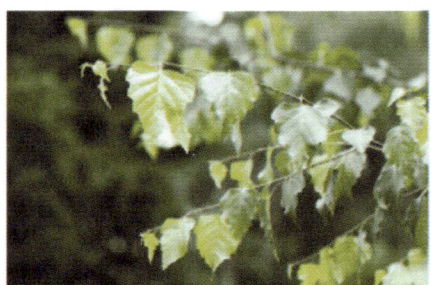

Birke

Gerbstoffe, ätherisches Öl; **Wirkung:** entwässernd; **Verw.** von Teeaufgüssen, Preßsäften u. Fertigarzneimitteln bei bakteriellen u. entzündlichen Erkrankungen der ableitenden Harnwege, Nierengrieß u. rheumatischen Erkrankungen; **traditionell** auch bei Gicht, Ödemen, Hautkrankheiten u. zur Stoffwechselanregung; **Dosierung:** Tagesdosis 2–3 g der Droge; für reichliche Flüssigkeitszufuhr ist zu sorgen. Keine Kontraindikation, Nebenwirkung od. Wechselwirkung bekannt; bei Ödemen infolge eingeschränkter Herz- od. Nierentätigkeit sollte keine Durchspülungstherapie durchgeführt werden!

**Bi-Syn|drome** (gr. σύνδρομος mitlaufend, begleitend) n pl: wörtliche Übersetzung: Versperrungs- od. Blockierungssyndrome; in der traditionellen chinesischen Medizin* zusammenfassende Bezeichnung: **1.** zunächst für schmerzhafte rheumatische Erkrankungen mit Gelenk- u. Gliederschmerzen; ferner **2.** für schmerzhafte Erkrankungen nach ihrer Topographie im Organismus (z. B. Brust-Bi, Herz-Bi, Haut-Bi, Knochen-Bi, Gefäß-Bi); **3.** gelegentlich auch als zusätzliche Klassifikation der Bi-Erkrankungen nach schmerzhaften Veränderungen an den Fünf* Speicherorganen (als Herz-Bi, Milz-Bi usw.). Nach der beteiligten äußeren Störung unterscheidet man Wind-Bi-Erkrankungen mit wandernden Schmerzen, Nässe-Bi-Erkrankungen mit festsitzenden Schmerzen u. Kälte-Bi-Erkrankungen mit starken Schmerzen.

**Bitter|fenchel:** s. Fenchel.

**Bitter|holz:** s. Quassia.

**Bitter|klee:** Menyanthes trifoliata, Fieberklee; Sumpfpflanze der Familie der Menyanthaceae; **Arzneidroge:** Laubblätter (Menyanthis folium, Trifolii fibrini folium); **Inhaltsstoffe:**

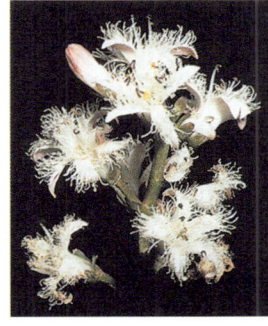

Bitterklee

Bitterstoffe (Iridoide, Secoiridoide); **Wirkung:** Förderung der Speichel- u. Magensaftsekretion; **Verw.:** vorwiegend als Tee bei Appetitlosigkeit u. dyspeptischen Beschwerden; **traditionell** auch bei Erkrankungen der Leber, Gicht, Migräne, als Fiebermittel, zur sog. Blutreinigung; **Dosierung:** Tagesdosis bis 3 g der Droge als Teeaufguß (1 g/Tasse); **homöopathische** Verwendung der frischen blühenden Pflanze z. B. bei Neuralgien u. Muskelzucken.

**Bitter|mittel:** s. Amarum.

**Bitter|salz:** Magnesiumsulfat*.

**Bitter|süß:** Solanum dulcamara; Halbstrauch aus der Familie der Nachtschattengewächse, Solanaceae; **Arzneidroge:** getrocknete zwei- bis dreijährige, im Frühjahr vor dem Austreiben der Blätter od. im Spätherbst nach dem Abfallen der Blätter gesammelte Stengel (Dulcamarae stipites); **Inhaltsstoffe:** bis 0,4 % Steroidalkaloidglykoside (Tomatidenol, Soladulcidin, Solasodin), bis 0,18 % Steroidsaponine, Carotinoide; **Wirkung:** adstringierend, antimikrobiell, schleimhautreizend; **Verw.:** zur unterstützenden Therapie bei chronischem Ekzem; **traditionell** Aufgüsse od. Abkochungen bei Asthma bronchiale, rheumatischen Erkrankungen, Gicht u. auch äußerlich bei verschiedenen Hauterkrankungen (Herpes simplex, Psoriasis vulgaris, Ekzem) u. Quetschungen. Die Wirksamkeit ist für die angegebenen Anwendungsgebiete nicht ausreichend belegt. **NW:** Intoxikation durch unreife Beeren möglich; **homöopathische** Zubereitungen aus frischen, vor der Blüte gesammelten Trieben bei fieberhaften Infekten sowie Entzündungen im Bereich von Atemwegen, Magen-Darm-Trakt, Gelenken u. Haut, die durch Kälte u. Nässe ausgelöst werden.

**Blähungen:** s. Flatulenz, Meteorismus.

**Blasen|entleerungs|störungen:** zusammenfassende Bez. für alle mechanischen bzw. neurogenen Störungen der Miktion, z. B. Harnabflußbehinderungen*, Harninkontinenz, Dysurie*.

**Blasen|entzündung:** s. Zystitis.

**Blasen|erkrankungen:** Sammelbezeichnung für Erkrankungen der Harnblase; aus dem Bereich der Phytotherapie werden zur allgemeinen **Therapie** traditionell eine Vielzahl von Zubereitungen, z. B. aus Eibisch, Erdrauch, Esche, Heidelbeere, Schlehe u. Sellerie angegeben; vgl. Harnabflußbehinderungen, Harnwegerkrankungen, Reizblase, Zystitis.

**Blasen|zug:** s. Vesikation.

**Blasse Kegel|blume:** s. Echinacea pallida.

**Blauer Eisenhut:** Aconitum* napellus.

**Blei:** chemisches Element, Symbol Pb (Plumbum), OZ 82, relative Atommasse 207,2; zur Kohlenstoffgruppe gehörendes, zwei- u. vierwertiges, blaugraues, unedles Metall; toxisches Spurenelement; **Vorkommen in Nahrungsmitteln:** gelangt durch Industrie, Verwendung bleihaltiger Anstriche u. Kraftstoffe über die Umwelt (Luft, Straßen- u. Hausstaub) in Lebensmittel; besonders hoher Gehalt in pflanzlichen Lebensmitteln (Blattgemüse, Pilze) sowie Leber, Nieren, Innereien, Würste u. Fisch. **Intoxikationen:** Bei Aufnahme über den Verdauungstrakt, die Atemwege, Haut u. Schleimhäute sind Pb u. seine Derivate akut giftig, auch eine Langzeitinkorporation geringer Dosen ist toxisch; bereits Spuren führen zur Beeinträchtigung der Blutbildung u. der Funktion des Nervensystems; es kann zu Anämien, Schlafstörungen, Kopfschmerzen, Schwindel, Reizbarkeit, Organ- u. Skelettschäden kommen; Pb reichert sich als Summationsgift im Organismus an u. wirkt embryotoxisch. In der Bundesrepublik Deutschland werden z. Z. durchschnittlich 200–300 µg Pb/Tag oral mit der Nahrung aufgenommen, von denen 10 % resorbiert werden (durch die WHO vorgeschlagener Grenzwert ca. 430 µg/Tag oral); dazu kommen täglich ca. 6–12 µg über die Atemwege resorbiertes Pb. Das vom Organismus resorbierte Pb wird zu 90 % in den Knochen abgelagert; die biologische Halbwertzeit bezogen auf Knochengewebe beträgt ca. 10 Jahre. **Referenzbereich:** <1,93 µmol/l (400 µg/l) Vollblut. **Verw.:** homöopathische Zubereitungen aus Plumbum metallicum bei starken Magen-Darm-Koliken mit Verstopfung, Hautkribbeln, Neuritis, Muskelatrophie u. -zittern sowie Kräfteverfall.

**Blitz|guß:** in der Kneipp\*-Therapie verwendeter spezieller Guß, bei dem das Wasser im Gegensatz zum Flachguß\* durch eine Hochdruckdüse aus einer Entfernung von mindestens 3 m auf den Körper gebracht wird, wobei eine starke mechanische Reiz- u. Massagewirkung erzielt wird; der von Sebastian Kneipp angewendete kalte B. wird kaum noch verwendet, statt dessen der heiße B. nach Fey, meist auf den Rücken (sog. Rückenblitz) bei Verspannungen der Rückenmuskulatur.

**Blockade:** Ausbleiben einer angemessenen Reaktion auf die Verabreichung eines homöopathischen Arzneimittels z. B. nach einer vorausgegangenen Impfung od. akuten Erkrankung; die Wiederherstellung der Reaktionsfähigkeit durch Anwendung einer Nosode\* (s. Impfnosode) wird als Lösen der B. interpretiert. Vgl. Heilungshindernis, Antidotierung.

**Blüten|staub:** s. Pollen.

**Blut|dia|gnostik, holistische** (gr. διαγνωστικός fähig zu unterscheiden) f: s. Aurasskopie, Auras-Test, Bluttropfentest, holistischer.

**Blut|druck, niedriger:** Hypotonie\*.

**Blut|egel:** s. Hirudo medicinalis, Haementeria officinalis.

**Blut|entziehung:** Bez. für verschiedene Methoden, dem Organismus Blut u. damit auch Schadstoffe u. „Energie" zu entziehen; Teil der ausleitenden Therapie\*.

**Blut|erguß:** Hämatom\*.

**Blut|hoch|druck:** Hypertonie\*.

**Blut|kristall|ana|lyse** (gr. κρύσταλλος Eis; ἀναλύειν auflösen) f: s. Kristallisationstest.

**Blut|reinigung:** volkstümliche Bez. für eine Frühjahrskur mit diuretisch u. laxativ wirkenden Drogen; vgl. Antidyskratikum, Therapie, ausleitende.

**Blut|steig|bild:** s. Blutuntersuchung, kapillardynamische.

**Blut|test, elektro|magnetischer** m: Abk. EMB; ein diagnostisches u. therapeutisches Verfahren des Arztes Dieter Aschoff, mit dessen Hilfe die Erkennung der elektromagnetischen „Krankheitsinformationen" aus dem Blut des Patienten erfolgen soll. Im Gegensatz zur Elektroakupunktur nach Voll (s. Elektroakupunktur) werden hierbei nicht primär Veränderungen an Akupunkturpunkten gemessen, sondern das Blutpräparat durch einen elektromagnetischen Schwingkreis verstärkt u. durch Auflage von Testmaterialien (z. B. Medikamente) eine Rückführung der Meßwerte (Widerstandsmessung) an Akupunkturpunkten einer Hand zur Norm versucht. Der Schwingkreis ist jedoch bei dieser Methode weder mit der Testperson noch mit dem Ohm-Meter leitend verbunden. Ziel der Therapie ist der Ausgleich von sog. Krankheitsschwingungen durch geeignete sog. Medikamentenschwingungen. Nach Auffassung von Aschoff ist die Gesundheit des Menschen an die magnetische Ausrichtung der Spin-Achsen (Spin: Drehung) gebunden. Diese Ausrichtung soll sich offenbar nach dem Magnetfeld der Erde (magnetischer „sechster Sinn") orientieren. Im Blut von Krebspatienten sollen angeblich Änderungen des Spin-Zustands vorliegen. Der Test gilt als wissenschaftlich nicht anerkannt u. spekulativ; geringe Verbreitung.

**Blut|tropfen|test, holistischer** m: Abk. HBT; Blutuntersuchung, die auf der Annahme basiert, daß alle Informationen des Körpers im Blut vorhanden sind u. dieses daher Auskunft über die energetische Gesamtsituation u. über erkrankte Körperteile geben kann. Nach Lancetentisch wird der dritte Bluttropfen aus dem vierten Finger (Fingerbeeren-Mitte) der dominanten Handseite entnommen u. per Mikropipette auf die Mitte eines Diaglases aufgebracht u. das zweite Diaglas vorsichtig aufgelegt. In Verbindung mit den Erkenntnissen aus der traditionellen chinesischen Medizin\* u. der dort bekannten sog. Organuhr wird die Morphologie u. Richtung des ausgeflossenen Bluttropfens gemäß der sog. N-Uhr-Position bestimmt u. gedeutet. Fließt z. B. der Bluttropfen in Richtung der sog. Drei-Uhr-Position, soll eine energetische Belastung des Nierenmeridians vorliegen. Wissenschaftlich nicht nachvollziehbares Verfahren mit geringer Verbreitung; Form des modernen Okkultismus\*.

**Blutung:** Hämorrhagie; Austritt von Blut aus den Gefäßen in das umgebende Gewebe od. an die Körperoberfläche; **Formen:** 1. Rhexisblutung (Zerreißungsblutung) als Folge von Gefäßeinrissen, bedingt durch Traumen, Arrosion, Gefäßwanderkrankungen (z. B. Arteriosklerose), Ruptur infolge starker Druckunterschiede (z. B. bei Hypertonie); **2.** Diapedeseblutung (sog. Durchtrittsblutung); Austritt von Blutbestandteilen durch die äußerlich intakte Gefäßwand infolge Hämostase bzw. bei hämorrhagischer Diathese; **Symptomatik:** bei äußerer B. sichtbar: **1.** arterielle B.: helles, pulssynchron spritzendes Blut; **2.** venöse B.: dunkelrotes Blut im Schwall; **3.** parenchymatöse B. bei flächenhaften Schnitt- od. Rißwunden mit B. aus allen eröffneten Gefäßen; bei innerer B. (z. B. gastrointestinale B.) Blutdruckabfall infolge von Volumenverlust, Tachykardie, Hämoglobinabfall, evtl. Schock; **4.** bei chronischer B. Anämie als Leitsymptom; **Therapie:** lokale Blutstillung, ggf. Volumenersatz (Bluttransfusion) u. Behandlung der zugrundeliegenden Störung; phytotherapeutisch werden traditionell Fuchskreuzkraut, Mistel, Schafgarbe u. Tormentilla, homöopathisch Arnika, Immergrün u. Schafgarbe angewendet.

**Blut|untersuchung, kapillar|dynamische:** syn. Kaelin-Test, Steigbildmethode; Verfahren der anthroposophischen Medizin*, mit dem bestimmte Krankheitstendenzen erkannt werden sollen. Auf spezielles Fließpapier aufgebrachtes Blut steigt durch kapilläre Saugwirkung auf; die entstandenen Formen werden nach Trocknung durch eine nachsteigende Metallsalzlösung sichtbar gemacht u. intuitiv sowie durch Erfahrung insbesondere hinsichtlich einer Krebsentstehung gedeutet. Beispiele für derartige Phänomene sind rundliche, harmonische u. pflanzenähnliche, „tierähnliche" u. dramatischere", verzerrte, bizarre u. chaotische sowie „typisch bösartige" Formen. Neben Zeitpunkt u. Art des Durchbruchs durch die sog. primäre Blutlinie sollen v. a. die Unregelmäßigkeiten bei der Auflösung dieser Blutlinie zur Interpretation von Organmustern u. Lokalisation von Tumoren bzw. deren Präkanzerosen wichtig sein.

**Blut wäsche nach Wehrli** (Frederico W, Arzt, Locarno): s. Oxidationstherapie, hämatogene.

**Blut|wurz:** s. Tormentilla.

**BMI:** Abk. für (engl.) **Body\* mass index.**

**Bobath-Konzept** (Karel B., Neurol., London, 1905–1991; Bertie B., Krankengymnastin, London, 1907–1991) n: krankengymnastisches Konzept auf entwicklungsneurologischer Basis, das zur Behandlung der infantilen Zerebralparese entwickelt wurde; Anwendung auch bei anderen sensomotorischen Regulationsstörungen (z. B. Apoplexie); **Prinzipien: 1.** Beeinflussung des veränderten Muskeltonus (Hypo- bzw. Hypertonus); **2.** Hemmung pathologischer, primitiver Reflexmuster; **3.** Bahnung physiologischer Bewegungsabläufe im sensomotorischen Lernprozeß; **allgemeine Technik:** Gebrauchsbewegungsschulung unter Vermeidung spastischer

Muster, Einbeziehung von Stell- u. Gleichgewichtsreflexen über sog. Schlüsselpunkte (Nakken, Schulter-, Beckengürtel) erleichtern.

**Bocks|horn|klee:** Trigonella foenum-graecum; einjähriges Kraut aus der Familie der Schmetterlingsblütler, Fabaceae; **Arzneidroge:** reife getrocknete Samen (Foenugraeci semen); **Inhaltsstoffe:** 25–45 % Schleimstoffe, 0,37 % Trigonellin (Nicotinsäure-methyl-betain), 25–30 % Proteine, freie Aminosäuren (v. a. 4-Hydroxy-isoleucin), Proteinaseinhibitoren, 7–8 %

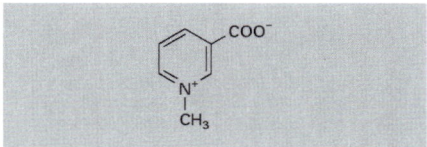

Bockshornklee: Trigonellin

Lipide, Sterole, Steroidsaponine; **Wirkung:** hypoglykämisch, hypolipidämisch, cholagog; **Verw.:** innerlich bei Appetitlosigkeit; äußerlich als Breiumschlag bei lokalen Entzündungen; **traditionell** äußerlich bei Ekzemen u. Geschwüren; innerlich bei Katarrhen der oberen Luftwege, bei Magenbeschwerden u. Diabetes sowie zur Förderung der Milchbildung in der Stillzeit; die Wirksamkeit ist nur teilweise belegt. Bockshornsamen dienen in südlichen Ländern als Nahrungsmittel, Gewürz u. zum Brotbacken; junge Pflanzen in Indien als Gemüse. **NW:** Bei wiederholter äußerer Anwendung sind unerwünschte Hautreaktionen möglich.

**Body building** (engl. Körperformung): Krafttraining an speziell entwickelten Geräten, das auf die Entwicklung bestimmter Muskeln od. Muskelgruppen ausgerichtet ist.

**Body mass index** (engl. Körpermassenzahl): Abk. BMI; syn. Quetelet-Index; Verhältniszahl zur Beurteilung des relativen Körpergewichts, das die höchste Lebenserwartung ver-

| Body mass index | | Tab. 1 |
|---|---|---|
| Bewertung nach der höchsten Lebenserwartung ohne Berücksichtigung des Alters | | |
| Klassifikation | BMI (kg/m²) | |
| | Männer | Frauen |
| Untergewicht | <20 | <19 |
| Normalgewicht | 20–25 | 19–24 |
| Übergewicht | 25–30 | 24–30 |
| Adipositas | 30–40 | 30–40 |
| massive Adipositas | >40 | >40 |

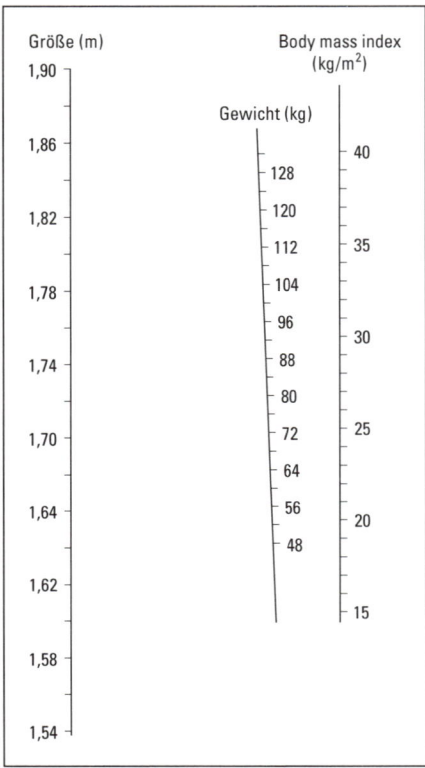

Größe (m)
1,90

Body mass index
(kg/m²)

Gewicht (kg)

1,86 — — 128 — 40

1,82 — 120

— 112 — 35

1,78 — — 104

— 96

— 30

1,74 — — 88

— 80

1,70 — — 72 — 25

— 64

1,64 — — 56 — 20

— 48

1,62 —

— 15

1,58 —

1,54 —

Body mass index:
Nomographie; Ermittlung durch Verlängerung der Gera-
den, die durch Körpergröße u. -gewicht vorgegeben ist

**Body work** (engl. Körperarbeit): Sammelbezeichnung für Maßnahmen der physikalischen
Medizin, die im wesentlichen zur Entspannung
eingesetzt werden; z. B. Alexander*-Technik,
Massage*, Reflexzonenmassage*.
**Bös|artige Neu|bildung:** s. Krebs.
**Bogomoletz-Verfahren** (Alexander Ale-
xandrowitsch B., Physiol., Kiew, 1881–1946):
therapeutisches Verfahren zur Steigerung der
körpereigenen Abwehr mittels eines Serums
(Bogomoletz-Serum), das nach Verabreichung
verschiedener menschlicher Gewebe (z. B. Milz,
Knochenmark) an Tiere (z. B. Esel, Kaninchen)
aus deren Serum gewonnen wurde. Früher wurde es mit großem Erfolg gegen Infektionen u.
zur Wundheilung eingesetzt; später wurden die
(bis heute wissenschaftlich nicht belegten) regenerativen u. revitalisierenden Funktionen beschrieben, die insbesondere von F. Wiedemann
weiterentwickelt wurden (vgl. Wiedemann-
Kur). Das B.-V. hat nur noch historische Bedeutung.
**Bohne:** s. Gartenbohne.
**Boldo** f: Peumus boldus; Strauch aus der Familie der Monimiaceae; **Arzneidroge:** getrocknete Laubblätter (B. folium); **Inhaltsstoffe:**
Aporphinalkaloide (insbesondere Boldin), ätherisches Öl mit β-Cymol, Cineol, Ascaridol u. a.;

Boldo: Boldin

sprich; BMI = Körpergewicht (kg)/Quadrat der
Körperlänge (m²); Bestimmung: s. Abb.; Beur-
teilungsschemata (s. Tab. 1 u. 2) berücksichtigen Alter u. Geschlecht. Vgl. Normalgewicht.

**Body mass index** Tab. 2
Bewertung nach der höchsten Lebenserwartung
unter Berücksichtigung des Alters

| Altersgruppe (Jahre) | wünschenswerter BMI |
|---|---|
| 19–24 | 19–24 |
| 25–34 | 20–25 |
| 35–44 | 21–26 |
| 45–54 | 22–27 |
| 55–64 | 23–28 |
| ≥65 | 24–29 |

**Wirkung:** spasmolytisch, choleretisch, Steigerung der Magensaftsekretion; Boldin antiinflammatorisch u. zellprotektiv; **Verw.:** Fertigarzneimittel u. Teeaufgüsse bei leichten Magen-
Darm-Störungen, Dyspepsie; **traditionell** als
Diuretikum u. Sedativum; **Kontraindikationen:** Gallengangverschluß, schwere Lebererkrankungen. Aufgrund der toxischen Wirkung
von Ascaridol in hoher Dosierung dürfen ätherisches Öl sowie Destillate aus den Blättern
nicht verwendet werden.
**Bolen-Heitan-Test** m: s. Trockenblutmu-
ster.
**Borago officinalis** m: Boretsch*.
**Borax:** syn. Natriumtetraborat (Natrium te-
traboracicum, Na₂B₄O₇ × 10 H₂O); harte weiße
Kristalle od. kristallines Pulver; sehr leicht lös-

lich in siedendem Wasser u. Glyzerin, unlöslich in Äthanol; **Verw.:** früher zu Mundspülungen (4%ige wässrige Lösung) od. zum Betupfer der Mundschleimhaut (10 – 20%ig in Glyzerin); antibakterielle Wirkung fraglich; **homöopathische** Zubereitungen bei Aphthen, Mundschleimhautentzündungen, Soor, Säuglingsschnupfen, chronischen Hautleiden.

**Boretsch** m: Borago officinalis; Pflanze aus der Familie der Rauhblattgewächse, Boraginaceae; **Arzneidrogen:** getrocknete Blüten (Boraginis flos), frische od. getrocknete blühende, oberirdische Teile (Boraginis herba, sog. Gurkenkraut); **Inhaltsstoffe:** in den Blüten Schleim u. 15 – 17 % Mineralsalze (insbesondere Kaliumsalze), Schleim, Kieselsäure u. Pyrrolizidinalkaloide; **Wirkung:** diuretisch, diaphoretisch; **Verw.:** traditionell werden Aufgüsse aus den Blüten zur sog. Blutreinigung, als Diuretikum, bei Entzündungen der Atemwege u. ableitenden Harnwege sowie bei Gelenkrheumatismus verwendet; frische Blüten u. Kraut als Küchengewürz. Die Wirksamkeit bei den beanspruchten Anwendungsgebieten ist nicht belegt u. eine therapeutische Verwendung angesichts der Risiken nicht vertretbar. Die Verwendung als Gewürz ist unproblematisch. NW: durch den Gehalt an Pyrrolizidinalkaloiden organotoxische, insbesondere hepatotoxische Wirkungen möglich.

**Borneol** n: $C_{10}H_{17}OH$, Alkohol der Camphenreihe; Bestandteil verschiedener ätherischer Öle, entweder als ( – )-B. z. B. in Fichtennadelöl od. als ( + )-B. z. B. in Rosmarin- od. Lavendelöl.

**Brassica nigra** f: schwarzer Senf; s. Senfmehl.

**Braun|algen:** s. Laminaria, Tang.

**Brech|nuß:** Strychnos nux-vomica; Baum aus der Familie der Loganiaceae; **Arzneidroge:** reife getrocknete Samen (Strychni semen); **Inhaltsstoffe:** 2 – 3 % Indolalkaloide (Strychnin, Brucin, α- u. β-Colubrin u. a.), Phytosterine, fettes Öl; **Wirkung:** s. Strychnin; **Verw.:** traditionell als Bestandteil tonisierender u. roborierender Arzneimittel bei Erkrankungen des Magen-Darm-Trakts, Herz- u. Kreislaufbeschwerden, bei Lähmungen der Skelettmuskulatur, Atemwegerkrankungen, als appetitanregendes Mittel; **NW:** bei längerer Anwendung, besonders bei Leberschäden, kann es zur Kumulation von Strychnin kommen. Die Verwendung angesichts der Risiken u. nicht belegten Wirksamkeit ist bei den meisten beanspruchten Anwendungsgebieten nicht vertretbar. **Homöopathische** Zubereitungen aus reifen getrockneten Samen z. B. bei Magen-Darm-Beschwerden, rheumatischen Erkrankungen u. psychischen Störungen.

**Brech|verfahren:** s. Verfahren, emetisches.

**Brech|wurz:** s. Ipecacuanha.

**Brei|kost: 1.** meist zähflüssiges gekochtes od. ungekochtes Gericht aus ganzen od. zerkleinerten Lebensmitteln, z. B. Getreide (Reis, Mais, Hafer, Hirse, Buchweizen), Obst od. Gemüse; **2.** Beikost* i. R. der Säuglingsernährung.

**Breit|wegerich:** Plantago major; meist ausdauernde Pflanze aus der Familie der Wegerichgewächse, Plantaginaceae; **Arzneidroge:** getrocknetes od. frisches, während der Blütezeit gesammeltes Kraut (Plantaginis majoris herba); **Inhaltsstoffe:** Iridoidglykoside (z. B. Aucubin, Catalpol), Polysaccharide u. Polyphenole; **Wirkung:** antibakteriell, hepatoprotektiv, antikanzerogen, antiinflammatorisch u. wundheilend; **Verw.: traditionell** innerlich bei Erkrankungen der oberen Atemwege u. Durchfallerkrankungen; äußerlich bei Entzündungen im Mund- u. Rachenbereich; Waschungen od. Umschläge bei Furunkeln, Acne vulgaris, Exanthemen u. Wunden, insbesondere Schnittverletzungen; Verwendung der frischen Blätter bei Schnittwunden, Geschwüren od. entzündeten Hautstellen; **homöopathische** Zubereitungen aus der frischen Pflanze bei Kopfschmerz, Enuresis, Diarrhoe u. Exanthemen.

**Brennessel:** Urtica dioica (große B.), Urtica urens (kleine B.) u. deren Hybriden; Pflanzen aus der Familie der Brennesselgewächse, Urticaceae; **Arzneidrogen: 1. Brennesselkraut u. -blätter** (Urticae herba, Urticae folium) enthalten Mineralsalze (v. a. Kalium- u. Calciumsalze,

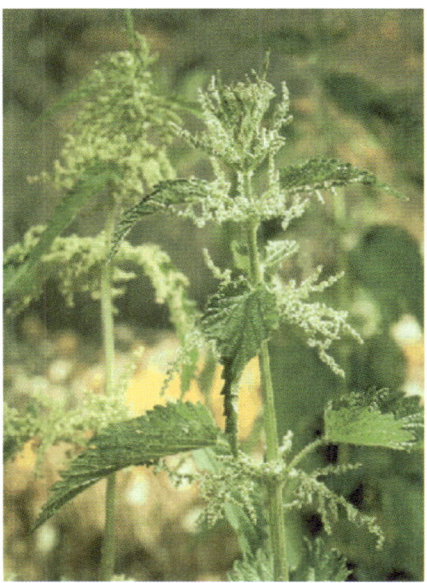

Brennessel

Kieselsäure), bis 1,8 % Flavonoide, viel Chlorophyll, Carotinoide, organische Säuren, Vitamine (Vitamin C im frischen Kraut) sowie Amine (Histamin, Serotonin, Cholin) in den Brennhaaren; **Verw.:** als Aufguß od. in anderer galenischer Zubereitung zusammen mit reichlich Flüssigkeitszufuhr bei entzündlichen Erkrankungen der ableitenden Harnwege sowie zur Prophylaxe u. Therapie von Nierengrieß; äußerlich Brennesselspiritus zur unterstützenden Behandlung rheumatischer Erkrankungen; **traditionell** auch bei Leber- u. Gallenbeschwerden, zur Anregung des Stoffwechsels in sog. Frühjahrskuren, bei Rheuma, Gicht u. Hautkrankheiten, als Haarwuchs- u. Schuppenmittel; frische Zweige zum Peitschen der Haut bei rheumatischen Beschwerden; **Dosierung:** meist als Einzelteedroge, Tagesdosis 8 – 12 g; **homöopathische** Verwendung der frischen blühenden Pflanze z. B. bei Exanthemen, Gicht, Hypogalaktie, Verbrennungen. 2. **Brennesselwurzel** (Urticae radix) enthält 3-ß-Sitosterol u. -glykoside, Scopoletin, Urtica-Agglutinine; **Verw.:** in Fertigarzneimittel zur Erhöhung des Miktionsvolumens u. maximalen Harnflusses sowie zur Erniedrigung des Restharnmenge gegen Miktionsbeschwerden bei benigner Prostatahyperplasie (Stadium I u. II); **Dosierung:** Tagesdosis: Extraktmenge entsprechend 1 – 2 g Brennesselwurzel; **NW:** selten leichte Magen-Darm-Beschwerden.

**Brenn|wert|arme Lebens|mittel:** s. Lebensmittel, brennwertarme.

**Brenn|wert, physio|logischer:** für den Organismus verfügbarer Energiegehalt* der Hauptnährstoffe u. von Alkohol; er beträgt durchschnittlich für 1 g Protein 17,2 kJ (4,1 kcal), für 1 g Kohlenhydrat 17,2 kJ (4,1 kcal), für 1 g Fett 39 kJ (9,3 kcal) u. für 1 g Alkohol (Äthanol) 30 kJ (7,1 kcal).

**Breuss-Krebs|kur** (Rudolf B., Heilpraktiker, 1900 – 1990; Kur*) f: syn. Krebskur total nach Breuss; Fastenkur, bei der Krebspatienten ca. 42 Tage fasten u. in dieser Zeit (neben einer unbegrenzten Menge an Kräutertee) nur den Saft roter Bete u. Möhren, Sellerie, Rettich u. Kartoffeln erhalten. Die Theorie der Behandlung geht davon aus, daß der Krebs „ausgehungert" werden soll. Spekulatives u. wissenschaftlich widerlegtes Verfahren.

**Brigitte-Diät** (Diät*) f: von Helga Köster (geb. 1939) entwickelte Reduktionsdiät*; energiereduzierte Mischkost mit 1000, 1200 od. 1400 kcal/Tag (bzw. 4200, 5000 od. 5900 kJ/ Tag).

**Brissago|baum:** s. Trompetenbaum, gemeiner.

**Broca-Formel** (Pierre P. B., Anthrop., Chir., Paris, 1824 – 1880): Formel zur Bestimmung des sog. Normalgewichts* bei Erwachsenen (in kg): Körpergröße (in cm) minus 100; die physiologische Variationsbreite des Körpergewichts* wird mit 10 – 20 % angegeben.

**Brombeere:** Rubus fruticosus; Strauch aus der Familie der Rosengewächse, Rosaceae; **Arzneidrogen:** während der Blütezeit gesammelte u. getrocknete, fermentierte od. nicht fermentierte Laubblätter (Rubi fruticosi folium), getrocknete Rinde der Rhizome u. Wurzeln (Rubi fruticosi radix) u. frische Früchte (Rubi fruticosi fructus); **Inhaltsstoffe:** in den Blättern Gerbstoffe (Gallo- u. Ellagitannine), Pflanzensäuren (Äpfel-, Oxal-, Zitronen- u. Isozitronensäure), Flavonoide u. pentacyclische Triterpensäuren; in den Wurzeln Gerbstoffe, Bitterstoffe, ätherisches Öl u. Saponin; in den Früchten Pflanzensäuren, Anthocyanglykoside, Pektin, Zucker u. Vitamine A, B, C; **Wirkung:** Blätter adstringierend; **Verw.:** Blätter allein od. in Mischungen mit anderen Drogen für Teeaufgüsse sowie für Mundspülungen bei unspezifischen, akuten Durchfallerkrankungen, Stomatitis u. leichten Entzündungen der Mund- u. Rachenschleimhaut; **traditionell** werden die Blätter als Wundheilmittel, zur sog. Blutreinigung u. für Waschungen bei Exanthemen, die Wurzel auch gegen Ödeme verwendet. Die Wirksamkeit der Wurzeln bei den beanspruchten Anwendungsgebieten ist nicht belegt.

**Bronchial|asthma** (gr. βρόνχος Luftröhre; ἄσθμα schweres Atemholen, Atemnot) n: syn. Asthma* bronchiale.

**Bronchitis** (↑; -itis*) f: Entzündung der Bronchialschleimhaut, ausgelöst durch verschiedene exogene Reize (infektiös, allergisch, chemisch-irritativ, toxisch); betrifft überwiegend die größeren Bronchien; **Formen:** 1. **akute B.:** meist in Verbindung mit Rhinitis, Laryngitis u. Tracheitis i. R. eines viralen Infekts. Primär bakterielle Bronchitiden sind eher selten, häufig ist dagegen die bakterielle Superinfektion einer vorbestehenden B. (v. a. mit Streptococcus pneumoniae, Haemophilus influenzae, Branhamella catarrhalis); auch andere Infektionskrankheiten (Masern, Keuchhusten, Windpocken, Scharlach, Diphtherie, Typhus) können mit einer akuten B. beginnen. Bronchitiden durch Pilze (z. B. Candida) betreffen v. a. immunsupprimierte Patienten. Die nichtinfektiöse akute B. kann allergisch (vgl. Asthma bronchiale), toxisch (durch Inhalation von z. B. Schwefeldioxid, Nitrosegasen, Ozon, Kohlenwasserstoffen) od. durch eine akute Linksherzinsuffizienz (Stauungsbronchitis) bedingt sein. **Klinik:** Husten, Auswurf, leichte Temperaturerhöhung, Thoraxschmerzen; zähes Sputum, zunächst weißlich-schleimig, später gelblich od. grünlich, evtl. bräunlich durch Blutbeimengung; auskultatorisch trockene Rasselgeräusche, bei starker Sekretion auch feuchte, mittelbis grobblasige Rasselgeräusche; **2. chronische B.**: Definition der WHO (1966): „Husten u. Auswurf an den meisten Tagen während mindestens je drei Monaten in zwei aufeinanderfolgenden Jahren"; **Ursache**: insbesondere chronisches Inhalationsrauchen; beruflich od. umweltbedingte Noxen; **Klinik**: bei der sog. einfachen B. Husten mit u. ohne Auswurf (weißlichschleimig), normale Lungenfunktion; **Therapie**: strikte Tabakrauchabstinenz, reichlich Flüssigkeitszufuhr, Expektoranzien, evtl. Bronchospasmolytika, Antibiotika; aus dem Bereich der Naturheilkunde Atmungstherapie* u. Klopfmassage*, Hydrotherapie (Abklatschung*, Brustwickel* bzw. Brustguß*, Hauffe*-Schweninger-Armbad, Oberkörperwaschung*); phytotherapeutisch Anis* u. Thymian*, traditionell z. B. auch Chinarinde, Efeu, Gelbwurz, Hundszunge, Sanikel, weißer Stechapfel, Ysop, homöopathisch Ehrenpreis, Eucalyptus globulus, Guajak, schwarzer Holunder, Huflattich, Meerzwiebel u. Zaunrübe; als alternative Heilverfahren Enzymtherapie* u. Farbtherapie*; bei schwerer respiratorischer Insuffizienz Sauerstoff u. evtl. intensivmedizinische Behandlung.

**Brot|diät** (Diät*) f: von Erich Menden (geb. 1924) u. Waltraute Aign (geb. 1926) entwickelte energiereduzierte Mischkost mit erhöhtem Brotanteil (ca. 250 g/Tag) zur Reduktion des Körpergewichts.

**Brot|einheit**: syn. Berechnungseinheit; Abk. BE; Hilfsrechengröße zur Berechnung der Diät bei Diabetes mellitus; 1 BE entspricht laut Diätverordnung einer Menge von insgesamt 12 g (in der Schweiz 10 g) Kohlenhydraten mit blutzuckersteigernder Wirkung (Mono-, Di-, Oligo- u. Polysaccharide); vgl. Kohlenhydrateinheit.

**BRT**: Abk. für Bioresonanztherapie*.

**Bruch|kraut**: Herniaria glabra bzw. Herniaria hirsuta; ein- bis mehrjährige Kräuter aus der Familie der Nelkengewächse, Caryophyllaceae; **Arzneidroge**: während der Blütezeit gesammelte u. getrocknete oberirdische Teile (Herniariae herba); **Inhaltsstoffe**: Saponine (besonders Glykoside der Medicagen-, Gypsogen- u. 16α-Hydroxymedicagensäure), Flavonoide u. Cumarine; **Wirkung**: schwach spasmolytisch, adstringierend; **Verw.: traditionell** als Aufguß u. a. galenische Zubereitungen bei Erkrankungen der Niere, ableitenden Harnwege u. Atemwege, Neuritis, Gicht u. rheumatischen Erkrankungen sowie zur sog. Blutreinigung. Die Wirksamkeit ist bei den beanspruchten Anwendungsgebieten nicht ausreichend belegt.

**Brucin** (James Bruce, schottischer Forscher, 1730–1794) n: chemisch dem Strychnin* verwandtes u. auch in den gleichen Pflanzen enthaltenes Indolalkaloid mit abgeschwächter Strychninwirkung.

**Brügger-Therapie** (Alois B., Neurol., Zürich; Therapie*) f: Methode der funktionellen Bewegungsschulung; im Mittelpunkt steht das Gelenk-Muskel-System, das bei chronischen Fehlbelastungen (endogen u. exogen) reflektorisch mit Schmerzen als Warnsignale reagiert (sog. arthromuskuläres Schmerzsyndrom). Primär resultieren daraus Funktionsstörungen, die bei Nichtbehandlung zu Strukturveränderungen führen. Therapieziel ist eine physiologische Beanspruchung des Bewegungssystems, speziell die Einnahme einer physiologischen Körperhaltung, der sog. Brügger-Haltung (aufrechte Körperhaltung u. Belastungshaltung), die der sternosymphysealen Belastung entgegenwirkt u. somit die Funktionsstörung beseitigt. Durch die Korrektur der Fehlhaltung können durch Integration der aufrechten Körperhaltung in den Alltag Belastungen physiologisch toleriert werden. Elemente der B.-Th. sind Anamnese (Analyse des Alltagsverhaltens), Inspektionsbefund, Funktionsdiagnostik, Funktionstests u. Behandlungsmaßnahmen (z. B. Thera-Bandübungen, ADL-Training).

**Bruker-Kost** (Max-Otto B., Arzt, Reutlingen, geb. 1909): syn. Vollwertkost*.

**Brunkow-Stemm|führung** (Roswitha B., Krankengymnastin): krankengymnastische Behandlungstechnik, bei der die Extremitäten aus einer speziellen Grundstellung in verschiedene Richtungen gegen einen gedachten Widerstand geführt werden; die aufgebaute Spannung setzt sich bis in den Rumpf fort, so daß eine Ganzkörperanspannung resultiert. **Anw.**: segmentale u. periphere Störung der Sensomotorik, auch bei zentraler Fehlsteuerung; konstitutionelle Hypermobilität mit daraus folgender Muskelschwäche.

**Brunnen|kresse**: Nasturtium officinale, Wasserkresse; ausdauernde Pflanze aus der Familie der Kreuzblütler, Brassicaceae; **Arzneidroge**: während der Blütezeit gesammelte frische od. getrocknete oberirdische Teile (Nasturtii herba); **Inhaltsstoffe**: Senfölglykoside (Glucosinolate); davon 80 % Gluconasturtiin, aus dem bei Hydrolyse Phenylethylisothiocyanat entsteht), Vitamin C; **Wirkung**: antibakteriell, diuretisch, antimitotisch; **Verw.**: zerkleinerte Droge, Frischpflanzenpreßsaft u. a. galenische Zubereitungen bei Entzündungen der Atemwege; **traditionell** als Bestandteil von Cholagoga; bei Appetitlosigkeit u. Verdauungsbeschwerden; äußerlich bei Arthritis u. rheumatischen Erkrankungen; als Spülung zur Stimulation des Haarwachstums; frische B. wegen ihres hohen Gehalts an Vitamin C auch zu Frühjahrskuren; **NW**: selten Magen-Darm-Beschwerden od. allergische Reaktionen (Kontaktdermatitis); Überträger des großen Leberegels (Fasciola hepatica); vor Verzehr der frischen Pflanze gründlich wa-

Diosphenol · Diosmin

Bucco: Inhaltsstoffe

schen; **Kontraindikationen:** Ulcus ventriculi bzw. Ulcus duodeni, entzündliche Erkrankungen der Niere; keine Anwendung bei Kindern unter vier Jahren; **homöopathische** Zubereitungen aus frischen, zur Blütezeit gesammelten oberirdischen Teilen bei Reizzuständen der ableitenden Harnwege.

**Brust|guß:** Guß* nach S. Kneipp, der warm od. kalt von unten beim vornüberstehenden Patienten auf die Brust gebracht wird; meist nach vorhergehendem Armguß; **Anw.:** bei koronarer Herzkrankheit (unter ärztlicher Aufsicht), Tachykardie, chronischer Bronchitis u. Schwangerschaft sowie als thermisches Regulationstraining; **Kontraindikation:** Angina pectoris; durch die üblicherweise vornübergeneigte Haltung bei der Anwendung kann es zu zerebraler Durchblutungsstörung, Stauungszuständen im Halsbereich u. Rückenbeschwerden kommen.

**Brust|schmerz:** s. Angina pectoris; Atemwegerkrankungen; Bronchitis; Herzbeschwerden, nervöse; Herzkrankheit, koronare; Mastodynie.

**Brust|wickel:** straff, bei mittlerer Atemstellung angelegter Wickel* aus zwei Tüchern von den Achselhöhlen bis unter den Rippenbogen; das Innentuch wird vorher in frisches Wasser getaucht u. ausgewrungen. Je nach Dauer der Anwendung wirkt der B. wärmeentziehend (bis ca. 20 Min.), wärmestauend (¾–1½ Std.) od. schweißtreibend (1½–2 Std.); **Anw.:** bei Atemwegerkrankungen (Bronchitis, Pneumonie), auch mit Zusatz von Senf (Senfwickel*) od. Salben mit ätherischen Ölen, sowie bei Pleuritis u. Interkostalneuralgie.

**Bryonia** f: s. Zaunrübe.

**BT:** Abk. für Beschäftigungstherapie; s. Ergotherapie.

**Bucco:** Barosma betulina, syn. Diosma betulinum; Strauch aus der Familie der Rautengewächse, Rutaceae; **Arzneidrogen:** getrocknete Laubblätter (B. folium, Barosmae folium, Diosmae folium) u. aus ihnen gewonnenes ätheri-

sches Öl (Barosma-betulina-Blätteröl); **Inhaltsstoffe:** ätherisches Öl mit Terpenverbindungen, Diosphenol, ψ-Diosphenol u. Oxoderivaten des p-Menthan-3-ons sowie Flavonoide (z. B. Diosmin); **Wirkung:** antibakteriell, diuretisch; **Verw.:** traditionell als Teeaufguß u. andere galenische Zubereitungen bei Entzündungen u. Infektionen der Nieren u. Harnwege, Nephrolithiasis, Gicht u. rheumatischen Erkrankungen. Die Wirksamkeit bei den beanspruchten Anwendungsgebieten ist nicht belegt. Das Blätteröl wird aufgrund seines charakteristischen Cassis-Aromas als Geschmacks- u. Geruchskorrigens sowie zur Herstellung von künstlichem Fruchtaroma verwendet. **NW:** Reizerscheinungen im Magen-Darm-Trakt; **homöopathische** Zubereitungen aus den Blättern bei Erkrankungen der Harnwege.

**Buchinger-Fasten** (Otto B., deutscher Arzt, 1878–1966): s. Heilfasten.

**Budwig-Diät** (Johanna B., deutsche Chemikerin, Apothekerin, geb. 1908; Diät*) f: syn. Leinöl*-Quark-Diät.

**Bürsten|bad:** Bad zur mechanischen u. thermischen Reizung der Haut; Bürsten von Rükken, Flanken u. Beinen des in einem warmen Halbbad sitzenden Patienten mit nachfolgendem kühlem Rücken- od. Vollguß; vgl. Trockenbürsten.

**Bursae-pastoris herba** f: oberirdische, blüten- u. fruchttragende Teile von Hirtentäschel*.

**Busch|meister:** Lachesis* mutus.

**Butter|milch:** nach weitgehender Entfettung (Buttergewinnung) aus saurer Milch verbleibende Flüssigkeit (Fettgehalt weniger als 1 g %); Verwendung als Heilnahrung* zur Schonung des Darms mit Deckung des Eiweißbedarfs, z. B. bei Dyspepsie, Säuglingsekzem; bei ausschließlicher Anwendung über mehr als 4 Wochen kann es zu Mangelerscheinungen der fettlöslichen Vitamine (insbes. Vitamin A) kommen.

**Butyrum Cacao** n: Kakaobutter*.

# C

**C:** s. Centesimalpotenz.

**Cacao oleum** n: Kakaoöl; s. Kakaobutter.

**Cactus grandiflorus** m: s. Königin der Nacht.

**Cadmium** (gr. καδμεία Galmei) n: chemisches Element, Symbol Cd, OZ 48, relative Atommasse 112,4; zur Zinkgruppe gehörendes, silberweißes, bei 321 °C schmelzendes, weiches Metall; **Vorkommen in Nahrungsmitteln:** als Umweltnoxe besonders hohe Konzentration in Austern, Leber u. Nieren; außerdem sehr hoher Gehalt in Zigarettenrauch; **Intoxikationen:** Cd gelangt über industrielle Prozesse in die Umwelt u. kann bei Anreicherung zu Osteomalazie, schweren Nierenfunktionsstörungen. Beeinflussung des Stoffwechsels u. der Funktionen essentieller Spurenelemente wie Zink, Eisen, Mangan, Kupfer, Selen u. Calcium führen. **Referenzbereich:** 2,9 – 24,3 nmol/l Vollblut.

**Cajeput** m: Melaleuca cajeputi bzw. Melaleuca leucadendra od. Melaleuca quinquenervia; Bäume aus der Familie der Myrtengewächse, Myrtaceae; **Arzneidroge:** aus den frischen Blättern u. Zweigspitzen gewonnenes u. rektifiziertes ätherisches Öl (Cajeputi aetheroleum); **Inhaltsstoffe:** 50 – 65 % 1,8-Cineol, bis zu 30 % Terpineol, α-Pinen, Limonen u. a.; **Wirkung:** antibakteriell, hyperämisierend; **Verw.:** traditionell innerlich als reflektorisch wirkendes Expektorans bei Entzündungen der oberen Atemwege, als Diaphoretikum; äußerlich zur Linderung arthritisch u. rheumatisch bedingter Schmerzen; alle Anwendungen sind nicht durch klinische Belege abgesichert. **NW:** selten Übelkeit, Erbrechen, Durchfall; **Wechselwirkungen:** Cineol bewirkt eine Induktion des fremdstoffabbauenden Enzymsystems in der Leber. Die Wirkung anderer Arzneimittel kann daher abgeschwächt bzw. verkürzt werden. **Kontraindikationen:** entzündliche Erkrankungen im Bereich des Magen-Darm-Trakts u. der Gallenwege; schwere Lebererkrankungen; bei Säuglingen u. Kleinkindern nicht im Bereich des Gesichts auftragen. Vgl. Niauli.

**Calami rhizoma** n: Kalmuswurzelstock; s. Kalmus.

**Calcatrippae flos** m: s. Rittersporn.

**Calciferole** n pl: s. Vitamin D.

**Calcium** (lat. calx, calcis Kalk) n: ältere Nomenklatur Kalzium; chemisches Element, Symbol Ca, OZ 20, relative Atommasse 40,08; mit Sauerstoff u. Wasser heftig reagierendes, an der Luft unbeständiges, weiches, silberweiß glänzendes, zweiwertiges Erdalkalimetall; der Cal-

ciumbestand wird im Blut durch das Zusammenwirken von Parathormon, Vitamin D u. Calcitonin normalerweise in engen Grenzen konstant gehalten; Ca macht ca. 1,5 % des Körpergewichts aus. **Biochemische Funktion:** Bestandteil von Knochen u. Zähnen (Stützfunktion); wichtig für die Blutgerinnung u. bei der neuromuskulären Erregbarkeit; beeinflußt die Durchlässigkeit der Zellmembranen; hat Signalfunktion bei der Zellaktivierung (z. B. Biosynthese u. Sekretion von Stoffen); Aktivator von Enzymen (z. B. Glukokinase, Renin); **Vorkommen in Nahrungsmitteln:** besonders calciumreiche Lebensmittel sind Milch u. Milchprodukte, aber auch einige Gemüsearten wie Broccoli, Spinat u. Grünkohl. **Bedarf** für Erwachsene (DGE 1991): im Alter von 19 – 25 Jahren ca. 1000 mg/Tag, von 26 – 50 Jahren ca. 900 mg/Tag u. ab 51 Jahren ca. 800 mg/Tag; **Mangelerscheinungen:** Tetanie, Entkalkung der Knochen, Osteoporose durch einseitige Ernährung, Resorptionsstörungen bei Vitamin-D-Mangel, hormonelle Störungen (Hypoparathyreoidismus); **Intoxikationen:** bei Hyperparathyreoidismus, Vitamin-D-Intoxikation, Hypophosphatämie Auftreten von Übelkeit, Erbrechen, Müdigkeit, Obstipation, Nierenfunktionsstörungen, Polyurie, Hypopathie, Harnsteinbildung, mentalen Störungen; therapeutische **Verw.:** Calciumsalze in Kombination mit anderen Substanzen bei Osteoporose; **Referenzbereich:** Erwachsene 2,20 – 2,55 mmol/l Serum, Kinder 1,75 – 2,70 mmol/l Serum.

**Calcium carbonicum** n: Calciumcarbonat, kohlensaures Calcium, Kalk; **Vork.** als Kalkstein, Kreide, Marmor, Aragonit, Kalkspat, Muschelschalen, Korallen, Krebssteine, Sepiaknochen; **Verw.:** traditionell bei Gastritis, Diarrhoe (Dosierung: 0,5 – 2 g); **homöopathische** Zubereitungen aus den inneren weißen Teilen zerbrochener Schalen der Auster Ostrea edulis (Calcium carbonicum Hahnemanni) bei sauren Durchfällen, Lymphatismus, Rachitis.

**Calcium phosphoricum** n: Calciumhydrogenphosphat; feines weißes, geruch- u. geschmackloses Pulver; in Wasser u. Äthanol praktisch unlöslich, leicht löslich in verdünnter Salz- u. Salpetersäure; **Verw.:** zur Kalktherapie bei Rachitis, Allergien; **homöopathische** Zubereitungen bei Knochenbrüchen, Lungenerkrankungen, Schulkopfschmerz, Wachstumsschmerzen.

**Calendula** f: C. officinalis, Ringelblume; Pflanze aus der Familie der Korbblütler,

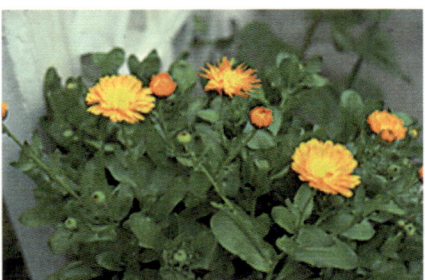

Calendula

Asteraceae; **Arzneidroge:** Zungenblüten od. Blütenköpfe (Calendulae flos); **Inhaltsstoffe:** 2 – 10 % Triterpensaponine u. -alkohole, Carotinoide u. ätherisches Öl; **Wirkung:** wundheilungs- u. granulationsfördernd, entzündungshemmend; **Verw.:** lokal als Tinktur, Salbe u. ölige Zubereitung bei schlecht heilenden Wunden, Ulcus cruris, Entzündungen im Mund- u. Rachenraum; **traditionell** auch als Tee gegen Leber- u. Gallebeschwerden, Menstruationsstörungen u. Krämpfe; **Dosierung:** Auszüge: 1 – 2 g Droge auf 100 ml Wasser; Tinktur: 1 – 2 Teelöffel auf 0,25 – 0,5 l warmes Wasser zu Spülungen, Umschlägen u. zum Gurgeln; Salben entsprechend 2 – 5 g Droge/100 g; **homöopathische** Verwendung des frischen blühenden Krautes äußerlich als entzündungshemmendes, blutstillendes, granulationsförderndes Mittel (Salbe mit Urtinktur sowie Urtinktur allein).

**Calendula|öl:** unter Verwendung eines Pflanzenöls hergestellter Auszug aus Calendula-officinalis-Blüten; **Inhaltsstoffe:** lipoidlösliche Bestandteile (s. Calendula); **Verw.:** als Öl od. Emulsion gegen aufgesprungene Haut, Sonnenbrand, Ekzeme.

**Calligaris-Methode** (Giuseppe C., Neuropathologe, 1876 – 1944) f: diagnostisches u. therapeutisches Verfahren, das ein System waagerechter u. senkrechter „Linearketten" auf der Hautoberfläche des Menschen beschreibt, welches wechselseitige Reflexbeziehungen zu Organen, Funktionen, Energiehaushalt, Gefühlen, Gedanken usw. unterhalten soll. Calligaris bezeichnete dieses Phänomen als „Dermo-Mental-Reflex". Die „Linearketten" werden zur Diagnostik u. Therapie genutzt. Vielfach werden Symptome als wichtige Prozesse der geistigen Entwicklung betrachtet u. nicht antagonistisch behandelt, sondern unterstützt. Therapeutisch werden die „Linearketten" durch Elektrizität, Magnetismus u. „kinetische Energien" behandelt. Wissenschaftlich nicht gesichertes u. okkult anmutendes Verfahren. Vgl. Heilmagnetismus.

**Calluna vulgaris** f: Heidekraut*.
**Camellia sinensis** f: schwarzer Tee*.
**Camphora** f: syn. Kampfer*.
**Cancero|metrie nach Vernes** (lat. cancer Krebs; gr. μέτρον Maß) f: Bez. für einen Krebstest, der Aussagen über das Vorliegen einer Krebs(früh)erkrankung machen soll; obskures Verfahren ohne praktische Bedeutung.
**Candela** f: Abk. cd; SI-Einheit der Lichtstärke*.
**Cannabis sativa** f: indischer Hanf; im harzigen Sekret der weiblichen Pflanze sind verschiedene Cannabinoide (z. B. Cannabidiol, $\Delta^9$-Tetrahydrocannabinol, Cannabinol) enthalten, die wegen ihrer psychischen Effekte zur Erzeugung von Rauschzuständen benutzt werden. Aufnahme meist durch Rauchen von Haschisch* od. Marihuana*.
**Cantharidin** n: aus der spanischen Fliege (Lytta vesicatoria) gewonnene Substanz, die i. R. der ausleitenden Therapie* auf Pflastern aufgetragen zur oberflächlichen Hautreizung u. Blasenbildung Anwendung findet; schon geringe Mengen (5 mg) sind nephrotoxisch; **homöopathische** Verwendung des getrockneten Käfers bei Nierenerkrankungen u. Verbrennungen.
**Cantharidin|pflaster:** auch Canthariden-pflaster; Verfahren der ausleitenden Therapie* bei schmerzhaften Entzündungen insbesondere im Bereich großer Gelenke; Auftragung eines mit Cantharidin* beschichteten Pflasters auf eine Hautfläche von maximal 4 cm Durchmesser; nach Entstehung einer Blase wird das Blasensekret abpunktiert (s. Vesikation); Abheilung der Blase evtl. mit Hyperpigmentierung bzw. Narbenbildung. Vgl. Fontanelle, Stangenpflaster.
**Capsella bursa-pastoris** f: Hirtentäschel*.
**Capsicum** n: C. annuum (Paprika), C. frutescens (Cayennepfeffer); Pflanzen aus der Familie der Nachtschattengewächse, Solanaceae; **Arzneidroge:** Früchte (Capsici fructus bzw. im DAB Capsici fructus acer); **Inhaltsstoffe:** unterschied-

| X | |
|---|---|
| $(CH_2)_4-CH=CH$ | Capsaicin |
| $(CH_2)_5$ | Nordihydro-Capsaicin |
| $(CH_2)_6$ | Dihydro-Capsaicin |
| $(CH_2)_7$ | Homodihydro-Capsaicin |

Capsicum: Capsaicinoide

ich große Mengen (0,4–1 %) an Capsaicinoiden (Scharfstoffe); **Wirkung:** lokal hyperämisierend, Reizung der Thermo- u. Schmerzrezeptoren, langanhaltend analgetisch u. antiphlogistisch; **Verw.:** als Tinktur, Liniment od. Pflaster ei Muskelverspannungen im Schulter-Arm- u. Wirbelsäulenbereich; traditionell auch bei Genkschmerzen, Pleuritis, Myalgien, Frostschäden, Kreislaufstörungen in den Extremitäten; innerlich zur Förderung der Peristaltik; **NW:** selten Überempfindlichkeitsreaktionen (urtikarielles Exanthem); Anwendungsdauer maximal wei Tage; chronische Anwendung führt zur Schädigung der betroffenen Neurone. **Homöopathische** Verwendung von C. annuum als Constitutionsmittel z. B. bei Gastritis u. Otitis media.

**Carbo medicinalis** (lat. carbo Kohle) m: medizinische Kohle, Aktivkohle*.

**Carbo vegetabilis** (↑) m: Holzkohle*.

**Carcino|chrom|re|aktion** (gr. καρκίνος Krebs; Chrom*; Reaktion*) f: Abk. CCR; sog. Krankanzerosetest (Gutschmid, 1965); spektraler Krebstest, der Farbstoffveränderungen im Urin von Krebspatienten untersucht; **Durchführung:** 18 ml Morgenharn des Patienten u. 1 ml Reagens werden für 24 Std. bei Zimmertemperatur aufbewahrt, dann 10 Min. bei 40 °C mehrmals durchgeschüttelt u. mit 3 ml Amylalkohol überschichtet. Rosa- bis Dunkelrotfärbung bedeutet positiven Befund. Wissenschaftlich bereits falsifiziertes Verfahren.

**Cardamomi fructus** m: Samen des Kardamom*.

**Cardio|spermum** n: C. halicacabum, Ballonrebe, Herzerbse; einjährige tropische Schlingpflanze aus der Familie der Seifenbaumgewächse, Sapindaceae; **Arzneidrogen:** getrocknete Blätter (C.-halicacabum-Blätter) u. Samen (C.-halicacabum-Samen); **Inhaltsstoffe:** in den Blättern pentacyclische Triterpene (Glutinon, β-Amyrenon, β-Amyrin), Triterpenglykoside, Phytosterole (β-Sitosterol, Campesterol, Stigmasterol), Gerbstoffe, Flavonoide u. Quebrachitol (Zuckeralkohol); in den Samen bis 33 % fettes Öl mit langkettigen Fettsäuren (Lignocerin-, Öl- u. Stearinsäure) u. 54 % Cyanolipiden, ungesättigten, isoprenoiden Hydroxynitrilen, die mit einer od. zwei langkettigen Fettsäuren verestert sind; **Wirkung:** antiinflammatorisch, analgetisch, antiphlogistisch; **Verw.:** Dekokt der Blätter u. andere galenische Zubereitungen (z. B. Salben) **traditionell** bei juckenden, ekzematösen Hauterkrankungen, Neurodermitis, Rheuma, Nervenleiden, Hämorrhoiden, chronischer Bronchitis; Samen bei Rheuma u. als Diaphoretikum. Die Wirksamkeit bei den genannten Anwendungen ist nicht eindeutig belegt. **Homöopathische** Verwendung des frischen, blühenden Krauts innerlich bei Entzündungen der Atemwege u. der Haut sowie bei Rheuma; äußerlich bei Entzündungen der Haut.

**Carduus bene|dictus** m: s. Kardobenedikte.

**Carduus marianus** m: Mariendistel*.

**Carex arenaria** f: Sandriedgras*.

**Caricae fructus** m: s. Feige.

**Carica papaya** f: Melonenbaum*.

**Carlina acaulis** f: Eberwurz*.

**Carnitin** n: s. L-Carnitin.

**Carotine** n pl: Pflanzenfarbstoffe; ungesättigte Kohlenwasserstoffe aus der Gruppe der Carotinoide*; am wichtigsten Alpha-, Beta- u. Gammacarotin als Provitamine für Vitamin* A.

**Carotinoide** n pl: Isoprenderivate, die 8–9 konjugierte Doppelbindungen enthalten u. daher intensiv rot od. gelb gefärbt sind; Unterteilung in die hitzestabilen, sauerstofffreien Carotine (z. B. Lycopin in Tomaten, Alpha- u. Betacarotin in Karotten u. Aprikosen) u. die hitzelabilen, oxygenierten Xanthophylle (z. B. Lutein in grünen blättrigen Gemüsearten). C. werden ausschließlich von höheren Pflanzen (als Photoprotektoren der grünen Pflanzenteile u. als Farbstoffe von Blüten, Früchten, Samen u. Wurzeln) u. Mikroorganismen synthetisiert u. werden z. T. als Provitamin A im tierischen u. menschlichen Organismus in Retinol umgewandelt. Zu den wichtigsten Provitamin-A-C. zählen das Alpha-, Beta- u. Gammacarotin, wobei das Betacarotin die höchste Vitamin-A-Wirksamkeit aufweist. Gesundheitsfördernde **Wirkungen:** antioxidativ in den Endverästelungen der Blutgefäße, Stimulation des Immunantwort, Hemmung von Tumorentwicklung u. Mutagenese, Verhinderung von Zellkernschädigung u. lichtabhängigen Hautveränderungen. Einige C. werden als Lebensmittelfarbstoffe verwendet. Vgl. Vitamin A.

**Carum carvi** n: Kümmel*.

**Carvi fructus** m: s. Kümmel.

**Caryo|phyllata officinalis** f: s. Nelkenwurz.

**Caryo|phylli aether|oleum** n: Nelkenöl*.

**Cascara|rinde:** syn. amerikanische Faulbaumrinde*.

**Cassia** f: s. Sennesblätter.

**Cassiae flos** m: s. Zimt, chinesischer.

**Castor equi:** Pferdewarze; **Arzneidroge:** warzenartiges Gebilde an der Innenseite der Vorder- u. Hinterfüße des Pferdes; **Verw.:** homöopathische Zubereitungen bei Kokzygodynie, Mastitis.

**Catalpa bignonioides:** gemeiner Trompetenbaum*.

**Catalpa ovata:** japanischer Trompetenbaum*.

**Cathin** n: s. Kat.

**Causa** (lat. Ursache) f: homöopathische Bez. für die auslösende Ursache (C. occasionalis) einer Erkrankung od. Beschwerde, die nicht in einem bekannten pathophysiologischen Zusammenhang mit dieser stehen muß u. physischer, emotionaler od. geistiger Art sein kann. Die C. ist für die Arzneimittelwahl* von besonderer Bedeutung, wenn Ursache u. Auswirkung in keinem angemessenen Verhältnis stehen od. die Art der Reaktion sehr ungewöhnlich für die Ursache ist. Sie wird dann als Hinweis auf eine Schwachstelle des Organismus verstanden u. entsprechend hoch gewichtet.

**Causticum Hahnemanni** n: Ätzmittel aus frisch gebranntem Kalk aus Marmor, verarbeitet mit doppeltsaurem schwefelsaurem Kalium; **Verw.:** homöopathische Zubereitungen bei Dupuytren-Kontraktur, schnellendem Finger, rheumatischen Beschwerden, Ekzemen, Harninkontinenz, Bronchitis, Heiserkeit.

**Cayenne|pfeffer:** s. Capsicum.

**CCR:** Abk. für Carcinochromreaktion*.

**Ceanothus americanus** m: Säckelblume*.

**Cembuya orientalis:** Kombucha*.

**Centaurea canus** f: Kornblume*.

**Centaurium erythraea** n: Tausendgülden-kraut*.

**Centesimal|potenz** (lat. centesima Hundertstel; Potenz*) f: Abk. C-Potenz; homöopathisches Arzneimittel, dessen Verdünnungsverhältnis bei jedem Potenzierungsschritt 1:100 beträgt; s. Potenzierung.

**Cephaelin** n: neben Emetin wichtigstes Alkaloid aus der Wurzel von Ipecacuanha*.

**Cephaelis** f: s. Ipecacuanha.

**Cer-Therapie** (lat. Ceres Fruchtbarkeitsgöttin; Therapie*) f: therapeutischer Einsatz des zu den Lanthanoiden gehörenden chemischen Elements Cer; es wird aufgrund seiner stoffwechselkatalytischen Wirkungen i. R. der antihomotoxischen Therapie (s. Homotoxikologie) eingesetzt u. ist auch Bestandteil der Elementartherapie*; wissenschaftlich umstrittenes Verfahren.

**Cetraria islandica** f: s. Moos, isländisches.

**Ceylon-Zimt:** Cinnamomum verum, syn. Cinnamomum ceylanicum; immergrüner Baum aus der Familie der Lorbeergewächse, Lauraceae; **Arzneidrogen:** getrocknete, vom äußeren Kork u. dem darunter liegenden Parenchym befreite Rinde junger Zweige u. Schößlinge (Cinnamomi cortex, Cinnamomi ceylanici cortex) u. aus der Rinde gewonnenes ätherisches Öl (Cinnamomi aetheroleum, Zimtöl); **Inhaltsstoffe:** 0,5–4 % ätherisches Öl mit 42–68 % Zimtaldehyd; Procyanidin-Gerbstoffe, Diterpene, Phenolcarbonsäuren; **Wirkung:** antibakteriell, fungistatisch, motilitätsfördernd, insektizid; **Verw.:** Teeaufgüsse, ätherisches Öl sowie andere galenische Zubereitungen bei Appetitlosigkeit, dyspeptischen Beschwerden wie leichte, krampfartige Schmerzen im Magen-Darm-Trakt, Völle-

gefühl, Flatulenz; **traditionell** auch bei Diarrhoe, insbesondere bei Kindern mit Erbrechen, bei Erkältung, Grippe u. Wurmbefall; äußerlich zur Wundreinigung; **NW:** häufig allergisch Haut- u. Schleimhautreaktionen; **Kontraindi**kation: Überempfindlichkeit gegen Zimt od Perubalsam, Schwangerschaft, Ulcus ventricul u. Ulcus duodeni; **homöopathische** Zubereitungen aus der von den äußeren Teilen befrei ten Rinde junger Schößlinge bei nervösen Stö rungen u. Uterusblutungen. Vgl. Zimt, chinesischer.

**Chakren** (Sanskrit Chakra Kreis) m pl: syn Chakras; spätantike u. mittelalterliche indisch Bez. in der Tantra-Medizin u. im Hatha-Yog für besondere „Knotenpunkte" sonnen- od mondbedingter Abläufe im menschlichen U sachenkörper (Karana-Sarira); der Körper wir in drei ineinandergreifende Schichten eingeteil (Alltags-, Traum-, Ursachenkörper); von der Ba sis der Wirbelsäule kopfwärts werden siebe Ch. der Reihe nach den Ursachen der elementa ren Wahrnehmungen von Erde, Wasser, Feue Luft, Raum, Liebe u. Kreativität zugeordne Die Theosophen (vgl. Theosophie) des ausge henden 19. Jahrhunderts benutzten diese Da stellungen als Erklärungsmuster für ihre ir Trancezustand erlebten Erfahrungen u. spra chen vom grob- u. feinstofflichen Leib u. dem Christus-Prinzip als mystischem Leib. Dies fan auch Eingang in die anthroposophische M dizin*. Zu den Chakra-Therapien zählen zu meist esoterische Versuche der „Erweckung de schöpferischen Kraft" im menschlichen Leil in diesem Sinne sind Ch. „Lebensenergiezer tren", „Energiekörper" u. Verbindungsstelle für Energien, die von nichtphysischen (z. I Ätherleib) zu physischen Existenzebenen de Menschen fließen sollen. Topographische Vo stellungen gehen davon aus, daß diese Ch. au der Oberfläche des Ätherleibs liegen u. dynam sche Gebilde mit unterschiedlichen Farben u Formen sein sollen. Das Energiesystem der Cl wird verschiedenen Organen, Drüsen, Eigen schaften, Elementen u. Funktionen zugeordne Unterschiedliche alternative Heilverfahren be dienen sich der Vorstellungen von Ch. (z. I Mentaltherapie*) u. haben mit der ursprüngl chen Bedeutung meist nichts mehr gemein. Vg Esoterik, Trance.

**Chalazion** (gr. χαλάζιον kleines Hagelkor n: sog. Hagelkorn; bis erbsengroßes, an de Augenlidern lokalisiertes Granulom, meist vo den Glandulae tarsales (Meibom-Drüsen) au gehend; **Urs.:** Sekretstauung nach Verschlu der Ausführungsgänge durch Entzündun Tumor od. spontan; **Klin.:** anfangs leichte, ii Ggs. zum Hordeolum* schmerzfreie Entzü dung, später indolenter derber Knoten; **The** op. Ausschälung, lokale Cortisoninjektion; h möopathisch Zubereitungen aus Echinacea, Silicea, Stephanskraut.

**Chamaemelum nobile** n: römische Kamille*.

**Chamomillae romanae flos:** Blütenköpfchen der römischen Kamille*.

**Chamomilla recutita** f: s. Kamille.

**Chaos|theorie** f: mathematische System-theorie, die Chaos als ein spezielles, unvorher-sagbar erscheinendes u. instabiles Verhalten komplexer nichtlinearer dynamischer Systeme definiert. Ch. wird von verschiedenen alter-nativen Medizinsystemen zur Erklärung von Krankheitsentstehung u. zur Begründung der Wirkung insbesondere von nicht nachweisba-ren, sog. niedrigenergetischen Therapieformen (Bioresonanztherapie*, Homöopathie*) herange-zogen.

**Chelat|therapie** (gr. χηλή Krebsschere; Therapie*) f: therapeutischer Einsatz von Chela-ten (stabile Komplexe von Metallen mit organi-schen Verbindungen infolge einer ringförmigen Bindung; **Anw.:** bei Schwermetall-vergiftungen aufgrund der hohen Bindungs-affinität von Metallen zum Chelatbildner (z. B. Dimercaprol u. Ca-EDTA); für die Anw. von Ch. bei Arteriosklerose zur Bindung von Ca.cium aus den Kalkablagerungen der Gefäßwände gibt es keinen Wirksamkeitsnachweis; **NW:** Verlust anderer essentieller Spurenelemente (Eisen, Kupfer, Zink); Mobilisation von Calcium aus den Knochen (Osteoporose), Beeinträchtigung der Nierenfunktion, Allergie, Knochenmark-depression, Blutgerinnungsstörungen.

**Chelidonium majus** n: Schöllkraut*.

**Cheno|podii aether|oleum** n: amerikani-sches Wurmsamenöl, enthält Askaridol; früher Verwendung als Wurmmittel, insbesondere ge-gen Spul- u. Hakenwürmer; wegen der gerin-gen therapeutischen Breite heute völlig obsolet.

**Chi:** s. Qi.

**China-Restaurant-Syn|drom** n: Bez. für ein nach dem Verzehr von Natriumglutamat (besonders in chinesischen Gerichten einge-setzter Geschmacksverstärker*) auftretendes, reversibles Beschwerdebild mit Herzklopfen, Schweißausbruch, Muskelzuckungen, Übelkeit, Schwächegefühl, Tränenfluß u. a.

**China|rinde:** Cinchonae cortex; getrocknete Rinde von Cinchona pubescens (syn. Cinchona succirubra) od. deren Varietäten (Bäume aus der Familie der Rötegewächse, Rubiaceae); **Inhalts-stoffe:** ca. 30 Alkaloide (besonders Cinchonidin, Cinchonin, Chinin, Chinidin), Bitter- u. Gerb-stoffe; **Verw.:** v. a. in Form von Extrakten, Tink-turen u. Weinen als Bittermittel, Tonikum u. Adstringens v. a. zur Appetitanregung; zur Ge-winnung von Chinin u. Chinidin; **traditionell** auch gegen Malaria, Pneumonie, Bronchitis,

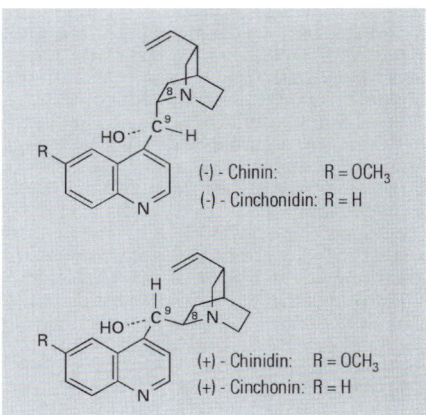

(-) - Chinin:   R = OCH₃
(-) - Cinchonidin: R = H

(+) - Chinidin:   R = OCH₃
(+) - Cinchonin: R = H

Chinarinde: Cinchonaalkaloide

Neuralgien; **NW:** Überempfindlichkeitsreaktio-nen (Hautallergien, Fieber), selten Thombozyto-penie; **Kontraindikationen:** Schwangerschaft, Überempfindlichkeit gegenüber Cinchonaalka-loiden; **homöopathische** Verwendung als Kon-stitutionsmittel zur Rekonvaleszenz, bei An-ämie, chronischen fiebrigen Darmerkrankungen u. Diarrhoe.

**Chinesische Angelika** f: s. Angelika, chine-sische.

**Chinesische Chrono|bio|logie** (gr. χρό-νος Zeit; Bio-*; -logie*) f: s. Chronobiologie, chi-nesische.

**Chinesische Kartoffel:** s. Yams.

**Chinesische Massage** (Massage*) f: s. Mas-sage, chinesische.

**Chinesische Medikamente** (lat. medica-mentum Heilmittel) n pl: s. Medikamente, chi-nesische.

**Chinesischer Zimt:** s. Zimt, chinesischer.

**Chinidin** n: dextroisomere Verbindung von Chinin* mit direkter Membranwirkung an Herz-muskelzellen u. parasympatholytischer u. alpha-sympatholytischer Wirkung; **Verw.:** bei Herz-rhythmusstörungen (Extrasystolen, paroxys-male Tachykardien); **Dosierung:** 200–300 mg p. o. 3–4mal tägl.; höchste Tagesdosis 2 g; **NW:** Hautreaktionen, Urtikaria, Schwindel, Kopf-schmerz, Seh- u. Hörstörungen, Übelkeit, Er-brechen, Diarrhoe; **Kontraindikationen:** AV-Block II. u. III. Grades, Bradykardie, Erregungs-leitungsstörungen, Digitalisüberdosierung.

**Chinin** n: Chinolinderivat (Alkaloid aus der Chinarinde*) mit blutschizontozider Wirkung; **Verw.:** in Form von löslichen Hydrochloriden parenteral bei Malaria tropica mit chloroquin- bzw. multiresistenten Plasmodien; **Dosierung:** Tagesdosis 20–25 mg/kg Körpergewicht i. v. in

3 Dosen stark verdünnt über 7–10 Tage; Chininsulfat dient p. o. appliziert (650 mg 3mal tägl. für 10–14 Tage) ebenfalls zur Behandlung (nicht Prophylaxe!) von Malaria tropica, häufig in Kombination mit Pyrimethamin, Tetracyclinen od. Sulfonamiden. **NW:** gastrointestinale Störungen, Neurotoxizität (Sehstörungen), Hautreaktionen (skarlatiniforme Exantheme); in sehr hoher Dosierung Vergiftung mit Netzhautgefäßspasmen u. Optikusschädigung bis zur Erblindung, Schwindel, Ohrensausen, Erregungszuständen, Zyanose, Herztod; **Kontraindikationen:** Schwangerschaft, Chininallergie.

**Chiro|praktik** (gr. χείρ Hand; πρακτικός tätig, wirksam) f: sog. Rucksen; Bez. für eine in der Bundesrepublik Deutschland von Heilpraktikern u. v. a. in den USA ausgeübte Form der Chirotherapie* zur Behandlung von schmerzhaften Funktionsstörungen (sog. Blockierungen) der kleinen Wirbel- u. Extremitätengelenke; bei unsachgemäßer Ausführung Gefahr der Verletzungen nervaler, knöcherner u. muskulärer (ligamentärer) Strukturen.

**Chiro|therapie**(↑; Therapie*) f: auch manuelle Medizin; von Ärzten (spezielle Ausbildung erforderlich, Zusatzbezeichnung) u. Krankengymnasten ausgeübte Handgrifftechnik zur Diagnostik u. Therapie reversibler Funktionsstörungen der Wirbel- u. Extremitätengelenke; prinzipiell werden mobilisierende u. manipulierende (nur von Ärzten auszuführen!) Techniken unterschieden. Mobilisationen (sog. weiche Technik) beeinflussen reflektorische Fehlspannungen der Muskulatur u. damit das gestörte Gelenkspiel; Manipulationen (sog. harte Technik) verbessern gezielt die gestörte Gelenkbewegung u. dürfen nur unter Beachtung strenger Ein- u. Ausschlußkriterien (z. B. Osteoporose, Knochentumoren, Fehlbildungen) durchgeführt werden. Vgl. Osteopathie.

**Chlor** (gr. χλωρός grünlich-gelb) n: chemisches Element, Symbol Cl, OZ 17, relative Atommasse 35,453; ein-, drei-, fünf- u. siebenwertiges, stechend riechendes (schleimhautreizendes), gelbgrünes, gasförmiges Halogen, das in der Natur nur in Verbindung (z. B. als Chlorwasserstoff od. Natriumchlorid) vorliegt; **biochemische Funktion:** als wichtigstes Anion des Extrazellulärraums an der Aufrechterhaltung des osmotischen Drucks u. der Elektroneutralität beteiligt; Bestandteil der Magensalzsäure u. des Liquors; wichtig für den Säure-Basen-Haushalt; **Vorkommen in Nahrungsmitteln:** allgemein in tierischen Lebensmitteln in höherer Konzentration als in pflanzlichen; **Bedarf** für Erwachsene (DGE 1991): geschätzter täglicher Mindestbedarf ca. 830 mg; **Mangelerscheinungen:** Wachstumsstörungen, Muskelschwäche, hypochlorämische Alkalose mit Magentetanie durch starke Durchfälle, Schwitzen,

Erbrechen, Chlorid-Diarrhoe-Syndrom; **Referenzbereich:** 97–110 mmol/l Serum.

**Chloro|phyll** (↑; gr. φύλλον Blatt) n: durch Esterverseifung aus Chlorophyll gewonnener wasserlöslicher Porphyrinkörper (Naod. K-Salz); **Verw.:** Mund- u. Rachentherapeutikum, Farbpigment für die Dragierung.

**Chol-:** Wortteil mit der Bedeutung Galle; von gr. χολή.

**Chol|agogum** (↑; -agoga*) n: Arzneimittel zur Behandlung funktioneller Störungen im Bereich der Gallenwege, die häufig durch eine fettreiche Mahlzeit verstärkt werden; pflanzliche Cholagoga sind meist Kombinationen, die folgende Drogen bzw. Zubereitungen enthalten: javanische Gelbwurz, Kümmel, Pfefferminze, Ingwer (Gewürzwirkung); Artischocke, gelber Enzian, Kardobenedikt, Löwenzahn, Schafgarbe, Tausendgüldenkraut, Wermut (Bittermittel); Aloe, Faulbaum, Rhabarber, Sennesblätter (Laxanzien); Scopoliawurzel, Schöllkraut, Kamille (spasmolytische Wirkung); Baldrian, Berberitzenwurzelrinde, Boldo, Echinaceakraut u. -wurzel, Kalmus, Mariendistel u. a. (unterschiedliche Wirkungsmechanismen); einen starken, kurz anhaltenden Gallefluß bewirkt Ochsengalle (Fel Tauri). Die Einteilung in Choleretikum* u. Cholekinetikum* ist nicht einheitlich.

**Chole|calci|ferol** n: syn. Vitamin D₃; s. Vitamin D.

**Chole|kinetikum** (Chol-*; gr. κινεῖν bewegen) n: Arzneimittel, das die Bewegung der extrahepatischen Gallengänge u. die Entleerung der Gallenblase fördert; s. Cholagogum.

**Chole|lithiasis** (↑; gr. λίθος Stein; -iasis*) f: Gallensteinleiden; durch Gallensteine* hervorgerufene häufigste Erkrankung der Gallenblase (Cholezystolithiasis) u. der Gallengänge (Choledocholithiasis); **Vorkommen:** v. a. bei Frauen (mit steigendem Alter zunehmend häufig), jedoch auch im Kindesalter möglich (z. B. bei hämolytischer Anämie, angeborenen Anomalien der Gallenwege); **Klinik:** Gallenblasensteine sind häufig symptomlose Zufallsbefunde (sog. stumme Gallensteine); in ca. 30–50 % der Fälle dyspeptische Oberbauchbeschwerden od. Gallenkoliken; **Diagnostik:** palpatorische Druckempfindlichkeit unterhalb des rechten Rippenbogens mit lokaler Abwehrspannung, evtl. Vergrößerung der Gallenblase (nicht bei Schrumpfgallenblase); Ultraschalldiagnostik u. röntgenologische Leeraufnahme der Gallenblasengegend (Nachweis kalkhaltiger Steine möglich); Cholezystocholangiographie u. endoskopisch retrograde Cholangiographie (Abk. ERC) mit Möglichkeit der endoskopischen Entfernung eingeklemmter Papillensteine; **Therapie:** medikamentöse Cholelitholyse (nur bei Cholesterinsteinen); Cholezystektomie, Cholelithotripsie, Steinentfernung i. R. einer endoskopischen Papillotomie; traditionell werden aus dem Bereich der Phytotherapie Zubereitungen aus Besenginster, Klette, Odermennig, Orthosiphon u. Olivenöl, homöopathisch Mandragora, Phosphor u. Schöllkraut angewendet. Vgl. Gallensteinkolik, Lebererkrankungen.

**Chol|eretikum** (↑; gr. ἐρέθειν reizen) n: Substanz, die die Leberzellen zu vermehrter Sekretion von Gallensäuren (Cholerese) anregt; z. B. Dehydrocholsäure, Ursodeoxycholsäure; vgl. Cholagogum.

**Chol|eriker** (↑) m: s. Temperament.

**Chole|zystitis** (↑; gr. κύστις Blase, Harnblase; -itis*) f: Entzündung der Gallenblase; **Ätiologie:** überwiegend sekundär bei Cholelithiasis*, selten vaskulär, infektiöse od. chemisch-toxische Ursachen; **Symptomatik:** Koliken im rechten Oberbauch mit Ausstrahlung in die rechte Schulter, Übelkeit, Erbrechen, Hyperalgesie im Bereich des 6.–9. Brustwirbelkörpers paravertebral rechts, systemische Entzündungszeichen; chronische Ch. häufig symptomlos, evtl. dyspeptische Beschwerden od. dumpfer Oberbauchschmerz; **Therapie:** Bettruhe, Nahrungskarenz, Antibiotika, Cholezystektomie möglichst im Intervall; phytotherapeutisch werden Rettich*, traditionell auch Ruhrkraut u. Olivenöl, homöopathisch Mandragora, Phosphor u. Schöllkraut eingesetzt; vgl. Cholezystopathie.

**Chole|zysto|pathie** (↑; ↑; -pathie*) f: zusammenfassende klinische Bez. für funktionelle u. organische (z. B. Cholelithiasis*) Veränderungen der Gallenblase, i. w. S. auch des Gallengangsystems; **Therapie:** aus dem Bereich der Naturheilkunde u. alternativen Heilverfahren kommen Behandlungen mit Heublumensack*, Mayr*-Kur, Sulfatwasser* in Betracht; phytotherapeutisch Zubereitungen aus Ruhrkraut*, traditionell z. B. auch aus Brennessel, Calendula, Eberwurz, Efeu, gelbem Enzian, javanischer Gelbwurz, Hagebutte, Johanniskraut, gemeinem Katzenpfötchen, Kreuzdorn, Leberblümchen, Mariendistel, Meerrettich, Rosmarin, Schafgarbe, Soja u. Waldmeister, homöopathisch aus Berberitze, Efeu, Löwenzahn, Mariendistel, Pappel u. Schöllkraut. Vgl. Cholezystitis, Gallensteinkolik, Lebererkrankungen.

**Chrom** (gr. χρῶμα Farbe) n: chemisches Element, Symbol Cr, OZ 24, relative Atommasse 52,0; zur Chromgruppe gehörendes, zwei-, drei- u. sechswertiges, unedles Schwermetall; essentielles Spurenelement; biocyclische Anreicherung in der aquatischen (in Fischen bis zu 200fache Konzentration) u. terrestrischen Nahrungskette* (Pflanze → Milch) u. Konzentration beim Menschen in Gehirn u. Lunge; **biochemische Funktion:** Bestandteil des Glukose-Toleranzfaktors, Cofaktor für die Reaktion des Insulins mit seinen Rezeptoren auf den Zell-

membranen; **Vorkommen in Nahrungsmitteln:** besonders in Fleisch, Bierhefe, Käse, Vollkornprodukten u. Honig in standortabhängiger Konzentration; **Bedarf** für Erwachsene (DGE 1991): Schätzwert 50–200 µg/Tag; **Mangelerscheinungen:** verminderte Glukosetoleranz, erhöhte Insulinkonzentration, Hyperglykämie, Gewichtsverlust u. periphere Neuropathien durch parenterale Ernährung; **Intoxikationen:** alimentär nicht bekannt; bei Inhalation von Chromstaub Durchfall, Leber- u. Nierenschäden sowie Hämolyse; **Referenzbereich:** < 5 µg/l Serum.

**Chrono|bio|logie** (gr. χρόνος Zeit; Bio-*; -logie*) f: Wissenschaft vom zeitlichen Ablauf u. Rhythmus der Körperfunktionen; die Analyse von Zeitstrukturen spontaner, autonomer, psychophysiologischer Funktionen des Menschen soll einen Einblick in die zeitliche Selbstordnung geben. Neben der Aufklärung von zirkadianen Rhythmen u. deren endogenen Oszillatoren (innere Uhren) im Zentralnervensystem werden auch reaktive Perioden auf innere u. äußere Reizgeber untersucht. Vgl. Adaptationsphysiologie, Biorhythmus.

**Chrono|bio|logie, chinesische** (↑; ↑; ↑) f: grundlegende Auffassung der traditionellen chinesischen Medizin* von der Bedeutung zeitlicher Abläufe, die sich u. a. vom Yin*-Yang als Zeithorizont u. dem System* der Fünf Elemente (z. B. vier Jahreszeiten) herleitet u. bei Diagnostik u. Therapie von Erkrankungen berücksichtigt wird; bei der chronobiologischen Akupunktur* sind z. B. die sog. Öffnungszeiten der acht außergewöhnlichen Meridiangefäße für die Einstichauswahl vom Bedeutung; ebenso werden von den nach den Fünf Elementen angeordneten sog. fünf Transportpunkten (jeweils zwischen Ellenbogen u. Fingerspitzen, Knien u. Zehenspitzen) stets nur wenige unter Berücksichtigung zirkadianer Rhythmen, lunarer Rhythmen u. jahreszeitlich bestimmter Rhythmen (sog. 10 Himmelsstämme u. 12 Erdzweige) verwendet. Die chronobiologische Akupunktur gilt als wirksame Behandlungsmethode bei therapieresistenten komplizierten Erkrankungen.

**Chrysanthemum cinerariae|folium** n: s. Pyrethrum.

**Chrysanthemum parthenium** n: s. Mutterkraut.

**Chrysanthemum vulgare** n: s. Rainfarn.

**Chymo|papain** n: proteolytisches Enzym aus Papaya-Saft; **Verw.:** Nukleolytikum; vgl. Papain.

**Cichorium intybus** n: s. Wegwarte.

**Ciclo|sporin** n: cyclisches Polypeptid mit 11 Aminosäuren; in verschiedenen Pilzen, z. B. Trichoderma polysporum u. Tolypocladium inflatum, gefunden, zur therapeutischen Verwendung synthetisch hergestellt; immunsuppressive Wirkung durch Inhibition aktivierter Helfer- u. Killerzellen z. B. durch Blockierung der Lymphokinproduktion (Interleukin-2-Inhibitor); **Verw.:** als T-Zell-Immunsuppressivum bei Organtransplantationen u. Autoimmunkrankheiten; **Dosierung:** 15 mg/kg Körpergewicht/Tag für 2 Wochen, später 5 – 10 mg/kg Körpergewicht/Tag; bei schweren Formen der Psoriasis 3 – 5 mg/kg Körpergewicht/Tag; **NW:** Nephrotoxizität, Begünstigung u. U. lebensbedrohlicher Infektionen sowie von Epstein-Barr-Virusinduzierten Lymphomen.

**Cimicifuga racemosa** f: Traubensilberkerze, Wanzenkraut; Staude aus der Familie der Hahnenfußgewächse, Ranunculaceae; **Arzneidroge:** Wurzelstock mit Wurzeln (Cimicifugae racemosae rhizoma); **Inhaltsstoffe:** Triterpenglykoside; **Wirkung:** östrogenartig, LH-Suppression, Bindung an Östrogenrezeptoren; **Verw.:** v. a. in Tinkturen bei prämenstruellen, dysmenorrhoischen u. klimakterisch bedingten neurovegetativen Beschwerden; **traditionell** auch als Sedativum, Antipyretikum, Antirheumatikum, Antineuralgikum; **Dosierung:** Tagesdosis entsprechend 40 mg Droge bzw. 4 mg Desoxyactein; **NW:** selten Magenbeschwerden; **homöopathische** Verwendung des frischen Wurzelstocks mit Wurzeln bei klimakterischen Beschwerden, Menstruationsstörungen, Muskel- u. Gelenkschmerzen.

**Cinae flos** m: Zitwerblüten*.

**Cinchona pubescens** f: syn. Cinchona succirubra; s. Chinarinde.

**Cineol** n: syn. Eucalyptol; Monoterpen; häufigster Inhaltsstoff ätherischer Öle; Hauptbe-

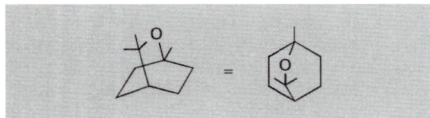

Cineol

standteil des Eucalyptusöls (70 %); **Verw.:** Sekretolytikum.

**Cinnamomum** n: Zimt; s. Ceylon-Zimt, Zimt, chinesischer.

**Cinnamomum camphora** n: Kampferbaum; s. Kampfer.

**Citri aether|oleum** n: Zitronenöl*.

**Citri sinensis peri|carpium** n: Orangenschale*.

**Citronell|gras:** Cymbopogon winterianus, syn. Cymbopogon nardus var. mahapangiri; ausdauernde Pflanze aus der Familie der Süßgräser, Poaceae; **Arzneidrogen:** getrocknete oberirdische Teile (Cymbopogonis winteriani herba) u. aus diesen gewonnenes ätherisches Öl

(Cymbopogonis winteriani aetheroleum, Citronellae aetheroleum, Citronellöl, sog. indisches Melissenöl); **Inhaltsstoffe:** ätherisches Öl mit 32 – 45 % Citronellal, 12 – 18 % Geraniol, 11 – 15 % Citronellol, 3 – 8 % Geranylacetat u. 2 – 4 % Citronellylacetat; **Wirkung:** motilitätshemmend, insektenrepellent; **Verw.:** Kraut als leichtes Adstringens; Öl in Kombinationen, z. B. in Karmelitergeist, Melissengeist; **traditionell** bei innerer Unruhe, nervösen Befindlichkeitsstörungen, Magen-Darm-Beschwerden, Muskel- u. Nervenschmerzen, Erkältungskrankheiten, Erschöpfungszuständen; als Insektenabwehrmittel eingenommen od. unverdünnt auf die Haut aufgetragen. Die Wirksamkeit bei den beanspruchten Anwendungsgebieten ist nicht belegt. **NW:** bei äußerlicher Anwendung sind allergische Reaktionen möglich.

**Citrullus colo|cynthis** m: Koloquinthe*.

**Citrus aurantium** f: s. Pomeranzenschale.

**Citrus sinensis** f: Orangenbaum; s. Orangenschale.

**CLA:** Abk. für (engl.) conjugated linoleic acid; s. Linolsäure, konjugierte.

**Clavi|ceps purpurea** f: s. Mutterkorn.

**Clematis recta** f: aufrechte Waldrebe*.

**Cnicus benedictus** m: Kardobenedikte*.

**Cobal|amin** n: syn. Vitamin* B₁₂.

**Cobalt** n: ältere Nomenklatur Kobalt; chemisches Element, Symbol Co, OZ 27, relative Atommasse 58,93; zur Eisengruppe gehörendes zwei- u. drei-, seltener ein- u. vierwertiges Schwermetall; essentielles Spurenelement; **biochemische Funktion:** Zentralatom von Vitamin* B₁₂; Aktivator der Glukokinase; Bestandteil einiger Metalloenzyme (z. B. Aldehydoxidase, Zytochrom-c-Oxidase, Tyrosinase); **Vorkommen in Nahrungsmitteln:** in unterschiedlicher Menge in fast allen Lebensmitteln; das Co enthaltende Vitamin B₁₂ stammt fast ausschließlich aus tierischen Produkten. **Bedarf** für Erwachsene (DGE 1991): nicht bekannt; **Mangelerscheinungen:** in Verbindung mit Vitamin-B₁₂-Mangel kann eine perniziöse Anämie auftreten; **Intoxikationen:** Appetitlosigkeit, Polyzythämie, Hyperplasie des Schilddrüsengewebes, Herzmuskelschäden.

**Cocain** n: Cocainum; Methylester des Benzoylecgonins, wirksames Alkaloid der Blätter des Cocastrauchs*; **Wirkung** (Cocainum hydrochloricum, salzsaures C.): lokale Anästhesie, zentral euphorisierend u. stimulierend; **Verwendung:** wegen der (auch bei lokaler Anwendung bestehenden) Suchtgefahr heute nur noch selten zur Oberflächenanästhesie in der HNO-Praxis u. bei Operationen am Auge; Verordnung u. Abgabe unterstehen der Betäubungsmittelverordnung. C. wird unter der Bezeichnung Koks, Schnee, Charley u. a. als Rauschgift od. Dopingmittel geschnupft, in gelöster Form (oft zusammen mit Heroin, sog. Speedball) injiziert od. in Form des sog. Crack (Cocainbase) od. Freebase geraucht. Begleiterscheinungen des suchtmäßigen Gebrauchs sind Appetitlosigkeit, Abmagerung, Blässe, Entzündungen der Applikationsstellen, Schlafstörungen, Tremor, Kopfschmerzen, psychische Störungen sowie geistiger u. körperlicher Verfall.

**Coca|strauch:** Erythroxylon coca; Pflanze aus der Familie der Erythroxylaceae; **Arzneidroge:** Blätter (Cocae folium); **Inhaltsstoffe:**

| Trivialname | R¹ | R² |
|---|---|---|
| Cocain | CH₃ | C₆H₅CO Benzoyl |
| Cinnamoylcocain | CH₃ | C₆H₅—CH=CH—CO Cinnamoyl |
| Benzoylecgonin | H | C₆H₅CO Benzoyl |
| Methylecgonin | CH₃ | H |
| Cocamin (α-Truxillin) | CH₃ | α-Truxillsäure |
| Isococamin (β-Truxillin) | CH₃ | β-Truxillsäure |

Cocastrauch: Inhaltsstoffe der Blätter

Alkaloide wechselnder Zusammensetzung; bis zu 1 % (2R,3S)-(−)-Cocain; **Verw.:** zur Herstellung von Cocain*; bei den Eingeborenen als Genußmittel zum Kauen (mit Kalk od. alkalischer Pflanzenasche gemischt) zur Steigerung der Aktivität u. zum Unterdrücken des Hunger- u. Durstgefühls; im Gegensatz zur parenteralen Anwendung bei der Applikationsform der Eingeborenen nur selten Suchtentwicklung.

**Cocculi fructus** m: s. Kokkelskörner.

**Cochlearia armoracia** f: s. Meerrettich

**Cocos:** C. nucifera, Kokospalme; Baum aus der Familie der Arecaceae; **Arzneidroge:** durch Auspressen des getrockneten festen Teils des Endosperms gewonnenes Fett (Oleum C., Kokosfett); **Inhaltsstoffe:** Triglyceride mit relativ hohem Gehalt an freien Fettsäuren (3−5 %) u. niedrigem Gehalt an ungesättigten Säuren (44− 51 % Laurinsäure, 13−19 % Myristinsäure, 7− 11 % Palmitinsäure, 5,4−9,5 % Caprylsäure, 5−8 % Ölsäure, 4,5−10 % Caprinsäure, 1−3,7 % Stearinsäure, 1−2,6 % Linolsäure u. 0−0,8 % Capronsäure); das charakteristische Kokosnußaroma beruht auf δ-Lactonen von 5-Hydroxyfettsäuren (z. B. δ-Octalacton); **Wirkung:** athero-

gen durch Laurinsäure; tumorhemmend; **Verw.: traditionell** äußerlich bei Hautinfektionen; als Grundlage für viele Einreibungen; bei schlecht heilenden Wunden; innerlich bei Erkältung u. Halsentzündung sowie Zahnerkrankungen (Wirksamkeit bei diesen Anwendungsgebieten nicht belegt); außerdem zur Seifenproduktion u. im Haushalt zum Kochen u. Braten (Kokosfett ist auch Bestandteil von Margarine).

**Codein** n: 7,8-Didehydro-4,5α-epoxy-3-methoxy-17-methylmorphinan-6α-ol (IUPAC); syn. Methylmorphin; aus dem Mohn* (Papaver somniferum) gewonnenes Phenanthrenalkaloid

Codein

mit opiatantagonistischen Eigenschaften u. zentral analgetischer u. antitussiver Wirkung; **Verw.:** (in Kombinationen) bei mäßig starken Schmerzen, als Antitussivum bei Reizhusten; **NW:** initial u. U. Übelkeit, Erbrechen, häufig Obstipation, leichter Kopfschmerz, leichte Somnolenz; **Kontraindikationen:** akuter Asthmaanfall, Koma, Ateminsuffizienz, cave bei Opiatabhängigkeit; Abhängigkeitspotential!

**Codex Alimentarius** m: Sammlung von Empfehlungen für international anerkannte Lebensmittelstandards; erarbeitet von einer von der FAO u. WHO gemeinsam gebildeten Kommission.

**Co|enzym Q₁₀** n: s. Ubichinone.

**Coffea** f: s. Kaffee.

**Coffein** n: Koffein; 1,3,7-Trimethylxanthin (IUPAC); Purinderivat (Xanthin: 2,6-Dihydroxypurin); leicht wasserlösliche weiße Kristallnadeln mit schwach bitterem Geschmack, enthalten in den Samen des Kaffeestrauchs u. in den Blättern des Teestrauchs (dort früher als Thein bezeichnet, Thein ist mit C. chemisch

Coffein

identisch), ferner in Mate, Colanuß, Kakao u. Guarana. 1 Tasse Kaffee enthält ca. 100 mg, 1 Tasse Tee ca. 30 mg u. 1 Liter Colagetränk ca. 120 mg C. **Wirkung:** Stimulation des Zentralnervensystems, Beschleunigung der Herztätigkeit, Bronchodilatation, Steigerung der Diurese, Vasodilatation (aber Tonussteigerung der Meningealgefäße, daher Einsatz von C. in der Migränetherapie); therapeutische **Verw.:** zur Kupierung eines Migräneanfalls, in Kombinationspräparaten mit Analgetika u. a. Vgl. Theobromin.

**Cola** f: s. Kola.

**Colchicin** n: nichtbasisches Alkaloid (Säureamid) aus Colchicum* autumnale, besonders in Knollen u. Samen; starkes Mitosegift; **Verw.:** im

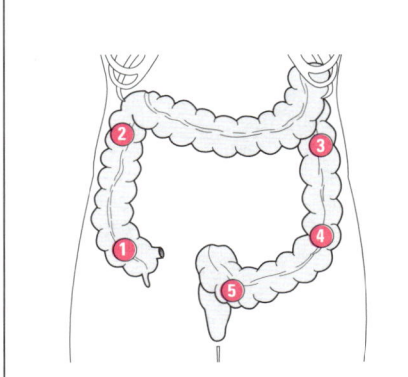

Colchicin

akuten Gichtanfall; Herabsetzung der Phagozytoseaktivität der Leukozyten; **NW:** bereits in therapeutischen Dosen Gastroenteritis (Letaldosis bei Erwachsenen ca. 20 mg).

**Colchicum autumnale** n: Herbstzeitlose; Pflanze aus der Familie der Liliengewächse, Liliaceae; **Arzneidrogen:** Samen (Colchici semen), Knollen (Colchici tuber) u. Blüten (Colchici flos); **Inhaltsstoffe:** Colchicin u. Nebenalkaloide; **Wirkung** u. **Verw.:** s. Colchicin; **traditionell** bei Gicht, rheumatischen Erkrankungen, Ödemen u. Asthma bronchiale; bei Kindern Vergiftungsmöglichkeit durch Aufnahme geringster Mengen an Samen (Kapseln mit den Samen reifen im Frühjahr) u. anderer Pflanzenteile; **homöopathische** Verwendung der frischen Knollen bei Krampfneigung, akuter Gastroenteritis, Kollapszuständen, Gicht u. rheumatischen Erkrankungen.

**Coley-Toxin** (gr. τοξικόν φάρμακον Gift) n: Bez. für ein bereits 1892 von William B. Coley verwendetes Bakterienlysat, das als Fiebervakzine für die Behandlung von Sarkompatienten eingesetzt wurde. Es handelt sich dabei um eine Mischung aus abgetöteten Keimen von Streptococcus Gruppe A u. Bacillus prodigiosum (heute: Serratia marcescens). Vgl. Fiebertherapie, aktive.

**Colocynthidis fructus** m: s. Koloquinthe.

**Colombo radix** f: Kolombowurzel*.

**Colon-Hydrotherapie** (gr. κῶλον Darm; ὕδωρ Wasser; Therapie*) f: mehrmalige Spülung des Dickdarms mit warmem Wasser (25 – 41 °C) unter geringem Druck; Ein- u. Ausleitung über ein abgeschlossenes Rohrsystem (keine Geruchsbelästigung); **Anw.:** bei Obstipation, i. R. einer ausleitenden Therapie* od. zur Umstimmung*, evtl. zusammen mit einer Fastenkur. Vgl. Darmbad, Darmreinigung.

**Colonmassage** (↑; Massage*) f: Spezialmassage, bei der fünf Stellen des Dickdarms mit im

Colonmassage:
Ansatzpunkte am Colon

Uhrzeigersinn kreisenden Bewegungen atemsynchron analwärts punktuell massiert werden (keine mechanische Beeinflussung, sondern Stimulation des Auerbach-Plexus); Anwendung zur Anregung der gestörten Peristaltik (sog. Reflextherapie; kein mechanisches Verschieben des Darminhaltes); **Anw.:** bei Colon irritabile Obstipation u. Meteorismus; auch zum Anlernen als Selbstbehandlung geeignet.

**Colophonium** n: s. Terpentin.

**Colortherapie** (lat. color Farbe; Therapie* f: syn. Farbtherapie*.

**Combucha:** s. Kombucha.

**Commiphora molmol** f: Myrrhe*.

**Commotio cerebri** (lat. commotio Erschütterung; cerebrum Gehirn) f: sog. Gehirnerschütterung; traumatisch bedingte, reversible Schädigung des Gehirns i. S. einer Funktionsstörung ohne morphologisch faßbares Substrat; **Sympt.** retrograde u. evtl. anterograde Amnesie, bis maximal 60 Minuten andauernde Bewußtseinsstörung, Durchgangssyndrom, Kopfschmerz Schwindel, Übelkeit u. Erbrechen; evtl. passagere posttraumatische Hirnleistungsschwäch

u. Spätschäden; **Diagn.**: nur im Kindesalter verändertes EEG u. craniales CT; röntgenologischer Ausschluß einer Schädelfraktur; **Ther.**: kurzfristige Bettruhe, Frühmobilisation; homöopathisch Zubereitungen aus Arnika, Johanniskraut u. Raute.

**Compliance** (engl. Einwilligung, Bereitschaft): Akzeptanzverhalten gegenüber medizinischen Maßnahmen; Ausmaß der Befolgung bzw. Nicht-Befolgung (Non-Compliance) ärztlicher Anordnungen durch den Patienten od. auch ganze Bevölkerungsgruppen. Die C. ist u. a. abhängig von Persönlichkeit, Krankheitsverständnis u. Leidensdruck des Patienten, Arzt-Patient-Beziehung, Anzahl u. Schwierigkeit der Anweisungen, Art der Therapie u. evtl. erforderlichen Verhaltensänderungen. In der Ethnomedizin* wird diese Problematik als Resultat unterschiedlicher Erklärungsmodelle von Experten u. Laien gedeutet. Die Erklärungsmodelle sind Ergebnis der praktischen u. theoretischen Auseinandersetzung mit der jeweiligen Lebenswelt. Welches Erklärungsmodell* zur Interpretation der eigenen Erfahrung u. als Möglichkeit, das eigene Verhalten zu orientieren, benutzt wird, ist eine Frage der Kräfte, die auf den Einzelnen einwirken. Auch die professionellen Erklärungsmodelle sind eine kulturelle Konstruktion u. immer auch Ausdruck sozialer Kräftekonstellationen. Das Wissen des Patienten über sein Kranksein* erscheint dem Arzt oftmals als ein Glaube, nicht als eine selbständige Beschreibung der Wirklichkeit der Krankheit. Die professionellen Erklärungsmodelle erscheinen dem Laien im Alltag (in der ärztlichen Praxis) oftmals als Beschreibung von natürlichen Gegebenheiten. Damit stellen sie für den Patienten zwar eine Autorität u. Orientierung dar, trotzdem werden sie nicht vollständig übernommen. Die Mehrheit der Patienten entwickelt eigene Vorstellungen über ihre Erkrankung; sie wählen aus dem Netzwerk von Bedeutungen einen Teil aus, der ihr Kranksein bestmöglich repräsentiert.

**Con|durango|rinde:** Condurango cortex; Rinde der Zweige u. Stämme von Marsdenia condurango; eine Liane aus der Familie der Asclepiadaceae; **Inhaltsstoffe:** Bitterstoff Condurangin (Gemisch mehrerer $C_{21}$-Steroidglykoside); **Wirkung:** Anregung der Speichel- u. Magensaftsekretion; **Verw.:** als Bittermittel bei Appetitlosigkeit insbesondere in der Geriatrie u. Pädiatrie; **traditionell** auch bei Dyspepsie u. Gastritis; keine Kontraindikationen, Nebenod. Wechselwirkungen bekannt; **Dosierung:** als Tee 1,5 g/Tasse, Condurangoextrakt 20 Tropfen; Condurangowein 2 Eßlöffel als Einzeldosis; **homöopathische** Verwendung z. B. bei Mundwinkel- u. Lippenrhagaden, subazider Gastritis, Appetitlosigkeit.

**Coniinum** n: s. Koniin.

**Con|solida regalis** f: Rittersporn*.

**Contraria contrariis curentur** (lat.): „Gegensätzliches werde mit Gegensätzlichem behandelt"; therapeutische Grundregel (Galen) vieler Richtungen auch der Medizin zu Zeiten Samuel Hahnemanns sowie der heutigen Schulmedizin; in der frühen Homöopathie* zur Abgrenzung von ihrer eigenen Methode (s. Similia similibus curentur) gebraucht u. mit der Palliation* u. anschließender Verschlimmerung von Symptomen assoziiert; vgl. antipathisch.

**Con|vallaria majalis** f: Maiglöckchen*.

**Convenience food** (engl. „bequeme" Kost) Bez. für meist industriell hergestellte, vorgefertigte u. haltbar gemachte Lebensmittel zur Vereinfachung der Vorratshaltung u. Verkürzung der Zubereitungszeit; vgl. Fast food, Junk food.

**Copalchi:** Croton niveus, mexikanische Fieberrinde, Quina blanca; strauchartiger Baum aus der Familie der Rötegewächse, Rubiaceae; Exostema caribaeum, Coutarea latifolia u. Coutarea hexandra (Rubiaceae) liefern ebenfalls Copalchi; **Arzneidroge:** Wurzel (Copalchi cortex); **Inhaltsstoffe:** Bitterstoff Copalchin, ätherisches Öl, Alkaloide; **Wirkung:** antidiabetisch (nicht ausreichend belegt); **Verw.:** Abkochung innerlich bei chronischer Diarrhoe u. Dysenterie; äußerlich zur Behandlung von Hämorrhoiden; **traditionell** innerlich in den Ursprungsländern besonders bei Malaria, auch als Bittermittel bei Magen- u. Darmstörungen; als Ersatz für Chinarinde*; äußerlich bei Hämorrhoiden, Lähmungen u. rheumatischen Erkrankungen.

**Coping** (engl. to cope fertig werden mit): Begriff aus der Streßforschung, der die Fähigkeit zu adaptivem Verhalten beschreibt; in Psychiatrie u. Psychologie bezeichnet C. eine psychische Verhaltensweise zur Bewältigung von Erkrankung u. Erkrankungssituation. I. R. einer Theorie der Humanmedizin (v. Uexküll) bekommt C. den Charakter eines umfassenden Krankheits- u. Gesundheitsmodells. C. ist die Antwort des Individuums auf die Situation Erkrankung auf der physischen, psychischen u. sozialen Ebene. I. R. der Ethnomedizin* wird dieser Zusammenhang wichtig, weil C. als Gesamtheit der Reaktionen auf Kranksein* ganz wesentlich in den jeweiligen kulturellen Bedeutungssystemen verankert ist. C. beinhaltet Wahrnehmung von Erkrankung, Labeling*, das Bereitstellen von Erklärungsmodellen*, Durchführung von Therapie, schließt aber auch die Auseinandersetzung mit den Resultaten der Therapie ein. Für den interkulturellen Vergleich sind dies die Variablen der kulturgebundenen Reaktion auf Erkrankung. Die Folgen des Medizintransfers* sind in diesen Dimensionen bisher wissenschaftlich kaum untersucht worden.

**Coriandrum sativum** n: Koriander*.
**Cortex** (lat.) m: (pharmak.) Rinde, Schale; äußerster Teil der Wurzeln u. Sproßachse von Dikotylen (zweikeimblättrige Pflanzen); in der neuen pharmazeutischen Terminologie wird die Bez. des Pflanzenteils hinter den Pflanzennamen gestellt (z. B. Frangulae cortex), während die alte, oft noch gebräuchliche lateinische Nomenklatur die Bez. des Pflanzenteils dem Pflanzennamen voranstellt (Cortex Frangulae). Vgl. Lignum.
**Corynanthe yohimbe** f: s. Yohimbe.
**Coué-Methode** f: Verfahren zur positiven Selbstbeeinflussung u. Autosuggestion nach E. Coué; Variante des Autogenen* Trainings, die auf der körperlichen, seelischen u. geistigen Ebene mit dem Ziel Gesundheit, Harmonie, Klarheit im Denken u. mentale Stärke wirken soll; mittels Gedankenkraft sollen sich Veränderungswünsche im Bereich des Möglichen erfüllen können.
**Counter|irritation** (engl. Gegenreizung): s. Kontrairritation.
**C-Potenz** (Potenz*) f: Abk. für Centesimalpotenz*.
**Crabtree-Ef|fekt** (lat. efficere effectus hervorbringen) m: von Crabtree (1929) beschriebener Effekt, daß sich durch Glukose eine Senkung der Krebszellatmung einstellen soll. Die Atmungsintensität soll der Vermehrungsrate der Krebszellen (sog. Virulenz) umgekehrt proportional sein; d. h., je höher z. B. die Glukosekonzentration ist, desto geringer ist die Zellatmung, u. desto höher ist das Krebswachstum.
**Cranio-Sacral-Therapie** (lat. cranium Schädel; Os sacrum Kreuzbein; Therapie*) f: Abk. CST; auch Kranio-Sakral-Therapie; Diagnose- u. Therapieverfahren, das von dem amerikanischen Osteopathen William Garner Sutherland (1873–1954) zuerst in den 30er Jahren beschrieben u. von dem amerikanischen Chirurgen John E. Upledger 1970 weiterentwickelt wurde. Grundlage dieser Form von Osteopathie* ist die Annahme, daß sich die knöcherne Schädel rhythmisch in seiner anterio-posterioren Ausdehnung verkürzt u. gleichzeitig lateralwärts ausdehnt bzw. sich der Bewegungsvorgang anschließend umkehrt. Dieser kraniale Bewegungsrhythmus soll sich 8–14 mal pro Minute ereignen; er wird auf einen primären Atemrhythmus zurückgeführt, der alle Körperzellen in der oben beschriebenen Weise verändern soll. Volumen u. Druck in den Zellen werden dabei nicht verändert. Als treibende Kraft für diesen Rhythmus wird die Fluktuation des Liquors cerebrospinalis bezeichnet. Zu dem kranio-sakralen System gehören v. a. die Meningen u. ihre verbundene Umgebung sowie der Liquor cerebrospinalis. Ziel der CST ist es, Ungleichgewichte u. Störungen des Rhythmus

durch bestimmte osteopathische Behandlungstechniken zu beheben. Diese Lösungstechniken von Gewebespannungen sind vorwiegend passiv u. bestehen aus feinen Manipulationen u. Stellungskorrekturen bestimmter Schädelknochen. Diagnostisch leistet der Therapeut die Feststellung auf Normabweichungen des kraniosakralen Rhythmus u. lokalisiert die entsprechenden Knochenelemente. **Wirkungshypothesen:** Beeinflussung der Hypophyse durch die Keilbeinbewegung, Störungen in diesem Bereich führen zu endokrinen Beschwerden; ebenso soll die Kiefergelenkfunktion durch CST beeinflußbar sein (Beziehungskette zwischen Okklusion, Kiefergelenk u. Os temporale); Entspannung der Körperfaszien, Verbesserung der Blutversorgung. **Anw.:** Schmerzen im posturalen System (Halte- u. Bewegungsapparat), Trigeminusneuralgie, Depression, hyperkinetisches Syndrom, nervöser Tic, unklarer Schwindel u. a.; **Kontraindikationen:** Schädelfrakturen, intrakranielle Blutungen. Wissenschaftlich nicht belegtes u. umstrittenes Verfahren.
**Crataegus oxy|acantha** f: gemeiner Weißdorn*.
**Craving** (engl. to crave dringend benötigen, verlangen): umgangssprachlich auch Janker, Gier; Bez. für das subjektive Erleben eines sehr starken Verlangens nach Einnahme eines Arznei- od. Suchtmittels bei Abhängigkeit*; als Urs. werden neurobiologische u. psychologische Gründe angenommen. Die Beeinflussung des C. durch psychotherapeutische u. medikamentöse Maßnahmen ist Bestandteil der Suchttherapie*.
**Crocus sativus** m: Safran*.
**Croton niveus** m: Copalchi*.
**Croton|öl:** Krotonöl, Oleum crotonis; Öl aus Samen des tropischen Wolfsmilchgewächses Croton tiglium; sehr starkes Abführmittel, dessen Anwendung wegen seiner kokarzinogenen Wirkung nicht zu verantworten ist.
**CST:** Abk. für Cranio*-Sacral-Therapie.
**Cucurbita pepo** f: Ölkürbis; s. Kürbissamen.
**Cumarin** n: Lacton der cis-o-Hydroxyzimtsäure; Riechstoff zahlreicher Pflanzen (z. B. Waldmeister, Steinklee); wirkt (auch nach oraler Aufnahme) antiphlogistisch u. antiödematös;

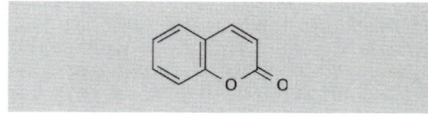

Cumarin

klinische Studien bestätigen eine positive Wirkung bei der Rezidivprophylaxe u. Lebenszeitverlängerung von Patienten mit inoperablen Tumoren. **NW:** bei Überdosierung Benommen-

heit u. Kopfschmerz; bei chronischer Zufuhr
im Tierversuch Wachstumsstillstand u. Leberschäden; beim Menschen ist das Risiko einer
toxischen Langzeitwirkung gering, da nur ein
kleiner Teil (1–6%) in die hepatotoxische 4-
Hydroxy-phenylessigsäure umgewandelt wird.
**Cun** (sprich tsunn): **1.** in der traditionellen
chinesischen Medizin* verwendete individuelle
Maßeinheit am menschlichen Körper zur genauen Lokalisation der Meridiane* u. Akupunkturpunkte (s. Akupunktur); entspricht der
Daumenbreite bzw. der Länge des mittleren
Mittelfingerglieds des Patienten (gemessen vor
der distalen zur proximalen Beugefalte); **2.** Zoll,
chinesisches Längenmaß (ca. 3,2 cm), z. B. zur
Längenbestimmung von Akupunkturnadeln*.
**Cuprum** (lat.) n: Kupfer*.
**Curare** n: Sammelbezeichnung für Pfeil-
gifte, die aus wäßrigen eingedickten Extrakten
von Rinden (evtl. auch Blättern) südamerikanischer Lianen bestehen; **Einteilung: 1.** Tubo-
curare aus Chondodendron tomentosum u. a.
Menispermaceenarten; enthält als Hauptkomponente (+)-Tubocurarin, das als Chlorid zur
Muskelrelaxation bei chirurgischen Eingriffen,
insbesondere im Bauch- u. Thoraxraum, sowie
bei Elektroschock u. Tetanus verwendet wird;
**2.** Calebassencurare aus Strychnosarten; enthält
Strychnosalkaloide (Toxiferin, dessen partial-
synthetisches Abwandlungsprodukt Alcuroni-
umchlorid als Muskelrelaxans bei chirurgischen
Eingriffen u. Tetanus angewendet wird). Das
Fleisch der Beutetiere, die durch C. bewegungs-

unfähig werden, ist genießbar, da orale Aufnah-
me von C. beim Menschen keine Wirkung zeigt.
**Curare|ant|agonisten** (gr. ἀνταγωνιστής
Gegner) m pl: Stoffe, die antagonistisch auf Cu-
rare u. ä. periphere Muskelrelaxanzien wirken;
klinische Verwendung finden v. a. Cholinestera-
sehemmer.
**Curcuma domestica** f: Gelbwurz*.
**Curcuma xanthor|rhiza** f: javanische
Gelbwurz*.
**Curcuma zedoaria** f: Zitwer*.
**Cymbopogon citratus** m: Lemongras*.
**Cymbopogon winterianus** m: Citronell-
gras*.
**Cynara scolymus** f: Artischocke*.
**Cyno|glossum officinale** n: Hundszunge*.
**Cynosbati fructus** m: veraltete Bez. für Rosae fructus (Hagebuttenschale); s. Hagebutte.
**Cyperi|pedum pubescens** n: amerikani-
scher Frauenschuh*.
**Cyriax-Therapie** (James C, engl. Arzt; Therapie*) f: auch Deep friction nach Cyriax; spezielle Grifftechnik aus der manuellen Medizin*;
beinhaltet eine Querfriktion (Schmerzauslö-
sung!) der betroffenen Struktur (Sehne, Muskel,
Band) u. bedingt durch Auslösung nervaler Mechanismen (Zweitschmerz aktiviert zentrale u.
absteigende Schmerzhemmechanismen) sowie
humoraler Veränderungen (Freisetzung bioge-
ner Amine, z. B. Histamin) eine Beeinflussung
schmerzhafter Weichteilveränderungen.
**Cytisus scoparius** m: Besenginster*.
**Cytisus tinctorius** m: s. Färberginster.

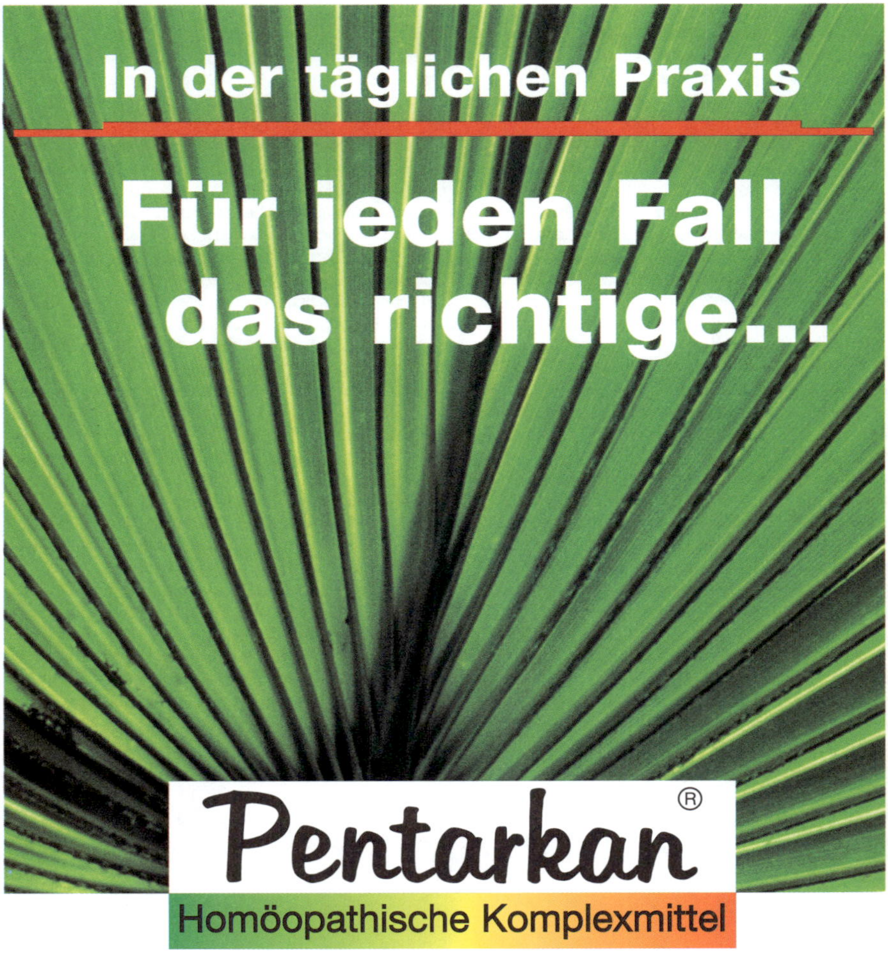

**D:** s. Dezimalpotenz.

**DAB:** Abk. für **Deutsches\*** Arzneibuch.

**DAC:** Abk. für **Deutscher** Arzneimittelcodex; s. Arzneibuch.

**Damiana** f: Turnera diffusa var. aphrodisiaca; Strauch aus der Familie der Turneraceae; **Arzneidrogen:** während der Blütezeit gesammelte u. getrocknete Blätter (Turnerae diffusae folium), auch zusammen mit den Zweigen (Turnerae diffusae herba); **Inhaltsstoffe:** ätherisches Öl (mit 1,8-Cineol, α- u. β-Pinen, p-Cymol), Bitter- u. Gerbstoffe, Arbutin; **Wirkung:** aphrodisierend u. stimulierend, die Harnwege desinfizierend; **Verw.:** traditionell als Aphrodisiakum, bei sexuellen Funktionsstörungen, Überarbeitung, geistiger Überforderung, nervöser Schwäche sowie zur Steigerung u. Erhaltung der geistigen u. körperlichen Leistungsfähigkeit. Die Wirksamkeit bei den beanspruchten Anwendungsgebieten ist nicht belegt. **Homöopathische** Zubereitungen aus getrockneten Blättern bei mangelnder Libido, Impotenz, Sterilität, Migräne u. Neurasthenie.

**Dampf|bad:** Bad in Heißluft mit hohem Feuchtigkeitsgehalt; als **Vollbad** (russisch-römisches Bad) meist in Dreierkombination (drei Räume) mit Warmluft (40–50 °C), Heißluft (60–70 °C) u. Dampf (40–50 °C); Wirkung: Hyperämie, leichte Hyperthermie, starkes Schwitzen, Schleimhauttoilette des Nasenrachenraums u. der Atemwege, Lockerung verspannter Muskeln; **Teilbäder:** als Kopfdampfbad zur Inhalation bei entzündl. Erkrankungen der oberen Atemwege, evtl. mit Zusatz von Sole, Kräutern bzw. Extrakten (Kamille, Pfefferminze, Lindenblüte); bei Kamille Gefahr der Allergisierung im Augenbereich; **Dampfstrahler** (Dampfdusche) richten Dampf auf best. Körperregionen. Vgl. Heißluftbad, Hydrotherapie, Sauna.

**Dampf|kom|presse** (lat. comprimere, compressus zusammendrücken) f: sehr heißer Wickel\* bzw. Kompresse\*; Anwendung z. B. bei Kolik i. R. einer Cholelithiasis.

**Danggui:** s. Angelika, chinesische.

**Darm|bad:** auch Sudabad (Kurzform für subaquales Darmbad); selten verwendete, intersive Einlaufbehandlung mit Spülung auch höherer Darmabschnitte durch 20–30 l Wasser in einem Vollbad; durch die Resorption von Wasser im Darm kommt es neben der gründlichen Darmreinigung zu einer verstärkten Diurese; Anwendung bei Obstipation u. Nephrolithiasis (entspannende Wirkung auf die glatte Muskulatur der Harnleiter) sowie i. R. der ausleitenden

Therapie\*; **Kontraindikationen:** entzündliche u. bösartige Darmerkrankungen (Perforation), unklare anatomische Verhältnisse mit Verletzungsgefahr beim Einführen des Darmrohrs; vgl. Colon-Hydrotherapie, Darmreinigung.

**Darm|entzündung:** Enteritis\*.

**Darm|erkrankungen:** s. Dyspepsie, Enteritis, Magen-Darm-Erkrankungen, Reizkolon, Ulcus duodeni.

**Darm|kolik** (gr. κωλικός am Darm leidend) f: s. Abdominalkrämpfe.

**Darm|reinigung:** Darmspülung zur Entleerung des Colons bzw. Rektums; **Formen: 1.** retrograde Instillation von Flüssigkeit in das Rektum (sog. Darmeinlauf) mit Darmrohr u. Irrigator od. durch gebrauchsfertige Instillationsflüssigkeiten (Klistiere bzw. Klysmen), z. B. vor Röntgenuntersuchungen, Endoskopie, Entbindung, bei Obstipation; **2.** Darmspülung: **a)** retrograd (sog. hoher Schwenkeinlauf) unter Verwendung von viel Spülflüssigkeit zur Reinigung größerer Darmabschnitte vor Operationen; **b)** als sog. Colonlavage orthograd per os durch Trinken von bis zu 5 l Mannitlösung od. über eine Duodenalsonde mit Einleitung bis zu 10 l physiologischer Kochsalzlösung. In der Naturheilkunde Teil der ausleitenden Therapie\* (vgl. Darmbad, Colon-Hydrotherapie); außerdem Verwendung von Abführmitteln (bei Mayr\*-Kur u. Fasten\* Karlsbader Salz) od. den Darm entlastenden Diäten, bei denen wenig „Verdauungsgifte" anfallen (s. Ableitungsdiät, milde); Anwendung auch bei reflektorischen Störungen auf den Bewegungsapparat u. die Kreislaufregulation inf. gestörter Darmfunktion sowie zur Verhinderung einer Resorption schädlicher Stoffe bei gestörter Mukosabarriere.

**Darm|spülung:** s. Darmbad, Darmreinigung.

**Daseins|an|alyse** (gr. ἀναλύειν auflösen) f: psychotherapeutisches Konzept (L. Binswanger, M. Boss), das sich an der Phänomenologie E. Husserls u. der ontologischen Anthropologie M. Heideggers orientiert u. der traditionellen Subjekt-Objekt-Beziehung (Therapeut-Patient-Beziehung) ein Partnerschaftsverhältnis auf gleicher Ebene entgegensetzt (die sog. Gemeinsamkeit des Daseins); im Mittelpunkt der D. steht der sog. Daseinsvollzug des Einzelnen in seinen vielfältigen Beziehungen zur Welt. Um eine psychopathologische u. psychiatrische Etikettierung zu vermeiden, wird z. B. darauf verzichtet, von Symptomen u. Krankheitsverlauf zu sprechen. Vgl. Psychotherapie.

**Datura stramonium** f: weißer Stechapfel*.
**DCI:** Abk. für **D**iagnostik* chronischer Irritationen.
**De|ad|aptation** (lat. de- von – weg, ab, herab; adapta̱re anpassen) f: Rückbildung eines Adaptats*; gezielt notwendig, wenn Fehl- od. Überanpassungen korrigiert werden sollen; vgl. Adaptation.
**De|coder|dermo|graphie** (gr. δέρμα Haut; γράφειν schreiben) f: von Bergsmann u. Jahnke entwickelte Elektrohautmessung mit drei Elektrodenpaaren (jeweils beidseitig an Stirn, Hand u. Fuß), die als Weiterentwicklung der Impulsdermographie* anzusehen ist; automatische Untersuchung von sieben Meßstrecken mit zunächst negativer, dann positiver 10-Hz-Impulsreizung u. Registrierung der Speicherkapazität der Haut sowie Veränderungen der Potentialdifferenzen. Das Verfahren soll einen Überblick über den Regulationszustand des Organismus geben. Als Reaktionsformen werden unterschieden: normerg, hypererg, anerg. Wissenschaftlich umstrittenes Verfahren. Vgl. Diagnostik chronischer Irritationen.
**Deep friction:** s. Cyriax-Therapie.
**De|kokt** n: Abkochung; wäßriger Drogenauszug, bei dem die Droge mit kaltem Wasser angesetzt, zum Sieden gebracht, 5 – 10 Minuten auf Siedetemperatur gehalten u. dann abgeseiht wird; besonders gebräuchliche Zubereitung bei Drogen mit harter Konsistenz, z. B. Holz, Wurzel, Rinde.
**De|kubitus** (lat. decu̱mbere, decu̱bitum sich niederlegen) m: durch äußere (längerfristige) Druckeinwirkung mit Kompression von Gefäßen u. lokaler Ischämie hervorgerufene trophische Störung von Geweben (v. a. Haut u. Unterhautgewebe) mit Nekrose, Mazeration, evtl. Infektion; **Vork.:** v. a. bei Bettlägerigkeit, insbesondere an Körperstellen, an denen die Haut dem Knochen unmittelbar anliegt, u. unter schlecht sitzenden Prothesen u. zu engen Gipsverbänden; **Ther.:** bei intakter Haut Hautpflege, bei Haut- u. Gewebedefekt sorgfältiges Säubern der Wunde, Wundtaschen u. -ränder, Auftragen od. Einbringen von entzündungshemmenden u. granulationsfördernden Substanzen, Schutz der Wundränder u. -umgebung vor Wundsekret mit entsprechenden Salben u. Tinkturen; Wechsel der Medikamente bzw. Verbandsstoffe erst, wenn nach 3 – 4 Tagen kontinuierlicher Behandlung keine Verbesserung eingetreten ist. Evtl. chirurgische Abtragung von Nekrosen, Deckung großer Hautdefekte mit Transplantat, Verschluß tiefer Wunden. Homöopathisch Zubereitungen aus Calendula, Hamamelis u. Pfingstrose.
**Delphinium con|solida** n: s. Rittersporn.
**Delphinium staphisagria** n: Stephanskraut*.

**De|mulzens** (lat. demu̱lcere streicheln) n: linderndes Mittel.
**de|plethorisch** (lat. de- von, weg; gr. πλῆθος Fülle, Masse): flüssigkeitsverschiebend; z. B. Massage im Bereich von Blut- u. Lymphbahnen; s. Lymphdrainagetherapie, manuelle.
**De|pression** (lat. deprimere, depre̱ssus niederdrücken, herabziehen) f: diagnostisch unspezifische Bez. für eine Störung der Affektivität, bei der ein depressives Syndrom* im Vordergrund steht. Die depressive Stimmungsänderung ist in Abhängigkeit von Dauer, Intensität od. Periodik des Auftretens u. U. pathologisch. In Abhängigkeit von der Schwere des depressiven Syndroms, vom Vorliegen adäquater äußerer Auslöser u. organischer Erkrankungen sowie aufgrund des Verlaufs wird die **nosologische Zuordnung** getroffen: D. als Teil einer organischen Erkrankung (somatogene D.), als körperlich nicht begründbare D. (endogene D.) od. als psychoreaktive Erkrankung (psychogene D.). In neuer Literatur wird die Unterscheidung in endogene u. psychoreaktive D. zugunsten einer deskriptiven Zuordnung zu typischer D. u. spezifischer D. aufgegeben. **Therapie:** u. U. Psychotherapie*; aus dem Bereich der Naturheilkunde u. alternativen Heilverfahren wird u. a. eine Behandlung mit Autogenem* Training, Lichttherapie*, Farbtherapie*, Cranio*-Sacral-Therapie u. emmenagogen Verfahren* sowie phytotherapeutisch mit Johanniskraut*, traditionell mit Beifuß, Jambulbaum, Mate u. Hopfen angegeben. **Cave:** Bei jeder Form von D. besteht ein Suizidrisiko!
**De|pressives Syn|drom** (↑) n: s. Syndrom, depressives.
**De|puranzien** (lat. depura̱re reinigen) n pl: Reinigungsmittel, Abführmittel; s. Laxanzien.
**De-Qi** (sprich de-tschi) n: das sog. Ankommen des Qi; im westl. Schrifttum als „propagated sensation along the channels" (Abk. PSC) bezeichnetes, in der Akupunktur* grundlegendes Phänomen, bei dem der Patient im genadelten Körperteil (aber auch weiter entfernt) Empfindungen wie Ziehen, taubes Gefühl, Spannung od. Schwere, gelegentlich auch Schmerzen od. einen schwachen elektrischen Schlag verspürt. Das De-Qi kann im Elektroenzephalogramm nachgewiesen werden u. setzt eine intakte Funktion des Nervensystems voraus (es fehlt z. B. bei Lokalanästhesie u. Nervenläsionen); es ist abhängig von Alter u. Zustand des Patienten, von den ausgewählten Akupunkturforamina u. Meridianen u. auch vom Können (Nadeltechnik) des Akupunkteurs, der das De-Qi ebenfalls (in den die Akupunkturnadel bewegenden Fingern) spürt. Nur wenn die Akupunkturstrukturen mit optimaler Stichtechnik behandelt werden, kann ein richtiges De-Qi ausgelöst u. die entsprechende Heilwirkung erzielt werden.

**De|riv̠at** (lat. deriv̠are ableiten) n: Abkömmling einer chemischen Grundsubstanz.
**De|rivation** (↑) f: Bez. für Mittel u. Methoden der ab- u. ausleitenden Therapie* mit starker Hautreizung; z. B. Rubefazienzien*, Vesikation*, Fontanelle*, Kauterisation*, Schröpfen*, Baunscheidt*-Verfahren.
**Dermatitis** (gr. δέρμα Haut; -itis*) f: Hautentzündung*.
**Derma|tom** (↑; gr. τομή Schnitt, Abscḥnitt) n: **1.** (neurol.) sensibel versorgtes Hautareal mit Bezug zum Rückenmarksegment u. dem zugehörigen Spinalnerven; die einzelnen benachbarten D. überlappen sich (von proximal nach distal geringer). Der Ausfall einer Hinterwurzel führt daher nur zur Abnahme der Empfindlichkeit (Hypästhesie). Es gibt zervikale (8), thorakale (12), lumbale (5), sakrale (4) u. kokzygeale (1) D., die im segmentalen Fehlafferenzbezug bei Irritation der Hinterwurzelregion als sog. Hautkennzone diagnostische Wertigkeit bezüglich der Segmentzugehörigkeit besitzen. Vgl. Head-Zonen. **2.** (chir.) Instrument zur Bildung von Epidermis- u. Epidermis-Kutis-Lappen in einstellbarer Dicke als Hauttransplantat.
**De|sensibilisierung** (lat. de- von – weg, ab, herab; sensus Empfindung, Gefühl): (psychol.) therapeutisches Verfahren der Verhaltenstherapie* mit dem Ziel, die Kopplung von furchtinduzierten Reizen mit Angstreaktionen zu löschen. Nach dem Prinzip der reziproken Hemmung werden in aufsteigender Folge (Angsthierarchie) Angstsituationen in kleinen Schritten durch Entspannung vermieden; eine mit Angst unvereinbare Reaktion (positives Gefühl der Entspannung) soll die unerwünschte Reaktion auf einen Stimulus zum Verschwinden bringen.
**Designer food:** s. Lebensmittel, funktionelle.
**De|toxikation** (lat. de- von – weg, ab, herab; gr. τοξικόν φάρμακον Gift, Pfeilgift) f: Entgiftung*.
**Deutsche Gesellschaft für Ernährung:** Abk. DGE; unabhängige Gesellschaft mit dem Ziel, ernährungswissenschaftliche Forschungsergebnisse zu sammeln u. auszuwerten sowie durch Anleitung zur richtigen u. vollwertiger. Ernährung dazu beizutragen, Gesundheit u Leistungsfähigkeit der Bevölkerung zu erhalten, zu fördern od. wiederherzustellen; dazu werden Empfehlungen für die Nährstoffzufuhr herausgegeben.
**Deutsches Arznei|buch:** Abk. DAB (i. d. R. ergänzt um die Angabe der jeweiligen Auflage od. das Erscheinungsjahr); enthält die amtlichen Vorschriften über die Zubereitung u. Prüfung der u. den Umgang mit den wichtigsten offizinellen Arzneimitteln; z. Z. gilt die Ausgabe von 1999 (DAB 1999).

**Dezimal|potenz** (Potenz*) f: Abk. D-Potenz; homöopathisches Arzneimittel, dessen Verdünnungsverhältnis bei jedem Potenzierungsschritt 1:10 beträgt. Die Einführung der D. basiert auf der Übernahme eines materiellen Dosierungskonzepts in die frühe Homöopathie, bei dem die Stärke der Arzneimittelwirkung als abhängig von der Menge der verabreichten Arzneisubstanz u. die Potenzierung* als ausschließlicher Verdünnungsvorgang betrachtet werden. Die Menge des Wirkstoffs sollte in kleineren Abständen als den üblichen 1:100-Schritten (s. Centesimalpotenz) abstufbar sein (vgl. Dosis, materielle). D. werden außerhalb des deutschsprachigen Raumes selten eingesetzt.
**Dezi|meter|welle:** s. Hochfrequenztherapie.
**DGE:** Abk. für **D**eutsche* **G**esellschaft für **E**rnährung.
**Dhatus** (Sanskrit Gewebe) n pl: i. R. des Ayurveda* Bez. für die stoffwechselaktiven, zwischen Haut u. Eingeweiden liegenden Gewebe (vgl. Physiologie, ayurvedische); weitere Gewebe wie Haut, Faszien, Ligamente, Sehnen, Fett, Nerven sowie Blut- u. Lymphgefäße werden Upadhatus genannt u. als Nebenprodukte der D. angesehen.
**Dia|betes mellitus** (gr. διαβαίνειν hindurchgehen; lat. mellitus mit Honig versüßt) m: Zuckerkrankheit; häufigste endokrine Störung; Krankheitsbegriff für verschiedene Formen der Glukose-Stoffwechselstörung mit unterschiedlicher Ätiologie u. Symptomatik; gemeinsames Kennzeichen ist der relative od. absolute Mangel an Insulin. Von einem (klinisch manifesten) D. m. spricht man bei Vorliegen von Nüchtern-Blutzucker-Werten über 6,7 mmol/l (>120 mg %) bzw. Zwei-Stunden-Blutzuckerwerten von über 10 mmol/l (>180 mg %) venös bzw. über 11,1 mmol/l (>200 mg %) kapillär im oralen Glukose-Toleranztest. **Klinik: 1. Frühsyndrom** (metabolisches Syndrom): Blutzukkererhöhung, Zuckerausscheidung im Harn, Durst, große Harnmengen, Gewichtsabnahme trotz gesteigerter Nahrungsaufnahme, Mattigkeit u. Kraftlosigkeit, Neigung zu Dermatosen (Pruritus, Ekzem), Furunkulosen, Parodontopathien, Wundheilungsstörungen, chronische Harnweginfektionen, Potenz- u. Menstruationsstörungen. Die Symptomatik kann von leichteren, z. T. uncharakteristischen Formen bis zum diabetischen Koma reichen. **2. Spätsyndrom:** Retinopathia diabetica, diabetische Glomerulosklerose, diabetische Gangrän als Folgen der generalisierten diabetischen Mikroangiopathie; als weitere Komplikationen treten Arteriosklerose* v. a. der peripheren, der Koronar-, Becken- u. Zerebralarterien, (diabetische) Neuropathie (Befall des peripheren, autonomen u. zentralen Nervensystems) mit Parästhesien, nächtlichen Wadenkrämpfen, Hypo- bzw. Are-

flexie, Arthropathie, Blasenstörungen, Impotenz, wahrscheinlich Mikroangiopathie der Vasa nervorum u. charakteristische Hautveränderungen auf. **Ätiologie:** heterogen; wahrscheinlich genetische Prädisposition bzw. Erblichkeit; toxische u. infektiöse Einflüsse, Autoimmunprozesse werden in ihrer Wertigkeit diskutiert; manifestationsfördernde Faktoren (z. B. Fettsucht, Schwangerschaft) sind bekannt; sekundäre D.-m.-Formen bei Pankreaserkrankungen, Endokrinopathien u. medikamentös bedingt (z. B. Steroiddiabetes). **Therapie:** je nach Form mit Gewichtsreduktion u. Bewegung, Diät (Atkins*-Diät, brennwertverminderte Lebensmittel*, Schlackenkost*, Sulfatwasser*), oralen Antidiabetika od. Insulin; phytotherapeutisch traditionell wird z. B. mit Zubereitungen aus Fuchskreuzkraut, Heidelbeere, Kakaosamen, Quecke u. Gartenbohne, homöopathisch mit Jambulbaum u. Nelkenöl behandelt.

**Dia|dynamischer Strom:** s. Bernard-Ströme.

**Diät** (gr. δίαιτα Lebensweise) f: Krankenernährung*.

**Diät|assistent** (↑) m: Diätassistentin u. D. sind geschützte Berufsbezeichnungen, die nach dreijähriger Ausbildung an einer staatlich anerkannten Fachschule verliehen werden; Ausbildung u. Prüfung sind geregelt im „Gesetz über den Beruf der Diätassistentin u. des Diätassistenten" vom 8.3.1994 (BGBl. I S. 446). Aufgaben des D. sind u. a. die Leitung von Diätküchen, die Beratung von Ärzten u. Patienten in Ernährungsfragen sowie die eigenverantwortliche Durchführung diättherapeutischer u. ernährungsmedizinischer Maßnahmen auf ärztliche Anordnung od. im Rahmen ärztlicher Verordnung.

**Diät, bilanzierte**(↑) f: Ernährung mit genau definierten Nährstoffzusammensetzung, deren Bestandteile fast ausschließlich industriell hergestellt werden (z. B. nährstoff- u. chemisch definierte Formeldiäten); an spezielle Ernährungserfordernisse angepaßte Anwendung i. R. eines Diätplans od. Verwendung unter ständiger ärztlicher Kontrolle; Verwendung von Fertignahrung in flüssiger, gebrauchsfertiger sowie Pulver- od. Granulatform z. B. bei akuten Darmerkrankungen od. Störungen des Aminosäurestoffwechsels (diätetische Lebensmittel i. S. der Diätverordnung). Vgl. Ernährung, künstliche.

**Diätetik** (↑) f: Lehre von den verschiedenen Ernährungsformen für Gesunde u. Kranke; vgl. Ernährungswissenschaft.

**Diätetische Lebens|mittel** (↑): s. Lebensmittel, diätetische.

**Diät, oligo|anti|gene**(↑) f: zur Behandlung einer Nahrungsmittelallergie* eingesetzte Kost, bestehend aus einer Sorte Obst u. Fleisch, einem kohlenhydratreichen Lebensmittel u. we-

nigen Gemüsesorten, die möglichst zu einer Pflanzenfamilie gehören; nach jeweils einer Woche Symptomfreiheit wird ein neues Nahrungsmittel in den Kostplan eingeführt u. täglich verzehrt. Vgl. Additionsdiät.

**Dia|gnose, homöo|pathische** (gr. διάγνωσις Entscheidung) f: der schulmedizinischen Definition entsprechende Bez. für die Zuordnung einer gesundheitlichen Störung zu einem homöopathischen Arzneimittel. Die schulmedizinische Diagnose (Krankheitsdiagnose) bietet dem behandelnden Homöopathen Informationen über die Therapierbarkeit u. Prognose der diagnostizierten Erkrankung sowie zur Dosierung des Arzneimittels; sie kann jedoch nur selten einen Hinweis für die Arzneimittelwahl* liefern, da sie zu unspezifisch ist u. i. d. R. sehr vielen Arzneimittelbildern zugeordnet werden kann. Vgl. Anamnese, homöopathische.

**Dia|gnostik, ayur|vedische** (gr. διαγνωστικός fähig zu unterscheiden) f: diagnostische Maßnahmen i. R. des Ayurveda*; zunächst erfragt der Arzt den normalen Zustand des Patienten, i. d. R. unter folgenden Gesichtspunkten: Alter u. Geschlecht, Körpermaße u. Körperbau, Bewegungs- u. Leistungsvermögen, Verdauungsvermögen, Anpassungsfähigkeit an Nahrung, Klima usw., Güte u. Vitalität der Gewebe sowie zusammenfassend die physische u. psychische Konstitution. Danach erfolgt die allgemeine Untersuchung des Patienten. Dazu gehören die Einschätzung der Physiognomie, des Sehvermögens, der Stimmlage u. des Hauttyps, dann die Zungen- u. die Pulsdiagnostik sowie die Untersuchung des Urins u. des Stuhls. Als nächstes wird der Krankheitszustand bestimmt. Dazu muß geklärt werden, welche Doshas* aus dem Gleichgewicht geraten u. vermehrt sind, in welchem Maße die Gewebe (Dhatus*) beeinträchtigt wurden u. ob Störungen der Kanalsysteme festzustellen sind. Dann erst erfolgt die Bestimmung der Krankheit. Dabei sollten nicht nur die Krankheitszeichen u. Symptome, sondern auch die Prodromi u. die ursächlichen Faktoren ermittelt bzw. erfragt werden. Als letztes werden dann das Krankheitsstadium u. die Linderungsmittel festgestellt. Vgl. Therapie, ayurvedische.

**Dia|gnostik chronischer Ir|ritationen** (↑) f: Abk. DCI; Oberbegriff für diagnostische Verfahren, durch die Grad u. Ausmaß einer gestörten neurovegetativen u. sensomotorischen Regulation* mit ihrem veränderten Reaktionsverhalten u. den vorliegenden Irritationssymptomen (Projektionssymptom*, reflektorische Krankheitszeichen) festgestellt sowie die Art u. Lokalisation der zugrundeliegenden chronischen Irritation* i. S. eines chronischen Irritationszentrums* identifiziert werden sollen. Die klinische Abklärung durch Anamnese, Status-

**Diagnostik chronischer Irritationen**          Tab. 1
Schwerpunkte der Anamneseerhebung, körperlichen Untersuchung u. apparativen Diagnostik

| | |
|---|---|
| Anamnese u. körperliche Untersuchung | rezidivierende oronasale Infektionen, urogenitale Erkrankungen Verletzungen, Operationen, Vergiftungen Gelenk- u. Muskelschmerzen zahnärztlicher Status, zahnärztliche Operationen, Zahnentfernung, Wurzelbehandlung funktionelle Palpation (Adler-Druckpunkte, Haut- u. Bindegewebeturgor, Triggerpunkte der Muskulatur, Muskeltonus, allgemeines Projektionssymptom, Kibler-Falten, Lymphknotenstatus, Narben) |
| klinische Diagnostik | Röntgen (Übersichtsaufnahmen, Einzelbilder) pH-Wert-Messung der Haut u. Hautsegmente Bioelektronik nach Vincent, Oxymetrie |

**Diagnostik chronischer Irritationen**          Tab. 2
Übersicht der verschiedenen Reiz-Reaktions-Testverfahren

| Art der Provokation | Verfahren |
|---|---|
| elektrische Reizung | Elektrohauttest, Impulsdermographie, Decoderdermographie Segmentelektrographie, Elektroneuraldiagnostik, Elektroakupunktur nach Voll (u. Modifikationen) |
| thermische Reizung | Regulationsthermographie |
| chemische Reizung | Elektrohauttest (galvanische Reizung) Reaktionsweisebestimmungen nach Perger |
| bioinformationelle Verfahren | angewandte Kinesiologie, Physioenergetik, Medikutantests (Elektroakupunktur nach Voll, bioelektrische Funktionsdiagnostik, VRT-Vegatest), Bioresonanzverfahren (z. B. Mora-Therapie) |

-rhebung u. schulmedizinische Ausschlußdiagnostik steht im Vordergrund. Die apparativen Reaktionstestverfahren haben additiven Charakter u. werden zur weiteren Abklärung od. Verlaufsdiagnostik eingesetzt (s. Tab.). **Anw.:** zur Abklärung des Risikofaktors „Herd" bei chronisch-rezidivierenden Infekten; bei chronischen Schmerzzuständen unklarer Genese, chronischen Befindlichkeitsstörungen i. S. vegetativer Dystonien u. präventiv.

**Diagnostik, traditionelle tibetische** (↑): diagnostische Verfahren in der traditionellen tibetischen Medizin\*; eine einzelne gestörte Energieform (s. Energielehre) kann der Arzt durch Befragung od. an körperlichen Symptomen erkennen, Störungen mehrerer nur durch Puls- u. Urindiagnostik; **Formen: 1.** das Betrachten von Zunge u. Urin, wobei bei der Urinanalyse die allgemeine von der spezieller. Diagnostik unterschieden wird; **2.** das Fühler., wobei die Pulsdiagnostik\* die wichtigste Methode darstellt; **3.** ein Fragenkatalog, mit dessen Hilfe Informationen zur Ernährung u. Lebensweise des Patienten gesammelt u. diagnostisch zur Einordnung in Lung-, Tipa- u. Bäken-Störungen genutzt werden. Typische Lung(Wind)-Symptome sind z. B. ein Gefühl innerer Unruhe, instabile, wechselhafte Gemütslage, Konzentrationsschwäche, gesteigerter Redefluß, häufiges Gähnen, Schwindelgefühl, Tinnitus, Abgespanntheit, Frieren u. Zittern, Muskelkrämpfe u. durch den Körper wandernde Schmerzen, Gefühl, als ob die Augen od. andere Organe hervorquellen, geblähtes Abdomen, Winde usw. Vgl. Therapie, traditionelle tibetische.

**Diagnostische Resonanztherapie** (↑; lat. resonare widerhallen; Therapie\*) f: s. Resonanztherapie, diagnostische.

**Diagonalnetz:** s. Globalnetz.

**Diaphoretikum** (gr. διαφορεῖν verbreiten) n: syn. Hidrotikum, Sudoriferum; schweißtreibendes Mittel; bestimmte Parasympathomimetika (Pilocarpin, Muscarin u. a.) u. Phytotherapeutika, z. B. Teeaufgüsse aus Holunder- od. Lindenblüten, evtl. auch schwarzer Tee od. Zitronenwasser, die in reichlicher Menge möglichst heiß getrunken werden sollen; Wärmezufuhr von außen begünstigt die Wirkung; **Anw.**

v. a. bei beginnender Erkältung; **Kontraindikationen:** Herz-Kreislauf-Erkrankungen, Diabetes mellitus, Basedow-Krankheit.

**Dia|phoretisches Verfahren** (↑): s. Verfahren, diaphoretisches.

**Diar|rhoe** (gr. διάρροια das Durchfließen) f: Durchfall; dünnflüssiger reichlicher Stuhl; Vorkommen z. B. akut bei Enterokolitis od. infektiöser Gastroenteritis od. als chronische D. u. a. bei Achylia gastrica, Pfortaderstauung, Darmtuberkulose; **Therapie:** aus dem Bereich der Phytotherapie werden eine Vielzahl von Drogen angegeben, z. B. Brombeere*, Eichenrinde*, indische Flohsamen*, Frauenmantel*, Gänsefingerkraut*, Heidelbeere*, Jambulbaum*, Kolombowurzel*, Odermennig*, Tormentilla*, Uzara* u. chinesischer Zimt*; außerdem Faex* medicinalis, Gerbstoffe* u. Pektine*, Heilerde* u. Ton*. Vgl. Dyspepsie.

**Dia|thermie** (gr. διά hindurch; θερμός Wärme) f: Wärmeerzeugung im Körper durch elektrischen Strom i. R. der Hochfrequenztherapie* mit Kurz-, Dezimeter- od. Mikrowellen; auch chirurgische Anwendung zur Elektrokoagulation.

**Dia|these** (gr. διάθεσις Neigung) f: Neigung bzw. Bereitschaft des Organismus zu bestimmten krankhaften Reaktionen od. Krankheiten; z. B. entzündliche (obere u. mittlere Atemwege) u. allergische Reaktionsbereitschaft (lymphatische D.) bei lymphatischer Konstitution*. Im Gegensatz zur D. mit umfassenden Reaktionen des ganzen Organismus stehen bei der **Disposition** Empfindlichkeiten umschriebener Organsysteme im Vordergrund. In der alten Homöopathie wurden mehrere D. unterschieden (z. B. lymphatische, harnsaure, dyskratische D. u. Skrofulose).

**Dickungs- und Gelier|mittel:** auch Bindemittel; hochmolekulare, fadenförmige Moleküle, die miteinander zu lockeren Gerüsten mit sehr starkem Wasserbindungsvermögen verknäulen (z. B. Agar, Alginsäure, Carageen, Pektin, Xanthan); erhöhen Viskosität u. führen zum Aufquellen u. Gelatinieren von Lebensmitteln.

**Digitalis** f: s. Fingerhut.

**Digitalis|glykoside** n pl: herzwirksame Glykoside*; Substanzen, die die Kontraktionskraft der Herzmuskulatur fördern (wirken positiv inotrop); **Vork.:** insgesamt sind ca. 200 D. in verschiedenen Fingerhutarten bekannt, die sich in ihrer grundsätzlichen Wirkung (Pharmakodynamik) nicht unterscheiden; **1.** in Digitalis lanata (wolliger Fingerhut) v. a. die genuinen Lanataglykoside Lanatosid A, B, C, D u. E (am gebräuchlichsten ist Lanatosid C), aus denen durch hydrolytische Abspaltung von Zucker (Glukose u. Digitoxose) Aglykone od. Genine (z. B. Digitoxigenin, Gitoxigenin, Digoxigenin)

entstehen; **2.** in Digitalis purpurea (roter Fingerhut) v. a. die genuinen Purpureaglykoside A u. B, aus denen durch hydrolytische Abspaltung von Glukose u. Digitoxose die Aglykone Digitoxigenin u. Gitoxigenin entstehen. Chemisch leiten sich die Genine aller herzwirksamen Glykoside vom Cyclopentanoperhydrophenanthren ab. In der Therapie werden v. a. isolierte Reinglykoside verwendet; Vorteile: exakte Dosierung nach Substanzgewicht, definierte Wirkung, bekannte u. gleichmäßige Resorption u. Elimination, gute Stabilität. **Wirkungsweise:** Hemmung der Membran-ATPase des Herzens. Die fast ausschließliche Wirkung auf das Herz wird damit erklärt, daß sich D. an bestimmte Rezeptorproteine der Herzmuskelzellmembran binden. Mit den D. konkurriert Kalium um dieselben Rezeptoren, d. h., es besteht geringe Digitalisempfindlichkeit bei hoher Kaliumkonzentration u. erhöhte Empfindlichkeit bei niedriger Kaliumkonzentration im Blut. Neben der Hauptwirkung (positive Inotropie) reduzieren die D. die AV-Überleitung u. wirken direkt auf die Sinusknotenfrequenz hemmend (negativ dromotrop u. chronotrop). Als Folge der verstärkten Kontraktion u. damit Senkung des enddiastolischen Drucks u. der Vorhofdrücke kommt es auch sekundär zu einer Abnahme der Herzfrequenz. **Pharmakokinetik:** Die verschiedenen D. unterscheiden sich hinsichtlich ihrer Resorption, Serumeiweißbindung u. Ausscheidung erheblich; allen gemeinsam ist ihre geringe therapeutische Breite u. die individuell zu ermittelnde Höhe der therapeutisch wirksamen Konzentration. **Anwendungsgebiete** sind alle Formen der Herzinsuffizienz (ab NYHA Stadium II), tachykarde Arrhythmieformen, Vorhofextrasystolen. **Digitalisvergiftung:** toxische Digitaliswirkung infolge Überdosierung von D.; Vorkommen bei ca. 10–15 % aller Behandlungen, z. B. aufgrund von Dosierungsfehlern, unterschiedlicher individueller Empfindlichkeit (gesteigert bei chronischer Hypoxie, Myokarditis, Hypokaliämie) od. verminderte Ausscheidung der Glykoside bei Niereninsuffizienz; **Symptome: 1.** kardial (90 %): Herzrhythmusstörungen (Bigeminie, Bradykardie, AV-Blockierungen, paroxysmale Vorhoftachykardien, Vorhofflimmern bzw. -flattern, Kammerflimmern); **2.** gastrointestinal (70 %): Übelkeit, Erbrechen, Durchfälle; **3.** neurozerebral (15 %): Reizbarkeit, Kopfschmerz, Verwirrtheit, Neuralgien, Augenflimmern, Wolkensehen, Rot-Gelb-Grün-Sehen.

**Digitaloide** n pl: Bez. für die in bestimmten Pflanzen (Adonisröschen, Maiglöckchen, Meerzwiebel, Oleander) enthaltenen herzwirksamen Glykoside der sog. II. Ordnung, die den Glykosiden der Fingerhutarten chemisch sehr ähnlich sind.

**Digitonin** n: hauptsächlich in den Samen von Fingerhutarten enthaltenes Saponin, das die intestinale Resorption der herzwirksamen Glykoside erhöht u. außerdem gewebereizend u. hämolytisch wirkt.

**Digitoxin** n: 3β,14β-Dihydroxy-5β,14β-card-20(22)-enolid-3-tridigitoxosid (IUPAC); **Verw.**: eines der drei wichtigsten herzwirksamen Glykoside (neben Digoxin u. Strophanthin), kann

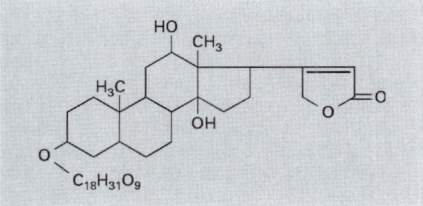

Digitoxin

oral u. intravenös angewendet werden; sehr konstanter Wirkspiegel, geringe Abklingquote, sehr gute Resorption (>90%); Sättigungsdosis 0,8–1,2 mg verteilt über 3 Tage; Erhaltungsdosis 0,07–0,1 mg/Tag p. o.; gut geeignet zur Dauerbehandlung der chronischen Herzinsuffizienz. Die Wirkungsdauer ist weitgehend unabhängig von der Nierenfunktion. Vgl. Digitalisglykoside.

**Digoxin** n: 12β-Hydroxy-Digitoxin (IUPAC); **Verw.**: eines der drei wichtigsten herzwirksamen Glykoside (neben Digitoxin u. Strophanthin); kann oral u. intravenös angewendet werden;

Digoxin

den; Tagesdosis 0,2–0,5 mg p. o.; genügend rascher Wirkungseintritt; Wirkungsverlust mittelschnell, daher gut steuerbar. Vgl. Digitalisglykoside.

**Di|hydro|ergo|cristin** n: (5′α)-9,10-Dihydro-12′-hydroxy-2′-(1-methylethyl)-5′-(phenylmethyl)-3′,6′,18-ergotamantrion (IUPAC); partialsynthetisch verändertes Mutterkornalkaloid mit vasodilatatorischen Eigenschaften; weniger toxisch als Ergocristin; **Verw.**: z. B. bei periphe-

ren u. zerebralen Durchblutungsstörungen; vgl. Ergotalkaloide.

**Di|hydro|ergot|amin** (INN) n: (5′α)-9,10-Dihydro-12′-hydroxy-2′methyl-5′-(phenylmethyl)3′,6′,18-ergotamantrion (IUPAC); partial synthetisch verändertes Mutterkornalkaloid der Peptidyl-Ergolin-Gruppe; weniger toxisch als Ergotamin; **Verw.**: bei orthostatischen Beschwerden zur Erhöhung des Venentonus, bei Migräne; vgl. Ergotalkaloide.

**Di|hydro|ergo|toxin** n: Gemisch aus gleichen Mengenanteilen der hydrierten Ergotalkaloide* Dihydroergocristin, Dihydroergocornin u. Dihydroergocryptin (α- u. β-Form im Verhältnis 2:1); **Verw.** bei peripheren u. zerebralen Durchblutungsstörungen (α-sympatholytischer Effekt führt zur Erweiterung der peripheren Blutgefäße); günstig werden auch kognitive u. emotionale Symptome beeinflußt.

**Dill**: Anethum graveolens; Pflanze aus der Familie der Doldengewächse, Apiaceae; **Arzneidrogen**: getrocknete Früchte (Anethi fructus) u. Kraut (Anethi herba); **Inhaltsstoffe**: 2,5–4% ätherisches Öl mit 50% Carvon in Früchten, 0,5–1,5% ätherisches Öl mit Carvon u. Phellandren im Kraut; **Wirkung**: spasmolytisch, bakteriostatisch; Anregung der Magensaftsekretion; **Verw.**: Aufgüsse u. a. galenische Zubereitungen der Früchte **traditionell** bei dyspeptischen Beschwerden, des Krauts bei Beschwerden im Magen-Darm-Trakt, der Niere u. ableitenden Harnwege, bei Schlafstörungen u. Krämpfen Dillkraut auch bei Koliken; Saft od. Aufguß frischer Pflanzen äußerlich bei Hämorrhoiden Die Wirksamkeit bei den beanspruchten Anwendungsgebieten ist nicht belegt.

**Di|lution** (lat. diluere auflösen) f: (homöopath.) 1. Arzneimittel in flüssiger Form; 2. veraltete Bez. für Potenz, die auf das Konzept eines ausschließlichen Verdünnens der Arzneisubstanz bei der Potenzierung* zurückgeht.

**Dioscorea opposita** f: Yams*.

**Dioscorea villosa** f: zottiger Yams*.

**Di|osma betulinum** f: s. Bucco.

**Dis|position** (lat. dispositio planmäßige Anordnung) f: Krankheitsbereitschaft; die angeborene od. erworbene Anfälligkeit eines Organsystems für Erkrankungen; vgl. Diathese.

**Dis|soziation, kulturelle** (lat. dissociatio Trennung) f: (ethnomed.) Bez. für eine Störung des kulturellen Umfeldes einer Person; kann den Prozeß des Coping* beeinträchtigen.

**Dis|torsion** f: Verstauchung, Zerrung; häufig durch indirekte Gewalteinwirkung (Umknicken des Fußes, Verdrehung des Kniegelenks, Stauchung der Hand) entstehende Fasereinrisse im Bandapparat; **Symptome**: Schwellung, Hämatom, Funktionseinschränkung, Druckschmerz; **Diagnostik**: Röntgen (Frakturausschluß), gehaltene Aufnahmen (Ausschluß einer Bandruptur); **Therapie:** bei ausgeprägtem Befund vorübergehende Ruhigstellung; phytotherapeutisch äußerlich mit Arnikatinktur* u. Zubereitungen aus Beinwell* u. Steinklee*, traditionell auch aus Lemongras, Quendel, Tang u. Thymian, homöopathisch aus Arnika, Giftsumach u. Raute.

**Di|uretikum** (gr. διά hindurch; οὖρον Harn; ἐρέθειν reizen) n: Arzneimittel, das durch direkte Wirkung an der Niere die Ausscheidung von Natriumchlorid od. Natriumbicarbonat sowie Wasser steigert u. gleichzeitig zu einer Abschwächung der pressorischen Wirkung von Noradrenalin u. Angiotensin II führt; **Anw.:** zur Ausschwemmung von Ödemen bei Herzinsuffizienz, Leberzirrhose, Eiweißmangel u. Hirnödem; (primäre) arterielle Hypertonie; Niereninsuffizienz u. drohendes Nierenversagen; Therapie von Vergiftungen.

**Di|uretisches Verfahren** (↑; ↑; ↑): s. Verfahren, diuretisches.

**Divinator** (lat. divinatio Gabe der Weissagung) m: Diagnostiker mit der Fähigkeit übersinnlicher Wahrnehmung; i. R. seines magischreligiösen Weltbildes sucht er v. a. nach der Ursache der Störung von Wohlbefinden u. Kranksein (Gott, Götter, Geister, Ahnen, Hexer usw.). Die diagnostischen Fragen lauten: Wer steht dahinter? Was beabsichtigen sie? Wie kann die Sache wieder behoben werden? Der D. bedient sich verschiedener Techniken; handelt es sich um Ekstase*, Intuition od. Träume, kann man den D. auch als Seher bezeichnen; geht es um ein Auslegen (Lesen) von materiell vorhandenen Mustern, z. B. ausgeworfenen Knochenstückchen, kann der D. Orakelpriester od. auch Orakelsteller sein. Vgl. Heiler.

**Docetaxel:** s. Eibe.

**Doesch-Test** m: spekulativer Krebs(früh)erkennungstest, bei dem im Serum von Karzinompatienten bei Kontakt mit einzelligen Testalgen (Ankistrodesmus braunii u. Euglena gracilis) ein algenwirksamer Faktor mit hoher Aktivität (soll dem Properdinsystem zugehörig sein) als Indikator für das Krebsleiden vorhanden sein soll. Da sich der Algenfaktor als affin für bösartiges Gewebe auszeichnen soll, wird auch die Möglichkeit einer Art Carrier-Funktion (z. B. für Zytostatika) postuliert. Wissenschaftlich widerlegtes Verfahren.

**Dong Quai:** s. Angelika, chinesische.

**Doppel|mittel:** homöopathische Bez. für zwei Arzneimittel, die gleichzeitig verabreicht werden u. mit ihren Prüfungssymptomen, jede von einer anderen Seite, den Krankheitssymptomen ähnlich sein sollen. Die Verwendung von D. wird in der klassischen Homöopathie allgemein abgelehnt. Vgl. Einzelmittel, Komplexmittel.

**Dorf|gesundheits|arbeiter:** Person, die nach dem Muster des chinesischen Barfußarztes die medizinische Versorgung der gesamten Bevölkerung durch Einfachsttechnologie sicherstellen soll. Die WHO machte den D. 1973 zu einem wichtigen Element von Primary Health Care (Abk. PHC), der globalen Strategie zum Erreichen des Ziels „Gesundheit für alle im Jahre 2000". Inzwischen mußten Gesundheitsplaner u. Ärzte konstatieren, daß die Strategie der Primary Health Care weder leicht umsetzbar noch billig ist. Aus Sicht der Ethnomedizin* überrascht dies nicht, da Primary Health Care einen Medizintransfer* riesigen Ausmaßes darstellt. Vgl. Heiler.

**Dornige Hau|hechel:** s. Hauhechel, dornige.

**Doshas** (Sanskrit Unvollkommenheiten, Makel) n pl: i. R. des Ayurveda* Bez. für die biologischen Prinzipien, bei denen zwischen primär geistigen u. primär körperlichen D. unterschieden wird; die geistigen D. werden Rajas u. Tamas genannt, die körperlichen Vata, Pitta u. Kapha (vgl. Physiologie, ayurvedische).

**Dosis, materielle** (gr. δόσις Gabe) f: homöopathische Bez. für eine Arzneimittelgabe, in der noch eine pharmakologisch aktive Menge der Ausgangssubstanz (z. B. Urtinktur*) enthalten ist; die Grenze der m. D. ist abhängig von der Stärke der biologischen Wirkung der Substanz u. liegt immer deutlich unterhalb einem der Avogadro*-Zahl entsprechenden Verdünnungsgrad, d. h. unterhalb der Potenzen D23 od. C12 (sog. Tiefpotenz). Im Bereich der m. D. wird eine Überlagerung der biochemischen Wirkungsweise mit dem ungeklärten Wirkmechanismus von Potenzen angenommen; s. Potenzierung.

**Dost** m: Origanum vulgare, sog. wilder Majoran, Oregano; ausdauernde Pflanze aus der Familie der Lippenblütler, Lamiaceae; **Arzneidrogen:** während der Blütezeit gesammeltes u. getrocknetes, von den dickeren Stengeln befreites Kraut (Origani herba) u. durch Wasserdampfdestillation gewonnenes ätherisches Öl (Origani aetheroleum); **Inhaltsstoffe:** 0,15 – 1 % ätherisches Öl mit Carvacrol als aromabestimmende Hauptkomponente, Flavonoide, Phenolcarbonsäuren u. -derivate; 7,1 % Hydroxyzimtsäurederivate (davon 5 % Rosmarinsäure); **Wirkung:** antimikrobiell; **Verw.:** Kraut als Teeaufguß, ätherisches Öl u. a. galenische Zubereitungen **traditionell** innerlich bei Atemwegerkrankungen, Magen-Darm-Beschwerden, zur Förderung der Gallesekretion u. Verdauung, als appetitanregendes u. krampflösendes Mittel; äußerlich bei Wunden, zu Gurgelwässern u. Bädern. Die Wirksamkeit bei den beanspruchten Anwendungsgebieten ist nicht belegt. Verwendung auch als Gewürz; **homöopathische** Zubereitungen aus dem frischen blühenden Kraut bei gesteigerter sexueller Erregbarkeit. Vgl Majoran.

**D-Potenz** (Potenz*) f: Kurzbezeichnung für Dezimalpotenz*.

**Dragée** (frz.) n: überzogene Tablette; besteht aus einem Dragéekern, der die Wirkstoffe enthält, u. einem Überzug aus Zucker bzw. Lack (bei dünndarmlöslichem D.).

**Drainage** (frz. Entwässerung) f: Ableitung von Flüssigkeitsansammlungen wie Wundsekret, Blut od. Eiter aus Operationswunden. Körper- od. Wundhöhlen; in der **Homöopathie** Bez. für die Anregung der Reaktionsfähigkeit eines Organs bzw. Organsystems mit einem homöopathischen Arzneimittel, i. d. R. in tiefen Potenzen; häufig gebrauchte Drainagemittel: Crataegus für das Herz-Kreislauf-System, Carduus marianus, Chelidonium, Taraxacum für Leber u. Galle, Nux vomica, Okoubaka für Magen-Darm-Trakt u. Pankreas, Hydrastis für Haut u. Schleimhäute, Berberis, Solidago für Niere u. abführendes Harnsystem, Pulsatilla für Lunge u. Lymphsystem sowie Rhus toxicodendron für das Bindegewebe.

**Drastikum** (gr. δραστήριος tatkräftig) n: Arzneimittel, das i. d. R. innerhalb von 1 – 2 Stunden zu zahlreichen wäßrigen Stuhlentleerungen führt; z. B. Harze von Windengewächsen (Jalapenharz, Skammoniaharz), Podophyllin*, Extrakt aus Koloquinthe* u. Zaunrübe*.

**Dreck|im|munisierung** (lat. immunis frei, verschont, unberührt): Begriff, der auf die im Mittelalter bekannte Schmutz- u. Dreckapotheke Bezug nimmt u. z. T. auf die historischen Bezüge des Prinzips der modernen naturheilkundlichen Immunmodulation* abzielt.

**Drei-Ebenen-Modell** n: von G. Vithoulkas in die Homöopathie eingeführtes Modell zur Erklärung der Bewegungsrichtung von Symptomen bei Heilung u. Unterdrückung sowie zu deren Gewichtung bei der Hierarchisierung*.

Symptome u. Erkrankungen werden drei sog. Seinsebenen des Menschen (geistig, seelisch, körperlich) zugeordnet u. nach ihrer Bedeutung aufgelistet (s. Tab.). Kognitive Symptome können die höchste Bedeutung haben, körperliche die niedrigste, da der geistige Bereich als die

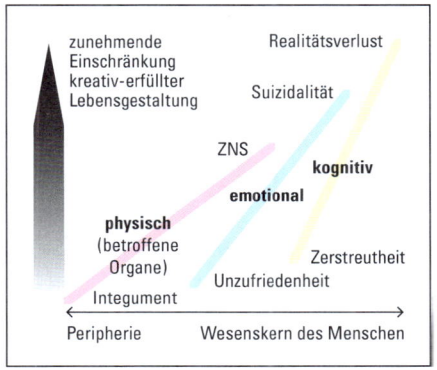

Drei-Ebenen-Modell:
Beziehung der Seinsebenen u. typischer Erkrankungen zum Krankheitsbegriff

eigentliche Heimat des Menschen und somit dem Wesenskern des Menschen als näher liegend angesehen werden kann als der Körper. Als zugrundeliegendes Kriterium für die Bewertung u. Anordnung der Symptome u. Erkrankungen innerhalb der Seinsebenen gilt die Einschränkung der schöpferischen Freiheit u. Ausdrucksfähigkeit des Patienten, wobei neben der Lage des Schwerpunkts der Symptomatik bezüglich der Seinsebenen auch die Intensität u. Schwere der Symptome beachtet wird. Im Verlauf einer Heilung soll der Patient an Freiheit u. Kreativität gewinnen, d. h., der Schwer-

**Drei-Ebenen-Modell**
Erkrankungen in den Seinsebenen in abnehmender Bedeutung

| körperliche Ebene (betroffene Organe) | emotionale Ebene | geistige Ebene |
|---|---|---|
| Zentralnervensystem | Depression mit Selbstmordtendenz | vollständige Geistesverwirrung |
| Herz | Apathie, Unlust | destruktives Delirium |
| Endokrinum | Traurigkeit, Schwermut | paranoide Vorstellungen, Zwänge |
| Leber | qualvolle Angst | Sinnestäuschungen |
| Lunge | Kummer | Lethargie |
| Urogenitalsystem | Phobien | Stumpfsinn |
| Knochen | Angst | Konzentrationsschwäche |
| Muskeln | Reizbarkeit | Vergeßlichkeit |
| Haut | Unzufriedenheit | Zerstreutheit |

punkt der Symptomatik bewegt sich vom geistigen Bereich zum körperlichen sowie innerhalb der Ebenen zu weniger einschränkenden Erkrankungen. Der entgegengesetzte Verlauf der Unterdrückung entspricht einer weiteren Einschränkung der Kreativität. Vgl. Hering-Regel.

**Drei|eck|impuls:** niederfrequenter Stromimpuls in Dreieckform, der v. a. in der Reiz-

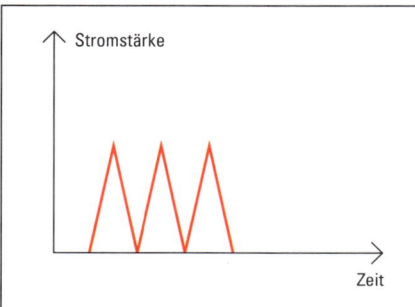

Dreieckimpuls

stromdiagnostik u. -therapie geschädigter Nerven u. Muskeln eingesetzt wird.

**Drei|fach|messung:** auf K. Windstosser (1974) zurückgehende Bez. für die bioelektronische Bestimmung von drei Basalwerten (pH, spezifischer Widerstand u. Redoxpotential) im durchströmten Blut. Die gewählten Parameter sind dieselben wie in der Bioelektronik* nach Vincent; sie werden auch in der Harnelektronik nach Kirchgässner als frühdiagnostische Krebsmethode verwendet (Interpretation der drei Parameter nach Höhe u. Verhältnis zueinander hinsichtlich Krebsgefährdung u. Gesamtstoffwechsel des Materialspenders). Spekulatives u. wissenschaftlich nicht gesichertes Verfahren.

**Drei|gliederung, funktionale:** von Rudolf Steiner dargestellte Funktionsgliederung der polar wirkenden Nerven-/Sinnestätigkeiten u. der Stoffwechsel-/Bewegungstätigkeiten, die durch rhythmische Vorgänge ständig in einem gesunden Gleichgewicht gehalten werden. Im Nerven-Sinnessystem (Abk. NSS), in dem die Grundlage für das Wachbewußtsein liegt, dominieren Ruhe, Symmetrie u. Kältung. Im Stoffwechsel-Bewegungssystem (Abk. StBS) als Träger des Willens, der im tiefen Schlafbewußtsein wirkt, herrschen Bewegungsvorgänge, Chaos (Asymmetrie) u. Wärme vor. Vom NSS wirken Abbautätigkeiten auf den Leib, die Form- u. Gestaltbildner sind; das StBS ist der aufbauende Stoffpol. Beide Tätigkeitsfelder werden durch das rhythmische System (Abk. RhS), das sein Zentrum in der Atmung u. Zirkulation hat, in einem nach Organen differenzierten gesunden

Gleichgewicht gehalten. Das RhS ist die Grundlage für das Gefühlsleben u. verkörpert das Prinzip der Selbstheilung. Dominanz eines Systems bedeutet Ungleichgewicht od. Einseitigkeit u. ist Anlaß zum Kranksein. S. Medizin, anthroposophische.

**Drei|lappiger griechischer Salbei:** s. Salbei, dreilappiger griechischer.

**Drei|viertel|bad:** Wannenbad, bei dem der Wasserspiegel bis zum Zwerchfell reicht; Anwendung in der Kneipp*-Therapie besonders bei älteren Patienten wegen einer gegenüber dem Vollbad geringeren Kreislaufbelastung ohne intrathorakalen Druckanstieg; **Anw.** entsprechend den verwendeten Badezusätzen; **Kontraindikationen:** größere Hautverletzungen, akute unklare Hauterkrankungen, schwere fieberhafte u. infektiöse Erkrankungen sowie schwere chronisch-venöse Insuffizienz.

**Droge** (frz. drogue) f: ursprünglich Bez. für getrocknete Arzneipflanzen od. deren Teile, die direkt od. in verschiedenen Zubereitungen als Heilmittel verwendet od. aus denen die Wirkstoffe isoliert werden; es werden darunter auch zu Abhängigkeit führende Pharmaka, die (meist illegalen) sog. Rauschdrogen u. Alkohol verstanden.

**Drosera** f: s. Sonnentau.

**DRT:** Abk. für diagnostische Resonanztherapie*.

**Druck|geschwür:** s. Dekubitus.

**Druck|luft|massage** (Massage*) f: selten angewendete Form der Massage*, bei der mechanische Reize auf die Haut durch Druckluft gesetzt werden.

**Druck|strahl|massage** (Massage*) f: s. Unterwassermassage.

**Dry needling:** auch Deep dry needling; von Chan Gunn entwickelte Nadelungstechnik mit Akupunkturnadeln zur intramuskulären Stimulation u. Behandlung chronischer myofaszialer Schmerzen, verursacht z. B. durch einen myofaszialen Triggerpunkt* (Abk. MTrP). Dabei löst jede Nadelung eine spontane Zuckung (local twitch response) im MTrP aus, die eine Dekontraktion des schmerzhaften Muskelknotens zur Folge hat.

**Dryopteris filix-mas** f: Wurmfarn*.

**Duft|therapie** (Therapie*) f: syn. Aromatherapie*.

**Dulc|amarae stipites** m pl: Bittersüßstengel; s. Bittersüß.

**Dupuytren-Kontaktur** (Baron Guillaume D., Chir., Paris, 1777–1835) f: Beugekontraktur der Finger (bes. 4 u. 5) inf. bindegewebig-derber Verhärtung u. Schrumpfung der Palmaraponeurose mit Ausbildung derber Stränge u. Knoten, in 70–80 % Beteiligung beider Hände; Vork. vorwiegend bei Männern (5:1) jenseits des 5. Lebensjahrzehnts; **Ursache:** unklar, wahrscheinl. Komb. von erbl. Disposition u. äußeren Faktoren (Mikrotraumen), z. T. auch Zus. mit rheumatischen, Autoimmun- u. fibroblastischen Erkrankungen. Pat. mit Lebererkrankungen, Diabetes mellitus, Epilepsie u. Alkoholkranke haben häufiger (ca. 30 %) eine D.-E. als die Gesamtbevölkerung (ca. 2 %). **Therapie:** chirurgisch (Fasziotomie, Fasziektomie od. Totalentfernung der Palmaraponeurose); homöopathische Zubereitungen aus Causticum Hahnemanni u. Hekla lava.

**Durch|blutungs|störung:** mangelnde arterielle Durchblutung eines bestimmten Gefäßbezirks (z. B. koronar, zerebral, peripher; mit **Ischämie; Ursache:** v. a. durch obliterierende Arteriosklerose*, auch Angiopathien u. Angioneuropathien (z. B. bei Diabetes mellitus, Raynaud-Syndrom); **Klinik:** Ausmaß u. Folgen einer D. hängen v. a. von der Lokalisation u. Entwicklung des Verschlußprozesses, der Ausbildung eines ausreichenden Kollateralkreislaufs sowie von der allgemeinen Kreislaufsituation ab. Am häufigsten sind Arterien der unteren Extremität betroffen. **Diagnostik:** Anamnese u. klinische Untersuchung, v. a. Inspektion (Hautblässe od. -rötung, Ulzerationen, Nekrosen), Palpation (sog. Pulsstatus) u. Auskultation aller erreichbaren Arterien (Gefäßgeräusche) sowie einfache klinische Funktionsprüfungen (Gehtest, Ratschow-Lagerungsprobe, Faustschlußprobe) od. Ergometrie; als apparative Untersuchungsmethoden v. a. Ultraschalldiagnostik, elektronische Oszillographie, Rheographie, Licht- u. Venenverschlußplethysmographie u. Angiographie; **Therapie: 1.** akute D.: Heparinisierung, Analgesie, Hämodilution, Fibrinolyse, Embolektomie; **2.** chronische D. durch Ausschaltung u. Behandlung von Risikofaktoren (Nicotinabusus, Hypertonie, Hyperlipidämie, Diabetes mellitus, Hyperurikämie), bei D. der unteren Extremitäten Gehtraining; Thrombozytenaggregationshemmer, Antikoagulanzien, Vasodilatanzien, ggf. Angioplastie, Thrombendarteriektomie, Bypass-Operation; aus der Naturheilkunde bzw. den alternativen Heilverfahren kommen u. a. Hydrotherapie (Fußbad*, Guß*, Hauffe*-Schweninger-Armbad, Kaltanwendung*), Interferenzstromtherapie*, hämatogene Oxidationstherapie*, Oxyvenierungstherapie*, Ozontherapie*, Sauerstofftherapie*, Heilmagnetismus*, Mesotherapie* u. die Behandlung mit aktiviertem Eigenblut* in Betracht, aus dem Bereich der Phytotherapie werden Ginkgo*-biloba-Extrakt, traditionell Edelkastanie, Immergrün, Mistel u. Waldmeister, homöopathisch Mutterkorn angegeben. Vgl. Verschlußkrankheiten.

**Durch|fall:** Diarrhoe*.

**Dusche:** Wasseranwendung, die als Ersatz für Wechselgüsse durch regelmäßiges Wechsel-

duschen (warm-kalt-warm-kalt) zur Abhärtung führen kann; je nach Wasserdruck, Düsenöffnung u. -anordnung werden Regenbad, Fallbad, Ringdusche u. a. unterschieden. Vgl. Guß.

**Dynamis** (gr. δύναμις Kraft, Macht) f: syn. Lebenskraft*.

**Dynamisierung** (↑): syn. Potenzierung*.

**Dynamo|meter** (↑; gr. μέτρον Maß) n: Gerät zur Messung von Muskelkraft.

**Dys-:** Wortteil mit der Bedeutung Miß-, Un-; von gr. δυσ-.

**Dys|bakterie** (↑; gr. βακτηρία Stab, Stock) f: Verschiebung im Spektrum der bakteriellen Besiedlung der Darmschleimhaut; auch Besiedlung mit unphysiologischen bzw. fakultativ od. obligat pathogenen Bakterien; durch Phytotherapie, Ernährungstherapie u. mikrobiologische Therapie* wird eine Normalisierung zur Eubakterie angestrebt; meist synonym gebraucht mit Dysbiose*.

**Dys|biose** (↑; Bio-*; -osis) f: Störung in der mikrobiologischen Besiedlung der Darmschleimhäute mit fakultativ od. obligat pathogenen Mikroorganismen (im Ggs. zur Dysbakterie auch mit Pilzen, Viren u. Parasiten); Verbesserung od. Wiederherstellung einer Eubiose durch verschiedene Naturheilverfahren, insbesondere Phyto-, Ernährungs- u. mikrobiologische Therapie.

**Dys|krasie** (↑; gr. κρᾶσις Mischung) f: Begriff aus der Humoralpathologie* u. Homöopathie*, der eine falsche Zusammensetzung von Körpersäften im Sinne der alten Humores beschreibt; vgl. Eukrasie.

**Dys|menor|rhoe** (↑; gr. μήν Monat; -rhoe*) f: primär (seit der Menarche) od. sekundär schmerzhafte Menstruation (i. d. R. nur bei ovulatorischen Zyklen); **Ursachen: 1.** organisch: z. B. Endometriose, Tumoren, Entzündung, Zervixstenose, Uterusfehlbildungen, genitale Hypoplasie, Intrauterinpessare; **2.** funktionell: v. a. hormonale u. vegetative Störungen; **Therapie:** aus dem Bereich der Phytotherapie kann mit Cimicifuga* racemosa u. Gänsefingerkraut*, traditionell mit Beifuß, Frauenmantel, Hirtentäschel, Jakobskraut u. Uzara, homöopathisch mit Gelsemium, Kamille, Koloquinthe, Safran u. gemeinem Schneeball behandelt werden; alternativ auch Heilmagnetismus*. Vgl. Menstruationsstörungen.

**Dys|pepsie** (↑; gr. πέψις Verdauung) f: Bez. für Beschwerden (Schmerzen, Sodbrennen, Völlegefühl) unterschiedlicher Genese (z. B. bei Ulcus ventriculi, Ulcus duodeni, Reizmagen) im Bereich des Oberbauchs bei Erwachsenen; **Therapie:** aus dem Bereich der Phytotherapie kommen als Amarum, Stomachikum od. Gerbstoff eine Vielzahl von Drogen in Betracht, z. B. Andorn*, Anis*, Artischocke*, Boldo*, Ceylon*-Zimt, gelber Enzian*, Galgant*, Gelbwurz*, Haronga*, Ingwer*, Kardamom*, Kardobenedikte*, Kolombowurzel*, Koriander*, Kümmel*, Löwenzahn*, Pomeranzenschale*, Rettich*, Rosmarin*, Salbei*, Tausendgüldenkraut*, Wacholder*, Wermut*, chinesischer Zimt* u. Zitwer*, traditionell z. B. auch Artischocke, Basilikum, Brunnenkresse, römische Kamille, Mentzelia u. Odermennig, homöopathisch Bärlauch, Robinie u. Thuja; alternativ Tai*-Ji-Quan.

**Dys|phonie** (↑; gr. φωνή Stimme) f: Stimmstörung infolge Störung der Phoniation mit Veränderung des Stimmklangs u. Einschränkung der Stimmleistung; **Symptome:** Heiserkeit, belegte, klanglose od. rauhe Stimme, evtl. Stimmlosigkeit; **Diagnostik:** Anamnese, Laryngoskopie, Stroboskopie, Erhebung eines Stimmstatus; **Therapie:** ggf. Behandlung der Grundkrankheit u. logopädische Therapie; zur Linderung der Heiserkeit wird die Behandlung mit Zubereitungen aus Huflattich*, traditionell aus Königskerze u. Ysop sowie homöopathisch aus Sonnentau angegeben. Vgl. Pharyngitis.

**Dys|tonie** (↑; gr. τόνος Spannung) f: fehlerhafter Spannungszustand (Tonus) von Muskeln, Gefäßen od. vegetativem Nervensystem.

**Dys|tonie, vegetative** (↑; ↑) f: s. Syndrom, psychovegetatives.

**Dys|urie** (↑; gr. οὖρον Harn) f: erschwerte (schmerzhafte) Harnentleerung, oft in Kombination mit häufiger Entleerung kleiner Harnmengen; **Ursache:** v. a. Harnabflußbehinderungen*, Harnweginfektion (s. Zystitis), seltener neurologisch, funktionell od. psychogen bedingt.

# E

**EAV:** Abk. für Elektroakupunktur nach Voll; s. Elektroakupunktur.

**Eber|esche:** Sorbus aucuparia, sog. Vogelbeerbaum; Baum aus der Familie der Rosengewächse, Rosaceae; **Arzneidroge:** frische. getrocknete od. gekochte u. dann getrocknete Früchte (Sorbi aucupariae fructus); **Inhaltsstoffe:** Parasorbinsäure u. Parasorbosid, Fruchtsäuren (z. B. Äpfel- u. Weinsäure), 4,6 – 8 % Zucker (50 % Saccharose, Glukose, D-Sorbit, L-Idit), Catechingerbstoffe, Carotinoide, Anthocyane, cyanogene Glykoside (z. B. Prunasin, Amygdalin) u. Flavonoide; **Wirkung:** schwach laxierend, diuretisch; **Verw.:** Fluidextrakt u. a. galenische Zubereitungen aus frischen Früchten **traditionell** v. a. als Abführmittel, bei rheumatischen Erkrankungen u. Störungen der Harnsäureausscheidung. Die Wirksamkeit bei den beanspruchten Anwendungsgebieten ist nicht belegt. **NW:** In frischen Früchten enthaltene Parasorbinsäure, die durch Kochen zerstört wird, kann in höheren Dosen zu lokalen Reizerscheinungen führen.

**Eber|raute:** Artemisia abrotanum; Pflanze aus der Familie der Röhrenblütigen, Asteraceae; **Arzneidroge:** Kraut (Abrotani herba); **Inhaltsstoffe:** Abrotin, Bitterstoffe, Cumarinderivate (Isofraxidin), ätherisches Öl; **Wirkung:** antimikrobiell, Förderung der Magensaftsekretion; **Verw.:** traditionell als Aromatikum, bei Wurmerkrankungen; **homöopathische** Zubereitungen aus den jungen frischen Trieben u. Blättern bei Appetitlosigkeit, Drüsenerkrankungen, Kälteschäden, Wurmerkrankungen.

**Eber|wurz:** Carlina acaulis; distelartige mehrjährige Staude aus der Familie der Korbblütler, Asteraceae; **Arzneidroge:** im Herbst gesammelte u. getrocknete Wurzel (Carlinae radix); **Inhaltsstoffe:** 1 – 2 % ätherisches Öl mit 60 – 90 % des Acetylenderivats Carlinaoxid; ca.

berwurz: Carlinaoxid

20 % Inulin; **Wirkung:** antibakteriell; **Verw.:** als Aufguß od. andere galenische Zubereitung z. B. als Bestandteil von sog. Schwedenbitter) **traditionell** bei dyspeptischen Beschwerden,

Gallenblasenbeschwerden, als Diuretikum, Diaphoretikum, Stomachikum; äußerlich bei bakteriell bedingten Hauterkrankungen u. Wunden. Die Wirksamkeit bei den angegebenen Anwendungsgebieten ist nicht hinreichend belegt.

**Echinacea angusti|folia** f: schmalblättriger Sonnenhut; Pflanze aus der Familie der Korbblütler, Asteraceae; **Arzneidroge:** getrocknete Wurzeln (Echinaceae angustifoliae radix); **Inhaltsstoffe:** bis zu 0,1 % ätherisches Öl; Alkamide, Polyine, Kaffeesäurederivate (0,3 – 1,3 % Echinacosid u. Cynarin als artspezifischer Inhaltsstoff); **Wirkung:** Stimulierung der Phagozytose, Wirkung auf Immunglobuline (Steigerung der IgG- u. IgA-Konzentration); antibakteriell, virustatisch, antiödematös, tumorhemmend, insektizid; **Verw.:** Teeaufgüsse u. a. galenische Zubereitungen **traditionell** zur Unterstützung u. Förderung der natürlichen Abwehrkräfte, insbesondere bei Erkältungskrankheiten im Hals-, Nasen- u. Rachenbereich, als Umstimmungsmittel bei Grippe, bei entzündlichen u. eitrigen Traumen, Abszessen, Furunkeln, Ulcus cruris, Herpes simplex, Phlegmonen, Kopfschmerz, Stoffwechselentgleisungen; als schweißtreibendes Mittel u. Antiseptikum. Die Wirksamkeit bei den beanspruchten Anwendungsgebieten ist nicht belegt; ältere Untersuchungsergebnisse lassen sich nicht eindeutig E. a. od. Echinacea* pallida zuordnen. Im Handel werden Zubereitungen aus Echinacea pallida fälschlicherweise auch als E. a. bezeichnet. **NW:** bei parenteraler Anwendung können dosisabhängig Schüttelfrost, kurzfristige Fieberreaktionen, Übelkeit u. Erbrechen auftreten; in Einzelfällen sind allergische Reaktionen möglich. **Kontraindikationen:** progrediente Systemerkrankungen wie Tuberkulose, Leukosen, Multiple Sklerose, AIDS, HIV-Infektion u. a. Immunerkrankungen; keine parenterale Applikation bei Neigung zu Allergien, besonders gegen Korbblütler u. in der Schwangerschaft; bei Diabetikern kann sich die Stoffwechsellage verschlechtern; **homöopathische** Zubereitungen aus der frischen, blühenden Pflanze mit Wurzel zur unterstützenden Behandlung schwerer u. fieberhafter Infektionen.

**Echinacea pallida** f: blasse Kegelblume, blasser Igelkopf, blasser Sonnenhut; Pflanze aus der Familie der Korbblütler, Asteraceae; **Arzneidroge:** frische od. getrocknete, im Herbst gesammelte Wurzeln (Echinaceae pallidae radix); **Inhaltsstoffe:** 0,2 bis über 2 % ätherisches Öl, Polyine, Alkamide, Kaffeesäurederivate (1 %

| | $R_1$ | $R_2$ |
|---|---|---|
| Echinacosid | Glc-(1→6)- | Rha-(1→3)- |
| 6-O-Caffeoylechinacosid | 6-O-Caffeoyl-Glc-(1→6)- | Rha-(1→3)- |
| Verbascosid | H | Rha-(1→3)- |
| Desrhamnosylverbascosid | H | H |

| | $R_1$ | $R_2$ | $R_3$ | $R_4$ |
|---|---|---|---|---|
| 3-O-Caffeoylchinasäure (Chlorogensäure) | —H | —R | —H | —H |
| Isochlorogensäuren | —H | —R | —R | —H |
| | —H | —R | —H | —R |
| | —H | —H | —R | —R |
| Cynarin | —R | —H | —H | —R |

Echinacea angustifolia:
Kaffeesäurederivate aus Echinacea-Arten

Echinacosid; kein Cynarin); **Wirkung:** phago-zytosestimulierend, antibakteriell, virustatisch; **Verw.:** Tinktur u. a. galenische Zubereitungen zur unterstützenden Prophylaxe u. Therapie grippeartiger Infekte; **traditionell** in gleicher Weise wie Zubereitungen aus Echinacea* angu-stifolia; **Kontraindikationen:** progrediente Systemerkrankungen wie Tuberkulose, Multiple Sklerose, AIDS, HIV-Infektion u. a. Autoimmunerkrankungen.

**Echinacea purpurea** f: roter Sonnenhut, purpurfarbene Kegelblume, purpurfarbener Igelkopf; Pflanze aus der Familie der Korbblütler, Asteraceae; **Arzneidrogen:** frische, zur Blütezeit geerntete oberirdische Pflanzenteile (Echinaceae purpureae herba) u. im Herbst gesammelte frische od. getrocknete Wurzeln (Echinaceae purpureae radix); **Inhaltsstoffe** 1 – 3 % Kaffeesäurederivate (besonders Cichoriensäure), ätherisches Öl (bis 0,2 % in der Wurzel bis 0,3 % im Kraut), Polyine, Alkamide, Polysaccharide; **Wirkung:** Kraut: Förderung der Wundheilung; phagozytosestimulierend; Wurzel: zusätzlich antibakteriell u. virustatisch **Verw.:** Frischpflanzenpreßsaft od. andere galenische Zubereitungen aus dem Kraut **traditionell** innerlich zur unterstützenden Behandlung rezidivierender Infektionen im Bereich der Atemwege u. der ableitenden Harnwege; äußerlich bei schlecht heilenden, oberflächlichen Wunden; die Wurzel in gleicher Weise wie Echinacea* angustifolia; **NW:** bei parenteraler Appli-

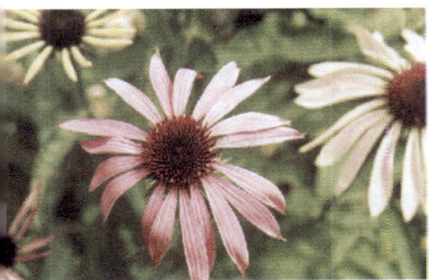

Echinacea purpurea

kation dosisabhängig Schüttelfrost, kurzfristige Fieberreaktionen, Übelkeit u. Erbrechen; selten allergische Reaktionen; **Kontraindikationen:** progrediente Systemerkrankungen wie Tuberkulose, Leukosen, Kollagenosen, Multiple Sklerose, AIDS, HIV-Infektion u. a. Autoimmunerkrankungen; keine parenterale Applikation bei Neigung zu Allergien, besonders in der Schwangerschaft; **homöopathische** Zubereitungen aus frischen oberirdischen Teilen blühender Pflanzen zur unterstützenden Behandlung schwerer, fieberhafter Infektionen.

**Echte Wal|nuß:** s. Walnuß, echte.

**Edel|kastanie:** Castanea sativa; syn. Castanea vesca, Castanea vulgaris; Baum aus der Familie der Buchengewächse, Fagaceae; **Arzneidroge:** im Herbst gesammelte u. getrocknete Laubblätter (Castaneae folium); **Inhaltsstoffe:** 5–8 % Gerbstoffe (z. B. die Ellagitannine Tellimagrandin I u. II) u. Flavonole (Quercetin- u. Myricetinglykoside); **Wirkung:** adstringierend; **Verw.:** Aufgüsse der Droge u. Fluidextrakte **traditionell** bei Erkrankungen im Bereich der Atemwege, bei Beinbeschwerden u. Durchblutungsstörungen sowie Diarrhoe u. als Gurgelmittel. Die Wirksamkeit bei den beanspruchten Anwendungsgebieten ist nicht belegt.

**Edel|stein|therapie** (Therapie*) f: ungenaue Bez. (weil die E. keine eigenständige Behandlungsform ist) für die Verwendung von Edelsteinen in diagnostischen u. therapeutischen Zusammenhängen, z. B. in verschiedenen bioinformativen Heilverfahren (s. Bioinformation) wie Multiresonanztherapie*, Neobioelektronik* nach Schramm u. dem elektromagnetischen Bluttest*. Gemeinsame Wirkungshypothese ist die elektromagnetische Informationsübertragung der Edelsteine auf die Menschen, die jedoch wissenschaftlich nicht belegt ist.

**Edu-Kin|ästhetik** (engl. education Erziehung; gr. κινεῖν bewegen; αἴσθησις Empfindung) f: Weiterentwicklung der angewandten Kinesiologie* in Richtung einer Bewegungspädagogik; geistige u. körperliche Übungsprogramme sollen u. a. zur Balance beider Gehirnhälften führen u. damit auch intellektuelle Fähigkeiten positiv beeinflussen. Umstrittenes Verfahren ohne Wirksamkeitsnachweis.

**Efeu:** Hedera helix; Kletterpflanze aus der Familie der Efeugewächse, Araliaceae; **Arzneidroge:** Blätter (Hederae helicis folium); **Inhaltsstoffe:** bis 6 % Triterpensaponine (Hederacosid C, α-Hederin); **Wirkung:** expektorierend, spasmolytisch, schleimhautreizend; **Verw.:** in Fertigarzneimitteln zur symptomatischen Behandlung akuter u. chronisch-entzündlicher Erkrankungen des Bronchialsystems (Tagesdosis entsprechend 0,3 g Droge); **traditionell** bei Bronchitis, Keuchhusten, Rheuma, Gicht, Leber- u. Gallenleiden; keine Nebenwirkungen u. Kontraindikationen bekannt; **homöopathische** Verwendung der frischen, unverholzten Triebe bei Asthma bronchiale, rheumatischen Erkrankungen sowie Erkrankungen von Leber u. Galle.

**Effleurage** (frz. effleurer streifen) f: Streichung*.

**Ehren|preis:** Veronica officinalis; mehrjährige krautige Pflanze aus der Familie der Rachenblütler, Scrophulariaceae; **Arzneidroge:** während der Blütezeit gesammeltes u. getrocknetes Kraut (Veronicae herba); **Inhaltsstoffe:** 0,5–1 % Iridoidglykoside (z. B. Aucubin u. Catalpol sowie die Catapolester Veronicosid, Verprosid u. Mussaenosid; s. umseitige Abb.), Flavonoide, 9,5 % Triterpensaponine, 0,56 % Gerbstoffe; **Wirkung:** ulkusprotektiv u. -heilend, expektorierend, antidiarrhoisch; **Verw.:** als Aufguß **traditionell** innerlich bei Erkrankungen der Atemwege, des Magen-Darm-Trakts, der Leber u. der ableitenden Harnwege, bei Gicht u. Rheuma, zur Stoffwechselförderung (sog. Blutreinigung) u. bei nervöser Überreiztheit; äußerlich als Gurgelmittel bei Schleimhautentzündungen, zur Wundheilung u. bei chronischen Hautleiden mit Hautjucken. Die Wirksamkeit bei den beanspruchten Anwendungsgebieten ist nicht belegt. **Homöopathische** Zubereitungen aus der frischen blühenden Pflanze bei chronischer Bronchitis, Zystitis u. chronischen infektiösen Hautleiden.

**EHT:** Abk. für Elektrohauttest*.

**Eibe:** Taxus baccata u. andere Taxus-Arten; Strauch od. kleiner Baum aus der Familie der Eibengewächse, Taxaceae; **Arzneidroge:** frische Blätter (Nadeln; Taxus-baccata-Blätter); **Inhaltsstoffe:** 0,02–0,1 % Diterpene mit Taxanstruktur, z. B. 10-Deacetylbaccatin III, das sich halbsynthetisch zu Docetaxel weiterverarbeiten läßt; Gemisch strukturell verwandter Esteralkaloide (sog. Taxin); cyanogene Glykoside (Taxiphyllin); **Wirkung:** Docetaxel wirkt tumorhemmend durch Unterbrechung der Mitose in der Interphase; es ist besser wasserlöslich als Paclitaxel* u. hemmt die Depolymerisierung der Mikro-

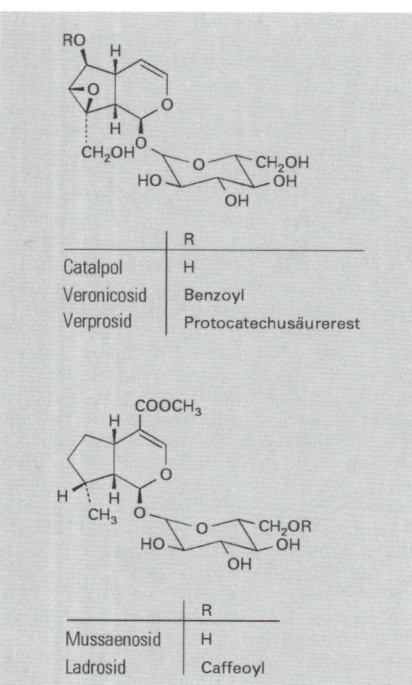

| | R |
|---|---|
| Catalpol | H |
| Veronicosid | Benzoyl |
| Verprosid | Protocatechusäurerest |

| | R |
|---|---|
| Mussaenosid | H |
| Ladrosid | Caffeoyl |

Ehrenpreis: Iridoidglykoside

tubuli zweifach stärker. Eibenblätter wirken motilitätshemmend. **Verw.**: Docetaxel zur Behandlung von lokal fortgeschrittenem od. metastasierendem Mammakarzinom, wenn dieses sich gegenüber einer vorausgegangenen Chemotherapie als resistent erwiesen hat; Eibenblätter früher **traditionell** als Wurmmittel, gegen Epilepsie u. zur Abtreibung (diese Anwendungsbereiche sind therapeutisch nicht begründet); **NW**: Docetaxel hat ähnliche Nebenwirkungen wie Paclitaxel, zusätzliche Alopezie u. Ödemneigung. Eibenblätter sind infolge des Gehalts an Taxanderivaten extrem giftig.

**Eibe, pazifische:** Taxus brevifolia; Baum aus der Familie der Eibengewächse, Taxaceae; **Arzneidroge:** Baumrinde (Taxus-brevifolia-Rinde); **Inhaltsstoffe:** Diterpene mit Taxanstruktur (0,01 – 0,03 % Paclitaxel); **Wirkung:** Paclitaxel wirkt tumorhemmend durch Unterbrechung der Mitose in der Interphase. **Verw.:** Paclitaxel in der gynäkologischen Onkologie u. zur Therapie von malignem Melanom, kleinzelligem Bronchialkarzinom sowie Kopf- u. Halstumoren; bei Malaria u. zur Verhinderung der Ausbildung einer Zysteniere; **NW:** bei Paclitaxel

besonders Knochenmarktoxizität; außerdem periphere Neuropathie, Stomatitis, Myalgie, Myelosuppression.

**Eibisch:** Althaea officinalis; Staude aus der Familie der Malvengewächse, Malvaceae; **Arzneidrogen:** Blätter (Althaeae folium) u. Wurzeln (Althaeae radix); **Inhaltsstoffe:** Schleim

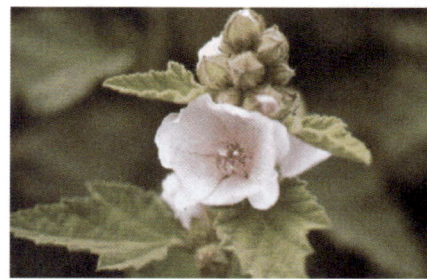

Eibisch

(komplizierte Polysaccharidgemische), in den Wurzeln bis zu 20 %, daneben viel Stärke u. Pektine; **Wirkung:** reizlindernd; **Verw.:** wäßrige Auszüge u. Zubereitungen als Mucilaginosum bei Reizhusten sowie Reizung der Rachen- u. Magenschleimhaut; Verwendung von Eibischsirup (Mischung eines Mazerats aus Eibischwurzeln mit Zuckersirup u. Konservierungsmitteln) v. a. in der Pädiatrie gegen Reizhusten; **traditionell** auch bei Keuchhusten, Blasenleiden, Diarrhoe u. als Wundheilmittel; **Dosierung:** Einzeldosen: Droge 6 g, Eibischsirup 10 g; keine Kontraindikationen, Nebenwirkungen od. Wechselwirkungen bekannt.

**Eichen|rinde:** Quercus cortex; Rinde der Zweige u. Stockausschläge von Quercus robur u. Quercus petraea (Stiel- bzw. Traubeneiche), Bäume aus der Familie der Buchengewächse (Fagaceae); **Inhaltsstoffe:** 5 – 20 % Catechingerbstoffe; **Wirkung:** adstringierend, virusta-

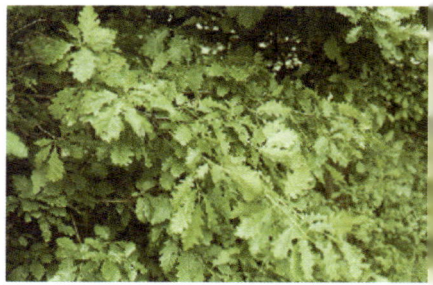

Eichenrinde: Eichenblätter

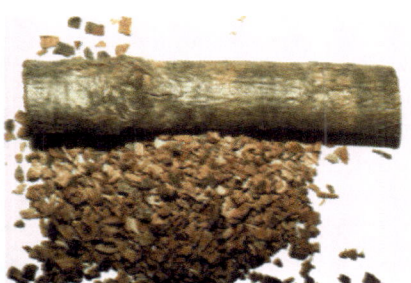

Eichenrinde

tisch; **Verw.**: vorwiegend als Abkochung bei entzündlichen Hauterkrankungen, leichten Entzündungen im Mund- u. Rachenraum sowie im Genital- u. Analbereich (20 g/l Wasser; innerlich bei unspezifischem akutem Durchfall (Tagesdosis 3 × 1 g Droge auf 150 ml Wasser als Abkochung); **traditionell** bei Frostbeulen, Fußschweiß u. Gicht; **Kontraindikationen:** keine Anwendung von Eichenrindenbädern bei großflächigen Hautschäden (z. B. Ekzeme od. Verletzungen), da die Gefahr der Resorption von Gerbstoffprodukten besteht; außerdem schwere Herzinsuffizienz, schwere Hypertonie u. schwere fieberhafte Erkrankungen.

**Eicho|therm-Behandlung** (gr. θερμός Wärme, Hitze): Bez. für eine von dem Gerätebauer Helmut Eich propagierte Lichttherapie mit einer Bestrahlungsdauer von 30–40 Min. u. einer bestimmten Bestrahlungsfolge von Hellorangelicht, UV-B- u. UV-C-Strahlen. Die Hauttemperatur soll sich unter der Therapie von durchschnittlich 32 °C auf 39 °C erhöhen. Es werden lokale als auch sog. photo-neuroendokrine Effekte diskutiert; spekulativ wirken die Behauptungen der sog. Energie-Potential-Erhöhung beim Menschen u. die positive Beeinflussung von Durchblutung, Ausscheidung, Entgiftung, Regulation u. photochemischer Fermentbildung. Wissenschaftlich plausible Hypothesen od. Nachweise über die Wirkung liegen nicht vor. **Anw.:** bei einem extrem breiten Spektrum, z. B. bei atopischem Ekzem, Schmerzen unterschiedlicher Genese, Sportverletzungen, zur Prävention.

**Eier|kur** (Kur\*) f: s. Max-Planck-Diät, Mayo-Diät.

**Eigen|blut, aktiviertes:** Bez. für eine durch Aqua bidestillata hämolysierte Blutmenge von 2 ml, die nach Hinzugabe von 0,5 ml 3%igem Wasserstoffperoxid durch apparative Elektrolyse, UV-Bestrahlung u. Verschüttelung mittels eines von dem Arzt Victor Höveler entwickelten Geräts (sog. Hämoaktivator) „aktiviert" werden soll; **Anw.:** therapeutisch als Modifikation der

Eigenbluttherapie\*; zur allgemeinen Leistungssteigerung im Alter, bei Allergien, Durchblutungsstörungen, Infektanfälligkeit, Stoffwechselstörungen; **Kontraindikationen:** wie bei Eigenbluttherapie. Wissenschaftlich umstrittenes Verfahren.

**Eigen|blut|therapie** (Therapie\*) f: syn. Autohämatotherapie; eine zu immunmodulativen Zwecken (sog. immunogene Umstimmung\*) durchgeführte Entnahme u. Reinjektion von Eigenblut, z. T. mit Modifikationen des Bluts vor der Reinjektion; gegeben werden i. d. R. 0,5–5 ml Blut in 8–12 (meist) intramuskulären Einzelinjektionen u. 2–5tägigen Abständen (Applikation gelegentlich subkutan an Akupunkturpunkten od. segmentalen Maximalpunkten). **Formen: 1.** Anwendung von Eigenblut mit medikamentösen Zusätzen (Homöopathika, Phytotherapeutika, EDTA, Aqua bidestillata), z. B. Autosanguis\*-Stufentherapie; **2.** Anwendung von Eigenblut als potenzierte Nosode (v. a. bei Kindern mittels oraler Gabe); **3.** Gegensensibilisierung\*; **4.** hämatogene Oxidationstherapie\*; **5.** Anwendung von Eigenblut mit UV-Bestrahlung (Havlicek-Verfahren); **6.** Ozontherapie\*; **7.** Anwendung von aktiviertem Eigenblut\*; **8.** autohomologe Immuntherapie\*. **Wirkungsweise:** Die E. mit intramuskulärer Reinjektion erzeugt eine sterile, lokale Entzündungsreaktion mit systemischer Leukozytose, Erhöhung der Körpertemperatur, gesteigertem Stoffwechsel u. Immunreaktionen sowie eine vegetative Umstimmung. Diese wurde von F. Hoff (1930, 1957) als „vegetative Gesamtumschaltung" bezeichnet u. in einem Zwei- bzw. Dreiphasenreaktionsmodell beschrieben. Den speziellen Formen liegen z. T. spekulative Erklärungsansätze zugrunde. **Anw.:** bei allgemeiner Abwehrschwäche, chronischen Entzündungen, Infektionen, allergischen Erkrankungen u. a.; **NW:** Erstverschlimmerungen der Symptome, Herdreaktivierung; **Kontraindikationen:** Gerinnungsstörungen, gleichzeitige immunsuppressive Medikation, Hyperthyreose, schwere Leber- u. Nierenschäden. Vgl. Immunmodulation.

**Eigen|harn|behandlung:** syn. Eigenurintherapie\*.

**Eigen|impf|stoff:** Autovakzine\*.

**Eigen|urin|therapie** (gr. οὖρον Urin; Therapie\*) f: syn. Eigenharnbehandlung, Autourotherapie; therapeutische Anwendung von Eigenurin; **Formen: 1.** intramuskuläre Applikation von ca. 0,5 ml steril filtriertem od. mit Phenol versetztem Eigenurin; weitere Verabreichung nur bei therapeutischer Notwendigkeit (Steigerung der Dosierung z. B. in 0,1 ml-Stufen bis maximal 3–5 ml; Zeitintervall zwischen den Applikationen 2–3 Tage); weniger als die Eigenbluttherapie\* verbreitete, zur immunoge-

nen Umstimmung* durchgeführte Methode; als Wirkungsfaktoren werden spasmolytische, endokrin-aktive u. immunogene Ausscheidungskomponenten diskutiert. Die Gabe von durch den Harn regelmäßig ausgeschiedenen Antigenen in niedriger Dosierung soll eine Immuntoleranz auslösen; die Denaturierung der Eiweiße im Harn soll eine stärkere Antigenität des Eigenimpfstoffs bewirken. Anw.: bei Infektanfälligkeit, chronischen Harnweginfekten, Gestosen im Anfangsstadium, Allergien, Migräne, Klimakterium. Kontraindikationen: konsumierende Erkrankungen, schwere Leber-, Nieren- u. Herz-Kreislauferkrankungen.
2. Trinken von Eigenurin (zumeist kurmäßig des Morgenurins od. der gesamten Tagesmenge) zumeist in therapeutischer Absicht (Stoffwechselaktivierung, Entgiftung, Umstimmung); Anw.: bei einem breiten Spektrum von Erkrankungen u. zur Prävention; NW: Ekelgefühl, Diarrhoe, Kopfschmerz, Müdigkeit, Schlafstörungen u. a.; Kontraindikationen: Geschlechtskrankheiten, entzündliche Erkrankungen der Nieren u. ableitenden Harnwege, Nierenfunktionsstörungen u. a.
3. Äußerliche Anwendungen (z. B. bei Hauterkrankungen), Spülungen, Einläufe mit Eigenurin. Wissenschaftlich u. ethisch umstrittene Verfahren.

**Eignungs|wert:** s. Lebensmittelqualität.

**Ein|glas|potenz** (Potenz*) f: syn. Korsakoff*-Potenz.

**Einjähriger Beifuß:** s. Quinghao.

**Einlauf:** Darmeinlauf; s. Darmreinigung.

**Einseitige Krankheit:** s. Krankheit, einseitige.

**Einzel|mittel:** homöopathische Bez. für die Verabreichung nur eines, meist hochpotenzierten Arzneimittels; vor einer erneuten Gabe wird das Ende seiner Wirkung abgewartet. Die Verwendung von E. wird gefordert, da die beobachtete Wirkung möglichst eindeutig auf das Arzneimittel zurückzuführen sein muß, als Entscheidungsgrundlage für die weitere Therapie sowie zur Erweiterung u. Verifizierung der bestehenden Materia* medica. Die Verschreibung von E. erfordert im Gegensatz zum Komplexmittel* i. d. R. eine aufwendigere u. genauere Arzneimittelwahl*. Vgl. Doppelmittel.

**Eisen:** chemisches Element, Symbol Fe (Ferrum), OZ 26, relative Atommasse 55,85; silberweißes, an der Luft leicht oxidierbares, in Säuren lösliches, zwei- u. dreiwertiges (als $Fe^{2+}$ im Gastrointestinaltrakt resorbierbares), unedles Schwermetall der Eisengruppe; essentielles Spurenelement; **biochemische Funktion:** Bestandteil der Hämproteine Hämoglobin u. Myoglobin sowie einiger Metalloenzyme (z. B. Cytochrome, Katalasen, Peroxidasen); **Vorkommen in Nahrungsmitteln:** in tierischen u. pflanz-

lichen Lebensmitteln, z. B. Fleisch u. Fleischprodukte, Getreide u. Gemüse (Wirsing, Spinat, Bohnen, Erbsen). Die deutlich schlechtere Eisenresorptionsrate aus pflanzlichen Lebensmitteln kann durch gleichzeitigen Verzehr von Vitamin-C-reichen Lebensmitteln, Fleisch u. Fisch bis zu vervierfacht werden. **Bedarf** für Erwachsene (DGE 1991): 10 mg/Tag; menstruierende, schwangere od. stillende Frauen 15 mg/Tag; **Mangelerscheinungen:** Müdigkeit, Erschöpfung, Störungen der Erythropoese bis zur hypochromen mikrozytären Anämie, bei Kindern Wachstumsstörungen u. verringerte Infektionsabwehr durch Absorptionsstörungen (z. B. Diarrhoe, Malabsorption, Magen- u. Dünndarmresektionen), unzureichende Zufuhr, gesteigerte Eisenverluste (z. B. Hypermenorrhoe, chirurgische Eingriffe, Ulcus ventriculi), erhöhten Bedarf (z. B. Schwangerschaft, verschiedene Krankheitszustände); ca. 1–2 Milliarden Menschen sind weltweit von Eisenmangelzuständen betroffen. **Intoxikation:** überhöhte Eisenaufnahme (z. B. bei chronischer Alkoholkrankheit) u. häufige Blutübertragungen bei übersteigertem Erythrozytenabbau können zu pathologischer Eisenspeicherung in Form von Hämosiderin mit Gewebeschäden in Leber (Zirrhose), Pankreas (Diabetes mellitus) u. Herzmuskel (Herzinsuffizienz) führen. **Referenzbereich:** Frauen 6,6–26 µmol/l, Männer 10–28 µmol/l Serum. **Verw.:** homöopathische Zubereitungen aus Ferrum metallicum bei Anämie, Migräne, Rheumatismus (Schulterbereich), Bronchitis, Fieber u. Magenleiden.

**Eisen|hut, blauer:** Aconitum* napellus.

**Eisen|kraut:** Verbena officinalis; ein- bis mehrjährige Pflanze aus der Familie der Eisenkrautgewächse, Verbenaceae; **Arzneidroge:** während der Blütezeit gesammelte u. getrocknete Blätter u. obere Stengelabschnitte (Verbenae herba); **Inhaltsstoffe:** Iridoidglykoside (Verbenalin, Hastatosid) u. Kaffeesäurederivate (Verbascosid); **Wirkung:** antimikrobiell, immunstimulierend, antitumoral, diuretisch, antitussiv, antiinflammatorisch, sekretolytisch; **Verw.:** als Teeaufguß **traditionell** innerlich bei Erkrankungen der Atemwege, der Mund- u. Rachenschleimhaut, bei nervösen Störungen, Leber- u. Gallenerkrankung, Rheuma; äußerlich als Gurgelmittel bei Erkältungen, bei Hautleiden mit Juckreiz, Sonnenbrand u. Verbrennungen. Die Wirksamkeit bei den beanspruchten Anwendungsgebieten ist nicht belegt. **Homöopathische** Zubereitungen aus dem frischen blühenden Kraut bei Hämatom u. zerebralem Anfallsleiden.

**Eisen(III)-phosphat** n: Ferrum phosphoricum, Eisenoxidphosphat ($FePO_4 \cdot 4\,H_2O$), phosphorsaures Eisenoxid; gelblich-weißes Pulver, unlöslich in Wasser u. Äthanol, löslich in Säu-

Verbenalin (= Cornin)

Hastatosid

Verbascosid

Eisenkraut: Inhaltsstoffe

ren; **Verw.**: homöopathische Zubereitungen bei Anämie, beginnenden fieberhaften Infekten, Bronchialerkrankungen, Mittelohrentzündung.

**Eis|packung:** Packung mit Eis od. chemischen Kältequellen zur starken Abkühlung der Hautoberfläche; in Abhängigkeit des therapeutischen Ziels wird eine Kurzzeitbehandlung (3 Min.) zur Analgesie mit reaktiver Hyperämie od. als Vorbehandlung zur Krankengymnastik (Analgesie u. Muskeldetonisierung) von einer Langzeitbehandlung (bis zu 30 Min.) zur Entzündungsbeeinflussung unterschieden. **Cave:** Temperaturen unter 10 °C lösen Ödeme aus! Deshalb ist eine E. bei posttraumatischem Ödem nicht adäquat (stattdessen kalte Wasseranwendungen). Vgl. Kryotherapie.

**Eiweiß, strukturiertes pflanzliches:** s. Textured vegetable protein.

**Ek|stase** (gr. ἔκστασις Verzückung, das Aussichheraustreten) f: Ausnahmezustand, der dem Einwirken von Göttern, Geistern, Seelen der Verstorbenen, Heiligen u. a. zugeschrieben wird. E. ist i. d. R. in komplexe Rituale eingebunden u. somit durch die kulturellen Umstände sehr stark geprägt. Es kommen völlig unterschiedliche Erscheinungsformen zustande; so soll z. B. E. im Kontext des Buddhismus die Ichhaftigkeit des Menschen auslöschen, damit das Göttliche von ihm Besitz ergreifen kann. Im Kontext des Schamanismus wird E. als die Kontaktaufnahme mit der übersinnlichen Welt interpretiert. In Variationen ist dies ebenso in den weit verbreiteten afrikanischen Besessenheitskulten wie Wodu (auch Vodun, Voodoo), Folley od. Zar der Fall, bei denen das betroffene Me-

dium zu Wodu, Folley od. Zar wird. Die Untersuchung von Heiltänzen bei den San (Jäger u. Sammler im heutigen Botswana) legt nahe, daß E. eine schon seit mindestens 10 000 Jahren praktizierte Technik ist.

Das am Individuum zu beobachtende Phänomen kann aus einer psychologisch-psychiatrischen Perspektive folgendermaßen beschrieben werden: Es handelt sich um einen psychischen Ausnahmezustand, der mit Veränderungen im Gesamtverhalten, Bewußtsein, Sinnesempfindungen, Mimik, Sprache u. Grobmotorik einhergeht. Es gibt verschiedene Techniken zum Erreichen von E., die auf unterschiedlichen Elementen von Bewegung u. Musik beruhen. E. kann bewußt herbeigeführt u. beendet werden, seltener kann sie aber auch überraschend erfolgen bzw. unbeherrschbar sein.

Der Begriff E. beinhaltete ursprünglich auch Geisteskrankheiten u. wurde oft auch synonym mit Raserei gebraucht. Die Rezeption von E. durch die wissenschaftliche Medizin isolierte den subjektiven Aspekt. E. als subjektive Hervorbringung wurde als schwere neurotische od. psychotische Entgleisung klassifiziert, erst in den letzten 30 Jahren wurde diese einseitige Perspektive kritisiert u. modifiziert. Vgl. Schamane.

**Ek|zem** (gr. ἐκζέειν aufkochen) n: Juckflechte; Bez. für eine flächenhafte, entzündliche Hautveränderung mit Juckreiz; meist symmetrische Verteilung unter Freilassung der Schleimhäute; allgemeine **Einteilung: 1.** nach dem Verlauf: **a)** akutes E. mit Rötung, Ödem, Bläschen, Blasen, Erosionen u. Krusten; **b)** chronisches E. mit Schuppung, Lichenifikation, Hyperkeratosen, Rhagaden; **2.** nach den auslösenden Faktoren: **a)** exogenes E.: Kontaktekzem (allergisch od. toxisch bedingt); **b)** endogenes E.: atopisches, dyshidrotisches, mikrobielles, nummuläres od. seborrhoisches Ekzem sowie Lichen simplex chronicus circumscriptus; **Therapie:** symptomatische Behandlung der Grunderkrankung; aus dem Bereich der Naturheilkunde u. der alternativen Heilverfahren kommt phytotherapeutisch eine Behandlung mit Bittersüß*, Calendulaöl* u. Steinkohlenteer*, traditionell z. B. mit Odermennig, Frauenmantel, dorniger Hauhechel, Henna, römischer Kamille, Löwenzahn u. Propolis, homöopathisch mit Immergrün, Primel, Stiefmütterchen, Erdrauch u. echter Walnuß sowie alternativ Eichotherm*-Behandlung, Roeder*-Methode u. Softlaser* in Betracht.

**Ek|zem, a|topisches** (↑) n: syn. endogenes Ekzem, Neurodermitis atopica; chronisches od. chronisch-rezidivierendes Ekzem, bedingt durch eine Immunglobulin-E-vermittelte Überempfindlichkeitsreaktion vom Soforttyp zusammen mit anderen immunologischen u. nichtimmunologischen Faktoren (v. a. psycho- u. neurovegetative Störungen); die Disposition wird wahrscheinlich polygen vererbt. **Klinik:** Beginn meist im frühen Kleinkindesalter mit Juckreiz, Rötung, Schuppung, Nässen u. Krustenbildung v. a. an den Wangen u. am behaarten Kopf (sog. Milchschorf); im Kindesalter sind meist die Gelenkbeugen u. das Gesäß, beim Erwachsenen neben den Gelenkbeugen v. a. Gesicht, Hals, Nacken, Schulter u. Brust die häufigsten Lokalisationen der Hautveränderungen. Die Haut ist insgesamt durch eine Unterfunktion der Talg- u. Schweißdrüsen glanzlos u. trocken, ihr Oberflächenrelief vergröbert. Die Nägel sind meist durch ständiges Kratzen abgenutzt u. glänzend, die Augenbrauen abgerieben. Beeinflussung des Krankheitsbildes durch psychische (z. B. Streß) u. Umweltfaktoren (Allergene, Verschlechterung im Winter u. Frühjahr). Mit zunehmendem Alter nimmt die Intensität des a. E. ab, u. es verschwindet oft um das 30. Lebensjahr. **Therapie:** symptomatisch mit Antihistaminika, Glukokortikoiden, evtl. Benzodiazepinen, halbfetten od. fetten, glukokortikoid- u. teerhaltigen Externa; Hydrotherapie* (Öl- u. Teerbäder), Klimatherapie* (Gebirgs- od. Meeresklima, Heliotherapie*), bei Überempfindlichkeit gegen bestimmte Nahrungsmittel entsprechende Diät; phytotherapeutisch mit Zubereitungen aus Nachtkerzenöl* u. Stiefmütterchen*, homöopathisch aus Cardiospermum*; alternativ auch Eichotherm*-Behandlung*; autohomologe Immuntherapie*. Vgl. Allergie.

**Electuarium** n: s. Latwerge.

**Elektro|aku|punktur** (gr. ἤλεκτρον Bernstein, an dem zuerst elektrostatische Kräfte beobachtet wurden; Akupunktur*) f: **1.** Weiterentwicklung der klassischen Akupunktur*, bei der die Akupunkturforamina über in die Haut eingestochene Nadeln od. aufgeklebte Elektroden durch niederfrequente Wechselströme gereizt werden; **2. E. nach Voll** (Abk. EAV): bioelektrische Funktionsdiagnostik ohne unmittelbare Beziehung zur chinesischen Medizin, die auf der Messung eines Reizstroms an festgelegten Akupunkturpunkten beruht. Voll entdeckte in der Akupunktur unbekannte Leitbahnen (z. B. den Lymphmeridian) u. ordnete den neuen Punkten Funktionen u. Organe zu. Die Messung erfolgt an diesen Punkten mittels eines Geräts, das die Leitfähigkeit des Gewebes in physikalisch definierten Einheiten mißt. Der verwendete Gleichstrom beträgt ca. 1 V (0,1 – 2) u. 9 mA (5,5 – 11); verwendet wird die Spezialskala eines mA-Meters, dem 0 – 100 Teilstriche zugeordnet werden. 50 Teilstriche werden als Norm definiert. Ein Zeigerabfall, d. h. ein auf der Skala rückläufiger Meßwert, soll ein entscheidender Hinweisgeber für schlechte Regulationsfähigkeit sein, den es auszugleichen gilt. Dies ist z. B. durch einen Medikamententest möglich, bei dem das „richtige“ Medikament mit entsprechender Dosierung in den Meßkreis zwischen Geräteelekroden u. Patienten in sog. Metallwaben eingebracht wird, wobei versucht wird, den festgelegten Normwert annäherungsweise zu erreichen. **Anw.:** zum Auffinden von Entzündungsherden, bei chronischen Befindensstörungen, Schmerzsyndromen; (relative) **Kontraindikationen:** substitutionspflichtige Erkrankungen, zerstörte Gewebe, psychiatrische Erkrankungen. Das Verfahren ist wissenschaftlich nicht gesichert. Vgl. Elektrostimulationsanalgesie, Kippschwingungstherapie.

**Elektro|bad** (↑): Bad mit therapeutischer Nutzung des elektrischen Stroms (Gleichstrom), der hyperämisierend u. analgetisch wirken soll; Anwendung auch zum vermehrten perkutanen Transport von Badezusätzen (s. Iontophorese); unterschieden werden Teil- (Zellenbad*) u. Vollbad (Stanger*-Bad).

**Elektrode** (↑) f: Kontaktpunkt od. -fläche eines elektrischen Leiters, mit denen Strom auf die Haut appliziert bzw. von ihr abgeleitet wird; **Arten:** Metall-, Weichgummi-, Klebeelektroden; vgl. Anode, Kathode.

**Elektro|dia|gnostik** (↑; gr. διαγνωστικός fähig zu unterscheiden) f: Bez. für diagnostische Verfahren zur Registrierung körpereigener Aktionspotentiale (s. Elektromyographie) od. zur Untersuchung insbesondere von Muskel- u. Nervenaktionen durch elektrischen Strom, um Aussagen zu myogenen od. neurogen Schädigungen machen zu können; Prüfung der Muskelantwort (Kontraktion) auf einen elektrischen Reiz, der als Gleichstromstoß (galvanischer Strom) od. in Form von Einzelstromstößen (faradischer Strom) direkt am Muskel od. indirekt am versorgenden Nerven appliziert wird. Zu beachten ist, daß der Muskel einen höheren Reizzeitbedarf (Chronaxie) als der Nerv (< 1 ms) hat.

**Elektro|fokal|test** (↑; lat. focus Herd, Brennpunkt) m: durch Glaser u. Türk erfolgte Weiterentwicklung des Elektrohauttests*.

**Elektro|gymnastik** (↑) f: Erzeugung rhythmischer Kontraktionen quergestreifter Muskulatur mit transkutan applizierten niederfrequenten Impulsen (geschwellt od. ungeschwellt); Anwendung unterstützend zur Krankengymnastik bei Inaktivitätsatrophie od. denervierter (reinnervierter) Muskulatur.

**Elektro|haut|test** (↑) m: Abk. EHT; von Gehlen u. Standel entwickelter galvanischer Reizstromtest mit Gleichstrom, basierend auf der Annahme, daß ein reflektorisch angesprochenes (z. B. durch ein funktionsgestörtes inneres Organ) Hautareal auf einen Testreiz anders reagiert als seine Umgebung. Als Reizelektrode dient ein Dachshaarpinsel, der mit Wasser getränkt wird. Die indifferente Handelektrode ist aus Edelstahl; es gibt auch Rollelektroden aus Silber. Die EHT-Reaktion besteht in einer Rötung der Haut über einem sog. regulatorisch vorbelasteten Areal (chronisches Irritationszentrum*), z. B. über einem Entzündungsprozeß in den Kieferhöhlen. Die Störung wird allerdings nicht differenziert. Der Test wurde praxisnah von Glaser u. Türk weiterentwickelt u. leicht modifiziert. Wissenschaftlich nicht gesichertes Verfahren. Vgl. Diagnostik chronischer Irritationen, Decoderdermographie, Impulsdermographie.

**Elektro|kinese** (↑; gr. κινεῖν bewegen) f: Bez. für Prozesse, die am Stromtransport beteiligt sind: polabhängige Ionenwanderung dissoziierter Moleküle, Kataphorese, Anaphorese, Elektrophorese (polabhängige Wanderung geladener, nichtdissoziierter Moleküle, die sich Ladungsträgern anheften), Elektroosmose (Flüssigkeitsverschiebungen durch Einfluß von Gleichstrom); vgl. Galvanisation.

**Elektro|magnetischer Blut|test** (↑) m: s Bluttest, elektromagnetischer.

**Elektro|medizin** (↑; lat. ars medicina ärztliche Kunst) f: Teilgebiet der medizinischen Technik, das sich v. a. mit elektrischen Geräten u. deren diagnostischem u. therapeutischem Einsatz am Patienten beschäftigt.

**Elektro|myo|graphie** (↑; gr. μῦς Muskel; γράφειν schreiben) f: Abk. EMG; Methode zur Registrierung der spontan bzw. bei Willkürinnervation auftretenden od. durch elektrische Stimulation provozierbaren bioelektrischen

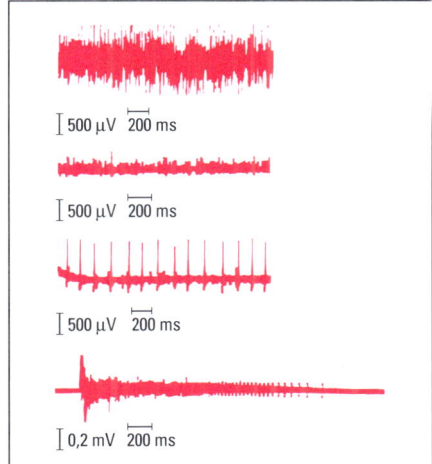

[ 500 µV   200 ms

[ 500 µV   200 ms

[ 500 µV   200 ms

[ 0,2 mV   200 ms

Elektromyographie:
1: normales Innervationsmuster bei maximaler Willküraktivität (Interferenzmuster); 2: Innervationsmuster bei myogener Schädigung; 3: Innervationsmuster bei neurogener Schädigung; 4: myotone Reaktion

Phänomene im Muskelgewebe u. von einzelnen Muskelaktionspotentialen (Abk. MAP) durch Ableitung mit Hilfe von in den Muskel eingestochenen Nadelelektroden od. über dem Muskel plazierten Oberflächenelektroden; die Potentiale werden verstärkt, optisch u. akustisch wiedergegeben u. aufgezeichnet. Formen: 1. Nadel-EMG: Differenzierung von neurogenen u. myogenen Schädigungen; 2. Oberflächen-EMG: Aussage zur gestörten Muskelkoordination (Dysbalance, gestörte Stereotype) u. Beurteilung von muskulärem Ermüdungsverhalten; bei Normierung der momentanen Amplituden auf die bei maximaler willkürlicher Kontraktionsstärke erreichten Amplituden (engl. maximum voluntary conctraction, Abk. MVC) sind Aussagen zu dem aktuellen Beanspruchungsgrad möglich.

**Elektro|neural|dia|gnostik** (↑; Neur-*; gr. διαγνωστικός fähig zu unterscheiden) f: elektrischer Funktionstest nach Croon, bei dem an ca. 200 punktförmigen Stellen der Körperoberfläche (meist Akupunkturpunkten entsprechend) mit Elektroden eine Reizung mit Wechselstrom (0,05 mA, 900 Hz) durchgeführt wird; elektrischer Widerstand u. Kapazität werden gemessen u. in ein Somatogramm eingetragen. Diagnostische Hinweise auf reflektorische Krankheitszeichen finden sich zumeist in Seitendifferenzen zwischen den Körperhälften u. Mittelwertabweichungen in den Meßwerten.

Die Therapie erfolgt ausschließlich an der pathologisch veränderten Reaktionsstelle* der Haut. Die Methode ist wissenschaftlich umstritten u. heute kaum noch verbreitet. Vgl. Elektroneuraltherapie.

**Elektro|neural|therapie** (↑; ↑; Therapie*) f: Abk. ENTH; Behandlung des elektrischen Hautwiderstands u. der Kapazität definierter Hautpunkte (i. S. einer Verschiebung in Richtung der Norm) von bei der Elektroneuraldiagnostik* pathologisch verändert gefundenen Reaktionsstellen* mittels Dreieck- od. Exponentialstromimpulsen (0,5 – 2,0 mA, 400 – 1000 Hz); **Anw.:** bei chronisch-degenerativen Erkrankungen, chronischen Schmerzzuständen, neurovegetativen Erschöpfungszuständen; **Kontraindikationen:** akute Entzündungen, Hyperthyreose, Herzschrittmacher.

**Elektrono|graphie** (↑; gr. γράφειν schreiben) f: Verfahren, bei dem durch kontrollierte Elektronenemission (mittels Höchstspannung) Bilder erzeugt werden. Die E. hebt die elektrischen Oberflächenphänomene (elektrodermale Aktivitäten wie Widerstand, Kapazität, Potential u. Leitfähigkeit) hervor u. reflektiert gleichzeitig die Wechselwirkung zwischen dem elektromagnetischen Feld des Impulses u. den elektromagnetischen Feldern der verschiedenen Organe u. Gewebe. Aktivierte elektrodermale Punkte zeigen sich als leuchtende Zonen, die aus konzentrischen Linien gebildet werden u. ein Emissionsspektrum gegen starkes Rot u. Infrarot aufweisen. Bei der Anwendung elektrischer Hochfrequenzfelder werden Lumineszenzen sichtbar, die photographisch dargestellt werden können. Beispiele hierfür sind die Kirlian*-Photographie sowie die energetische Terminalpunktdiagnostik*. Vgl. Hochfrequenzdiagnostik.

**Elektro|physio|logische Terminalpunkt|dia|gnostik** (↑; gr. φύσις Natur; ἐνέργεια Tätigkeit, Wirksamkeit, -logie*; lat. terminus Ende, Grenze, Schluß; gr. διάγνωσις Entscheidung) f: s. Terminalpunktdiagnostik, elektrophysiologische.

**Elektro|schlaf** (↑): durch Strom induzierter Schlaf; der Strom wird mittels Elektroden transkutan am Schädel appliziert.

**Elektro|stimulations|an|algesie** (↑; lat. stimulare anstacheln; gr. ά (privativum) Un-, -los; -algie*) f: Abk. ESA; auch Neurostimulation; kompetitive Hemmung der Schmerzleitung auf segmentaler Ebene (langsam leitende Nervenfasern, C-Afferenz, A-δ-Afferenz) durch Reizung schneller leitender Nervenfasern (A-β-Afferenz) mittels niederfrequenter elektrischer Impulse; entsprechende Impulsparameter können auch i. S. der sog. Counter-Irritation zentrale Hemmechanismen aktivieren (Hyperstimulationsanalgesie). **Formen: 1.** Elektroaku-

punktur*; **2.** transkutane elektrische Nervenstimulation (Abk. TENS) mit Plazierung der Elektroden im Schmerzgebiet bzw. in Head*-Zonen, im Dermatom u. an Akupunkturpunkten; **3.** bei schwersten therapieresistenten Schmerzzuständen ggf. elektrische Rückenmark- od. Hirnstimulation.

**Elektro|therapie** (↑; Therapie*) f: therapeutische Anwendung des elektrischen Stroms; Verwendung von konstant fließendem frequenzlosem Gleichstrom (Galvanisation*), niederfrequenten (Niederfrequenztherapie*) u. mittelfrequenten Stromimpulsen (Interferenzstromtherapie*) sowie Wechselstrom hoher Frequenz (Hochfrequenztherapie*); therapeutische **Wirkungen** sind abhängig von der Frequenz: **1.** Niederfrequenz (< 1000 Hz): direkte neuromuskuläre Reizwirkung u. analgetische Wirkung; **2.** Mittelfrequenz (< 300 kHz): direkte muskuläre Reizwirkung u. geringe analgetische Wirkung; **3.** Hochfrequenz (> 300 kHz): selektive thermische Wirkung (Durchblutungsförderung, Muskelrelaxation, Schmerzlinderung).

**Elementar|therapie** (lat. elementum Grundstoff; Therapie*) f: Bez. für die therapeutische Verwendung von Elementen des Periodensystems; es werden Einzelelemente, Elementkombinationen, organische Verbindungen u. andere galenische Aufbereitungen eingesetzt. Die E. unterscheidet Mengenelemente, die in größeren Mengen essentiell am Stoffwechsel beteiligt sein sollen (anorganische Hauptelemente, Mineralien), Spurenelemente mit kleinerem Mengenanteil (50 mg/kg Körpergewicht, z. B. Mangan, Magnesium, Selen; vgl. Cer-Therapie) u. die umweltbedingten (toxischen) Metalle sowie Struktur- u. Funktionselemente. **Anw.:** bei Mangelzuständen u. Überschußerkrankungen; bei klinischen Hinweissymptomen od. zur Prophylaxe. Keine methodische Systematik erkennbar; häufig wissenschaftlich umstrittener Einsatz der Einzelpräparate.

**Element|therapie** (↑; ↑) f: Bez. für Verfahren, die sich überwiegend od. ausschließlich der natürlichen Elemente Licht, Luft, Wasser u. Erde bedienen; z. B. Hydrotherapie*, Heliotherapie*, Thalassotherapie*.

**Elettaria cardamomum** f: Kardamom*.

**Eleuthero|coccus senticosus** m: syn. Acanthopanax senticosus, sibirischer Ginseng; Strauch aus der Familie der Araliaceae; **Arzneidroge:** ganze od. geschnittene, getrocknete unterirdische Organe (Eleurherococci radix, Taigawurzel); **Inhaltsstoffe:** Oleanolsäureglykoside (Eleutheroside I – M), Phenylpropane (Eleutherosid B, syn. Syringin), Cumarine (Eleutherosid B₁), Lignane (Eleutherosid D, Sesamin), Eleutherosid A u. E; **Wirkung:** immunstimulierend u. modulierend, antiviral, antitumoral, adaptogen, leistungssteigernd, Erhöhung der Streß-

resistenz; **Verw.: traditionell** als Tonikum zur
Stärkung u. Kräftigung bei Müdigkeits- u.
Schwächegefühl, nachlassender Leistungs- u.
Konzentrationsfähigkeit sowie in der Rekonvaleszenz; bei hypochondrischen Zuständen, psychovegetativem Syndrom, zur Unterstützung
der Anpassungsfähigkeit des Organismus vor
belastenden Situationen (körperliche Überan-
strengung, beginnende Erkältungskrankheit);
**Kontraindikationen:** Fieber, Hypertonie, akuter Herzinfarkt, Herzrhythmusstörungen.

**E|liminations|diät** (lat. eliminare entfernen;
Diät*) f: syn. Weglaßdiät, Auslaßdiät; bei Nahrungsmittelallergie* bzw. -intoleranz empfohlene Diät; besteht meist aus schwarzem Tee (nicht
aromatisiert), Mineralwasser, Traubenzucker,
gekochten Kartoffeln, gekochtem Reis, evtl.
milchfreier Margarine od. Maiskeimöl u Salz
zur Zubereitung; Durchführung (nach Rücksprache mit dem Arzt) möglichst bis zu weitgehender Symptomfreiheit. E. ist nur kurzfristig
anwendbar, da die geringe Nahrungsmittelauswahl zu Mangelernährung führen kann. Meist
erfolgt im Anschluß eine Additionsdiät*. Bei
unveränderten Beschwerden nach zweiwöchiger
E. ist eine Nahrungsmittelallergie bzw. -intole-
ranz unwahrscheinlich.

**Eluat** (lat. eluere, elutus auswaschen, tilgen)
n: durch Herauslösen von adsorbierten Stoffen
gewonnene Flüssigkeit.

**Elymus repens** m: s. Quecke.

**EMB:** Abk. für elektromagnetischer Blut-
test*.

**Emesis** (gr. ἐμεῖν sich erbrechen) f: auch Vomitus; Erbrechen*.

**Emetin** n: Cephaelin-3-methyläther; Alkaloid aus der Wurzel von Ipecacuanha*; Proto-
plasma- u. Kapillargift mit emetischer u. expek-
torativer Wirkung; früher gebräuchlich bei Infektion mit Entamoeba histolytica; hohe Toxizität.

**Emetisches Verfahren** (gr. ἐμεῖν sich erbrechen): s. Verfahren, emetisches.

**EMG:** Abk. für Elektromyographie*.

**Em|menagoges Verfahren:** (gr. ἔμμηνος
monatlich; -agoga*): s. Verfahren, emmenagoges.

**Em|menagogum** (↑; ↑) n: die Menstruation
regulierendes u. den Beginn der Blutung för-
derndes Mittel; traditionell verwendete Drogen
sind z. B. Muskat, Nelken, Rosmarin, Anis, Safran, Senf sowie Drogen mit thujon- (z. B. Thuja occidentalis, Rainfarn) u. apiolhaltigen Ölen
(Petersilie), die in höherer Dosierung abortiv
wirken. Die Verwendung dieser toxikologisch
bedenklichen Drogen muß strikt abgelehnt
werden. Vgl. Verfahren, emmenagoges.

**Emodine** n pl: syn. Anthranoide, Hydroxyanthracenderivate; Derivate des 1,8-Dihydroxy-
9,10-anthrachinons, die Bestandteil vieler pflanzlicher Abführmittel (Aloe, Faulbaumrinde, Rha-

barberwurzel, Sennesblätter u. -früchte u. a.
sind; E. entstehen autooxidativ od. unter Einwirkung pflanzeneigener Peroxidasen od. Oxidasen aus Emodinanthronen u. verursachen
nach erfolgter Spaltung der Glykosidbindung
die abführende Wirkung durch Verstärkung der
Dickdarmperistaltik.

**E|mollientia** (lat. emollire weich machen) n
pl: erweichende Mittel; Anwendung von warmen Umschlägen od. Massagetechniken, z. B.
bei lokalen Entzündungen.

**Empfohlene Nähr|stoff|zufuhr:** s. Nähr-
stoffzufuhr, empfohlene.

**Empowerment** (engl. Befähigung): in Nähe
zu Selbsthilfe- u. Netzwerkansätzen befindli-
ches, im Gegensatz zu individualisierten u.
expertenzentrierten Ansätzen lebensweltlich-
ökologisch orientiertes psychotherapeutisches
Konzept; E. geht davon aus, daß sich Menschen
den Problemen stellen u. diese in vorgefunde-
nen od. erst zu schaffenden gesellschaftlichen
Handlungsräumen lösen. Angestrebt wird dabei die Förderung von Selbstorganisation u.
Teilhabe an Ressourcen sowie Entwicklung u.
Erlernen neuer Kompetenzen in lebensweltlichen Strukturen (u. nicht i. R. künstlicher Programme).

**Emser Salz:** natürlich vorkommendes Salz;
befeuchtet bei Inhalation von isoosmotischen
Lösungen die Atemwege u. fördert die Ziliar-
motorik der Nasen- u. Trachealschleimhaut;
**Verw.:** zur begleitenden Therapie bei Bronchitis, als Lutschtabletten bei Pharyngitis; **Kontraindikation:** Asthma bronchiale bei Überempfindlichkeit u. in hohen Konzentrationen.

**E|mulgatoren** (lat. emulgere, emulsus aus-
schöpfen) m pl: grenzflächenaktive Stoffe, die
die Bildung einer Emulsion* bewirken bzw. fördern u. deren Stabilität erhöhen; die Moleküle
bestehen aus einem hydrophoben u. einem
hydrophilen Anteil u. setzen daher die Oberflächenspannung in den kleinen Partikeln der
dispersen Phase herab. Die Emulgierung von
Nahrungsfetten durch Gallensäuren (als E.) ist
die Voraussetzung für ihre Resorbierbarkeit im
wäßrigen Milieu der Darmmukosa. Verwendung bei der Lebensmittelverarbeitung* von: **1.**
natürlicherweise in Lebensmitteln vorkommenden E., z. B. Mono- u. Diglyzeride von Speise-
fetten, Lezithin u. Stearin; **2.** synthetischen E.,
z. B. mit Essig-, Milch-, Zitronen- od. Weinsäure veresterte Mono- u. Diglyzeride; E. verbessern plastische Eigenschaften von Lebensmitteln, z. B. die Streichfähigkeit von Margarine od. die Fettverteilung in Schokolade. Lebensmittelrechtlich zählen die E. zu den Lebensmittelzusatzstoffen*; Art, Verwendung, Höchstmengenbegrenzungen u. Kenntlichmachung
sind in der Zusatzstoff-Zulassungsverordnung
geregelt.

**E|mulsi̱o̱n** (↑) f: Dispersion (instabile physikalische Mischung) von zwei od. mehr ineinander nicht löslichen Flüssigkeiten, von denen eine i. a. wäßrig ist; unterschieden werden Öl-in-Wasser-E., deren innere, disperse Phase von hydrophoben Substanzen gebildet wird (v. a. Fette) u. deren äußere Phase (das Dispersionsmittel) eine wäßrige Lösung bildet, u. Wasser-in-Öl-E. mit umgekehrten Verhältnissen; vgl. Emulgatoren.

**Encounter-Gruppe** (engl. encounter Begegnung): Elemente von Gesprächspsychotherapie* u. Selbsterfahrungsgruppen* aufgreifende Gesprächsgruppe, deren Teilnehmer positive Veränderung u. die Verbesserung interpersonaler Kommunikation durch den Erfahrungsprozeß innerhalb der Gruppe anstreben; das unmittelbare Hier u. Jetzt steht im Vordergrund der Gruppendynamik, eine ganzheitliche Sichtweise sowie das Bemühen um authentisches Verhalten u. Interaktion werden praktiziert. E.-G. finden i. d. R. unter professioneller Leitung statt, die jedoch nur minimal in strukturierender Weise) eingreift.

**Enderlein-Dia|gn̲o̲stik** (Günther E., Zoologe, 1872–1968; gr. διαγνωστικός fähig zu unterscheiden) f: Form der Dunkelfelddiagnostik des Bluts, mit dessen Hilfe Enderlein festzustellen glaubte, daß alles „Lebendige" einer Symbiose unterliegt. Eine zentrale Stellung nehmen bei der E.-D. die Endobionten* ein; bestimmte „Wuchsformen" sollen Symbiosestörungen anzeigen u. als Hinweisgeber z. B. für verminderte Abwehr, Krebs, Darm- u. Leberbelastungen bereits im Vorfeld der Manifestation dienen können. Spekulatives Verfahren mit geringer Verbreitung u. eher historischer Bedeutung. Vgl. Bakterienzyklogenie.

**Endo|bionten** (Bio-*) m pl: von G. Enderlein geprägte Bez. für die angenommenen pflanzlichen Urkeime in den Erythrozyten; hierzu sollen die Mitochondrien bzw. pflanzliche Mikroorganismen zählen. Die Normalfunktion der E. u. ihre fermentative u. hormonelle Tätigkeit sollen Gesundheit garantieren. Folgende Formen von E. werden bei der Dunkelfelddiagnostik (s. Enderlein-Diagnostik) unterschieden: Protite, Fili-Symprotite, Chondrite. E. sollen eine milieuabhängige Weiterentwicklungsfähigkeit besitzen u. auf jeder Entwicklungsstufe stehen bleiben können (Pleomorphismus). Bei Symbiosestörungen kann es zur Zerstörung der Erythrozyten kommen. In bezug auf Krebs wird somit die Hypothese der Existenz von Krebserregern aufgestellt (spekulative Betrachtungsweise). Vgl. Bakterienzyklogenie.

**En|ergetische Terminal|punkt|dia|gnostik** (gr. ἐνέργεια Tätigkeit, Wirksamkeit; lat. te̱rminus Ende, Grenze, Schluß; gr. διαγνω-στικός fähig zu unterscheiden) f: s. Terminalpunktdiagnostik, energetische.

**En|ergie|arme Lebens|mittel** (↑): s. Lebensmittel, brennwertarme.

**En|ergie|bedarf** (↑): (ernährungsphysiol.) Menge an Nahrungsenergie, die als ausreichend für den spezifischen Bedarf einer Person in Abhängigkeit von Geschlecht, Alter, Gesundheitszustand, körperlicher Leistung u. bestimmten Umweltfaktoren angesehen wird; der Gesamtenergiebedarf setzt sich aus Grundumsatz*, Leistungsumsatz* u. nahrungsinduzierter Thermogenese* zusammen; Ermittlung des E. durch Verzehrerhebungen u. Messungen des Energieverbrauchs; Angaben über die empfohlene Höhe des E. in Mega-Joule (Abk. MJ), früher in Kilokalorien (kcal).

**En|ergie|bilanz** (↑) f: Verhältnis von Energieaufnahme zu Energieverbrauch.

**En|ergie|dichte** (↑): Bez. für den Energiegehalt* eines Lebensmittels pro Volumeneinheit (kJ/cm³) od. Mengeneinheit (kJ/100 g).

**En|ergie|fluß** (↑): Bez. für die Vorstellung einer „fließenden Energie" im Körper (s. Lebenskraft), die sowohl in östlichen (z. B. Ayurveda*, traditionelle chinesische Medizin*, Yoga*) als auch in westlichen Behandlungssystemen (Körpertherapie*, anthroposophische Medizin*) zu finden ist. Häufig gehen diese unterschiedlichen Heilsysteme von einem longitudinalen Fließen der Energie aus (Kopf-Füße); z. B. sind auch die Hauptmeridiane der Akupunktur* u. der Energiefluß bei Wilhelm Reich (s. Orgon, Orgontherapie) longitudinal ausgerichtet. Daneben werden auch horizontale energetische Strukturen beschrieben. Wissenschaftlich spekulative Modellvorstellungen.

**En|ergie|gehalt** (↑): Menge an für den Organismus verwertbarer Energie in einem Lebensmittel, die sich aus energieliefernden Nährstoffen (Protein, Fett, Kohlenhydrate u. a. organischen Verbindungen) zusammensetzt; direkte Messung mit Hilfe der Kalorimeterbombe od. Berechnung aus dem E. der einzelnen Bestandteile; vgl. Brennwert, physiologischer.

**En|ergie|lehre** (↑): Auffassung in der traditionellen tibetischen Medizin*, bei der **drei Energieprinzipien** (auch als Energiefaktoren od. Säfte bezeichnet) unterschieden werden: **1.** Lung (tibetisch rlung, „Wind" od. „Luft", Sanskrit vatta); **2.** Tipa (tibetisch mkhris-pa, „Galle", Sanskrit pitta); **3.** Bäken (tibetisch Bad-kan, „Schleim", Sanskrit kapha). **Lung** ist die Lebenskraft, wird im Zellkern konzentriert u. kontrolliert den Stoffwechsel (Metabolismus). Lung werden Aufgaben auf grobstofflicher, feinstofflicher u. sehr feinstofflicher Ebene zugeschrieben; der grobstoffliche Bereich umfaßt dabei die körperliche Steuerung von neuromuskulären u. neurovaskulären Vorgängen, aber auch Gedanken u. Gefühle. Der feinstoffliche Wind ist Träger des Bewußtseins im Zwischenstadium (Bardo) des Übergangs vom Tod zur Wiedergeburt. Weil der Geist nach tibetischem Verständnis von seinem Medium Wind untrennbar ist, zeigen sich psychische Störungen in typischen Wind-Symptomen, so wie ein Ungleichgewicht im Fluß der Körperwinde sich auch immer im psychischen Befinden ausdrückt. Der Wind reinigt die Sinnesorgane, steuert die metabolischen Vorgänge u. die Energien Galle u. Schleim. Ihm werden die Eigenschaften rauh, leicht, kühl, subtil, hart u. beweglich zugeschrieben. **Tipa** ist die Vitalenergie, die beim Abbaustoffwechsel (Katabolismus) durch enzymatische Reaktionen freigesetzt wird. Tipa wird dem Element Feuer zugeschrieben; sie ist Tatprinzip u. Rhythmus der drei Zeiten Vergangenheit, Gegenwart u. Zukunft. Sie bewegt sich durch Blut, Schweiß, Augen, Leber, Gallenblase u. Dünndarm, beeinflußt Körpertemperatur, Appetit, Verdauung, den Teint u. regt den Intellekt an. Die Galle-Energie wird mit den Eigenschaften leicht, ölig, scharf, heiß, etwas stechend, übelriechend, feuchtnaß, schwach abführend u. reinigend beschrieben. **Bäken** ist die Kraft des Aufbaustoffwechsels (Anabolismus), also die Eiweißsynthese. Erde u. Wasser verbinden sich zur Essenz von Bäken, der dabei als der gebärende, feuchte Schoß betrachtet wird, aus dem alles Leben entspringt. Der Schleim mit seinen öligen, sanften, kalten, schweren, klebrigen, stumpfen, groben, trägen, glatten u. festen Eigenschaften bringt Körper u. Geist Festigkeit u. Stabilität.

Die Drei-Energien-Lehre bildet die Grundlage einer Individualmedizin auf der Basis der Konstitutionen Lung, Tipa u. Bäken. Nach Ansicht der buddhistischen Psychologie ist das grundlegende Nichtwissen (Ma-rig-pa genannt) die Unfähigkeit, die wahre Natur alles Wahrnehmbaren zu ergründen. Das grundlegende Nichtwissen führt zu einem falschen Verständnis des Selbst, an dem man sich festklammert u. dem eine zu große Bedeutung beigemessen wird. Die beiden negativen geistigen Zustände des Nichtwissens u. der Egozentrik bewirken den Geisteszustand gTi-mug od. den Mangel an wahrer Erkenntnis. Er ist gekennzeichnet durch zügellose Bindungen, Begierde, Verlangen, Wollust, Ehrgeiz, Machtstreben (tibetisch Dod-chags) u. in der Folge von Haß, Eifersucht, Zorn, Aggression u. Gehässigkeit (tibetisch ZheSDang). Diese drei negativen Zustände des Geistes werden die drei Gifte (tibetisch Dug-gSum) genannt u. führen zu Ungleichgewichten in den drei Energiefaktoren u. damit zur Krankheit. Daher werden als die drei primären Krankheitsursachen auch Begierde, Haß u. Unwissenheit genannt. Von den primär Krankheit erzeugenden Ursachen bezieht sich Begierde auf Lung u. erzeugt 42 Krankheiten, Haß bezieht sich auf Tipa u. erzeugt 26 Krankheiten, u. Verblendung bzw. Unwissenheit beziehen sich auf Bäken u. bewirken 33 Krankheiten.

**En|ergie|medizin** (↑; lat. ars medicina ärztliche Kunst) f: syn. Quantenmedizin; Bez. für eine Richtung in der Medizin, die davon ausgeht, daß sich alle basalen Lebensprozesse im materielosen Vakuum vollziehen; in allen organischen Zellen sollen sog. bioelektromagnetische Vakuumfelder wirken, die nach den Gesetzen der Quantenphysik erklärt u. verstanden werden. Dabei wird der menschliche Körper als Energiefeld aufgefaßt, wobei Krankheiten durch Störungen energetischer Ströme entstehen (vgl. Vegetotherapie, Orgontherapie, Analyse, bioenergetische). Die Psyche spielt bei der E. eine zentrale Rolle, da davon ausgegangen wird, daß die Vakuumenergie des Organismus hauptsächlich durch Außeneinflüsse u. den Geist beeinflußt wird; der Geist nutzt das Bewußtsein zur Informationsübermittlung ebenso, wie das Elektron durch Quanten od. Photonen Kräfte überträgt. Um alle energetischen Regulationsebenen besser einbeziehen zu können, sollen bereits bekannte Verfahren (z. B. Elektro- u. Magnetfeldtheorie), aber auch Forschungen zu Akupunktur, Bioenergetik, Hypnose u. Bio- bzw. Neurofeedback energiemedizinisch weiterentwickelt werden. Erste klinische Erfolge sind im Bereich der Magnetfeldtherapie bei Knochendefekten u. Gefäßstörungen sowie mit der transkraniellen Magnetstimulation im neuropsychologischen Bereich belegt. Therapeutisches Ziel soll sein, nicht mehr nur vordergründig Organe zu behandeln, sondern deren Energiequalitäten zu beeinflussen.

**En|ergie|quotient** (↑) m: Abk. EQ; Quotient aus der Zufuhr an Nahrungsenergie (gemessen in Joule od. Kalorien) u. Körpergewicht.

**En|ergie|reduzierte Lebens|mittel** (↑): s. Lebensmittel, brennwertverminderte.

**En|ergie|reduzierte Misch|kost** (↑): s. Mischkost, energiereduzierte.

**En|ergie|umsatz** (↑): Abk. EU; ernährungsphysiologische Bez. für den Verbrauch bzw. Umsatz von Energie pro Zeiteinheit bei bestimmten Arbeitsleistungen; setzt sich aus Grundumsatz* u. Leistungsumsatz* zusammen; Messung des EU durch Bestimmung der Arbeitsleistung

---

Energieumsatz pro Tag:

bei leichter Betätigung:

10000 – 11000 kJ (2300 – 2500 kcal)

bei schwerer körperlicher Arbeit:

15000 – 17000 kJ (3500 – 4000 kcal)

**Energieumsatz**
Energieumsatz beim Ausüben bestimmter Sportarten

| Sportart | | Energieverbrauch pro ½ Stunde in kJ | Abbau von Fettgewebe in g |
|---|---|---|---|
| Gehen | 3 km/Std. | 370 | 13 |
| | 4,5 km/Std. | 420 | 14 |
| Wandern | 6 km/Std. | 546 | 19 |
| Dauerlauf | 9 km/Std. | 1399 | 48 |
| | 12 km/Std. | 1491 | 51 |
| Radfahren | 9 km/Std. | 525 | 19 |
| | 15 km/Std. | 798 | 27 |
| | 21 km/Std. | 1281 | 44 |
| Gymnastik | Dehnübungen | 441 | 15 |
| | Konditionsgymnastik | 987 | 34 |
| Schwimmen | 20 m/Min. | 651 | 22 |
| Skilanglauf | 9 km/Std. | 1323 | 45 |
| Rudern | 3 km/Std. | 538 | 18 |
| | 6 km/Std. | 1365 | 46 |
| Tennis | | 756 | 26 |

(z. B. mittels Ergometer) u. der Wärmeproduktion (mittels Kalorimeter) od. indirekt mittels Spirometer.

**Energy-Drinks:** Sammelbez. für kalte Getränke mit großen Mengen Coffein* als Hauptinhaltsstoff; wegen der entwässernden Wirkung von Coffein nicht als Sportgetränk geeignet; vgl. Guarana.

**Enterale Ernährung** (gr. ἔντερον Darm, Eingeweide): s. Ernährung, künstliche.

**Enteritis** (↑; -itis*) f: akute bis subakute Darmentzündung; entzündliche Erkrankung des Dünndarms; bei Mitbeteiligung des Magens: **Gastroenteritis**, des Dickdarms: **Enterokolitis**; **Ätiologie**: Infektion mit Darmbakterien, Kokken, Clostridien, Toxinen u. Viren (Enteroviren sind die Erreger der in den Sommermonaten häufigen Sommerdiarrhoe), bei Ruhr, Typhus, Paratyphus, Tuberkulose, Cholera; **Symptomatik**: Diarrhoe, krampfartige Bauchschmerzen, bei Gastroenteritis auch Übelkeit, Erbrechen, Magenschmerzen; ferner Kopf- u. Muskelschmerzen, Fieber; kausale u. symptomatische **Therapie**: aus dem Bereich der Phytotherapie mit Zubereitungen aus indischen Flohsamen*, Kamille* u. Odermennig*, traditionell z. B. auch aus Erdbeere, Haronga, Hibiskus, Huflattich, Kakaosamen, wilder Malve, Muskat, Myrrhe, Stockmalve u. Uzara, homöopathisch aus Aloe, Chinarinde, Colchicum autumnale, Ipecacuanha, Knoblauch, Pappel u. Podophyllum peltatum. Vgl. Gastritis.

**Entgegen|gesetztes Mittel:** s. Arzneimittelbeziehung.

**Entgiftung:** syn. Detoxikation; **1.** (physiol.) das Unschädlichmachen endogen entstandener toxischer Substanzen; meist durch Umwandlung in leichter ausscheidbare Stoffe, v. a. in der Leber durch Abbau, Umbau od. Koppelung an andere Substanzen; **2.** (toxikol.) Verfahren zur mechanischen Entfernung exogen zugeführter Gifte (primäre E.), zur Inaktivierung von Giften od. zur Verminderung der Giftresorption (sekundäre E.) sowie zur beschleunigten Giftelimination (tertiäre E.); vgl. Entschlackung; **3.** Neutralisation der Giftwirkung durch die Gabe von Gegengiften (z. B. Antihomotoxika, Homöopathika); **4.** auf humoralpathologischen Vorstellungen beruhende naturheilkundliche Verfahren; z. B. Aschner*-Methode, Anw. homöopathischer u. phytotherapeutischer Arzneimittel, physikalische Verfahren zur Stoffwechselsteigerung, Fastenverfahren u. Bioresonanzverfahren.

**ENTH:** Abk. für Elektroneuraltherapie*.

**En|thalpie** (gr. ἐν in – hinein; θάλπος Wärme) f: Begriff aus der Thermodynamik, der die Energieveränderungen von Systemen unter konstantem Druck beschreibt; wird in der Bioresonanztherapie*, Chaostheorie* u. Quantenmedizin auch für die Beschreibung angeblicher Energie- bzw. Ordnungszustände des gesunden u. kranken Organismus gebraucht, um sog. niedrigenergetische Methoden zu begründen.

**Entmüdungs|massage** (Massage*) f: Massagetechnik zur schnellen Regeneration nach körperlicher Belastung.

**En|tropie** (gr. ἐν in – hinein; τρόπος Richtung) f: Begriff aus der Thermodynamik, der ein Maß für den Ordnungsgrad eines Systems darstellt; nach dem 2. Hauptsatz der Wärmelehre streben in einem abgeschlossenen System alle

Vorgänge einem Zustand möglichst geringer Ordnung, d. h. maximaler E. zu. In offenen Systemen mit Stoff- u. Energieaustausch kann die E. auch abnehmen. In Verbindung mit der Bioresonanztherapie*, Chaostheorie* u. der sog. Quantenmedizin wird E. auch für die Beschreibung angeblicher Energie- bzw. Ordnungszustände im gesunden u. kranken Organismus u. deren Beeinflussung durch sog. niedrigenergetische Methoden verwendet.

**Entschlackung:** Ausscheidung abgelagerter Zwischen- od. Endprodukte des Stoffwechsels u. a. Substanzen (s. Verschlackung) durch therapeutische Umkehr der Stoffwechselrichtung, z. B. durch Fasten*, langzeitigen Verzehr von Rohkost od. andere naturheilkundliche Ernährungstherapien (Schroth*-Kur, Mayr*-Kur, Mol-kekur*) in Verbindung mit viel Bewegung in sauerstoffreicher Luft; unterstützende Wirkung durch Tees, Schwitzpackungen, Sauna, Moor- u. Fangobäder bzw. -packungen.

**Entspannung, funktionelle:** Abk. FE; von der Gymnastiklehrerin Marianne Fuchs begründete psychosomatische Behandlungsmethode, die aber auch präventiv eingesetzt wird. Den Schwerpunkt bildet das eigene Körpererleben mit dem Erlernen differenzierter Selbstwahrnehmung u. dem Auffinden eines Eigenrhythmus von An- u. Entspannung, von Ein- u. Ausatmung. Damit sind vorliegende neurovegetative Fehlsteuerungen selbst erspürbar; Veränderungen im Körpererleben werden verbalisiert, dialogisiert u. damit ein Zugang zu psychosomatischen Zusammenhängen, Konflikten u. Fehlverhalten eröffnet. Konfliktaufdeckung u. Verarbeitung bieten dann eine Chance zur Überwindung körperlich-funktioneller sowie seelischer Störungen. Als Therapieverfahren weitgehend anerkannt. Vgl. Relaxation, progressive.

**Entspannung, pro|gressive:** syn. progressive Relaxation*.

**Entspannungs|technik:** Sammelbezeichnung für zahlreiche physio- u. psychotherapeutische Verfahren zur Beeinflussung autonom gesteuerter Körperfunktionen (z. B. Atmung, Herzfrequenz, Muskeltonus), mit dem Ziel allgemeiner u. spezifischer Beruhigung u. Körperwahrnehmung; häufig Bestandteil komplexer psychotherapeutischer Methoden zur Behandlung von Schmerzen, Angst- u. Schlafstörungen. Vgl. Atemtherapie nach Middendorf; Autogenes Training; Bewegungstherapie, konzentrative; Biofeedback; Eutonie; Hypnose; Relaxation, progressive; Yoga; Zen-Meditation.

**Entstauungs|therapie, kom|plexe phy|sikalische** (Therapie*) f: Abk. KPE; syn. physikalische Ödemtherapie; von J. Asdonk (1973) entwickelte Therapieform zur Behandlung von Lymphödemen mit Hochlagerung der betroffenen Extremität, manueller Lymphdrainagetherapie*, Kompressionsverfahren, Hautpflege u. die Vasomotion unterstützender physikalischer Therapie (Hydrotherapie, Elektrotherapie); Dosierung der KPE (Phase I-III) entsprechend den Stadien des Lymphödems.

**Entwicklungs|neuro|logie** (Neur-*; -logie*) f: s. Bobath-Konzept.

**Entwöhnung:** Therapie bei Abhängigkeit* mit dem Ziel, durch psychologische, soziale u. medizinische Unterstützung die Bindung an das Suchtmittel zu lösen u. durch biographisch sinnvolle Ziele u. Bindungen zu ersetzen; erfolgt nach abgeschlossenem Entzug* ambulant, teilstationär, stationär od. in kombinierter Form möglichst wohnortnah u. unter Einbeziehung von Freunden od. Angehörigen, Arbeitgeber, Selbsthilfegruppen bzw. einer Beratungsstelle. Chronisch Abhängigkeitskranke benötigen zudem spezielle Übergangseinrichtungen, betreutes Wohnen u. geschützte Arbeitsplätze, um den Therapieerfolg zu stabilisieren. Nach der Sozialgesetzgebung der Bundesrepublik Deutschland erfolgt der größte Teil der Entwöhnungsbehandlungen als Rehabilitationsbehandlungen zur wesentlichen Verbesserung bzw. Wiederherstellung der Erwerbsfähigkeit. Vgl. Suchttherapie.

**Entzündung:** (Abwehr-)Reaktion des Organismus u. seiner Gewebe gegen verschiedenartige (schädigende) Reize; Ziel der E. ist es i. d. R., das schädigende Agens u. seine Folgen zu beseitigen. **Ursache:** hauptsächlich mechanische Einflüsse (Reibung, Druck, Fremdkörper), chemische Substanzen (Säuren, Basen), physikalische Faktoren (Temperatur, Strahlen), Mikroorganismen (Viren, Bakterien, Pilze, Parasiten) sowie vom Körper ausgehende (autogene) Reize wie Urämie, Zerfall von Zellen z. B. bei malignen Tumoren. Die Kenntnis der Ursache ermöglicht eine kausal begründete Therapie. **Klinik:** lokale Entzündungszeichen (sog. klassische Entzündungszeichen nach Celsus) sind **Rubor** (Rötung), **Calor** (Hitze), **Tumor** (Schwellung), **Dolor** (Schmerz), **Functio laesa** (gestörte Funktion), allgemeine Entzündungsreaktionen bestehen aus beschleunigter Bildung von Granulozyten (Granulozytose, Linksverschiebung), Zunahme der Synthese bestimmter Plasmaeiweiße, Steigerung des Stoffwechsels (Fieber), Auslösung von Immunreaktionen u. subjektiven Beschwerden wie Krankheitsgefühl u. Abgeschlagenheit. Die **Prognose** des Entzündungsvorgangs hängt von Art, Stärke u. Dauer des Entzündungsreizes, vom Ort der E. sowie von der örtlichen u. allgemeinen Reaktion des Organismus ab; entweder völlige Wiederherstellung von Gestalt u. Funktion (restitutio ad integrum) od. chronische E. mit möglicher

Streuung bzw. Narbenbildung. **Therapie:** aus dem Bereich der alternativen Heilverfahren werden die Aschner*-Methode, Eigenbluttherapie*, Farbtherapie*, Kupferband* u. Magnetfeldtherapie* angegeben; weiterführende Hinweise zur Behandlung finden sich bei den verschiedenen Organsystemen.

**Entzug:** auch Entgiftung; Vorenthaltung von Arznei- u. Suchtmitteln bei Abhängigkeit*; während des E. kann es zu körperlichen u. psychischen Entzugssymptomen kommen, z. B. Schmerzen, Schweißausbruch, Blutdrucksteigerung, Tremor, epileptoide Anfälle, Schlafstörungen, Unruhe, Halluzinationen, depressive Verstimmungen, Delir, Suizidneigung u. a. Zu deren Vermeidung od. Verringerung findet während der zumeist stationären Entzugsbehandlung eine psychotherapeutische u. ggf. medikamentöse Therapie statt. Die Entzugsbehandlung ist die Phase der Suchttherapie*, in der die Motivation für weitere Maßnahmen (z. B. Entwöhnung*) erarbeitet wird.

**Enzian, gelber:** Gentiana lutea; ausdauernde Gebirgspflanze aus der Familie der Enziangewächse, Gentianaceae; **Arzneidroge:** Wurzel u. Wurzelstock (Gentianae radix); **Inhaltsstoffe:** Bitterstoffe (Amarogentin, Gentiopikrosid)

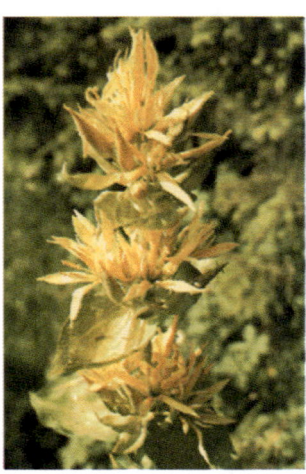

Enzian, gelber

u. Zucker (Trisaccharid Gentianose, Saccharose); Bitterwert ≥10 000; **Wirkung:** reflektorische Förderung der Magensaftsekretion, cholagog; **Verw.:** als Bittermittel (Teeaufguß, Tinktur, Extrakt) bei Appetitlosigkeit, Völlegefühl u. Flatulenz; **traditionell** auch bei Leber- u. Gallerkrankungen, fiebrigen Erkältungskrankheiten, Gärungsdyspepsie, als Roborans u. Tonikum;

Herstellung von Enzianschnaps durch Destillation der vergorenen Zucker aus fermentierten Wurzeln; **Dosierung:** Tagesdosis für Tee 2–4 g Droge/150 ml Wasser (Aufguß od. Kaltansatz), für Tinktur 1–3 g (Einzeldosis 0,5–1 g), für Extrakt Einzeldosis 0,2 g; **NW:** selten Kopfschmerz; **Kontraindikationen:** Ulcus ventriculi bzw. Ulcus duodeni, Magenübersäuerung; **homöopathische** Verwendung der frischen Wurzeln bei Dyspepsie.

**En|zym|therapie** (gr. ἐν in – hinein; ζύμη Sauerteig; Therapie*) f: Behandlung von Erkrankungen mit Enzymen, die nach oraler Gabe teilweise unverändert ins Blut aufgenommen werden sollen; die proteolytische Wirkung der Enzyme soll zur Auflösung von Immunkomplexen, großmolekularen Stoffen u. Gerinnungsprodukten (die verschiedene Antigenstrukturen vor der Immunabwehr schützen sollen) genutzt werden; daraus sollen sich die pharmakologischen Wirkungen auf Entzündungen mit Ödembildung, auf das Gerinnungssystem u. auf immunologische Parameter erklären. Zur Anwendung kommen z. B. Bromelain, Papain, Trypsinderivate. **Anw.:** in der Traumatologie, bei Gefäßerkrankungen (arteriell, venös, lymphathisch), bei Organentzündungen wie Bronchitiden u. Nasennebenhöhlenentzündungen; bei rheumatischen Erkrankungen, Virusinfektionen; Autoimmunkrankheiten; zur adjuvanten Tumortherapie. **Kontraindikationen:** Gerinnungsstörungen, fortgeschrittene Leber- u. Nierenfunktionsstörungen, gleichzeitige Gabe von Antikoagulanzien; Schwangerschaft (relative Kontraindikation). **NW:** u. U. allergische Reaktionen. Wissenschaftlich umstrittenes Verfahren; die angebliche Eigenschaft therapeutisch zugeführter Enzyme, nur schadhaftes Gewebe u. Vorgänge „anzugreifen", bleibt unplausibel. Vgl. Organotherapie.

**Eph|edra si|nica** f: Meerträubchen; xeromorpher Rutenstrauch aus der Familie der Ephedraceae; **Arzneidroge:** junge Rutenzweige verschiedener Ephedra-Arten (Ephedrae herba); **Inhaltsstoffe:** 0,5–3 % Alkaloide, insbesondere (–)-Ephedrin; **Wirkung:** wie Ephedrin, doch weniger ausgeprägt; **Verw.:** als Bronchospasmolytikum; in der traditionellen chinesischen Medizin bei zahlreichen Indikationen, v. a. wegen leistungssteigernder Eigenschaften (chinesische Drogenbezeichnung: Ma huang); durch die Flüchtigkeit des Ephedrins Anwendung als Räucherpulver; Kontraindikationen u. Nebenwirkungen: s. Ephedrin.

**Ephedrin** n: (1R,2S)-2-Methylamino-1-phenyl-1-propanol (IUPAC); Sympathomimetikum mit langandauernder Kreislaufwirkung u. zentral erregendem Effekt; im Gegensatz zum Adrenalin steht beim E. die Gefäßwirkung im Vordergrund, während die Herzwirkung u.

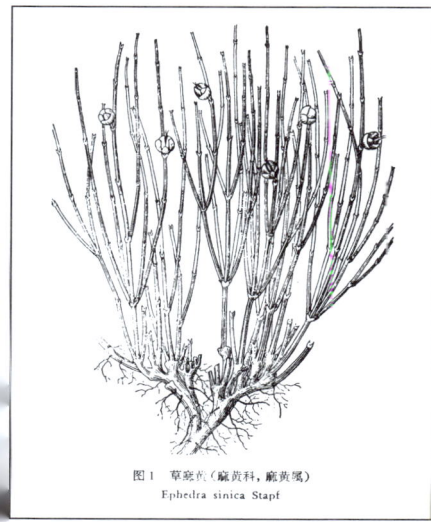

图 1 草麻黄（麻黄科，麻黄属）
Ephedra sinica Stapf

Ephedra sinica:
chinesische Darstellung der Heilpflanze

Blutdrucksteigerung schwächer sind, aber länger anhalten. **Verw.** (zumeist von Ephedrinhydrochlorid): z. B. bei peripherem Gefäßkollaps, Rhinitis, Asthma bronchiale (Bronchospasmolytikum); **NW:** Herzklopfen, Blutdruckerhöhung, Schlaflosigkeit, Miktionsstörungen; Gefahr der Tachyphylaxie u. Gewöhnung; **Kontraindika-**

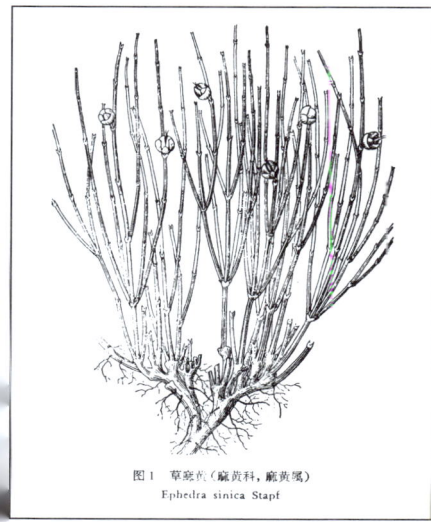

Ephedrin

**tionen:** Hypertonie, Hyperthyreose, Phäochromozytom, Engwinkelglaukom, benigne Prostatahyperplasie mit Restharnbildung.
**Epi|lobium** n: s. Weidenröschen.
**Epi|staxis** (gr. ἐπιστάζειν darauftröpfeln) f: Nasenbluten; **1.** sog. habituelles Nasenbluten v. a. bei Kindern durch lokale Ursachen wie Gefäßverletzung im Bereich des Locus Kieselbachi, physikalische od. chemische Schädigung der Nasenschleimhaut, Trauma (z. B. Schädelbasisfrakturen od. Nasenseptumfrakturen), Nasenfremdkörper, Rhinolithen, Nasen- u. Nasennebenhöhlentumoren, Nasenpolypen, Basalibroid; **2.** E. als Symptom einer Allgemeinerkrankung (z. B. Infektionskrankheit, Gefäß- u. Kreislauferkrankung, Blutgerinnungsstörung,

Vitaminmangelkrankheit); **Therapie:** Hochlagerung des Oberkörpers, Beruhigung des Patienten, ggf. medikamentöse Senkung des Blutdrucks; bei starker E. Nasentamponade, elektrood. laserchirurgischer Verschluß der Blutungsquelle od. chirurgische Ligatur der Gefäße; **traditionell** Umwickeln des kleinen Fingers der betroffenen Seite mit einem Band; **homöopathische** Zubereitungen aus Phosphor, ggf. als Hochpotenz (z. B. D 200) i. v.
**Equisetum arvense** n: Schachtelhalm*.
**Erb|nosode** (Nosode*) f: Bez. für eine Nosode* in bezug auf die in der Psora-Lehre der klassischen Homöopathie* von S. Hahnemann bekannten fundamentalen chronischen Erkrankungen; einige wenige Vertreter dieser selbst in der Homöopathie als überholt geltenden Theorie einer mikrobiell bedingten Chronifizierungsursache (z. B. Krätze) verabreichen z. B. Luesinum, Medorrhinum od. Tuberculinum (von geschlechtskranken od. Tbc-Patienten gewonnene Nosoden) bei Vorliegen einer positiven Familienanamnese der Eltern u. Großeltern u. einer chronisch schleichenden Erkrankung des zu behandelnden Patienten.
**Erbrechen:** syn. Emesis, Vomitus; retrograde Entleerung des Magen- (evtl. auch Ösophagus-)Inhalts infolge unwillkürlicher Kontraktion von Magen-, Zwerchfellmuskulatur u. Bauchpresse; **Ursachen:** auslösend wirken reflektorische Mechanismen bei gastrointestinalen Erkrankungen, Peritonitis, Meningitis, erhöhtem Schädelinnendruck (Hirntumor), Infekt; sog. Überlauferbrechen durch Stenosen im (oberen) Gastrointestinaltrakt od. bei Insuffizienz des Magenverschlusses; induziertes E. bei psychogenen Eßstörungen od. als therapeutische Maßnahme (Emetika); **Therapie:** Behandlung der zugrundeliegenden Erkrankung; aus dem Bereich der Phytotherapie mit Zubereitungen aus chinesischem Zimt*, traditionell auch Ceylon-Zimt, Kürbissamen u. Pfefferminze. Vgl. Hyperemesis gravidarum.
**Erd|beere:** Fragaria vesca (Walderdbeere), Fragaria moschata u. Fragaria viridis; mehrjährige Pflanzen aus der Familie der Rosengewächse, Rosaceae; **Arzneidrogen:** während der Blütezeit gesammelte u. getrocknete Blätter (Fragariae folium), getrocknetes Rhizom (Fragariae radix); **Inhaltsstoffe:** Salicylsäure, Zimtsäure, Kaffeesäure, Chlorogensäure; Flavonoide (Rutosid), Gerbstoffe (kondensierte oligomere Proanthocyanidine); **Wirkung:** Blätter adstringierend, diuretisch u. proteolytisch; Wurzeln antimikrobiell, angioprotektiv u. ulkusprotektiv; **Verw.:** Abkochungen der Blätter od. Wurzeln **traditionell** äußerlich bei Exanthemen, als Gurgelmittel bei Pharyngitis, innerlich bei Diarrhoe, Entzündungen im Magen-Darm-Trakt, Asthma bronchiale, Rheuma u. Gicht

sowie Lebererkrankungen. Die Wirksamkeit bei den beanspruchten Anwendungsgebieten ist nicht belegt. **NW:** Bei Verwendung der Blätter sind allergische Reaktionen möglich. **Homöopathische** Zubereitungen aus den reifen Früchten bei Urtikaria.

**Erd|magnetismus** m: Bez. für die magnetische Eigenschaft der Erde; Inhomogenitäten im nach dem magnetischen Nordpol ausgerichteten Erdmagnetfeld sollen, ähnlich den Erdstrahlen*, die Entstehung von Krankheiten fördern. Dagegen spricht die Beobachtung, daß viel stärkere künstliche Magnetfelder keine biologischen Auswirkungen erkennen lassen.

**Erd|rauch:** Fumaria officinalis; Kraut aus der Familie der Mohngewächse, Papaveraceae; **Arzneidroge:** während der Blütezeit gesammelte, getrocknete oberirdische Teile (Fumariae

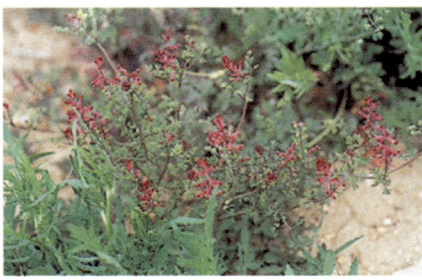

Erdrauch

herba); **Inhaltsstoffe:** bis zu 1,25 % Gesamtalkaloide (z. B. Protoberberine, Protopine, Spirobenzylisochinoline, Indenbenzazepine; laut DAB mindestens 0,4 %, berechnet als Protopin), Phenolcarbonsäuren u. Flavonolglykoside; **Wirkung:** spasmolytisch, diuretisch, laxativ; **Verw.:** als Aufguß u. a. galenische Zubereitungen bei krampfartigen Beschwerden im Bereich der Gallenblase u. Gallenwege sowie des Magen-Darm-Trakts; **traditionell** auch bei Obstipation, Lebererkrankungen, Blasenleiden, Arteriosklerose, rheumatischen Erkrankungen, Arthritis u. als Tonikum (Wirksamkeit bei diesen Anwendungsgebieten nicht belegt); **homöopathische** Zubereitungen aus frischen oberirdischen Teilen blühender Pflanzen bei chronischem, juckendem Ekzem u. Leberstörungen.

**Erd|strahlen:** Strahlen, die durch unterirdische Wasseradern* zustandekommen sollen u. durch Wünschelrute* od. Pendel* angeblich erfaßt werden können; diese werden von besonders darauf sensiblen Personen gehalten u. sollen mit den schwachen Strahlen bzw. Schwingungen in Resonanz kommen. Ein physikalischer Nachweis konnte bislang nicht erbracht

werden. E. sollen insbesondere bei Vorhandensein in vielbenutzten Aufenthaltsbereichen (z. B. Bett) schädlich auf den Organismus wirken.

**E|rektions|störung** (lat. erectio Aufrichtung): fehlendes Aufrichten des Penis bei sexueller Erregung; während vorübergehende E. i. d. R. psychisch bedingt sind, ist die Mehrzahl der längerfristig bestehenden E. organisch bedingt. **Risikofaktoren** sind Diabetes mellitus, Hyperlipidämie, Hypertonie, Nicotinabusus. **Ursachen:** arteriell (60 – 80 %, Gefäßverschlüsse, diabetische Mikroangiopathie), venös (20 – 40 %, mangelnde Abdichtung des Schwellkörpers), neurogen (10 %, Multiple Sklerose, Verletzung der kavernösen Nerven bei Tumorchirurgie im kleinen Becken, Diabetes mellitus), hormonell (1 – 5 %, Testosteronmangel, Prolaktinerhöhung); häufig multifaktoriell; **Therapie:** Beseitigung der Risikofaktoren, Psychotherapie nach Ausschluß einer organischen Ursache, Schwellkörper-Autoinjektionstherapie, arterielle Revaskularisation, Penisvenenligatur, Vakuumpumpe, Penisprothesen; s. Funktionsstörung, sexuelle.

**Erfahrbarer Atem:** s. Atemtherapie nach Middendorf.

**Erfahrungs|heil|kunde:** Teilgebiet der praktizierten Medizin, dessen Inhalte u. Aussagen mehr auf Erfahrung als auf naturwissenschaftlich anerkannter klinischer Bewertung u. Grundlagenforschung beruhen; die theoretischen Grundlagen stützen sich auf tradierte Modelle (z. B. Ethnomedizin*, Humoralpathologie*), Geisteswissenschaft (z. B. anthroposophische Medizin*) u. Spekulation.

**Erfrierung:** s. Kälteschäden.

**Ergänzungs|kost:** zusätzlich verabreichte, meist proteinreiche Nahrung, um einen ernährungsbedingten quantitativen bzw. qualitativen Mangel zu beheben od. ihm vorzubeugen.

**Ergebnis, therapeutisches:** Ergebnis einer Therapie, das in der völligen Wiederherstellung von Gesundheit (restitutio ad integrum), unterschiedlichen Graden von chronischem Leiden od. dem Tod liegen kann.

**Ergo|calci|ferol** n: syn. Vitamin D₂; s. Vitamin D.

**Ergo|metrie** (gr. ἔργον Arbeit; μέτρον Maß) f: Messung von Arbeitsleistung bestimmter Muskelgruppen u. der dabei auftretenden Veränderungen von verschiedenen Parametern der Herz- u. Kreislauffunktion u. Atmung unter dosierbarer Belastung mit Hilfe eines Ergometers (z. B. Fahrrad-, Handergometer).

**Ergot|alkaloide** n pl: syn. Mutterkornalkaloide, Secalealkaloide; von verschiedenen Species des Mutterkorns* produzierte Indolalkaloide, die als Grundgerüst das tetracyclische Ringsystem Ergolin (s. Abb.) aufweisen; Unterteilung in Lysergsäure- (therapeutisch wichtig) u

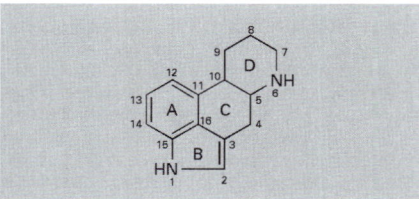

Ergotalkaloide: Ergolin

Clavinalkaloide; Verwendung von natürlichen E. (z. B. Ergometrin, Ergotamin), halbsynthetischen Analoga (z. B. Dihydroergotamin, Bromocriptin, Methylergometrin, Methysergid) u. synthetischen Derivaten (z. B. Nicergolin, Lisurid); **Wirkung u. Verw.:** je nach Wirkstoff sehr unterschiedlich bezüglich der Angriffspunkte u. Stärke; **1.** Vasokonstriktion der Widerstandsu. Kapazitätsgefäße (z. B. Ergotamin); Anfallkupierung der Migräne; **2.** Vasokonstriktion v. a. der Kapazitätsgefäße (z. B. Dihydroergotamin); Anwendung bei orthostatischer Dysregulation, chronisch-venöser Insuffizienz, Intervallbehandlung der Migräne u. anderen vaskulär bedingten Kopfschmerzen; **3.** Vasodilatation der Widerstandsgefäße (z. B. Dihydroergotoxin) bei Hypertonie u. Kreislaufzentralisation; **4.** Uteruskontraktion (z. B. Methylergometrin); Anwendung als Uterotonikum in der Nachgeburtsperiode; **5.** Prolaktinsuppression (z. B. Bromocriptin) bei hyperprolaktinämisch-anovulatorischem Syndrom, Laktationshemmung, Mastitis, Prolaktinom; **6.** dopaminerge Effekte (z. B. Bromocriptin) bei Parkinson-Syndrom; **7.** äquilibrierende Wirkung auf die neurochemische Erregungsübertragung im Zentralnervensystem mit positiven Auswirkungen auf die Mikrozirkulation (z. B. Dihydroergotoxin); Anwendung bei Hirnleistungsstörungen; **NW:** insbesondere bei Überdosierung Zyanose, Taubheitsgefühl u. Parästhesien der Akren (Gefäßspasmen), evtl. Gangrän; Lähmungen u. Kontrakturen der Muskulatur, vegetative (Magen-Darm-Störungen) u. zentralnervöse Symptome (Kopfschmerz, Schwindel, Bewußtseinsstörungen, Krämpfe); **Kontraindikationen:** periphere arterielle Gefäßerkrankungen, koronare Herzkrankheit, Leberu. Nierenschäden, Sepsis, schwere Hypertonie, Schwangerschaft, Stillzeit; Psychosen u. peptische Ulzera (nur bei Bromocriptin).

**Ergot|amin**(INN) n: Lysergsäurederivat (IU-PAC); s. Ergotalkaloide.

**Ergo therapie**(gr. ἔργον Arbeit; Therapie*) f: zusammenfassende Bez. für Beschäftigungs- u. Arbeitstherapie; Anwendung zur Therapie von Störungen der Motorik, der Sinnesorgane u. der geistigen u. psychischen Fähigkeiten. Der Ergotherapeut übt (je nach Defiziten, Fähigkeiten u. Motivation der Patienten) mit den Patienten Essen, Waschen, Ankleiden, Schreiben, den Umgang mit anderen Menschen, die Belastbarkeit am Arbeitsplatz. Ziel ist die weitestmögliche Selbständigkeit im täglichen Leben u. im Beruf. Die Arbeitstherapie* setzt Arbeit selbst als therapeutisches Verfahren ein od. trainiert Einzelleistungen, die zur Arbeitsfähigkeit führen können. Der Schwerpunkt liegt in der Verbesserung bzw. Wiedergewinnung gestörter od. verlorengegangener Fähigkeiten wie Ausdauer, Konzentration, Kommunikation, Kooperation, Selbsteinschätzung, Zeiteinteilung, Grob- u. Feinmotorik. Vgl. Beschäftigungstherapeut.

**Ergo|toxin** n: Gemisch aus Ergotalkaloiden*; vgl. Dihydroergotoxin.

**Erhaltungs|bedarf:** s. Grundumsatz.

**Erica vulgaris** f: s. Heidekraut.

**Erkältungs|krankheiten:** oft nach Kälteeinwirkung akut auftretende Entzündung der Atemwege, der Mittelohren u. des Harntrakts; **Ursachen:** meist Virusinfektion; Herabsetzung der lokalen Durchblutung u. Immunabwehr; **Therapie:** aus dem Bereich der Naturheilkunde u. alternativen Heilverfahren als Behandlungsmöglichkeiten Kneiguß* u. ableitende Therapie* sowie phytotherapeutisch Zubereitungen aus Eucalyptus* globulus, schwarzem Holunder*, schwarzer Johannisbeere*, Krauseminze*, Latschenkiefer*, Mädesüß* u. Menthol*, traditionell z. B. aus Basilikum, Citronellgras, Echinacea angustifolia, Fenchel, Hagebutte, Hibiskus u. Schlehe angegeben. Vgl. Grippe, Pharyngitis.

**Erklärungs|modell:** insbesondere von A. Kleinman (1980) ausgearbeiteter Begriff, der wissenssoziologische Erkenntnisse für die Ethnomedizin* nutzbar macht u. zu einem ihrer Grundbegriffe geworden ist; bezeichnet die kulturspezifische Ausdrucksweise (Idiom) der Erfahrung von Kranksein* u. beinhaltet das Wissen über den Begründungszusammenhang u. die Bedeutung der Erkrankung. E. müssen im Gegensatz zu einer wissenschaftlichen Theorie für einen Außenstehenden weder logisch noch unbedingt zusammenhängend od. rational sein; sie beinhalten von vornherein auch ein Wissen über die Behandlung od. den Weg, der zur Behandlung einzuschlagen ist, ohne überhaupt bewußt artikuliert werden zu müssen. E. haben eine Auswirkung auf das Erleben typischer Symptome u. psychologische Prozesse; die typischen sozialen Probleme, die eine Erkrankung mit sich bringt, sind durch E. vorstrukturiert. Vgl. Labeling.

**Erkrankung:** (ethnomed.) Oberbegriff zu den beiden komplementären, durchaus auch widersprüchlichen Aspekten von Kranksein* u. Krankheit*.

**Erkrankungen, rheumatische:** Oberbegriff für eine Vielzahl verschiedener Erkrankungen unterschiedlicher Ätiologie; gemeinsames Merkmal ist eine Manifestation am Stütz- u. Bindegewebe des Bewegungsapparats u. häufige systemische Beteiligung des Bindegewebes innerer Organe (z. B. Herz, Gefäße, Lunge, Leber, Darm, Zentralnervensystem). Wegen der vielfältigen u. wenig spezifischen klinischen Symptomatik (Schmerz, Funktionsbehinderung, Steifigkeit, Deformierung, systemische Organmanifestation) erfolgt die Einteilung nach ätiologischen (infektiös, metabolisch, autoimmun), pathologisch-anatomischen (entzündlich, degenerativ, funktionell) u. topographischen Gesichtspunkten (rh. E. der Gelenke, Bänder, Sehnen, Muskeln, Faszien, Wirbelsäule, Knochen). Den **entzündlich-rheumatischen Erkrankungen** gemeinsam sind entzündliche Immunreaktionen der mesenchymalen Gewebe, z. T. mit Autoimmunphänomenen. I. w. S. werden den rh. E. auch degenerative Erkrankungen der Gelenke u. Wirbelsäule zugerechnet (Arthrose, Spondylose, Spondylarthrose, Osteochondrose). Die **degenerativ-rheumatischen Erkrankungen** sind gekennzeichnet durch primär regressive Veränderungen des Knorpels bzw. der Zwischenwirbelscheiben sowie durch reparative Prozesse des Knochens. **Therapie:** aus dem Bereich der Naturheilkunde u. alternativen Heilverfahren kommen abhängig von Grunderkrankung, Krankheitsstadium u. Beschwerdebild u. a. Autogenes* Training, Enzymtherapie*, manuelle Lymphdrainagetherapie*, hämatogene Oxidationstherapie*, Ozontherapie*, Fontanelle*, Aurikulotherapie*, Roeder*-Methode, immunoaugmentative Therapie*, Zilgrei*-Methode, Kryotherapie* u. Hydrotherapie* (Kneipp-Kur, Schwefel-, Sol-, Moor-, Radon-, Stanger-, Zellenbad, Kataplasma, Kurzwickel) sowie bestimmte Diäten (z. B. Schnitzer-Kost), viele phytotherapeutische (z. B. Arnika, Birke, Brennessel, Rosmarin, Guajak, Menthol, Weide, Fichte, Terpentin) u. traditionell angewendete Drogen (z. B. Besenginster, Bruchkraut, Bucco, Colchicum autumnale, Eisenkraut, Esche, Flohsamen, Heidekraut, Klette, Pappel, Kalmus) in Betracht. Vgl. Rheumatismus.

**Erkrankung, inter|kurrente:** Bez. in der Homöopathie für eine akute Erkrankung, die während der Behandlung einer chronischen Erkrankung auftritt. Bei erst kürzlich erfolgter Gabe eines hochpotenzierten Arzneimittels kann es sich um eine vorübergehende Wiederkehr alter Symptome handeln (s. Hering-Regel, Drei-Ebenen-Modell), die nur bei gravierenden Beschwerden behandelt werden sollten. Das Auftreten starker neuer Symptome kann auch auf einen Wechsel des chronischen, sog. konstitutionellen Arzneimittels hinweisen. Eine evtl.

erforderliche Therapie kann in der Wiederholung des Konstitutionsmittels* (zu häufige Dosierung kann allerdings, besonders bei Hochpotenzen, zu Prüfungssymptomen führen) od. im Wechsel zu einem Konstitutionsmittel bestehen, das die akute Symptomatik neben der vorbestehenden mit abdeckt; symptomatisch kann mit einem nur zu den intensivsten Symptomen ähnlichen Akutmittel* in Tiefpotenz od. mit einem Allopathikum behandelt werden.

**Ermutigungs|therapie** (Therapie*) f: Therapieansatz nach Losoncy, der Klienten Verantwortungsbewußtsein, Zuversicht u. Mut vermitteln soll; ausgehend vom Wert eines mutigen Lebens, von Fähigkeiten, Stärken u. einer potentiell positiven Haltung soll der Klient eine Reorganisation durch die Entwicklung von neuen Sichtweisen von sich selbst, anderen Menschen u. der Realität erreichen.

**Ernährung:** Verzehr von Lebensmitteln zur Bereitstellung von Nähr- u. Wirkstoffen u. Flüssigkeit zum Aufbau u. zur Erhaltung der körperlichen u. geistigen Leistungsfähigkeit des Organismus sowie zum Genuß u. zur Bedürfnisbefriedigung; **bedarfsgerechte** E. durch Aufnahme von Nahrungsmitteln* u. Flüssigkeit entsprechend Alter, Geschlecht, Gesundheitszustand u. körperlicher Betätigung.

**Ernährung, anthropo|sophische:** Ernährungsform i. S. der Anthroposophie*, die neben Gesunderhaltung u. Heilung des Körpers zur Bewußtseinsentwicklung u. zu einem bewußten Leben mit der Natur beitragen soll; Grundlage ist eine hohe Nahrungsmittelqualität, bestimmt durch den Gehalt an ätherischen Bildekräften, die Geschmack, Bekömmlichkeit u. Nährwert der Nahrungsmittel ausmachen. Vorwiegend lakto-vegabile Kost (s. Vegetarismus) mit Vollgetreide als Nahrungsgrundlage; bevorzugt werden regionale, saisonale u. „individuell" geeignete u. „lebendige" Nahrungsmittel aus biologisch-dynamischem Anbau, denen ein hoher Gehalt an ätherischen Bildekräften zugeschrieben wird. Dreigliederung der Nahrungspflanzen in Wurzel, Blatt/Stengel u. Blüte/Frucht analog der Dreigliederung beim Menschen in Nerven/Sinne, Herz/Lunge u. Fortpflanzung/Stoffwechsel; entsprechend der Zuordnung heilende od. auch anregende Wirkungen der jeweiligen Pflanzenteile auf die menschlichen Körpersysteme; bei Obst- u. Gemüseauswahl Berücksichtigung der Ausgewogenheit der Dreigliedrigkeit. Gemieden werden Fertigprodukte, Alkohol u. Nachtschattengewächse, insbesondere Kartoffeln. **Ernährungsphysiologische Bewertung:** ausreichende Nährstoffzufuhr ist möglich; als Dauerkost geeignet.

**Ernährung, ayurvedische:** Ernährungsform im Ayurveda* mit überwiegend lakto-vegabiler (s. Vegetarismus), auf den jeweiligen

Konstitutionstyp abgestimmter individueller Kost; Ausgleichen od. Angleichen der Doshas durch die sechs Geschmacksrichtungen süß, salzig, sauer, bitter, scharf u. herb; Bevorzugung von sog. sattvischer, d. h. Ojas erzeugender Nahrung (vgl. Physiologie, ayurvedische): beruhigende, leichtverdauliche Speisen, frische Lebensmittel, Quellwasser, maßvolle Portionen, Ausgewogenheit der sechs Geschmacksrichtungen, regionale u. saisonale Lebensmittel. Als besonders sattvisch gelten Reis, Milch (möglichst gekocht), Ghee (geklärte Butter), Obst, süße Speisen u. Sesam; weniger empfohlen werden stark verarbeitete Nahrungsmittel, Speisereste, Rohkost, übermäßig saure od. salzige Speisen u. Tiefkühlkost. **Essensregeln:** nur essen, wenn Hunger besteht u. ohne sich völlig satt zu essen; regelmäßige Mahlzeiten ohne Zwischenmahlzeiten, Abstand zur letzten Mahlzeit mindestens 2 – 6 Stunden; mittags die Hauptmahlzeit, abends leichte Kost; essen in ruhiger Umgebung, nie in erregtem Zustand; während des Kauens nicht sprechen; **ernährungsphysiologische Bewertung:** abwechslungsreiche vegetarische Ernährung mit ausreichender Nährstoffzufuhr; als Dauerkost geeignet; der geringe Rohkostanteil könnte problematisch sein.

**Ernährung, bilanzierte:** s. Diät, bilanzierte.

**Ernährung, enterale:** s. Ernährung, künstliche.

**Ernährung, hyper|kalorische:** über dem individuellen Energiebedarf liegende Nahrungsaufnahme; s. Überernährung.

**Ernährung, hypo|kalorische:** unter dem individuellen Energiebedarf liegende Nahrungsaufnahme; s. Unterernährung.

**Ernährung, künstliche:** therapeutische Maßnahmen zur Nahrungszufuhr auf nicht natürlichem Weg bei Unfähigkeit des Patienten zu physiol. Nahrungsaufnahme; **Formen:** 1. enterale Ernährung meist über eine Sonde, z. B. bei Hirnoperationen, Apoplexie, Zwangsernährung; Verwendung weitgehend industriell hergestellter sog. bilanzierter Diäten: a) nährstoffdefinierter Formeldiäten bei intakter Verdauung u. Resorption; b) chemisch definierte Formeldiäten bei gestörter Verdauung, aber intakter Resorption; 2. parenterale Ernährung unter Umgehung des Verdauungstrakts (i. v.) bei stark eingeschränkter od. fehlender Funktion des Magen-Darm-Trakts, z. B. nach Operationen.

**Ernährung, mediterrane:** syn. Mittelmeerkost; Ernährungsform in den Mittelmeerländern, die reich an verschiedenen Gemüsesorten, Getreideerzeugnissen, Obst u. pflanzlichen Ölen (v. a. Olivenöl) ist u. einen relativ geringen Anteil an tierischen Fetten u. Fleisch hat; m. E. wird häufig zur Prophylaxe von Koronarerkrankungen u. bestimmten Krebserkrankungen (besonders Dickdarm- u. Brustkrebs) empfohlen, da in epidemiologischen Studien gezeigt werden konnte, daß die genannten Erkrankungen in den Mittelmeerländern seltener als in Mittel- u. Nordeuropa bzw. Nordamerika vorkommen. Die präventive Wirkung wird auf den hohen Gehalt an Antioxidanzien*, wasserlöslichen Ballaststoffen (z. B. Pektin), sekundären Pflanzenstoffen* sowie den in Olivenöl in hoher Konzentration vorkommenden, einfach ungesättigten Fettsäuren (bes. Ölsäure) zurückgeführt. Vgl. Ernährung, präventive.

**Ernährung, par|enterale:** s. Ernährung, künstliche.

**Ernährung, prä|ventive:** Ernährung, die durch eine optimale Zufuhr an allen Nährstoffen dazu beitragen soll, soweit wie möglich alle ernährungsbedingten Risikofaktoren zu beseitigen u. nicht ernährungsbedingte Risikofaktoren möglichst auszugleichen, um so der Gesunderhaltung zu dienen; im Ggs. dazu wird die Ernährungstherapie* bei bereits bestehenden Erkrankungen eingesetzt. Im Vergleich zur derzeitigen Ernährungssituation wird eine höhere Zufuhr an Ballaststoffen*, Antioxidanzien*, sekundären Pflanzenstoffen*, einfach ungesättigten Fettsäuren (besonders Ölsäure, zu 75 % in Olivenöl enthalten) u. mehrfach ungesättigten Fettsäuren (besonders die ω-3-Fettsäure Eicosapentaensäure) empfohlen: Steigerung des Getreide-, Obst- u. Gemüseverzehrs (auch als Rohkost), regelmäßiger Verzehr von Kaltwasserfischen (z. B. Hering, Makrele, Lachs), Erhöhung der Zufuhr an pflanzlichen Ölen, verminderte Zufuhr von tierischen Fetten sowie Fleisch u. Fleischprodukten. Vgl. Ernährung, vollwertige; Ernährung, mediterrane; Vollwert-Ernährung, Five-a-day-Programm.

**Ernährungs|abhängige Krankheiten:** s. Zivilisationskrankheiten.

**Ernährungs|formen, alternative:** von der üblichen Ernährung abweichende Kost, die neben gesundheitlichen Aspekten weitergehende ganzheitliche Ziele verfolgt (z. B. Erhaltung der Umwelt, soziale Gerechtigkeit, persönliche Bewußtseinsentwicklung); häufige gemeinsame Merkmale der a. E. sind Bevorzugung pflanzlicher Lebensmittel u. Produkte aus ökologischer Landwirtschaft, Ablehnung übertriebener Lebensmittelverarbeitung, Vermeidung von Lebensmittelzusatzstoffen u. Bevorzugung regionaler u. saisonaler Produkte (Auswahl s. umseitige Tab.). Im Ggs. zu Reduktionsdiät* u. Ernährungskur* werden die a. E. über einen längeren Zeitraum angewendet.

**Ernährungs|kur** (Kur*) f: Kurform mit Durchführung einer bestimmten Ernährungsweise zur Wiederherstellung der Gesundheit (z. B. Mayr*-Kur, Schroth*-Kur) bzw. zur Reduktion des Körpergewichts (s. Reduktionsdiät).

**Ernährungsformen, alternative** (Auswahl)

Bircher-Benner-Kost
anthroposophische Ernährung
ayurvedische Ernährung
traditionelle chinesische Ernährung
Evers-Diät
Grunddiät-System
Hay-Trennkost
Makrobiotik
Mazdaznan-Ernährungslehre
Reform-Ernährung
Rohkost-Ernährung
Schnitzer-Kost
Vegetarismus
Vollwert-Ernährung
Vollwertkost
Waerland-Kost

**Ernährungs|medizin** (lat. ars medicina ärztliche Kunst) f: Anwendung ernährungswissenschaftlich abgesicherter Maßnahmen i. R. ärztlichen Handelns zur Prävention u. Therapie von Erkrankungen, die ätiologisch ganz od. teilweise auf falsche Ernährung zurückgeführt werden können; s. Ernährungstherapie.

**Ernährungs|öko|logie** (gr. οἶκος Haus; -logie*) f: interdisziplinäres Teilgebiet der Ernährungswissenschaft*, das sich mit den Wechselwirkungen zwischen Ernährung, dem einzelnen Menschen, der Umwelt u. der Gesellschaft befaßt, um realisierbare, zukunftsweisende Ernährungskonzepte zu entwickeln, die sich durch hohe Gesundheits-, Umwelt- u. Sozialverträglichkeit auszeichnen; s. Vollwert-Ernährung.

**Ernährungs|physio|logie** (gr. φύσις Natur; -logie*) f: Teilgebiet der Ernährungswissenschaft*, das sich mit den normalen Lebensvorgängen u. Funktionen des menschlichen Organismus wie Nahrungsaufnahme, Verdauung, Resorption u. Ausscheidung von Nahrungsinhaltsstoffen sowie mit dem Stoffwechsel befaßt.

**Ernährungs|psycho|logie** (Psych-*; -logie*) f: Teilgebiet der Ernährungswissenschaft*, das sich mit den psychischen Beweggründen (z. B. Triebe, Bedürfnisse, Motive) der Nahrungsaufnahme u. Ernährungsgestaltung befaßt.

**Ernährungs|störungen:** Störungen der Ernährungsfunktionen (Nahrungsaufnahme, Verdauung, Resorption, intermediärer Stoffwechsel) als Folge von quantitativ bzw. qualitativ unzureichender Ernährung.

**Ernährungs|system** n: Lebensweg eines Lebensmittels vom Anbau über Ernte, Lagerung, Verarbeitung, Verpackung, Vermarktung u. Transport, Zubereitung u. Verzehr sowie Entsorgung (organische Reste u. Verpackungsmüll), besonders bezüglich der Einflüsse auf Umwelt u. Gesellschaft.

**Ernährungs|system, öko|logisches** n: Konzept eines Ernährungssystems, das u. a. anerkannt ökologische Landwirtschaft, Regionalisierung der Märkte u. Vollwert*-Ernährung miteinander verbindet; Ziel des ö. E. ist die Produktion von gesundheitlich zuträglichen Lebensmitteln mit umwelt- u. sozialverträglicher Technologie.

**Ernährungs|therapie** (Therapie*) f: Behandlung definierter organischer Erkrankungen u. Stoffwechselstörungen durch Veränderung der Ernährung; z. B. Nahrungskarenz bei Verdauungsinsuffizienz, angepaßte Kohlenhydratzufuhr bei Diabetes mellitus, Vermeidung bestimmter Nahrungsmittel bei Unverträglichkeiten od. ausreichende Zufuhr bei Fehl- od. Mangelernährung (s. Zivilisationskrankheiten); i. R. von Naturheilverfahren, die einen Zusammenhang zwischen Nahrungsmittelaufnahme u. Erkrankung postulieren, Versuch der Beeinflussung von Organsystemen durch therapeutisches Fasten* u. naturheilkundliche Ernährungstherapien (z. B. Schroth*-Kur, Molkekur*)

**Ernährungs|wissenschaft:** Wissenschaft von der Nahrung u. den darin enthaltenen Nährstoffen u. a. Bestandteilen, deren Wirkung, Interaktion u. Bilanz im Verhältnis zu Gesundheit u. Krankheit sowie die Lehre von den im Organismus bei der Verdauung ablaufenden biochemischen Prozessen; die E. befaßt sich außerdem mit den wirtschaftlichen, toxikologischen, mikrobiologischen, kulturellen psychologischen u. ökologischen Zusammenhängen der Ernährung. Vgl. Oecotrophologie.

**Ernährung, traditionelle chinesische** Ernährungsform i. S. der traditionellen chinesischen Medizin*; Einteilung der Nahrungsmittel hinsichtlich ihrer thermischen Wirkung (heiß warm, neutral, erfrischend, kalt) sowie nach den Fünf Elementen (Holz, Feuer, Erde, Metall Wasser), wobei die Geschmacksrichtungen (sauer, bitter, süß, scharf, salzig) diesen zugeordnet werden; **Prinzip:** individuelle u. der Jahreszeit entsprechende Speisenzusammensetzung, Einsatz von möglichst sanften u. neutralen Garmethoden, ausgewogener Einsatz der Geschmacksrichtungen u. Farben (grün, rot, gelb, weiß blau); vorwiegend vegetabile Ernährungsform mit Vollgetreide u. gekochtem Gemüse als Schwerpunkt (Rohkost nur in geringem Maß, Meiden industriell verarbeiteter, bestrahlter tiefgekühlter od. in der Mikrowelle zubereitete Produkte; **ernährungsphysiologische Bewertung:** es gelten die Vorteile einer vegetarisch orientierten Ernährungsform mit ausreichende Nährstoffzufuhr; als Dauerkost geeignet; geringer Rohkostanteil erscheint problematisch. Vgl Vegetarismus.

**Ernährung, voll|wertige:** auf Erkenntnissen der Ernährungswissenschaft* u. Ernähr ungsmedizin* basierende, von der Deutschen* Gesellschaft für Ernährung (Abk. DGE) empfohlene Ernährung, die alle essentiellen Nährstoffe

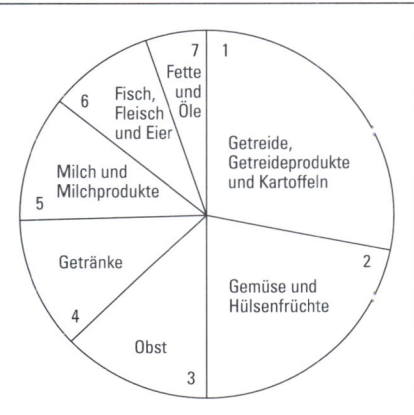

Ernährung, vollwertige:
Ernährungskreis mit der mengenmäßigen Verteilung
der sieben Nahrungsmittelgruppen

in bedarfsgerechter Menge enthält; als Leitlinien dienen die 10 Regeln der DGE: **1.** vielseitig, aber nicht zuviel; **2.** weniger Fett u. fettreiche Lebensmittel; **3.** würzig, aber nicht salzig; **4.** wenig Süßes; **5.** mehr Vollkornprodukte; **6.** reichlich Gemüse, Kartoffeln u. Obst; **7.** weniger tierisches Eiweiß; **8.** Trinken mit Verstand; **9.** öfters kleinere Mahlzeiten; **10.** schmackhafte

u. nährstoffschonende Zubereitung. Ergänzend erfolgt eine Einteilung der Nahrungsmittel in sieben Lebensmittelgruppen (s. Abb. u. Tab.). Vgl. Vollwert-Ernährung.

**Erschöpfungs|zustände:** Sammelbezeichnung für allgemeine geistige u. körperliche Ermüdungserscheinungen, Abgeschlagenheit, Konzentrationsmangel u. Schwäche; **Therapie:** aus dem Bereich der Naturheilkunde u. alternativen Heilverfahren werden hydrotherapeutisch Armguß* u. Gesichtsguß*, phytotherapeutisch Zubereitungen aus Ginseng*, Kaffee*, Kola*, Mate* u. chinesischem Zimt*, traditionell z. B. aus Arnika, Beifuß, Damiana, Eleutherococcus senticosus, Hafer, Sellerie u. Soja, homöopathisch aus Chinarinde, Hafer, Kava-Kava, Quassia u. Zink sowie hämatogene Oxidationstherapie*, Elektroneuraltherapie*, Mesotherapie*, Moxibustion* u. immuno-augmentative Therapie* zur Behandlung angegeben.

**Erst|re|aktion** (Reaktion*) f: syn. Erstverschlimmerung*.

**Erst|verschlimmerung:** syn. Erstreaktion; **1.** Verschlechterung der Symptome u. des Krankheitszustandes nach Beginn der Therapie; vgl. Kurkrise; **2.** in der Homöopathie erwartet u. als Zeichen für die richtige Auswahl des Mittels gedeutet. Je nach Akuität bzw. Chronizität der Erkrankung u. Reaktionsfähigkeit (Vitalität) des Organismus kann die E. innerhalb von Minuten od. Stunden einsetzen u. abklingen od. bis zu 14 Tage verzögert beginnen u. sich über mehrere Wochen erstrecken. In akuten Fällen erscheint sie im Bezug zur Krankheitssymptomatik sehr schwach u. wird i. d. R. nicht bemerkt. Eine E. wird als prognostisch günstig beurteilt, weil sich einerseits nur Symptome verschlimmern, die bereits im Zustand des Pa-

**Ernährung, vollwertige**
Beispiele für Verzehrempfehlungen nach den 10 Regeln der Deutschen Gesellschaft für Ernährung

| Gruppe | | Verzehrempfehlungen |
|---|---|---|
| 1 | Getreide, Getreideprodukte, Kartoffeln | täglich 5–7 Scheiben Brot (ca. 250–350 g), eine Portion Reis od. Nudeln (roh ca. 75–90 g, gekocht 220–270 g) od. eine Portion Kartoffeln (ca. 250–300 g) |
| 2 | Gemüse u. Hülsenfrüchte | täglich mindestens eine Portion Gemüse gegart (ca. 200 g) sowie eine Portion roh (ca. 100 g) u. eine Portion Salat (ca. 75 g) |
| 3 | Obst | täglich mindestens 2 Stück od. 2 Portionen Obst (ca. 250–300 g) |
| 4 | Getränke | täglich 1,5 l Flüssigkeit (z. B. Mineralwasser, ungesüßter Kräuter- u. Früchtetee, Gemüsesäfte, verdünnte Obstsäfte; in Maßen Kaffee u. schwarzer Tee) |
| 5 | Milch- u. Milchprodukte | täglich 1/4 l fettarme Milch u. 3 Scheiben Käse (à 30 g) |
| 6 | Fisch, Fleisch u. Eier | wöchentlich 2 Portionen Seefisch (à 150 g), höchstens 2–3mal/Woche eine Portion Fleisch (max. 150 g) u. 2–3mal Wurst (max 50 g); bis zu 3 Eier/Woche |
| 7 | Fette u. Öle (Butter, Pflanzenmargarine od. -öle) | täglich höchstens 40 g Streich- u. Kokosfett, z. B. 2 Eßlöffel Butter od. Margarine u. ein Eßlöffel hochwertiges Pflanzenöl |

tienten vorhanden waren u. daher auf eine hohe Übereinstimmung des gewählten Arzneimittels zum Patientenzustand hinweisen, u. sich andererseits der Organismus für eine Heilung als hinreichend reaktionsfähig erweist. Die E. wird als eine die natürliche Krankheit überlagernde Kunstkrankheit* betrachtet, die sich wegen der minimalen Dosierung nicht in zusätzlich auftretenden Symptomen äußert, od. als Übersteuerung körpereigener Regulationsvorgänge mit Anregung der Gegenregulation erklärt. Eine zu heftige E. kann ein Zeichen von bereits manifesten, gravierenden Gewebezerstörungen od. falscher, i. d. R. zu niedriger, Potenzwahl sein. Das Auftreten völlig neuer Symptome nach Gabe des Simile* ist nur bei Patienten mit Überempfindlichkeit zu erwarten.

**Erythro|xylon coca** n: Cocastrauch*.

**Erythro|zyten|lauf|bild** (gr. ἐρυθρός rot, rötlich; κύτος Zelle): Bez. für einen spekulativen optischen Bluttest nach Desel zur Krebs-(früh)erkennung; aus den Formen des Blutlaufbildes (Dichtigkeit des Bluts, Abrinnspuren, Verteilungsrichtung, Musterbildung u. a.) sollen, i. S. einer holistischen Systembeziehung des Bluts mit seinem Träger, Hinweise auf eine Krebserkrankung möglich sein. Vgl. Trockenblutmuster.

**Erythro|zyten|test, optischer** (↑; ↑) m: Abk. OET; ein von dem Arzt Arno Linke entwikkeltes Verfahren zur Krebs(früh)erkennung, bei dem speziell präparierte u. gefärbte Blutausstriche unter dem Phasenkontrastmikroskop beurteilt werden. Das Verfahren basiert auf der Annahme, daß sich auf der Erythrozytenoberfläche adsorptiv verschiedenste Proteine aus Fremd- u. Zellzerfallsprodukten im Falle einer neoplastischen Entwicklung binden; diese verändern die Erythrozyten so sehr, daß sie in der Milz abgebaut werden. Durch Einteilung von bestimmten Untersuchungsindikatoren (Phasenkontrastwert, Erythrozytenveränderungsindex) u. ein Klassifikationssystem sollen Aussagen über die immunologische Aktivität u. die Existenz von intoxikations- u. strahlenbedingten Fremdproteinen sowie von proliferativen Prozessen möglich sein. Wissenschaftlich nicht gesichertes, spekulatives Verfahren.

**ESA:** Abk. für Elektrostimulationsanalgesie*.

**Esche:** Fraxinus excelsior; Baum aus der Familie der Ölbaumgewächse, Oleaceae; **Arzneidrogen:** von Mai bis Juni gesammelte, getrocknete Laubblätter (Fraxini folium) u. Rinde jüngerer Zweige (Fraxini cortex); **Inhaltsstoffe:** in den Blättern Flavonoide (Rutosid, Kämpferol- u. Quercetinglucoside), Gerbstoffe, Phenolcarbonsäuren, Schleimstoffe, D-Mannitol, Triterpene, Sterole, Alkane u. iridoide Verbindungen; in der Rinde Cumaringlykoside u. a. Cumarinderivate sowie Secoiridoide; **Wirkung:** Blätter:

diuretisch, Rinde: antiexsudativ, antiphlogistisch u. analgetisch; **Verw.:** zerkleinerte Blätter als Teeaufguß u. a. galenische Zubereitungen **traditionell** bei rheumatischen Erkrankungen, Gicht, Blasenleiden, als Abführmittel u. Diuretikum; äußerlich bei Wunden u. Ulcus cruris; Zubereitungen aus der Rinde bei Fieber u. als Tonikum. Die Wirksamkeit bei den beanspruchten Anwendungsgebieten ist nicht belegt. **NW:** evtl. allergische Reaktionen.

**Eschscholtzia** f: Eschscholtzia californica, Goldmohn, kalifornischer Mohn; Pflanze aus der Familie der Mohngewächse, Papaveraceae; **Arzneidroge:** zur Blütezeit gesammelte u. getrocknete oberirdische Teile (Eschscholtziae herba); **Inhaltsstoffe:** Alkaloide vom Protopin-Typ

Eschscholtzia: Californidin

mit Californidin als Hauptalkaloid; **Wirkung:** sedativ, anxiolytisch, spasmolytisch; **Verw.:** Extrakte **traditionell** innerlich zur Behandlung von Schlafstörungen, Neuropathien, nervöser Übererregbarkeit u. Enuresis nocturna bei Kindern sowie bei Leber- u. Gallenerkrankungen; Dekokt äußerlich gegen Kopfläuse; gelegentlich als Ersatzdroge für Marihuana*. Die Wirksamkeit bei den beanspruchten Anwendungsgebieten ist nicht belegt. **Homöopathische** Zubereitungen aus der frischen blühenden Pflanze zur Behandlung von Schlafstörungen.

**Esoterik** (gr. ἐσώτερος innerer) f: allgemeine Bez. für Geheimlehren, die nur dann verstanden werden können, wenn ein bestimmter „Reifegrad" der Erkenntnisse gewonnen wurde u. man sich der E. gegenüber bereit u. offen verhält. Der „Eingeweihtenstatus" ist häufig bei esoterischen Sekten u. einzelnen Behandlungsverfahren anzutreffen. Im Gegensatz hierzu steht die antike exoterische Philosophen-Schule, die auch von Außenstehenden verstanden werden konnte. Vgl. Okkultismus.

**Eßbare Gesundheit:** s. Gesundheit, eßbare.

**essentiell** (lat. essentia Wesen): **1.** idiopathisch, wirklich, selbständig; z. B. Krankheitsbild ohne erkennbare Ursachen; **2.** (physiol.) lebensnotwendige Nahrungsstoffe, die dem Organismus zugeführt werden müssen, da er sie nicht od. nur unzureichend selbst synthetisieren kann; z. B. Vitamine, Mineralstoffe, Wasser, bestimmte Aminosäuren u. Fettsäuren.

**Essentiẹlle Fett|säuren** (↑): s. Fettsäuren, essentielle.

**Essẹnz** (↑) f: **1.** flüssiger Ausgangsstoff (Urtinktur) aus dem Saft von frischen, ganzen Pflanzen od. Pflanzenteilen, versetzt mit 90%igem Alkohol, zur Herstellung homöopathischer Arzneimittel; **2.** Bez. für eine Art der abstrahierten Arzneimittelbeschreibung i. S. eines Wesenskerns eines Arzneimittels in der Homöopathie\*; die idealtypische Darstellung der Arzneimittelbilder u. der dazugehörigen Menschentypen beruht auf klinisch häufig beobachteten Charakteristika bezüglich Lebensgefühl, Persönlichkeit, Körperbau, charakteristischen Symptomen, betroffenen Organen u. a. Eine E. kann beobachtete Stufen arzneimitteltypischer Krankheitsverläufe (vgl. Hering-Regel, Drei-Ebenen-Modell) enthalten.

**Essig:** Acetum; 5–15%ige Lösung von Essigsäure\* (mit verschiedenen Zusatz- u. Aromastoffen) in Wasser, die durch Vergären von alkoholhaltigen Flüssigkeiten mit Essigsäurebakterien (Gärungsessig) od. durch Verdünnen konzentrierter Essigsäure (Essenzessig) gewonnen wird; **Verw.:** als Würz- u. Konservierungsmittel; seit dem Altertum auch als Arzneimittel bei einer Vielzahl von Indikationen.

**Essig|säure:** Acidum aceticum (CH₃COOH); organische Säure, stechend riechende, farblose Flüssigkeit; kristallisiert in konzentrierter Form (Eisessig) bei niedriger Temperatur; Schmelzpunkt: +16,7 °C, Siedepunkt: 118 °C; Salze Acetate; Gewinnung durch aerobe Essiggärung alkoholischer Flüssigkeiten u. Holzdestillation (Holzessig) od. Synthese aus Acetylen bzw. Methanol u. Kohlenmonoxid. Die E. ist in Form von sog. aktivierter E. (Acetyl-CoA) wichtiges Zwischenprodukt des intermediären Stoffwechsels. **Anw.:** äußerlich als Ätzmittel bei Warzen u. Hühneraugen (konzentrierte E.), zu Umschlägen bei Entzündung u. Quetschung (5–6%ig), als Hyperämisierungsmittel, zu Abreibungen bei Nachtschweiß u. als Antidot bei Laugenverätzung (1–3%ig); innerlich als Antidot (1–2%ig) u. Antiseptikum (1–5%ig); Verwendung zu Speisezwecken als Essig (ca. 5%ig) od. als Essigessenz (60–80%ig) nach entspr. Verdünnung.

**Eß|störungen, psycho|gene:** Störungen der Nahrungsaufnahme (Dysorexie) bzw. des Körpergewichts\* (Dysponderosis) ohne organische Ursachen, die sich in verschiedenen klinischen Bildern manifestieren u. ineinander übergehen können (Dysorexie-Dysponderosis-Kontinuum); **Einteilung** nach den Folgen: **1.** extreme Magerkeit durch Nahrungskarenz (Anorexia nervosa); **2.** Magersucht mit Erbrechen u. teilweise Laxanzien/Diuretika-Abusus (bulimische Magersucht); **3.** Bulimia nervosa bei Normalgewicht\*; **4.** latentes Übergewicht\*; **5.** Übergewicht mit vermehrter Nahrungsaufnahme.

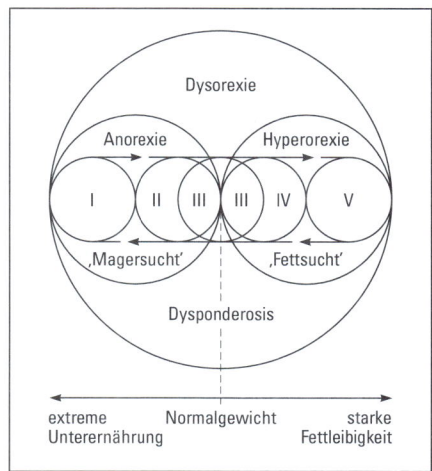

Eßstörungen, psychogene:
Einteilung der Folgen im sog.
Dysorexie-Dysponderosis-Kontinuum

**ET:** Abk. für **e**lektrophysiologische **T**erminalpunktdiagnostik\*.

**ETD:** Abk. für **e**nergetische **T**erminalpunktdiagnostik\*.

**Ethno-Food:** Bez. für aus verschiedenen ethnischen Landesküchen stammende Gerichte, die durch Zutatenauswahl auf internationale Eßgewohnheiten abgestimmt werden.

**Ethno|medizin** (gr. ἔθνος Volk; lat. ạrs medicina ärztliche Kunst) f: Begriff, der im 19. Jahrhundert aufgekommenen Bez. Volksmedizin, der im Volk seit alters her überlieferten Heilkunde, entspricht; entstand aus dem Interesse von Ärzten an der Medizin kolonisierter Völker (die als primitive Medizin bezeichnet wurde) u. der einheimischen Volksmedizin. Die linear-evolutionistische Auffassung der Entwicklung von einer primitiven Medizin zur sog. modernen Medizin geriet in den 50er Jahren in die Kritik u. wurde durch die Untersuchung von Medizinsystemen in den 70er Jahren abgelöst (vgl. Medizinsystem).

Der Begriff E. hat in der Bundesrepublik Deutschland weite Verbreitung gefunden, obwohl Herkunft u. Standort keineswegs endgültig geklärt sind. Während in den USA u. England die medical anthropology u. in Frankreich die anthropologie médicale eine in der universitären Forschung u. Lehre vertretene Fachrichtung ist, konnte die E. in der Bundesrepublik Deutschland bisher nicht als eigenständiges Fach allgemeine Anerkennung finden. Aus dem Blickwinkel der Medizin heraus u. in enger inhaltlicher Anlehnung an die Konzepte der USamerikanischen medical anthropology wurde der Terminus „kulturvergleichende medizinische Anthropologie" (Abk. KMA) geprägt. Von ethnologischer Seite aus wird die Bez. Medizinethnologie favorisiert, die die inhaltliche u. methodische Bestimmung durch die Ethnologie betont. Daneben findet sich auch der Begriff Medizinanthropologie od. medizinische Anthropologie. So bleibt E. in der Bundesrepublik Deutschland ein interdisziplinäres Arbeitsfeld, das von unterschiedlichen Disziplinen aus definiert u. mit unterschiedlichen Schwerpunktsetzungen betrieben wird.

Inhaltlich geht es in der E. nicht mehr nur um alle „Formen der Heilkunde außerhalb der akademischen Medizin" (Hauschild 1976); in den letzten Jahren wird auch die akademische Medizin selbst immer mehr zum Untersuchungsgegenstand der E. (s. Syndrom, kulturgebundenes). Damit hat E. sich über die Untersuchung des Umgangs mit Gesundheit u. Krankheit in der anderen, fremden Kultur hinaus entwickelt. Die Grundlage dafür ist ihre methodische Verankerung in den Kulturwissenschaften. Heute untersucht die E. alle Medizinsysteme in ihren biologischen u. kulturellen Dimensionen. Durch die Unterscheidung von Krankheit* u. Kranksein* stellt sie das kulturell Spezifische einer Erkrankung heraus: Die psychosoziale Erfahrung u. Bedeutung der wahrgenommenen Erkrankung ist Ausdruck der jeweils spezifischen Wirklichkeit des Menschen. So entstehen Konzeptionen von Gesundheit u. Erkrankung (s. Erklärungsmodell), welche die Vorstellungen u. Aktivitäten des Menschen leiten u. welche innerhalb eines gewachsenen Medizinsystems sinnvoll sind. Daher zielt E. nicht auf Wertung einzelner Medizinsysteme, v. a. nicht im Hinblick auf die Effizienz eines naturwissenschaftlich-technischen Ansatzes. Heilung* ist eine Funktion des Medizinsystems als Ganzem, Coping* bezeichnet die Fähigkeit des Einzelnen, sein Erkrankungsproblem bewältigen zu können. Auf dieser Basis kritisiert E., insbesondere die kulturvergleichende medizinische Anthropologie, eine kulturblinde Gesundheitserziehung, speziell in Zusammenhang mit medizinischen Interventionen in den sog. Entwicklungsländern, wo Medizintransfer* zum Zusammentreffen von Medizinsystemen auf verschiedenen Ebenen führt. Vgl. Dissoziation, kulturelle.

**Ethno|psycho|logie** (↑; Psych-*; -logie*) f: syn. kulturvergleichende od. transkulturelle Psychologie; eng mit der Ethnomedizin* u. der transkulturellen Psychiatrie* verbundene Fachrichtung, die sich „mit Unterschieden u. Ähnlichkeiten des individuellen psychosozialen Handelns in verschiedenen Kulturen u. ethnischen Gruppen" (Kagitcibasi/Berry 1989) beschäftigt. Ebenso wie die Ethnomedizin geht

die E. von der kulturspezifischen Rationalität der von ihr untersuchten Phänomene aus; dazu gehören Konzepte von Emotion, Verhalten, Personentwicklung u. Gesundheit, Konzepte von psychischen Störungen, Psychodiagnostik, Therapieformen u. Heilungsrituale in anderen Kulturen. Viele Themen, z. B. kulturgebundenes Syndrom*, Schamanismus, Ekstase* od. Psychotherapie, werden sowohl in der E. als auch in der Ethnomedizin u. in der transkulturellen Psychiatrie untersucht.

**Eto|posid** (INN) n: 4′Desmethylepipodophyllotoxinethylidenglucosid (IUPAC); semisynthetisches Derivat des Podophyllotoxins* mit antimitotischen u. antineoplastischen Eigenschaften; **Verw.:** bei Bronchialkarzinom, Lymphogranulomatose, Non-Hodgkin-Lymphomen u. a.; **Kontraindikationen:** akute Infektionen, akute Knochenmarkdepression u. a.

**Eu-:** Wortteil mit der Bedeutung gut, normal; von gr. εὐ.

**Eu|bakterie** (↑; gr. βακτηρία Stab, Stock) f: normaler Zustand der mikrobiologischen, bakteriellen Darmflora, die keine krankmachenden Auswirkungen auf die Gesundheit des Menschen hat; vgl. Dysbakterie.

**Eu|calyptus globulus** m: Eukalyptus; Baum aus der Familie der Myrtengewächse, Myrtaceae; **Arzneidrogen:** Laubblätter älterer Bäume (Eucalypti folium) sowie Eukalyptusöl aus frischen Blättern od. Zweigspitzen (Eucalypti aetheroleum); **Inhaltsstoffe** des ätherischen Öls mindestens 70 % Cineol* (syn. Eucalyptol); **Wirkung:** sekretomotorisch, expektorierend, schwach spasmolytisch, lokal auch schwach hyperämisierend; **Verw.:** bei Erkältungskrankheiten, rheumatischen Erkrankungen; **traditionell** auch als Antiseptikum bei Zystitis; Öl auch als Anthelminthikum; **Dosierung:** 0,3–0,6 g/Tag p. o. zur Inhalation 15–20 Tropfen in siedendes Wasser; in Erkältungs- od. hautreizenden Salben 5–20%ig; **NW:** selten Übelkeit, Erbrechen, Durchfall. Eukalyptusöl bewirkt eine Induktion des Enzymsystems der Leber; die Wirkung anderer Arzneimittel kann deshalb abgeschwächt bzw. verkürzt werden. **Kontraindikationen:** bei innerer Anwendung: entzündliche Erkrankungen im Bereich der Gallenwege u. des Magen-Darm-Trakts, schwere Lebererkrankungen; **homöopathische** Verwendung des getrockneten Blätter älterer Zweige bei Bronchitis u. Nierenbeckenentzündung.

**Eugenia jambolana** f: s. Jambulbaum.

**Eugenol** n: Hauptinhaltsstoff des Nelkenöls*.

**Eu|kalyptus** m: s. Eucalyptus globulus.

**Eu|krasie** (Eu-*; gr. κρᾶσις Mischung) f: Bez. der Humoralpathologie* für die ausgeglichene Verteilung u. Zusammensetzung der Körpersäfte; vgl. Dyskrasie.

**Eupatorium perfoliatum** n: Wasserdost*.
**Euphorbium** n: s. Gummiresina.
**Euphrasia officinalis** f: s. Augentrost.
**Eu|rythmie** (Eu-*; gr. ῥυθμός Gleichmaß,
Takt) f: auch Eurhythmie; s. Heileurythmie.
**Eu|spongia officinalis** f: Badeschwamm*.
**Eu|tonie** (↑; gr. τόνος Spannung) f: 1. aus-
geglichener somatischer u. psychischer Spannungszustand (Tonus) des Organismus; Ent-
spannungstherapien zielen auf diesen harmonischen Zustand (psychophysischer Tonus) ab u.
sind bei Fehlspannung (Dystonie) indiziert. 2.
auch Alexander-Technik; von Gerda Alexander
entwickelte pädagogisch-physiotherapeutische
Entspannungstechnik* zur Erlangung eines
dem Individuum eigenen Rhythmus durch Erlernen von bewußt durchgeführten Bewegungsabläufen. Ziel ist es, sowohl sensomotorisch,
autonom als auch psychisch eine Balance zwischen Spannung u. Entspannung zu schaffen.
Elemente der E. bestehen aus aktiven Übungen,
Bewußtseins- u. Konzentrationsübungen. Hal-
tungs- u. Dehnübungen, Kontaktübungen (mit
Bällen), Kontakttechnik (Handauflegen des Be-
handlers auf Head*-Zonen) mittels Vibration
u. Druck. **Anw.**: bei neurologischen, orthopädischen, gynäkologischen u. pneumologischen
Erkrankungen; kontraindiziert bei psychischen
Erkrankungen mit Verlust der Ich-Grenze.

**Evers-Diät** (Joseph E., deutscher Arzt,
1894–1975; Diät*) f: ursprünglich zur Behandlung der Multiplen Sklerose empfohlene Diät;
heute Ernährungsform, bei der die Gesunderhaltung des Organismus u. die Behandlung ernährungsabhängiger Erkrankungen im Mittelpunkt stehen; unter der Annahme, daß der
Mensch aufgrund seiner Gebißbeschaffenheit
von Natur aus ein Früchte- u. Wurzelesser ist,
sollen vorwiegend rohe (nicht erhitzte), natur-
belassene pflanzliche Lebensmittel verzehrt
werden. **Formen: 1.** E.-D. bei schweren Stof-
wechselerkrankungen: 100 % Rohkost; erlaubt
sind rohe Früchte, rohe Wurzeln, Nüsse, grobe
Haferflocken, Vollkornbrot, gekeimter Roggen
u. Weizen, Wurzelgemüse u. Knollen, rohe
Milch, Sahne, Butter, Quark, Eier u. Honig; gelegentlich Wein u. Bier; streng verboten sind
raffiniertes Fett, rohes u. gekochtes Blatt-, Sten-
gel- u. Krautgemüse, Kartoffeln, Kaffee, Kakao,
Tee, Zucker, Salz, Essig, Senf, Pfeffer u. Süßstoff; bei Verbesserung des Krankheitsbildes
(max. einmal wöchentlich) roher Schinken u.
roher Speck, Spiegeleier, leicht angebratenes
Fleisch u. Fisch. **2.** E.-D. für Geheilte u. Gesunde: 80 % Rohkost, 20 % ausgewählte erhitzte
Vollwertnahrungsmittel; Verzehr von Früchten,
Wurzeln, Milch u. Milchprodukten (0,5–1 l/
Tag) immer in rohem Zustand; in kleinen Mengen rohes od. leicht angebratenes Fleisch, mä-
ßiger Verzehr von Kartoffeln, Blatt-, Stengel-

u. Krautgemüse bei nährstoffschonender Zubereitung; gelegentlich erlaubt sind Kaffee u.
Alkohol; strikt zu meiden sind denaturierte
Produkte wie Auszugsmehl, Zucker, erhitzte
Milch u. Margarine; **ernährungsphysiologische Bewertung:** eine ausreichende Nährstoffzufuhr ist möglich; E.-D. ist als Dauerkost geeignet.

**Ex|anthem** (gr. ἐξανθεῖν aufblühen) n: ent-
zündliche Hautveränderung auf großen Bereichen der äußeren Haut mit einem bestimmten
zeitlichen Ablauf (Beginn, Höhepunkt, Ende),
währenddessen verschiedene Effloreszenzen her-
vortreten können; die klassischen Exantheme
der Kindheit sind Masern, Röteln, Scharlach,
Exanthema subitum u. Erythema infectiosum
acutum; **Therapie:** aus dem Bereich der Phytotherapie wird eine traditionelle Behandlung
z. B. mit Bärlauch, Breitwegerich, Brombeere,
Gänsefingerkraut, Himbeere, Sarsaparille u.
Schlehe angegeben. Vgl. Ekzem.

**Ex|orzist** (gr. ἐξορκιστής Beschwörer) m:
Heiler*, der mittels eines religiösen Verfahrens
versucht, dämonische Mächte aus einem Menschen, Ort od. Gegenstand auszutreiben; im
ethnomedizinischen Kontext treibt der E. Geister, negative Kräfte od. auch bestimmte Parti-
kel aus dem Klienten heraus. Es gibt vielfältige
Verfahren, bei denen Besprechen von Körperstellen, Bespucken, Heraussaugen von imaginä-
ren od. materialisierten Gegenständen (sog. Ex-
traktionszauber) eine Rolle spielen. Der E. be-
treibt seine Tätigkeit häufig mit der Hilfe von
Göttern od. Geistern, das Austreiben der negativen Kräfte gestaltet als Kampf. Vgl. Priesterheiler.

**Ex|pektoranzien** (lat. ex aus, heraus; pectus
Brust) n pl: auswurffördernde Mittel; in der
Phytotherapie mukotrope Substanzen (besonders mit ätherischen Ölen, z. B. in Fichtenna-
deln) u. Detergenzien (v. a. Saponindrogen, z. B.
Efeu, Primelwurzel); außerdem fördern große
Trinkmengen u. Inhalationen von Kochsalz-
lösungen das Abhusten. Als „reinigende" Pharmaka sind E. auch Mittel der ausleitenden Therapie*.

**Experiencing:** s. Focusing.

**Ex|ponential|strom** (lat. exponere heraus-
stellen, darstellen): Stromform, die durch niederfrequente Einzelimpulse mit exponentiell
steigender Stromstärke u. unterschiedlich langer Impulsdauer (i. d. R. 300–800 ms) gekennzeichnet ist; Anwendung zur Reizung dener-
vierter bzw. regenerierender quergestreifter
Muskulatur. Die Schwere der Schädigung bestimmt die Stromparameter Impulsdauer u.
Frequenz: je geschädigter der Muskel ist, desto
länger ist die Impulsdauer u. desto niedriger
die Frequenz. Vgl. Schwellstrom, Elektrotherapie.

**Ex|positi̱on** (lat. expo̱sitio Aussetzung, Darstellung) f: s. Verhaltenstherapie.

**Ex|tensi̱ons|gerät** (lat. exte̱ndere ausdehnen): s. Glisson-Schlinge.

**Ex|tra̱ctum** (lat. extra̱here, extra̱ctum herausziehen) n: s. Extrakt.

**Ex|tra̱ctum bella|do̱nnae** (↑) n: s. Belladonnaextrakt.

**Ex|tra̱ctum fa̱ecis** (↑) n: Bierhefeextrakt; s. Faex medicinalis.

**Ex|tra̱ctum fi̱licis** (↑) n: Farnextrakt; Extrakt aus der Wurzel von Dryopteris filix-mas (Wurmfarn*); enthält Filixsäure u. Aspidinofilicin; früher Verwendung als Bandwurmmittel.

**Ex|tra̱ctum o̱pii** (↑) n: Extrakt aus Rohopium; eingestellt auf einen Morphingehalt zwischen 19 u. 21 %; vgl. Opium.

**Extra|korpora̱le Ganz|körper|hyperthermie** (lat. e̱xtra außerhalb, außen; co̱rpus Körper; Hyper-*; gr. θερμός Wärme) f: s. Ganzkörperhyperthermie, extrakorporale.

**Ex|tra̱kt** (extra̱here, extra̱ctum herausziehen) m: Pflanzenauszug; **Formen: 1.** Fluidextrakt (Extractum fluidum): durch Perkolation hergestellter, gießbarer Drogenauszug, bei dem in einem bis maximal zwei Teilen E. die Extraktivstoffe aus einem Teil Droge enthalten sind; **2.** dünner E. (Extractum tenuum): mikrobiologisch instabiler, nicht mehr offizineller E. von dickerer, noch fließfähiger Konsistenz; **3.** Dickextrakt (Extractum spissum): mikrobiologisch instabile, zähflüssige, plastische Masse, deren Wirkstoffgehalt durch Zusatz indifferenter Hilfsstoffe eingestellt werden kann; **4.** Trockenextrakt (Extractum siccum): durch weiteres Einengen u. Trocknen gewonnener E., der i. d. R. mit einem indifferenten Hilfsstoff auf einen bestimmten Wirkstoffgehalt eingestellt wird. Die Zusammensetzung der Extraktivstoffe ist von der Art der Lösungsmittel (Äthanol-Wasser-Gemische) abhängig. E. werden meist zur Herstellung von Fertigarzneimitteln verwendet, z. B von Hustensäften u. -bonbons, Badezusätzen Salben od. löslichen Teeaufgußpulvern (sog. Instanttees)

**Ex|trakti̱ons|zauber** (↑): s. Exorzist.

**Fächer|blatt|baum:** s. Ginkgo-biloba-Extrakt.

**Färber|ginster:** Genista tinctoria, syn. Cytisus tinctorius; Halbstrauch aus der Familie der Schmetterlingsblütler, Fabaceae; **Arzneidroge:** zur Blütezeit gesammelte u. getrocknete oberirdische Teile (Genistae tinctoriae herba); **Inhaltsstoffe:** 0,3–0,8 % Chinolizidinalkaloide mit Anagyrin, Cytisin u. N-Methylcytisin als Hauptalkaloide, Flavonoide (nach Standardzulassung mindestens 0,5 %, berechnet als Hyperosid), besonders Derivate des Luteolins; Isoflavone (Genistein), Gerbstoffe; **Wirkung:** antimikrobiell, Hemmung der tyrosinspezifischen Proteinkinase (Genistein), hypertensiv u. vasokonstriktorisch (Tyrosin), diuretisch; **Verw.:** Aufgüsse u. a. galenische Zubereitungen **traditionell** als Diuretikum, bei Harngrieß u. zur Vorbeugung gegen Nephrolithiasis sowie als Laxans, bei Rheuma u. Gicht; **NW:** bei hoher Dosierung Diarrhoe od. Cytisinvergiftung; **Kontraindikation:** Hypertonie.

**Färber|röte:** s. Krapp.

**Faex** (lat. faex, faecis) f: Hefe.

**Faex medicinalis** (↑) f: entbitterte Back- od. Bierhefe von Saccharomyces cerevisiae bzw. Saccharomyces carlsbergensis; enthält v. a. Vitamine der B-Gruppe (Vitamin B$_1$ u. B$_2$, Pantothensäure u. a.); **Verw.:** getrocknet bei Acne vulgaris, Furunkulose (Tagesdosis 6 g); als Lyophilisat mit lebenden Zellen zur Behandlung akuter Diarrhoen (Wachstumshemmung fakultativ pathogener Mikroorganismen, Regenerationsförderung der natürlichen Darmflora).

**Faktor, anti|nutritiver** m: Substanz, die wichtige Vorgänge des Stoffwechsels hemmt od. blockiert; z. B. Blausäure, Proteaseinhibitoren, Hämagglutinine, Saponine, Allergene, Aflatoxine.

**Fall|aufnahme:** syn. Symptomenerhebung; homöopathische Bez. für die Erhebung der gesamten individuellen akuten od. chronischen, körperlichen, seelischen u. geistigen Beschwerdesymptomatik eines Patienten, einschließlich der Lebensgewohnheiten, der beruflichen, familiären u. privaten Verhältnisse; Gliederung in Spontanbericht des Patienten, den gelenkten Bericht durch den Arzt u. die körperliche Untersuchung. Die akute F. umfaßt die aktuelle Symptomatik u. deren Entstehen, die chronische F. bezieht die gesamte Krankheitsvorgeschichte mit ein. Ziel der F. ist es, die sog. Gesamtheit* der Symptome festzustellen. Symptome werden möglichst vollständig hinsichtlich Ort, Erstreckung, Empfindung, Modalität*, Causa*, der zeitlichen Dauer ihres Bestehens sowie evtl. vorhandener Begleitsymptome erhoben. Der homöopathische Arzt wendet sich hierzu dem Kranken mit großer Ausführlichkeit zu; je nach Fall u. Ausbildungsstand des Arztes kann die F. mehrere Stunden in Anspruch nehmen. Standardisierte Fragebögen zur F. sind als Hilfsmittel in Gebrauch. Besonderes Augenmerk richtet der homöopathische Arzt auf Symptome, die geeignet sind, den Patienten von anderen mit derselben klinischen Diagnose zu unterscheiden (s. Individualisierung). Die Intensität, Spontaneität u. Deutlichkeit, mit denen diese Symptome geäußert werden, sowie deren Beständigkeit geben Hinweise auf die individuelle Arzneimittelwahl*. Vgl. Anamnese, homöopathische.

**Fall, verwirrter:** Bez. in der Homöopathie* für einen Krankheitsfall, bei dem die charakteristischen Symptome durch allopathische od. homöopathische Arzneimittel beseitigt wurden, ohne daß der Gesamtzustand gebessert (s. Heilung) od. verschlechtert (s. Unterdrückung) wurde. Der Mangel an prägnanten Symptomen erschwert die Wahl eines dem Gesamtzustand erfassenden Arzneimittels (vgl. Arzneimittelwahl), so daß auf die Aufzeichnungen der Erstanamnese u. auf frühere Symptome zurückgegriffen werden muß.

**Familien|ana|mnese** (gr. ἀνάμνησις Erinnerung) f: in der Homöopathie* Bestandteil der Anamnese eines chronischen Falls, der Hinweise auf eine evtl. vorliegende miasmatische Belastung u. ein indiziertes Konstitutionsmittel* bei familiärer Häufung gleicher od. verwandter Konstitutionen geben kann; vgl. Anamnese, homöopathische.

**Familien|therapie** (Therapie*) f: Abk. FT; Form der Psychotherapie*, deren zugrundeliegendes Konzept die Störung eines psychisch Erkrankten als Symptom dysfunktionaler familiärer Interaktionen u. nicht als individuelles Problem auffaßt u. daher die Familie in den therapeutischen Prozeß einbezieht; innerhalb der FT gibt es verschiedene Schulen mit konzeptionell unterschiedlichen Schwerpunkten: die psychoanalytische FT arbeitet an den „Schnittstellen von äußeren u. inneren Konflikten" (A. Massing), bei der systemischen FT spielt sich die Konfliktverarbeitung im interpersonalen Raum auf der Verhaltensebene ab, die integrative FT verbindet u. a. strukturelle, kommunikationstheoretische u. entwicklungsorientierte Ansätze

(V. Satir). Zentrales Anliegen u. zugleich wichtigste Methode der FT ist es, aus der Analyse der Bedingungen u. Triebkräfte der familiären Beziehungen die einzelnen Familienmitglieder zu Veränderungen ihrer Einstellungen, Wahrnehmungen u. Verhaltensweisen untereinander, insbesondere aber zum psychisch Erkrankten, zu veranlassen.

**Fango** (ital. Schmutz, Schlamm) m: Mineralschlamm aus heißen Quellen vulkanischen Ursprungs (z. B. Eifelfango); bindet als feinpulverisierte Masse Wasser u. Wärme u. wird kalt, körperwarm od. heiß zu Packungen od. Bädern verwendet; äußerliche Anwendung (Dauer ca. 20–30 Minuten mit Nachruhe) bei Schmerzen, rheumatischen Beschwerden u. Entzündungen; vgl. Schlammbad.

**Faradisation** (Michael Faraday, Phys., London, 1791–1867) f: kurzdauernde (1 ms), niederfrequente Impulsstrombehandlung zur Dauerkontraktion einzelner Muskeln bei inkompletter Denervation; vgl. Elektrogymnastik, Galvanisation.

**Faradischer Strom** (↑): s. Wechselstrom.

**Farb|aku|punktur** (Akupunktur*) f: s. Farbtherapie.

**Farb|licht|therapie** (Therapie*) f: s. Farbtherapie.

**Farb|stoffe:** (ernährungswissenschaftlich) Lebensmittelzusatzstoffe*, die zum Färben u. Erzielen von Farbeffekten bei bestimmten Lebensmitteln eingesetzt werden; Unterscheidung in: 1. natürliche F., z. B. Betacarotin, Kurkumin, Lactoflavin, Chlorophylle, Zuckercouleur; 2. naturidentische F., die in der Natur vorkommen, jedoch chemisch synthetisiert werden; 3. synthetische F.; Art, Verwendung, Höchstmengenbegrenzungen u. Kenntlichmachung sind in der Zusatzstoff-Zulassungsverordnung geregelt.

**Farb|therapie** (Therapie*) f: syn. Colortherapie; therapeutischer Einsatz von Farben; z. B. die Anwendung von Rot- u. Blaulicht i. S. einer Wärme- u. UV-Behandlung u. die Nutzung der psychologischen Wirkungen von Farben in der konventionellen Medizin; im Bereich unkonventioneller medizinischer Verfahren soll die biologische „Information" bestimmter Schwingungsfrequenzen des Farblichts genutzt werden, um z. B. tonisierende (Gelb, Orange, Rot) od. sedierende (Blau, Grün, Violett) Wirkungen zu erreichen. Bei der Mora-Colortherapie (s. Mora-Therapie) werden Farbschwingungen zu Heilzwecken eingesetzt. Bevorzugte Applikationsstellen des Farblichts sind Akupunkturpunkte, wobei den Farben eine energetische Wirkung an diesen Punkten zugesprochen wird (Farbakupunktur nach Peter Mandel, Farb-Lo-Punkt-Behandlung mit sog. Schwebungsfrequenzen). Zur Farbapplikation werden spezielle Geräte verwendet. Ebenso wird eine Verbindung zwischen Farben u. den Chakren* hergestellt; bestimmte Yoga-Positionen sollen die Farben der Chakren beeinflussen. Anw.: v. a. in der Schmerztherapie u. bei Depressionen, bei Allergien, Schlafstörungen, chronischen Entzündungen. Wissenschaftlich umstrittenes, klinisch nicht anerkanntes Verfahren.

**Farfarae folium** n: s. Huflattich.

**Farn|wurzel:** Wurzel von Dryopteris filix-mas (Wurmfarn*) zur Herstellung von Extractum* filicis.

**Fasten:** freiwilliger Verzicht auf Nahrung u. Genußmittel für begrenzte Zeit mit Deckung des Energie- u. Substratbedarfs aus körpereigenen Depots (Energieaufnahme 0–300 kcal bzw. 0–1300 kJ); unverzichtbar sind reichliche Flüssigkeitszufuhr, Förderung aller Ausscheidungsvorgänge sowie ausgewogenes Verhältnis von Bewegung u. Ruhe; **Formen:** Wasser-, Tee-Molke-, Saft-, Schleimfasten, kombiniertes Fasten nach Buchinger (Gemüsebrühe am Mittag) modifiziertes od. totales F., Heilfasten, religiös od. politisch motiviertes F.; sog. **F. für Gesunde** als erlebnisstarke Form der Erwachsenenbildung zur Gesundheitsförderung u. Verhaltensänderung mit Training zum Konsumverzicht u. Auftakt zur Ernährungsumstellung (Kurzzeit

**Farbstoffe**
Natürliche Farbstoffe

| 1. | **Carotinoide** |
|----|----|
| 1.1 | Polyenkohlenwasserstoffe |
| 1.2 | Polyenalkohole |
| 1.3 | Polyenketone |
| 1.4 | Polyenepoxide |
| 1.5 | Polycarbonsäuren u. Polycarbontsäureester |
| **2.** | **Chinonfarbstoffe** |
| 2.1 | Benzochinone |
| 2.2 | Naphthochinone |
| 2.3 | Anthrachinonfarbstoffe |
| **3.** | **γ-Pyronfarbstoffe** |
| 3.1 | Flavone |
| 3.2 | Flavonole |
| 3.3 | Xanthone |
| **4.** | **Anthocyane** |
| **5.** | **Pyrrolfarbstoffe** |
| 5.1 | Porphyrine |
| 5.2 | eisenhaltige Pyrrolfarbstoffe |
| 5.3 | magnesiumhaltige Pyrrolfarbstoffe |
| 5.4 | andere Pyrrolfarbstoffe |
| **6.** | **andere Farbstoffe** |
| 6.1 | Betacyane |
| 6.2 | Flavine |
| 6.3 | Phenoxazonfarbstoffe |
| 6.4 | Curcuma |

| **Fasten** | |
|---|---|
| Kontraindikationen | |
| | |
| psychische Störungen | |
| Krankheiten mit negativer Stickstoffbilanz | |
| hämolytische Anämien | |
| insulinpflichtiger Diabetes | |
| Nebenniereninsuffizienz | |
| schwere Leberfunktionsstörungen | |
| manifeste Herzinsuffizienz | |
| Malignome | |
| Rekonvaleszenz | |
| chronische Niereninsuffizienz | |
| Schwangerschaft | |
| Kinder unter 10 Jahren | |
| Personen über 65 Jahren mit altersbedingten Erkrankungen | |

| **Fasten, therapeutisches** | |
|---|---|
| Indikationen | Empfehlungen |
| Adipositas | als Einstieg zur Gewichtsreduktion |
| Diabetes mellitus | nicht bei juvenilem Diabetes mellitus |
| Hypertonie | |
| Hyperurikämie | |
| akute Gichtanfälle | 1–3tägiges Tee-, Heilbrunnenod. Saftfasten, keine Nulldiät |
| Therapieerfolge möglich bei: | |
| chronisch gestörtem Gewebestoffwechsel (z. B. Furunkulose), Haut- u. Schleimhauterkrankungen (Allergie), chronische Hepatitis, rezidivierende Lymphangitis, psychosomatische Beschwerden, Prader-Labhart-Willi-Syndrom | |

fasten von 5–10 Tagen); **Kontraindikationen:** s. Tab.

**Fasten|krise** (gr. κρίσις Entscheidung, Trennung) f: Bez. für während des Fastens auftretende Symptome wie Reizbarkeit, depressive Verstimmung, flüchtiges Krankheitsgefühl, die am nächsten Tag meist einem auffälligen Wohlbefinden weichen; vermutlich sinnvoller Entspeicherungsvorgang (s. Entschlackung), der durch subtoxische Stoffe, die meist aus dem Bindegewebe mobilisiert werden, hervorgerufen wird.

**Fasten, modifiziertes:** auch proteinsubstituiertes Fasten; in den USA entwickelte Fastenmethode zur Reduktion von Übergewicht, bei der täglich 33–50 g biologisch hochwertiges Eiweiß, 25–45 g Kohlenhydrate, 1–7 g Fett, 2–3 l Flüssigkeit sowie die empfohlene Menge an Vitaminen u. Mineralstoffen als Formelprodukte aufgenommen werden; nicht empfehlenswert für Kinder u. Jugendliche, da gefährliche Hypoglykämien auftreten können. Vgl. Nulldiät, Reduktionsdiät.

**Fasten, therapeutisches:** medizinisch indizierte Form des Langzeitfastens (14–32 Tage); Durchführung meist als stationäres Heilverfahren in spezialisierten Kliniken; **Anw.:** bei metabolischem Syndrom, ernährungsabhängigen chronischen Erkrankungen u. Allergien, Herz- u. Gefäßerkrankungen (s. Tab.); vgl. Ernährungstherapie.

**Fasten, totales:** s. Nulldiät.

**Fast food** (engl. schnelles Essen): Bez. für von der Gastronomie als Haupt- od. Zwischenmahlzeit angebotene Gerichte, die sich durch Schnelligkeit in Zubereitung, Service u. Verzehr, relativ niedrigen Preis, standardisiertes Angebot, hohe Besucherfrequenz u. Mitnahmegeschäft auszeichnen; vgl. Convenience food, junk food.

**Faul|baum:** Rhamnus frangula, syn. Frangula alnus; Strauch aus der Familie der Kreuzdorngewächse, Rhamnaceae; **Arzneidroge:** nach dem Abschälen mindestens ein Jahr gelagerte bzw. künstlich gealterte Rinde (Frangulae cortex); **Inhaltsstoffe:** nach DAB mindestens 6 % 1,8-Dihydroxyanthracenderivate (Glucofrangulin A u. B, Frangulin A u. B) u. Aglykone (Frangula-Emodin, Chrysophanol, Physcion); **Wirkung:** aktive Sekretion von Wasser u. Elektrolyten aus dem Darmlumen u. Hemmung ihrer Rückresorption im Colon; dadurch Verstärkung des Füllungsdrucks u. Anregung der Peristaltik; **Verw.:** einmalig od. kurzfristig bei Obstipation, schmerzhaften Analleiden; **traditionell** bei Hä-

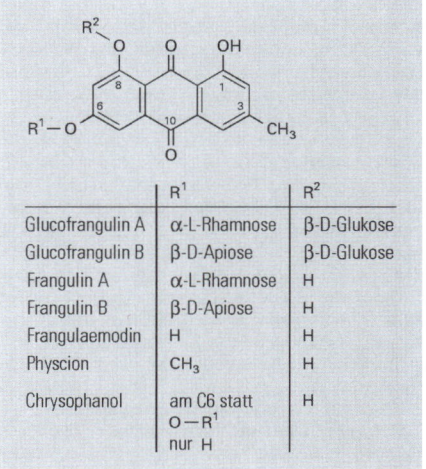

| | $R^1$ | $R^2$ |
|---|---|---|
| Glucofrangulin A | α-L-Rhamnose | β-D-Glukose |
| Glucofrangulin B | β-D-Apiose | β-D-Glukose |
| Frangulin A | α-L-Rhamnose | H |
| Frangulin B | β-D-Apiose | H |
| Frangulaemodin | H | H |
| Physcion | $CH_3$ | H |
| Chrysophanol | am C6 statt $O–R^1$ nur H | H |

Faulbaum: Inhaltsstoffe

morrhoiden, Gallenkolik u. Wurmbefall; auch als Abortivum; **Dosierung:** als Tee 2 g Droge auf 150 ml Wasser; in Form von Extrakten als Fertigarzneimittel Tagesdosis 20–30 mg Hydroxyanthracenderivaten entsprechend; **NW:** bei chronischem Gebrauch Elektrolytverluste (v. a. Kaliumverluste, dadurch Verstärkung der Obstipation), reversible Melanosis coli; **Kontraindikationen:** Ileus, evtl. Schwangerschaft u. Stillzeit; **homöopathische** Verwendung der frischen Rinde bei saurer Diarrhoe.

**Faul|baum|rinde, amerikanische:** Cascararinde, Rhamni purshianae cortex; Rinde von

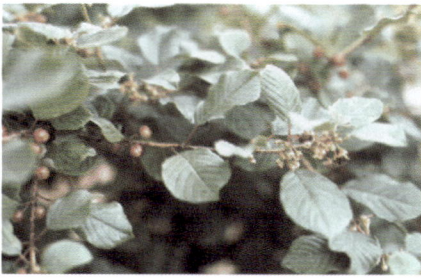

Faulbaumrinde, amerikanische

Rhamnus purshiana (Rhamnaceae); **Inhaltsstoffe:** 1,8-Dihydroxyanthracenderivate (Cascaroside); Verwendung, Nebenwirkungen u. Kontraindikationen: s. Faulbaum.

**Fazilitation, proprio|zeptive neuromuskuläre** (lat. facilitas Leichtigkeit) f: Abk. PNF; aus der Kabat*-Methode entwickeltes eigenständiges Konzept zur Beeinflussung gestörter Sensomotorik (zentral, segmental) bzw. muskulärer Koordinationsstörungen (Dysbalancen) durch adäquate Stimulation (Fazilitation) von Propriozeptoren u. Exterozeptoren mittels visueller, akustischer u. olfaktorischer Reize; Grundprinzip ist eine Afferenzstimulation zur Efferenzschulung. Ziel ist die Wiedererlangung einer physiologischen sensomotorischen Qualität bzw. Förderung von suffizienten Kompensationsmechanismen. Methodisch werden sog. Scapula- u. Beckenmuster (Bewegungen der Scapula bzw. des Beckens in den Diagonalebenen) sowie oberes u. unteres Rumpfmuster angewendet. **Ind.:** gestörte Spinalmotorik, inter- u. intramuskuläre Koordinationsstörung, arthrogene Muskelschwäche u. zentrale Fehlsteuerung (Apoplexie).

**FE:** Abk. für funktionelle Entspannung*.

**Fehl|ernährung:** relativer od. absoluter Mangel bzw. Überschuß eines od. mehrerer Nährstoffe* od. Nahrungsenergie durch Über- od. Unterernährung, wobei die Nahrungszu-

fuhr so stark vom ernährungsphysiologischen Optimum abweicht, daß es zu vorübergehenden Veränderungen im Stoffwechsel u. schließlich zu einer Beeinträchtigung der Gesundheit bzw. Leistungsfähigkeit kommt.

**Feige:** Ficus carica; Baum aus der Familie der Maulbeergewächse, Moraceae; **Arzneidroge:** reife, getrocknete Fruchtstände (Caricae, Caricae fructus); frische Blätter (Ficus-caricae-Blätter); **Inhaltsstoffe:** Früchte: Furanocumarine (Psoralen, Bergapten); Carotinoide, Lipide, Vitamin B u. C, Glykosylflavone; Blätter: Cumarine u. Furanocumarine, ätherisches Öl; pektinähnliche Polysaccharide, Vitamin C, Triterpene; proteolytisches Enzym Ficin; **Wirkung:** Früchte laxierend, Blätter hypoglykämisch; **Verw.:** Früchte allein od. zusammen mit Manna, Sennesfrüchten od. Rizinusöl als mildes Laxans; Teeaufguß der Blätter als Antidiabetikum, bei Husten u. Erkältungen, zur Wundheilung u. als Anthelminthikum. Die Wirksamkeit ist nicht ausreichend belegt. Getrocknet, geröstet u. pulverisiert liefert die F. den Feigen- od. Gesundheitstee (Caricae tostae) u. das Karlsbader Kaffeegewürz. **NW:** allergische u. phototoxische Reaktionen.

**Feig|warzen|krankheit:** in der Miasmenlehre* Samuel Hahnemanns (1755–1843) von der Erstmanifestation abgeleitete Bez. für das Miasma der Sykose*; entspricht der heutigen Bezeichnung Gonorrhoe.

**Feld, bio|energetisches:** syn. elektrisches Feld, Lebensausstrahlung, Aura*.

**Feldenkrais-Methode** (Moshé F., Physiker, Tel Aviv, 1904–1984) f: Form der Körpertherapie* zur Verbesserung der Körperwahrnehmung u. indirekt der gesamtheitlichen Selbstwahrnehmung durch passives u. aktives Ausführen kleinster Bewegungen („Bewußtheit durch Bewegung"); körperliche u. geistige Beschränkungen sollen erkannt u. durch Einzel- u. Gruppenunterricht sowie später ohne Anleitung durch einen Feldenkrais-Lehrer als sog. Selbstentwicklung überwunden werden.

**Feld|thymian:** s. Quendel.

**Felke-Kur** („Erdmann" Leopold Emanuel F., Pfarrer, Naturheiler, Sobernheim, 1856–1926; Kur*) f: Kurform nach dem biblischen Grundsatz „Erde muß aus Erde kommen" mit Anwendung von Lehmpackungen u. -wickeln, Massagen, Wasserbehandlungen, Gymnastik sowie Rohkost, vegetarischer Kost od. Fasten u. ggf. auch homöopathischen Komplexmitteln.

**Feministische Therapie** (lat. femininus weiblich; Therapie*) f: s. Therapie, feministische.

**Fenchel:** Foeniculum vulgare (Bitterfenchel) Pflanze aus der Familie der Doldengewächse Apiaceae; es existieren verschiedene Varietäten das DAB verlangt die Verwendung von Bitter-

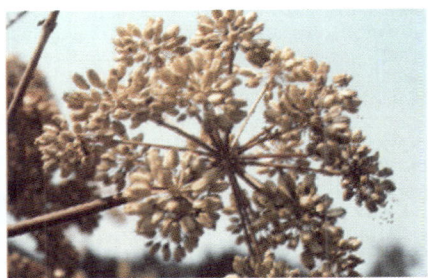

Fenchel

**fenchel. Arzneidroge:** Spaltfrüchte (Foeniculi fructus); **Inhaltsstoffe:** nach DAB mindestens 4 % ätherisches Öl mit trans-Anethol (bis 70 %); **Wirkung:** sekretolytisch, spasmolytisch, karminativ u. antibakteriell; **Verw.:** als Expektorans, Stomachikum u. Karminativum (Tee u. Fenchelhonig in der Kinderheilkunde); **traditionell** auch als Laktagogum u. Diuretikum sowie bei Erkältungskrankheiten, Menstruationsbeschwerden u. als Breiumschlag bei Mastitis; **Dosierung:** Tagesdosis als Tee 5 – 7 g (2 – 5 g/Tasse, Früchte unmittelbar vor Gebrauch zerquetschen); als Fenchelhonig 5 – 7,5 g; **NW:** selten allergische Reaktionen der Haut u. Atemwege; **Kontraindikation:** Anwendung von reinem ätherischem Öl in der Schwangerschaft; **homöopathische** Verwendung der getrockneten Früchte wie in der Allopathie.

**Fermentation** (lat. fermentum Sauerteig, Gärungsmittel) f: Gärungsverfahren, das Beschaffenheit, Geschmack, Nährwert u. Aroma von Lebensmitteln verändert; vorwiegend anaerober, enzymatischer Kohlenhydratabbau durch Gärungserreger (Bakterien, Hefen, Schimmelpilze); z. B. alkoholische Gärung, Milchsäure- u. Essigsäuregärung (Herstellung von Essig aus z. B. Wein, Bier od. Malz, Herstellung von Sauerteig).

**Fern|dia|gnose** (gr. διάγνωσις Entscheidung) f: Diagnose, die i. d. R. von Personen gestellt wird, die den Menschen als Schwingungs- u. Strahlungsphänomen betrachten u. seine Krankheit trotz geographischer Entfernung (z. B. durch Pendeln*) erkennen bzw. heilen (Fernheilung) wollen; u. U. werden Telefon, Fernseher, andere Utensilien u. Kartenmaterialien benutzt, um einen Kontakt zu den Klienten herzustellen. Als Erklärungsansätze werden u. a. Okkultismus*, Radiästhesie*, Telepathie*, Astrologie* od. der Glauben herangezogen. Wissenschaftlich betrachtet ist die F. eine Form des modernen Okkultismus.

**Fern|heilen:** Behandlungsform, die Krankheiten u. Beschwerden anderer Lebewesen (Menschen, Tiere) trotz geographischer Entfernung heilen will; oft werden Medien (Fotographien, Briefe, Körperteile von dem zu heilenden Patienten) angefordert od. mittels Gebeten od. okkulten Ritualen Fernheilungen veranlaßt. Moderne Form des Okkultismus*. Vgl. Geistheilung.

**Fern|störung:** syn. Fernwirkung; Bez. für ein reflektorisches Krankheitszeichen (s. Projektionssymptom), das von einem lokalen, subklinischen u. chronischen Prozeß i. S. eines chronischen Irritationszentrums* u. einem oft weit entfernten Körperareal unterhalten wird; z. B. Schläfenkopfschmerz bei symptomlosem Gallenblasenstein, funktionelle Herzbeschwerden bei Restostitiden im 5er Gebiet der Zähne, die in „energetischer Beziehung" zum Herz stehen sollen. Vgl. Diagnostik chronischer Irritationen; Irritation, chronische.

**Fern|wirkung:** 1. s. Fernstörung; 2. (physiotherap.) Auswirkung von therapeutischen Maßnahmen an Reflexzonen (Reflexzonenmassage, Bindegewebsmassage, Ganglienblockade, Nutzung der konsensuellen Gefäßreaktion; kontralaterale Behandlung) auf weiter entfernte Körperbereiche; s. Reflexzonentherapie, Segmenttherapie.

**Ferrum** (lat.) n: Eisen*.

**Ferrum phosphoricum** n: Eisen(III)*-phosphat.

**Fersen|sporn:** s. Kalkaneussporn.

**Fertig|arznei|mittel:** im voraus hergestellte, abgepackte Arzneimittel (Spezialitäten* u. Generika*) mit charakteristischer Aufmachung u. beigelegter Gebrauchsinformation (sog. Waschzettel mit Angaben über enthaltene Arzneistoffe, Indikation, Kontraindikation, Dosierung, Hinweise); F. müssen seit 1978 vom Bundesgesundheitsamt, seit 1994 vom Bundesinstitut für Arzneimittel u. Medizinprodukte zugelassen sein.

**Fertig|gerichte:** s. Convenience food.

**Fest|ständige Krankheit:** s. Krankheit, festständige.

**Fetisch** (portugies. feitiço Zaubermittel) m: (ethnomed.) Gegenstand, dem eine bestimmte Kraft innewohnt, die durch Geschenke od. Opfer aktiviert werden kann; das Objekt entfaltet helfende od. schützende Kräfte od. kann anderen Schaden bringen; allein ist es wert- u. machtlos. Vgl. Amulett.

**Fetischeur** (frz. féticheur) m: Heiler*, der sich auf das Herstellen von Fetischen versteht; ihm wird große Macht zugeschrieben, denn er muß bewirken, daß höhere Mächte einen Teil ihrer Kräfte in das Objekt inkorporieren. Vgl. Priesterheiler.

**Fett|ersatz|stoffe:** Substanzen, die tierisches u. pflanzliches Nahrungsfett in Nahrungsmitteln ersetzen u. akalorisch od. wesentlich brennwertärmer als Fett sind; **Unterscheidung** nach ihrer Herstellung in: 1. mikropartikulierte Eiweiße, die aus Eiweiß u. Eiweißmischungen hergestellt werden; aufgrund ihrer Hitzeempfindlichkeit nur begrenzt einsetzbar (z. B. in Milchprodukten, Mayonnaisen od. Brotaufstrichen); gesundheitlich nicht bedenklich (Zulassung nicht erforderlich); wird als „Milcheiweiß" deklariert; 2. Hydrolyseprodukte mit Gelcharakter auf Kohlenhydratbasis (z. B. in Backwaren, Dips, Eiscremes, Salatsoßen); ebenfalls unbedenklich; wird als „Stärke" deklariert; 3. künstlich hergestellte Verbindungen aus Zucker u. Fettsäuren (Saccharose-Polyester), die aufgrund ihrer Unverdaulichkeit energetisch nicht verwertbar sind; aufgrund noch nicht abschätzbarer gesundheitlicher Folgen (z. B. Auswirkungen auf die Aufnahme anderer Nährstoffe) in der Bundesrepublik Deutschland nicht zugelassen.

**Fett|säuren, essentielle:** mehrfach ungesättigte Fettsäuren, die im Organismus nicht synthetisiert werden können u. daher mit der Nahrung aufgenommen werden müssen; höher ungesättigte Fettsäuren (Polyensäuren) können im Körper durch Umwandlung niederer Homologe gebildet werden; mehrfach ungesättigte (meist essentielle) Fettsäuren werden auch Omegafettsäuren* genannt. **Vorkommen:** v. a. in Gonaden, in Strukturlipiden von Zellen u. in der Membran von Mitochondrien. **Mangel** an e. F. tritt v. a. inf. fettfreier Diät od. fettfreier parenteraler Ernährung auf u. kann insbesondere beim Fehlen von Arachidonsäure, Linolensäure u. Linolsäure zu Hautveränderungen (Hyperkeratose, Alopezie), Thrombozytopenie u. Wachstumsstörungen führen.

**Fett|sucht:** s. Übergewicht.

**Fichte:** Picea abies, syn. Picea excelsa, Abies sibirica u. andere Abies- u. Picea-Arten; immergrüne Bäume aus der Familie der Kieferngewächse, Pinaceae; **Arzneidrogen:** frische Nadeln (Piceae folium), frische, im Frühjahr gesammelte Triebe (Piceae turiones recentes), aus den frischen Nadeln, Zweigspitzen od. Ästen gewonnenes ätherisches Öl (Piceae aetheroleum, Fichtennadelöl); **Inhaltsstoffe:** ätherisches Öl mit 5 – 25 % Bornylacetat, 10 – 30 % Limonen, α- u. β-Pinen, Phellandren, Cadinen; **Wirkung:** sekretolytisch, schwach antiseptisch, hyperämisierend; Fichtennadelöl auch bronchospasmolytisch, expektorationsfördernd, hautreizend u. antimikrobiell; **Verw.:** Auszüge der Triebe u. Nadeln u. a. galenische Zubereitungen zur inneren Anwendung bei Katarrhen der Atemwege; äußerlich u. als Badeextrakt bei Entzündungen der oberen Atemwege sowie bei leichten Muskel- u. Nervenschmerzen; Fichtennadelöl zur äußeren u. inneren Anwendung in verschiedenen galenischen Zubereitungen bei katarrha-

lischen Erkrankungen der oberen u. unteren Luftwege; bei rheumatischen u. neuralgischen Beschwerden, **traditionell** auch zur verstärkten Hautdurchblutung, bei nervösen Zuständen u. Nierenleiden; **NW:** das Öl kann zu Reizerscheinungen an Haut u. Schleimhäuten führen; Bronchospasmen können verstärkt werden. **Kontraindikationen:** Asthma bronchiale, Keuchhusten. Vgl. Kiefer.

**Ficus carica** f: Feige*.

**Fieber:** (lat.) Febris; Erhöhung der Körpertemperatur als Folge einer gestörten (hypothalamischen) Wärmeregulation; im Unterschied zur Hyperthermie* ist bei F. die Regelgröße der Temperatur auf ein höheres Niveau verschoben (sog. Sollwertverstellung); **Einteilung:** bis 38 °C subfebrile Temperatur, bis 38,5 °C mäßiges F., über 39 °C hohes F.; F. steigt selten über 41 °C. F. kann Abwehrvorgänge des Körpers unterstützen, z. T. über eine Beschleunigung biochemischer Reaktionen; vorteilhaften Effekten von mäßigem F. stehen subjektive Beschwerden (Krankheitsgefühl, Inappetenz, Kopfschmerz) u. objektive Nachteile (Katabolismus, Proteolyse von Muskeleiweiß) gegenüber. **Klinik:** Unter Fieberanstieg bei Infektionen können Säuglinge u. Kleinkinder mit zerebralen Krampfanfällen (Fieberkrämpfe) reagieren; bei älteren Kindern wird Fieberanstieg begleitet von Frösteln, kühlen Gliedern, Kreislaufzentralisation; bei Erwachsenen Schüttelfrost. Nach Erreichen der sog. Fieberhöhe gelegentlich Bewußtseins- u. Sinnestrübung (Fieberdelir); Fieberabfall: langsam (Lysis) im Verlauf von Tagen; schnell (Krisis) im Verlauf von Stunden, evtl. von Kreislaufdysregulation begleitet. **Fiebertypen: 1.** Febris continua (Continua): meist über 39 °C u. nicht um mehr als 1 °C schwankend während Tagen; z. B. bei Typhus abdominalis, Fleckfieber, Brucellose, infektiöser Endokarditis, Virusinfektionen; **2.** Febris remittens (remittierendes F.): stärker schwankend, aber stets über Normaltemperatur; Hinweis auf Lokal- od. Hohlrauminfektionen; z. B. Sinusitis, Harnweginfektion, Segmentpneumonie; **3.** Febris intermittens (intermittierendes F.): Fieberspitzen wechseln mit Unter- od. Normaltemperatur; Hinweis auf pyogene Infektionen, evtl. schubweise Toxinod. Erregereinschwemmung in das Blut (septisches F., Abszeßfieber); **4.** Relapsfieber: kurze Fieberperioden, unterbrochen von einem bis mehreren fieberfreien Tagen; z. B. Malaria, Rückfallfieber; **Therapie:** kausal (Infektionstherapie, Nekrosenentfernung); symptomatisch unter Erwägung von Nach- u. Vorteilen (physikalisch durch Verbesserung der Wärmeabgabe, medikamentös durch Gabe von Antipyretika); aus dem Bereich der Naturheilkunde kommen Wadenwickel*, Saftfasten* u. Teefasten* sowie die Gabe einer Vielzahl von pflanzlichen Dro-

gen (rote Johannisbeere*, traditionell Apfel-
essiggetränk, Berberitze, Bitterklee, Huflattich,
Roßkastanie, Tausendgüldenkraut u. a., homöopathisch Aconitum napellus, Atropa belladonna, Bibernelle, Eisen(III)-phosphat, Kamille) in
Betracht.

**Fieber|behandlung:** s. Fiebertherapie, akti-
ve.

**Fieber|klee:** syn. Bitterklee*.

**Fieber|kraut:** s. Mutterkraut.

**Fieber|rinde, mexikanische:** s. Copalchi.

**Fieber|therapie, aktive** (Therapie*) f: Ver-
abreichung von fiebererzeugenden Stoffen zu
therapeutischen Zwecken; Ziel der a. F. ist es,
die (patho-)physiologischen Funktionen des
Fiebers bei der Bewältigung von Erkrankungen
wie chronischen Infektionen, Krebserkrankungen, Neurodermitis u. a. zu nutzen. Als Wirkungsprinzip wird einerseits die immunogene
u. vegetative Umstimmungsreaktion des Organismus, andererseits die allgemeine Stoffwechselsteigerung u. thermische Auswirkung z. B.
auf Tumorzellen diskutiert. Als fiebererzeugen-
de Mittel werden meist Bestandteile von Bakterien (z. B. Lipopolysaccharide, Coley*-Toxin) od.
Pflanzenextrakte (z. B. aus Echinacea angustifolia od. Mistel) verwendet; die Präparate selbst
sollen i. d. R. keine pyrogene Wirkung besitzen,
sondern nur die endogene Pyrogenaktivität induzieren helfen. **Anw.:** in der Onkologie; bei
Colitis ulcerosa, Enteritis regionalis Crohn,
chronischer Bronchitis, allergischen Erkrankungen (chronische Urtikaria, Neurodermitis),
chronischen Infektionskrankheiten. **NW:** grip-
peähnliche Kopf- u. Rückenschmerzen, Übelkeit u. Erbrechen, Schüttelfrost, Kreislaufkom-
plikationen, Thrombosen, Lungenembolie, allergische Reaktionen. **Kontraindikationen:** akute Infektionen, Herz-Kreislaufinsuffizienz, Zustand nach Herzinfarkt, arterielle Hypertonie,
Schwangerschaft. Wissenschaftlich umstrittenes
Verfahren ohne Wirksamkeitsnachweis. Vgl.
Hyperthermie, künstliche.

**Filicis maris folium** n: Blätter des Wurm-
farns*.

**Filipendula ulmaria** f: Mädesüß*.

**Fincke-Potenz** (Potenz*) f: s. Fluxionsver-
fahren.

**Finger|hut:** Digitalis lanata (wolliger F.) u.
Digitalis purpurea (roter F.); Pflanzen aus der
Familie der Rachenblütler, Scophulariaceae;
**Arzneidroge:** getrocknete Laubblätter der im
ersten Jahr gebildeten Blattrosette (Digitalis lanatae folium, Digitalis purpureae folium); **Inhaltsstoffe:** Cardenolidglykoside, in Digitalis
lanata bis zu 1,5 % (mehr als 60 Einzelsubstanzen, Lanatosid C als Hauptkomponente), in
Digitalis purpurea bis zu 0,6 % (mehr als 30
Einzelsubstanzen, Purpureaglykosid A bzw. das
daraus entstehende Sekundärglykosid Digito-

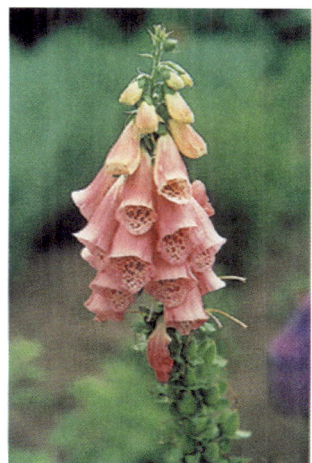

Fingerhut: Digitalis purpurea

xin als Hauptkomponente); außerdem herz-
unwirksame Digitanolglykoside u. Steroidsaponine; **Wirkung:** s. Digitalisglykoside; **Verw.:**
zur Isolierung der Cardenolidglykoside u. zur
Herstellung des auf einen bestimmten Wirkwert eingestellten Pulvers (Digitalis lanatae
bzw. Digitalis purpureae pulvis normatus); **traditionelle** Verwendung des roten F. als Diuretikum, ab Mitte des 19. Jahrhunderts als Herz-
mittel; heute fast ausschließlich in Form der
Reinsubstanz bzw. der partialsynthetisch abge-
änderten Glykoside verwendet; **homöopathische** Zubereitungen frischer Blätter des roten F.
z. B. bei Herzerkrankungen, Depressionen, Prostatahyperplasie od. Migräne mit Übelkeit u.
Farbensehen.

**Finger, schnellender:** stenosierende Veränderungen der Sehnenscheiden der Finger- od.
des Daumenbeugers meist in Höhe der Grund-
gelenke, evtl. mit spindelförmiger Auftreibung
der Sehne; **Ätiologie:** chronische Reiz- od.
Überlastungszustände, rheumatische Erkrankungen; **Klinik:** ruckartiges Schnappen beim
Bewegen des Fingers, in ausgeprägten Fällen
schmerzhafte Streck- od. Beugehemmung;
druckschmerzhaftes Knötchen an der Stenose-
stelle; **Therapie:** op. Spaltung der Beugeseh-
nenscheide; aus dem Bereich der Naturheilkunde u. alternativen Heilverfahren werden im Anfangsstadium Lymphdrainage, manuelle Therapie u. Neuraltherapie angegeben; phytotherapeutisch **traditionell** Zubereitungen aus Beinwell, Brennessel, Stiefmütterchen u. Walnuß;
**homöopathische** Zubereitungen aus Antimonium crudum.

**Finnisches Bad:** syn. Sauna*.

**Finsen-Methode** (Niels R. F., Arzt, Kopenhagen, 1860–1904) f: nicht mehr verwendete Form der Lichttherapie* zur Behandlung von Hautkrankheiten mit Licht einer Kohlebogenlampe (sog. Finsen-Licht, kurzwellige Ultraviolettstrahlung) in Kombination mit Rotlichtbestrahlung.

**Fisch|öl:** fettes Öl von Hochseefischen; reich an essentiellen ω-3-Fettsäuren (Eicosapentaensäure, Docosahexaensäure); **Wirkung:** Regulation der Serumlipidkonzentration, Verminderung der Thrombozytenaggregation; **Verw.** in Form von Konzentraten (z. B. Lachsölkonzentrat) zur Senkung v. a. einer erhöhten Triglyzeridkonzentration im Blut, falls diätetische Maßnahmen nicht ausreichen; **NW:** bei hoher Dosierung Aufstoßen u. Erbrechen; **Kontraindikationen:** Erkrankungen von Leber, Gallenblase u. Bauchspeicheldrüse, Störungen der Fettverdauung.

**Fit for life** (engl.): Fit* fürs Leben.

**Fit fürs Leben:** syn. Sonnenkost, Fit for life; von Harvey u. Marilyn Diamond ursprünglich zur Gewichtsabnahme entwickelte gemäßigte Form der Rohkost*-Ernährung, basierend auf den Grundlagen der Natural* Hygiene zur Pflege, Gesunderhaltung u. Entgiftung des Körpers von sog. Schlacken; **Prinzip:** Einhaltung natürlicher Körperzyklen, d. h. Beachtung von je achtstündigen Funktionsphasen (Nahrungsaufnahme, Ausnutzung u. Ausscheidung); getrennter Verzehr von kohlenhydrat- u. proteinreichen Lebensmitteln (vgl. Hay-Trennkost); vorwiegend vegetabile Kost (vgl. Vegetarismus) mit einem hohen Anteil an Rohkost, ca. 70 % der Nahrung aus sog. Sonnenkost (Obst, Gemüse, Salate), mit Obst als Hauptnahrungsmittel; die übrigen 30 % aus konzentrierter Nahrung (alles außer Obst, Gemüse u. Salate); zu meiden sind Milch, Fleisch, denaturierte Produkte, Kaffee, Tee u. Alkohol. **Ernährungsphysiologische Bewertung:** zum großen Teil falsche, wissenschaftlich nicht haltbare Aussagen; als Dauerkost nicht empfehlenswert.

**Fitzgerald-Zonen** (William H. F., amerikanischer Arzt): fünf von den Finger- bis zu den Fußspitzen verlaufende Längszonen, in die die Oberflächen jeder Körperhälfte eingeteilt werden; zusätzlich gibt es drei Querzonen (Kopf u. Hals, Brust u. Oberbauch, Bauch u. Becken), die ihre Entsprechungen an Händen u. Füßen haben; durch Reizung der Haut sollen die zu der jeweiligen Zone gehörenden Organe beeinflußbar sein. Im Gegensatz zu den Head*-Zonen entbehrt die Systematik neurologischer Grundlagen. Ausweitung des Konzepts durch Eunice Ingham auf die Fußreflexzonentherapie*; vgl. Somatotopie.

**Five-a-day-Pro|gramm** n: Bez. für eine aus den USA stammende staatliche Kampagne zur

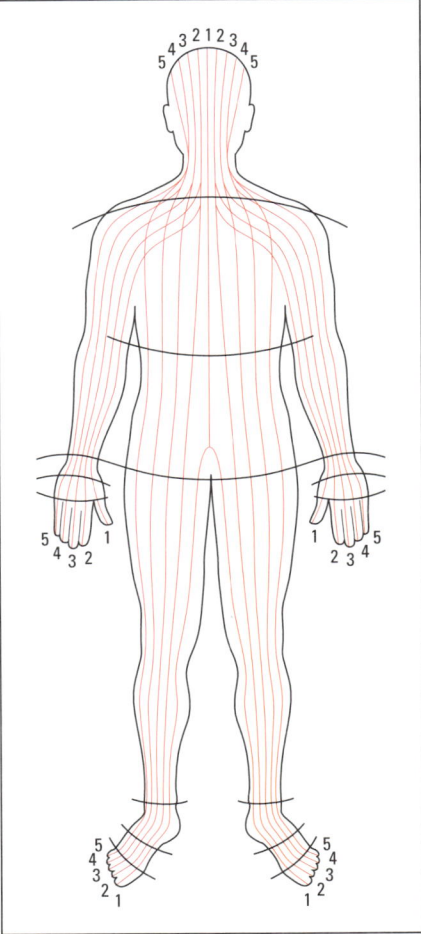

Fitzgerald-Zonen

Ernährungsaufklärung, mit dem Ziel, der Bevölkerung eine präventive Ernährung* näherzubringen; einzige Regel des Programms ist fünfmal täglich Obst u. Gemüse zu verzehren (evtl. auch in Form von Säften, jedoch maxima. zweimal täglich), ohne jegliche andere Einschränkungen; beruht auf der Annahme, daß durch den hohen Wassergehalt von Obst u. Gemüse Sättigungseffekte erzielt werden u. so andere Lebensmittel verdrängt werden. Ergebnisse über den Erfolg des Programms (Reduktion ernährungsabhängiger Krankheiten) liegen noch nicht vor; es wird allerdings von der Deutschen Gesellschaft für Ernährung u. der Deutschen Krebsgesellschaft empfohlen.

**Flach|guß:** Abgießung mit einem drucklosen Wasserstrahl aus Gefäß, Gieskanne od. weitlumigem Schlauch zur intensiven therm:schen Reizung (kalt od. warm) ohne mechan:sche Hautirritation (im Gegensatz zu Blitzguß* u. Dusche*); besonders entwickelt u. gefördert durch Sebastian Kneipp i. R. der Kneipp*-Therapie als Knie-, Schenkel-, Unter-, Arm-, Ober-, Brust- od. Gesichtsguß.

**Flatulenz** (lat. flatus Wind, Blähung) f Aufblähung des Magens bzw. des Darms (Blähungen) mit reichlichem Abgang von Darmgasen (nervös, organisch od. nahrungsbedingt); s. Meteorismus.

**Flavonoide** n pl: Bez. für eine Gruppe von meist gelb gefärbten, stickstofffreien phenolischen Pflanzenstoffen mit PhenylchromanGrundgerüst; je nach Oxidationsgrad werden Flavone, Flavonole, Flavanone u. Isoflavone (sog. Phytoöstrogene) unterschieden; Vorkommen im Pflanzenzellsaft in gelöster, glykosidischer Form, in meist methoxylierter Form als nichtflüchtige Komponenten in Sekretgängen, Holzparenchym od. Blättern; **Verw.:** bei Venenerkrankungen (Rutosid), koronaren u. peripheren Durchblutungsstörungen (Crataegus-F. u. Ginkgo-F.), Lebererkrankungen (Flavonoidkomplex aus Mariendistel); diuretische (F. aus Birkenblättern u. Schachtelhalmkraut) u. spasmolytische (F. aus Kamillenblüten u. Passionsblume) Wirkung. Wegen des positiven Beeinflussung der Permeabilität der Kapillaren durch verschiedene F. (z. B. Rutin, Hesperidin) wurden F. auch als Vitamin-P-Faktor bezeichnet.

**Flechte: 1.** (botan.) Symbiose aus Algen u. Pilzen (Lichen); **2.** (dermat.) umgangssprachliche Bez. für verschiedene Dermatosen, z. B. Schuppenflechte (Psoriasis), Schmetterlingsflechte (chronischer diskoider Lupus erythematodes), Knötchenflechte (Lichen ruber planus) u. Hautpilzerkrankungen (Dermatomykosen).

**Flieder|tee:** s. Holunder, schwarzer.

**Fliegen|pilz:** Amanita muscaria (Agaricus muscarius); Pilz aus der Familie der Amanitaceae; **Inhaltsstoffe:** Cholin, Ibotensäure, Muscarin, Muscaridin, Muscazon, Muscimol; **Wirkung:** fliegentötend (Muscazon, nur in frischem Pilz), giftig (Ibotensäure, Muscinol), halluzinogen; ca. ½ Std. nach Pilzverzehr Vergiftungserscheinungen (sog. Pantherina-Syndrom nach dem gleich wirkenden Pantherpilz, Amanita pantherina) mit rauschartigen Erregungszuständen, Halluzinationen, motorischen Lähmungen, Bewußtseinstrübung; **Verw.:** homöopathische Zubereitungen aus dem frischen oberirdischen Fruchtkörper bei Blasenkrämpfen, Epilepsie, Kälteschäden.

**Fliege, spanische:** s. Cantharidin.

**Floh|samen:** Plantago afra (syn. Plantago psyllium) bzw. Plantago arenaria (syn. Plantago

indica); einjährige Pflanzen aus der Familie der Wegerichgewächse, Plantaginaceae; **Arzneidrogen:** reife Samen (Psyllii semen; laut DAB mit einer Quellungszahl von mindestens 10) u. Epidermis mit angrenzenden kollabierten Schichten (Psyllii testa, Flohsamenschalen); **Inhaltsstoffe:** 10–12 % Schleimstoffe (v. a. aus Xylose

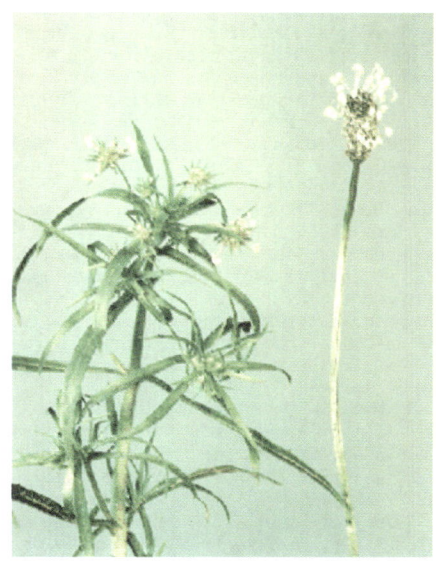

Flohsamen

u. Arabinose) in der Epidermis der Samenschale, kleine Mengen Iridoidglykoside (Aucubin) in den Samen; keine Stärke; **Wirkung:** Regulierung der Darmperistaltik; **Verw.:** Samen od. Samenschalen als mildes Laxans bei Erkrankungen, bei denen eine erleichterte Darmentleerung erwünscht ist, z. B. Analfissur, Hämorrhoiden; reichliche Flüssigkeitszufuhr ist wichtig, da F. auf ein Vielfaches des ursprünglichen Volumens aufquellen sollen (Dehnungsreiz auf die Darmwand); unterstützende Therapie bei Diarrhoe durch Wasserbindung; **traditionell** als Mucilaginosum bei Bronchitis od. Enteritis; in der orientalischen Volksmedizin bei Ruhr u. chronischer Diarrhoe; äußerlich zu Umschlägen bei rheumatischen Erkrankungen u. Entzündungen; **Dosierung:** Tagesdosis 10–30 g; **NW:** selten allergische Reaktionen, besonders bei Verwendung von pulverisierter Droge u. flüssigen Zubereitungen; **Kontraindikationen:** Ileus, Stenosen des Speiseröhre u. des Magen-DarmTrakts.

**Floh|samen, indische:** Plantago ovata, syn. Plantago ispaghula; einjährige Pflanze aus der

Familie der Wegerichgewächse, Plantaginaceae; **Arzneidrogen:** reife Samen (Plantaginis ovatae semen, laut DAB mit einer Quellungszahl von mindestens 9) u. Epidermis mit angrenzenden, kollabierten Schichten (Plantaginis ovatae testa); **Inhaltsstoffe:** 20–30 % Schleimstoffe, ausschließlich in der Epidermis der Samenschale lokalisiert (85 % Arabinoxylane); Aucubin, fettes Öl, Stärke; **Wirkung:** Regulierung der Darmperistaltik, lipidsenkend, hypoglykämisch; **Verw.:** mit reichlich Flüssigkeit bei habitueller Obstipation u. Erkrankungen, bei denen eine erleichterte Darmentleerung erwünscht ist; zur unterstützenden Therapie bei Diarrhoe sowie bei Reizdarm; **Dosierung:** Tagesdosis bei Samen 12–40 g, bei Samenschalen 4–20 g mit mindestens 150 ml Wasser auf 5 g Droge; **NW:** selten Überempfindlichkeitsreaktionen; **Wechselwirkung:** die Resorption von gleichzeitig eingenommenen Mitteln kann verzögert werden; bei insulinpflichtigen Diabetikern kann eine Reduzierung der Insulindosis erforderlich sein. **Kontraindikationen:** Stenosen im Magen-Darm-Trakt, drohender od. bestehender Darmverschluß, schwer einstellbarer Diabetes mellitus.

**Flores** (lat. flos, floris Blume, Blüte) m pl: Abk. Flor.; Blüten, Blütenstände; in der alten Nomenklatur vor den Pflanzennamen gestellte Bez. der als Arzneidroge verwendeten Pflanzenteile; s. Flos.

**Flos** (lat.) m: Abk. Fl.; Blüte; in der Pharmazie neue (statt Flores), im Singular hinter den Pflanzennamen gestellte Bez. für Blüten, Blütenstände od. -teile, die als Droge* verwendet werden (z. B. Arnicae flos statt Flores Arnicae).

**Fluidum** (lat. fluidus fließend, flüssig) n: Flüssigkeit.

**Fluor** n: chemisches Element, Symbol F, OZ 9, relative Atommasse 18,998; ein-, drei-, fünf- u. siebenwertiges, blaßgrünes, schwer zu verflüssigendes Gas (Halogen), das in der Natur nur in Verbindungen vorliegt (z. B. Fluorwasserstoff od. Calciumfluorid); **biochemische Funktion:** erhöht die Stabilität von Knochen u. Zähnen; fördert die Remineralisierung der Zahnoberfläche; **Vorkommen in Nahrungsmitteln:** besonders in Meerestieren (z. B. Hering, Makrele, Lachs) u. in Schwarzteeblättern; in unterschiedlicher Konzentration im Trinkwasser; **Bedarf** für Erwachsene (DGE 1991): Richtwerte zur angemessenen Fluoridgesamtzufuhr (Nahrung, Trinkwasser u. Supplemente) liegen bei 1,5–4,0 mg/Tag, für Fluoridsupplemente zur Kariesprophylaxe bei 1,0 mg/Tag. **Mangelerscheinungen:** bisher nicht bekannt; **Intoxikationen:** z. B. durch hohen Fluorgehalt in Trinkwasser bzw. überhöhte Supplementierung Zahnschmelz- u. Skelettfluorose sowie Störungen der Muskel- u. Nierenfunktion.

**Fluoride** n pl: Salze des chemischen Elements Fluor*; finden Verwendung bei der Kariesprophylaxe u. zur Therapie der Osteoporose.

**Fluß|säure:** Acidum* hydrofluoricum.

**Fluxions|verfahren** (lat. fluxus das Fließen): syn. Fincke-Verfahren; in der Bundesrepublik Deutschland nicht zugelassenes Verfahren der Flüssigpotenzierung homöopathischer Arzneimittel, bei dem ein kontinuierlicher od. pulsierender Strahl des Verdünnungsmediums durch eine od. mehrere Düsen in das bereits volle Gefäß gepreßt wird. Die so entstehenden Turbulenzen bewirken den Potenzierungseffekt; das fertige Arzneimittel wird in kontinuierlich steigender Potenz am Überlauf aufgefangen; v. a. bei sehr hohen Potenzen gebräuchlich; vgl. Potenzierung.

**Focusing:** besondere Art des inneren, gefühlsmäßigen Erlebens (Introspektion), die von Gendlin (1962) vor dem Hintergrund der Existentialphilosophie u. der klientenzentrierten Tradition von Rogers entwickelt wurde; der Patient richtet seine Aufmerksamkeit auf das körperliche Erleben des Problems, um es in seiner ganzen Komplexität zu fühlen u. Veränderungen einzuleiten. Aktivitäten, die zu Persönlichkeitsveränderungen führen sollen, sind **1.** das individuelle, konkrete Erleben (Experiencing) des unbearbeiteten, aktuell ablaufenden Geschehens; **2.** das Fühlen der körperlichen Qualität (felt sense) des mit einer Situation od. Person verbundenen Experiencing; **3.** die fokale Komplettierung als Ergänzung der im Experiencing einbezogenen Bedeutungen, um den Lebensprozeß voranzutreiben. Patient u. Therapeut sollen ihr eigenes gefühlsmäßiges Erleben fokussieren. Der Therapeut unterstützt den Prozeß durch einfühlsames Verstehen, Achten auf Signale des Patienten u. klientenzentriertes Zuhören. Vgl. Gesprächspsychotherapie, Körpertherapie.

**Foeniculum vulgare** n: Bitterfenchel; s. Fenchel.

**Foenugraeci semen** n: Bockshornsamen; s. Bockshornklee.

**Fokal|therapie** (lat. focus Herd, Brennpunkt; Therapie*) f: syn. Kurztherapie (nach M. Balint u. D. H. Malan); auf psychoanalytischer Grundlage entwickelte Form der Psychotherapie*, bei der die Analyse von Widerstand u. Übertragung in den Hintergrund treten u. stattdessen vor Beginn der Therapie das zu behandelnde Problem definiert (fokussiert) u. damit in das Zentrum der Behandlung gestellt wird. Die Stundenzahl der Behandlung beträgt zwischen 15 u. 40, i. d. R. bei einer Frequenz von 1 Stunde wöchentlich od. vierzehntäglich.

**Fokus** (↑) m: syn. Herd, Störfeld, chronisches Irritationszentrum*.

**Fol.:** Abk. für Folium (Blatt) od. Folia (Blätter) bei Rezepturen.

**Folia** (lat.) n pl: Abk. Fol.; Blätter; alte, oft noch gebräuchliche, vor den Pflanzennamen gestellte Bez. für Pflanzenblätter als Arzneidrogen; vgl. Folium.

**Folium** (lat.) n: Abk. Fol.; Blatt; oberirdischer Pflanzenteil der Sproßpflanzen, der der Assimilation u. Transpiration dient; in der neuen pharmazeutischen Terminologie wird die Bez. des Pflanzenteils im Singular hinter den Pflanzennamen gestellt (z. B. Salviae folium), während die alte, oft noch gebräuchliche lateinische Nomenklatur die Bez. des Pflanzenteils dem Pflanzennamen im Plural voranstellt (z. B. Folia Salviae).

**Folk illness:** Bez. der ethnomedizinischen Forschung der 50er u. 60er Jahre, die Krankheit als eine Variable des jeweiligen Medizinsystems* u. seiner Subsysteme begreift; mit ihm wird etwas Fremdes bezeichnet, das im eigenen Begriff von Krankheit nicht unterzubringen ist. Nach der Definition von Arthur J. Rubel, der wesentlich zur Entwicklung dieses Begriffs beigetragen hat, ist F. i. eine Bez. für „Syndrome, an denen Mitglieder einer bestimmten Gruppe behaupten zu leiden u. für die ihre Kultur eine Ätiologie, Diagnostik, präventive Maßnahmen u. Verfahren zur Heilung zur Verfügung stellt". Das Fremde wird nicht von vornherein abgewertet, sondern ernst genommen. F. i. wird wissenschaftlichen Verfahren unterworfen, ohne damit jedoch den Status des Exotischen schon vollständig zu verlieren. Die Entstehung von F. i. wird aus der Interaktion von individuellem Gesundheitszustand u. sozialen Gruppenerwartungen abgeleitet. Der individuelle Erkrankungsprozeß trifft also auf die gesellschaftlichen Rollenerwartungen; damit erhält Krankheit ihre kulturspezifische Ausformung. In den 70er u. 80er Jahren löst der Begriff kulturgebundenes Syndrom* den Begriff F. i. ab.

**Fol|säure:** syn. Pteroylglutaminsäure; Sammelbezeichnung für Verbindungen aus einem Pteridinring, einem p-Aminobenzoat u. einer od. mehrerer Glutaminsäuren; hitze- u. lichtempfindliches, wasserlösliches Vitamin; **biochemische Funktion:** Die biologisch aktive Form der F. ist die Tetrahydrofolsäure, die als Coenzym an der Übertragung von $C_1$-Bruchstücken (Methyl-, Formyl-, Formiatreste) sowie an der Nukleinsäuresynthese (Purin, Thymin) beteiligt ist. **Vorkommen in Nahrungsmitteln:** besonders in Bierhefe, Leber, Niere, Hühnerei, grünem Blattgemüse u. anderen Gemüsearten (Spargel, Tomaten); **Bedarf** für Erwachsene (DGE 1991): ca. 150 µg freie F./Tag (Pteroylmonoglutamat) bzw. Folatäquivalente, die mit 300 µg Nahrungsfolat erreicht werden können (Folatäqui-

valent = Monoglutamat + 0,2 × Polyglutamat); **Mangelerscheinungen:** F. zählt allgemein zu den kritischen Nährstoffen in fast allen Bevölkerungsgruppen. Zu den Risikogruppen zählen besonders Säuglinge, die mit adaptierter Milch ernährt werden, Kinder in der Pubertät, Schwangere, Stillende u. Alkoholkranke. Mangel- u. Fehlernährung, gesteigerter Bedarf u. Medikamenteneinnahme (z. B. Antikonvulsiva, hormonale Kontrazeptiva, Chemotherapeutika u. Zytostatika) können eine megaloplastische Anämie, Leuko- od. Thrombopenie, Schleimhautveränderungen in Mundhöhle u. Magen-Darm-Trakt, Durchfälle, Resorptionsstörungen, neurologische Veränderungen, Wachstums- u. Fortpflanzungsstörungen sowie Fehlbildungen des Fetus u. Frühgeburten hervorrufen. **Hypervitaminose:** alimentär nicht bekannt; bei therapeutischer Anwendung hoher Dosierungen können gastrointestinale Störungen, Schlaflosigkeit, psychische Störungen u. selten Allergien auftreten; bei Epilepsie können hohe Dosierungen epileptogen wirken bzw. die Wirkung von Antiepileptika abschwächen.

**Fontanelle** (frz. kleine Quelle) f: künstlich (mit Cantharidinpflaster* od. Elektrokauter) erzeugte Hautwunde, die mit Salpetersäure gereizt wird u. in der eine Erbse, eine Glaskugel od. ein Steinchen mit einem Klebeband zum Offenhalten (bis zu drei Monate) befestigt wird. Die entstandene Entzündung führt zur Absonderung eitriger Flüssigkeit (sog. Quelle). **Anw.:** nur noch selten als ausleitende Therapie* bei Erkrankungen, die i. S. der Humoralpathologie mit Vorhandensein schlechter Säfte interpretiert werden (z. B. rheumatische Entzündungen, lokale Geschwüre), od. als Reiz-* und Reaktionstherapie zur Immunstimulation u. bei Schmerzzuständen, insbesondere verursacht durch Gelenkveränderungen (Arthrose).

**Food design** (engl. Entwicklung von Lebensmitteln): Bereich der Lebensmitteltechnologie, der sich mit der Entwicklung neuartiger Produkte aus isolierten pflanzlichen bzw. tierischen Rohstoffen sowie Hilfs- u. Zusatzstoffen befaßt; vgl. Novel food.

**Formel|diät** (Diät*) f: s. Diät, bilanzierte.

**Fragaria vesca** f: Walderdbeere; s. Erdbeere.

**Frage|bogen:** umstrittenes Hilfsmittel der homöopathischen Anamnese*, das eine Zeitersparnis u. übersichtliche Anordnung der Symptome gewährleistet, andererseits aber die affektive Besetzung von Symptomen (Tonfall, Körpersprache) u. versteckte Gesprächsangebote zum psychischen Bereich, die besonders beim chronischen Fall oft der Schlüssel zum Verständnis des Patienten u. des von ihm benötigten Arzneimittels sind, verlorengehen läßt.

**Fraktur|heilung** (lat. frangere, fractum brechen, zerbrechen): Ausheilung eines Knochens nach Fraktur od. Osteotomie; **Therapie:** Aus dem Bereich der Naturheilkunde u. alternativen Heilverfahren werden Akupunktur, Magnetfeldtherapie u. homöopathische Zubereitungen aus Arnika, Raute u. Beinwell angegeben. **Frangula alnus** f: s. Faulbaum.

**Franz|brannt|wein:** Spiritus Vini gallici; Zusammensetzung: aus unterschiedlichen Anteilen von Äthanol, Wasser, Farb- u. Aromastoffen; **Verw.:** äußerlich zur Dekubitusprophylaxe, Lockerungsmassage u. bei Muskelkater.

**Frauen|mantel:** Alchemilla xanthochlora, syn. Alchemilla vulgaris; Halbrosettenstaude aus der Familie der Rosengewächse, Rosaceae;

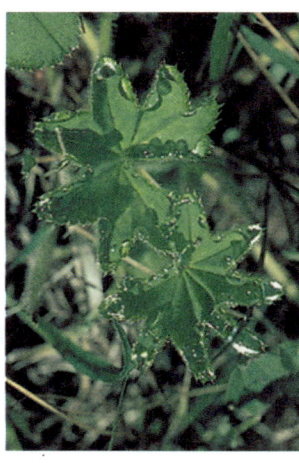

Frauenmantel

**Arzneidroge:** zur Blütezeit gesammeltes u. getrocknetes Kraut (Alchemillae herba); **Inhaltsstoffe:** Gerbstoffe (Elagitannine), Flavonoidglykoside u. Leukocyanidine; **Wirkung:** adstringierend; **Verw.:** als Aufguß bei leichten unspezifischen Durchfallerkrankungen u. a. Magen-Darm-Störungen; **traditionell** auch innerlich bei Menorrhagie, Dysmenorrhoe u. klimakterischen Beschwerden; als Gurgelwasser bei Entzündungen im Mund- u. Rachenbereich; äußerlich bei Geschwüren u. Ekzemen; **homöopathische** Zubereitungen aus frischen oberirdischen Teilen bei chronischer Diarrhoe, Lebererkrankungen u. Fluor albus.

**Frauen|schuh, amerikanischer:** Cyperipedium pubescens; Pflanze aus der Familie der Knabenkrautgewächse, Orchidaceae; **Arzneidroge:** Wurzel (Cyperipedii radix/rhizoma); **Inhaltsstoffe:** ätherisches Öl, Harz, Gerbstoffe; **Wirkung:** sedativ; **Verw.:** homöopathische Zubereitungen aus den frischen, im Herbst geernteten unterirdischen Teilen bei nervösen Schlaf-

störungen (Kinder u. Frauen) mit Unruhe der Extremitäten.

**Fraxinus excelsior** m: Esche*.

**Fraxinus ornus** m: Manna*.

**Fremd|stoffe:** (ernährungswissenschaftlich) syn. anthropogene Substanzen; Substanzen, die nicht natürlicherweise in Lebensmitteln vorkommen, sondern durch Fremdeinwirkung (meist menschliche) in diese eingebracht werden, mit einer möglichen schädlichen Wirkung auf Menschen, andere Lebewesen, Ökosysteme od. Sachgüter; **Einteilung: 1.** F. aus Lebensmittelzusatzstoffen* u. Rückständen, die aus Substanzen stammen, die absichtlich zur Ertragssteigerung in der Tierhaltung od. Lagerung von Lebensmitteln eingesetzt werden (z. B. Verbindungen aus Dünge-, Tierarznei-, Pflanzenschutz- u. Schädlingsbekämpfungsmitteln); **2.** F. aus Verunreinigungen bzw. Kontaminanten, die an die Umwelt abgegeben werden u. ungewollt über Luft, Wasser, Boden, Pflanzen u. Tier in Nahrungsmittel gelangen (Schwermetalle, Schwefeldioxide, Radionuklide, Organochlorverbindungen aus technischen Prozessen, Nitrate aus Düngemitteln u. a.). Vgl. Schadstoffe.

**Fremd|sug|gestion** (lat. suggestio Eingebung, Einflüsterung) f: s. Suggestion.

**Friktion** (lat fricere reiben) f: spezifischer Massagegriff zur Beeinflussung von sog. Muskelhärten u. zur Therapie eines myofaszialen Triggerpunktes*.

**Frisch|korn|mahl|zeit:** erhitzte od. unerhitzte Speise aus entspelzten ganzen od. grob zerkleinerten Getreidekörnern, der bei bestimmten alternativen Ernährungsformen eine große Bedeutung zukommt (z. B. Bircher*-Benner-Kost, Vollwert*-Ernährung, Vollwertkost*) meist ergänzt mit Obst od. Gemüse, Milch u. Milchprodukten, Nüssen, Ölsamen u. eingeweichtem Trockenobst; s. Frischkornmüsli.

**Frisch|korn|müsli:** unerhitzte Frischkornmahlzeit* aus geschrotetem od. gequetschtem Getreide, das für 8 – 12 Std. in Wasser od. Sauermilchprodukten an einem kühlen Ort eingeweicht wird (mit Ausnahme von Hafer, der keine Einweichzeit benötigt); unmittelbar vor dem Verzehr wird das Getreide je nach Wahl mit frischem Obst, Milchprodukten, Nüssen, Samen, eingeweichtem Trockenobst u. Gewürzen angerichtet.

**Frisch|kost:** s. Rohkost.

**Frisch|zell|therapie** (lat. cella Kammer, Raum; Therapie*) f: s. Organotherapie.

**Frost|beule:** Pernio; s. Kälteschäden.

**Frucht:** Fructus*.

**Fructus** (lat.) m (pl Fructus): Frucht, Früchte; in der Pharmazie neuerdings hinter der Pflanzennamen gestellte Bez. für Früchte, die als Droge* verwendet werden (z. B. Foeniculi fructus); die ältere lateinische Nomenklatur stellte die Bez. des Pflanzenteils im Plural (z. B. Fructus Foeniculi) voran.

**Frühlings|adonis|röschen:** Adonis vernalis; s. Adonisröschen.

**Frühlings|schlüssel|blume:** s. Primel.

**FT:** Abk. für Familientherapie*.

**Fuchs|kreuz|kraut:** Senecio ovatus, syn. Senecio nemorensis ssp. fuchsii; geophytische Rhizomstaude aus der Familie der Korbblütler, Asteraceae; **Arzneidroge:** oberirdische Teile (Senecionis herba); **Inhaltsstoffe:** bis 0,1 % Pyrrolizidinalkaloide, ca. 0,1 % ätherisches Öl, Flavonoide, Cumarinderivate u. Sesquiterpenester; **Wirkung:** Verkürzung der Blutungszeit; **Verw.:** als Teeaufguß u. andere galenische Zubereitungen traditionell bei Diabetes mellitus, Blutungen, Hypertonie, Spasmen, klimakterischen Beschwerden; **NW:** durch den Gehalt an Pyrrolizidinalkaloiden hepatotoxische, kanzerogene u. mutagene Wirkungen möglich. Die Wirksamkeit ist nicht belegt u. die therapeutische Verwendung aufgrund der Risiken nicht vertretbar.

**Fucus** m: Tang*.

**Fülle:** Bez. aus der Humoralpathologie* u. fernöstlichen Medizinsystemen (s. Medizin, traditionelle chinesische) für einen Zustand, bei dem im gesamten Organismus od. an umschriebenen Stellen (konstitutionelle od. lokale F.) zu viel Substanz (Übergewicht od. umschriebene Gewebevermehrung, z. B. als Pannikulose) u. gleichzeitig eine Plethora* vorliegen; F. disponiert zu Unterdrückung der inneren Wärme, unvollständigen Kochungen, ungesunden Ausscheidungen, Ansammlung roher Säfte, Säfteverderbnis u. Fäulnis, Gefäßverstopfung u. -zerreißungen, Blutungen u. Entzündungen. Im weiteren Verlauf neigen füllige Konstitutionen zu verhärtenden u. sklerotischen Erkrankungen mit Ähnlichkeiten zum metabolischen Syndrom. **Therapie:** ableitende u. ausleitende Therapie, diätetische Maßnahmen, Anregung zu ausreichender körperlicher Aktivität. Das Gegenteil von F. wird als „leere" Konstitution* bezeichnet.

**Fünf Speicher|organe** (gr. ὄργανον Werkzeug) n pl: in der traditionellen chinesischen Medizin* Bez. für Leber, Herz, Milz, Lunge u. Niere (zusätzlich Perikard), deren gemeinsame Funktion die Speicherung von Blut (Xue*), Jing* u. Qi* ist; vgl. Außerordentliche Eingeweide, Sechs Hohlorgane, Syndromdiagnostik.

**Fumaria officinalis** f: Erdrauch*.

**Functional food** (engl.): funktionelle Lebensmittel*.

**Fungus japonicus** m: s. Kombucha.

**Funktionale Drei|gliederung** (lat. functio Verrichtung, Funktion): s. Dreigliederung, funktionale.

**Funktionale Psycho|therapie** (↑; Psych-*, Therapie*) f: s. Psychotherapie, funktionale.

**Funktionelle Entspannung** (↑): s. Entspannung, funktionelle.

**Funktionelle Lebens|mittel** (↑): s. Lebensmittel, funktionelle.

**Funktionelle Medizin** (↑; lat. ars medicina ärztliche Kunst) f: s. Medizin, funktionelle.

**Funktions|dia|gnostik, bio|elektronische** (↑; gr. διαγνωστικός fähig zu unterscheiden) f: Abk. BFD; syn. bioelektrische Funktions- (bzw. Regulations)diagnostik nach Pflaum; diagnostisches Verfahren, das aus der Elektroakupunktur nach Voll (Abk. EAV; s. Elektroakupunktur) entwickelt wurde in dem Bestreben, die aus der EAV bekannten ca. 300 Meßpunkte deutlich zu reduzieren. Die BFD arbeitet mit 58 Meßpunkten (Terminalpunkte der Akupunktur* u. einige wenige Punkte an Hand u. Fuß) u. orientiert sich an sog. Zeigerendstand. Testgriffel u. Handelektrode bestehen aus Silber; Elektrodendruck ca. 250 pond; Meßstrom ist niederfrequenter Gleichstrom. Die sog. bioenergetische Regulation wird durch Messung eines Ausgangswerts, der Reaktion auf einen elektrischen Reiz u. der Erholungsphase nach Stimulation bestimmt. Neben der Punktmessung gibt es auch einen Medikamententest. Allgemein soll über die Punktmessung eine topische Diagnostik* chronischer Irritationen od. Einblick in die Regulationsfähigkeit u. Belastbarkeit des Organismus gewonnen werden. Schließlich soll eine Verlaufsbeobachtung von Therapieerfolgen auf die Autoregulation* möglich sein. Technische Probleme: Ortung der Meßpunkte, Anpreßdruck, Hautfeuchtigkeit. Umstrittenes Verfahren. Vgl. Somatotopie, VRT-Vegatest.

**Funktions|leib** (↑): s. Lebensleib.

**Funktions|störung, sexuelle** (↑): syn. sexuelle Dysfunktion; Störung im Ablauf des sexuellen Reaktionszyklus, die von den Betroffenen (bzw. von den jeweiligen Partnern) als nachteilig empfunden wird; **Ursache:** i. d. R. keine eindeutige somatische Ursache; u. U. (reversible) Nebenwirkung von bestimmten Medikamenten (Neuroleptika, Antidepressiva, Lithium, Tranquilizer); **Formen** (identische Systematik für beide Geschlechter): 1. Störung der Erregungsphase: fehlende Erektion beim Mann (erektile Impotenz); fehlende Lubrikation der Vagina bei der Frau; 2. Störung der Kontrolle über den Zeitpunkt des Orgasmus: subjektiv zu frühe od. zu späte Ejakulation beim Mann (Ejaculatio praecox bzw. Ejaculatio retardata); subjektiv zu später Orgasmus bei der Frau (früher dem Begriff der Frigidität subsumiert); 3. Fehlen des Orgasmus: beim Mann auch als fehlende Ejakulation (Ejaculatio deficiens) bezeichnet; bei der Frau als Anorgasmie. **Therapie:** Aufklärung u. Beratung, u. U. verbunden mit Paartherapie* u. Sexualtherapie*; traditionelle phyto-

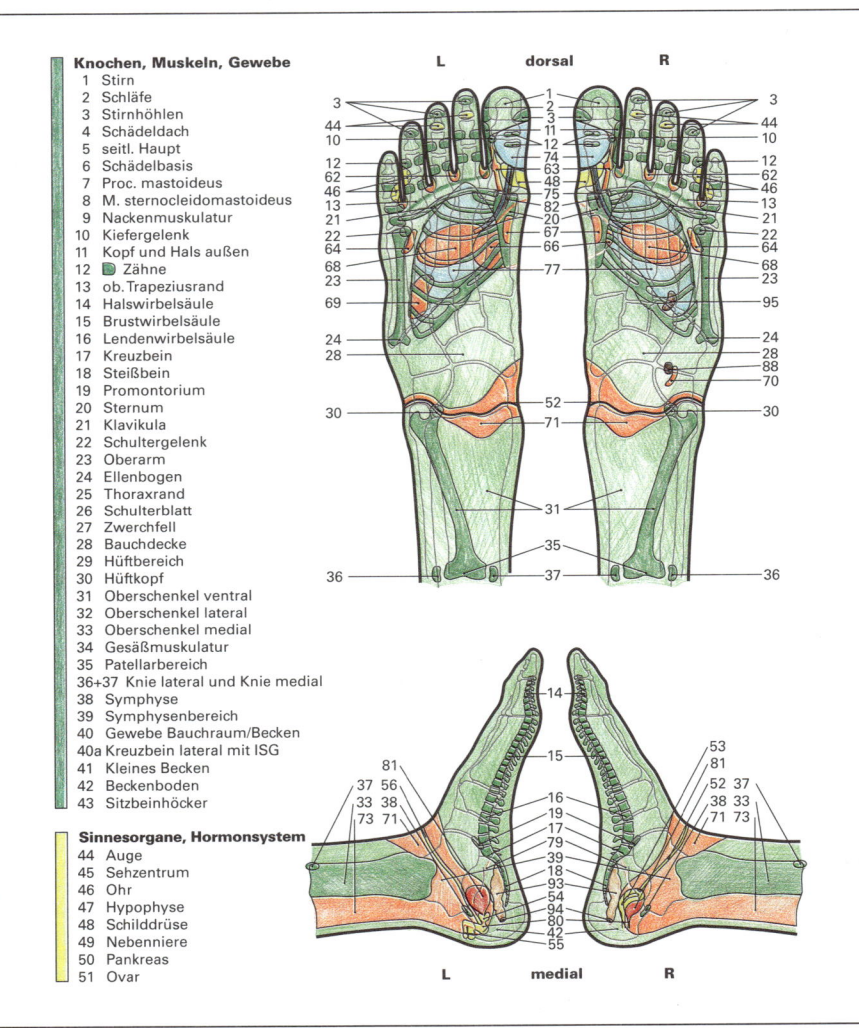

**Knochen, Muskeln, Gewebe**
1 Stirn
2 Schläfe
3 Stirnhöhlen
4 Schädeldach
5 seitl. Haupt
6 Schädelbasis
7 Proc. mastoideus
8 M. sternocleidomastoideus
9 Nackenmuskulatur
10 Kiefergelenk
11 Kopf und Hals außen
12 ⊡ Zähne
13 ob. Trapeziusrand
14 Halswirbelsäule
15 Brustwirbelsäule
16 Lendenwirbelsäule
17 Kreuzbein
18 Steißbein
19 Promontorium
20 Sternum
21 Klavikula
22 Schultergelenk
23 Oberarm
24 Ellenbogen
25 Thoraxrand
26 Schulterblatt
27 Zwerchfell
28 Bauchdecke
29 Hüftbereich
30 Hüftkopf
31 Oberschenkel ventral
32 Oberschenkel lateral
33 Oberschenkel medial
34 Gesäßmuskulatur
35 Patellarbereich
36+37 Knie lateral und Knie medial
38 Symphyse
39 Symphysenbereich
40 Gewebe Bauchraum/Becken
40a Kreuzbein lateral mit ISG
41 Kleines Becken
42 Beckenboden
43 Sitzbeinhöcker

**Sinnesorgane, Hormonsystem**
44 Auge
45 Sehzentrum
46 Ohr
47 Hypophyse
48 Schilddrüse
49 Nebenniere
50 Pankreas
51 Ovar

Fußreflexzonentherapie:
Übersicht über die Reflexzonen der Füße

therapeutische Behandlung z. B. mit Damiana*, Ginseng* u. Potenzholz* (s. Aphrodisiakum).

**Furcht:** sog. Realangst; Reaktion bei tatsächlich vorhandener Bedrohung; s. Angst.

**Furunkel** (lat. furunculus kleiner Dieb, eitrige Entzündung) m: meist aus einer Follikulitis hervorgehende akute eitrige Entzündung eines Haarfollikels u. seiner Talgdrüse (Perifollikulitis) als schmerzhafter, bis zu einigen Zentimetern großer, geröteter Knoten mit zentralem Eiterpfropf u. starkem Ödem der Umgebung; **Erreger:** meist Staphylococcus aureus. **Lokalisation:** v. a. an Nacken, Gesäß, Oberschenkelinnenseiten u. im äußeren Gehörgang. **Disposition:** geschwächte Abwehrlage (z. B. bei Diabetes mellitus, chronischen Infektions- u. Stoffwechselkrankheiten, Immundefekten), Ekzeme; **Therapie:** Ruhigstellung; nach Demarkierung chirurgische Exzision u. ggf. Nekroseausräumung; lokal Antiseptika; aus dem Be

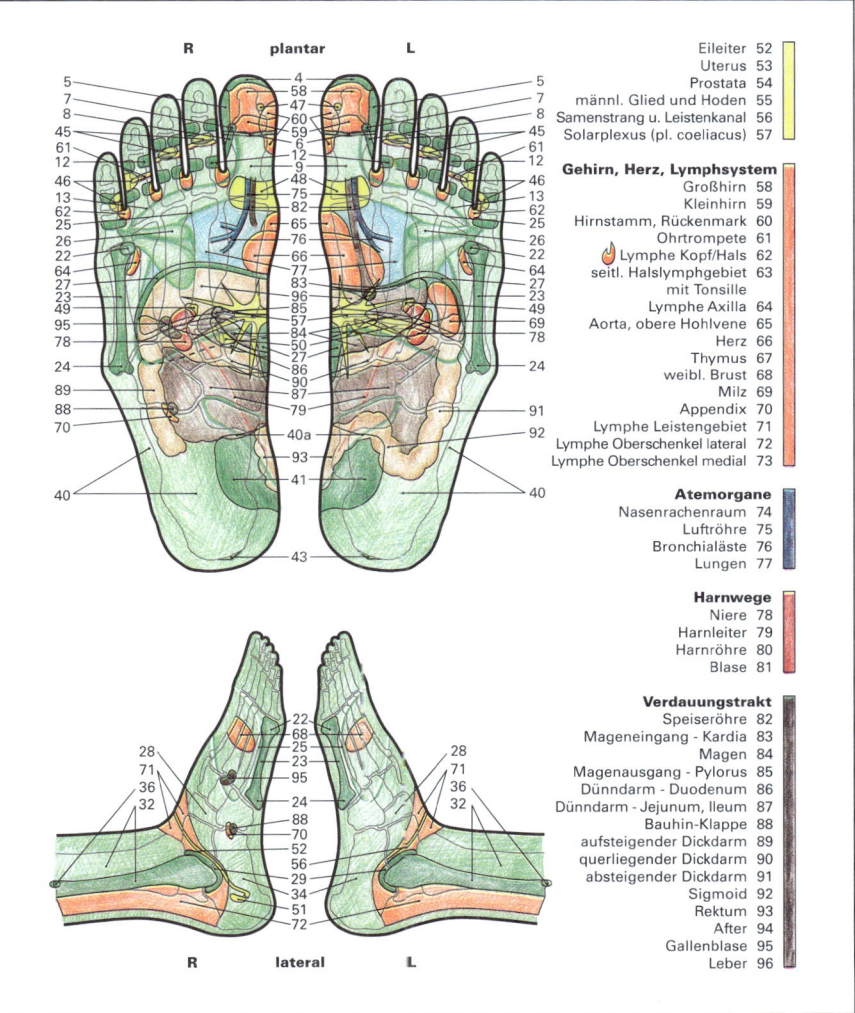

| | | |
|---|---|---|
| R plantar L | Eileiter | 52 |
| | Uterus | 53 |
| | Prostata | 54 |
| | männl. Glied und Hoden | 55 |
| | Samenstrang u. Leistenkanal | 56 |
| | Solarplexus (pl. coeliacus) | 57 |

**Gehirn, Herz, Lymphsystem**

| | |
|---|---|
| Großhirn | 58 |
| Kleinhirn | 59 |
| Hirnstamm, Rückenmark | 60 |
| Ohrtrompete | 61 |
| Lymphe Kopf/Hals | 62 |
| seitl. Halslymphgebiet | 63 |
| mit Tonsille | |
| Lymphe Axilla | 64 |
| Aorta, obere Hohlvene | 65 |
| Herz | 66 |
| Thymus | 67 |
| weibl. Brust | 68 |
| Milz | 69 |
| Appendix | 70 |
| Lymphe Leistengebiet | 71 |
| Lymphe Oberschenkel lateral | 72 |
| Lymphe Oberschenkel medial | 73 |

**Atemorgane**

| | |
|---|---|
| Nasenrachenraum | 74 |
| Luftröhre | 75 |
| Bronchialäste | 76 |
| Lungen | 77 |

**Harnwege**

| | |
|---|---|
| Niere | 78 |
| Harnleiter | 79 |
| Harnröhre | 80 |
| Blase | 81 |

**Verdauungstrakt**

| | |
|---|---|
| Speiseröhre | 82 |
| Mageneingang - Kardia | 83 |
| Magen | 84 |
| Magenausgang - Pylorus | 85 |
| Dünndarm - Duodenum | 86 |
| Dünndarm - Jejunum, Ileum | 87 |
| Bauhin-Klappe | 88 |
| aufsteigender Dickdarm | 89 |
| querliegender Dickdarm | 90 |
| absteigender Dickdarm | 91 |
| Sigmoid | 92 |
| Rektum | 93 |
| After | 94 |
| Gallenblase | 95 |
| Leber | 96 |

eich der Phytotherapie werden Zubereitungen us Bockshornklee* u. Lärche* (Terpentin), ra-itionell auch aus Breitwegerich, Echinacea an-gustifolia, wilder Malve, Sanikel u. Sarsaparille, owie homöopathisch aus Apis mellifica, Atropa elladonna, Hepar sulfuris u. Lachesis mutus ngegeben. **Komplikationen:** Ausbildung eines Karbunkels, regionäre Lymphangitis u. Lymph-denitis, bei Lokalisation im Gesicht (Nase, Oberlippe) Gefahr der Sinusthrombose, Menin-itis u. Sepsis (keine Manipulation!).

**Fuß|aku|punktur** (Akupunktur*) f: s. Aku-punktur.

**Fuß|bad:** in der Kneipp-Therapie verwen-detes Teilbad* bis handbreit unter die Knie-kehle; **Anw.:** kaltes u. Wechselfußbad bei Va-rikose, Ödemneigung, Lymphödem, Über-hitzung, Kreislaufregulationsstörungen, Fuß-schweiß, Einschlafstörungen, akutem Gicht-anfall u. Distorsion im Fuß- u. Knöchelbereich sowie zur Abhärtung gegen Infektionen; an-steigendes warmes F. bei arterieller Verschlußkrankheit (Stadium I–II), Reizblase, kalten Füßen u. beginnenden Infekten; **Kontraindikationen** für das kalte F. sind nur kurzzeitig kalte Füße, Reizblase, Menstruation, arterielle Verschlußkrankheit (Stadium III–IV) u. akute Erkältungskrankheit, für das warme F. die chronisch-venöse Insuffizienz.

**Fuß|re|flex|zonen|therapie** (lat. reflęctere, reflęxus zurückbiegen; Therapie*) f: Reflexzonentherapie am Fuß; manuelle Behandlung bestimmter Areale an den Füßen, sog. reflektierende Zonen („das Ganze im Teil"), die mit anderen Körperregionen in Beziehung stehen (s. umseitige Abb.) aber nicht über die Wirkung des bekannten Nervensystems nachgewiesen werden können. Die Methode hat sich auf der Grundlage von Jahrtausende altem Wissen in der Neuzeit zu einer individuellen Therapie weiterentwickelt, die eine große Indikationsbreite aufweist. Studien dokumentieren die Wirkung der F. auf assoziierte Organe (z. B. Steigerung der Nierendurchblutung bei Massage der Nierenzone). Als Ordnungstherapie unterstützt sie die Regenerationskraft des Patienten u. arbeitet nicht gegen das Symptom. Vgl. Reflexzonenmassage.

**Fuß|wickel:** Wickel*, der den Fuß bis über die Knöchel umfaßt; Einwicklung mit feuchten Tüchern od. den sog. nassen Socken (feuchte Leinensocken, über die ggf. trockene Wollstrümpfe gezogen werden); dient als Einschlafhilfe.

**Gänse|finger|kraut:** Potentilla anserina; mehrjähriges Kraut aus der Familie der Rosengewächse, Rosaceae; **Arzneidroge:** kurz vor od. während der Blüte gesammelte, frische od. getrocknete Blätter u. Blüten (Potentillae anserinae herba); **Inhaltsstoffe:** 6–10 % Gerbstoffe

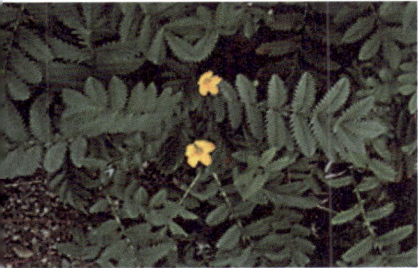

Gänsefingerkraut

mono- u. dimere Ellagitannine), Flavonoide u. Leukoanthocyanidine; **Wirkung:** adstringierend, spasmolytisch (besonders auf Pylorus u. Uterus); **Verw.:** als Aufguß u. Abkochung, Pulver u. a. galenische Zubereitungen zur inneren Anwendung bei Dysmenorrhoe, unspezifischen akuten Durchfallerkrankungen, Entzündungen der Mund- u. Rachenschleimhaut; **traditionell** auch bei Darmkoliken u. Meteorismus sowie zu Waschungen bei Exanthemen u. als Hämostyptikum; **NW:** verstärkte Beschwerden bei Reizmagen; homöopathische Zubereitungen aus frischem blühendem Kraut bei Dysmenorrhoe, Gastritis, Magen-Darm- u. Muskelkrämpfen.

**Gärung:** s. Fermentation.

**Galakt|agogum** (gr. γάλα, γάλακτος Milch; agoga*) n: syn. Laktagogum; die Milchsekretion förderndes Mittel; traditionell verwendete Drogen sind z. B. die Früchte von Fenchel*, Anis* u. Kümmel*.

**Galangae rhizoma** n: Galgantwurzelstock; . Galgant.

**Galega officinalis** f: Geißraute*.

**Galenische Mittel:** s. Mittel, galenische.

**Galeopsis segetum** f: Hohlzahn*.

**Galgant:** Alpinia officinarum; Staude aus der Familie der Ingwergewächse, Zingiberaceae; Arzneidroge: getrockneter Wurzelstock (Galangae rhizoma); **Inhaltsstoffe:** 0,5–1 % ätherisches Öl, scharf schmeckendes Harz (Alpinol, Galangol) u. Flavonoide; **Wirkung:** spasmoly-

tisch, antiphlogistisch (Hemmung der Prostaglandinsynthese), antibakteriell; **Verw.:** als Aufguß, Drogenpulver u. a. galenische Zubereitungen bei dyspeptischen Beschwerden; **traditionell** auch bei Magenschmerzen, Abmagerung, Hypochondrie u. Seekrankheit.

**Galium odoratum** n: Waldmeister*.

**Gallen|blasen|entzündung:** Cholezystitis*.

**Gallen|blasen|erkrankung:** Cholezystopathie*.

**Gallen|steine:** Konkrementbildung der (übersättigten) Galle um einen Kristallisationskern in Gallengängen bzw. Gallenblase; als sog. Solitärstein od. multipel bzw. als Gallengrieß (kleinste G.); führt zur Cholelithiasis*; **Formen:** nach den möglichen Bestandteilen (Cholesterin, Calciumcarbonat, Bilirubin od. Eiweiß) werden unterschieden: 1. Cholesterinsteine: v. a. Cholesterinpigmentkalksteine, in ca. 10 % reine Cholesterinsteine (häufig solitär); 2. Pigmentsteine: v. a. Bilirubinsteine, oft mit Kalkeinlagerungen; 3. Calciumbilirubinatsteine; **Ursachen:** 1. Produktion von lithogener (cholesterinreicher) Lebergalle mit vermindertem Lezithin- u. Gallensäuregehalt (z. B. bei cholesterinreicher Ernährung, hormonaler Kontrazeption, Adipositas); 2. Entzündung im Gallensystem; die in der Galle auftretenden Eiweiße wirken als Kondensationskerne; 3. Gallestauung, z. B. bei totaler Vagotomie mit verminderter Motilität der Gallenblase; 4. vermehrter Anfall von Bilirubin, z. B. bei hämolytischen Anämien.

**Gallen|stein|kolik** (gr. κωλικός am Darm leidend) f: krampfartige Beschwerden mit Schmerzen im Bereich der Gallenblase u. Gallengänge; **Therapie:** aus dem Bereich der Naturheilkunde kommen Verfahren der Hydrotherapie (Dampfkompresse*, Kurzwickel*, Lendenwickel*, Leibwaschung*), Periostmassage* u. eine Behandlung mit pflanzlichen Drogen (Erdrauch*, Pfefferminze*, Schöllkraut*, Scopolia* carniolica, Wermut*), homöopathisch mit Colocynthis, Yamswurzel u. Magnesium phosphoricum in Betracht. Vgl. Cholelithiasis.

**Galphimia glauca** f: syn.Thryallis glauca; Pflanze aus der Familie der Malpighiaceae; **Arzneidroge:** getrocknete Blätter u. Blütenstände; **Verw.: traditionell** in Südamerika als Wundheilmittel; **homöopathische** Zubereitungen bei allergischen Haut- u. Schleimhauterkrankungen.

**Galvanisation** (Luigi Galvani, Anat., Phys., Bologna, 1737–1798) f: Form der Elektrotherapie* mit konstant fließendem Gleichstrom;

**Applikationsformen:** Hautelektroden (Anode, Kathode); Elektroden im Wannenbad: hydroelektrisches Bad als Teil- (Zellenbad) od. Vollbad (Stanger-Bad); **Wirkungen: 1.** physikalischchemisch: Elektrokinese, Elektrolyse unter den Elektroden (deshalb Unterpolsterung wichtig), Elektrotonus (Hyperpolarisation unter Anode, Depolarisation unter Kathode); **2.** humoral: Depletion von Neurotransmittern (CGRP, Substanz P); **3.** therapeutisch: Analgesie, Hyperämie, Verbesserung der Trophik; **cave:** direkter Hautkontakt der Elektroden (Verätzung), Metalle (z. B. Prothesen) im Stromfeld. Vgl. Faradisation.

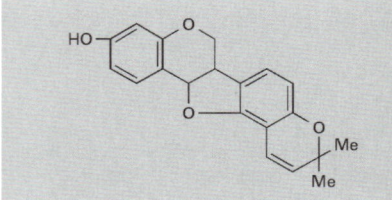

Gartenbohne: Phaseolin

**Galvanischer Strom** (↑): s. Gleichstrom.

**Ganglion** (gr. γαγγλίον Überbein) n: Überbein; einzeln od. multipel vorkommende Geschwulstbildung im Bereich der Gelenkkapsel od. des Sehnengleitgewebes, v. a. an der Streckseite von Handgelenk u. Fußrücken; **Therapie:** Exstirpation; **homöopathische** Zubereitungen aus Calcium carbonicum, Giftsumach, Raute, Silicium.

**Ganzheits|medizin** (lat. ars medicina ärztliche Kunst) f: holistische Medizin; umgangssprachliche Bez. für eine Medizin, die sich um alle Bereiche des Menschen (insbesondere Körper, Geist u. Seele) u. seiner Umwelt bemüht mit der Betonung von Subjektivität u. Individualität; das biopsychosoziale Modell vom Menschen berücksichtigt auch persönliche Lebensgewohnheiten, Ideale u. Wertvorstellungen; i. e. S. nicht naturwissenschaftliche Medizinsysteme (z. B. Ayurveda*, Humoralpathologie*, anthroposophische Medizin*, traditionelle chinesische Medizin*); abzugrenzen sind hiervon esoterische Spekulationen des New age u. willkürliche Interpretationen einzelner Begriffe der Physik (z. B. Chaostherorie, Quantenphysik). Vgl. Erfahrungsheilkunde.

**Ganz|körper|hyper|thermie, extra|korporale** (Hyper-*; gr. θερμός Wärme) f: onkologisches Therapieverfahren zur Abtötung von Tumorzellen in der S-Phase des Zellzyklus aufgrund ihrer im Vergleich mit normalen Zellen höheren Temperaturempfindlichkeit; wird meist in Kombination mit einer Chemotherapie od. Strahlentherapie durchgeführt; **Technik:** über einen extrakorporalen Kreislauf u. Wärmeaustauscher wird eine künstliche Hyperthermie* mit einer Körpertemperatur von mehr als 41 °C erzeugt.

**Garlicin** (engl. garlic Knoblauch) n: antibiotisch wirksamer Inhaltsstoff aus Knoblauch* mit bislang ungeklärter Struktur; schwefelfrei u. im Unterschied zu den schwefelhaltigen Wirkstoffen des Knoblauchs sehr stabil.

**Garten|bohne:**Phaseolus vulgaris; einjährige Pflanze aus der Familie der Schmetterlingsblütler, Fabaceae; **Arzneidrogen:** von den Samen befreite, getrocknete Fruchtwände (Phase-

oli fructus sine semine, Phaseoli pericarpium); getrocknete Samen (Phaseoli semen); **Inhaltsstoffe:** Phaseolin u. strukturverwandte Phytoalexine, Kieselsäure, Aminosäuren (z. B. Arginin), Chromsalze, Flavonoide; in den Samen Phytagglutinin u. Phasin (wird durch Kochen zerstört); **Wirkung:** diuretisch; Phytagglutinin bewirkt Hämagglutination, Serumproteinpräzipitation u. Stimulierung der Mitose in Leukozyten; **Verw.:** zerkleinerte Hülsen für Abkochungen u. a. galenische Zubereitungen bei Dysurie; **traditionell** bei Nieren- u. Herzkrankheiten, Gicht, Rheuma, zur Vorbeugung gegen Harngrieß u. Harnsteine, als Adjuvans bei leichtem Diabetes mellitus; Verwendung der Samen traditionell als Pulver zu Kataplasmen bei nässenden Ekzemen, zur Gewinnung von Amylum Phaseoli (Bohnenstärke) u. Phythämagglutinin; **NW:** das in den Samen enthaltene Phasin verursacht Erbrechen u. Diarrhoe u. kann zu schweren Entzündungen des Magen-Darm-Trakts führen; **homöopathische** Zubereitungen aus der ganzen Pflanze als Diuretikum, bei Gicht, Rheuma, Lumbago, Nieren- u. Blasenleiden.

**Garten|raute:**s. Raute.

**Gas|in|jektion** (lat. inicere, iniectus hineintun, einflößen) f: s. Ozonotherapie.

**Gastritis** (gr. γαστήρ Magen, Bauch; -itis* f: Entzündung der Magenschleimhaut; **Formen: 1.** akute G.: a) akute diffuse Schleimhautentzündung, verursacht durch alimentär-toxische (z. B. exzessive Alkoholzufuhr), medikamentöse (z. B. Salicylate, Phenylbutazon, Kortikosteroide), thermische (zu kalte od. zu heiße Speisen), chemische (z. B. durch Verätzung od. aktinische (diagnostische od. therapeutische Strahlenanwendung) Noxen; **b)** akute erosive G. mit Schleimhautdefekten, die im Gegensatz zum Ulcus* ventriculi die Muscularis mucosae nicht durchbrechen u. ohne Narben abheilen; Vorkommen v. a. bei Patienten in schweren Streßsituationen, z. B. nach schweren Verbrennungen, Polytrauma, Mehrorganinsuffizienz u. a., auch durch alimentär-toxische u. medikamentöse Noxen bedingt; **c)** phlegmonöse G.: bakterielle Kontamination (Staphylokokken

Streptokokken, Escherichia coli u. a.) von Schleimhautdefekten mit eitriger Entzündung der Submukosa u. Ausbreitung in andere Wandschichten (cave: Durchwanderungsperitonitis, Perforation); **d)** postoperative Refluxgastritis nach Magenresektion od. Pyloroplastik u. Vagotomie infolge Reflux von alkalischem Duodenalsaft; **Klinik:** Völlegefühl, Magenschmerzen (besonders nach Nahrungsaufnahme), Überkeit, Inappetenz, Erbrechen, bei erosiver G. zusätzlich chronische od. akute Magenblutung; **Diagnostik:** Gastroskopie mit Biopsie; **Therapie:** Nahrungskarenz od. Diät, Ausschaltung von Noxen, evtl. Antazida; bei erosiver G. Behandlung wie bei Ulcus ventriculi, bei phlegmonöser G. hochdosierte Antibiotikagabe; **2. chronische G.** (i. d. R. primär chronische G.): in bioptischen Magenschleimhautpräparaten kann als mögliche Ursache häufig Helicobacter pylori mikroskopisch bzw. nach Anfärbung histologisch nachgewiesen werden. **Vorkommen:** v. a. höheren Alter, häufig als chronische atrophische G.; sekundäre Formen der G. kommen v. a. bei chronischer Urämie, als Stauungsgastritis, bei Herzinsuffizienz od. portaler Hypertension u. bei Nahrungsmittelallergie vor; **Klinik:** häufig symptomlos, evtl. Schmerzen, Brechreiz, Übelkeit; **Diagnostik:** Gastroskopie mit Biopsie; **Therapie:** oft symptomatisch (kleine Mahlzeiten, Diät, Salzsäure-Präparate), ggf. Wismut-Salze zur Therapie der Infektion mit Helicobacter pylori; aus dem Bereich der Phytotherapie kommt die Behandlung mit Eibisch*, Leinsamen* u. Odermennig*, traditionell mit Angelika, Condurangorinde, römischer Kamille u. Mentzelia, homöopathisch auch mit Aloe, Gelsicum, Colchicum autumnale, Gänsefingerkraut, Knoblauch, Küchenschelle, Löwenzahn, Podophyllum peltatum u. Zaunrübe in Betracht. Vgl. Enteritis.

**Gastro|entero|logische Basis|diät** (↑; gr. εντερον Darm, Eingeweide; logie-*; βάσις Schritt, Grundlage; Diät*) f: s. Basisdiät, gastroenterologische.

**Gastro|kardialer Sym|ptomen|kom|plex** ↑; gr. καρδία Herz, Magenmund; Symptom*) m: syn. Roemheld*-Syndrom.

**Geburts|system** n: (ethnomed.) Bez. für denjenigen Anteil eines Medizinsystems*, der nicht nur den Gebärvorgang, sondern den gesamten Verlauf der Geburt beinhaltet, wie er in das jeweilige kulturelle System eingebettet ist. Die Geburt im ethnomedizinischen Sinne umfaßt also das Ende der Schwangerschaft, das Gebären u. die erste Zeit mit dem Kind. Jede Gesellschaft hat ihre sozialen Organisationen u. Technologien im Umgang mit Geburt. Dazu gehört ein System von Ideen u. Verhalten für das Coping* mit der Lebenskrise Geburt. Der Medizintransfer kann zu einer bedenklichen Be-

einträchtigung eines G. durch Modernisierung der Geburtsbetreuung führen; die Beschränkung der Geburtshilfe auf den Gebärvorgang gerät in Konflikt mit anderen, kulturell festgelegten Formen des Umgangs mit der Geburt (Sich 1982).

**Gefäß|krankheit:** Angiopathie; s. Verschlußkrankheiten.

**Gefrier|kost:** s. Tiefkühlkost.

**Gegen|sensibilisierung** (lat. sensibilis der Empfindung fähig): Abk. GS; syn. Theurer-Therapie; Verfahren nach Karl E. Theurer (1956), bei dem das Eigenblut des Menschen mit Aluminiumhydroxid u. Kieselsäure als sog. Serumaktivator versetzt wird u. daraus potenzierte Eigenblutpräparate (von D2 – D12) hergestellt werden. Hierbei werden endogene Krankheitsprodukte u. insbesondere Antikörper zu eigener Antigenität „verfremdet", so daß es zur Bildung von Antikörpern, Anti-Antikörpern u. Anti-Idiotyp-Antikörpern kommt; darüber hinaus sollen Abwehrproteinasen produziert werden. Das Prinzip zur Bildung von blockierenden Antikörpern soll zum Desensibilisierungserfolg der Behandlung beitragen u. zur spezifischen Senkung von bereits vorhandenen Antikörpertitern bzw. anderer allergisierender Krankheitsstoffe führen. Gabe der homöopathisierten Präparate in aufsteigender Dosierung; Applikation entweder subkutan od. oral. **Anw.:** bei Rhinitis allergica, Asthma bronchiale, diversen Hauterkrankungen. **Kontraindikationen:** gleichzeitige immunsuppressive Therapie. Wirkungsmechanismus u. klinische Wirkung des Verfahrens sind wissenschaftlich umstritten. Vgl. Eigenbluttherapie.

**Gehirn|erschütterung:** s. Commotio cerebri.

**Geiß|raute:** Galega officinalis; mehrjährige Staude aus der Familie der Schmetterlingsblütler, Fabaceae; **Arzneidroge:** während der Blütezeit gesammelte u. getrocknete oberirdische Teile (Galegae herba); **Inhaltsstoffe:** Guanidinderivate (Galegin, Hydroxygalegin), Alkaloide (Peganin), Flavonoide, Steroide; **Wirkung:** aggregationshemmend, hypoglykämisch, laktagog; **Verw.:** Teeaufgüsse u. a. galenische Zubereitungen **traditionell** bei Harnweginfektionen u. ungenügender Milchbildung; **NW:** aus heutiger Sicht ist die Verwendung der G. als Antidiabetikum od. bei den schwankenden Galegingehalts u. möglicher toxischer Wirkungen problematisch; die Wirksamkeit ist nicht belegt.

**Geistes- und Gemüts|sym|ptome** (Symptom*) n pl: im Bereich der Homöopathie Bez. für krankheitsbegleitende Veränderungen im geistig-seelischen Bereich, die manchmal noch vor der körperlichen Manifestation einer Erkrankung wahrnehmbar werden; bei deutlicher Ausprägung werden sie wegen ihrer hohen Arzneimittelspezifität bei der Arzneimittelwahl* entsprechend hoch gewichtet (s. Hierarchisierung). Ausnahmen sind Krankheitszustände, deren Schwerpunkt im Geistes- u. Gemütsbereich liegen, bei denen die G.- u. G. trotz deutlicher Ausprägung weniger verwertbar sind. Problematisch in der Bewertung sind außerdem die forcierte Suche des Behandlers nach arbeitserleichternden G.- u. G., die Über- od. Fehlinterpretation aufgrund der Psychodynamik des Behandlers u. die Abgrenzung zu individuellen Eigenheiten des Patienten ohne Krankheitswert.

**Geist|heilung:** transkulturelle Erscheinung, bei der eine Heilung durch Geistheiler erfolgt, die sich als Medium, Vermittler „kosmischer od. göttlicher Energien" sehen; bekannte Formen sind z. B. das Handauflegen* u. das Fernheilen*. Vgl. Schamane.

**Gelber Enzian:** s. Enzian, gelber.

**Gelbes Katzen|pfötchen:** s. Ruhrkraut.

**Gelb|wurz:** Curcuma domestica, syn. Curcuma longa, Kurkuma; Pflanze aus der Familie der Ingwergewächse, Zingiberaceae; **Arzneidroge:** gebrühter u. getrockneter Wurzelstock (Curcumae domesticae rhizoma); **Inhaltsstoffe:** 3 – 5 % ätherisches Öl (laut DAC 1986 mindestens 3 %) mit 60 % Sesquiterpenketonen (Tur-

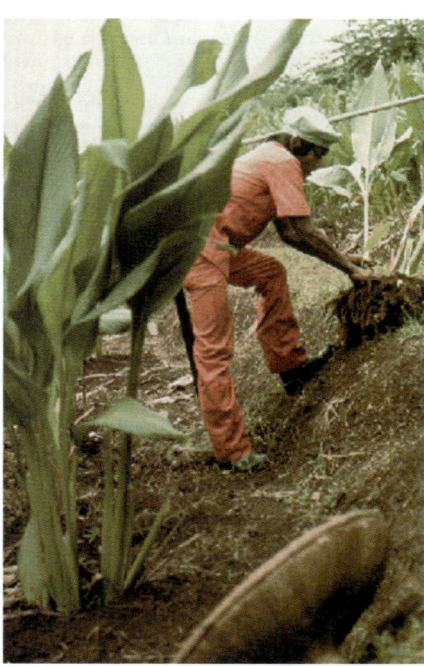

Gelbwurz

merone, Curlon, Atlanton), 25 % Zingiberen, Curcumol; im Rhizom 3 – 5 % Curcuminoide (Curcumin, Desmethoxycurcumin, Bisdesmethoxycurcumin u. a.); **Wirkung:** choleretisch, cholekinetisch, hepatoprotektiv, antihepatotoxisch, antiinflammatorisch (Hemmung der Prostaglandinsynthese), antimutagen, tumorhemmend, lipidsenkend, antioxidativ, antimikrobiell, sedativ, insektenrepellent, antifertil; **Verw.:** innerlich bei dyspeptischen Beschwerden, besonders bei Völlegefühl nach den Mahlzeiten u. Meteorismus; **traditionell** auch bei Diarrhoe, Bronchitis u. Gelbsucht sowie Wurmbefall; äußerlich bei Prellungen sowie bei entzündlichen u. septischen Erkrankungen von Haut u. Auge; die Wirksamkeit bei diesen Anwendungsgebieten ist aufgrund der belegten Wirkungen plausibel. Das gepulverte Rhizom wird hauptsächlich als Gewürz (Hauptbestandteil des sog. Curry), zum Färben von Lebensmitteln u. zum Fernhalten von Vorratsschädlingen verwendet. **NW:** bei längerem Gebrauch bzw. Überdosierung Magenbeschwerden; **Kontraindikationen:** Verschluß der Gallenwege, Gallensteine. Vgl. Gelbwurz, javanische.

**Gelb|wurzel, kanadische:** Hydrastis canadensis; Pflanze aus der Familie der Hahnenfußgewächse, Ranunculaceae; **Arzneidroge:** Wurzelstock (Hydrastis rhizoma); **Inhaltsstoffe:** Hydrastin, Berberin, Canadin, Meconin, Phytosterin, Zucker, Harz, Fett; **Wirkung:** hämostyptisch; **Verw.:** als Hämostatikum bei uteriner Blutungen (Extractum Hydrastis fluidum); **traditionell** zur ausleitenden Therapie über den Magen-Darm-Trakt; **homöopathische** Zubereitungen aus dem getrockneten Wurzelstock mit Wurzeln bei Aphthen, zähen, eitrigen Sekreten, Gallenerkrankungen.

**Gelb|wurz, javanische:** Curcuma xanthorrhiza, syn. Curcuma zanthorrhiza, javanische Kurkuma; Pflanze aus der Familie der Ingwergewächse, Zingiberaceae; **Arzneidroge:** in Scheiben geschnittener, getrockneter Wurzelstock (Curcumae xanthorrhizae rhizoma, indonesische Bez. Temoe lawak); **Inhaltsstoffe:** 3 – 12 % ätherisches Öl (laut DAB mindestens 5 %) mit (+)-α-Phellandren, Borneol, Campher, Cineol (zusammen 10 %) u. a.; das phenolische Sesquiterpen Xanthorrhizol ist artspezifisch u. dient zur Unterscheidung der Droge von Gelbwurz* 0,8 – 2 % Curcuminoide (laut DAB mindesten 1,0 % Dicinnamoylmethan-Derivate, berechnet als Curcumin), hauptsächlich Curcumin u. β-Cumaroylferuloylmethan, das in Curcuma domestica kaum vorkommt; 30 – 40 % Stärke; **Wirkung:** choleretisch, cholekinetisch, lipidsenkend, antitumoral, antiinflammatorisch, sedativ u. insektizid; **Verw.:** bei dyspeptischen Beschwerden; **traditionell** auch bei Leber- u. Gallebeschwerden; **NW:** bei längerem Gebrauch

Magenbeschwerden; **Kontraindikation:** Verschluß der Gallenwege, Gallensteinleiden.
**Gelée royale** f: syn. Bienenköniginnenfuttersaft*.
**Gelenk|erkrankungen:** Funktionseinschränkungen im Bereich eines od. mehrerer Gelenke, aufgrund von Verletzungen od. degenerativen, entzündlichen u. rheumatischen Veränderungen; s. Arthritis, Arthrose, Erkrankungen, rheumatische.
**Gelenk|pflege:** krankengymnastische Übungen zur Funktionserhaltung von Gelenken bei Arthrose, Arthritis u. zur Kontrakturenprophylaxe*.
**Gelidium amansii** n: s. Agar.
**Gelier|mittel:** s. Dickungs- und Geliermittel.
**Gelo|punktur** (lat. gelare erstarren machen, verdichten; lat. punctio Einstich) f: Verfahren nach W. Preusser (Bestandteil der Gelosentherapie*) mit dem Ziel, Gelosen durch Nadelstichmanipulation zur Rückbildung zu bringen. **Technik:** Einölen der betreffenden Hautareale, Einstechen (ca. 1 mm tief) einer Akupunkturnadel od. feinen Injektionskanüle über dem getasteten Gelosenknoten. Erfolgskontrolle durch leicht massierenden Finger, der den Knoten nach der Behandlung nicht mehr tasten darf. Nach dieser Prozedur sollte ein leichtes „Durchstreifen" des Gewebes möglich sein. Bei der Verwendung von Kanülen ist die gleichzeitige Applikation von phyto- od. homöopathischen Arzneimitteln in die Areale u. deren zugehörige Reflexzonen möglich. Die Behandlungsfolge wird gern als „Rundweg" durchgeführt, d. h., es werden vom Kiefer-Halsbereich über Brust-, Bauch-, Kreuz- u. Lendenregion u. wieder kranialwärts paravertebral bis zur Schulter-Hals-Region Gelosen gesucht u. behandelt. **Anw.** u. **Kontraindikationen:** s. Gelosentherapie. Vgl. Gelotripsie.
**Gelose** (↑; -osis*) f: Veränderung des Subkutangewebes v. a. durch degenerative Alterungsprozesse; in der Alternativmedizin Bez. H. Schade, 1919) für palpable Kolloidveränderungen in Haut, Bindegewebe od. Muskeln (Irritation der Verschieblichkeit, Faltbarkeit u. Dehnbarkeit sowie erhöhte Elastizität u. verminderte Eindrückbarkeit, insbesondere am Rücken), die durch fehlerhafte Regulierung der Durchblutung u. Gefäßpermeabilität u. des bindegewebigen Wachstums zu Wassereinlagerung (Quellung) od. Wasserabgabe (Einziehung) führen u. auf einen unausgeglichenen Zustand infolge der Erkrankung eines der jeweiligen Reflexzone (Bindegewebszone nach Dicke) zugeordneten Organs hinweisen sollen. G. können verschiedene Qualitäten haben: **heiße G.** bezeichnen einen Zustand der Fülle u. treten meist am Anfang einer Erkrankung auf. **Kalte**

G. (leere G.) deuten auf chronische Prozesse od. Schwächezustände hin; dazwischen liegen die sog. **Übergangsgelosen. Therapie:** Überführung des kolloidalen Gelzustandes der Gewebe in einen Solzustand durch Massage (Bindegewebemassage*, Gelotripsie*), Wärmeanwendung, ausleitende Verfahren (z. B. Schröpfen*), Neuraltherapie*, Gelopunktur* od. Gelosentherapie*.
**Gelosen|therapie** (↑; ↑; Therapie*) f: Behandlung einer Gelose*; bei Massage od. Stichmanipulation dieser Veränderungen soll es bis zur vollständigen Rückbildung der Tastbefunde kommen. Die reflektorische bzw. regulatorische Beeinflussung der autonomen vegetativen Peripherie mit den Symptomen des peripheren Irritationssyndroms* durch Gelosen soll ihre Behandlungsbedürftigkeit erklären. Die Gelopunktur* ist ein Teil einer allgemeinen G., die als autoregulatives Verfahren Aspekte der manuellen Behandlung („Gelenkblockierungen"), Immunmodulation*, Toxinausleitung u. der Ordnungstherapie* beinhaltet. Wissenschaftlich umstrittenes Verfahren; insbesondere besteht eine unterschiedliche Auffassung darüber, ob die Gelose ausschließlich Bindegewebe od. (als myofaszialer Maximalpunkt) verhärtete Faserzüge von Skelettmuskulatur u. Faszien darstellt; in diesem Fall sollte nicht von Gelose, sondern von Tendomyose u. Triggerpunkt gesprochen werden. **Anw.:** bei lokalen Schmerzzuständen, Arthrose, Lumbago, Ischialgie, Kopfschmerz, psychovegetativem Syndrom; in der Geriatrie u. der Prävention. **Kontraindikationen:** infizierte, tumoröse Areale, Gerinnungsstörungen, bekannte Allergien gegen Begleitmedikationen. Vgl. Gelotripsie.
**Gelo|tripsie** (↑; gr. τρίβειν reiben, abnützen) f: von Max Lange eingeführte Methode zur Behandlung einer Gelose*; als technische Hilfe verwendete Lange ein stielartiges Holzstück mit abgerundetem Kopf, mit dem er die Gelose zerdrückte. Heute erfolgt die G. durch sterile Nadeln (s. Gelopunktur) od. lokale, knetende Massage der Punkte (Lange war der Auffassung, daß die Gelosen nicht im Bindegewebe, sondern in der Muskulatur liegen). Im Bereich der Massage stellt die G. eine Sonderform der Reibung*, d. h. eine tiefe Friktionstechnik dar, die am Ort der stärksten Muskelverhärtung durchgeführt wird u. oft zu lokaler Hämatombildung bei der Zerreibung der Gewebeverhärtungen führt. Gelosentherapie.
**Gelsemium** n: G. sempervirens, falscher Jasmin; Schlingstrauch aus der Familie der Loganiaceae; **Arzneidroge:** getrockneter Wurzelstock mit Wurzeln (Gelsemii rhizoma); **Inhaltsstoffe:** Indolalkaloide (Gelsemin, Gelsemicin, Gelsedin, Sempervirin), ätherisches Öl u. Gerbstoffe; **Wirkung:** auf das Zentralnervensystem

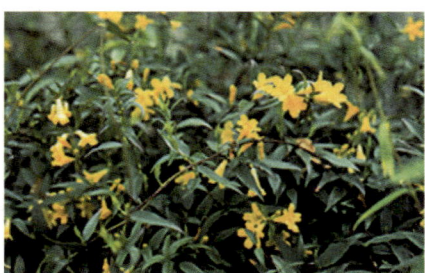

Gelsemium

erst anregend, dann dämpfend; analgetisch; **Verw.:** als Extrakt **traditionell** bei Unruhezuständen, Krämpfen, Fieber, Trigeminusneuralgie, Zahnschmerzen, Rheuma, akuten Entzündungen der Lunge u. Pleura sowie Keuchhusten. Die Wirksamkeit bei den beanspruchten Anwendungsgebieten ist nicht belegt. **NW:** Intoxikationen durch den Alkaloidgehalt; Anzeichen von Vergiftungserscheinungen sind

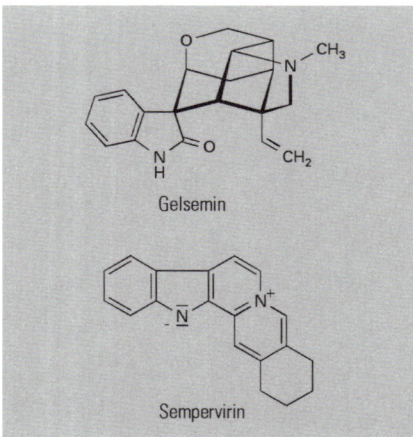

Gelsemin

Sempervirin

Gelsemium:
Inhaltsstoffe

Lidsenkung, Mydriasis, Sehschwäche, Asthenie, Depression. **Homöopathische** Zubereitungen aus frischem Wurzelstock bei Kopfschmerz, nervösen Störungen, Infektionen, Lähmungen u. Krampfleiden.

**Gemeiner Schnee|ball:** s. Schneeball, gemeiner.

**Gemeiner Trompeten|baum:** s. Trompetenbaum, gemeiner.

**Gemeiner Weiß|dorn:** s. Weißdorn, gemeiner.

**Gemeines Katzen|pfötchen:** s. Katzenpfötchen, gemeines.

**Gemeines Seifenkraut:** s. Seifenkraut, gemeines.

**Gemeinschaft, therapeutische:** (ethnomed.) soziale Gruppe, die Therapiemaßnahmen berät, vorbereitet u. möglicherweise selbst durchführt; sie hat eine Vermittlerfunktion zwischen dem Leidenden u. Spezialisten; besondere Bedeutung in nichtwestlichen Kulturen, in denen Krankheit weniger als individuelles denn als kollektives Phänomen aufgefaßt wird.

**Gemma** (lat. Knospe) f: Bez. für phytotherapeutisch angewendete Blattknospen (z. B. Populi gemmae, Blattknospen der Pappel).

**Gemüts|sym|ptome** (Symptom\*) n pl: s. Geistes- und Gemütssymptome.

**Generika** n pl: Fertigarzneimittel\*, die unter einem (nicht geschützten) Freinamen (sog. Generic name) im Handel sind.

**Genista tinctoria** f: Färberginster\*.

**Genius epidemicus** (lat. genius Schutzgeist) m: Bez. für eine kleine Auswahl von homöopathischen Arzneimitteln, die sich bei einer gehäuft auftretenden akuten Erkrankung (Epidemie, z. B. Grippe) für die überwiegende Mehrzahl der Fälle als passend erweist. Praktisch läßt sich der G. e. ermitteln, indem die Symptome mehrerer Patienten zusammengefaßt u. repertorisiert werden (s. Repertorisierung). Diese Art der Arzneimittelwahl ist v. a. dann sinnvoll, wenn die Krankheitsbilder von klinischen Symptomen ohne nennenswerte individuelle Abweichungen bestimmt sind u. eine konstitutionelle Behandlung nicht beabsichtigt wird. Vgl. Krankheit, festständige; Indikation, bewährte.

**Gen|technik** (gr. γενής hervorbringend, erzeugend) f: s. Lebensmittel, gentechnisch hergestellte.

**Gentiana lutea** f: gelber Enzian\*.

**Genuß|mittel:** Lebensmittel, die nicht zur Deckung des Energie- u. Nährstoffbedarfs, sondern aufgrund ihres Geschmacks bzw. wegen ihrer anregenden Wirkung od. beruhigenden Wirkung konsumiert werden; z. B. Kaffee, Tee, Kakao, alkoholische Getränke u. Tabakwaren; im Zusammenhang mit der Entstehung von Zivilisationskrankheiten\* insbesondere Nicotin (Tumoren, Herz-Kreislauf-Erkrankungen) u. Alkohol (Lebererkrankungen, Alkoholkrankheit), i. w. S. auch Zucker, da die genußorientierte Ernährungsweise (Süßgeschmack) zu überhöhter Nahrungsenergiezufuhr u. Übergewicht führen kann.

**Genuß|wert:** s. Lebensmittelqualität.

**Geo|pathie** (gr. γῆ Erde, Boden, Gebiet -pathie\*) f: Bez. für ein umfangreiches, physikalisch nicht nachgewiesenes System von Hypothesen zur Wirksamkeit geologischer Formationen (z. B. sog. Wasseradern\*, Erdstrahlen\*) auf biologische Systeme u. die Gesundheit des Menschen; vgl. Erfahrungsheilkunde.

**Gerb|säure:** s. Tannin.

**Gerb|stoffe:** Oligo- u. Polyphenole pflanzlicher Herkunft (z. B. in Eichenrinde, Ratanhiawurzel, Tormentillwurzelstock) mit der Eigenschaft, Kollagen zu binden (Gerben von Haut zu Leder); Einteilung medizinisch verwendeter G. in Catechin-G., Tannin-G. u. Lamiaceen-G.; **Wirkung:** Bildung einer Koagulationsmembran auf Schleimhäuten, adstringierend, reizmildernd, antiphlogistisch, antimikrobiell, sekretionshemmend; **Verw.:** äußerlich zur Wundbehandlung, bei Entzündungen, Hämorrhoiden; innerlich bei dyspeptischen Beschwerden, Diarrhoe sowie als Antidot bei Alkaloid- u. Schwermetallvergiftungen.

**Germer, weißer:** syn. weiße Nieswurz, Veratrum album; Pflanze aus der Familie der Liliengewächse, Liliaceae; **Arzneidroge:** getrockneter Wurzelstock mit Wurzeln (Veratri rhizoma); **Inhaltsstoffe:** Veratrumalkaloide Protoveratrin A u. B u. Germerin, weitere Alkaloide,

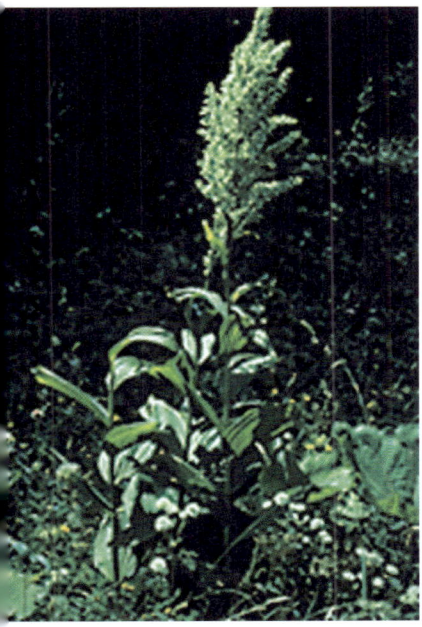

ermer, weißer

lkamine, Glykoside, Fett, Stärke, Zucker; **Wirkung:** stark giftig und blutdrucksenkend; **Verw.:** homöopathische Zubereitungen aus dem getrockneten Wurzelstock bei Kollapszuständen, Diarrhoe, Dysmenorrhoe.

**Gerson-Diät** (Max Bernhard G., Arzt, Bielefeld, USA, 1881–1959; Diät*) f: Diätform, die zunächst als Therapie der Lungentuberkulose, später als sog. Krebsdiät* zur Entgiftung des Organismus durch salzarme Kost propagiert wurde; Verzehr großer Mengen an frisch u. salzlos zubereiteten Säften aus Früchten, Gemüsen u. Blättern, die bei der Herstellung nicht mit Metallen in Kontakt kommen sollen; Verbot von Fleisch, Fisch, Milch, Eiern, Mehlspeisen, Fett, Kakao u. Kaffee. Therapieerfolge sind wissenschaftlich bisher nicht nachzuweisen.

**Gersten|korn:** s. Hordeolum.

**Geruchs|kor|rigenzien** (lat. corrigere berichtigen, verbessern) n pl: Arznei- u. Lebensmitteln zugesetzte Stoffe zur Verbesserung des Geruchs (u. des Geschmacks); vgl. Aromastoffe.

**Gesamtheit der Sym|ptome** (Symptom*): auch Totalität der Symptome; Begriff in der Homöopathie* für die Zusammenfassung aller Symptome eines Patienten, insbesondere der seit Beginn einer Erkrankung vorhandenen, neu aufgetretenen od. veränderten; gelegentlich kann auch ein einzelnes, den Fall wesenhaft kennzeichnendes Symptom als G. d. S. verstanden werden (Inbegriff* der Symptome). Vgl. Schlüsselsymptom.

**Gesamt|thymus|extrakt** (gr. θύμος Brustdrüse; Extractum*) m: auch THX; erstmals von dem schwedischen Arzt Elis Sandberg 1938 entwickelter Thymusextrakt aus Kalbsbriesdrüsen (von ihm als Nr. X bezeichnet); der G. enthält etwa 30 unterschiedliche Thymusfaktoren (in ihrer Mehrzahl Polypeptide) u. wird in einer Menge von 5 ml streng intramuskulär (meist intraglutäal) kurgemäß appliziert. **Wirkung:** Verschiedene Thymusfaktoren (syn. Thymuspeptide, Thymosine) sind für die Ausreifung von T-Lymphozyten wichtig u. wirken immunmodulativ; auch endokrine Funktionen werden diskutiert; insbesondere wird eine Suppressionswirkung von Thymuslymphozyten vermutet. **Anw.:** bei Abwehrschwäche, Autoimmunkrankheiten, Allergien, Arthrose, Arthritis; in der Geriatrie zur adjuvanten Tumortherapie. **NW:** lokale Reaktionen, grippeähnliche Symptome, Fieber, allergische Reaktion vom Soforttyp; **cave:** nie intravenös applizieren. **Kontraindikationen:** totale Knochenmarkaplasie, Hyperthyreose, Basedow-Krankheit, Neigung zu Hypoglykämie u. -kalzämie, erstes Trimester der Schwangerschaft, Kortikosteroid- od. Antikoagulanzientherapie. Die Wirksamkeit ist wissenschaftlich nicht gesichert. Vgl. Thymustherapie, Zelltherapie.

**Geschmacks|stoffe:** bei Zimmertemperatur i. a. nicht flüchtige saure, süße, bittere od. salzig schmeckende Verbindungen, die nur mit den Geschmacksrezeptoren wahrgenommen werden; vgl. Aromastoffe.

**Geschmacks|verstärker:** Lebensmittelzusatzstoffe*, die in geringen Mengen den Eigengeschmack u. die Würzung von Lebensmitteln verstärken od. betonen, ohne selbst einen auffallenden Geschmack zu besitzen; z. B. Natriumglutamat, Maltol.

**Geschwür:** s. Hautulzeration, Ulcus cruris, Ulcus duodeni, Ulcus ventriculi.

**Gesichts|aku|punktur** (Akupunktur*) f: s. Akupunktur.

**Gesichts|guß:** Guß* nach Kneipp zur Erfrischung u. Anregung, bei dem der von unten kommende Wasserstrahl auf dem vornübergebeugten Gesicht um Nase, Mund u. Augen kreist; **Anw.:** als thermisches Regulationstraining, zur Abhärtung gegen Infektionen, bei Kopfschmerz u. Migräne, Müdigkeit sowie beginnender Alterssichtigkeit; **Kontraindikation:** akute Erkältungskrankheit.

**Gesprächs|psycho|therapie** (Psych-*; Therapie*) f: Abk. GT; syn. klientenzentrierte Psychotherapie (C. R. Rogers); Form der Beratung bzw. Psychotherapie*, bei der das Verhalten des Beraters bzw. Therapeuten durch Echtheit, nicht an Bedingungen gebundene Akzeptanz des Klienten u. Empathie gekennzeichnet ist; der therap. Prozeß wird dabei vom Therapeuten auf nichtdirektive Art als Beziehungsangebot eingeleitet. Gelingt die Beziehung, führt sie über die Selbstaktualisierung zu einer Änderung des Selbstkonzepts u. damit zu einer Reduktion des inkongruenten Erlebens beim Klienten.

**Gestalt|therapie** (Therapie*) f: tiefenpsychologische Form der Psychotherapie*, die auf Elementen aus Psychoanalyse, Gestaltpsychologie, Feldtheorie, Phänomenologie, Hermeneutik, Existenzphilosophie u. bestimmten Meditationsformen basiert (F. Perls); gekennzeichnet ist die G. durch einen gegenwarts- u. personenzentrierten Ansatz („Hier und Jetzt", „Ich und Du"), ein ganzheitliches Verständnis von Körper, Geist u. Seele u. die Betonung von Selbstverantwortlichkeit u. Selbstregulierungsfähigkeit des Menschen. Über direktes Erleben („Was fühle, denke, tue, vermeide ich jetzt?") sollen Blockierungen im Wahrnehmen, Erleben u. Handeln aufgelöst u. die vorhandenen Potentiale freigesetzt werden (Therapieziel: Selbstbewußtheit).

**Gestaltungs|therapie** (↑) f: s. Therapie, künstlerische.

**Gesundheit: 1.** i. w. S. nach der Definition der WHO der Zustand völligen körperlichen, geistigen, seelischen u. sozialen Wohlbefindens; **2.** i. e. S. das subjektive Empfinden des Fehlens körperlicher, geistiger u. seelischer Störungen od. Veränderungen bzw. ein Zustand, in dem Erkrankungen u. pathologische Veränderungen nicht nachgewiesen werden können; **3.** im sozialversicherungsrechtlichen Sinn der Zustand, aus dem Arbeits- bzw. Erwerbsfähigkeit resultiert. Vgl. Gesundheitsrecht, Krankheit.

**Gesundheit, eßbare:** von Michael L. Möller (Arzt, geb. 1937) geprägte Bez. für Rohkost*-Ernährung unter weitgehender Anlehnung an die Instinktotherapie* nach Burger; die Ursachen für die Prägung der Eßgewohnheiten werden in der ersten Mahlzeit im Leben eines Menschen (sog. MutterMahl) gesehen. Änderungen der Eßgewohnheiten werden erschwert, weil sie immer eine Auseinandersetzung mit der Mutter bedeuten.

**Gesundheits|förderung, ayur|vedische:** im Ayurveda* wird von einem sehr umfassenden Gesundheitsbegriff ausgegangen; nach Sushruta kann nur derjenige wahrhaft gesund genannt werden, dessen Doshas* u. Agnis* im Gleichgewicht stehen, dessen Dhatus* gut aufgebaut u. genährt sind u. dessen Malas* richtig ausgeschieden werden. Weiterhin sollten seine körperlichen u. geistigen Aktivitäten in einem ausgewogenen Verhältnis zueinander stehen u. er sich sinnlich, mental u. spirituell glücklich fühlen. Damit ist auch ausgedrückt, daß es der a. G. nicht nur darum geht, ein langes, gesundes u. aktives Leben zu ermöglichen, sondern auch darum, gemeinsam auf dem Weg der Selbstverwirklichung (Moksha) voranzukommen. In diesem Sinne kann Yoga* als ein Teil des Ayurveda angesehen werden.

Gesundheitsbewußtes Verhalten bezieht sich zunächst auf die Tagesroutinen sowie eine den Jahreszeiten angepaßte Lebensweise. Zu den Tagesroutinen gehören frühzeitiges Aufstehen, Toilette u. Körperpflege (insbesondere die Pflege der Zähne, der Zunge, des Mundes, der Augen, der Nasenhöhlen u. der Gehörgänge sowie des Gesichts), dann die Meditation, Pranayama u. Asanas* sowie die Körpermassage u. das warme Bad. Für die Ernährung, die Bewegung, das Verhalten u. den Schlaf gibt es grundsätzlich Empfehlungen u. Regeln, es müssen aber auch die individuelle Konstitution u. die jahreszeitlichen Schwankungen berücksichtigt werden. Besondere Bedeutung kommen der ethischen Lebensweise sowie der Kontrolle der sexuellen Energie zu. Bei unethischem Verhalten geraten die mentalen Doshas Rajas u. Tamas unweigerlich aus dem Gleichgewicht u. können dann die verschiedensten psychischen od. psychosomatischen Erkrankungen verursachen. Bei ungezügeltem Sexualleben dagegen kommt es, als Folge des Verlustes von Shukra Dhatu, zur Reduktion von Ojas (Ojakshaya) u. damit zur Schwächung der Abwehrkraft u. Vitalität (vgl. Physiologie, ayurvedische). Wem aber diese Kontrolle gelingt, der kann über einen gesunden Körper seine volle Intelligenz u. ein gutes Gedächtnis verfügen u. sich eines langen Lebens erfreuen. Vgl. Rasayana, Vajikarana.

**Gesundheits|recht:** 1. (allg.) das „Recht auf Leben u. körperliche Unversehrtheit" nach Art. 2 Abs. 2 GG; vgl. Gesundheit; 2. gesetzliche Grundlagen z. B. zur Regelung des Arztwahlrechts des Patienten, zum ärztlichen Berufsrecht (z. B. Beratungs- u. Aufklärungspflicht), zur Arzthaftung, zur Regelung von Zwangseinweisungen u. -behandlungen; 3. als Kernbereich das SGB V (zuletzt geändert durch Gesetz vom 19.12.1998, BGBl. I S. 3853) im Gesundheits-Reformgesetz von 1988 (BGBl. I S. 224), geändert durch das Gesundheitstrukturgesetz (Abk. GSG; BGBl. 1992 I S. 2266, zuletzt geändert durch Gesetz vom 23.6.1997, BGBl. I S. 1520) in Verbindung mit Bestimmungen der RVO bzw. gesetzlichen Kranken-, Unfall- u. Rentenversicherungen, Kriegsopferversorgung u. weiteren Sonderbereichen (Einbezug versicherungsrechtlicher Ansprüche in den ostdeutschen Bundesländern ist durch den Einigungsvertrag 1990 erfolgt). Das Gesundheitsstrukturgesetz greift erstmals in die strukturellen historischen Eigenheiten des deutschen G. ein: Erhaltung des Krankenscheinsystems unter Verzicht auf marktwirtschaftliche Sparanreize bei staatlicher Intervention u. a. durch Belastungen der Kassenärztlichen Vereinigungen u. der Pharmaindustrie, mit Budget-Vorgaben, degressiver Gestaltung der medizinischen Leistungsentgelte, kassenübergreifendem Risikostrukturausgleich mit erweitertem Wahlrecht der Versicherten, Änderung der Struktur der Laborleistungen zugunsten ambulanter Betreuung, Berufslenkung durch bedarfsgeregelte Kassenarztzulassungen (§ 101 GSG; weiterer Reformbedarf derzeit u. a. wegen Finanzierungslücken absehbar) u. a.; 4. dem präventiven, aktiven u. repressiven Gesundheitsschutz dienende gesetzliche Vorschriften, z. B. Seuchen- u. Betäubungsmittelgesetze, Laborverordnungen; 5. das stark von EU-rechtlichen Bestimmungen geprägte Arzneimittel-, Kosmetika-, Lebensmittel- u. Diätrecht; 6. das nur wenig von EU-Recht geprägte Arbeits- u. Sozialrecht; 7. gesundheitsrechtliche Bedeutung aufweisende Bestimmungen des Verkehrs- u. Strafrechts sowie des Umweltschutzrechts (Immissions-, Chemikalien- u. Schadstoffrecht, Abfallbeseitigungs- u. Umwelthaftungsrecht); 8. das Recht der Heilberufe (weitgehend EU-weit kompatibel); 9. Bestimmungen über sog. Medizinprodukte u. deren Zubehör (Gesetz über Medizinprodukte – Medizinproduktegesetz – MPG) vom 2.8.1994 (BGBl. I S. 1963, geändert durch Gesetz vom 6.8.1998, BGBl. I S. 2005) als Umsetzung von EU-Richtlinien.

**Gesundheits|struktur|gesetz:** Abk. GSG; ↑ Gesundheitsrecht.

**Gesundheits|training** n: Training, das auf den Erhalt u. die Optimierung des individu-

ellen Gesundheitsgefühls sowie der psychophysiologischen Fähigkeiten u. Fertigkeiten des Menschen zur aktiven Gesundheitsförderung im Alltag gerichtet ist; Ziel ist es, die physiologischen (z. B. Atmung, Bewegung, Ernährung, Entspannung), psychologischen (z. B. Gefühle) u. sozio-kognitiven (z. B. Gesundheitsbewußtsein, Konfliktbewältigung, Umweltverhalten, Lebensorientierung) Verhaltenskomponenten in Richtung Gesundheit zu verbessern u. ein praxisbezogenes Lebensstilmanagement für u. mit dem Individuum zu entwickeln. Vgl. Autoregulation, Medizin, autoregulative.

**Gesundheits|verhalten:** Verhalten im Hinblick auf die Erhaltung der Gesundheit; bestimmt von individuellen u. kollektiven Normen, vom Informationsgrad (s. Laientheorien), von individuellen Erfahrungen mit eigener od. fremder Krankheit (Krankheitskonzept*) u. von psychosozialen Rahmenbedingungen; vgl. Krankheitsverhalten, Ordnungstherapie.

**Gesundheits|verträglichkeit:** ernährungsmedizinische Bez. für die Auswirkungen der Ernährung auf den körperlichen, geistigen u. seelischen Gesundheitszustand des Menschen, die von den direkten Einflüssen der verzehrten Nahrung abhängen; vgl. Lebensmittelqualität.

**Geum urbanum** n: Nelkenwurz*.

**Gewebe|nosode** (Nosode*) f: aus Gewebeextrakten hergestellte Nosode*, die meist zur Entgiftung* eingesetzt wird; die Elektroakupunktur nach Voll (s. Elektroakupunktur) u. ähnliche Verfahren verwenden häufig Nosoden in aufsteigender Reihenfolge (KUF-Reihen genannt), ebenso die Homotoxikologie*. Vgl. Homöopathie.

**Gewichts|re|duktions|programme** (lat. reductio Zurückführung) n pl: s. Reduktionsdiät.

**Gicht:** in akuten Schüben od. primär chronisch verlaufende Purinstoffwechselstörung, die durch Abscheidung von harnsauren Salzen an verschiedenen Körperstellen, besonders in den Gelenken (Arthritis urica) u. deren Umgebung, charakterisiert ist; **Formen: 1.** primäre G.: angeborener Stoffwechseldefekt (zu 95 % sind Männer betroffen); 12–25 % der Verwandten von Gichtkranken sind hyperurikämisch, aber nur 0,1–0,8 % der Gesamtbevölkerung. Exogene Faktoren haben eine manifestationsfördernde u. anfallauslösende Wirkung (purin- u. aminosäurereiche Nahrung, Alkoholgenuß, körperliche Anstrengung, Unterkühlung); **2.** sekundäre G.: bei Erkrankung des hämopoetischen Systems (gesteigerter Zelluntergang) od. bei Nierenfunktionsstörungen (verminderte Ausscheidung); **klinische Stadien: 1.** asymptomatische Hyperurikämie; **2.** akuter Gichtanfall (primäre Gelenkgicht) mit uncharakteristischen Symptomen; Beginn meist nachts od. frühmorgens mit heftigen Schmerzen, in zwei Drittel der Fälle im Großzehengrundgelenk (Podagra), seltener im Sprung- od. Fußwurzelgelenk, Knie (Gonagra), Finger- od. Handgelenk (Chiragra), Schulter- u. Sternoklavikulargelenk. Das betroffene Gelenk ist hochrot, oft teigig geschwollen, heiß u. sehr druckschmerzhaft; u. U. Übergreifen der Entzündungserscheinungen auf die Umgebung; Dauer des Anfalls meist bis zum Morgen, evtl. auch einige Tage; Frösteln u. mäßiges Fieber (38,5 – 39 °C); in den nächsten Nächten meist mehrere Gelenke nacheinander befallen werden); **3.** interkritische Phase: klinisch symptomlos bei persistierender Hyperurikämie (Rezidivwahrscheinlichkeit 60 % innerhalb von 10 Jahren); **4.** chronisch-tophöse G.: massive extraartikuläre Uratablagerungen; Prädilektionsstellen der Gichttophi sind Ohrknorpel (Helix u. Anthelix), Augenlider, Nasenflügel, Schleimbeutel, Streckseiten der Ellenbogengelenke; Gelenktophi mit irreversiblen Gelenkdestruktionen; **Komplikationen:** sog. Gichtnephropathie (stadienunabhäng), u. U. Erstmanifestation bei jungen Patienten; Nephrolithiasis bei 10 – 20 % aller Gichtpatienten; arterielle Hypertonie (50 % der Patienten mit Hyperurikämie); Iridopathia urica; Auftreten weiterer Begleiterkrankungen, z. B. Fettstoffwechselstörungen, Diabetes mellitus, Adipositas, Leberschädigung; **Diagnostik:** klinisches Beschwerdebild, (labordiagnostischer) Nachweis der Hyperurikämie, insbesondere im Anfall; Sicherung durch Nachweis von Natrium-Urat-Kristallen im Gelenkpunktat od. Aspirat, z. B. aus Tophi; röntgenologischer Nachweis von Knochentophi (ausgestanzte Defekte); **Therapie:** im Anfall nichtsteroidale Antiphlogistika (Indometacin u. a.), Colchicin* als Differentialtherapeutikum, in schweren Fällen ACTH u. Kortikoide; physikalisch Ruhigstellung, feuchte kalte Umschläge, Fußbad usw.; Dauertherapie der Hyperurikämie als Rezidivprophylaxe mit Urikostatika od. Urikosurika sowie diätetisch; traditionell wird eine Vielzahl pflanzlicher Drogen (z. B. Arnika, Bitterklee, Bruchkraut, Efeu, Esche, Goldrute, Heidekraut, Klette, Löwenzahn, Meerrettich, Primel, Sassafras, Sellerie, Sumpfporst, Wacholder) angewendet; homöopathisch kommen Berberitze, Colchicum autumnale, Gartenbohne, südafrikanische Teufelskralle u. a. in Betracht.

**Giebel-Rohr:** Kunststoffrohr aus ineinander steckbaren Segments (mit jeweils 100 ml Rauminhalt) zur stufenweisen Vergrößerung des Totraums des Respirationstrakts; Anwendung i. R. der Atmungstherapie*. Die Mundatmung durch das Rohr bei verschlossener Nase führt zur Erhöhung des alveolären $CO_2$-Partialdrucks; dadurch verstärkter Atemantrieb u. Steigerung der Ventilation.

**Gift|abwehr|krankheit:** syn. Homotoxikose; aus der Homotoxikologie* stammende Bez., derzufolge Krankheiten Ausdruck einer biologisch „zweckmäßigen Abwehrmaßnahme" gegen sog. Menschengifte od. eines daraus entstandenen Folgeschadens sind. Die G. entsteht über mehrere unterschiedliche Entwicklungsphasen, die als sechs homotoxische Phasen von H.-H. Reckeweg beschrieben wurden (s. Phasenlehre).

**Gift|sumach:** Toxicodendron quercifolium, Rhus toxicodendron; Pflanze aus der Familie der Sumachgewächse, Anacardiaceae; **Arzneidroge:** Blätter (Toxicodendri folia); **Inhaltsstoffe:** Urushiol, (Gemisch aus Brenzkatechinderivaten), Gerbstoff, Gallussäure, Gummi, Harz, ätherisches Öl; **Wirkung:** giftig; **Verw.:** homöopathische Zubereitungen aus den frischen Blättern junger Triebe bei entzündlichen Hauterkrankungen, Rückenschmerzen, Lumbago, rheumatischen Beschwerden; **NW:** Urushiol ist eines der stärksten Kontaktallergene (sog. Rhus-Dermatitis); orale Aufnahme des beim Reiben od. Quetschen der Blätter austretenden Milchsaftes kann heftige Vergiftungserscheinungen (Erbrechen, Gastroenteritis, Koliken, Hämaturie, Benommenheit, Schwindel) hervorrufen.

**Gingivitis gravidarum** (lat. gingiva Zahnfleisch; -itis*) f: Entzündung des Zahnfleischs während der Schwangerschaft; **Therapie:** traditionell Anwendung von Heilerde u. Kaffeekohle mit Zitronensaft; **homöopathische** Zubereitungen aus Quecksilberzyanid.

**Ginkgo-bil oba-Ex|trakt** (Extractum*) m: Extrakt aus Ginkgo biloba (Fächerblattbaum); **Inhaltsstoffe:** Flavonolglykoside, Ginkgolide u. Bilobalide; **Wirkung:** durchblutungsförternd durch Verminderung der Plasmaviskosität sowie Hemmung der Erythrozyten- u. Thrombozytenaggregation; **Verw.:** flüssige od. feste Darreichungsformen zum Einnehmen zur Behandlung von Hirnleistungsstörungen (Gedächtnis u. Konzentrationsstörungen, depressive Verstimmung, Schwindel, Ohrensausen, Kopfschmerz u. peripheren arteriellen Durchblutungsstörungen (Claudicatio intermittens); **Dosierung:** be Hirnleistungsstörungen 120 – 240 mg Trocken extrakt/Tag in 2 od. 3 Einzeldosen über min destens 8 Wochen; bei peripheren arterielle Durchblutungsstörungen 120 – 160 mg Trocken extrakt/Tag in 2 od. 3 Einzeldosen über minde stens 6 Wochen; **NW:** sehr selten leichte Mage Darm-Beschwerden, Kopfschmerz od. allergi sche Hautreaktionen.

**Ginseng** m: Panax ginseng, syn. Pana pseudoginseng; Staude aus der Familie der Efeu gewächse, Araliaceae; **Arzneidroge:** Haupt Neben- u. Haarwurzeln (G. radix); **Inhaltsstof fe:** nach DAB 2 – 4 % Ginsenoside (Triterpensa

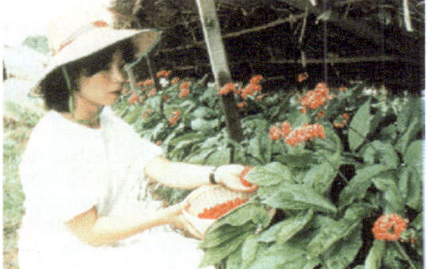

Ginseng

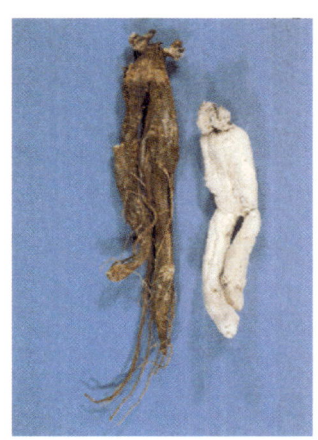

Ginseng: Wurzel

ponine); **Wirkung** des Gesamtkomplexes: immunstimulierend u. adaptogen (streßabschirmend), Verbesserung der körperlichen u. geistigen Leistungsfähigkeit; **Verw.**: als Tonikum bei Müdigkeitsgefühl, nachlassender Leistungs- u.

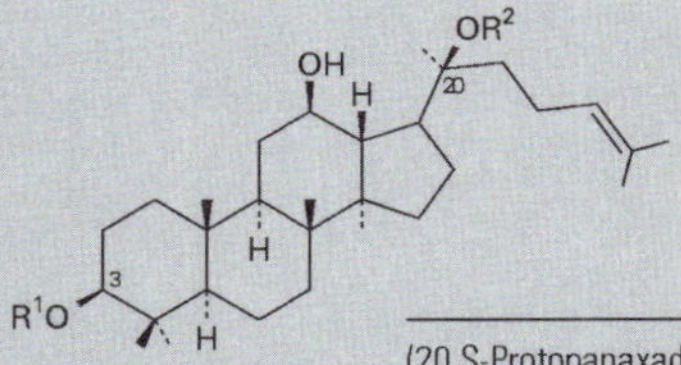

| | R$^1$ | | | | R$^2$ | | |
|---|---|---|---|---|---|---|---|
| (20 S-Protopanaxadiol) | H | | | | H | | |
| Ginsenosid Rb$_1$ | β-D-Gl | 1 → 2 | β-D-Gl | | β-D-Gl | 1 → 6 | β-D-Gl |
| Ginsenosid Rb$_2$ | β-D-Gl | 1 → 2 | β-D-Gl | | α-L-Ar | 1 → 6 | β-D-Gl |
| Ginsenosid Rc | β-D-Gl | 1 → 2 | β-D-Gl | | α-L-Arf | 1 → 6 | β-D-Gl |
| Ginsenosid Rd | β-D-Gl | 1 → 2 | β-D-Gl | | β-D-Gl | | |

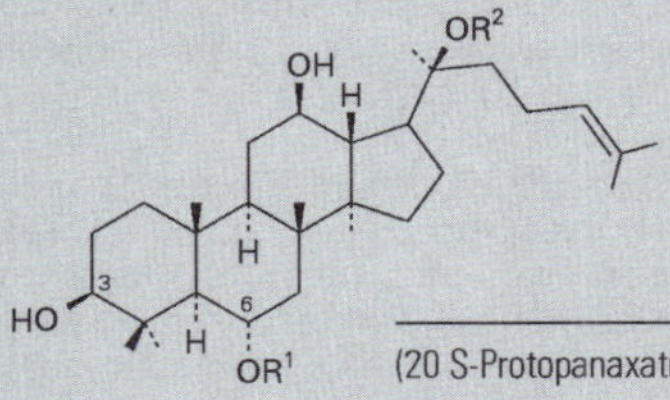

| | R$^1$ | | | R$^2$ | |
|---|---|---|---|---|---|
| (20 S-Protopanaxatriol) | H | | | H | |
| Ginsenosid Re | α-L-Rh | 1 → 2 | β-D-Gl | β-D-Gl | |
| Ginsenosid Rg$_1$ | β-D-Gl | | | β-D-Gl | |
| Ginsenosid Rg$_2$ | α-L-Rh | 1 → 2 | β-D-Gl | H | |

Gl = Glukose, Ar = Arabinose, Arf = Arabinofuranosid, Rh = Rhamnose

Ginseng:
Inhaltsstoffe

Konzentrationsfähigkeit sowie in der Rekonvaleszenz; in Asien **traditionell** gegen Impotenz; **Dosierung:** 1–2 g Droge/Tag, Zubereitungen entsprechend; **NW:** bei hohen Dosen u. langer Anwendung zentrale Übererregbarkeit u. Schlafstörungen; bei gleichzeitiger Anwendung von Coffein evtl. Hypertonie, Nervosität, Euphorie u. Schlaflosigkeit; Dauer der Anwendung bis zu drei Monaten. Vgl. Eleuterococcus senticosus.

**Ginseng, sibirischer** m: s. Eleutherococcus senticosus.

**Gips|kraut:** Gypsophila paniculata u. andere Gypsophila-Arten; Stauden aus der Familie der Nelkengewächse, Caryophyllaceae; **Arzneidroge:** geschälte, getrocknete Wurzeln mit kurzen Wurzelstöcken (Gypsophilae radix, Saponariae albae radix, weiße Seifenwurzel); **Inhaltsstoffe:** bis zu 20 % Saponine (besonders Gypsosid A) u. Phytosterole; **Wirkung:** fungistatisch, cholesterinsenkend, sekretomotorisch, spermizid, insektizid; **Verw.:** zerkleinerte Droge für Teeaufgüsse; Gypsophilasaponin u. andere galenische Zubereitungen zum Einnehmen bei Entzündungen der oberen Atemwege; **traditionell** auch bei Husten; äußerlich bei chronischen Hauterkrankungen, insbesondere Ekzemen; **NW:** selten Reizungen der Magenschleimhaut.

**Gitoxi|genin** n: s. Digitalisglykoside.

**Glauber-Salz** (Johann R. Glauber, Chem., Arzt, Amsterdam, 1604–1668): Natriumsulfat*.

**Gleich|schall:** Ultraschall* konstanter Intensität.

**Gleich|strom:** auch galvanischer Strom; elektrischer Strom mit konstanter Flußrichtung der Ladungsträger (Elektronen od. Ionen); Reizung von Nerven u. Muskeln besonders beim Ein- u. Ausschalten möglich; vgl. Galvanisation, Wechselstrom.

**Glisson-Schlinge** (Francis G., Arzt, Anat., London, Cambridge, 1597–1677): Vorrichtung zur Entlastung eines erkrankten Wirbelsäulenabschnitts bei Kyphose, Skoliose od. Bandscheibenschaden; besteht aus Kopf- u. Schultergurten, die an einem Flaschenzug befestigt sind u. eine Extension der Wirbelsäule erlauben; Anwendung z. B. vorübergehend zum Anlegen ei-

nes Gipsverbands od. Stützkorsetts bei vertikaler Haltung des Körpers od. für längere Zeit im Sitzen u. bei Bettlage mit Gegenzug. Manualmedizinische (chirotherapeutische) Techniken sollten die G.-Sch. im HWS-Bereich ersetzen, da der Zug nicht struktur- u. funktionsbezogen individuell dosiert werden kann.

**Global|netz** (lat. globus Kugel): auch Globalgitternetz; Bez. der Radiästhesie* für ein angenommenes Gitter von Netzlinien (in einem Abstand von 2 m × 2,50 m mit einer Breite von 0,30 m) auf der Erdoberfläche in Nord-Süd-bzw. Ost-West-Richtung, in deren Nähe körperliche Reaktionen erfahrbar sein sollen; diagonal dazu soll das **Diagonalnetz** (in einem Abstand von 3,75 m × 3,75 m u. einer Linienbreite von 0,10 m) liegen. Den Netzlinien (insbesondere den Kreuzungen) werden pathogene Eigenschaften zugeschrieben. Die Existenz solcher Netze ist nicht nachgewiesen. Vgl. Geopathie, Wasserader, Wünschelrute.

**Globulus** (lat. kleine Kugel) m: Streukügelchen; in der Homöopathie bei hochpotenzierten Arzneimitteln gebräuchlichste Darreichungsform; als Vorteile gegenüber anderen Formen werden Dosisverkleinerung (ein Tropfen Flüssigpotenz imprägniert viele Globuli), leichte Dosierbarkeit u. keine Weiterpotenzierung durch unbeabsichtigtes Verschütteln beim Transport angesehen.

**Glocken|bilsen|kraut:** s. Scopolia carniolica.

**Glonoinum** n: syn. Nitroglyzerin*.

**Glücks|rute:** syn. Wünschelrute*.

**Glukosinolate** n pl: sekundäre Pflanzenstoffe*, die aus einer Glukoseeinheit, einer schwefelhaltigen Gruppierung mit Aglukonrest u. einer Sulfatgruppe bestehen; G. geben Kruziferengemüse wie Senf, Meerrettich, Kohl u. a. den typischen Geschmack u. sind hitzelabil; biologische Wirkung durch die enzymatischen Abbauprodukte Isothiocyanate, Thiocyanate u. Indole; gesundheitsfördernde **Wirkungen:** antimikrobiell, antikanzerogen.

**Glycine max** f: Soja*.

**Glycyrrhiza glabra** f: Süßholz*.

**Glyk|ämischer In|dex** (gr. γλυκύς süß; lat. index Anzeiger) m: s. Index, glykämischer.

**Glyko|side** n pl: Verbindungen, bei denen die halbacetalische Hydroxylgruppe am C-Atom 1 von Monosacchariden mit Hydroxyl- bzw. Aminogruppen glykosidisch (d. h. unter Wasserabspaltung) verknüpft ist; **1.** mit der OH-Gruppe eines anderen Monosaccharids unter Bildung eines Disaccharids (z. B. Saccharose); **2.** mit der OH-Gruppe eines Nicht-Kohlenhydrats unter Bildung eines O-Glykosids (z. B. Strophanthin); **3.** mit einer NH₂-Gruppe unter Bildung eines N-Glykosids (z. B. Nukleotide, Ribonukleinsäure, Desoxyribonukleinsäure). Der Nicht-Kohlenhydratanteil in glykosidischen Naturstoffen

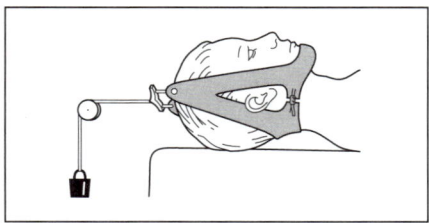

Glisson-Schlinge

wird Aglykon od. Genin genannt u. ist die für
das Glykosid spezifisch wirksame Gruppe. Weitere wichtige G.: Nicotinamid-Adenin-Dinucleotid (Abk. NAD), Nicotinamid-Adenin-Dinucleotid-Phosphat (Abk. NADP), Flavin-Adenin-
Dinucleotid (Abk. FAD), Streptomycin, Digitalisglykoside.

**Gnaphalii flos:** s. Katzenpfötchen, gemeines.

**Gnaphalium poly|cephalum** n: vielköpf-
iges Ruhrkraut*.

**Gnostik** (gr. γνῶσις Erkenntnis) f: **1.** ge-
heimes, spirituelles Wissen bei frühchristlichen
u. esoterischen Sekten; **2.** das „Durch-und-
Durch"-Erkennen von Ursachen als Ziel eines
„Diagnostizierens" vor der Therapie.

**Gold:** chemisches Element, Symbol Au (Aurum), OZ 79, relative Atommasse 196,97; zur
Kupfergruppe gehörendes, gelblich glänzendes
Edelmetall; außerordentlich widerstandsfähig
gegen Luft, Wasser, Säuren u. Alkalien; löslich
in Königswasser od. Kaliumcyanidlösung in
Gegenwart von Luftsauerstoff; **Verw.:** in der
Zahnmedizin als Legierung mit Silber u. Kupfer
für Füllungen, Kronen, Klammern u. Brücken;
systemisch: organische Goldverbindungen (z. B.
Natriumaurothiamalat) bei chronischer rheuma-
toider Arthritis; **NW:** bei systemischer Anwendung allergische u. toxische Haut- u. Schleimhautreaktionen, Störungen der Hämatopoese,
Nieren- u. Leberschäden; **homöopathische** Zubereitungen aus Goldpulver (Aurum metalli-
um) bei Augenkrankheiten, Hypertonie, Kopfschmerz, rheumatischen Beschwerden, Rosacea,
Schwindel, Sklerose.

**Gold|mohn:** s. Eschscholtzia.

**Gold|rute:** Bez. für verschiedene Solidago-
Arten (Solidago virgaurea, Solidago serotina,
Solidago gigantea); Pflanzen aus der Familie der
Korbblütler, Asteraceae; **Arzneidroge:** oberirdische Teile, Kraut (Solidaginis virgaureae
herba, Solidaginis herba); **Inhaltsstoffe:** Flavonoide, Saponine, Phenolglykoside, Catechin-
gerbstoff, Bitterstoffe; **Wirkung:** entwässernd,
schwach spasmolytisch, antiphlogistisch; **Verw.:**
zur Durchspülungstherapie bei Entzündung
der ableitenden Harnwege u. bei Nierengrieß;
**traditionell** auch bei Gicht, Rheuma u. Harn-
erkrankungen (nur Solidago virgaurea); bei chronischer Nierenerkrankung strenge Indikationsstellung; **Dosierung:** 3 – 5 g Droge auf 150 ml
Wasser als Teeaufguß 3 – 4mal tägl.; keine Nebenwirkungen od. Wechselwirkungen bekannt;
homöopathische Verwendung frischer Blüten
von Solidago virgaurea bei Nephritis, Prostatahyperplasie u. Gicht.

**Gold|therapie** (Therapie*) f: s. Aureothera-
pie.

**Gomasio:** Mischung aus ungeschälten, gerösteten Sesamsamen u. Meersalz; s. Makrobiotik.

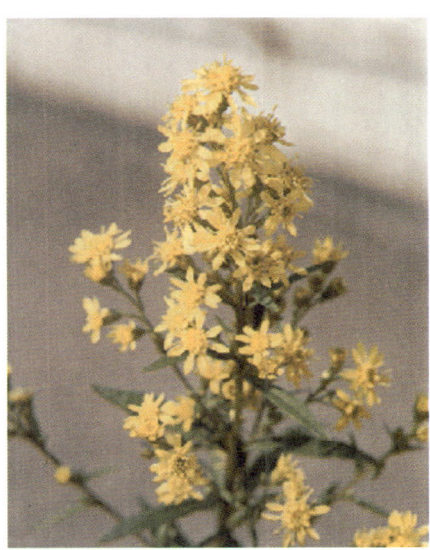
Goldrute

**Gossypol** n: aldehydisches Polyphenol aus
zwei gleichen Sesquiterpeneinheiten; enthalten
im fetten Öl aus den Samen von Gossypium-
Arten (Baumwolle); **Wirkung:** fertilitätshemmend beim Mann, indem die Beweglichkeit u.
Neubildung von Spermien reversibel eingeschränkt wird; **NW:** Appetitlosigkeit, Müdigkeit, Hypokaliämie; mögliche genotoxische Effekte u. eine nicht völlige Wiederherstellung
der normalen Spermienbildung nach Absetzen
des Medikaments stellen die Anwendung in
Frage.

**Grad:** s. Wertigkeit.

**Graminis flos** m: s. Heublumen.

**Graminis rhizoma** n: Queckenwurzel-
stock; s. Quecke.

**Graphit** m: syn. Graphites, Plumbago, Reiß-
blei, Wasserblei, Pottlot; Modifikation von Koh-
lenstoff; natürliches Vork. in grau-schwarzen,
amorphen, undurchsichtigen Massen, die sich
fettig anfühlen u. einen schwachen Metallglanz
haben; kristallisiert hexagonal, Härte 0,5 – 1;
verbrennt in reinem Sauerstoff bei ca. 690 °C;
**Verw.:** homöopathische Zubereitungen aus natürlich vorkommendem G. bei Dyspepsie, Ekzemen, Hordeolum, Keloid.

**Grau|spieß|glanz:** Antimonium* crudum.

**Grindelia** f: G. robusta bzw. G. squarrosa u.
andere zweijährige Pflanze aus der Familie der
Korbblütler, Asteraceae; **Arznei-
droge:** während der Blüte geerntete u. getrocknete Stengelspitzen u. Blätter (Grindeliae herba);
**Inhaltsstoffe:** 0,3 % ätherisches Öl, ca. 20 %

Harz mit Grindeliasäure u. andere Grindelanditerpene, Polyine (z. B. Matricarianol), Triterpensaponine, Gerbstoffe u. Phenolcarbonsäuren, Flavonoide; **Wirkung:** antimikrobiell, spasmolytisch, antiinflammatorisch; **Verw.:** Aufgüsse u. andere galenische Zubereitungen zum Einnehmen bei Entzündungen der oberen Atemwege; **traditionell** auch bei Asthma bronchiale, Bronchitis, Nierenleiden u. Rheuma; äußerlich bei Dermatitis u. Wunden; **NW:** selten Reizungen der Magenschleimhaut; **homöopathische** Zubereitungen aus dem getrockneten Kraut zur Zeit der Blüte bei asthmatischen Erkrankungen mit schwer löslichem Schleim.

**Grippe:** syn. Influenza; akute, endemisch, epidemisch od. pandemisch auftretende Infektionskrankheit des Respirationstrakts; **Erreger:** Influenza-Virus; **Übertragung:** Tröpfcheninfektion; **Verbreitung:** betroffen sind alle Altersgruppen; selten sporadisches, häufiger epidemisches Auftreten (alle 1 – 3 Jahre) mit Häufung in Wintermonaten; pandemisch in Abständen von Jahrzehnten: 1889 – 1892 als „russischer Schnupfen"; 1918 – 1920 als „spanische Grippe" (500 Mill. Erkrankungen, 22 Mill. Tote); 1957 – 1958 als „asiatische Grippe"; 1968 – 1969 als „Hongkong-Grippe"; Kontagionsindex in Epidemiezentren um 30 %, bei Pandemien höher; Immunität nur für wenige Monate, immer nur gegen die typenspezifische Virusvariante; **Klinik:** plötzlicher Beginn mit hohem Fieber, Frösteln, Rachenbeschwerden, Kopf-, Glieder-, Muskel- u. Kreuzschmerzen, Heiserkeit u. trockener Husten, evtl. Erbrechen, Leibschmerzen u. Durchfälle (Darmgrippe); jedes Organ (-system) kann toxisch geschädigt werden, was zum Auftreten unterschiedlicher Symptome führen kann: u. a. Hypotonie, Bradykardie, Leberschwellung, hämorrhagische Diathese (Nasenbluten, Bluthusten), Albuminurie bzw. Erythrozyturie, Exanthem u. Enanthem. Bei unkompliziertem Verlauf bilden sich die Erscheinungen nach wenigen (4 – 8) Tagen zurück; lange Rekonvaleszenz. **Komplikationen:** v. a. bei älteren Patienten od. durch Sekundärinfektionen; **1.** Bronchitis, Bronchopneumonie, Pneumonie (Ursache von 80 – 100 % der Grippetodesfälle); Sekundärinfektion mit Staphylokokken führt u. U. zu Abszeßbildung mit Pleuraempyem. **2.** Entzündung von Nasennebenhöhlen u. Mittelohr; **3.** Kreislaufinsuffizienz durch infektiös-toxische Myokarditis od. toxische Schädigung der Kapillaren; **4.** Beteiligung des Nervensystems (Neuritis, Neuralgien, Meningitis); **Diagnostik:** klinisches Bild; Blutbild (Leukopenie mit Linksverschiebung u. relative Lymphozytose; Eosinopenie); Virusnachweis in Rachensekret u. Stuhl; serologischer Antikörpernachweis (Titeranstieg nach 10 – 14 Tagen); **Therapie:** symptomatisch (antipyretisch, antiphlogistisch);

bei toxischem Verlauf Rekonvaleszentenserum; Humanhyperimmunglobulin gegen G.; bei Sekundärinfektion Antibiotika; phytotherapeutisch traditionell wird mit Ceylon-Zimt, Echinacea angustifolia u. Küchenschelle, homöopathisch mit Gelsemium, weißem Germer u. Wasserdost behandelt; **Prognose:** bei unkompliziertem Verlauf günstig; **Prophylaxe:** Schutzimpfung. Vgl. Erkältungskrankheiten.

**Großes Arznei\mittel:** s. Arzneimittel, großes.

**Grote-Bedeutungs\dia\gnose** (gr. διάγνωσις Entscheidung) f: s. Bedeutungsdiagnose.

**Grounding** (engl.): syn. Körpererdung*.

**Grund\diät-System** (Diät*) n: von Helmut Anemueller (geb. 1920) entwickeltes System verschiedener Ernährungstherapien, die jeweils von einer Grunddiät ausgehen u. bei besonderen Indikationen (z. B. Übergewicht, Fettstoffwechselstörungen od. Hypertonie) zu Grunddiät-Varianten abgewandelt werden können (energiereduziert, kohlenhydratdefiniert, fettmodifiziert, natriumarm, purinarm, gastroenterologisch); **Prinzip:** quantitative u. qualitativ geordnete Nahrung mit Bevorzugung von naturbelassenen Lebensmitteln u. minimalem Verzehr von Zucker, Auszugsmehlen, raffinierten Fetten u. Ölen bei begrenzter Nahrungsenergiezufuhr; **Anw.:** zur Beeinflussung der physiologischen Grundfunktionen (Stoffwechsel, Kreislauf, Abwehr), Prävention u. Therapie ernährungsabhängiger Risikobefunde u. Erkrankungen sowie zur Langzeit-Ernährungstherapie als Naturheilverfahren; **ernährungsphysiologische Bewertung:** ausreichende Nährstoffzufuhr; als Dauerkost geeignet.

**Grund\gesetz, bio\logisches:** s. Arndt-Schulz-Gesetz.

**Grund\regulations\system** (lat. regula Richtschnur, Norm) n: Bez. für ein erstmals 1953 von A. Pischinger „System des Unspezifischen" im Gegensatz zur „spezifischen" Organpathologie beschriebenes System, welches anatomisch aus der Funktionseinheit der Zelle, des lockeren Bindegewebes, der Kapillaren, der peripheren Nerven u. der Interzellärsubstanz (Grundsubstanz*) besteht; bildet die Transitstrecke zwischen Kapillaren u. Parenchymzelle u. beeinflußt die Stoffwechselvorgänge (insbesondere die peripher-autonomen Grundfunktionen wie Elektrolythaushalt, Säure-Basen-Haushalt usw.). Aufgrund der gesamtorganismischen Funktionsorientierung des Modells, seiner humoralpathologischen Dimension u. seines deutlichen Bezugs zum Prozeß der Entzündung wurde das G. schon bald zum Erklärungsmodell einer Vielzahl komplementärer Heilverfahren (wissenschaftliche Weiterentwicklung v. a. durch G. Kellner u. H. Heine. Die z. T. weitreichenden Interpretationen für die klinische Bedeutung des morphologischen Systems u. das oft spekulative Potential der wissenschaftlichen Darstellung werden kontrovers diskutiert.

**Grund|substanz** (lat. substantia Wesen, Beschaffenheit, Stoff) f: syn. extrazelluläre Matrix; Bez. für die Interzellulärsubstanz im Grundregulationssystem*; besteht molekularbiologisch aus einem Netz von Zuckerpolymeren, von denen (entweder frei od. in Form von Eiweiß- u.

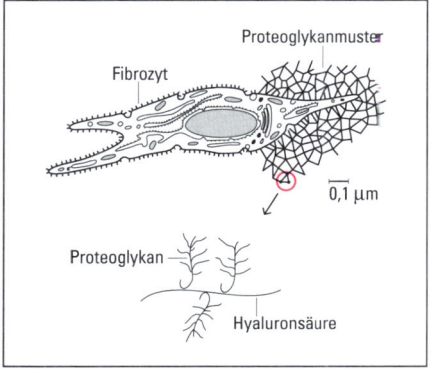

Grundsubstanz:
oben: synthetisierender Fibrozyt mit netzförmigem Proteoglykanmuster; unten: Ausschnittvergrößerung des Netzes

Lipidbindungen) die G. sowie der Zuckeroberflächenfilm der Zellen gebildet werden. Die netzförmigen Proteoglykane (s. Abb.), die situationsgerecht von Fibrozyten synthetisiert werden, sind zusammen mit den Strukturglykoproteinen (Kollagen, Elastin, Fibronektin u. a.) für den mechanisch-elastischen Zusammenhalt der Gewebe verantwortlich (nach H. Heine). Ihre Rolle als „Molekularsieb" u. in bezug auf den Interzellulärstoffwechsel (Ionenaustausch, Wasserbindung, Eiweißstoffwechsel usw.) wird kontrovers diskutiert.

**Grund|umsatz:** Abk. GU; syn. Basalumsatz, Erhaltungsumsatz, Ruheumsatz; durchschnittliche Energiemenge, die bei völliger Ruhe im Liegen, 12 Stunden nach der letzten Nahrungsaufnahme, leicht bekleidet, bei einer Umgebungstemperatur von 20 °C zur Erhaltung der Organfunktionen (Ruhestoffwechsel der Gewebe, Herzarbeit, Atmungstätigkeit, Leistung der Drüsen u. glatten Muskulatur) notwendig ist; abhängig von Alter, Geschlecht, Körperoberfläche sowie bestimmten Stoffwechsellagen, z. B. Hormonfunktion (besonders Schilddrüsenhormone); Methoden zur Ermittlung des GU sind z. B. direkte Kalorimetrie mittels Respirations-

kalorimeter od. indirekte Kalorimetrie mittels Spirometer. Erhöhung des GU bei Schwangerschaft, Fieber, Tumoren, Schilddrüsenüberfunktion, Hunger u. a. Vgl. Energieumsatz, Leistungsumsatz.

**Gruppen|dynamik** (gr. δύναμις Kraft, Macht) f: **1.** Bez. für einen innerhalb der Sozialpsychologie entwickelten Forschungsansatz, der sich mit den verschiedenen Formen von Gruppenbildung sowie deren Entstehungsbedingungen u. -ursachen beschäftigt; ferner richten sich die Untersuchungen auf das Kräftespiel innerhalb eines Gruppenverbandes, auf das Verhalten einer Gruppe selbst u. die Wechselbeziehungen zwischen einzelnen Gruppen (Interaktionen). **2.** Bez. für die Beziehungen u. das Kräftespiel innerhalb einer Gruppe. Vgl. Gruppenpsychotherapie.

**Gruppen|psycho|therapie** (Psych-*; Therapie*) f: Form der Psychotherapie* in einer Gruppe, bei der die Gruppendynamik therapeutisch eingesetzt wird; es gibt geschlossene (feste Mitglieder) u. offene (wechselnde Mitglieder) Gruppen; als G. werden z. B. Gesprächspsychotherapie, Gestalttherapie, Psychodrama, psychoanalytisch orientierte Methoden, Themenzentrierte Interaktion u. Verhaltenstherapie durchgeführt. Vgl. Selbsterfahrungsgruppe.

**Gruppen|therapie, ana|lytische** (Therapie*) f: Sammelbezeichnung für psychoanalytisch orientierte, in Gruppen stattfindende Formen der Psychotherapie*: **1.** Psychoanalyse in Gruppen: die Reaktion des Einzelnen in der Gruppe ist von vorrangigem Interesse; **2.** Gruppen-Psychoanalyse: die Entwicklung der Gruppe steht im Vordergrund des therapeutischen Interesses, die einzelnen Gruppenmitglieder können sich unbeeinflußt durch den Therapeuten entwickeln. Mit beiden Formen der a. G. ist beabsichtigt, das Mit- u. Gegeneinander der Gruppenmitglieder im sog. Hier u. Jetzt der Gruppe u. damit eingefahrene Verhaltensweisen u. Abwehrmechanismen wahrnehmbar zu machen u. im Gruppenprozeß durchzuarbeiten. Das Ziel besteht darin, in größerer Einsicht u. Bewußtheit innere Veränderungen zuzulassen. Vgl. Psychoanalyse.

**GS:** Abk. für **G**egensensibilisierung*.
**GT:** Abk. für **G**esprächspsychotherapie*.
**Guajak** n: Guaiacum officinale bzw. Guaiacum sanctum; Bäume aus der Familie der Zygophyllaceae; **Arzneidrogen:** Kern- u. Splintholz (Guaiaci lignum), Rinde (Guaiaci cortex), ätherisches Öl (Guaiaci aetheroleum) u. Harz des Kernholzes (Guaiaci resina); **Inhaltsstoffe:** im Holz 15–25 % Harz mit (−)-Guajaretsäure, Dihydroguajaretsäure, Dehydroguajaretsäure im ätherischen Öl Guajol (Sesquiterpenalkohol), Triterpene (z. B. Oleanolsäureglykoside) u. Sterine; in der Rinde Triterpensaponine; **Wir-**

H₃CO ... CH₃
HO ... CH₃
OCH₃
HO
Guajaretsäure

H₃C
H₃C HO CH₃ CH₃
Guajol

Guajak:
Inhaltsstoffe des Harzes u. des ätherischen Öls

**kung:** Holz: fungistatisch, diuretisch; Rinde: diaphoretisch; **Verw.:** als Abkochung u. andere galenische Zubereitungen bei rheumatischen Erkrankungen; **traditionell** Bestandteil der diuretischen Mischung „Species Lignorum"; früher gegen Gicht, Rheuma, Syphilis, Atemwegerkrankungen, Hautleiden; **homöopathische** Zubereitungen aus dem durch Ausschwelen od. natürlich aus dem Kernholz austretenden Harz bei Mandel- u. Rachenentzündung, Entzündungen der Bronchien u. Lungen, Rheuma u. Gicht; Guajakharztinktur zum Nachweis von Blut in Harn od. Stuhl (Haemoccult-Test); als Antioxydans zur Konservierung tierischer Fette.

**Guanidin** n: Iminoharnstoff; Diamid der Iminokohlensäure (starke Base); kommt im Saft der Zuckerrübe vor; zuerst als Oxidationsprodukt des Guanins (aus Guano) isoliert; **wichtige Derivate:** Methylguanidinoessigsäure (Kreatin), Guanidino-Alphaaminovaleriansäure (Arginin); G. u. bestimmte Guanidinderivate wirken blutzuckersenkend (Biguanide).

**Guarana** n: auch Pasta G.; getrocknete Paste aus gerösteten, zerkleinerten u. mit Wasser zu einem Brei angestoßenen Samen von Paullinia cupana, einem im Amazonasgebiet heimischen Kletterstrauch aus der Familie der Seifenbaumgewächse, Sapindaceae; **Inhaltsstoffe:** Coffein* (3,6–5,8 %, coffeinreichste Droge), etwas Theobromin, Saponine, Katechingerbstoffe, viel Stär-

ke, Mineralstoffe; **Verw.:** zur Getränkeherstellung (z. B. in sog. Energy-Drinks); als Bestandteil von Tonika, Kaugummi, Tee, Kautabletten; als Fluidextrakt, eingestellt auf einen Coffeingehalt von 3 %; **Dosierung:** maximale Tagesdosis 7–11 g G. (≙ 400 mg Coffein); je nach Disposition können bereits bei niedrigen Dosen Schlaflosigkeit, innere Unruhe, Tachykardie u. Magen-Darm-Beschwerden auftreten. Bei Schwangeren besteht bei Tagesdosen von über 600 mg Coffein die Gefahr von Abort u. Frühgeburt. Aufgrund des hohen Preises u. der begrenzten Produktion besteht die Gefahr der Produktfälschung.

**Gummi arabicum** n: getrocknetes Sekret, das durch Anritzen des Stamms von Acacia senegal u. anderen Acacia-Arten gewonnen wird; **Inhaltsstoffe:** Ca-, Mg- u. K-Salze der Arabinsäure, saures Polysaccharid aus Arabinose, Rhamnose, Galaktose, Glukuronsäure; löst sich in doppelter Menge Wasser zu hochvisköser Flüssigkeit; **Verw.:** als Mucilaginosum, Emulgator, Stabilisator, Klebemittel u. Rezepturhilfsmittel.

**Gummi|resina** f: Euphorbium, Euphorbia resinifera; Pflanze aus der Familie der Wolfsmilchgewächse, Euphorbiaceae; **Arzneidroge:** eingetrockneter Milchsaft aus Stamm u. Zweigen; **Inhaltsstoffe:** Euphorbole (Triterpenderivate), Harz, Kautschuk, Bitterstoff, Säuren; **Wirkung:** giftig, kokarzinogen (Phorbole); **Verw.:** homöopathische Zubereitungen aus dem erhärteten Milchsaft bei Atemwegerkrankungen, Bindehautentzündungen, Hauterkrankungen.

**Gurken|kraut:** s. Boretsch.

**Guß:** Wasseranwendung nach Kneipp mit unterschiedlicher Temperatur (Kalt-, Warm-, Wechselguß) u. Dauer auf verschiedene Körperteile (Knie-, Schenkel-, Unter-, Rücken-, Arm-, Brust-, Ober-, Voll-, Gesichtsguß); Ausführung ohne Druck meist als Flachguß*, gelegentlich auch als Blitzguß*. Nach dem G. wird das Wasser mit den Händen abgestreift, sofort Kleidung angezogen u. durch Bewegung die Wiedererwärmung gefördert. **Anw.:** als Reiz- u. Regulationstherapie zum Ausgleich vegetativer Störungen u. bei Durchblutungsstörungen; **Kontraindikationen:** kalte Extremitäten, akute Infektionen. Vgl. Kneipp-Therapie.

**Gut folgendes Mittel:** s. Arzneimittelbeziehung.

**GVO:** Abk. für gentechnisch veränderte Organismen; s. Lebensmittel, gentechnisch hergestellte.

**Gypsophila paniculata** f: Gipskraut*.

# H

**Haar|ausfall:** s. Alopezie.

**Haar|mineral|ana|lyse** (gr. ἀναλύειν auflösen) f: diagnostisches Verfahren zum Nachweis von ernährungs- bzw. umweltbedingten Mangelzuständen an Mineralstoffen* u. Spurenelementen* u. Schwermetallbelastungen durch (z. B. spektralanalytische) Untersuchung von Haarproben; häufig keine wissenschaftlich fundierte Interpretation der Befunde.

**HAB:** Abk. für Homöopathisches Arzneibuch; enthält die Bestimmungen zur Herstellung der homöopathischen Arzneimittel u. die Prüfvorschriften; es gilt das HAB von 1978 mit Nachträgen. Vgl. Arzneimittellehre, homöopathische.

**HACA-Krebs|test** m: spekulativer Labortest von Guettner zur Krebs(früh)erkennung aus dem Urin.

**Hämo|aktiva̱tor** (gr. αἷμα, αἷματος Blut) m: s. Eigenblut, aktiviertes.

**Hämato|gene Oxidations|therapie** (⁻; gr. γενής hervorbringend, erzeugend; ὀξύς scharf, sauer; lat. oxygenium Sauerstoff; Therapie*) f: s. Oxidationstherapie, hämatogene.

**Hämato|gene Oxy|venie̱rungs|therapie** (↑; lat. ve̱na Röhrchen, Kanal; Therapie*) f: syn. hämatogene Oxidationstherapie*.

**Hämatom** (↑; gr. -ωμα Geschwulst) n: sog. Bluterguß; durch Trauma entstandene Blutansammlung im Weichteilgewebe od. in einer vorgebildeten Körperhöhle (z. B. Hämarthros, Hämatothorax); bei längerem Bestehen erfolgt eine bindegewebige Umbildung (sog. organisiertes H.). Therapie von oberflächlichen H. der Haut mit Arnikatinktur*, Steinklee* od. Hirudin*, homöopathisch innerlich mit Arnika, Calendula u. Hamamelis.

**Haem|enteri̱a officinalis** (↑) f: syn. Placobdella officinalis; Blutegel (vgl. Hirudinea), 5 – 8 cm lang; **Vork.:** Mittelamerika; wird in Mexiko zum Blutschröpfen benutzt; Haementeria ghilianii (größte Art, bis 30 cm) im Amazonasgebiet.

**Hämo|lyse|test, pro|vozie̱rter** (↑; gr. λύσις Auflösung) m: spekulativer hämatologischer Labortest zur Krebs(früh)erkennung nach Mattei.

**Hämor|rhagie** (↑; gr. ῥαγῆναι reißen, brechen) f: Blutung*.

**Hämor|rhoiden** (gr. αἱμορροίδες Blutfluß) pl: knotenförmige Erweiterungen der Äste der A. bzw. V. rectalis superior im Bereich der arteriell u. venös durchbluteten Corpora cavernosa recti; klinische **Stadieneinteilung: Grad 1:** leichte, äußerlich nicht sicht- u. tastbare Vorwölbung; **Grad 2:** beim Pressen prolabierende H. mit spontaner Reposition; **Grad 3:** Bestehenbleiben des Prolapses, der jedoch digital reponiert werden kann; **Grad 4:** permanente große Hämorrhoidalknoten; **Symptomatik:** v. a. Darmblutungen (helles Blut) u. Juckreiz (Pruritus ani), evtl. schleimige Sekretion (ab Grad 3), dumpfes Druckgefühl, Brennen u. Schmerzen im Rektum; u. U. zusätzlich Analprolaps, Anitis bzw. Proktitis, Analekzem u. lokale Ulzerationen; **Komplikationen:** Blutung, evtl. chronische Blutungsanämie, Inkarzeration prolabierter H., Störungen der Stuhlkontinenz; **Diagnostik:** rektale Untersuchung, bei Anoskopie typische Lokalisation der H. in Steinschnittlage bei 3, 7 u. 11 Uhr; Proktorektosigmoidoskopie u. evtl. Röntgenkontrasteinlauf zum Ausschluß anderer Blutungsquellen; **Therapie:** konservativ Stuhlregulierung, Analhygiene, Sitzbad u. Unterkörperwaschung, lokal entzündungshemmende Salben u. Suppositorien, aus dem Bereich der Phytotherapie Balsamum* peruvianum, Hamamelis*, Manna*, Ruscus* aculeatus, Sennesblätter* u. Steinklee*, homöopathisch Mariendistel, Pfingstrose u. Podophyllum peltatum, ggf. Gewichtsreduktion; bei H. 1. u. 2. Grades Sklerosierungsbehandlung (entsprechend der Venenverödung), Infrarotkoagulation od. Kryohämorrhoidektomie; bei Grad 2 – 4 ggf. operative submuköse Hämorrhoidektomie. Vgl. Symptomenkomplex, analer.

**Hafer:** Avena sativa; Pflanze aus der Familie der Süßgräser, Poaceae; **Arzneidrogen:** reife, getrocknete, von Deck- u. Vorspelzen umgebene od. entspelzte Früchte (Avenae fructus bzw. Avenae fructus excorticatus), grüne, kurz vor der Vollblüte geerntete, gedroschene Laubblätter u. Stengel (Avenae stramentum, Haferstroh); **Inhaltsstoffe:** in den Früchten Kohlenhydrate (50 – 60 % Stärke, lösliche Polysaccharide), 7,4 – 23,3 % Eiweiß (Gliadin, Avenin, Avelin), Sterole, Fette, Steroidsaponine (Avenacosid A u. B); im Kraut u. Stroh außerdem Flavonoide (Vitexinu. Tricinderivate); **Wirkung:** Früchte: Senkung des Cholersterinspiegels, Hemmung der Prostaglandinbiosynthese; Kraut: Senkung des Harnsäurespiegels, antihepatotoxisch; **Verw.:** Zubereitungen der Früchte traditionell bei Beschwerden im Magen-Darm-Trakt, nervösen Erschöpfungszuständen, Gicht, Rheuma, als Diuretikum; Haferkleie (Randschichten der entspelzten Haferfrüchte) auch als diätetisches Mittel bei zu hohem Cholesterin- u. Blutfettspiegel sowie bei Störungen im Mineralhaus-

Hafer: Steroidsaponine

halt u. bei der Verdauung; Teeaufgüsse von Haferkraut bei nervöser Erschöpfung sowie als harntreibendes Mittel zur Durchspülungstherapie, bei erhöhten Cholesterinwerten u. in der Kneipp-Therapie bei Gicht u. Rheuma; in Kombinationen bei Stoffwechsel- u. Alterserkrankungen sowie zur Tabak- u. Opiumentwöhnung; Zubereitungen aus Haferstroh äußerlich in Teil- u. Vollbädern bei entzündlichen u. seborrhoischen Hauterkrankungen (insbesondere mit Pruritus) sowie bei chronisch kalten od. übermüdeten Füßen; innerlich als Tee gegen Grippe u. Husten. Die Wirksamkeit bei den beanspruchten Anwendungsgebieten ist nicht belegt. **NW:** selten Überempfindlichkeit gegen Hafergluten; **homöopathische** Zubereitungen aus frischem blühendem Kraut bei Schlafstörungen u. Erschöpfungszuständen.

**Hagebutte:** Rosa canina u. andere Arten der Gattung Rosa; Strauch aus der Familie der Rosengewächse, Rosaceae; im Handel häufig Rosa moschata aus Chile; **Arzneidrogen:** getrocknete Früchte („Samen"; Rosae fructus, Cynosbati semen, Hagebuttenkerne); reife, geöffnete, von Früchten u. auf dem Fruchtboden aufsitzenden Haaren weitgehend befreite, getrocknete Ach-

senbecher der Scheinfrucht (Rosae pseudofructus, Cynosbati fructus sine semine, Hagebuttenschalen); reife, getrocknete Scheinfrüchte samt den darin sitzenden Früchten u. anhaftenden Kelchblättern (Rosae pseudofructus cum fructibus, Cynosbati fructus cum semine, H.); **Inhaltsstoffe:** in den Hagebuttenschalen 0,03 – 0,3 %), davon 10 – 20 % Dehydroascorbinsäure; Carotinoide (Isomere des Rubixanthins, Lycopins u. Betacarotins); 3 % Äpfel- u. Zitronensäure; bis 11 % Pektinsäuren; die Früchte von Rosa moschata sind reich an ungesättigten Fettsäuren (bis 16 % Ölsäure, bis 40 % Linolsäure u. 30 – 40 % α-Linolensäure); **Wirkungen:** Hagebuttenschalen diuretisch; Samenöl von Rosa moschata soll positive Wirkungen auf die Faltenbildung der Haut, postoperative Narbenbildung u. Aknenarben ausüben; **Verw.:** zerkleinerte H. u. Hagebuttenschalen als Aufguß od. andere galenische Zubereitung **traditionell** zur Vorbeugung u. Therapie von Vitamin-C-Mangelerkrankungen, Erkältungskrankheiten u. grippalen Infekten, bei Magensäuremangel, zur Förderung der Verdauung, bei Beschwerden im Bereich der Galle u. der ableitenden Harnwege

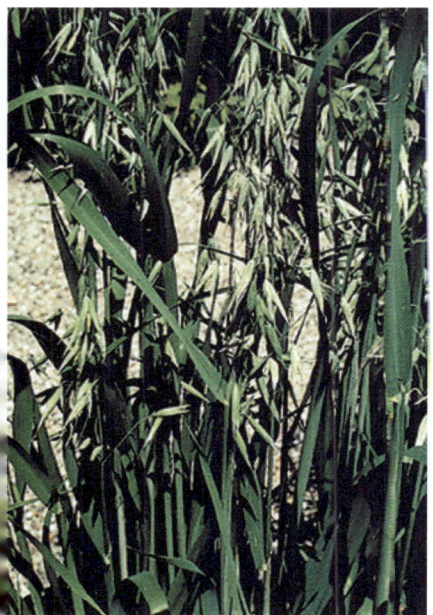

Hafer

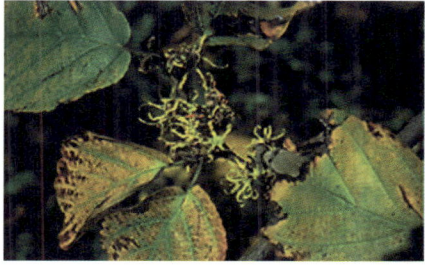

Hamamelis

als Geschmackskorrigens in Teemischungen, häufig in Verbindung mit Hibiskusblüten; Hagebuttenschalen zur Herstellung von Marmelade, Saft, Kompott u. Süßspeisen. Die Wirksamkeit bei den beanspruchten Anwendungsgebieten ist nicht belegt.

**Hagel|korn:** s. Chalazion.

**Halb|bad:** Teilbad nach Kneipp, bei dem das Wasser dem in der Badewanne liegend-sitzenden Patienten bis zur Magengegend reichen soll; **Anwendung.:** kaltes H. besonders zur Abhärtung, bei Venenbeschwerden u. Einschlafstörungen; **Kontraindikationen:** kalte Füße, Menstruation, Harnweginfektion, akute Erkältungskrankheit.

**Hamamelis** f: H. virginiana, virginische Zaubernuß; sommergrüner Strauch aus der Familie der Hamamelisgewächse, Hamamelidaceae; **Arzneidrogen:** Wasserdampfdestillat der frisch geschnittenen u. teilweise getrockneten Zweige bzw. Blätter (Hamamelidis aqua, Hamamelidis corticis aqua); getrocknete zerkleinerte Rinde der Stämme u. Zweige (Hamamelidis cortex) u. getrocknete Blätter (Hamamelidis folium); **Inhaltsstoffe:** in der Rinde bis zu 12 % Gerbstoffe, v. a. β- u. γ-Hamamelitannin, außerdem Ellagitannin, Catechinderivate u. Gallussäure; in den Blättern mindestens 5 % Gerbstoffe (v. a. Gallotannine), Flavonoide u. äthe-

risches Öl; im Wasser ätherisches Öl, keine Gerbstoffe; **Wirkung:** vasokonstriktorisch, antiinflammatorisch, lokal hämostyptisch; **Verw.:** zerkleinerte Droge od. Drogenauszüge zur äußeren u. inneren Anwendung bei leichten Hautverletzungen, lokalen Entzündungen der Haut u. Schleimhäute, Psoriasis vulgaris, atopischem Ekzem, Hämorrhoiden, Varikose; Hamameliswasser **traditionell** bei Hautirritationen u. rauher Haut, Quetschungen, Verstauchungen, zur Schmerzlinderung u. bei Sonnenbrand; die Wirksamkeit ist außer bei leichten Hautverletzungen, lokalen Hautentzündungen u. Hämorrhoiden nicht belegt. Hamamelisrinde u. -blätter innerlich bei akuter Diarrhoe u. Menstruationsbeschwerden sowie äußerlich bei Prellungen u. entzündeten Schwellungen; **NW:** gelegentlich Magenreizungen; **homöopathische** Zubereitungen aus frischer Rinde der Wurzeln u. Zweige bei Krampfaderleiden, Hämorrhoiden, Haut- u. Schleimhautblutungen.

**Hand|aku|punktur** (Akupunktur*) f: s. Akupunktur.

**Hand|auflegen:** uralte Form menschlicher Zuwendung im Krankheitsfall, wodurch vorwiegend Beruhigung u. zärtliche Zuwendung erfolgt; durch professionelles H. sollen Krankheiten (z. B. durch Geistheilung* od. „Kraftübertragung") geheilt werden; vgl. Heilmagnetismus, Reiki.

**Hand|wickel:** Wickel* nach Kneipp mit zum Dreieck gefalteten Tüchern (Innentuch feuchtkalt) um Hand u. Handgelenk; **Anw. u. Kontraindikationen:** s. Armbad.

**Hanfartiger Hunds|würger:** s. Hundswürger, hanfartiger.

**Hanf, indischer:** Cannabis* sativa.

**Haplo|pappus baylahuen** m: Pflanze aus der Familie der Röhrenblütigen, Asteraceae; **Arzneidroge:** Blätter (Herba Baylahuen); **Inhaltsstoffe:** ätherisches Öl, Harz, Gerbstoffe; **Wirkung:** adstringierend; **Verw.: traditionell** bei Leber- u. Gallenleiden; **homöopathische** Zubereitungen aus den getrockneten Blättern bei Erschöpfungszuständen, Hypotonie, Orthostase.

**Hapto|nomie** (gr. ἅπτειν haften) f: von Frans Veldman entwickelte Form der affektiven Kontaktaufnahme zu anderen Menschen durch Berührung, um deren Behaglichkeit zu erhöhen u. eine Bindung zu den Mitmenschen herzustellen bzw. zu erhalten; Anwendungsgebiete sind insbesondere die Geburtshilfe mit Kontaktaufnahme zum ungeborenen Kind (prä- u. postnatale Eltern-Kind-Begleitung), die Begleitung behinderter od. kranker Menschen (Haptosynesie) u. die Psychotherapie (Haptopsychotherapie). Die haptonomische Begleitung soll von der Pränatalphase bis zum Alter das Gefühl des Willkommenseins, der Einzigartigkeit u. der grundlegenden Sicherheit zur Entwicklung des Selbst unterstützen.

**Harmonik** (gr. ἁρμονία Einklang, Harmonie) f: syn. harmonikale Therapie; von dem Arzt Hans Weiers eingeführte therapeutische Nutzung der harmonikalen Grundlagen der Musik unter Verwendung eines Bioscillator genannten Geräts; Grundlage des Verfahrens ist der harmonisch-therapeutische Ausgleich von Krankheitssymptomen mit der Quint-Proportion 2:3, die eine besondere Beziehung zum musikalischen Balance-Empfinden haben soll. Erzeugt wird diese Proportion durch Verwendung zweier in Form od. Frequenz unterschiedlicher Energieformen. Beziehungen zu chronobiologischen Grundrhythmen werden diskutiert. **Anw.:** bei einem breiten Spektrum von Erkrankungen; **Kontraindikation:** Herzschrittmacher. Wissenschaftlich umstrittenes Verfahren mit geringer Verbreitung.

**Harmonikale Therapie** (↑; Therapie*) f: syn. Harmonik*.

**Harn|abfluß|behinderungen:** durch Verlegung der Hohlräume des Urogenitaltrakts bedingte Abflußstörungen unterschiedlicher Ätiologie, z. B. mechanisch durch Trauma, Operation, Tumor, Sphinktersklerose, Harnröhrenverschluß, benigne Prostatahyperplasie*, Prostatitis, protrahierte Geburtsverläufe u. a.; **Symptome:** Schmerzen durch Erhöhung des Blaseninnendrucks, Harnstauung, evtl. Anurie.

**Harn|blasen|entzündung:** Zystitis*.

**Harn|elektronik nach Kirchgässner** (gr. ἤλεκτρον Bernstein, an dem zuerst elektrostatische Kräfte beobachtet wurden) f: s. Dreifachmessung.

**Harn|steine:** s. Nephrolithiasis.

**Harn|weg|erkrankungen:** allgemeine Sammelbezeichnung für Erkrankungen der ableitenden Harnwege; aus dem Bereich der Phytotherapie wird zur Behandlung von H. traditionell eine Vielzahl von Drogen angewendet, z. B. Zubereitungen aus Alant, Bruchkraut, Dill, Hagebutte, Kakaosamen, Königin der Nacht,

Krapp, Lungenkraut, Petersilie, Quendel, Schlehe, Sellerie u. Waldmeister, homöopathisch auch aus Berberitze, Bucco, dorniger Hauhechel u. Schachtelhalm; vgl. Blasenerkrankungen, Harnweginfektion, Nephrolithiasis, Nierenerkrankungen, Zystitis.

**Harn|weg|in|fektion** (lat. inficere hineintun, anstecken) f: entzündliche Erkrankung der Harnwege; **Symptome:** signifikante Bakteriurie, schmerzhafte Miktion, u. U. Schmerzen im Nierenlager, Fieber, Krankheitsgefühl; **Diagnostik:** klinische Harnuntersuchung, Urinkultur, Ausscheidungsurographie zum Nachweis einer Harnwegobstruktion; **Therapie:** Einmal- od. Kurzzeittherapie mit einem harnwegspezifischen Antibiotikum bei unkompliziertem Harnweginfekt; bei fehlendem Therapieerfolg weitere Abklärung bzw. Langzeittherapie; aus dem Bereich der Phytotherapie wird eine Behandlung mit Zubereitungen aus Bärentraube*, Birke*, Brennessel*, Echinacea* purpurea, Goldrute*, dorniger Hauhechel*, Kapuzinerkresse*, Liebstöckel*, Meerrettich*, Orthosiphon*, Quecke*, weißem Sandelbaum*, Schachtelhalm* u. Spargel*, traditionell auch z. B. aus Basilikum, Bucco, Stockmalve u. Wacholder, in homöopathischer Form aus Brunnenkresse, Eucalyptus globulus, Goldrute, Pappel, Pestwurz, Petersilie, weißer Taubnessel, Terpentin, Nelkenwurz u. Stiefmütterchen angegeben; bei bakterieller H. kann eine Schaukeldiät* versucht werden; alternativ kommen Eigenurintherapie* u. Farbtherapie* in Betracht. Vgl. Zystitis.

**Haronga** f: Harungana madagascariensis; immergrünes Holzgewächs aus der Familie der Guttiferae; **Arzneidroge:** Rinde u. Blätter (Harunganae madagascariensis cortex et folium); **Inhaltsstoffe:** 1,8-Dihydroxyanthracenderivate, auch Dimere wie z. B. Hypericin u. Pseudohypericin; **Wirkung:** Steigerung der Sekretion von Magensaft, Gallenflüssigkeit u. Pankreassekret; **Verw.:** Tinktur u. Extrakte bei dyspeptischen Beschwerden u. leichter exokriner Pankreasinsuffizienz; Blätter auf Madagaskar **traditionell** gegen Dysenterie; **NW:** bei hellhäutigen Personen evtl. Photosensibilisierung; **Kontraindikationen:** Pankreatitis, Leberfunktionsstörungen, Verschluß der Gallenwege, Ileus nicht länger als zwei Monate anwenden.

**Harpago|phytum pro|cumbens** n: südafrikanische Teufelskralle*.

**Harungana madagascariensis** f: Haronga*.

**Harz|tränen:** s. Weihrauch.

**Haschisch** (arab. Kraut) n: Extrakt aus dem Harz der weiblichen Blüten u. Triebspitzen von Cannabis* sativa mit dem psychomimetisch wirksamen Δ⁹-Tetrahydrocannabinol (Abk. Δ⁹-THC); H. wird als Rauschmittel traditionell in Orient u. in Afrika geraucht u. entspricht in

Hinblick auf Inhaltsstoffe u. Wirkung den getrockneten Pflanzenbestandteilen von Cannabis sativa, die in Lateinamerika als Marihuana bezeichnet werden. Es führt individuell unterschiedlich zu Dämmerzuständen, Euphorie, Unruhe, veränderter Wahrnehmung bis zu kurzzeitigen Halluzinationen u. erhöhter sexueller Erregbarkeit. Anhaltender Mißbrauch führt zur Abnahme der körperlichen u. geistigen Leistungsfähigkeit, zu Motivationsabbau, Interesselosigkeit, Apathie u. schließlich zum psychischen Verfall (Amotivationssyndrom). Cannabinoide besitzen eine immunsuppressive Wirkung u. hemmen verschiedene endokrine Systeme (z. B. Spermiogenese). **Nachweismethode:** Cannabinole u. -derivate können durch Dünnschichtchromatographie od. Hochdruckflüssigkeitschromatographie in Blut, Urin u. Speichel nachgewiesen werden.

**Hauffe-Schweninger-Arm|bad** (Georg H., Arzt, Berlin, geb. 1872; Ernst Sch., Arzt, Berlin, 1850–1924): ansteigendes Armbad, dessen Temperatur von ca. 32 °C in 15–20 Min. auf 39 °C ansteigt; soll reflektorisch zu einer Erweiterung der Koronargefäße führen; **Anw.:** bei spastischer Bronchitis, arterieller Verschlußkrankheit u. beginnender Infektion. Vgl. Hydrotherapie.

**Hau|hechel, dornige:** Ononis spinosa; kleiner Halbstrauch aus der Familie der Schmetterlingsblütler, Fabaceae; **Arzneidroge:** Wurzel (Ononidis radix); **Inhaltsstoffe:** Isoflavonoide

Hauhechel, dornige: Ononin

Ononin), Triterpene, ätherisches Öl; **Wirkung:** diuretisch bzw. entwässernd; **Verw.:** bei Entzündungen der ableitenden Harnwege, zur Durchspülungstherapie bei Nierengrieß; **traditionell** bei rheumatischen Erkrankungen, Gicht, Exanthem, Ekzem, Nieren- u. Blasensteinen; **Dosierung:** 6–12 g Droge/Tag; 3 g/Tasse mehrmals täglich; **homöopathische** Verwendung getrockneter unterirdischer Teile bei Erkrankungen der Niere u. der ableitenden Harnwege.

**Hauschka-Massage** (Magarete H., Ärztin, Boll, 1896–1980; Massage*) f: syn. rhythmische Massage*.

**Haut|aus|schlag:** s. Exanthem, Ekzem.

**Haut|blutungen:** Austritt von Blut aus den Gefäßen in Haut od. Schleimhaut infolge Trauma od. hämorrhagischer Diathese; **Formen 1.**

Petechien: kleinste punktförmige Kapillarblutungen; **2.** Purpura: multiple, exanthematische, meist symmetrische H.; **3.** Vibices: streifenförmig angeordnete Purpura; **4.** Sugillation: flächenhafte, bis 3 cm große H.; **5.** Suffusion: syn. Ekchymose; große flächenhafte H.; **6.** Hämatom*: meist tiefgehende, massive, die Haut vorwölbende Blutung*.

**Haut|entzündung:** Dermatitis; Reaktion der Haut auf einen chemischen, physikalischen, mikrobiellen od. parasitären Reiz u. i. R. anderer Hauterkrankungen*; zur Behandlung werden Heilerde*, Milch*-Molke-Bad u. Quarkauflage*, aus dem Bereich der Phytotherapie Zubereitungen aus Arnika*, Eichenrinde*, Hamamelis*, Jambulbaum*, Kamille*, Odermennig*, Spitzwegerich*, weißer Taubnessel* u. echter Walnuß*, traditionell z. B. auch aus Eberwurz, Gelbwurz, Hafer, Himbeere u. Shikimi, homöopathisch aus Cardiospermum, Ehrenpreis u. Honigbiene angegeben; vgl. Ekzem, Exanthem.

**Haut|erkrankungen:** Sammelbezeichnung für Störungen u. Veränderungen an der Haut; aus dem Bereich der Naturheilkunde u. alternativen Heilverfahren werden zur Behandlung Lichttherapie*, Pflastertherapie*, Aufenthalt in einem Seebad* od. einer Schwefelquelle*, Gegensensibilisierung*, Zubereitungen aus Lehm* u. Ton* sowie eine Vielzahl traditionell angewendeter phytotherapeutischer Drogen, z. B. Alkanna, Birke, Brennessel, Eisenkraut, Goldrute, Kreuzdorn, Oleander, Pfingstrose, Sanikel, Sassafras u. gemeines Seifenkraut, homöopathisch auch Berberitze, Quecke, Spitzwegerich u. Thuja angegeben.

**Haut|jucken:** s. Pruritus.

**Haut|ulzeration** (lat. ulcus Geschwür) f: Geschwür; Entzündung u. ausgedehnter Substanzverlust der Haut; zur Behandlung kommen aus dem Bereich der Naturheilkunde u. alternativen Heilverfahren das Anlegen einer Fontanelle* sowie traditionelle phytotherapeutische Zubereitungen z. B. aus Bartflechte, Bockshornklee, Breitwegerich, Henna, Mate, Odermennig, Schachtelhalm, Stockmalve u. auch Propolis in Betracht; vgl. Ulcus cruris.

**Haut|verletzung:** s. Wunde.

**Haut|widerstands|messung:** diagnostisches Verfahren, bei dem der elektrische Hautwiderstand in sog. Projektionszonen (d. h. in reflektorisch veränderten Hautzonen) registriert wird; erstmals systematisch von Regelsberger untersucht, der herausgefunden hat, daß der Leitwert der Haut in Reflexzonen erkrankter Organe erhöht (u. damit der Hautwiderstand vermindert) ist; Messung mittels Gleichstrom; Interpretation der Befunde aufgrund vielfältiger Störungsmöglichkeiten (z. B. Tagesschwankungen, bioklimatische u. sonstige Einflüsse) äußerst umstritten.

**Hay-Trenn|kost** (Howard H., amerikanischer Arzt, 1866–1940): vorwiegend laktovegetabile Ernährungsform (s. Vegetarismus); aufgrund der Annahme, daß Kohlenhydrate u. Eiweiß im menschlichen Organismus nicht gleichzeitig verwertet werden können, werden Proteine u. Kohlenhydrate weitgehend getrennt aufgenommen, um zur Entlastung u. Schaffung optimaler Bedingungen für die Verdauungsenzyme, zur Verhinderung der Übersäuerung des Organismus u. zur Erhöhung der Leistungsfähigkeit beizutragen. Der Verzehr von vorwiegend protein- bzw. kohlenhydratreichen Nahrungsmitteln wird jeweils mit dem neutraler Nahrungsmittel (Gemüse, Obst, Salate, Fette) kombiniert. Bevorzugung von naturbelassenen, möglichst wenig verarbeiteten Nahrungsmitteln ohne Zusatzstoffe sowie von basenbildender Nahrung; Meiden von stark verarbeiteten Produkten, getrockneten Hülsenfrüchten, Erdnüssen, Genußmitteln, scharfen Gewürzen u. verschiedenen anderen Lebensmitteln (z. B. Rhabarber, Preiselbeeren); **ernährungsphysiologische Bewertung:** als Dauerkost geeignet; die Trennung von Kohlenhydraten u. Proteinen ist nicht immer durchführbar u. wissenschaftlich nicht begründet.

**HBT:** Kurzbezeichnung für: **1.** holistischer Bluttropfentest*; **2.** Histamin-Bindehaut-Test nach Remky (Remky*-Test).

**Head-Zonen** (Sir Henry H., Neurol., London, 1861–1940): Areale auf der Körperoberfläche, auf die bei Erkrankungen innerer Organe u. auch der Muskeln u. Gelenke Schmerzen übertragen werden (referred pain). Diese Areale liegen im Innervationsgebiet der spinalen Segmente, die die Fehlafferenzen (nozizeptive Signale) aus dem erkrankten Organ empfangen u. autonome u. motorische Reflexe auslösen. H.-Z. liefern bei viszeralen Affektionen bedeutsame diagnostische Zusatzinformationen, sog. Bindegewebezonen als Diagnostikum für die adäquate Durchführung einer Bindegewebemassage, um über spezifische Griffe an der Körperdecke i. R. des kutaneoviszeralen Reflexes Funktionsstörungen innerer Organe zu beeinflussen. Vgl. Dermatom, Fitzgerald-Zonen, Somatotopie.

**Hebamme, traditionelle:** Bez. für Frauen, die nach Schätzungen der WHO an 60–80 % aller Geburten in Afrika, Asien u. Lateinamerika teilnehmen. Es gibt eine große Variationsbreite in Anschauungen, Vorgehensweisen u. gesellschaftlicher Stellung; oft handelt es sich um ältere Frauen, die selbst Kinder bekommen u. großgezogen u. ihre Fähigkeiten i. R. ihrer Familie erworben haben. Man kann sie als die Expertinnen ihres jeweiligen Geburtssystems* bezeichnen. Neben einer Unzahl von unterschiedlichen lokalen Namen gibt es einige, die weite Verbreitung gefunden haben. In vielen frankophonen Ländern werden t. H. als Matrone bezeichnet, in vielen spanisch sprechenden Ländern als Partera, in Pakistan, Afghanistan, Bangladesh, Indien u. Mauritius als Dai. Die Weltgesundheitsorganisation sieht in den t. H. schon seit langer Zeit eine ihrer wichtigsten Zielgruppen zur Verbesserung der Gesundheitsversorgung. Dieses Eingreifen in traditionelle Geburtssysteme ist nicht unproblematisch.

**Hedera helix** f: Efeu*.

**Hefen: 1.** (pharmaz.) Faex; s. Faex medicinalis; **2.** (mykolog.) Pilze, die sich vegetativ durch Sprossung od. Spaltung vermehren. Viele H. vergären unter anaeroben Bedingungen Zucker zu Alkoholen, z. B. Saccharomyces cerevisiae. In der Industrie werden H. zur Herstellung von Bier, Wein, als Backhefe u. Futterhefe eingesetzt.

**Heide|kraut:** Calluna vulgaris, syn. Erica vulgaris, Besenheide; Pflanze aus der Familie der Heidekrautgewächse, Ericaceae; **Arzneidrogen:** während der Blütezeit gesammeltes u. getrocknetes Kraut (Sprossen, Zweige, Blätter; Blüten; Callunae herba), von den Zweigen gerebelte Blüten (Callunae flos); **Inhaltsstoffe:** in den Blüten 19–28 % Gesamtphenole (Chlorogensäure, Callunin, Quercetin, (+)-Catechin, (−)-Epicatechin u. a.); im Kraut ebenfalls phenolische Verbindungen (Flavonoide, Proanthocyanidine, Catechingerbstoffe u. Phenolcarbonsäuren), Triterpene u. Steroide; **Verw.:** Aufgüsse u. Abkochungen aus Kraut bzw. Blüten traditionell bei Erkrankungen im Bereich der Niere u.

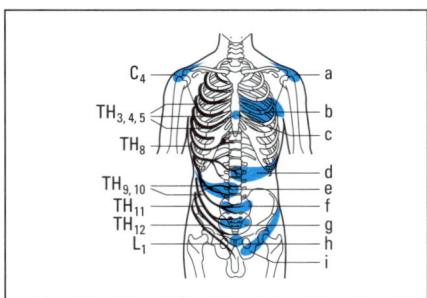

Head-Zonen:
segmentale Versorgung einiger innerer Organe (li.) u. Hautbezirke (blau), in denen bei Erkrankung dieser Organe durch viszerokutane Reflexe Hyperästhesie u. Hyperalgesie auftreten können; a: Zwerchfell ($C_4$); b: Herz ($C_8$, $Th_1$); c: Speiseröhre ($Th_4$, $Th_5$); d: Magen ($Th_8$); e: Leber u. Gallenblase ($Th_8$–$Th_{11}$); f: Dünndarm ($Th_{10}$); g: Dickdarm ($Th_{11}$–$L_1$); h: Harnblase ($Th_{11}$–$L_1$); i: Niere u. Hoden ($Th_{10}$–$L_1$)

der ableitenden Harnwege, zur Vorbeugung bei Nephrolithiasis, bei Erkrankungen im Magen-Darm-Trakt, Gicht u. rheumatischen Erkrankungen; äußerlich zur Wundbehandlung. Die Wirksamkeit bei den beanspruchten Anwendungsgebieten ist nicht belegt.

**Heidel|beere:** Vaccinium myrtillus; Pflanze aus der Familie der Heidekrautgewächse, Ericaceae; **Arzneidroge:** Früchte (Myrtilli fructus); **Inhaltsstoffe:** 5 – 12 % Catechingerbstoffe, Anthocyane u. Flavonglykoside; **Wirkung:** astringierend; **Verw.:** als ganze Beeren od. Abkochung bei unspezifischen, akuten Durchfallerkrankungen sowie leichten Entzündungen

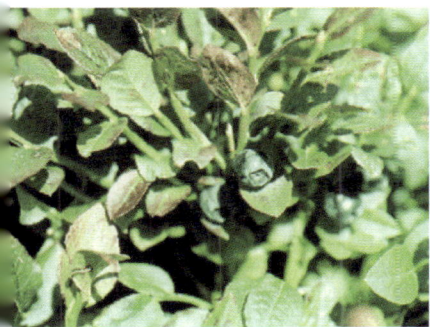

Heidelbeere

ler Mund- u. Rachenschleimhaut; **traditionell** auch bei Ekzemen; Blätter **traditionell** als Adstringens, bei Blasenschwäche, zur sog. Blutreinigung u. als adjuvante Maßnahme bei Diabetes mellitus; **Dosierung:** 20 – 60 g Droge/Tag (10 – 20 g/Tasse); zur lokalen Anwendung als 10%ige Abkochung. Die Wirksamkeit von Heidelbeerblättern bei den beanspruchten Anwendungsgebieten ist nicht belegt u. eine therapeutische Verwendung angesichts der Risiken bei längerem Gebrauch od. hoher Dosierung (Vergiftungsfälle im Tierversuch) nicht vertretbar.

**Heil|an|ästhesie** (gr. άν- Un-, -los, -leer; αΐσθησις Empfindung) f: ältere Bez. für Neuraltherapie*.

**Heiler:** (ethnomed.) Person, die sich mit der kulturspezifischen Art des Heilens in ihrem jeweiligen Medizinsystem* befaßt; sie unterscheidet sich von Laien durch einen höheren Spezialisierungsgrad, auch wenn die Grenze Laie–Heiler letztlich fließend ist. H. sind in der ethnomedizinischen u. medizinischen Literatur lange Zeit unter der Perspektive von Arzt-Äquivalenten der westlichen Medizin betrachtet worden; die neuere Literatur versucht, durch neutrale Begriffe inhaltliche Vorgaben zu vermeiden.

Die Bez. **traditioneller H.** ist als ethnomedizinischer Fachbegriff eigentlich obsolet, auch wenn er noch weite Verbreitung hat. „Traditionell" als Gegenbegriff zu „modern" unterstellt, daß traditionelle Gesellschaften od. traditionelle H. statisch vorzustellen sind. H. sind zwar in ihre spezifische Geschichte u. Kultur (u. in diesem Sinne in ihre Tradition) eingebunden, diese Tradition war u. ist jedoch eine dynamische.

Heute wird gern der allgemeine Begriff **Experte** (ähnlich sind: Spezialist, Wissender, Weiser) od. medizinischer Experte benutzt. Im Gegensatz zu Begriffen wie Medizinmann* od. Schamane* ist er nicht auf eine spezielle Kultur festgelegt u. erweckt zunächst keine konkreten Assoziationen u. beschreibt nur ein besonderes Wissen u. eine besondere soziale Stellung. Die weitere Klärung geht von den Analysen der Funktionen dieses Experten in unterschiedlichen Gruppen aus. Es darf nicht übersehen werden, daß auch der Ausdruck Experte eine Abstraktion des ethnomedizinischen Begriffs von Heilerpersönlichkeit ist u. viele Kulturen keinen entsprechenden Ausdruck kennen, weil ihre H. an ganz spezifische Bedingungen gekoppelt tätig sind. Aus der Perspektive der westlichen Medizin lassen sich die Experten in **Diagnostiker** u. **Therapeuten** unterteilen; diese Aufteilung u. auch die weitere Differenzierung ist in erster Linie analytisch. Vornehmlich Diagnostiker sind Divinator*, Seher u. Orakelpriester; vornehmlich Therapeuten sind Kultführer, Priesterheiler*, Schamane, Fetischeur*, Exorzist*, Witch* doctor, Kräuterheiler*, Knochenheiler* u. die traditionelle Hebamme*.

In der Realität sind häufig unterschiedliche Funktionen zu einem Heilertypus verknüpft. Der Begriff Erklärungsmodell* reflektiert diese Art von Verknüpfung. Jedes Medizinsystem hat seine Typen von H., z. B. ist der **Hakim** eine islamische Heilerpersönlichkeit, Spezialist einer auf galenisch-islamischen Traditionen beruhenden Humoraltheorie. Kranksein wird als Überschuß od. Mangel von Körpersäften od. den Qualitäten heiß – kalt, trocken – feucht angesehen, die (pflanzliche) Therapie zielt auf die Wiederherstellung des verlorenen Gleichgewichts. Der **Zima** ist ein Priesterheiler bei den westafrikanischen Songhay. Er führt einen Besessenheitskult (Folley-Kult) an, bei dem viele schamanistische Elemente zu finden sind. Zeitlich versetzt betätigt er sich als Witch doctor, u. schließlich ist er Kräuterheiler u. Fetischeur. Es gibt Heilerpersönlichkeiten, die Elemente unterschiedlicher medizinischer Systeme verknüpfen, z. B. der Dorfgesundheitsarbeiter* u. der Injection* doctor.

Als Heilerpersönlichkeiten lassen sich auch die medizinischen Experten der westlichen Medizin beschreiben: Arzt, Heilpraktiker, medizinisch-technischer Assistent, Krankenschwester usw.

**Heil|erde:** terrestrisches Peloid* in wechselnder Zusammensetzung mit adsorbierender u. lokal reizender Wirkung zur innerlichen u. äußerlichen Anwendung, z. B. bei Durchfallerkrankungen, nässenden u. entzündlichen Hautveränderungen.

**Heil|eu|rythmie** (Eurythmie*) f: aus der Bewegungskunst Eurythmie entwickelte, in der anthroposophischen Medizin* angewendete Therapie, deren Bewegungselemente aus der kranken Wesenheit des Menschen geisteswissenschaftlich abgelesen wurden u. auf diese zurückwirken; Übung einzelner Vokale od. Konsonanten, Rhythmen, bestimmter Lautfolgen od. Spruchworte in spezifischen Bewegungen. Vgl. Therapie, künstlerische.

**Heil|fasten: 1.** Bez. für unterschiedliche Formen des Fastens unter ärztlicher Kontrolle bei bestimmten Krankheiten; s. Fasten, therapeutisches; **2.** für Gesunde z. B. als Möglichkeit der Selbsterfahrung; i. e. S. von Otto Buchinger entwickelte tiefgreifende internistische, psychosomatisch orientierte Heilmethode als Langzeitfasten in spezialisierten Fastenkliniken mit umfassendem Fastenverständnis (Impuls zur Veränderung des Lebensstils u. zur Neuorientierung gegenüber der Welt u. Transzendenz).

**Heil|gase:** Bez. für frei aufsteigende Begleitgase des Quellwassers u. der reinen Gasquellen, soweit der wissenschaftliche Nachweis krankheitsheilender, -lindernder u. -verhütender Qualitäten erbracht ist; als H. werden in der Bäderheilkunde das Kohlendioxid, die Schwefelquellgase (häufig in Stickstoffgasquellen bei Abwesenheit von Sauerstoff als Spurenelement) u. die radioaktiven Gasquellen u. Quellgase (radonhaltige H.) verwendet. Balneotherapeutisch werden v. a. Schwefelgase u. Radon verabreicht. Vgl. Bad.

**Heil|gymnastik** f: nicht mehr gebräuchliche Bez. für Krankengymnastik*.

**Heil|hypnose** (Hypnose*) f: s. Hypnotherapie.

**Heil|kost, schleim|freie:** von Arnold Ehret (Schweizer Arzt, 1866–1922) entwickelte vegane Rohkost*-Ernährung zur Reinigung des Körpers von sog. verstopfendem Schleim (unverdaute, nicht ausgeschiedene Nahrungsbestandteile); rohes Obst ist Hauptnahrungsmittel, ergänzt durch rohe Salate u. Gemüse; Meiden von Fleisch, Milch, Milchprodukten u. stärkehaltigen Lebensmitteln; Kochen wird nicht generell abgelehnt. **Ernährungsphysiologische Bewertung:** einseitige Ernährung, als Dauerkost nicht geeignet. Vgl. Vegetarismus.

**Heil|kräuter-Essenz-Therapie** (lat. essentia Wesen; Therapie*) f: s. Aquarome.

**Heil|kunde|system** n: s. Medizinsystem.

**Heil|magnetismus** m: syn. magnetische Heilung, Magnetopathie; Bez. für ein Verfahren, bei dem ein Heilmagnetiseur, der über magnetische Kräfte verfügen soll, durch Handauflegen* od. durch Bestreichen der Haut mit Magneten od. den Händen eine therapeutische Wirkung ausübt; das Verfahren basiert auf der Annahme F. A. Mesmers, daß ein „tierischer Magnetismus" besteht als „ein das ganze Weltall durchströmendes Fluidum, durch dessen Bewegungen ein tierischer Körper auf einen anderen wirke". Von Reichenbach wurde eine „odisch-magnetische Kraft" beschrieben u. der Fundamentalsatz „alles strahlt" formuliert; diese das gesamte Universum durchdringende Kraft, das Od bzw. das Lebensfluidum, wurde später auch als Lebensaura (vgl. Aura) bezeichnet. Bei der heilmagnetischen Behandlung werden eine positive (tonisierende) u. negative (ableitende) Form unterschieden, die durch differenzierte Techniken gekennzeichnet sind. Der Therapeut kann einerseits die pathologischen Schwingungen vom Patienten auf sich ableiten u. anderseits auch Teile seiner Lebensenergie auf den Patienten übertragen. Es werden dabei besondere „Striche" u. Griffe sowie bestimmte Zusatzbehandlungen verwendet. Bevor mit der eigentlichen Behandlung begonnen wird, führt der Magnetiseur einen sog. Rapport durch d. h., er wäscht u. trocknet seine Hände u. reibt seine Handinnenflächen gegeneinander, bis sie „heiß" sind; er fixiert seinen Patienten mit seinem „odischen Blick" u. beginnt dann mit seinen Strichen u. Griffen. **Anw.:** v. a. bei funktionellen Störungen (z. B. Schmerzen, Durchblutungsstörungen, Appetitlosigkeit, Schlafstörungen, Menstruationsbeschwerden). H. gilt heute als Vorläufer suggestiver psychotherapeutischer Verfahren, insbesondere der Hypnose*. Vgl. Aura massage, Magnettherapie, Mikromagnetik, medizinische.

**Heil|mittel: 1.** syn. Arzneimittel*; **2.** (Definition der gesetzlichen Krankenversicherung) Mittel zur Behandlung von Krankheiten, die (im Gegensatz zu Arzneimitteln) v. a. äußerlich angewendet werden (z. B. physikalische Therapie); vgl. Hilfsmittel.

**Heil|mittel|lehre, ayur|vedische:** Sanskrit Dravyaguna (Dravya Heilmittel; Guna Eigenschaft); Beschreibung u. Erklärung der Wirkungen indischer Heilmittel; z. T. geschieht dies in Form von Aufstellungen von Heilmittelgruppen mit Angaben von Indikationen u. Wirkungen. Vgl. Ayurveda.

**Heil|mittel, typische:** in der anthroposophischen Medizin* entwickelte Arzneimittel u. zentrale Verordnungsform zur Behandlung typischer Krankheiten (s. Krankheitstypus), die die individuelle Therapie des Patienten jedoch nicht ausschließt; t. H. bestehen überwiegend aus Kombinationen von natürlichen Mineralien bzw. Pflanzen u. Pflanzenteilen (Wurzel, Blatt, Blüte u. a.), die in pharmazeutischen Prozessen zu Heilmitteln zusammengefügt werden. Die fertige Arznei wird als neue, in dieser Form in der Natur nicht vorkommende Substanz aufgefaßt.

**Heil|nahrung: 1.** zu Heilzwecken genutzte Krankenernährung*; **2.** Säuglingsheilnahrung zur Behandlung von Enteritiden, die sich v. a. durch niedrige Osmolalität, teilweise veränderte Proteinanteile (Proteinhydrolysate, Zusatz von Aminosäuren), verminderten Fettgehalt u. Bevorzugung von mittelkettigen Triglyzeriden sowie durch Laktosearmut u. Anreicherung mit Ballaststoffen (meist auch Glutenfreiheit) auszeichnet.

**Heil|päd|agogik** (gr. παῖς Kind; ἀγωγή Erziehung) f: Sonderbereich der Pädagogik u. Psychiatrie, der sich mit der Erziehung u. Unterrichtung bzw. Förderung geistig od. körperlich Behinderter sowie von verhaltensschwerigen u. sozial benachteiligten Menschen befaßt.

**Heil|praktiker** (gr. πρακτικός tätig): geschützte Bez. für Personen, die die Heilkunde ohne ärztliche Approbation berufsmäßig mit staatlicher Erlaubnis ausüben; Rechtsgrundlage ist das Heilpraktikergesetz (Abk. HPG) vom 7.2.1939 in der Fassung vom 2.3.1974 (BGBl. I. 469, 550) u. der entsprechenden Durchführungsverordnung vom 18.2.1939, RGBl. I S. 259, zuletzt geändert durch VO vom 18.4.1975, BGBl. I S. 967. Die gleichzeitige Heilkundeausübung als Arzt u. als H. ist unzulässig; die Berufsordnungen verbieten darüber hinaus das Zusammenwirken von Arzt u. H. Grundsätzlich darf der H. alle Behandlungs- u. Untersuchungsmethoden ausführen; ausgenommen sind die Behandlung meldepflichtiger Krankheiten (Bundesseuchengesetz, Geschlechtskrankheitengesetz), Geburtshilfe (Hebammengesetz), Leichenschau, die Verordnung von verschreibungspflichtigen Medikamenten u. Betäubungsmitteln sowie die eigenverantwortliche Anwendung von Röntgenstrahlen (Röntgenverordnung). Der H. hat bei Anwendung ärztlicher (insbesondere invasiver) Methoden grundsätzlich dieselben Sorgfaltsanforderungen zu erfüllen wie ein Arzt; die Aufklärungs- u. Dokumentationspflicht besteht auch für ihn.

**Heil|schlaf:** durch Medikamente (z. B. Barbiturate, Tranquilizer), Suggestion* od. elektrische Schlafinduktion bewirkter, meist über einen längeren Zeitraum (Schlafkur über Tage bis Wochen) stattfindender u. nur kurzzeitig (z. B. zu Mahlzeiten od. Körperpflege) unterbrochener Schlaf zu therapeutischen Zwecken; **Anw.:** a. bei psychischen Erkrankungen. Umstrittenes Verfahren.

**Heil|seil:** Bez. für einen Faden od. Silberdraht, der i. R. einer ausleitenden Therapie* durch eine mittels einer Nadel künstlich angelegte Wunde gezogen wird; der sich infizierende u. z. T. über Wochen serös sezernierende u. eitrige Stichkanal wird mit dem H. in dieser Zeit ständig irritiert u. an der Abheilung gehindert. Damit sollen die körpereigenen „Schadstoffe" ausgeleitet werden u. neben einer immunstimulierenden Wirkung je nach Lokalisation des H. unterschiedliche reflexive Einflüsse zur Geltung kommen. Es werden auch Vorstellungen einer lokalen „Lymphdrainage" mit dem Verfahren verbunden. Das Heilseilverfahren ist nicht mehr indiziert u. wird kaum noch praktiziert. Vgl. Aschner-Methode.

**Heil|stollen|behandlung:** Therapie in Bergstollen unter Nutzung bestimmter Umgebungsfaktoren (Luftqualität, Temperatur, Feuchtigkeit, Strahlung); vgl. Klimatherapie, Hormesis.

**Heilung: 1.** (homöopath.) je nach dem Umfang des Therapieziels Bez. für die Verschwinden einzelner Symptome od. völlige Beschwerdefreiheit; tiefgreifende H. soll i. d. R. einem Verlauf folgen, der durch die Hering*-Regel od. das Drei*-Ebenen-Modell näherungsweise formuliert wird. Vgl. Unterdrückung. **2.** (ethnomed.) Bez. für die Gesamtheit aller Aspekte der Behandlung von Kranksein*; wird dem schulmedizinischen Handeln, dem Kurieren von Krankheit, entgegengesetzt. H. ist ein komplexer Prozeß, der auf den sehr unterschiedlichen, aber miteinander verwobenen Ebenen von Körper, Geist, Gesellschaft u. Kultur abläuft. Die Suche nach H. basiert auf den zur Verfügung stehenden natürlichen u. gesellschaftlichen Heilmöglichkeiten u. den Erklärungsmodellen des Erkrankten bzw. der therapeutischen Gemeinschaft. Durch die Interpretation des Krankseins nach Art u. Schwere ergeben sich Konsequenzen, die zum Hinzuziehen eines medizinischen Experten führen können.

**Heilung, magnetische:** syn. Heilmagnetismus*.

**Heilungs|hindernis:** in der Homöopathie* häufig beobachteter Einfluß auf Patienten, dessen Vermeidung erst die durchgreifende Wirkung eines evtl. bereits zuvor mit unbefriedigendem Resultat angewendeten Arzneimittels ermöglicht; H. können allgemeiner Natur (falsche Lebensweise, psychische Belastungen) od. arzneimittelspezifisch sein. Typische H. sind Impfungen od. gleichzeitige Anwendung von Allopathika mit stark in die Autoregulation des Organismus eingreifender Wirkung sowie von Drogen, Kaffee, Kampfer u. ätherischen Ölen (s. Antidotierung, Arzneimittelbeziehung). Die Bedeutung des H. ist abhängig von seiner Stärke, der allgemeinen Vitalität des Patienten, der Arzneimittelwahl u. -dosierung. Vgl. Blockade.

**Heil|verfahren, alternative:** Sammelbe-
zeichnung für Therapieformen, die alternativ
zu Methoden in der Schulmedizin eingesetzt
werden u. als naturwissenschaftlich nur teilweise anerkannte Behandlungsmethoden gelten; anerkannte a. H. wollen sich v. a. durch folgende Aspekte auszeichnen: **1.** Behandlung des
gesamten Organismus vor der Behandlung einzelner gestörter Organfunktionen (s. Ganzheitsmedizin); **2.** Förderung von Selbstheilungsten-
denzen vor exogen (z. B. medikamentös) indu-
zierter Sanierung erkrankter Systeme; **3.** Un-
schädlichkeit der Therapie; **4.** Das Maß für den
Therapieerfolg ist ganz wesentlich die subjektive Befindlichkeit des Patienten. Vgl. Alternativmedizin, Komplementärmedizin, Naturheilkunde.

**Heil|wasser:** Wasser aus natürlichen od.
künstlich geschaffenen Ausflüssen unterirdischen Wassers (Heilquellen), das überwiegend
zur Beseitigung, Linderung od. Verhütung von
Krankheiten genutzt wird; im Unterschied zu
gewöhnlichem Süßwasser hat H. einen besonders hohen Gehalt an gelösten Mineralien (mindestens 1 g/l; vgl. Mineralwasser, natürliches),
eine höhere Temperatur (Thermalquelle*) od.
andere physiko-chemische Beschaffenheit, z. B.
hohe Eisen-, Fluorid-, Iodid- od. Radonkonzen-
tration. H. ist ein zulassungspflichtiges Arzneimittel u. unterliegt dem Arzneimittelgesetz*.

**Heinz-Spagyrik** (Ulrich Jürgen H., deutscher Heilpraktiker) f: diagnostisches u. therapeutisches Verfahren der Spagyrik*, bei dem aus
dem Kristallisationsmuster eines spagyrisch
behandelten, eingetrockneten Blutstropfens die
Erkrankung des Patienten u. das passende Heilmittel abgeleitet werden; wissenschaftlich nicht
nachvollziehbare Methode.

**Heiserkeit:** s. Dysphonie.

**Heiß|luft|bad:** trockene Heißluftbehand-
lung als Vollbad (Sauna*); früher auch als Teilbad mit Heißluftduschen od. -kästen mit Glüh-
lampen bzw. Heizwiderständen (Lufttempera-
tur 70–90 °C; heute obsolet).

**Heiß|luft|dampf|bad:** s. Dampfbad.

**Hekla lava** f: Lava vom Hekla-Vulkan (Is-
land); **Inhaltsstoffe:** Aluminium-, Calcium-,
Magnesiumsilikate, Eisenoxid; **Verw.:** homöopathische Zubereitungen bei Dupuytren-Kontraktur, Hyperostose, Kalkaneussporn.

**Helenin** n: syn. Alantolacton, Sesquiterpenlacton; Inhaltsstoff im ätherischen Öl des Rhizoms von Inula helenium; s. Alant.

**Heli|chrysum arenarium** n: Ruhrkraut*.

**Helio|therapie** (gr. ἥλιος Sonne; Therapie*)
f: Behandlung durch Sonnenlicht mit direkter
Wirkung auf erkrankte Haut (z. B. bei Acne vulgaris u. atopischem Ekzem) u. indirekter Beeinflussung physiologischer Regelsysteme (z. B.
Immunsystem, Endokrinium); s. Lichttherapie.

**Helminthiase** (gr. ἕλμινς, ἕλμινθος Wurm;
-iasis*) f: durch Wurmbefall verursachte Krankheit; vgl. Wurmerkrankungen.

**Hemmungs|gymnastik** f: nicht mehr ge-
bräuchliche krankengymnastische Übungsbe-
handlung zur Hemmung ataktischer Zwangs-
bewegungen (z. B. bei Chorea), überschießender
Abwehr- u. Affektbewegungen od. stereotyper
Muskelzuckungen.

**Henna** f/n: Lawsonia inermis; Strauch aus der
Familie der Blutweiderichgewächse, Lythraceae;
**Arzneidroge:** getrocknete Blätter (Lawsoniae
folium); **Inhaltsstoffe:** Farbstoffe vom Typ der
1,4-Naphthochinone, hydroxylierte Naphthalin-
derivate, 5–10 % Gerbstoffe; **Wirkung:** diuretisch, adstringierend; **Verw.:** traditionell bei
Amöbenruhr u. Ulcus ventriculi et duodeni
äußerlich bei Ekzemen, Krätze, Mykosen u. Geschwüren sowie für Gesichts- u. Haarwässer
z. B. gegen Schuppen; als Haarfärbemittel.

**Hepar sulfuris** (gr. ἧπαρ Leber) n: Kalk
schwefelleber, Calcium sulfuratum Hahnema-
ni; Gemisch gleicher Teile des feingepulverten
weißen Inneren der Austernschalen u. Schwe-
felblumen; wird längere Zeit im geschlossenen
Tiegel in Weißglühhitze gehalten u. nach dem
Erkalten in verschlossenen Gläsern aufbewahrt
(bis D3 deutlicher H$_2$S-Geruch); **Verw.:** homöopathische Zubereitungen bei eitrigen Haut- u.
Schleimhauterkrankungen, Otitis media, Dyspepsie.

**Hepatica nobilis** f: Leberblümchen*.

**Herba** (lat.) f: Kraut; in der Pharmazie neuerdings hinter den Pflanzennamen (in der alten
lateinischen Nomenklatur davor) gestellte Bez
für getrocknete oberirdische Teile meist krauti-
ger Pflanzen; je nach Erntezeit können neben
Blättern u. Stengeln auch Blüten od. Früchte
enthalten sein. Der Stengelanteil sollte bei Her-
badrogen möglichst gering sein.

**Herbst|zeitlose:** Colchicum* autumnale.

**Herd:** syn. chronisches Irritationszentrum*.

**Herd|dia|gnostik** (gr. διαγνωστικός fähig
zu unterscheiden) f: s. Diagnostik chronische
Irritationen.

**Herd|erkrankung:** durch einen Herd (=
Irritationszentrum, chronisches) ausgelöste Erkrankung; v. a. neuroendokrine, immunolog-
sche u. sensomotorische Regulationsstörunge
(erhöhter Muskeltonus, chronische Entzündung, gestörte Gewebetrophik usw.) innerhal
eines begrenzten Körperareals od. einer gesamten Körperhälfte mit Allgemeinsymptomen
**Ursache:** nicht abbaubares Material (z. B. chronische Entzündungen, Metalle, Toxine) v. a. im
Kopfbereich, Urogenitaltrakt u. in der Gallenblase.

**Hering-Regel** (Constantin H., Arzt, Phi-
adelphia, 1800–1880): homöopathische Richtlinie zur Beurteilung eines Fallverlaufs; währen

einer Heilung* bewegt sich der Schwerpunkt der Symptomatik in folgende Richtungen: von innen nach außen in der umgekehrten Reihenfolge des Auftretens der Symptome u. von oben nach unten, d. h. von lebenswichtigeren zu unwichtigeren Organen od. Organsystemen, von zentralen zu peripheren Organteilen u. in der umgekehrten zeitlichen Reihenfolge zur Krankheitsentwicklung (die Psyche wird in diesem Zusammenhang als Organ betrachtet). Im Unterschied zum konventionellen Heilungsverständnis wird ein Verschieben der Symptomatik zu immer belangloseren Manifestationen des Krankseins erwartet. Ein sog. Aufarbeiten früherer gesundheitlicher Probleme mit der Wiederkehr alter Symptome (auch im psychischen Bereich) in meist abgeschwächter Form wird besonders positiv bewertet. Vgl. Drei-Ebenen-Modell.

**Herniaria** f: s. Bruchkraut.

**Heroin** n: Diacetylmorphin, Diamorphin; Acetylderivat des Morphins mit mindestens 3facher Wirkungsstärke u. v. a. analgetischer Wirkung; führt zu starker Atemdepression! H. ist gut lipoidlöslich u. passiert die Blut-Hirn-Schranke sehr leicht. Wegen der sehr starken Suchtgefahr erfolgt keine therapeutische Anwendung.

**Herz|beschwerden, nervöse:** auch funktionelle Herzbeschwerden; anfallartig auftretende Beschwerden ohne organische Ursache mit Brustschmerzen, Herzklopfen, Tachykardie u. Angst; **Therapie:** aus dem Bereich der Phytotherapie werden Zubereitungen aus Herzgespann*, traditionell aus Baldrian, Königin der Nacht, Melisse u. Spargel, homöopathisch aus Tabakasche sowie die Auflage einer Herzkompresse* u. alternativ auch die Sophrologie* angegeben. Vgl. Syndrom, psychovegetatives.

**Herz|enge:** s. Angina pectoris.

**Herz|erbse:** s. Cardiospermum.

**Herz|gespann:** Leonurus quinquelobatus, syn. Leonurus cardiaca; ein- bis mehrjährige Pflanze aus der Familie der Lippenblütler, Labiaceae; **Arzneidroge:** während der Blütezeit gesammelte u. getrocknete oberirdische Teile (Leonuri cardiacae herba); **Inhaltsstoffe:** ätherisches Öl, Iridoide (z. B. Ajugosid, Ajugol, Galiridosid u. Reptosid), Diterpene (z. B. Leocardin), Triterpene (z. B. Ursolsäure), Phenylpropane, Flavonoide, Gerbstoffe, Alkaloide (0,06 % Stachydrin); **Wirkung:** spasmolytisch, sedierend; **erw.:** Aufgüsse u. a. galenische Zubereitungen als Adjuvans bei nervösen Herzbeschwerden u. Hyperthyreose; **traditionell** bei Asthma bronchiale, klimakterischen Beschwerden, gesteigerter nervöser Reizbarkeit, kardiovaskulären Neurosen u. beginnender Hypertonie. Die Wirksamkeit bei den genannten Anwendungsgebieten ist nicht belegt.

**Herz|glykoside** n pl: ungenaue Bez. für herzwirksame Glykoside, die z. B. in Digitalis-, Strophanthus-, Scilla- u. Convallaria-Arten vorkommen; s. Digitalisglykoside.

**Herz|in|suf|fizienz** (lat. in un-; sufficiens hinreichend, genügend) f: Herzmuskelschwäche; unzureichende Funktion des Herzens, bei der das Herz nicht mehr imstande ist, eine den Anforderungen entsprechende Förderleistung zu erbringen; **Einteilung:** nach dem betroffenen Herzabschnitt in Rechtsherz-, Linksherz- u. Globalinsuffizienz, nach dem Schweregrad in Ruhe- bzw. Belastungsinsuffizienz od. nach der New York Heart Association (Abk. NYHA) in vier Gruppen, nach dem Verlauf in akute bzw. chronische H.; **Ursachen:** Herzinfarkt, Kardiomyopathie, angeborene od. erworbene Herzfehler, arterielle od. pulmonale Hypertonie, Herzrhythmusstörungen, koronare Herzkrankheit, Myokarditis u. a.; **Symptomatik:** Stauungszeichen im großen u. kleinen Kreislauf (Lungenödem, periphere Ödeme, Stauungen aller Organe), Verminderung der Blutversorgung der Kreislaufperipherie, Herzvergrößerung, Tachykardie, Zyanose; **Diagnostik:** klinisches Bild, Elektrokardiographie, Echokardiographie, evtl. Röntgen-Thorax; **Therapie:** ACE-Hemmer, Diuretika, Digitalisglykoside*, positiv inotrope Substanzen, Isosorbiddinitrat u. a.; aus dem Bereich der Naturheilkunde u. alternativen Heilverfahren werden zur Behandlung der NYHA-Stadien I u. II Kneipp-Therapie, Ernährungstherapie u. ausleitende Therapie sowie phytotherapeutische Zubereitungen aus gemeinem Weißdorn*, traditionell auch aus Adonisröschen, Maiglöckchen u. Meerzwiebel angegeben; homöopathische Zubereitungen aus hanfartigem Hundswürger, Maiglöckchen, Kirschlorbeer u. Strophanthus.

**Herz|jagen:** s. Tachykardie.

**Herz|klopfen:** s. Herzbeschwerden, nervöse.

**Herz|kom|presse** (lat. comprimere, compressus zusammendrücken) f: spezieller Wickel* aus einem kleinen angefeuchteten, mehrfach gefalteten Tuch, das mit einem trockenen Leinenod. Wolltuch bedeckt wird; Auflage auf die linke Brustseite; **Anw.:** kalte H. v. a. bei Herzklopfen, heiße H. bei Herzschmerzen; **Kontraindikation:** Angina pectoris.

**Herz|krankheit, koronare:** Abk. KHK; syn. stenosierende Koronarsklerose, ischämische Herzerkrankung; klinische Manifestation einer primären Koronarinsuffizienz; **Pathophysiologie:** durch Einengung od. Verschluß von Herzkranzgefäßen verursachte Verminderung der Durchblutung u. damit der Zufuhr von energieliefernden Substraten u. Sauerstoff zum Herzmuskel; führt zu einem Mißverhältnis zwischen Angebot u. Bedarf, das sich meist unter Belastung manifestiert; häufigste Ursache ist meist eine Arteriosklerose* der Herzkranzgefäße. **Krankheitsbilder:** Angina* pectoris, Herzinfarkt, Herzinsuffizienz*.

**Herz-Kreis|lauf-Erkrankungen:** allgemeine Sammelbezeichnung für Störungen der Herz- u. Kreislauffunktion; aus dem Bereich der Naturheilkunde u. alternativen Heilverfahren kommen zur Behandlung von H.-K.-E. Sporttherapie*, Kneipp*-Kur u. Aufenthalt in einem Klimakurort*, Qi*-Gong u. Tai*-Ji-Quan, Schnitzer*-Kost, therapeutisches Fasten* u. Nowo*-Balancetherapie sowie phytotherapeutisch traditionell Zubereitungen aus Berberitze, Brechnuß, Gartenbohne u. Rosmarin, homöopathisch auch aus Arnika, Fingerhut, Gelsemium, Königin der Nacht, Maiglöckchen, Oleander u. gemeinem Weißdorn in Betracht. Vgl. Kreislaufstörungen, funktionelle.

**Hesperidin** n: Hesperitin-7-rutinosid; Glykosid z. B. in Zitrusfrüchten; wirkt kapillarabdichtend u. hemmt Hyaluronidase; vgl. Flavonoide.

**Hetero|cyclische aromatische Amine** (gr. ἕτερος anders beschaffen, verschieden; κύκλος Kreis, Ring, Zeit) n pl: s. Amine, heterocyclische aromatische.

**Hetero|sug|gestion** (↑; Suggestion*) f: s. Suggestion.

**Hetero|vakzine** (↑; lat. vacca Kuh) f: Arzneimittel (Impfstoff) aus inaktivierten patientenfremden Mikroorganismen; im Gegensatz zur Autovakzine* wirkt die H. nicht so spezifisch. **Anw.:** s. Autovakzine.

**Heu|blumen:** Graminis flos; Blüten, Früchte u. andere oberirdische Teile von Poaceen (Gräser); **Inhaltsstoffe:** ätherisches Öl in Spuren, Gerbstoffe, Cumarin, Furanocumarine; **Wirkung:** durchblutungsfördernd, muskelentspannend; **Verw.:** zur lokalen Wärmetherapie als Heublumensack*; **traditionell** auch als Heublumenbad*; **Kontraindikationen:** Allergie gegen Pilzsporen, Blütenpollen, Heustaub u. Milben sowie offene Wunden, akut entzündliche Prozesse u. Ekzeme.

**Heu|blumen|bad:** Bad unter Verwendung von Badezusätzen mit Extrakten bzw. ätherischen Ölen aus Heublumen; als **traditionell** angewendetes Arzneibad* zur Behandlung chronisch-degenerativer Erkrankungen des Bewegungsapparats u. zur Förderung des Stoffwechsels; auch Bez. für den Badezusatz selbst.

**Heu|blumen|sack:** in der Kneipp-Therapie häufig angewendete feucht-heiße (42 °C) Pakkung* mit gedämpften Heublumen zur lokalen Wärmetherapie; **Durchführung:** der gefüllte Sack wird gut angefeuchtet u. in einem Kartoffeldämpfer ca. ½–¾ Stunde gedämpft. Nach mehrmaligem Aufschütteln wird der heiße Sack vorsichtig auf die zu behandelnde Stelle gelegt, nach einer Weile mit einem Tuch fixiert u.

durch eine Wolldecke abgedeckt. Der H. bleibt ca. ½–1 Stunde liegen (bis zum Nachlassen des Wärmegefühls). **Anw.:** bei nicht akuten rheumatischen Beschwerden, Erkrankungen der Leber u. Gallengänge, Magen-Darm-Störungen, Verspannungen der Rückenmuskulatur, Ischialgie, Lumbago, spastischen Zuständen im Urogenitalbereich; **Kontraindikation:** stark entzündliche Prozesse.

**Heu|fieber:** syn. Pollinosis; durch Proteinbestandteile in pflanzlichen Pollen verursachte spezifische Überempfindlichkeitsreaktion vom Soforttyp (Typ I der Allergie*); **Symptome:** Rhinitis allergica (sog. Heuschnupfen) mit Niesattacken, Muschelödem u. wäßriger Hypersekretion, meist zusammen mit Konjunktivitis in ca. 30 % der Fälle mit exogen-allergischem Asthma bronchiale, gelegentlich mit Kontakturtikaria, generalisierter Urtikaria u. fieberhafter Allgemeinreaktion; **Vorkommen:** insbesondere während der Baum- (Februar–Mai), Gräser- (Mai–August) u. Kräuterblüte (Juli–Oktober); **Therapie:** prophylaktisch mit lokal wirkenden Mastzellstabilisatoren (z. B. Cromoglicinsäure, Nedocromil, Ketotifen), im Anfall mit abschwellenden Nasentropfen, Antihistaminika, evtl. Dauertherapie mit Glukokortikoiden (topisch od. Depotinjektion); aus dem Bereich der Naturheilkunde u. alternativen Heilverfahren werden Kneipp-Therapie, Akupunktur, Eigenbluttherapie angegeben; traditionell phytotherapeutische Zubereitungen aus Brennessel, Stiefmütterchen u. echter Walnuß; homöopathische Zubereitungen aus Augentrost, Galphimia glauca u. Wyethia helenoides; **Prophylaxe:** Karenz, Atemschutz, Hyposensibilisierung nach Bestätigung der Spezifität u. Aktualität der Pollenallergie durch Hauttestung, Immunglobulin-E-Nachweis u. Provokationstest.

**Hexen|schuß:** s. Lumbago.

**Hexerei:** Phänomen, bei dessen Unterschung sich ein Vorstellungskomplex findet, der bestimmten Menschen (Hexer, Hexen) einen schädlichen Einfluß auf Menschen, Tiere od. die Umgebung zuschreibt. Im Unterschied zum Schadenszauber, bei dem der Schaden mit bewußter Absicht zugefügt wird od. zugefügt werden soll, beruht H. allein auf der Hexe innewohnenden negativen Kräften. Zur H. gehört, daß ihr eine wichtige Rolle bei der Verusachung einer Erkrankung zugeschrieben wird. Als Grundmuster sind dabei häufig folgende Elemente zu finden: Hexer/Hexen lauern Männern, Frauen od. Kindern auf, um sich ihrer zu bemächtigen u. sie aufzufressen. Oft wird diese Vorstellung über das Doppel, einer bestimmten Art Seele, vermittelt: Hexer/Hexen od. ihr Doppel gehen nachts umher u. fangen das Doppel von Mitmenschen, das im Traum den Körper verlassen hat. Der Mensch wird krank, u. ohne

Hilfe des Witch* doctor stirbt er. In der neueren Ethnologie wird die Fragestellung diskutiert, inwieweit H. auch ein Ventil für soziale Spannungen ist; in unserer Gesellschaft ist H. ein historisches Phänomen.

**HF-Dia|gnostik** (gr. διαγνωστικός fähig zu unterscheiden) f: Kurzbezeichnung für Hochfrequenzdiagnostik*.

**Hibiskus** m: Hibiscus sabdariffa; einjährige krautige Pflanze aus der Familie der Malvengewächse, Malvaceae; **Arzneidroge:** zur Fruchtzeit geerntete, getrocknete Kelche u. Außenkelche

Hibiskus: Hibiskussäure

(Hibisci flos, Malventee); **Inhaltsstoffe:** 15–30 % Pflanzensäuren (z. B. Zitronen-, Äpfel-, Wein- u. Hibiskussäure; laut DAB mindestens 10 % Säuren, berechnet als Zitronensäure), Anthocyane, Flavonoide, Phytosterole, Schleimpolysaccharide u. Pektine; **Wirkung:** mild laxierend, schleimlösend; **Verw.:** als Teeaufguß od. andere galenische Zubereitungen traditionell zur Appetitanregung, bei Erkältungen, Entzündungen der oberen Atemwege u. des Magens; zur Schleimlösung, als mildes Abführmittel u. Diuretikum; bei Kreislaufbeschwerden; als Aromatikum zu Teemischungen u. Erfrischungsgetränken; zur Herstellung von Marmeladen u. Weinen. Die Wirksamkeit bei den beanspruchten Anwendungsgebieten ist nicht belegt; nur die Anwendung als Geschmackskorrigens u. Schönungsdroge kann befürwortet werden. Homöopathische Verwendung der getrockneten Blüten bei Venenerkrankungen (z. B. postthrombotisches Syndrom, Ulcus cruris).

**Hidrotikum** (gr. ἱδρώς Schweiß) n: syn. Diaphoretikum*.

**Hierarchisierung:** homöopathisches Verfahren bei der Arzneimittelwahl* zur Gewichtung der einzelnen Symptome des Patienten. Die zugrundeliegenden Kriterien sind der Krankheitswert des jeweiligen Symptoms u. seine Trennschärfe bei der Abgrenzung verschiedener Arzneimittelbilder. Die konkrete Vorgehensweise variiert je nach Autor u. Behandler; allgemein gilt: ungewöhnliche (trennscharfe), schwerwiegende (eine gesunde Lebensführung beeinträchtigende), intensive, differenzierte u. affektbesetzte Symptome sind von größerem Gewicht; einzelne Symptome werden grob eingeteilt in charakteristische (od. auffallende) u. gewöhnliche Symptome. Charakteristische Geistes- und Gemütsymptome, Allgemeinsymptome, Causae u. Lokalsymptome sind gegenüber gewöhnlichen Symptomen von hervorragender Bedeutung für die Arzneimittelwahl (s. umseitige Tab.). Bei chronisch kranken Patienten kann zusätzlich eine Einteilung der Symptome nach ihrem zeitlichen Auftreten in jüngere, noch vorhandene alte u. vergangene alte Symptome erfolgen. Formale Hierarchien stellen nur eine grobe Richtschnur für die Gewichtung der Symptome im konkreten Einzelfall dar, da die Einordnung eines Symptoms erheblich von der Einschätzung seiner Behandlungsbedürftigkeit u. seiner Stellung im Gesamtzusammenhang der übrigen Symptomatik abhängt. Vgl. Drei-Ebenen-Modell.

**Hildegard-Medizin** (Hildegard von Bingen, Benediktinernonne, 1098–1179; lat. ars medicina ärztliche Kunst) f: religiös geprägtes Heilsystem, das die seelisch-leibliche Ganzheit des Menschen berücksichtigt; sechs goldene Lebensregeln (sex rei naturales; s. Tab.) sollen eine Ordnung u. ein Lebensgefühl vermitteln, an denen sich die allgemeine Lebensführung u. die Behandlung von Krankheiten orientieren soll. Umstrittenes Verfahren, das sich vielfach an kommerziellen Interessen ausrichtet.

**Hilfs|mittel:**

**Hildegard-Medizin**
Die sechs goldenen Lebensregeln

1. Heilmittel aus der Schöpfung: In der gesamten Schöpfung, in den Bäumen, Kräutern, Pflanzen, Tieren, Vögeln, Fischen, ja sogar in den Edelsteinen sind geheime Subtilitäten (Heilungskräfte) verborgen, die man nicht wissen kann, wenn sie uns nicht von Gott geoffenbart werden.
2. Eure Lebensmittel sollen eure Heilkräfte sein.
3. Ruhe u. Bewegung zur Bewältigung von Leistungsverlust durch Streß
4. Schlafen u. Wachen zur Regeneration des gesamten Organismus
5. Ausleitungsverfahren zum Reinigen schlechter Körpersäfte in Blut u. Bindegewebe: Aderlaß, Schröpfen, Moxibustion
6. Seelische Reinigung zur Wandlung von seelischen Risikofaktoren (Lastern) zu seelischen Heilungskräften (Tugenden)

## Hierarchisierung
Einteilung der Symptome

### 1. nach Künzli
auffallend, ungewöhnlich
  an sich
  als Modalität
  als Empfindung
  in der Ausbreitung
  bzgl. Beginn, Ende
  Kombination konträrer Symptome
  Fehlen erwarteter Symptome
Geistes- u. Gemütssymptome
Allgemeinsymptome
  ganzer Körper
  Modalitäten
    Nahrungsmittel: Abneigung, Verlangen
    Menstruation, Sexualsymptome
    Schlaf, Träume
    Wundverhalten
    Lateralität
Causa
Begleitsymptome
alternierende Symptome, Periodizität
Lokalsymptome

### 2. nach Köhler (modifiziert)
Präzision der Symptome
  charakteristische, auffallende, ungewöhnliche Symptome
  spontan u. energisch geäußerte Symptome
  vollständige Symptome
  lange bestehende u. sich verstärkende, bes. konstitutionelle/diathetische Symptome
  neue, sich verstärkende Symptome
Bedeutung für die Person
  Ätiologie
  ganzheitliche Symptome,
  Allgemeinsymptome
    Sensationen u. Modalitäten am ganzen Menschen

Sexualität, Menstruation
Nahrungsmittelverlangen, -abneigungen
Beschaffenheit von Ausscheidungen u. Absonderungen
Schlaf, Träume
organgebundene u. lokale Symptome

### 3. nach Vithoulkas
Allgemeinsymptome
  geistig
  emotional
  physisch
  allgemein, Abneigung, Verlangen
  Sexualität
  Schlaf
Lokalsymptome

### 4. nach Jayasurya
Allgemeinsymptome
  mental
    Wille, Liebe/Haß, Phobien
    Auffassung, Erkennen der Realität
    Gedächtnis
  physisch
    Abneigung, Verlangen
    Menstruation (Art, Wirkung)
Lokalsymptome
  ungewöhnlich, absonderlich
  üblich, normal bei der jeweiligen Krankheit
Konstitutionstyp
  Miasmen, Familiengeschichte
  Modalitäten
  körperlicher Befund
    allgemein
    lokal
Charakter von Absonderungen
Tendenz zu Gewebeveränderungen,
erbliche Normabweichungen
Ergebnisse spezieller Untersuchungen

in der Definition der gesetzlichen Krankenversicherung (§ 33 SGB V) Körperersatzstücke, orthopädische od. andere Geräte (einschließlich Hörhilfen sowie Brillen u. a. Sehhilfen) zum Ausgleich eines körperlichen Funktionsdefizits (Behinderung) od. zur Sicherung des Erfolgs einer Heilbehandlung; vgl. Heilmittel.

**Himbeere:** Rubus idaeus; Halbstrauch aus der Familie der Rosengewächse, Rosaceae; **Arzneidrogen:** Laubblätter (Rubi idaei folium) u. frische Früchte (Rubi idaei fructus); **Inhaltsstoffe:** in den Blättern Gerbstoffe mit Gallus- u. Ellagsäure, Flavonoide, Vitamin C; in den Früchten 1,5 – 2 % organische Säuren (z. B. Zitronen-, Äpfel-, Ferula- u. Kaffeesäure), Zucker,

Pektin, ätherisches Öl, Anthocyanglykoside, Flavonoide, Vitamine A u. C; **Wirkung:** Blätter adstringierend; **Verw.:** zerkleinerte Blätter, allein od. in Mischungen mit anderen Drogen, als Teeaufguß **traditionell** in Abführ-, Haus- u. Frühstückstees, zur sog. Blutreinigung, bei Diarrhoe, Magen-Darm-Beschwerden, Exanthemen, zum Gurgeln bei Entzündungen des Mund- u. Rachenraums; frische Früchte zur Gewinnung des Safts (Rubi idaei succus), getrocknet als Zusatz zu Teemischungen. Die Wirksamkeit der Blätter bei den beanspruchten Anwendungsgebieten ist nicht belegt.

**Hippo|castani semen** (gr. ἵππος Pferd) n Samen der Roßkastanie*.

**Hippophae rhamnoides** f pl: Sanddorn*.

**Hippo|therapie**

(gr. ἵππος Pferd; Therapie*) f: Reiten als Therapie von bewegungsgestörten Kindern u. Erwachsenen (bei zentraler Fehlsteuerung, funktioneller muskulärer Fehlspannung, arthrogener Bewegungsstörung) mit z. B. Sitz-, Halte- u. Bewegungsübungen unter Anleitung; vgl. Krankengymnastik.

**Hirten|täschel:** Capsella bursa-pastoris. Pflanze aus der Familie der Kreuzblütler, Brassicaceae; **Arzneidroge:** getrocknete oberirdische, blüten- u. fruchttragende Teile (Bursaepastoris herba); **Inhaltsstoffe:** stickstoffhaltige

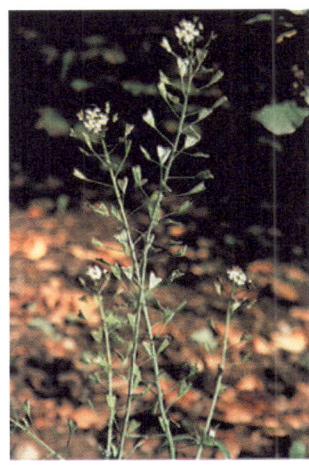

Hirtentäschel

Verbindungen (Aminosäuren, Proteine), organische Säuren, anorganische Substanzen (Calcium- u. Kaliumsalze); **Wirkung:** hämostatisch, hypotensiv (nur bei parenteraler Anwendung); **Verw.:** innerlich zur symptomatischen Behandlung leichterer Menorrhagie u. Metrorrhagie, zur lokalen Anwendung bei Nasenbluten; äußerlich bei oberflächlich blutenden Hautverletzungen; **traditionell** auch als blutstillendes Mittel u. bei Dysmenorrhoe; **homöopathische** Zubereitungen aus den frischen oberirdischen Teilen blühender Pflanzen bei Nephrolithiasis, Gebärmutter- u. Schleimhautblutungen.

**Hirudin** (lat. hirudo Blutegel) n: Polypeptid aus dem Speichel von Blutegeln (Hirudo* medicinalis), das die Blutgerinnung hemmt; Thrombininaktivator, der die Plazentaschranke überwindet u. in die Muttermilch übergeht; **Verw.** als Salbenbestandteil bei Thrombophlebitis u. großen Hämatomen.

**Hirudinea** (↑) f: Blutegel; aquatische od. terrestrische Ringelwürmer (Annelida) mit zumeist temporär-ektoparasitischer, z. T. auch tem-

porär-endoparasitischer Lebensweise; typisch sind zwei Haftscheiben an beiden Körperenden; **Gattungen:** Hirudo, Haementeria, Haemadipsa, Dinobdella, Limnatis.

**Hirudo medicinalis** (↑) f: medizinischer Blutegel; ektoparasitärer, am Mensch u. Tier blutsaugender Ringelwurm; **Verbreitung:** Europa; im Süßwasser, zeitweise in feuchter Erde (Eiablage); das Ansetzen von H. m. soll entstauend, krampflösend u. blutreinigend wirken; **Verw.:** früher als Äquivalent zum Aderlaß*; heute v. a. als Teil der ab- od. ausleitenden Therapie* bei umschriebenen Erkrankungen mit der Symptomatik von Fülle* im Bereich der Körperoberfläche, seltener auch zur reflektorischen Einflußnahme bei chronischen Entzündungen innerer Organsysteme; typische Indikationen sind Thrombose, Thrombophlebitis u. postthrombotisches Syndrom sowie degenerative Erkrankungen des Bewegungsapparats (besonders weichteilrheumatische Erkrankungen u. Arthrosen). Bei einer Blutmahlzeit werden ca. 10 ml Blut aufgenommen; die Wunde blutet durch das im Speichel enthaltene Hirudin* ca. 2 – 20 Std. nach, wobei weitere 40 ml Blut ausgeleitet werden können. **Nebenwirkungen:** Geringe entzündliche Reaktionen an der Bißstelle sind normal. In Einzelfällen dehnen sich diese auf die Umgebung aus u. müssen lokal kühlend, evtl. auch antibiotisch behandelt werden.

**Hist|amin-Binde|haut-Test** m: Abk. HBT; syn. Remky*-Test.

**Hoch|druck:** s. Hypertonie.

**Hoch|frequenz|dia|gnostik** (gr. διαγνωστικός fähig zu unterscheiden) f: Kurzbezeichnung HF-Diagnostik; Verwendung hochfrequenter elektromagnetischer Signale zur Erzeugung elektromagnetischer Felder zu diagnostischen Zwecken; die Verteilung u. Veränderung der elektrischen Wechselfeldstärke u. Wechselfelddichte (entscheidende diagnostische Indikatoren) werden überwiegend durch Leitfähigkeit u. relative Dielekrizitätskonstante bestimmt. Beispiel: Anthroposkopie*. Vgl. Elektronographie.

**Hoch|frequenz|therapie** (Therapie*) f: syn. Kurzwellentherapie; Anwendung hochfrequenter, entsprechender kurzwelliger elektromagnetischer Energie (Wechselstrom mit einer Frequenz von mehr als 0,5 MHz), die im Körper in Wärme (kinetische Energie) übergeht; Entstehen der **Joule-Widerstandswärme** im elektrischen Feld zwischen den Platten eines Kondensators, im (mit der Frequenz wechselnden) Magnetfeld einer Spule (Kurzwellen mit einer Wellenlänge von meist 11,06 m u. einer Frequenz von 27,12 MHz) u. im wellenförmig sich ausbreitenden elektromagnetischen Feld eines Strahlers (Dezimeterwellen, Wellenlänge 0,69 m,

**Hochfrequenztherapie**
Übersicht über die technischen Daten

| Bezeichnung | Wellenlänge | Frequenz | Methode | Eindringtiefe |
|---|---|---|---|---|
| Langwelle | 300 m | 1 MHz | Diathermie (nicht mehr zugelassen) | |
| Kurzwelle | 11,06 m | 27,12 MHz | Kondensatorfeld | Subkutis |
| | | | Spulenfeld | Muskel (oberflächlich) |
| Ultrakurzwelle | 10−1 m | 30−300 MHz | nicht in Gebrauch | |
| Dezimeterwelle | 0,69 m | 433,92 MHz | Rundstrahler | Muskel (oberflächlich) |
| | | | Muldenelektrode | Muskel (tief) |
| Mikrowelle | 0,124 m | 2400 MHz | Strahlenfeld | Muskel (oberflächlich) |

Frequenz 433,92 MHz; Mikrowellen, Wellenlänge 0,1224 m, Frequenz 2450 MHz); die **Joule-Leitungsstromwärme** (Langwellendiathermie) wird nicht mehr genutzt. Im inhomogenen Gewebe des Körpers ist die Tiefenwirkung der Erwärmung aufgrund ungleicher Absorption u. Reflexion der Primärenergie an den Grenzflächen ungleich, ebenso die Wärmeverteilung durch Abtransport mit dem Blutstrom. Durch Wahl verschiedener Frequenzen od. Applikatoren kann die Tiefenwirkung der Wärme gesteuert werden (s. Tab.). Vgl. Elektrotherapie.

**Höchst|mengen|verordnungen:** Gesetze u. Verordnungen, die maximale Emissionen u. Immissionen sowie Grenz- u. Belastungswerte festlegen (z. B. Schadstoff-Höchstmengen-Verordnung, Aflatoxin-Verordnung).

**Höllen|stein:** s. Argentum nitricum.

**Hohl|zahn:** Galeopsis segetum, syn. Galeopsis ochroleuca; Kraut aus der Familie der Lippenblütler, Lamiaceae; **Arzneidroge:** zur Blütezeit gesammelte, getrocknete oberirdische Teile (Galeopsidis herba, Lieber-Kräuter, Blankenheimer Tee); **Inhaltsstoffe:** Kieselsäure, Lamiaceen-Gerbstoffe, Saponine, Betaine (z. B. Stachydrin), Iridoide (z. B. Harpagid, Acetylharpagid u. Antirhinosid); **Verw.:** traditionell bei leichten Entzündungen der Atemwege u. Blutarmut.

**Holismus, medizinischer** (gr. ὅλος ganz, vollständig) m: syn. holistische Medizin, Ganzheitsmedizin*.

**Holistische Blut|dia|gnostik** (↑; gr. διαγνωστικός fähig zu unterscheiden) f: s. Aurasskopie, Auras-Test.

**Holistische Kinesio|logie** (↑; gr. κινεῖν bewegen; -logie*) f: syn. Physioenergetik* nach van Assche.

**Holistische Medizin** (↑; lat. ars medicina ärztliche Kunst) f: s. Ganzheitsmedizin.

**Holistischer Blut|tropfen|test** (↑) m: s. Bluttropfentest, holistischer.

**Holo|trope Atem|arbeit** (↑; gr. τρέπειν auf etwas gerichtet): s. Atemarbeit, holotrope.

**Holunder, schwarzer:** Sambucus nigra; Strauch aus der Familie der Geißblattgewächse, Caprifoliaceae; **Arzneidroge:** Blüten (Sambuci flos); **Inhaltsstoffe:** Flavonoide, phenylsubstituierte Carbonsäuren u. -ester, Steroide u. Triterpene; **Wirkung:** diaphoretisch, die Bronchialsekretion steigernd; **Verw.:** Teeaufguß bei Erkältungskrankheiten als Diaphoretikum (sog.

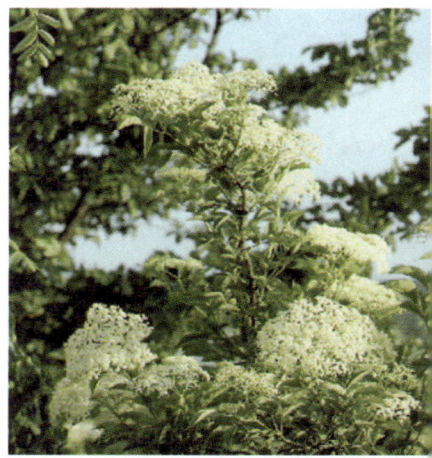

Holunder, schwarzer

Fliedertee); **traditionell** auch bei rheumatischen Erkrankungen, Gicht, Ödemen; Verwendung der Rinde als Abführ- u. Brechmittel; **Dosierung:** mittlere Tagesdosis 10−15 g Droge als Teeaufguß (3 g/Tasse), möglichst heiß trinken; keine Nebenwirkungen, Wechselwirkungen od. Kontraindikationen bekannt; **homöopathische** Verwendung der frischen Blüten u. Rinde bei Säuglingsschnupfen, Bronchitis (besonders bei Kindern) u. grippalem Nachtschweiß.

**Holz|kohle:** Carbo vegetabilis; **Arzneidroge:** gepulverte Holzkohle (Carbo Ligni pulvera tus) durch nochmaliges Glühen gewöhnlicher H. in geschlossenen Gefäßen; **Verw.**: traditionell innerlich bei Meteorismus, Flatulenz, infektiösen Darmerkrankungen u. bei Vergiftungen; äußerlich als Wundstreupulver; homöopathische Zubereitungen aus ausgeglühter Kohle von Rotbuchen- od. Birkenholz bei Bronchialkatarrh, Kreislaufschwäche, Roemheld-Syndrom, Venenstauung.

**Homöo|pathie** (gr. ὁμοῖος gleich, ähnlich; -pathie*) f: durch Samuel Hahnemann (1755 – 1843) begründetes medikamentöses Therapieprinzip, das Krankheitserscheinungen nicht durch exogene Zufuhr direkt gegen die Symptome gerichteter Substanzen behandelt (sog. Allopathie*), sondern bei dem (meist in niedriger Dosierung) Substanzen eingesetzt werden, die in hoher Dosis den Krankheitserscheinungen ähnliche Symptome verursachen (z. B. Thallium in niedrigster Dosierung zur Behandlung der Alopezie); dieses sog. Ähnlichkeitsprinzip* Similia similibus curentur) wird in der klassischen H. ergänzt durch ein komplexes System von Zuschreibungen (s. Miasmenlehre) sowohl im Hinblick auf Patienteneigenschaften (Konstitutionstypen) als auch auf die eingesetzten Arzneimittel (Pflanze, Tier, Mineral), das bei der individuellen Verordnung berücksichtigt wird. Meist wird neben der Heilung akuter od. chronischer Erkrankungen eine Stärkung der Konstitution* angestrebt.

Krankheit wird innerhalb der H. als ein bei jedem Patienten individueller Zustand des Organismus verstanden, der zum Auftreten von Symptomen führt. Die Übereinstimmung der Symptome mit einem Arzneimittelbild* ermöglicht die Behandlung dieses Zustandes. Der Krankheitszustand selbst u. sein Verhalten unter homöopathischer Behandlung wurden mit verschiedenen Modellen näher zu beschreiben versucht: **1.** Die Verstimmung einer sog. Lebenskraft* (Hahnemann), die den Unterschied des Belebten vom Unbelebten ausmacht, nicht direkt erkennbar u. nicht vom Organismus getrennt zu denken ist, äußert sich in Symptomen. Die H. der Anfangszeit erhob den Anspruch, mit ihren potenzierten Arzneimitteln die Lebenskraft direkt anzusprechen. Dieser vitalistische Ansatz gilt heute als überholt. **2.** Ein sog. Abwehrmechanismus (Vithoulkas) als Beschreibung des Verhaltens bei Störungen der Homöostase führt zum Entstehen von Symptomen bei dem Versuch, auch unter dem Einfluß von Stressoren den bestmöglichen Zustand des Organismus zu erreichen u. aufrechtzuerhalten. Dieses an kybernetische Ansätze angelehnte Modell betont vor allem die Sinnhaftigkeit von Krankheitssymptomen u. begründet die Schädlichkeit ihrer Unterdrückung*. **3.** Krankheit als Verzerrung einer psycho-neuro-endokrino-im-

munologischen Achse od. der Gesamtheit aller Steuer- u. Regelungsvorgänge im Organismus. Allen Ansätzen gemeinsam ist das Postulat einer einheitlichen Reaktionslage des gesamten Organismus. Damit wird die Bedeutung auch krankheitsferner Symptome (Allgemeinsymptome, Begleitsymptome, Geistes- und Gemütssymptome) bei der Bestimmung des Symptomen gemeinsam zugrundeliegenden Zustandes begründet sowie die besondere Art der Verlaufsbeurteilung; nicht die Besserung einzelner Symptome ist der Indikator einer Heilung, sondern die Verschiebung der Hauptmanifestation des zugrundeliegenden Krankseins zu weniger lebensbeeinträchtigenden Formen (s. Hering-Regel, Drei-Ebenen-Modell).

**homöo|pathisch** (↑; ↑): in der Homöopathie Bez. für die Eigenschaft eines Arzneimittels, mit Symptomen aus seinem Arzneimittelbild* zu Krankheitssymptomen eines gegebenen Falls ähnlich zu sein, d. h. diese in hinreichender Ähnlichkeit am Gesunden erzeugen zu können; vgl. allopathisch, antipathisch, Ähnlichkeitsprinzip.

**Homöo|pathische Ana|mnese** (↑; ↑; gr. ἀνάμνεσις Erinnerung) f: s. Anamnese, homöopathische.

**Homöo|pathische Arznei|mittel|lehre** (↑; ↑): s. Arzneimittellehre, homöopathische.

**Homöo|pathische Dia|gnose** (↑; ↑; gr. διάγνωσις Entscheidung) f: s. Diagnose, homöopathische.

**Homöo|sin|iatrie** (↑; gr. σινιάζειν sieben, sichten; ἰατρός Arzt) f: Bez. für die möglichen Beziehungen zwischen Akupunktur* u. Homöopathie* hinsichtlich eines gemeinsamen diagnostischen bzw. therapeutischen Vorgehens. Als Begründer u. Namensgeber dieser Methodenkombination gilt der Arzt de la Fuye (Paris); in Deutschland war es der Arzt A. Weihe, der 1886 den Zusammenhang zwischen verschiedenen Druckpunkten u. einzelnen Homöopathika beschrieb u. der Grundvorstellung ausging, daß jede organische u. seelische Störung auch schmerzhafte Hautpunkte entstehen läßt. Diese sollten hinsichtlich ihrer Modalität* einem homöopathischen Arzneimittel entsprechen bzw. sich durch ein solches zum Verschwinden bringen lassen. In jüngster Zeit wird der Begriff Homöopathikainjektion bzw. Injektionsakupunktur* verwendet. Der H. liegt kein einheitliches Vorgehen bzw. keine gemeinsame Lehrvorstellung zugrunde. Vgl. Weihe-Druckpunkte.

**Homöo|stase** (↑; gr. στάσις Stillstand, Stauung) f: syn. Homöostasie, Homöostasis; vom Organismus durch Autoregulationsprozesse angestrebter (biologischer) Gleichgewichtszustand; die Regulationsprozesse betreffen Organe, Blut sowie endokrines System u. Nervensystem. Die Konstanz des inneren Milieus der Zellumgebung wird extrazelluläre H. genannt. Im Kontext systemtheoretischer Ansätze der Gesundheitspsychologie bezeichnet H. den dynamischen Gleichgewichtszustand, den das sich selbst u. seine Umwelttransaktionen regulierende Individuum anstrebt. Hierbei wird ein prozessuales u. autoregulativ geprägtes Gesundheitsverständnis zugrunde gelegt. Vgl. Autoregulation.

**Homöo|therapie** (↑; Therapie*) f: meist synonym für Homöopathie* verwendete Bez., die u. U. eine indikationsorientierte Abgrenzung von der reinen Homöopathie zum Ausdruck bringen soll.

**Homoion** (↑) n: Bez. der Homotoxikologie* für ein Antihomotoxikum*, wenn es aufgrund der Ähnlichkeit, Verdünnung u. Potenzierung als für den Organismus nicht-toxische Substanz zur Behandlung eines Homotoxins zum Einsatz kommt.

**Homo|toxiko|logie** (lat. homo Mensch; gr. τοξικόν φάρμακον Pfeilgift; -logie*) f: von dem homöopathischen Arzt Hans-Heinrich Reckeweg (1905 – 1985) aufgestellte Krankheitslehre, die in „Homotoxinen" (endogen od. exogen auf den Menschen einwirkende Gifte) die Ursache von Erkrankungen sieht. Die H. beruht auf der Annahme, daß alle Krankheiten als biologisch zweckmäßige Abwehrvorgänge u. Kompensationsprozesse gegen „Homotoxine" zu interpretieren sind.

Die Abwehrvorgänge teilte Reckeweg in sechs Phasen der Homotoxinabwehr ein (s. Phasenlehre); er befaßte sich insbesondere mit der Symptomenverschiebung von Krankheiten, ein Vorgang, den er als Vikariation* bezeichnete. Die Behandlung („antihomotoxische Therapie") soll das Abwehrsystem stimulieren u. die Homotoxine neutralisieren u. entgiften. Die H. bezeichnet als anatomisches Korrelat der Entgiftung das sog. System der großen Abwehr u. ordnet diesem das Monozyten-Makrophagen-System, die Hypophysen-Nebennierenrinden-Achse, die neurale Abwehr sowie das Leber- u. Bindegewebe zu. Die antihomotoxische Therapie versteht sich als eine „erweiterte Homöopathie", die (im Gegensatz zur klassischen Homöopathie*) vorwiegend Komplexpräparate u. keine Einzelmittel verordnet u. indikationsorientiert vorgeht. Darüber hinaus enthalten die antihomotoxischen Arzneien eine Vielzahl anderer Wirkstoffe, z. B. „homöopathisierte Allopathika". Das Wirkprinzip der Isopathie* steht im Vordergrund.

**Homo|toxikose** (↑; ↑; -osis*) f: syn. Giftabwehrkrankheit*.

**Homo|toxin** (↑; ↑) n: endogen (innen entstanden) od. exogen (von außen) auf den Menschen einwirkendes Gift; s. Homotoxikologie.

**Homo|toxin|lehre** (↑; ↑): syn. Homotoxikologie*.

**Honig:** Mel; von der Honigbiene* gebildetes, in den Waben abgelagertes Stoffgemisch; **Inhaltsstoffe:** 70 – 80 % Invertzucker, Dextrin, Eiweiß, organische Säuren, Enzyme, Vitamin $B_2$, Carotin, Acetylcholin, Pollen, Wachs, Antioxidanzien (mehr im dunklen H.); **Wirkung:** antitussiv, antibakteriell, wundheilungsfördernd; **Verw.** des von Pollen, Wachs, Schmutz, Eiweißstoffen u. anderen Verunreinigungen befreiten sog. gereinigten H. (Mel depuratum) als Zusatz zu Hustensäften u. als Diätetikum; **traditionell** innerlich bei dyspeptischen Beschwerden; äußerlich zur Wundbehandlung (unverdünnt).

**Honig|biene:** Apis mellifica; Insekt aus der Familie der Apidae der Ordnung Hymenoptera; produziert verschiedene Substanzen, die therapeutisch genutzt werden, z. B. Apisinum* (Bienengift), Bienenköniginnenfuttersaft*, Honig* u. Propolis*; **homöopathische** Verwendung der ganzen Biene bei akuten u. subakuten Entzündungen der Haut u. Schleimhäute, bei entzündlichen Ödemen, Erysipel, Urtikaria, beginnender Phlegmone, Furunkel, Tonsillitis, Scharlach mit Nierenbeteiligung, Sonnenstich mit meningealen Symptomen u. kleinem Ovarialkystom.

**Hopfen:** Humulus lupulus; Schlingpflanze aus der Familie der Hanfgewächse, Cannabaceae; **Arzneidroge:** Blütenstände (Lupuli strobulus, Hopfenzapfen); **Inhaltsstoffe:** ätherisches Öl, Bittersäuren (Humulon, Lupulon), flüchtiges

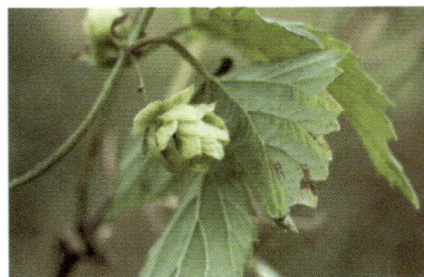

Hopfen

2-Methyl-3-buten-ol; **Wirkung:** beruhigend, schlaffördernd; **Verw.:** Teeaufgüsse (Einzeldosis 0,5 g/Tasse) od. vorwiegend Kombinationspräparate bei Unruhe, Angst u. Schlafstörungen; **traditionell** auch als Anaphrodisiakum u. Amarum bei nervösen Magen- u. Gallebeschwerden sowie bei depressiven Verstimmungen u. Blasenentzündung; technisch als konservierender u. aromatisierender Zusatz zum Bier; **homöopathische** Verwendung der Hopfendrüsen bei Schlaflosigkeit u. Bläschendermatitis.

**Hopi-Kerze:** syn. Ohrkerze*.

**Hordeolum** (Dim. von lat. hordeum Gerste) n: sog. Gerstenkorn; Abszeß der Liddrüsen

Lupulon

Humulon

2-Methyl-3-buten-2-ol

◀Hopfen:
Inhaltsstoffe

**Therapie:** Wärmeapplikation, evtl. lokal Antibiotika; bei H. internum häufig Stichinzision notwendig; homöopathisch Zubereitungen aus Augentrost, Hepar sulfuris, Silicium u. Stephanskraut. Vgl. Chalazion.

    **Hormesis** (gr. ὁρμάειν antreiben, erregen) f: syn. adaptive Reaktion; Bez. für die Eigenschaft von Zellen, nach Exposition mit Strahlung (Radioaktivität, UV-Licht) od. Umweltgiften in geringer Dosierung Schutzmechanismen zu aktivieren, die pathologische Veränderungen, wie sie bei höherer Dosierung auftreten, verhindern können; diese Schutzmechanismen sollen in der Produktion spezieller Proteine bestehen, die an dem DNA-Reparatursystem beteiligt sind, in der verbesserten Entgiftung von freien Radikalen u. einer Stimulierung des Immunsystems. H. ist die theoretische Grundlage z. B. für die Heilstollenbehandlung* u. das Radonbad*. Einzelne Autoren gehen sogar davon aus, daß eine gewisse Grundexposition notwendig für das Überleben ist. Die H.-Hypothese widerspricht der als annähernd linear angenommenen Dosis-Wirkungskurve ohne Schwellendosis für ionisierende Strahlung u. der Ansicht, daß bereits ein Treffer eine Mutation erzeugen kann, die zur malignen Umwandlung der Zelle führen kann.

**HOT:** Abk. für **hämatogene Oxidationstherapie***.

**HT:** Abk. für **Hydrotherapie***.

**Huflattich:** Tussilago farfara; mehrjähriges Kraut aus der Familie der Korbblütler, Asteraceae; **Arzneidroge:** Laubblätter (Farfarae folium); **Inhaltsstoffe:** ca. 8 % saurer Schleim komplexer Zusammensetzung, Gerbstoffe u. in Spuren toxische Pyrrolizidinalkaloide; **Wirkung:**

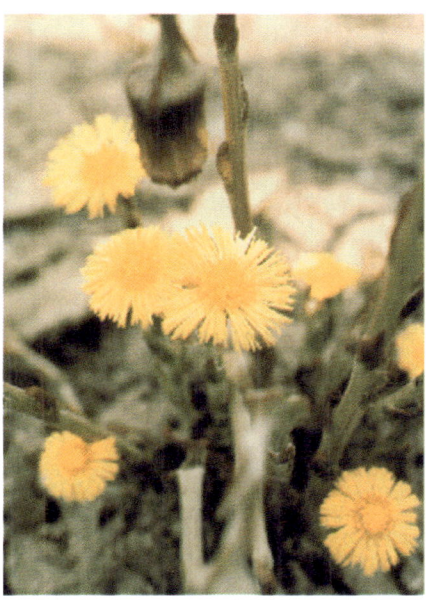

Huflattich

reizlindernd u. schleimverflüssigend im Bronchialtrakt; **Verw.:** bei Husten, Heiserkeit u. leichten Entzündungen im Mund- u. Rachenraum; **traditionell** auch bei Reizungen im Magen-Darm-Trakt, Asthma bronchiale, Fieber, Krämpfen u. Entzündungen der Harnwege; **Kontraindikationen:** Schwangerschaft, Stillzeit; Anwendungsdauer nicht länger als sechs Wochen/Jahr. Die Tagesdosis von 4,5 – 6 g der Droge ist auf einen Höchstwert an Pyrrolizidinalkaloiden beschränkt (10 μg bei Tee u. Teemischungen, 1 μg bei Extrakten u. Frischpflanzenpreßsaft); die Verwendung von Huflattichblüten, -kraut u. -wurzeln wird abgelehnt. **Homöopathische** Verwendung der frischen Blätter z. B. bei Bronchitis.

    **Humin\stoffe:** Hauptinhaltsstoffe des Torfs*.

    **Humoral\patho\logie** (lat. umor Flüssigkeit, Feuchtigkeit; Patho-*; -logie*) f: seit der

Blut – rot und süß
warm und feucht
Luft
Herz
Frühling
Kindheit
kontinuierliches Fieber

gelbe Galle – bitter
warm und trocken
Feuer
Leber
Sommer
Jugend
Tertiana-Fieber
männliches Prinzip

Schleim – weiß und salzig
kalt und feucht
Wasser
Gehirn
Winter
Greisenalter
Quotidiana-Fieber
weibliches Prinzip

schwarze Galle – scharf (sauer)
kalt und trocken
Erde
Milz
Herbst
Mannesalter
Quartana-Fieber

Humoralpathologie:
Schema von Galen

Antike bis in das 19. Jahrhundert vorherrschendes Modell zur Nosologie u. Anthropologie in der Medizin, Philosophie u. Kunst; den Eigenschaften u. Prinzipien der vier Elemente antiker Naturphilosophie Erde, Wasser, Luft u. Feuer entsprechen im Menschen die vier Körpersäfte (Humores) schwarze Galle, Schleim, Blut u. gelbe Galle. Ihnen sind die Organsysteme u. Funktionen der Milz, des Gehirns, des Herzens u. der Leber/Galle zugeordnet, später auch das melancholische, phlegmatische, sanguinische u. cholerische Temperament. Von großer Bedeutung sind die speziellen Qualitäten des mehr Trockenen u. Kalten (schwarze Galle), des mehr Feuchten u. Kalten (Schleim), des mehr Feuchten u. Warmen (Blut) sowie des mehr Trockenen u. Warmen (gelbe Galle). Diese Qualitäten werden gleichzeitig auf einer körperlichen u. seelischen sowie einer physischen u. einer metaphysischen Ebene untersucht. Sie dienen auch zur Charakterisierung von Heilpflanzen u. Nahrungsmitteln. Bei einer Dyskrasie* ist das Verhältnis dieser Säfte untereinander gestört. Als Calorinesen werden Krankheiten mit zuviel od. zuwenig „Wärmestoffen" bezeichnet. In einer stark vereinfachten bzw. materialistisch geprägten H. werden die Säfte nur noch als mehr od. weniger „giftig" (im Sinne von Schlackenstoffen od. Materia peccans) verstanden, die aus dem Organismus entfernt werden müssen. Teilweise hat dies zu stark übertriebenen Anwendungen einer ab- u./od. ausleitenden Therapie* geführt.

**Humoral|therapie** (↑; Therapie*) f: syn. Aschner*-Methode.

**Humulus lupulus** m: Hopfen*.

**Hunde|milch:** Lac* caninum.

**Hundswürger, hanfartiger:** Apocynum cannabinum; Pflanze aus der Familie der Immergrüngewächse, Apocynaceae; **Arzneidroge:** Kanadische Hanfwurzel (Apocyni cannabini radix); **Inhaltsstoffe:** Cymarin, Apocannosid, Cynocannosid, D-Cymarosid/L-Oleandrosid des 5-Desoxystrophantidin; **Wirkung:** herzwirksam (s. Digitalisglykoside), diuretisch; **Verw.:** traditionell bei Herzleiden u. als Diuretikum; homöopathische Zubereitungen aus dem frischen Wurzelstock bei Herzerkrankungen (bes. Rechtsherzinsuffizienz), kardialen u. renalen Ödemen.

**Hunds|zunge:** Cynoglossum officinale, syn. Cynoglossum clandestinum; Pflanze aus der Familie der Rauhblattgewächse, Boraginaceae; **Arzneidrogen:** getrocknetes, blühendes Kraut (Cynoglossi herba), im Herbst gesammelte, getrocknete Wurzel (Cynoglossi radix); **Inhaltsstoffe:** im Kraut ca. 1,7 % Gesamtalkaloide mit 62 % Heliosupin, Pyrrolizidinalkaloide; in der Wurzel Cynoglossin, Consolidin, Concolicin Cynoglossidin; **Verw.:** Aufgüsse der zerkleinerten Krautdroge u. andere galenische Zubereitungen traditionell bei Magen-Darm-Beschwerden, Infektionen, Hauterkrankungen, Bronchitis; äußerlich bei Rheuma, Myalgien, Neuralgien, stumpfen Traumen, Venenerkrankungen, Thrombophlebitiden sowie bei schlecht heilenden Wunden u. zur Behandlung von Narben; Wurzel als Antidiarrhoikum u. als Sedativum bei Husten. Die Wirksamkeit bei den beanspruchten Anwendungsgebieten ist nicht belegt u. eine therapeutische Anwendung angesichts des Vorhandenseins großer Mengen lebertoxischer Pyrrolizidinalkaloide nicht zu vertreten.

**Huneke-Phänomen** (Ferdinand H., Arzt, 1891–1966) n: syn. Sekundenphänomen; s. Neuraltherapie.

**Hunger:** durch Nahrungsmangel ausgelöstes physiologisches Bedürfnis, das den Menschen, wenn möglich, zur Nahrungsaufnahme veranlaßt. Die Regulation der Nahrungsaufnahme (Hunger- u. Sättigungsmechanismen) wird von vielen Komponenten mit dem lateralen Hypothalamus als Hunger-, Freß- u. Appetitzentrum bestimmt; weitere Sensoren u. Vermittler des Energiestatus sind Neurotransmitter, Hormone, Nukleoside, die Orosensorik, der Verdauungstrakt u. seine Hormone sowie Chemo- u. Osmorezeptoren. Als Regelmechanismen werden thermostatische, glukostatische, aminostatische u. glykogenostatische Theorien als kurzfristige Signale u. die lipostatische Theorie als langfristiges Signal diskutiert. Vgl. Appetit, Sättigung.

**Hunger|kur** (Kur*) f: s. Fasten.

**Husten:** forcierte Exspiration gegen die zunächst verschlossene, dann plötzlich geöffnete Glottis, wobei die ausströmende Atemluft Geschwindigkeiten von bis zu 1000 km/h erreicht; reflektorische Antwort auf die Reizung der tracheobronchialen Schleimhaut bzw. pathologisches Symptom; **Vorkommen:** meist bei Erkrankungen der Atemwege u. a. intrathorakalen Erkrankungen, bei sensibler Vagusreizung z. B. im Bereich von Meningen, äußerem Gehörgang, Gastrointestinaltrakt u. Nieren sowie psychogen; **Therapie:** abhängig von der Art des H. (Kitzel-, Krampf-, Reizhusten) wird i. R. der Phytotherapie eine Behandlung mit Codein*, Eibisch*, Huflattich*, wilder Malve* u. Sonnentau*, traditionell auch mit Augentrost, Gipskraut, Majoran, Quecke, gemeinem Weißdorn, Ysop sowie homöopathisch mit Atropa belladonna, Badeschwamm, Kupfer, Senega u. Sonnentau angegeben; vgl. Keuchhusten.

**Hydrargyrum** (gr.) n: Quecksilber*.

**Hydrastis canadensis:** kanadische Gelbwurzel*.

**Hydro|elektrisches Bad** (gr. ὕδωρ Wasser; κύκλος Kreis, Ring, Zeit): s. Elektrobad.

**Hydro|therapie** (↑; Therapie*) f: methodische Anwendung von Wasser verschiedener Temperatur u. Erscheinungsform: fest (Kryo-

therapie), flüssig (Wasser od. wasserhaltige, kalte od. warme Stoffe) od. als Wasserdampf; zur H. gehören Waschungen, Wickel u. Auflagen, Packungen, Gußbehandlungen, medizinische Bäder (mit Zusätzen), Teilbäder (Arm-, Fuß-, Sitzbäder). Vgl. Bad, Balneotherapie, Kneipp-Therapie.

**Hyoscyamin** n: Esteralkaloid der Tropanreihe; Vorkommen v. a. in den Pflanzen der Gattungen Atropa, Datura u. Hyoscyamus aus der

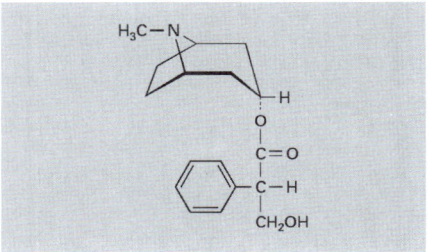

L-Hyoscyamin

Familie der Nachtschattengewächse (Solanaceae); beim Trocknen der pflanzlichen Organe geht H. durch Racemisierung der Säurekomponente zum Teil in das optisch inaktive Atropin* (syn. DL-Hyoscyamin) über.

**Hyoscyamus niger** m: schwarzes Bilsenkraut; Pflanze aus der Familie der Nachtschattengewächse, Solanaceae; **Arzneidroge:** Laubblätter (Hyoscyami folium); **Inhaltsstoffe:** nach DAB mindestens 0,05 % Alkaloide mit L-Hyoscyamin u. L-Scopolamin als Hauptkomponenten; **Wirkung:** parasympatholytisch u. anticholinerg über eine kompetitive Antagonisierung insbesondere der muscarinartigen Wirkung von Acetylcholin, zusätzlich sedierend; **Verw.:** bei Spasmen im Magen-Darm-Trakt; **traditionell** als Räuchermittel bei Asthma bronchiale, als Antineuralgikum (Extractum Hyoscyami u. Oleum Hyoscyami); **NW:** Mundtrockenheit, Akkommodationsstörungen, Tachykardie, Miktionsstörungen; **Kontraindikationen:** tachykarde Arrhythmien, Prostataadenom mit Restharnbildung, Engwinkelglaukom, akutes Lungenödem, mechanische Stenosen im Bereich des Magen-Darm-Trakts, Megakolon; **homöopathische** Verwendung der ganzen frischen, blühenden Pflanze als Konstitutionsmittel bei Erregung mit Halluzinationen, Hysterie, Blasenlähmung.

**Hyper-:** Wortteil mit der Bedeutung über (– hinaus), oberhalb; von gr. ὑπέρ.

**Hyper|ämie, reaktive** (↑; gr. αἷμα Blut) f: Steigerung der Durchblutung eines Organs od. Körperteils, insbesondere der Extremitäten, nach vorübergehender Drosselung der Blutversorgung; i. R. der Kneipp\*-Therapie erhöhte Durchblutung der Haut mit angenehm empfundenem Wärmegefühl als Reaktion auf eine kurze Kaltanwendung\*.

**Hyper|emesis gravidarum** (↑; gr. ἐμεῖν sich erbrechen) f: übermäßiges Schwangerschaftserbrechen; gilt als Folge schwangerschaftsbedingter hormoneller, metabolischer u. immunologischer Umstellungen; wird z. T. als psychosomatische Erkrankung aufgefaßt; **Therapie:** aus dem Bereich der Naturheilkunde u. alternativen Heilverfahren Akupunktur, Akupressur, Ernährungstherapie; homöopathische Zubereitungen aus Schöllkraut, Colchicum autumnale, Brechnuß, Tintenfisch u. Tabak. Vgl. Erbrechen.

**Hypericum perforatum** n: Johanniskraut\*.

**Hyper|kalorische Ernährung** (Hyper-\*; Kalorie\*): s. Überernährung, Ernährung, hyperkalorische.

**Hyper|ostose** (↑; gr. ὀστέον Knochen; -osis\*) f: Hyperplasie von Knochensubstanz; von der Knochenoberfläche ausgehende, höckerige u. spornartige Knochenvorsprünge od. Verdickungen im Innern der Knochen; **Therapie:** homöopathisch Zubereitungen aus Hekla lava od. Silicium.

**Hyper|stimulations|an|algesie** (↑; lat. stimulare anstacheln; gr. ἀ- Un-, -los; -algie\*) f: s. Elektrostimulationsanalgesie.

**Hyper|thermie** (↑; gr. θερμός Wärme) f: Erhöhung der Körpertemperatur ohne Veränderung der Regelgröße der hypothalamischen Wärmeregulation (im Gegensatz zum Fieber) durch vermehrte Wärmezufuhr od. Wärmebildung bzw. verminderte Wärmeabgabe.

**Hyper|thermie, künstliche** (↑; ↑) f: künstliche, mit physikalischen Mitteln von außen bewirkte Erhöhung der Körpertemperatur über die Normaltemperatur; **therapeutische Anw.: 1.** Überwärmungsbad mit langsamem Anstieg der Wassertemperatur bis auf 40 °C, Infrarotstrahler; Hochfrequenztherapie für eine Überwärmung umschriebener Gewebe in der Körpertiefe; durch Sauna u. lokale Wärmeanwendung (Packung, Wickel) wird die zentrale Körpertemperatur in der Regel nicht od. kaum verändert; **Indikationen:** Versuch einer allgemeinen Umstimmung\* sowie einer Anregung verschiedener Stoffwechselfunktionen u. chronisch entzündlicher Prozesse, die zu einer Abheilung geführt werden sollen; in Verbindung mit Kaltanwendungen (z. B. nach der Sauna) wird eine Abhärtung\* angestrebt. Verstärktes Schwitzen wird auch als Form der ausleitenden Therapie\* angesehen. **2.** Als Überwärmungstherapie Verfahren der Onkologie, das die erhöhte Sensibilität überwärmter Zellen gegen-

über ionisierender Strahlung bzw. Zytostatika ausnutzt; durchführbar als k. H. des ganzen Körpers (extrakorporale Ganzkörperhyperthermie\*), größerer Körperabschnitte, lokal begrenzter Hautbezirke od. als interstitielle Hyperthermie mit selektiver Erhitzung des Tumors.

**Hyper|thyreose** (↑; gr. θυρεός Schild, Schilddrüse; -osis\*) f: Überfunktion der Schilddrüse, d. h. gesteigerte Produktion u. Sekretion der Schilddrüsenhormone; führt zu pathologischen Auswirkungen auf den ganzen Organismus. Nach Empfehlung der „Sektion Schilddrüse der Deutschen Gesellschaft für Endokrinologie" werden in Abhängigkeit von der Ätiologie folgende **Formen** unterschieden: **1.** H. bei Immunthyreopathien (insbesondere Basedow-Krankheit); **2.** H. bei anderen Entzündungen der Schilddrüse (z. B. subakute Thyreoiditis de Quervain, Strahlenthyreoiditis); **3.** H. infolge funktioneller Autonomie (disseminiert bzw. multifokal od. unifokal als autonomes Adenom); **4.** H. bei Neoplasien (autonome Schilddrüsenadenome, bestimmte Formen des Schilddrüsenkarzinoms); **5.** durch Thyreotropin (hypophysär) bzw. durch Substanzen mit Thyreotropinähnlicher Aktivität (paraneoplastisch) verursachte H.; **6.** H. in Zusammenhang mit Iodexzeß; **7.** H. infolge exogener Schilddrüsenhormonzufuhr. Häufigste **Ursachen** sind Basedow-Krankheit, disseminierte Autonomie der Schilddrüse sowie ein autonomes Adenom der Schilddrüse. **Klinik:** als führende Symptome Augensymptome (Exophthalmus, sog. Glanzauge u. a.), Struma, Tachykardie, motorisch-psychische Unruhe mit feinschlägigem Tremor, Affektlabilität, warm-feuchte Haut, Hyperhidrose, Schweißausbrüche, Bevorzugung kalter Temperaturen, Durchfälle, Gewichtsabnahme trotz Heißhunger (erhöhter Grundumsatz), Haarausfall, Muskelschwäche, bei längerer Dauer Herzmuskelschädigung; oft gleichzeitig Funktionsstörung anderer endokriner Drüsen. Das klinische Bild kann sehr verschiedenartig sein. **Diagnostik:** (labordiagnostisch) Erhöhung von Gesamt-Thyroxin ($T_4$) u./od. Gesamt-Triiodthyronin ($T_3$) sowie Veränderungen der Schilddrüsenhormon-Bindungsparameter mit relativer od. absoluter Erhöhung der freien, biologisch aktiven Hormone im Blut; TRH-Test negativ als Ausdruck der supprimierten Ausschüttung von Thyreotropin aus dem Hypophysenvorderlappen bei erhöhtem Schilddrüsenhormon-Blutspiegel; Abklärung der Grundkrankheit mittels Ultraschalldiagnostik u. Szintigraphie, ggf. Zytodiagnostik; Radioiodtest; **Therapie:** je nach Ätiologie medikamentös mit Thyreostatika, ggf. operativ mit thyreostatischer Prämedikation (Strumektomie bei Euthyreose) od. Radioiodtherapie; aus dem Bereich der Phytotherapie wird bei leichten Formen eine Behandlung mit

Herzgespann* u. Wolfstrapp*, traditionell mit Laminaria u. Tang sowie homöopathisch mit Tang u. Wolfstrapp angegeben.

**Hyper|tonie** (↑; gr. τόνος Spannung) f: syn. Hypertonus, arterielle Hypertension, sog. Bluthochdruck, Hochdruckkrankheit; dauernde Erhöhung des Blutdrucks auf Werte von systolisch >140 mmHg u. diastolisch >90 mmHg; **WHO-Definition:** Einteilung nach der diastolischen Blutdruckhöhe in vier Schweregrade; **Einteilung** nach der **Ätiologie: 1.** primäre (essentielle) H. mit unbekannter Ursache; **2.** sekundäre (symptomatische) H.: renal, endokrin, medikamentös od. alimentär, kardiovaskulär u. neurogen bedingt, Schwangerschaftshypertonie; **Klinik:** unspezifische u. sehr variabel ausgeprägte Symptome u. a. mit Schwindel, Kopfschmerz, Sehstörungen; Verlauf häufig auch symptomarm bzw. asymptomatisch bis zum Auftreten von Symptomen als Folge von Organschäden (v. a. frühzeitige Entwicklung einer Arteriosklerose mit koronarer Herzkrankheit, zerebraler Durchblutungsstörung, arteriosklerotisch bedingten Schrumpfnieren mit Niereninsuffizienz u. peripheren arteriellen Verschlußkrankheiten). Bei der sog. **malignen** H. kommt es infolge einer ständigen diastolischen Blutdruckerhöhung auf Werte über 120 mmHg zur Entwicklung der Retinopathia hypertensiva mit Papillenödem u. einer rasch progredienten Niereninsuffizienz (verläuft unbehandelt häufig innerhalb von 1–2 Jahren tödlich). Kriterien für die **Diagnose** einer H. sind erhöhte Blutdruckwerte bei dreimaliger Messung zu mindestens zwei verschiedenen Zeitpunkten. **Therapie:** bei primärer H. symptomatisch mit Antihypertensiva u. zusätzlich unspezifische Behandlung v. a. durch Kochsalzreduktion, Normalisierung des Körpergewichts, Verminderung sog. Stressoren, Ausdauersportarten wie Radfahren, Schwimmen, Jogging u. a.; Ziel ist die weitgehende Normalisierung des Blutdrucks. Bei älteren Patienten (über 65 Jahre) bestehen unterschiedliche Auffassungen über die Höhe eines behandlungsbedürftigen Bluthochdrucks (z. B. erst bei systolischen Werten über 180 mmHg u. diastolischen Werten über 100 mmHg). Bei sekundärer H. steht die Behandlung der zugrundeliegenden Erkrankung im Vordergrund. Aus dem Bereich der Naturheilkunde u. alternativen Heilverfahren kommt die Behandlung mit Kurzwickel* u. Lendenwickel*, verschiedenen Diäten (z. B. Grunddiät-System, Qi*-Gong u. Tai*-Ji-Quan sowie traditionell phytotherapeutisch mit Alpenrose, Mistel, Herzgespann u. Blättern des Olivenbaums bzw. homöopathisch mit Knoblauch, Mutterkorn u. Rauwolfia serentina in Betracht.

**Hyper|vit|aminose** (↑; -osis*) f: Erkrankung durch Überdosierung von Vitaminen (fast aus-

schließlich in isolierter Form); tritt hauptsächlich bei den fettlöslichen Vitaminen A u. D auf, selten auch bei den Vitaminen E u. K, da die fettlöslichen im Gegensatz zu den wasserlöslichen Vitaminen im Körper gespeichert werden können. Vgl. Megavitamintherapie.

**Hypnose** (gr. ὕπνος Schlaf) f: Verfahren zur Erzeugung eines gesenkten (hypnoiden) Bewußtseinszustands mit Minderung der Sensibilität der Sinnesorgane (Ausnahme: Gehör), Einengung der Aufmerksamkeit, Minderung des Realitätsbezugs, Hemmung komplexer Denkvorgänge u. trophotroper vegetativer Umschaltungen; verursacht wird die H. fremdsuggestiv durch Verbalsuggestionen, meist verbunden mit der sog. Fixationsmethode (visuelle Fixierung eines Objekts). Wichtig ist eine positive Bindung zwischen Hypnotisiertem u. Hypnotiseur. **Anw.:** als Psychotherapie (s. Hypnotherapie), zur Schmerztherapie.

**Hypno|therapie** (↑; Therapie*) f: therapeutische Anwendung der Hypnose*, meist in Verbindung mit anderen psychotherapeutischen Verfahren; dabei stellt zum einen der hypnotische Zustand selbst bereits einen therapeutischen Faktor dar (allgemeine neuronale Erholung), zum anderen wird der sog. leerhypnotische Zustand verbunden mit einer spezifischen therapeutischen Suggestion* (Indifferenzsuggestion, Aversionssuggestion, stützende Suggestion, prophylaktische Suggestion); **Anw.:** zur Schmerzbehandlung, bei psychosomatischen Erkrankungen, Abhängigkeiten, Eßstörungen. Bei der H. als eigenständiger Therapieform wird der Klient veranlaßt, Fähigkeiten zur Problemlösung zu mobilisieren u. damit seinen Verhaltensspielraum zu erweitern; nach Induktion der Hypnose wird eine Suchhaltung entwickelt, die zu einem inneren Dialog mit unbewußten Persönlichkeitsanteilen führt. Vgl. Psychotherapie.

**Hypo-:** Wortteil mit der Bedeutung, unter, unterhalb; von gr. ὑπό.

**Hypo|kalorische Ernährung** (↑; Kalorie*): s. Ernährung, hypokalorische.

**Hypo|tonie** (↑; gr. τόνος Spannung) f: erniedrigter Blutdruck; bei Blutdruckmessung unter Ruhebedingungen systolischer Druck beim Mann < 110 mmHg, bei der Frau < 100 mmHg u. diastolischer Druck < 60 mmHg; **Formen: 1.** konstitutionelle H. (syn. essentielle od. primäre H.): hypotone Kreislaufregulation mit Kollapsneigung, Hyperhidrose, kalten Extremitäten, meist Bradykardie u. Herzklopfen sowie Neigung zur Hypoglykämie (v. a. bei asthenischer Konstitution); **2.** symptomatische (sekundäre) H.: bei od. als Folge von Erkrankungen, z. B. Herzinsuffizienz, Herzinfarkt, Aorten(klappen)-stenose, Hypophysenvorderlappen- od. Nebennierenrindeninsuffizienz, Myxödem, bei paroxysmaler Tachykardie, Fieber, Hypovolämie, in der Schwangerschaft u. Rekonvaleszenz; **3.** orthostatische H.: im Liegen normaler Blutdruck, im Stehen H. mit Schwindelgefühlen, Schwarzwerden vor den Augen als Folge einer sog. orthostatischen Regulationsstörung; **Therapie:** neben der Behandlung der Grunderkrankung kommen Kneipp-Therapie, Sauna, Trockenbürsten u. Akupunktur in Betracht; phytotherapeutisch Besenginster, Kaffee, Kampfer, Rosmarin u. gemeiner Weißdorn; homöopathische Zubereitungen aus Haplopappus baylahuen u. weißem Germer. Vgl. Syndrom, psychovegetatives.

**Hypo|vit.amin\u{o}se** (↑; -osis\*) f: durch Vitaminmangel entstandener Krankheitszustand; häufigste **Ursachen:** alimentärer Vitaminmangel (z. B. einseitige Ernährung, Unterernährung), Störung der Darmflora (z. B. durch Antibiotika, orale Kontrazeptiva, mangelnde Verdauung), Störung der Resorption (starke Durchfälle, Darmresektion), erhöhter Bedarf (z. B. Schwangerschaft) u. Lebererkrankungen; meist ist eine H. durch Zufuhr der fehlenden Vitamine reversibel.

**Hyssopus officin\u{a}lis** m: Ysop\*.

**-iasis:** auch -iase; aus dem Griechischen übernommene Endung mit der Bedeutung Krankheit, krankhafter Zustand; Befall von Parasiten od. Ungeziefer.

**IAT:** Abk. für immuno-augmentative Therapie*.

**Iberis amara** f: Schleifenblume*.

**Ich-Leib:** auch Ich-Organisation; höchste Organisationsstufe des viergliedrigen Leibes (s. Medizin, anthroposophische); Träger der geistigen Individualität im Leiblichen, vermittelt durch alle Wärmeprozesse; der I.-L. ist für die gesamte Steuerung im Organismus u. die Prägung bis in die stofflich zelluläre Ebene (Individualleib) verantwortlich. Er äußert sich in der Präsenz (Geistesgegenwart).

**-id:** auch -ides, -ideus, -idea; Wortteil mit der Bedeutung ähnlich sein, gleichen; von gr. εἶδής.

**Ideal|gewicht:** umstrittene Richtgröße für das Körpergewicht*, bei der angeblich die Lebenserwartung am höchsten liegt; **Berechnung:** 1. durch Daten einer amerikanischen Lebensversicherungsgesellschaft mit einem Bereich deutlich unter dem Normalgewicht*; wissenschaftlich nicht haltbar; 2. nach der Broca*-Formel abzüglich 10 % für Männer bzw. 15 % für Frauen.

**IDG:** Abk. für Impulsdermographie*.

**Igel|kopf, blasser:** s. Echinacea pallida.

**Igel|kopf, purpur|farbener:** s. Echinacea purpurea.

**IKH:** Abk. für Iso*-Komplex-Heilweise.

**Ilex paraguariensis** f: Mate*.

**Illicium anisatum** n: Shikimi*.

**Illicium verum** n: Sternanis*.

**Immer|grün:** Vinca minor; Halbstrauch aus der Familie der Immergrüngewächse, Apocynaceae; **Arzneidroge:** oberirdische Teile (Vincae minoris herba); **Inhaltsstoffe:** 0,25 – 1 % Monoterpen-Indolalkaloide (z. B. 25 – 65 % Vincamin; vgl. Vinca-Alkaloide); **Wirkung:** hypotensiv, negativ chronotrop, positiv inotrop, spasmolytisch, hypoglykämisch, immunstimulierend, zytotoxisch, lokalanästhetisch; **Verw.: traditionell** bei zerebralen Durchblutungsstörungen, zur Unterstützung des Hirnstoffwechsels, zur Verbesserung der geistigen Leistungskraft, als Geriatrikum, Sedativum, Antihypertonikum, zur Blutstillung u. als Bittermittel. Die therapeutische Verwendung ist angesichts nicht ausreichend belegter Wirksamkeit, nicht ausreichender Plasmakonzentration an Vincamin bei Anwendung der Droge sowie des Verdachts auf Blutbildveränderungen nicht vertretbar. Für die

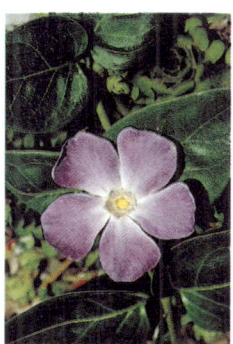

Immergrün

Vinca-Therapie steht Vincamin als Reinsubstanz zur Verfügung. **Homöopathische** Zubereitungen aus der frischen, zu Beginn der Blüte gesammelten Pflanze bei nässenden Ekzemen u. Schleimhautblutungen.

**Im|mersion** (lat. immergere, immersus eintauchen) f: Eintauchung des Körpers in Medium, z. B. Wasser od. Moorbrei, mit entsprechenden Wirkungen; s. Bad.

**Im|mun|modulation** (lat. immunis frei, verschont, unberührt; modulari rhythmisch abmessen) f: therapeutisches Vorgehen zur Veränderung der Immunantwort (Reaktion des Körpers auf den Kontakt mit einem Antigen) durch verschiedene Substanzen i. S. einer positiven Unterstützung (Immunstimulation) od. negativen Beeinflussung (Immunsuppression). Als Immunmodulatoren kommen v. a. Medikamente zum Einsatz, die primär das unspezifische Immunsystem aktivieren (s. umseitige Tab.). Vgl. Immunstimulanzien.

**Im|muno-augmentative Therapie** (↑; nlat. augmentum Vergrößerung; Therapie*) f: s. Therapie, immuno-augmentative.

**Im|mun|stimulanzien** (↑; lat. stimulare anstacheln, antreiben) n pl: Sammelbezeichnung für Substanzen, die das Immunsystem auf unterschiedliche Weise aktivieren u. die zur Förderung der Immunabwehr u. bei Immundefektzuständen therapeutisch angewendet werden; in der Naturheilkunde z. B. Arzneipflanzen u. pflanzliche Stoffe (z. B. Echinacea* angustifolia, Mistel*, Lektine), Extrakte aus Mikroorganismen; ansonsten Impfstoffe sowie physiologische (z. T. gentechnisch hergestellte) Immunmodulatoren wie Lymphokine, Interleukine,

**Immunmodulation**
Übersicht über verschiedene Immunmodulatoren

| Herkunft des Immunmodulators | Arten der Immunmodulatoren | | | | |
|---|---|---|---|---|---|
| körpereigen körperähnlich | Eigenblut (Eigen- bluttherapie) | Autovakzine | Zellgewebe (Organo- therapie) | Enzyme (Enzym- therapie) | Zellbotenstoffe (z. B. Interleu- kine, Interferone) |
| pflanzlich | Polysaccharide, Flavonoide, Cumarine (z. B. Echinacea, Eleutherococcus, Thuja) | | | Lektine (z. B. Mistel) | |
| mikrobiell | Präparate bakterieller Herkunft (z. B. Coley-Toxin) | | | Präparate viraler Herkunft (z. B. Parapoxvirus) | |
| chemisch-synthetisch | z. B. Levamisol, Polynukleotide, Imuthiol, Pyrimidine | | | | |
| sonstige Immun- therapeutika | z. B. Interleukin-Antagonisten, LAK-Zelltherapie, Hormone, diverse Immunsuppressiva, Tumorvakzine | | | | |

koloniestimulierende Faktoren (Abk. CSF), Thymusfaktoren u. Interferone.

**Im|mun|stimulation** (↑; ↑) f: Aktivierung des Immunsystems zur Erhöhung der Abwehrbereitschaft gegen Infektionen od. Mikrometastasen bei Krebserkrankungen durch Immunstimulanzien* od. physikalische Reize (z. B. Wärme, Kälte, Bewegung, klimatische Faktoren, UV-Licht) sowie Schonung u. Erholung; unklar ist, welche Immunparameter im einzelnen über längere Zeit günstig beeinflußt werden.

**Im|mun|therapie** (↑; Therapie*) f: Beeinflussung immunologischer Reaktionen durch medikamentöse Maßnahmen; **1.** durch Immunsuppressiva (z. B. Kortikosteroide, Zytostatika); **2.** durch Zufuhr von Immunglobulinen (z. B. Gammaglobulin); **3.** durch aktive spezifische (z. B. Schutzimpfung) od. unspezifische (z. B. durch Interferon) Immunstimulation.

**Im|mun|therapie, auto|homo|loge** (↑; ↑) f: Abk. AHIT; von dem Arzt H. Kief modifizierte Form der Eigenbluttherapie* bzw. Eigenurintherapie*, bei der aus dem Serum bzw. Urin des Patienten Lösungsprodukte wie makromolekulare Proteine u. Peptide (z. B. Zytokine, Hormone) gewonnen u. nach gezielter Anreicherung od. Vermehrung an den Materialspender (meist als Injektion, aber auch oral, in Nasentropfen od. als Inhalation) zurückgegeben werden. Die Wirkung soll u. a. desensibilisierend u. regulativ-substitutiv sein. **Anw.:** bei Allergien, atopischem Ekzem, Asthma bronchiale, chronischen Infekten, sekundären Immunopathien u. i. R. einer Regenerationstherapie*; **Kontraindikation:** Autoimmunkrankheiten. Wissenschaftlich umstrittenes Verfahren ohne ausreichenden Wirksamkeitsnachweis.

**Impf|nosode** (Nosode*) f: aus einem Impfstoff hergestellte Nosode*, die bei angenommener Blockade* nach einer Impfung die Reaktionsfähigkeit des Organismus auf sein Konstitutionsmittel* wiederherstellen soll od. die gegen aufgetretene Impffolgen eingesetzt wird. Bei den meisten I. liegt keine homöopathische Arzneimittelprüfung vor, so daß auf das unsichere Konzept der Isopathie* zurückgegriffen werden muß. Verläßlicher ist die Verschreibung eines genauer bekannten Arzneimittels, das die Reaktionssymptome des Patienten im Arzneimittelbild enthält.

**Im|potenz** (lat. impotentia Unvermögen) f: Sammelbezeichnung für die Fortpflanzungsunfähigkeit (Impotentia generandi); i. e. S. Bez. für das Unvermögen, den Geschlechtsakt überhaupt od. in befriedigender Weise auszuüben (Impotentia coeundi); vgl. Funktionsstörung, sexuelle.

**Imprint-Theorie** (engl. imprint Abdruck) f: Bez. für eine Lernprozeßhypothese, die bei der Deutung u. Diskussion von Wirkungsmechanismen hochpotenzierter Homöopathika (s. Homöopathie) herangezogen wird. Bernard formulierte erstmals 1965 die Hypothese, daß bei wäßrigem Lösungsmittel Elektrolyte während des Vorgangs der Potenzierung* „polymerähnliche Strukturen" im Lösungsmittel entstehen lassen, die sich replizieren können. Die Hypothese war Anlaß für viele Untersuchungen mit dem Ziel, meßbare Unterschiede zwischen Lösungsmittel u. potenzierter Arznei aufzufinden. Die Potenzierung ist naturwissenschaftlich derzeit nicht erklärbar. Die auf das physikalische Moment des Schüttelns u. Verreibens hypothetisch zurückgeführten informationstragenden Veränderungen des Lösungsmittels werden auch seit der I.-Th. von anderen Vertretern (Popp 1985, Gutmann u. a. 1986, Endler 1989 usw.) postuliert.

**Impuls|dermo|graphie** (lat. impęllerę, im-pulsus anstoßen, antreiben; gr. δέρμα Hau:; γράφειν schreiben) f: Abk. IDG; Verfahren der Elektrodermalmessung, das zur Diagnostik* chronischer Irritationen verwendet wurde mit dem Ziel, die Regulationsfähigkeit des Organismus aufzuzeigen; **Technik:** Erzeugung eines automatischen Wechselreizes von 10-Hz-Impulsen (Dreieck-, Rechteck- u. Sägezahnimpulse), Registrierung der elektrischen Speicherkapazität der Haut über Körperelektroden u. der Veränderungen der Potentialdifferenzen i. S. einer systematischen Leitwertmessung des ganzen Körpers nach einem im Uhrzeigersinn umlaufenden Schema. Das Verfahren hat heute keine praktische Bedeutung mehr; Weiterentwicklung der IDG zur Decoderdermographie*.

**Impuls|galvanisation** (↑) f: Verfahren der Elektrotherapie* mit Stromimpulsen aus Gleichod. Wechselstrom; Anwendung v. a. zur Schmerzlinderung u. als sog. gepulste elektrische Stimulation mittels einer sterilen Behandlungselektrode zur Wundheilung (Wundreinigung u. Bakterizidie im Bereich der Kathode; Epithelialisierung unter der Anode) bei Ulcus cruris.

**Impuls|schall** (↑): Ultraschall* mit inkonstanter, meist sinusförmig wechselnder Intensität.

**Impuls|strom** (↑): niederfrequente Stromimpulse, deren Impulsparameter (Impulsform, Amplitude, Impulsdauer, Impulspause, Frequenz) über die therapeutischen Wirkungen (Analgesie, Muskeldetonisierung od. -tonisierung, Resorption) entscheiden; vgl. Faradisation.

**Impuls|therapie** (↑; Therapie*) f: syn. Kippschwingungstherapie*.

**Inbegriff der Sym|ptome** (Symptom*): homöopathische Bez. für eine der Gesamtheit* der Symptome eines Kranken od. eines Arzneimit-

tels zugrundeliegende individuelle Charakteristik, die auch nur durch einen kleinen, typischen Anteil der vollständigen Symptomenreihe od. eine knappe abstrahierte Arzneimittelbeschreibung repräsentiert sein kann; als verbindende Idee u. das dem Wesen eines Krankheitsfalls u. seines entsprechenden ähnlichsten Mittels zugrundeliegende Symptomenkonzentrat zur Arzneimittelfindung herangezogen.

**In|dex, glyk|ämischer** (lat. index Anzeiger) m: Kenngröße, die die Blutzuckerwirksamkeit von Lebensmitteln im Vergleich zu reinem Traubenzucker (Glukose) angibt; Berechnung aus dem Verhältnis der Flächen unter zwei Blutzuckerkurven, die nach Verzehr gleicher Kohlenhydratmengen aus dem Testlebensmittel u. aus Glukose enstehen, wobei die Fläche nach Aufnahme von Glukose gleich 100 gesetzt wird.

**In|differentes Bad:** s. Bad, indifferentes.

**In|dikation, bewährte** (lat. indicare anzeigen) f: Zuordnung eines homöopathischen Arzneimittels (od. einer sehr kleinen Auswahl von Arzneimitteln) zu einer gegebenen Causa*, klinischen Diagnose od. Kombination von Symptomen (vgl. Schlüsselsymptom), für die es sich in den meisten Fällen als ein zur Heilung hinreichend ähnliches Mittel erwiesen hat. Die Arzneimittelwahl nach b. I. eignet sich für Fälle, in denen eine eingehendere Arzneimittelwahl nicht beabsichtigt ist od. die keine über die b. I. hinausgehenden Symptome aufweisen (sog. einseitige Krankheit*). Wegen möglicher neu auftretender Symptome wird i. d. R. die Anwendung von Tiefpotenzen empfohlen. Vgl. Genius epidemicus, Krankheit, festständige.

**In|dikation, klinische** (↑) f: Verschreibung eines homöopathischen Arzneimittels nach einer klinischen Diagnose in seinem Arzneimittelbild*; wegen der geringen Zahl von in Arzneimittelbilder aufgenommenen Diagnosen u.

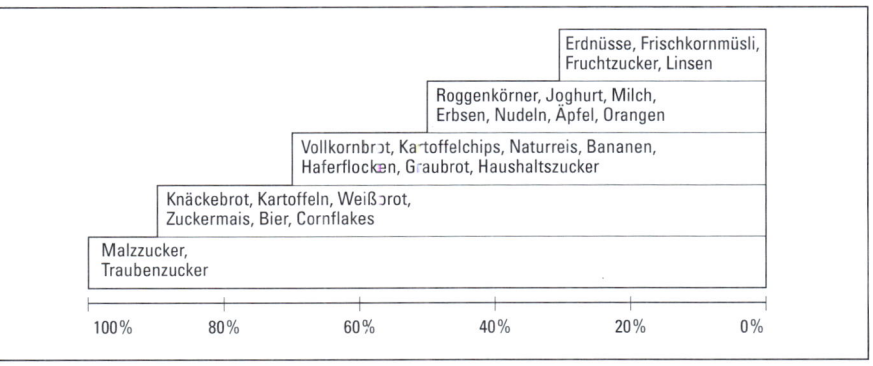

ndex, glykämischer:
Vergleich einiger Lebensmittel mit demselben Kohlenhydratgehalt

mangelnder Beachtung krankheitsferner Symptome bei der Arzneimittelwahl ist eine Verschreibung nach k. I., außer bei seltenen Syndromen mit ausgefallener Symptomatik, nicht sehr zuverlässig. Eine häufig bestätigte k. I. stellt eine bewährte Indikation* dar. Vgl. Krankheit, feststände.

**Indische Floh|samen:** s. Flohsamen, indische.

**Indischer Hanf:** Cannabis* sativa.

**Indisches Melissen|öl:** s. Citronellgras.

**Individualisierung** (mlat. individuum Person): Begriff der Homöopathie*, der den Anspruch bezeichnet, das für jeden Patienten zu seinem individuellen Gesamtzustand in allen Feinheiten ähnlichste Arzneimittel zu wählen (s. Ähnlichkeitsprinzip); wird v. a. abgrenzend gegenüber der diagnoseorientierten Indikationsstellung der Schulmedizin u. gegenüber nicht an der Gesamtheit* der Symptome orientierten homöopathischen Strategien der Arzneimittelwahl* mit eingegrenztem Ähnlichkeitsbezug, z. B. auf bestimmte Krankheitsentitäten (s. Indikation, klinische), Gewebearten, Organe od. Organsysteme, gebraucht.

**Individual|psycho|logie** (↑; Psych-*; -logie*) f: Form der Tiefenpsychologie u. Psychotherapie* (A. Adler, 1870–1937), die in Abgrenzung von Freud den Menschen nicht als ein vorwiegend binnenseelisches Wesen, sondern als Individuum der betrachtet, welches aus seinen sozialen Bezügen (Familie, Gemeinschaft, Gesellschaft) heraus als Gemeinschaftswesen verstanden wird, bei dem sich in wechselwirksamer Bezogenheit u. Beeinflussung von Individuum u. Gemeinschaft frühkindlich der individuelle Lebensstil herausbildet. Zur Erklärung von neurotischen Fehlentwicklungen dienen insbesondere die Begriffe Minderwertigkeitsgefühl (z. B. durch naturbedingte Hilflosigkeit, soziale Benachteiligung) u. kompensatorisches Macht- u. Geltungsstreben. Das therapeutische Ziel besteht darin, den Patienten durch Analyse u. Verstehen seines Lebensstils nachreifen zu lassen, so daß er gemeinschaftsfähig wird.

**In|fekt, grippaler** (lat. inficere hineintun, anstecken) m: unspezifische Sammelbezeichnung für fieberhafte Allgemeinerkrankungen mit unterschiedlicher Ätiologie, meist mit mehr od. weniger starker Beteiligung der oberen Atemwege u. (seltener) des Magen-Darm-Trakts; s. Erkältungskrankheiten, Grippe.

**In|fektions|krankheiten** (↑): Krankheiten, die durch Infektion (Übertragung, Haftenbleiben u. Eindringen von Mikroorganismen, z. B. Viren, Bakterien, Pilze, Protozoen in einen Makroorganismus u. Vermehrung in ihm) entstehen, unabhängig davon, ob sie ansteckend sind od. nicht; **Therapie:** aus dem Bereich der Naturheilkunde u. alternativen Heilverfahren

kommen insbesondere im Anfangsstadium einer I. od. zur Prophylaxe hydrotherapeutische Maßnahmen (Fußbad*, Hauffe*-Schweninger-Armbad, nasse Abreibung*), Aromatherapie*, Eigenbluttherapie*, aktive Fiebertherapie*, Immunstimulation*, autohomologe Immuntherapie*, immuno-augmentative Therapie*, Mora*-Therapie, Serumtherapie*, Behandlung mit ozonisiertem Wasser* u. viele Phytotherapeutika in Betracht; weiterführende Hinweise zur Therapie finden sich bei den speziellen Erkrankungen der einzelnen Organsysteme.

**In|filtrations|an|ästhesie** (lat. in hinein; filtrum Seihtuch; gr. ἀναισθησία Unempfindlichkeit) f: s. Lokalanästhesie.

**In|fluenza** (lat. influere hineinfließen, sich einschleichen) f: s. Grippe.

**Infra|rot|laser** (lat. infra unten, unterhalb von) m: syn. MID-Laser, Mid-Power-Laser; Laser* mit einem Licht von 900 nm Wellenlänge; wird überwiegend an Akupunkturpunkten od. flächig bei Wunden u. Hauteffloreszenzen eingesetzt. Die verschiedenen biologischen Wirkungshypothesen entsprechen denen des Softlasers*; im Gegensatz zu diesem ist die Eindringtiefe aber größer. **Anw.:** s. Softlaser; **NW:** Gefahr der Netzhautschädigung. Wissenschaftlich umstrittenes Verfahren.

**Infra|rot|strahlung** (↑): Kurzbez. IR-Strahlung; elektromagnetische Strahlung mit Wellenlängen >780 nm (unsichtbar) mit den Bereichen: Infrarot A (780–1400 nm), Infrarot B (1400–3000 nm), Infrarot C (>3000 nm); Absorption der Strahlen u. Umwandlung in thermische Energie. Da kurzwellige IR-Strahlung tiefer in die Haut eindringt, wird der therapeutische Einsatz von Infrarot-A-Strahlern bevorzugt. **Anw.:** Thermotherapie zur Durchblutungssteigerung der Haut u. zur reflektorischen muskulären Detonisierung.

**In|fusum** (lat. infundere, infusus hineingießen) n: Aufguß zur Lösung von Inhaltsstoffen aus Arzneidrogen.

**Ingwer** m: Zingiber officinale; Staude aus der Familie der Ingwergewächse, Zingiberaceae; **Arzneidroge:** Wurzelstock (Zingiberis rhizoma); **Inhaltsstoffe:** bis 4 % ätherisches Öl mit Sesquiterpenen (Zingiberen, Zingiberol), Scharfstoffe (Gingerole, Shoagole); **Wirkung:** antiemetisch, Förderung der Speichel- u. Magensaftsekretion, cholagog, Steigerung von Tonus u. Peristaltik des Darms; **Verw.:** bei dyspeptischen Beschwerden, als Prophylaktikum gegen Reisekrankheit u. als Gewürz; **Dosierung:** bei Kinetosen 0,5 g vor Reiseantritt, alle 4 Stunden weitere 0,5 g als Fertigarzneimittel; bei dyspeptischen Beschwerden als Teeaufguß (1,5 g/Tasse Wasser) u. Tinktur (20–30 Tropfen) ½ Stunde vor dem Essen; **Kontraindikation:** Schwangerschaftserbrechen.

**In|halation** (lat. inhalare hauchen) f: Einatmung; i. e. S. Aufnahme von Gasen, Dämpfen, Aerosolen u. Stäuben in den Respirationstrakt; therapeutische Anwendung auch mit gezielter Applikation spezifischer Medikamente bei Erkrankungen der oberen u. unteren Atemwege.
**In|halations|therapie** (↑; Therapie*) f: s. Aerosoltherapie.
**Inhalts|stoffe, anti|nutritive:** s. Schadstoffe.
**Inhalts|stoffe, nicht|nutritive:** nicht mehr gebräuchliche Bez. für bioaktive Substanzen*.
**Injection doctor** (engl.): Bez. für einen Heiler*, der auf Straßen u. Märkten herumzieht u. Spritzen gibt, ohne notwendigerweise die Inhaltsstoffe, Dosierungen u. Verfallsdaten zu kennen (oft kann er nicht lesen); als Folge einer Übernahme kulturfremder Praktiken in das vorhandene Medizinsystem* bekommt die Spritze eine andere kulturelle Bedeutung: Für große Teile Afrikas kann man sagen, daß die Beliebtheit von Spritzen auf dem Glauben an einen Fetisch* beruht, der seine Kraft aus der Macht u. dem Prestige des „weißen Arztes" bezieht.
**In|jektions|aku|punktur** (lat. inicere, iniectus hineintun, einflößen; Akupunktur*) f: Form der Akupunktur*, bei der phytotherapeutische, homöopathische od. chemisch-pharmakologische Substanzen in die klassischen od. neueren Akupunkturforamina injiziert werden; anstatt der sonst üblichen Akupunkturnadeln wird dabei eine Injektionskanüle auf einer Spritze verwendet. Vgl. Homöosiniatrie.
**INN:** Abk. für (engl.) International Nonproprietary Name; in einer von der WHO herausgegebenen Liste enthaltener internationaler Freiname pharmazeutischer Grundstoffe.
**Insekten|stich:** Schwellung u. Rötung der Haut od. Schleimhaut mit Juckreiz u. evtl. Schmerzen; **Therapie:** Menthol* od. Tonerde*, traditionell auch mit Zubereitungen aus wilder Malve, Spitzwegerich u. Sumpfporst, homöopathisch aus Honigbiene, Stephanskraut u. Sumpfporst.
**Instinkto|therapie** (Therapie*) f: von Guyclaude Burger (Ingenieur u. Cellist, Frankreich, geb. 1934) entwickelte Rohkost*-Ernährung mit Verzehr von rohem Fleisch, Fisch u. Insekten unter Ausschluß von Milchprodukten, ausgehend von der Annahme, daß bei reiner Rohkost-Ernährung die prähistorisch entwickelten Instinkte wieder freigesetzt werden; die Auswahl der Nahrungsmittel erfolgt durch Riechen u. Schmecken. Vgl. Gesundheit, eßbare.
**In|suf|fizienz, chronisch-venöse** (lat. insufficiens hinreichend, genügend) f: Abk. CVI; Form der venösen Insuffizienz der unteren Extremitäten; **klinische Einteilung: Grad I:** Venenerweiterungen an den Seiten der Füße (Corona phlebectatica paraplantaris), am Abend

Knöchelödeme; **Grad II:** Hyper- u. Depigmentierungen; infolge erhöhten Venendrucks treten stern- od. fächerförmige Kapillarblutungen besonders im unteren Drittel der Unterschenkel auf, die zu gelblich-bräunlichen (Pigmentpurpura, Dermite jaune d'ocre) od. blau-violetten Verfärbungen führen. **Grad III:** florides od. abgeheiltes Ulcus* cruris; **Symptomatik:** leichte Ermüdbarkeit, Spannungs- u. Schweregefühl in den Beinen, Brennen der Fußsohlen, beim Stehen zunehmende Beschwerden, Besserung beim Laufen, perimalleoläres bzw. prätibiales Ödem, das bei horizontaler Lagerung der Beine wieder zurückgeht; bei länger bestehendem Ödem kann sich eine Dermatoliposklerose (Unterschenkelverschwielung, sog. harte Beine) entwickeln; außerdem Schuppung, Hyperkeratose, häufig Entwicklung eines mikrobiellen Ekzems; **Therapie:** Kompressionsbehandlung u. Lauftraining, bei ausgeprägter Varikose* evtl. Venenveröduung, Venenstripping; phytotherapeutisch Ergotalkaloide*, Ruscus* aculeatus u. Steinklee*.
**Integration, strukturelle** (lat. integer unversehrt) f: syn. Rolfing*.
**Integrative Therapie** (↑; Therapie*) f: s. Therapie, integrative.
**Intensiv|kost** (lat. intentio Spannung): s. Schnitzer-Kost.
**Intention, paradoxe** (lat. intentare drohend ausstrecken) f: s. Logotherapie.
**Inter|aktion, themen|zentrierte** (lat. inter (da)zwischen, inmitten; agere, actus treiben, bewegen) f: s. Themenzentrierte Interaktion.
**Inter|ferenz|strom|therapie** (↑; lat. ferre tragen, bringen; Therapie*) f: Form der Elektrotherapie*, bei der zwei mittelfrequente Stromquellen mit gleicher Amplitude u. nur geringem Frequenzunterschied (z. B. 3900 u. 4000 Hz) Überlagerungen i. S. von stehenden Wellen im Körper erzeugen; dadurch Erhöhung der Stromintensität im Körper bei geringer Hautbelastung; Anwendung z. B. bei Durchblutungsstörungen, Myalgie u. degenerativen Wirbelsäulenerkrankungen.
**Inter|kurrente Erkrankung** (lat. intercurrens zwischenlaufend): s. Erkrankung, interkurrente.
**Intuitive Medizin** (lat. intueri in sich hineinschauen; ars medicina ärztliche Kunst) f: syn. anthroposophische Medizin*.
**Inula helenium** f: Alant*.
**Iod** (gr. ἰοειδής veilchenfarben) n: ältere Nomenklatur Jod; chemisches Element, Symbol I (ältere Nomenklatur J), OZ 53, relative Atommasse 126,90; ein-, drei-, fünf- u. siebenwertiges Halogen, das in der Natur nur in Verbindungen (z. B. Iodwasserstoff od. Kaliumiodid) vorliegt; in reinem Zustand grau-schwarz glänzende Kristalle; 24 Isotope; essentielles Spurenelement; **biochemische Funktion:** essentieller

Bestandteil der Schilddrüsenhormone Tri- u. Tetraiodthyronin; beeinflußt somit Wachstum u. Teilung von Zellen; **Vorkommen in Nahrungsmitteln:** hoher Iodgehalt nur in Meeresfrüchten (z. B. Seefisch, Muscheln, Seetang), Lebertran u. iodiertem Speisesalz, geringe Mengen auch in Milch u. Eiern bei entsprechender Fütterung der Tiere; **Bedarf** für Erwachsene (DGE 1991): im Alter von 19–50 Jahren 200 µg/Tag, ab 51 Jahren 180 µg/Tag; **Mangelerscheinungen:** endemischer Kropf (Struma), Entwicklungsstörungen des Fetus bei Iodmangel während der Schwangerschaft, Kretinismus; häufig alimentär bedingt, besonders in Iodmangelgebieten u. in Phasen erhöhten Hormonstoffwechsels (z. B. Wachstum, Pubertät, Schwangerschaft, Stillzeit); **Intoxikationen:** Iodakne u. Allergien durch überhöhte medikamentöse Aufnahme; alimentär nicht bekannt; **Verw.:** äußerlich als Antiseptikum (bakterizid, fungizid), innerlich zur Prophylaxe einer Struma; radioaktive Isotope (v. a. I-128, I-131) werden in der Schilddrüsendiagnostik u. zur Radioiodtherapie verwendet. **Referenzbereich:** anorganisches Iodid 8–41 nmol/l, proteingebundenes I. 276–630 nmol/l Serum.

**Ionen|therapie** (gr. ἰών wandernd; Therapie*) f: s. Iontophorese.

**Ionto|phorese** (↑; gr. φορεῖν tragen) f: Form der topischen Arzneimittelapplikation; erzwungener polabhängiger, gerichteter Transport hydrophiler bzw. bipophiler Arzneimittelionen durch das Stratum corneum der Haut (Diffusionsbarriere) mittels galvanischen Stroms; verschiedene Dosierungsparameter bestimmen die Wirksamkeit: Elektrodengröße (100–200 cm$^2$), Stromintensität (1 mA/10 cm$^2$), Behandlungszeit (30–60 min), Arzneimittelkonzentration (1–3%ige Lösungen, hydrophile Gele), pH-Wert der Arzneimittellösung (4,5–5,5), Anzahl der Behandlungsserien (10–15 Behandlungen) mit täglicher Applikation; **Anw.:** bei entzündlichen Gelenkerkrankungen, Weichteilaffektionen, Hyperhidrosis (Leitungswasseriontophorese).

**Ipecacuanha** f: Cephaelis ipecacuanha u. Cephaelis acuminata, Brechwurz; Stauden aus der Familie der Rötegewächse, Rubiaceae; **Arzneidrogen:** unterirdische Organe (Ipecacuanhae radix), auf einen Alkaloidgehalt von 1,9–2,1 % eingestellter Trockenextrakt (Ipecacuanhae extractum siccum normatum) u. auf einen Alkaloidgehalt von 0,19–0,21 % eingestellte Tinktur (Ipecacuanhae tinctura normata); **Inhaltsstoffe:** 1,8–4 % Isochinolinalkaloide (Emetin*, Cephaelin), 30–40 % Stärke, 3–4 % saure Saponine; **Wirkung:** expektorierend, emetisch, amöbizid, zytotoxisch; **Verw.:** Droge u. Zubereitungen **traditionell** als Expektorans bei akuter od. chronischer Bronchitis, bei Amöbiasis; in Sirupform u. höherer Dosierung als Emetikum

Emetin: R = CH$_3$
Cephaelein: R = H

Ipecacuanha Alkaloide

bei Vergiftungen; **Dosierung:** Kinder unter 3 Jahren je nach Lebensalter 14–30 mg Alkaloide; Kinder über 3 Jahre je nach Lebensalter 40–80 mg Alkaloide in entsprechender Zubereitung; **NW:** lokale Reizerscheinungen an Haut u. Schleimhäuten, allergische Reaktionen; bei hoher Dosierung starke Diarrhoen u. Krämpfe; **homöopathische** Verwendung der getrockneten Wurzel bei Bronchitis, Asthma bronchiale, Keuchhusten, Entzündungen im Magen-Darm-Trakt, Schleimhautblutungen u. Kreislaufstörungen.

**Iris** f: s. Schwertlilie.

**Iris|dia|gnostik** (gr. ἴρις, ἴριδος Regenbogen, Regenbogenhaut; διαγνωστικός fähig zu unterscheiden) f: s. Augendiagnostik.

**Iris|topo|graphie** (↑; gr. τόπος Ort; γράφειν schreiben) f: s. Iriszirkel.

**Iris|zirkel** (↑): Bez. aus der frühen Iridologie (von Peczely, 1822–1911) für eine sog. Iristopographie, derzufolge jedes Organ eine bestimmte Lokalisation im Bereich der menschlichen Regenbogenhaut besitzen soll. Nach dieser Tafel aus dem Jahr 1881 projiziert sich die jeweilige Körperhälfte seitengleich in die Iris; das Herz ist z. B. links bei 3 Uhr lokalisiert. Diese Einteilung wurde mehrmals modifiziert; seit den 30er Jahren sind es vorwiegend die farblichen u. strukturellen Iriszeichen, die Iridologen zu diagnostischen Schlußfolgerungen veranlassen (s. Augendiagnostik). W. Lang (1954) sieht die Iristopographie vorwiegend als ein Entsprechungssystem der anatomischen Einteilung des Sympathikus, die Iriszeichen somit als Sympathikuszeichen. Aschner deutet die Irisphänomene primär als humoralpathologische Zeichen der Konstitution*. Augendiagnostiker der Gegenwart orientieren sich vorwiegend an der von Schnabel (1882–1952), Angerer (1951/52) u. Deck (1965) entwickelten Klassifikationen.

**Ir|ritation, chronische** (lat. irritare reizen) f: Bez. für eine dauerhafte Störung, verursacht

z. B. durch chronische Belastungsfaktoren, Störfaktoren aus In- u. Umwelt, die auf den Organismus u. seine neurovegetative, psychoendokrine, immunologische sowie sensomotorische Autoregulation* meist mit geringer Intensität, aber dauerhaft einwirken. Jede Form traumatischer Nerven- u. Gewebeverletzung kann sich als ch. I. entwickeln (sympathische Reflexdystrophie, ephaptische Entladungen an durchtrennten Nervenfasern usw.). Die Topographie einer peripheren Irritation ist somit das Mesenchym mit seinen vegetativen Endformationen. Die ständige Irritation des vegetativen Terminalretikulums führt zur Veränderung des Vasomotorentonus u. zur gestörten Kapillarfiltration. Dies kann Hypoxämie u. anaeroben Stoffwechsel zur Folge haben. Bei persistierender Reizsituation kommt es zur Syntheseumstellung der Fibroblasten u. somit zur Veränderung des Kolloidzustandes des Bindegewebes (klinisch: Turgorveränderungen) u. zur Einbeziehung höherer neurovegetativer Integrationsstufen mit Störungen der segmentalen u. zentralnervösen Steuerung u. dem klinischen Bild des peripheren Irritationssyndroms*. Die zunächst subklinische u. regional begrenzte Dysfunktion (regionale Desintegration) kann zu einem progredienten Versagen der autonomen Peripherie mit entsprechend inadäquater Beantwortung von Reizbelastungen führen. Dies wird bei der Diagnostik* chronischer Irritationen genutzt. Bezieht man die Grundregulation (vgl. Grundregulationssystem) in die Ätiologie mit ein, so erweitert sich das Spektrum möglicher Irritationen auf folgende Faktoren: Infektionen, Toxine, Fremdeiweiß, lokale allergische Reaktionen, Sauerstoffmangel, mechanische Reize u. a. Der Ort einer ch. I. wird als chronisches Irritationszentrum*, in der älteren Literatur als Herd od. Störfeld bezeichnet.

**Ir|ritations|sym|ptom** (↑; Symptom*) n: syn. Projektionssymptom*.

**Ir|ritations|syn|drom, peri|pheres** (↑; gr. ὑνδρομος mitlaufend) n: Bez. für die klinischen Zeichen einer anhaltenden pathologischen Erregung im autonomen bzw. zerebrospinalen Nervensystem i. S. von Dysästhesie (Hypersensitivität, Mißempfindung, Schmerz), Dyskinesie (z. B. Tonusveränderungen der Gefäße, Muskeln), Dyskrasie (Stoffwechselstörungen), Dystrophie (z. B. Turgorveränderungen der Haut) u. Dysthymie (Verstimmung). Vgl. Irritation, chronische.

**Ir|ritations|zentrum, chronisches** (↑) n: syn. Fokus, Herd, Reizzentrum, Störfeld; Bez. ür: **1.** (histol.) eine subchronische Entzündung im nichtabbaufähiges Material herum im weichen Bindegewebe mit lymphozytär-plasmazellulären Infiltraten u. Desaggregation der Grundsubstanz* (G. Kellner); **2.** (klin.) eine

lokale oligosymptomatische, subklinische Entzündung mit der möglichen Entwicklung von Fernstörungen* (A. Stacher); **3.** (regulationsphysiol.) einen Ort maximaler Irritationen unterschiedlicher Ätiologie, geringer Reizintensität u. langer Wirkungsdauer mit diskreten reflektorischen Krankheitszeichen (s. Projektionssymptom u. der Möglichkeit zur Entwicklung eines peripheren Irritationssyndroms* unter Einfluß einer Sekundärnoxe. Als Ursachen werden angenommen: traumatische Nervenverletzungen, Narben, Entzündungen aller Art, Infektionen, Toxine, Fremdeiweiß, allergische Reaktionen, Sauerstoffmangel, mechanische Reize. Vgl. Diagnostik chronischer Irritationen, Neuraltherapie.

**Ir|ritations|zone** (↑) f: syn. Reizzone; Bez. für das Ausbreitungsgebiet einer chronischen Irritation* innerhalb der neurovegetativen Peripherie; z. B. Head*-Zonen, Muskelzone nach Mackenzie, Störungsfeld nach Kibler, Periostzone nach Vogler u. a.; man unterscheidet eine Bindegewebe-, Gefäß- u. Segmentzone; das Phänomen der I. zählt zu den reflektorischen Krankheitszeichen (s. Projektionssymptom).

**Ischi|algie** (gr. ἰσχίον Hüftgelenk, Hüfte; -algie*) f: Schmerzen im Versorgungsbereich des N. ischiadicus; **Ätiologie:** Reizung bzw. Kompression des Nerven od. seiner Wurzeln (z. B. infolge Irritation bzw. Kompression im Bereich $L_4/L_5/S_1$), Erkrankungen der Wirbelsäule, Neuritis bei Infektionskrankheiten, Traumen, Frakturen, Hüftgelenkluxation, unsachgemäße intramuskuläre Injektion sowie i. R. einer Polyneuropathie (z. B. bei Diabetes mellitus); **Symptome:** Schmerzen in der Lendengegend, die in das betroffene Bein bis zum Fußaußenrand ausstrahlen, evtl. mit Verstärkung beim Niesen, Husten od. Pressen, typische Schonhaltung des Patienten mit leicht angewinkeltem u. außenrotiertem Bein, lokale Druck- u. Klopfempfindlichkeit der Wirbelsäule mit Verspannung der Muskulatur, Druckschmerzhaftigkeit im Verlauf des N. ischiadicus, Sensibilitätsstörungen u. evtl. Lähmung der Zehenmuskulatur; **Therapie:** Analgetika, Wärme (Fango*, Heublumensack*), entlastende Lagerung, phytotherapeutisch mit Wurmfarn*, traditionell mit Alpenrose, homöopathisch mit Koloquinthe, vielköpfigem Ruhrkraut u. Terpentin; alternativ auch Gelosentherapie*; Bandscheibenoperation bei häufigen, Wochen anhaltenden od. beidseitigen Schmerzen sowie motorischen Ausfällen u. Blasen- bzw. Mastdarmstörungen. Vgl. Lumbago.

**Isländisches Moos:** s. Moos, isländisches.

**Iso-Kom|plex-Heil|weise** (gr. ἴσος gleich, ähnlich; lat. complexus Umfassen): Abk. IKH; Form der Komplexmittelhomöopathie, die sich in mehrfacher Hinsicht von der klassischen Homöopathie* unterscheidet: **1.** Zubereitung der Präparate teilweise nach spagyrischen Regeln; es finden nur pflanzliche Materialien Verwendung, deren Extrakte u. Urtinkturen zu einem Komplexmittel* gemischt werden; es überwiegt die Idee der additiven Effekte einzelner Pflanzen bei der Zusammensetzung der Urtinkturen. **2.** Überwiegen der praktischen Erfahrungen (fehlende Theoriebildung); keine Zuordnung zum iso- od. homöopathischen Wirkungsprinzip möglich. Es werden folgende Mittel unterschieden: Stoffmittel, Lymphmittel, Ader- od. Blutmittel, Gewebemittel, Konstitutionsmittel, Fluide.

**iso|metrisch** (gr. ἴσος gleich, ähnlich; μέτρον Maß): Bez. für Spannungsänderung des Muskels (statische Kontraktion); Anwendung isometrischer Spannungsübungen ohne maximalen Kraftaufwand u. Preßatmung z. B. in der Rekonvaleszenz nach Herzinfarkt.

**Ison** (↑) n: von S. Hahnemann geprägter Begriff, der ein Arzneimittel bezeichnet, das die Erkrankung ausgelöst hat u. zur Behandlung in homöopathischer Potenzierung verabreicht wird; vgl. Isopathie, Homoion.

**Iso|pathie** (↑; -pathie*) f: auch Isotherapie; von J. J. W. Lux (1776–1849) begründetes, vereinfachendes Konzept der Homöopathie*, demzufolge die krankheitsverursachende Substanz, in potenzierter Form (sog. Ison im Gegensatz zum Homoion in der Homöopathie) verabreicht, dieselbe Krankheit heilen soll. Wegen mangelnder Berücksichtigung der tatsächlichen Patientensymptomatik stellt die I. eine Abweichung von den Prinzipien des Ähnlichkeitsprinzips* u. der Individualisierung* dar. Historisch geht sie zurück auf Versuche, die drei klassischen Miasmen direkt mit den Nosoden der ihnen zugeordneten Krankheiten zu behandeln (s. Miasmenlehre). Als Standardvorgehen in der Praxis hat sich die I. nicht bewährt, jedoch wird im Zusammenhang mit Blockaden u. Arzneimittelkrankheiten spekulativ darauf zurückgegriffen (s. Tautopathie). Klinische Studien zu isopathischer Behandlung allergischer Erkrankungen mit dem jeweiligen Allergen deuten auf einen desensibilisierenden Effekt hin. Eine experimentelle Sonderform der I. stellt die Autoisopathie dar, bei der die Ausgangssubstanz zum Potenzieren vom Erkrankten selbst gewonnen wird (sog. Autonosode). Vgl. Homotoxikologie.

**Iso|valerian|säure:** charakteristischer Bestandteil des Baldrians*; verantwortlich für den typischen Geruch.

**-itis:** aus dem Griechischen übernommene Endung mit der Bedeutung Entzündung.

**IUPAC:** Abk. für (engl.) International Union of Pure and Applied Chemistry; Internationale Union für Reine und Angewandte Chemie (Basel).

# J

**Jaborandi folium** n: Jaborandiblätter, Fiederblättchen von Pilocarpus-Arten, z. B. Pilocarpus jaborandi; Verwendung zur Gewinnung von Pilocarpin (direkt wirkendes Parasympathomimetikum).

**Jakobs|kreuz|kraut:** Senecio jacobaea, syn Jacobaea vulgaris, Jakobsgreiskraut; zwei- bis mehrjährige Pflanze aus der Familie der Korbblütler, Asteraceae; **Arzneidroge:** getrocknete oberirdische Teile der blühenden Pflanze (Senecionis jacobaeae herba); **Inhaltsstoffe:** bis 0,9 % Pyrrolizidinalkaloide, ätherisches Öl, Mineralsalze, besonders Phosphate u. Oxalate; **Verw.:** als Aufguß u. andere galenische Zubereitungen **traditionell** bei Amenorrhoe, Dysmenorrhoe, Harndrang, Diarrhoe, chronischem Husten, Rheuma, Anämie; die Wirksamkeit bei diesen Indikationen ist nicht belegt. **NW:** Durch den Gehalt an Pyrrolizidinalkaloiden sind hepatotoxische, kanzerogene u. mutagene Wirkungen möglich; die therapeutische Verwendung ist daher problematisch.

**Jambul|baum:** Syzygium cumini, syn. Eugenia jambolana; Pflanze aus der Familie der Myrtengewächse, Myrtaceae; **Arzneidrogen:** getrocknete Stammrinde (Syzygii cumini cortex, Syzygiumrinde) u. getrocknete Samenkerne Syzygii cumini semen, Jambulkerne); **Inhaltsstoffe:** in der Rinde Triterpene, Gerbstoffe, Flavonoide; im Samen fettes Öl u. Gerbstoff; **Wirkung:** Rinde: adstringierend, hypoglykämisch; Samen: hypoglykämisch, antiinflammatorisch, analgetisch, antiaggressiv; **Verw.:** zerkleinerte Rinde für Abkochungen u. a. galenische Zubereitungen **traditionell** innerlich bei unspezifischen, akuten Durchfallerkrankungen, Bronchitis u. Asthma bronchiale; lokal bei leichten Entzündungen der Mund- u. Rachenschleimhaut; äußerlich bei leichten, oberflächlichen Entzündungen der Haut; Samen **traditionell** bei Diabetes mellitus, Magen- u. Pankreasbeschwerden, Depressionen; als Karminativum, Spasmolytikum, Stomachikum u. Roborans. Die Wirksamkeit der Samen bei den beanspruchten Anwendungsgebieten ist nicht belegt. **Homöopathische** Zubereitungen aus den zerfallenen Samenkernen bei Diabetes mellitus.

**Japanischer Trompeten|baum:** s. Trompetenbaum, japanischer.

**Japanisches Pfefferminz|öl:** s. Pfefferminzöl, japanisches.

**Jasmin, falscher:** s. Gelsemium.

**Jasmin|trompete, eschen|blättrige:** Tecoma* stans.

**Jateo|rhiza palmata** f: Stammpflanze der Kolombowurzel*.

**Javanische Gelb|wurz:** s. Gelbwurz, javanische.

**Jing** (sprich dsching) n: „Essenz"; in der traditionellen chinesischen Medizin* Bez. für die Substanz (i. S. eines unveränderlich Zugrundeliegenden) des menschlichen Organismus; nach dem Ursprung unterscheidet man eine angeborene, von den Eltern vererbte (vorgeburtliche), u. eine erworbene, aus der Nahrung stammende (nachgeburtliche) Substanz bzw. „Essenz".

**Jin-Ye** (sprich dschin-je) n: in der traditionellen chinesischen Medizin* Bez. für die sog. Körpersäfte (alle Flüssigkeiten des Körpers wie z. B. Speichel, Magensaft, Urin); diese bestehen aus zwei Teilen, dem sog. Jin, dem klaren u. dünnen Anteil, u. dem sog. Ye, dem trüben u. dickflüssigen Anteil. Sie werden durch die Funktionen von Lunge, Milz, Niere, Blase u. in den Drei Erwärmern (s. Syndromdiagnostik) erzeugt, in den Stoffwechsel eingebaut od. ausgeschieden u. tragen zudem zur Bildung des Bluts (s. Xue) bei. Unter pathologischen Bedingungen entsteht über eine Störung des Jin-Ye im Organismus Schleim, der zu vielfältigen Krankheitssymptomen führen kann.

**Jod** n: Iod*.

**Johannis|beere, rote:** Ribes rubrum; Strauch aus der Familie der Stachelbeergewächse, Grossulariaceae; **Arzneidroge:** frische, reife Beeren von rot- u. weißfrüchtigen Sorten (Ribis rubri fructus); **Inhaltsstoffe:** Fruchtsäuren (z. B. Zitronen-, Äpfel-, Bernstein- u. Weinsäure), 5–15 mg % Vitamin C, Mineralsalze, 12–15 % Pektine; in den Samen bis 25 % fettes Öl mit 4–6 % γ-Linolensäure; **Wirkung:** viruzid; **Verw.:** Saft als kühlendes, durstlöschendes Getränk bei fieberhaften Erkrankungen; zur Herstellung von Fruchtsirup, Marmelade, Beerenwein.

**Johannis|beere, schwarze:** Ribes nigrum; Strauch aus der Familie der Stachelbeergewächse, Grossulariaceae; **Arzneidrogen:** frische od. getrocknete reife Frucht (Ribis nigri fructus, Baccae Ribis nigri, Cassis), während od. kurz nach der Blüte gesammelte u. getrocknete Blätter (Ribis nigri folium); **Inhaltsstoffe:** Beeren: 0,1–0,3 % Vitamin C, bis 3,5 % Fruchtsäuren, 6–8 % Invertzucker, Flavonoide, Anthocyane (Delphinidin- u. Cyanidinglykoside); Blätter: 0,5 % Flavonolglykoside (besonders Isorhamnetin-, Myricetin- u. Quercetinglykoside); **Wirkung:** Beeren: antimikrobiell, spasmolytisch; Blätter: saliuretisch, hypotensiv, elastasehemmend, kapillarpermeabilitätshemmend, antiinflammatorisch; **Verw.:** Beeren als Sirup u. Gelee **traditionell** bei Keuchhusten, Erkältungskrankheiten u. Magenschmerzen; Aufgüsse der getrockneten Früchte od. Saft als Gurgelmittel bei Entzündungen der Mundhöhle u. Tonsillitis; bei Hämorrhoiden u. zur symptomatischen Behandlung funktioneller Störungen der Kapillargefäße (z. B. Blutergüsse, Petechien); Blätter als Teeaufguß zur Erhöhung der Harnmenge sowie bei Arthritis, Gicht u. Rheuma; bei Leberbeschwerden u. leichten Diarrhoen, als Adjuvans bei Reduktionsdiät. Die Wirksamkeit bei diesen Indikationen ist zum Großteil nicht belegt. Zur Herstellung von Fruchtsaft, Beerenwein u. Marmelade. Industriell werden aus Fruchtsaftkonzentraten Fruchtsaftgetränke, Liköre u. Fruchtbonbons sowie natürliche Aromen hergestellt. Aus den Samen wird γ-Linolensäure gewonnen.

**Johannis|kraut:** Hypericum perforatum; Pflanze aus der Familie der Johanniskrautgewächse, Hypericaceae; **Arzneidroge:** blühende oberirdische Pflanzenteile (Hyperici herba); **Inhaltsstoffe:** Naphthodianthrone (z. B. Hypericin), Phloroglucinderivate (z. B. Hyperforin),

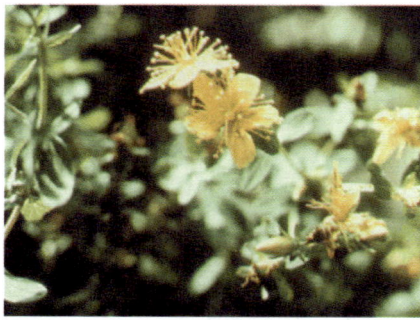

Johanniskraut

ätherisches Öl, Flavonoide u. Xanthone; **Verw.:** äußerlich als Johanniskrautöl bei Verletzungen, Verbrennungen 1. Grades, Myalgien; innerlich bei psychovegetativem Syndrom, depressiven Verstimmungszuständen, Angst u. innerer Unruhe (Einfluß auf Serotonin-Melatonin-Konzentration), dyspeptischen Beschwerden; **traditionell** auch als Anthelminthikum, Antidiarrhoicum u. bei Leber-Galle-Erkrankungen; **Do-**

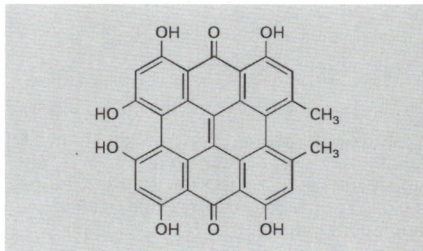

Johanniskraut: Hypericin

**sierung:** 2 – 4 g Droge/Tag bei psychovegetativen Störungen, in Zubereitungen 0,2 – 1 mg Hypericin entsprechend; die Wirkung setzt nach ca. 2 Wochen ein u. verstärkt sich bis zur 4. Woche. **NW:** Photosensibilisierung bei hellhäutigen Personen möglich; **homöopathische** Verwendung der frischen blühenden Pflanze bei Nervenverletzungen u. -schmerzen, als Wundheilmittel u. bei depressiven Zuständen.

**Johannis|kraut|öl:** syn. Rotöl; Ölmazerat aus frischen Blüten von Johanniskraut*.

**Jo-Jo-Ef|fekt** m: auch Weight-cycling; Bez. für den häufigen Wechsel zwischen hohem u. relativ niedrigem Körpergewicht bei wiederholten nur kurz andauernden Reduktionsdiäten (sog. Crash-Diäten); eine langfristige Gewichtsabnahme wird erschwert u. gesundheitliche Schädigungen sind nicht auszuschließen. Vgl. Reduktionsdiät.

**Joule** (James J., engl. Physiker, 1818 – 1889) n: Kurzzeichen J; **1.** abgeleitete SI-Einheit der Arbeit, Energie u. Wärmemenge: 1 J = 1 N × m (Newton × Meter) = 1 V × A × s (Volt × Ampere × Sekunde) = 1 W × s (Watt × Sekunde) = 0,239 cal. **2.** Maßeinheit des chemischen Nährwerts*.

**Juck|reiz:** s. Pruritus.

**Juglans regia** f: echte Walnuß*.

**Jungfer im Grünen:** s. Schwarzkümmelöl.

**Juniperus communis** m: Wacholder*.

**Junk food** (engl. wertloses Essen): Bez. für ernährungsphysiologisch ungünstige Nahrung von gesundheitlich minderer Qualität; meist billige (aber nicht „preiswerte"), zu fette, zu süße od. zu salzige Nahrung, die sich v. a. in Schnellimbißketten sowie in Billigangeboten von Supermärkten findet; vgl. Fast food.

**Kabat-Methode** (Hermann K., amerikanischer Neurol.) f: syn. Komplexbewegungen (unter Nutzung der propriozeptiven neuromuskulären Fazilitation*); krankengymnastische Methode zur Förderung einer gestörten Efferenz durch Stimulation der Afferenz u. Bahnung von Bewegungsabläufen; afferente Stimuli werden durch spezielle Grifftechniken, Dehn-, Druck-u. Zugreize, Setzen von Führungswiderstand, Kommandogabe unter Mitbeteiligung der höheren Sinnesorgane (Gehör, Gesichtssinn) gegeben. Ausführung der dreidimensionalen Komplexbewegungen in der ersten u. zweiten Diagonale der Extremitäten mit unterschiedlicher Ausgangsstellung (gestreckt, gebeugt); **Anw.:** bei Störungen der spinalmotorischen Kraftregulation, bei Muskelschwäche (arthrogen, inter- u. intramuskuläre Koordinationsstörungen).

**Kaelin-Test** (Werner K., Wollerau/Schweiz, 1888–1973) m: syn. kapillardynamische Blutuntersuchung*.

**Kälte|schäden:** durch Einwirkung von Kälte hervorgerufene Störungen; Erfrierung, Unterkühlung, i. w. S. auch Erkältungskrankheiten*; **Therapie** lokaler K. (z. B. Frostbeulen) aus dem Bereich der Phytotherapie mit Balsamum* peruvianum, traditionell auch mit Zubereitungen aus Capsicum, Eichenrinde, Nelkenwurz, Pappel u. Schachtelhalm, homöopathisch aus Eberraute, Fliegenpilz, Pfingstrose u. Petroleum.

**Kälte|therapie** (Therapie*) f: s. Kryotherapie.

**Kälte|urtikaria** (lat. urtica Brennessel) f: durch Kälteeinwirkung (kalte Gegenstände, kaltes Wasser od. kalte Luft hervorgerufene physikalische Urtikaria (sog. Nesselsucht); **Therapie:** Versuch mit Antibiotika (Remission od. Besserung bei bis zu 70%), Antihistaminika, Kältedesensibilisierung; bei familiärer K. Stanozolol; aus dem Bereich der Naturheilkunde u. alterativen Heilverfahren Akupunktur, mikrobiologische Therapie, Eigenbluttherapie u. Ernährungstherapie; homöopathische Zubereitungen aus Alumina, Bittersüß, Schwefel.

**Käse|pappel:** syn. wilde Malve*.

**Kaffee:** Coffea arabica, Coffea liberica, Coffea canephora u. andere Coffea-Arten; Strauch aus der Familie der Rötegewächse, Rubiaceae; **Arzneidrogen:** getrocknete, von der Samenhaut befreite Samen (Coffeae semen, Kaffeebohnen), gemahlene, bis zur Schwarzbräunung u. Verkohlung der äußeren Samenpartien geröstete, grüne, getrocknete Samen (Coffeae carbo, Kaffeekohle); **Inhaltsstoffe:** grüne Bohnen ent-

Kaffee: Purinalkaloide

| | $R_1$ | $R_2$ | $R_3$ |
|---|---|---|---|
| Coffein | $-CH_3$ | $-CH_3$ | $-CH_3$ |
| Theobromin | $-H$ | $-CH_3$ | $-CH_3$ |
| Theophyllin | $-CH_3$ | $-CH_3$ | $-H$ |
| Paraxanthin | $-CH_3$ | $-H$ | $-CH_3$ |

halten Purinalkaloide; Hauptkomponente ist 0,58–1,70% Coffein* (1,3,7-Trimethylxanthin) neben Theobromin, Theophyllin, Paraxanthin u. a.; außerdem 5,5–7,6% Chlorogensäure, ca. 16% Kaffeeöl mit 1% Diterpenalkoholen (Kahweol, Cafestol) u. ca. 1% Trigonellin; während des Röstens werden v. a. flüchtige aromatische Substanzen sowie polymere braune Pigmente gebildet; eine Tasse K. enthält je nach Extraktionsart u. Ausgangsmaterial 80–180 mg Coffein; Kaffeekohle enthält 0,8–1% Coffein neben Karamelisierungsprodukten; **Wirkung:** Kaffeebohnen: hauptsächlich Coffeinwirkung (zentral erregend, positiv inotrop, positiv chronotrop), Anstieg des Serumcholesterins, Stimulation der Magensaftsekretion; Kaffeekohle: adsorbierend, adstringierend; **Verw.:** Extrakte aus gerösteten u. ungerösteten Samen bei geistiger u. körperlicher Ermüdung, bei Neigung zu Hypotonie; Kaffeekohle bei unspezifischen Durchfallerkrankungen, zur lokalen Therapie leichter Entzündungen der Mund- u. Rachenschleimhaut; als Genußmittel (Kaffeegetränk); **Wechselwirkungen:** aufgrund des Adsorptionsvermögens der Kaffeekohle kann die Resorption anderer, gleichzeitig verabreichter Arzneimittel beeinträchtigt werden. **Homöopathische** Zubereitungen aus den von der Samenschale weitgehend befreiten, reifen, getrockneten, ungerösteten Samen bei Schlaflosigkeit, Migräne, Cor nervosum, Urina spastica u. in stärkeren Dosen als Analeptikum; andere homöopathische Zubereitungen aus den getrockneten, stark gerösteten Samen bei Schlafstörungen u. Neuralgien.

**Kakao|butter:** Butyrum Cacao, Cacao Oleum; Fett (Palmitin-, Stearin-, Ölsäure- u. Linolsäureglyceride) aus den Samen von Theobroma cacao, das nach Fermentation, Trocknung u. Zermahlen der Kerne ausgepreßt wird; Verwendung als Suppositoriengrundmasse mit einem Schmelzpunkt bei 32–34 °C; verdirbt leicht durch den Gehalt an ungesättigten Fettsäuren.

**Kakao|samen:** Cacao semen; von der Schale befreite, fermentierte u. schwach geröstete Samen von Theobroma cacao (Kakaobaum), Pflanze aus der Familie der Sterculiaceae; **Inhaltsstoffe:** Methylxanthine, insbesondere Theobromin, u. ca. 50 % Triglyzeride (Kakaobutter*); **Wirkung** der Methylxanthine: diuretisch, broncholytisch, vasodilatatorisch, verstärkend auf die Herzmuskelleistung u. leicht muskelrelaxierend; **Verw.: traditionell** bei infektiösen Darmerkrankungen, Asthma bronchiale u. Verschleimung der Bronchien, Reizhusten, zur Regulierung der Schilddrüsentätigkeit u. Schwitzkur; heute nur noch als Geschmackskorrigens, da die Wirksamkeit bei den oben genannten Anwendungsgebieten nicht belegt ist; Verwendung der Samenschalen (Cacao testes) in Teemischungen traditionell bei Leber-, Blasen- u. Nierenleiden, Diabetes mellitus, gegen Diarrhoe u. als Stärkungsmittel; auch hier ist die Wirksamkeit nicht belegt; **NW:** allergische Hautreaktionen, Migräne.

**Kalabar|bohne:** Calabar semen, Gottesgerichtsbohne; Samen von Physostigma venenosum, Pflanze aus der Familie der Schmetterlingsblütler (Fabaceae); **Inhaltsstoffe:** Indolalkaloide, besonders Physostigmin (indirekt wirkendes Parasympathomimetikum).

**Kalifornischer Mohn:** s. Eschscholtzia.

**Kalium** n: chemisches Element, Symbol K, OZ 19, relative Atommasse 39,10; an der Luft unbeständiges, mit Sauerstoff u. Wasser heftig reagierendes, einwertiges, silberweißes Alkalimetall (Schmelzpunkt 63,5 °C), das (in Verbindungen) in den meisten Mineralien enthalten ist; **biochemische Funktion:** als häufigstes Kation im Intrazellulärraum an der Aufrechterhaltung des osmotischen Drucks u. des zellulären Ruhepotentials sowie an der Regulation von neuromuskulärer Reizbarkeit u. Muskelkontraktion beteiligt; wichtig für das Säure-Basen-Gleichgewicht; Bestandteil der Verdauungssäfte u. Aktivator einiger Enzyme (z. B. Oxidasen, Pyruvatkinase, glykolytische Enzyme); **Vorkommen in Nahrungsmitteln:** in tierischen u. pflanzlichen Lebensmitteln; besonders kaliumreiche Nahrungsmittel sind Kartoffeln, Gemüse (z. B. Spinat, Kohl), Hülsenfrüchte u. Obst (insbesondere Bananen). **Bedarf** für Erwachsene (DGE 1991): geschätzter täglicher Mindestbedarf ca. 2 g; eine Zufuhr von 2–4 g gilt als ausreichend; reichliche Kaliumzufuhr wirkt blutdrucksenkend. **Mangelerscheinungen:** Muskelschwäche bis hin zur Muskellähmung, Stö-

rungen der Herztätigkeit, metabolische Alkalose z. B. durch unzureichende Zufuhr (einseitige Ernährung, Unterernährung) od. ungenügende Absorption (gestörte Kaliumrückresorption bei einigen Nierenerkrankungen). **Intoxikationen:** durch übermäßige Zufuhr bzw. chronische Niereninsuffizienz kann es zu Muskel-, Nerven- u. Herz-Kreislaufstörungen, Ohrensausen, Taubheit, Verwirrtheit u. Halluzinationen kommen. **Referenzbereich:** 3,6–5,4 mmol/l Serum.

**Kalium bichromicum** n: Kaliumdichromat ($K_2Cr_2O_3$); große dunkelgelbrote Kristalle, die beim Erhitzen zu einer braunroten Flüssigkeit schmelzen (Schmelzpunkt 396 °C), löslich in 8 Teilen Wasser, unlöslich in Äthanol; **Verw.:** homöopathische Zubereitungen bei eitrigen Haut- u. Schleimhauterkrankungen mit zähen fadenziehenden Sekreten.

**Kalium chloratum** n: syn. Kalium muriaticum; Kaliumchlorid; farbloses Kristall od. weißes, kristallines Pulver von salzigem, schwach bitterem Geschmack; löslich in 3 Teilen Wasser, unlöslich in Äthanol; **Verw.:** als Zusatz zu Infusionslösungen bei Kaliummangel; **traditionell** bei Fieberzuständen (Sal febrifugum Sylvii); **homöopathische** Zubereitungen bei Acne aestivalis, Konjunktivitis, Sinusitis, Otitis.

**Kalium phosphoricum** n: Kaliumphosphat; weißes, hygroskopisches Pulver od. Stücke; sehr leicht löslich in Wasser; **Verw.: traditionell** als Abführmittel; **homöopathische** Zubereitungen bei Erschöpfungszuständen, Kältehämoglobinämie, Nervenschwäche.

**Kalk:** s. Calcium carbonicum.

**Kalkaneus|sporn** (lat. calcaneus Fersenbein): Fersensporn; ein- od. beidseitige, dornartige, knöcherne Ausziehung an der Unterseite des Tuber calcanei am Ansatz überbeanspruchter Sehnen u. Aponeurosenfasern (M. plantaris) od. bei Entzündung; **Therapie:** homöopathische Zubereitungen aus Hekla lava.

**Kalk|schwefel|leber:** Hepar* sulfuris.

**Kalmus** m: Acorus calamus; Sumpfpflanze aus der Familie der Aronstabgewächse, Araceae. **Arzneidroge:** im Herbst gesammelter, von Wurzeln, Blattresten u. Stengeln befreiter, getrockneter Wurzelstock (Calami rhizoma); **Inhaltsstoffe:** 1,7–9,3 % ätherisches Öl (Calami aetheroleum) mit 0 bis über 80 % β-Asaron; der Gehalt ist abhängig von Herkunft u. Ploidiegrad: die nordamerikanische diploide Rasse enthält kein β-Asaron, die europäische triploide 0,1–2,1 % u. die indische tetraploide Rasse 4,4–8,3 % u. in der Droge u. 84,3–96,5 % im Öl im Öl triploider Pflanzen v. a. Shyobunon-Isomere (Sesquiterpenketone); **Wirkung:** spasmolytisch, ulkusprotektiv, insektizid; **Verw.:** Teeaufgüsse, Tinkturen, Fluid- u. Trockenextrakte **traditionell** innerlich als Bittermittel, bei Magen-Darm-Beschwerden, Flatulenz, dyspep-

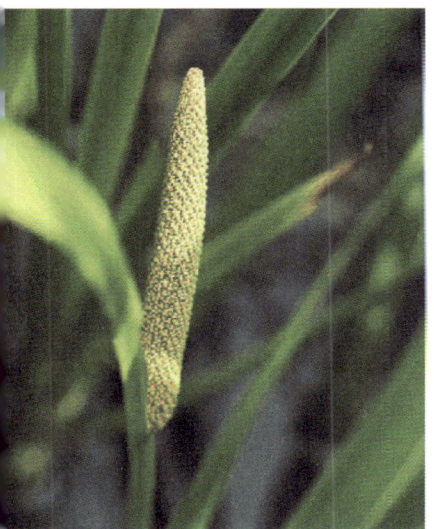

Kalmus

riellen od. venösen Durchblutungsstörungen; bei kurzdauernder K. tritt nach anfänglicher Vasokonstriktion eine reaktive Hyperämie ein. Vgl. Reiz- und Reaktionstherapie.

**Kalzium** n: Calcium*.

**Kamille:** Matricaria recutita, syn. Chamomilla recutita; einjährige Pflanze aus der Familie der Korbblütler, Asteraceae; **Arzneidrogen:** Blütenköpfe (Matricariae flos) u. das daraus gewonnene ätherische Öl (Matricariae aetheroleum); **Inhaltsstoffe:** nach DAB in den Blüten

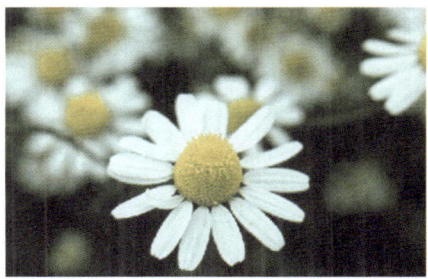

Kamille

...chen Beschwerden; äußerlich in Mund- u. Gurgelwässern, als Hautreizmittel, bei rheumatischen Erkrankungen; zur Gewinnung des ätherischen Öls; im Haushalt zum Würzen von Rohkost, Salaten u. Kompott; **NW:** Asaronisomere

H₃CO ... OCH₃ OCH₃

...almus: β-Asaron

...irken mutagen, kanzerogen, embryotoxisch u. ...eratogen; daher ist die therapeutische Verwendung der tetraploiden Varietät abzulehnen.

**Kalorie** (lat. calor Wärme) f: Kurzzeichen ...l, üblicherweise Kilokalorie (1 kcal = 1000 cal); ...ffiziell nicht mehr zugelassene Einheit der ...ärmemenge (Wärmeenergie); 1 cal ist die er...rderliche Wärmemenge, um 1 g Wasser von ...4,5 °C auf 15,5 °C bei einem Luftdruck von ...50 mmHg zu erwärmen; jetzt gültige Einheit: ...ule* (1 cal = 4,186 J).

**Kalt|anwendung:** hydrotherapeutische Maß...ahme mit kühlender bzw. reizender Wirkung; ...urchführung als (Teil-)Bad, Wickel, Dusche, ...aschung od. Guß zur Abhärtung* u. bei arte-

mindestens 0,4 % ätherisches Öl mit den Hauptwirkstoffen (−)-α-Bisabolol (INN: Levomenol), Bisabololoxide A u. B, Matricin u. Chamazulen (dunkelblau), das bei Wasserdampfdestillation aus Matricin entsteht, sowie Flavonderivate (z. B. Apigenin, Apigenin-7-glucosid); **Wirkung** des Gesamtkomplexes: antiphlogistisch, spasmolytisch, wundheilungsfördernd, desodorierend, antibakteriell; **Verw.:** Teeaufgüsse aus getrockneten Blüten, standardisierte Auszüge

HO
(−)-α-Bisabolol

HO ·· OCOCH₃ → O O
Matricin          Chamazulen

Kamille: Wirkstoffe

od. Fertigarzneimittel äußerlich bei Haut- u. Schleimhautentzündungen, Erkrankungen der Atemwege (Inhalation) u. im Anal- u. Genitalbereich (Bäder, Spülungen); innerlich bei Spasmen u. Entzündungen im Magen-Darm-Trakt; **traditionell** auch bei innerer Unruhe, Reizbarkeit, Schlafstörungen u. Menstruationsbeschwerden; **Dosierung:** innerlich 3 g Droge (ein gehäufter Eßlöffel) auf 150 ml Wasser, 3 – 4mal tägl.; äußerlich 3 – 10%iger Aufguß für Umschläge u. Spülungen, als Badezusatz 50 g Droge auf 10 l Wasser; **NW:** selten Kontaktdermatitis, meist durch Verfälschungen, z. B. mit Anthemis cotula (Hundskamille), hervorgerufen; **Kontraindikationen:** bekannte Überempfindlichkeit gegenüber Korbblütlern (nur bei Verwendung der Droge); **homöopathische** Verwendung der frischen, ganzen, blühenden Pflanze als Konstitutionsmittel bei Dysmenorrhoe, Blähungskolik, Zahnungsbeschwerden u. Schlafstörungen bei Kindern sowie Windeldermatitis.

**Kamille, römische:** Chamaemelum nobile, syn. Anthemis nobilis; Staude aus der Familie der Korbblütler, Asteraceae; **Arzneidrogen:** getrocknete Blütenköpfchen der kultivierten, gefülltblütigen Varietät (Chamomillae romanae flos, Anthemidis flos) u. das aus den Blütenköpfchen gewonnene ätherische Öl (Chamomillae romanae aetheroleum); **Inhaltsstoffe:** 0,6 – 2,4 % ätherisches Öl (v. a. Ester von Angelica- bzw. Tiglinsäure), Sesquiterpenlactone vom Germacranolid-Typ (Nobilin u. a.), Hydroperoxide, Polyphenole (Flavonoide, Cumarine), Polyine u. Triterpene; **Wirkung:** antimikrobiell, antiödematös, zytostatisch, motilitätshemmend, antiaggressiv; **Verw.:** als Aufguß u. andere galenische Zubereitungen **traditionell** zur symptomatischen Behandlung von Verdauungsbeschwerden (Blähungen, Darmträgheit, Aufstoßen); bei Menstruationsstörungen, Nervosität, Hysterie u. allgemeiner Schwäche; äußerlich bei Wundspülungen u. bei Schleimhautentzündungen im Mundbereich sowie bei Zahn- u. Ohrenschmerzen; in Form von heißem Tee als Wurmmittel; in der Kosmetik zur Hautpflege u. als Haarwaschmittel, besonders zum Aufhellen nachgedunkelter Haare. Die Wirksamkeit bei den angegebenen Indikationen ist nicht belegt. **NW:** vereinzelt allergische Reaktionen; **Kontraindikation:** Allergie gegen r. K. od. andere Korbblütler; **homöopathische** Zubereitungen aus frischen oberirdischen Teilen blühender Pflanzen bei nervösen Störungen u. Magen-Darm-Beschwerden.

**Kampfer:** Camphora, auch Campher; durch Wasserdampfdestillation aus dem Holz des Kampferbaums (Cinnamomum camphora) gewonnener u. anschließend durch Sublimation gereinigter (rechtsdrehend) od. synthetischer

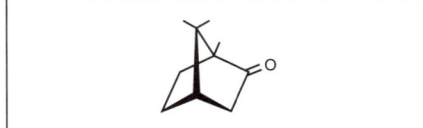

Kampfer

(optisch inaktiv) Wirkstoff; auch Bestandteil des ätherischen Öls von Rosmarinblättern u. Lavendelblüten; **Verw.:** bei Muskelverspannungen, entzündlichen Erkrankungen der Atemwege, hypotoner Kreislaufregulationsstörung. Vgl. Spiritus camphoratus.

**Kampfer|öl:** Oleum camphoratum; 10- od. 20%ige Lösung von D,L-Kampfer in Erdnuß bzw. Olivenöl mit hyperämisierender Wirkung.

**Kanadische Gelb|wurzel:** s. Gelbwurzel kanadische.

**Kanthariden|pflaster:** Cantharidinpflaster*.

**Kanzerose** (lat. cancer Krebs; -osis*) f: in der anthroposophischen Medizin* verwendete Bez. für das Prätumorstadium der Krebskrankheit, das sich in dem seelisch-leiblichen Gefüge aus prägt u. morphologisch nicht nachweisbar ist. **Sympt.:** vielfältige Befindensänderungen, v. a. Störungen des Wärmeorganismus mit niedrige Körpertemperatur u. kaum ausreichenden Tagesschwankungen (sog. Temperaturstarre), Schlafstörungen, Verstimmungen, Aversionen, Kanzerophobie, Ausscheidungsstörungen, Myogelosen; **Ther.:** Vorbeugung des späteren (reaktiven) Geschwulststadiums durch Misteltherapie*.

**Kapillar|dynamische Blut|untersuchung** (lat. capillus Haar): s. Blutuntersuchung, kapillardynamische.

**Kapuziner|kresse:** Tropaeolum majus; einjährige, oft kriechende od. kletternde Pflanze aus der Familie der Kapuzinerkressengewächse, Tropaeolaceae; **Arzneidroge:** ganzes, frisches Kraut (Tropaeoli herba); **Inhaltsstoffe:** Glucosinolate (0,08 % Glucotropaeolin; gibt nach enzymatischer Spaltung 0,03 % ätherisches Öl mit Benzylisothiocyanat als Hauptbestandteil), Vitamin C, Myrosinase; **Wirkung:** Benzylsenföl wirkt in vitro bakteriostatisch, virustatisch, antimykotisch u. antitumoral, äußerlich hyperämisierend; Senföle werden vorwiegend in der Atemluft bzw. im Harn angereichert u. ausgeschieden. **Verw.:** innerlich zur unterstützenden Behandlung von Infektionen der ableitenden Harnwege u. Entzündungen der Atemwege; äußerlich zur Hyperämisierung bei leichten Muskelschmerzen u. Prellungen; **traditionell** äußerlich auch bei infizierten Wunden; innerlich bei Infektionen der Harn- u. Atemwege, bei Menstruationsstörungen, zur sog. Blutrein gung u. gegen Skorbut; in Südamerika bei Hautkrankheiten u. äußerlich zur Förderung des Haarwuchses. Die genannten Indikationsgebiete sind nicht ausreichend belegt. In der Küche Verwendung der frischen Blätter wegen des scharfen u. kresseartigen Geschmacks als Salatbeimischung; unreife Früchte od. Blütenknospen gelegentlich als Ersatz für Kapern (sog. falsche Kapern); **NW:** Haut- u. Schleimhautirritationen, Magen-Darm-Beschwerden, allergische Reaktionen; bei Überdosierung Albuminurie; **Kontraindikationen:** Magen- u. Darmulzera, Nierenerkrankungen, Säuglings- u. Kleinkindesalter.

**Kardamom** n: Elettaria cardamomum; Pflanze aus der Familie der Ingwergewächse, Zingiberaceae; **Arzneidrogen:** von der Kapselhülle befreite Samen (Cardamomi fructus), aus den Samen destilliertes ätherisches Öl (Cardamomi aetheroleum); **Inhaltsstoffe:** 4 – 9 % ätherisches Öl mit bis zu 41 % 1,8-Cineol u. 34 % α-Terpinylacetat; **Wirkung:** virustatisch, antimykotisch, antimikrobiell, Steigerung der Magensaft- u. Gallensekretion; **Verw.:** bei dyspeptischen Beschwerden; **traditionell** bei Appetitlosigkeit, zur Aromatisierung von Kaffee, als Gewürz für Gebäck u. Süßspeisen; **Kontraindikation:** Gallensteinleiden.

**Kardo|bene|dikte:** Cnicus benedictus, syn Carduus benedictus; einjähriges, distelartiges Kraut aus der Familie der Korbblütler, Asteraceae; **Arzneidroge:** während der Blütezeit gesammelte u. getrocknete oberirdische Teile (Cnici benedicti herba, Benediktenkraut); **Inhaltsstoffe:** Bitterstoffe vom Sesquiterpenlacton-Typ, besonders Cnicin; ätherisches Öl; **Wirkung:** ödemhemmend, antimikrobiell, antineoplastisch, zytotoxisch; **Verw.:** Aufgüsse u. bitter

Kardobenedikte: Cnicin

schmeckende galenische Zubereitungen bei Appetitlosigkeit u. Dyspepsie zur Förderung der Speichel- u. Magensaftsekretion; **traditionell** auch bei Diarrhoe, Ulcus ventriculi et duodeni, als Amarum bei Leber- u. Gallenleiden, bei Erkältungskrankheiten u. Asthma bronchiale; äußerlich bei Geschwüren u. Frostbeulen; zur Herstellung von Kräuterlikören u. Gewürzextrakten; **NW:** allergische Reaktionen; **Kontra-**

indikation: Allergie gegenüber K. od. anderen Korbblütlern.

**Karlsbader Salz:** Sal Carolinum; Gemisch aus Natrium-, Magnesium- u. Kaliumsulfat, Natriumhydrogensulfat u. Natriumchlorid; **Verw.:** in lauwarmem Wasser gelöst als Laxans i. R. der ableitenden Therapie* u. als Grundlage von Trinkkuren am Kurort; vgl. Natriumsulfat, Magnesiumsulfat.

**Karminativum** (lat. carminare reinigen) n: Mittel gegen Darmblähungen; z. B. Anis, Fenchel, Kümmel, Koriander, Kamille, Frauenmantel, Wacholderbeeren; Wirkung durch Gasentfernung aus dem Magen u. Darm infolge Erschlaffung der oberen u. unteren Magenöffnung, Durchblutungsförderung im oberen Bereich des Magen-Darm-Trakts u. Anregung der Darmperistaltik.

**Karotine** n pl: Carotine*.

**Kartoffel|auflage:** Packung* mit ungeschälten, weich gedämpften Kartoffeln; die warmen Kartoffeln werden in einem Sack breitgedrückt, so daß keine Knollen mehr fühlbar sind, dann vorsichtig auf die zu behandelnde Körperstelle gelegt u. ähnlich einem Wickel* angedrückt; **Anw. u. Kontraindikation:** s. Heublumensack.

**Kartoffel, chinesische:** s. Yams.

**Kartoffel-Ei-Diät** (Diät*) f: von Reinhold Kluthe (geb. 1928) u. Herbert Quirin (geb. 1937) entwickelte, selektiv proteinarme Diät zur Behandlung von Nierenerkrankungen; die Mischung aus 65 % Kartoffel- u. 35 % Eiprotein entspricht der höchsten bisher festgestellten biologischen Wertigkeit* von Nahrungsmittelproteinen u. ermöglicht die Reduzierung der Eiweißzufuhr auf 0,3 – 0,4 g/kg Körpergewicht (ca. 20 – 30 g Gesamteiweiß pro Tag). Vgl. Schwedendiät.

**Karzino|gramm** (gr. καρκίνος Krebs; γράφειν schreiben) n: s. Summationsdiagnostik.

**Kat:** auch Khat, Qat; Bestandteile (Blätter, Rinde) des Katstrauches (Catha edulis), die verbreitet in Nord- u. Ostafrika sowie auf der südlichen arabischen Halbinsel (Jemen) in frischem Zustand gekaut od. als Tee bzw. mit Honig vergoren getrunken werden; enthalten Norpseudoephedrin (Cathin), das eine zentral stimulierende, leicht euphorisierende Wirkung besitzt u. zu einer Abhängigkeit vom Amphetamintyp führen kann.

**Kata|plasma** (gr. κατάπλασμα Aufgestrichenes, Pflaster) n: heißer Breiumschlag auf pflanzlicher (z. B. Leinsamen, Eibischwurzeln) od. mineralischer Basis (z. B. Fango, Heilerde); **Anw.:** zur Schmerzlinderung u. bei oberflächlich gelegenen Entzündungen u. Eiterungen; außerdem bei rheumatischen Erkrankungen, Neuralgien u. nach Unfall- u. Sportverletzungen; durch Auflegen auf bestimmte Hautareale (Head*-Zonen) sollen auch Funktionsstörungen innerer Organe beeinflußt werden. **Kontrain-dikationen:** Venenleiden, Ekzeme, akute rheumatische Schübe.

**Kata|thymes Bild|erleben** (gr. κατά von – herab; θυμός Gemüt, Leidenschaft): s. Bilderleben, katathymes.

**Kathode** (gr. κάθοδος Rückkehr) f: negative Elektrode eines elektrischen Stromkreises; Austrittsstelle von Elektronen bzw. Kationen; vgl. Anode.

**Katzen|bart:** s. Orthosiphon.

**Katzen|kralle:** Uncaria tomentosa, syn. Nauclea aculeata, Orouparia polycephala, Cat's claw, Uña de gato, Krallendorn, Garabato, Saventaro; Liane des süd- u. mittelamerikanischen Regenwaldes aus der Familie der Rötegewächse, Rubiaceae; **Arzneidroge:** getrocknete Wurzel od. Wurzelrinde (Uncariae tomentosae radix); **Inhaltsstoffe:** 0,5 – 3 % Indolalkaloide (Akuammigin, Tetrahydroalstonin u. a.); Chemotyp mit pentacyclischen Oxindolalkaloiden: v. a. Speciophyllin, Mitraphyllin, Uncarin, Pteropodin, Isomitraphyllin u. Isopteropodin; Chemotyp mit tetracyclischen Oxindolalkalodien: v. a. Isorhynchophyllin; **Wirkung:** Extrakte angeblich kontrazeptiv u. zytostatisch; außerdem antiviral, antiödematös, antimutagen; Steigerung der Phagozytose. Die pentacyclischen Oxindolalkaloide sollen auf das zelluläre Immunsystem positiv einwirken, die tetracyclischen Oxindolalkaloide sich zur immunmodulierenden Aktivität antagonistisch verhalten u. diese aufheben. **Verw.:** wässrige Aufgüsse od. alkoholische Extrakte bei Arthritis, Gastritis u. anderen Störungen im Magen-Darm-Trakt, Krebs u. verschiedenen Hauterkrankungen; in Europa in Fertigarzneimitteln als Immunstimulans bei Infektionsanfälligkeit, allergischen Erkrankungen, viralen u. rheumatischen Erkrankungen u. Autoimmunerkrankungen. Die Wirksamkeit der Droge bei diesen Anwendungsgebieten ist nicht belegt. **NW:** bei Zubereitungen mit einem höheren Gehalt an tetracyclischen Oxindolalkaloiden sind sedative Effekte u. Kreislaufbeschwerden möglich.

**Katzen|pfötchen, gelbes:** s. Ruhrkraut.

**Katzen|pfötchen, gemeines:** Antennaria dioica; Pflanze aus der Familie der Korbblütler, Asteraceae; **Arzneidroge:** getrocknete Blütenköpfchen (Antennariae dioicae flos, Gnaphalii flos); **Inhaltsstoffe:** Ursolsäure, Luteolinglykoside; **Wirkung:** cholagog; **Verw.:** Dekokt **traditionell** bei Darmerkrankungen, Erkrankungen der Gallenwege u. Atemwege; als Antidiarrhoikum. Die Wirksamkeit bei den beanspruchten Anwendungsgebieten ist nicht belegt. Gegen eine Verwendung als Schmuckdroge bestehen keine Bedenken.

**Kauterisation** (gr. καυτήριον Brenneisen) f: syn. Kaustik; Gewebezerstörung durch Brenn-

od. Ätzmittel; selten Anwendung i. R. der ausleitenden Therapie zum Offenhalten von gesetzten Hautwunden; s. Baunscheidt-Verfahren, Derivation, Fontanelle.

**Kava-Kava** f: Piperis methystici rhizoma; Wurzelstock von Piper methysticum (Rauschpfeffer); strauchartige Pflanze aus der Familie der Pfeffergewächse, Piperaceae; **Inhaltsstoffe:** Kavalactone (Kavain, Dihydrokavain, Methysticin, 7,8-Dihydromethysticin); **Wirkung:** anxiolytisch; **Verw.:** in Fertigarzneimitteln bei nervösen Angst-, Spannungs- u. Unruhezuständen;

$R^1 = R^2 = H$: (+)-(6S)-Dihydrokawain
$R^1 + R^2 = OCH_2O$: Dihydromethysticin

$R^1 = R^2 = H$: (+)-(6R)-Kawain
$R^1 + R^2 = OCH_2O$: Methysticin

Kava-Kava: Kavalactone

**traditionell** bei den Eingeborenen Polynesiens als berauschendes Getränk mit entspannender u. euphorisierender Wirkung; **Dosierung:** 60 – 120 mg Kavalactone/Tag; volle Wirkung erst nach 1 – 2 Wochen; Anwendung nicht länger als 3 Monate; **NW:** reversible Gelbfärbung der Haut, Akkommodationsstörungen, Verminderung des Reaktionsvermögens, selten allergische Hautreaktion; **Kontraindikationen:** Schwangerschaft, Stillzeit, endogene Depression; **homöopathische** Verwendung des frischen Wurzelstocks u. der Wurzeln bei geistiger u. körperlicher Erschöpfung, Lampenfieber, Ichthyosis.

**KBT:** Abk. für konzentrative Bewegungstherapie*.

**KE:** Abk. für Kohlenhydrateinheit*.

**Kegel|blume, blasse:** s. Echinacea pallida.

**Kegel|blume, purpur|farbene:** s. Echinacea purpurea.

**Keloid** (gr. κήλη Geschwulst; -id*) n: Wulstnarbe; derbe, platte od. strangförmige, manchmal juckende Bindegewebewucherungen, die sich bei individueller u. ethnischer Disposition Wo. bis Mon. nach Verletzungen im Bereich von Narben entwickeln; im Ggs. zu hypertrophen Narben Ausdehnung über die ursprüngl. Narbe hinaus auf unbeschädigte Haut; **Therapie:** intraläsionale Injektion von Glukokortikciden, Kryochirurgie, Röntgenbestrahlung, Druckverband mit Silikonfolie, Laserabtragung, evtl. chirurgische Durchtrennung der Stränge bei Narbenkontrakturen; homöopathisch Zubereitungen aus Graphit.

**Kent-Repertorium** (James Tyler K., Arzt, Chicago, 1849–1916) n: in der Homöopathie das am weitesten verbreitete Repertorium* zur Arzneimittelwahl.

**Kermes|beere:** Phytolacca americana, Phytolacca decandra; Giftpflanze aus der Familie der amerikanischen Nachtschattengewächse, Phytolaccaceae; **Arzneidroge:** Kermeswurzel (Phytolaccae decandrae radix); **Inhaltsstoffe:** Triterpensaponine, Lektine, Enzyme, Stärke, Harz, fettes Öl, Gerbstoffe; **Wirkung:** emetisch, laxierend; **Verw.:** homöopathische Zubereitungen aus den frischen, im Herbst gesammelten Wurzeln bei Ischias, Mastodynie, Rheumatismus, Tonsillitis.

**Keuch|husten:** syn. Pertussis; durch Bordetella pertussis hervorgerufene Infektionskrankheit, die mit charakteristischen Hustenanfällen einhergeht; **Übertragung** durch Tröpfcheninfektion; **Inkubationszeit:** 7–14 Tage; **Epidemiologie:** 30 % der Erkrankungen entfallen z. Z. auf das Säuglingsalter, 60 % auf das Vorschulalter. Die Ansteckungsgefahr ist im katarrhalischen Stadium am größten u. klingt mit der 6. Krankheitswoche ab. Der Kontagionsindex ist sehr hoch (80–90 %). Nach überstandener Erkrankung besteht Immunität, die allerdings innerhalb von Jahrzehnten nachläßt. **Klinische Stadieneinteilung: 1.** Stadium catarrhale (Dauer 7–14 Tage): Rhinopharyngitis, manchmal auch Konjunktivitis, subfebrile Temperatur, meist nachts zunächst noch uncharakteristischer Husten, der allmählich in Krampfhusten übergeht; **2.** Stadium convulsivale (3–6 Wochen): typische Keuchhustenanfälle (nachts häufiger als tags), heftige stakkatoartige Hustenstöße mit vorgestreckter Zunge, anschließend juchzendes, ziehendes, weithin hörbares Inspirium infolge Verengung der Stimmritze; Wiederholung der Hustenanfälle (Reprise) in kurzen Abständen mit zunehmender Dyspnoe u. Zyanose sowie prallgefüllten Schädel- u. Halsvenen bis zur Gefahr der exspiratorischen Apnoe (Stickhusten), schließlich Entleerung des zähen, glasigen Schleims häufig mit Erbrechen; anschließend Periode mit verminderter Hustenreizschwelle (hustenrefraktäre Phase). Die Zahl der Hustenanfälle schwankt zwischen 5 u. 50

pro 24 Stunden. **3.** Stadium decrementi (Dauer 2–6 Wochen): allmählich abnehmende Krankheitserscheinungen, nur noch Bronchitis. Abortive Verlaufsformen sind besonders nach Schutzimpfung u. bei Zweiterkrankung häufig. **Therapie:** bei älteren Kindern meist Mukolytika ausreichend, im 1. Lebensjahr Erythromycin (auch zur Pneumonieprophylaxe), Sicherstellung der Atmung, häufige kleine Mahlzeiten; phytotherapeutisch traditionell Zubereitungen z. B. aus Andorn, Eibisch, schwarzer Johannisbeere, Primel, Sonnentau, Stiefmütterchen u. Thymian, homöopathisch aus Badeschwamm, Kupfer u. Sonnentau. **Prophylaxe:** Expositionsprophylaxe (Isolierung) bei Säuglingen; am besten rechtzeitig Schutzimpfung der gesunden Säuglinge, bei bereits erfolgter Exposition Antibiotikaprophylaxe mit Erythromycin.

**Keusch|lamm:** s. Mönchspfeffer.

**KG:** Abk. für Krankengymnastik*.

**Khellin** (INN) n: 4,9-Dimethoxy-7-methyl-5H-furo[3,2-g][1]benzopyran-5-on (IUPAC); spas-

Khellin

molytisch wirkende Substanz, die zusammen mit Visnagin u. a. Furanochromonderivaten in den Khellafrüchten (s. Ammei) vorkommt; **Verw.:** Vasodilatator.

**Kiefer:** Pinus sylvestris u. andere Pinus-Arten; Bäume aus der Familie der Kieferngewächse, Pinaceae; **Arzneidrogen:** frische od. getrocknete, im Frühjahr gesammelte Triebe (Pini turiones, Kiefernsprosse); aus frischen Nadeln, Zweigspitzen od. jüngeren Ästen gewonnenes ätherisches Öl (Pini aetheroleum, Kiefernnadelöl); **Inhaltsstoffe:** in den Nadeln 0,2–0,5 % ätherisches Öl; geruchsbestimmende Hauptkomponenten sind α-Pinen (10–50 %), β-Pinen (10–25 %), β-Phellandren (bis zu 20 %), Δ³-Caren, Camphen, Limonen u. a.; **Wirkung:** sekretolytisch, expektorationsfördernd, bronchospasmolytisch, hyperämisierend, schwach antiseptisch, antimikrobiell; **Verw.:** Kiefernsprosse als Teeaufguß, Sirup od. Tinktur; innerlich bei katarrhalischen Erkrankungen der oberen u. unteren Atemwege; äußerlich für Badezwecke (Pini extractum), in Ölen od. Salben bei leichten Muskel- u. Nervenschmerzen; Kiefernnadelöl als Inhalat, alkoholische Lösung od. Badezusatz innerlich u. äußerlich bei katarrhalischen Erkrankungen der oberen u. unteren Atemwege; äußerlich bei rheumatischen u. neuralgischen Beschwerden; zur unterstützenden Behandlung rheumatischer Erkrankungen; **traditionell** innerlich bei Husten, Bronchialerkrankungen, lokal bei verstopfter Nase sowie bei Halsschmerzen u. Heiserkeit. Die Wirksamkeit der Droge ist bei diesen Indikationen nicht belegt. **NW:** Reizerscheinungen an Haut u. Schleimhäuten; **Kontraindikation:** Verwendung des Öls bei Asthma bronchiale u. Keuchhusten. Vgl. Terpentin, Fichte.

**Kinesiologie, angewandte** (gr. κινεῖν bewegen; -logie\*) f: Abk. AK; auf den amerikanischen Chiropraktiker Georg Goodheart zurückgehendes diagnostisches u. therapeutisches Verfahren, basierend auf der Entdeckung, daß ein als schwach getesteter Muskel mit speziellen Behandlungstechniken wieder zu stärken sei. Goodheart entwickelte einen kinesiologischen Muskeltest, der Störungen auf psychischer, struktureller u. stoffwechselbezogener Ebene durch ein plötzliches Nachlassen in der verfügbaren Haltearbeit der willkürlichen Muskulatur (i. d. R. des Arms) aufzeigen soll. Der Muskeltest wird z. B. genutzt, um Funktionsstörungen von Körperregionen zu lokalisieren; dies geschieht durch gleichzeitige Berührung bestimmter Körperregionen, über deren Funktion das Gegenhalten bzw. Nachlassen des Muskels Auskunft geben soll. Darüber hinaus wird mit verschiedenen Substanzen (z. B. Medikamente) auf drei unterschiedlichen Ebenen (Struktur-, Stoffwechsel- u. Emotionsebene) auf Belastung (z. B. bei Allergien, Herdbelastungen) hin getestet. Die jeweilige Therapie (z. B. Massagen, Medikamente) soll durch den Muskeltest kontrolliert werden können. Kein Ersatz für notwendige Labor- u. körperliche Untersuchungen; wissenschaftlich nicht gesichert. Vgl. Edu-Kinästhetik.

**Kinesiologie, holistische** (↑; ↑) f: syn. Physioenergetik\* nach van Assche.

**Kinesiotherapie** (↑; Therapie\*) f: Bewegungstherapie\*.

**Kinesiologischer Muskeltest** (↑; -logie\*; lat. musculus Mäuschen) m: s. Kinesiologie, angewandte.

**Kippschwingungstherapie** (Therapie\*) f: syn. Impulstherapie, (niederfrequente) Pulstherapie; Bez. für die Behandlung mit niederfrequentem Strom eines Geräts der Elektroakupunktur nach Voll (Abk. EAV; s. Elektroakupunktur); eingesetzt werden niederfrequente Strompulse mit 10 Hz Festfrequenz, einstellbaren spezifischen Frequenzen od. einer Frequenzschaukel. Ziel der Behandlung soll die Beseitigung von „Energiestörungen" bzw. „Energieblockaden" od. der lokale Ausgleich eines „Energiemangels" sein. Es sind drei Pulsformen wählbar: **1.** Wechselpulse (frühere Bez.: Wechselkippschwingungs-Impuls od. Aufbau mit Leitfähigkeitserhöhung); **2.** positive Pulse; **3.** negative Pulse. Als Therapiearten sind das sog. Berollen (Flächentherapie mit Rollelektrode), das sog. Schraffieren (hin- u. herbewegen auf Schmerzpunkten), das sog. Moxen (kurze starke Stromstöße mit Punktelektrode) u. das sog. Durchfluten (Plattenelektroden mit Kribbelintensität) bekannt. **Anw. u. Kontraindikationen:** s. Elektroakupunktur. Von der K. zu unterscheiden ist die **Leitwerttherapie**; sie soll i. S. einer Auf- od. Abbautherapie versuchen, den Leitwerte-Normbereich (80 – 85 Teilstriche) „einzustellen"; Ziel ist das Erreichen eines sog. normenergetischen Zustands. Wissenschaftlich umstrittenes Verfahren ohne Wirksamkeitsnachweis.

**Kirlian-Photographie** (Semjon Davidowitsch K., russischer Elektriker, geb. 1938; gr. φῶς, φωτός Licht, Helligkeit; γράφειν schreiben) f: diagnostisches Verfahren, bei dem der Patient Hand od. Fuß, die von Entspannungsladungen durchflossen werden, in eine Apparatur auf einen photographischen Film bringt. Die Entladungskorona um die Hauträender, das sog. bioenergetische Feld des Patienten darstellen soll, zeigt sich auf Farbbildern in eindrucksvollen Farben u. wird zur Diagnostik von Erkrankungen u. zum Nachweis eines Behandlungserfolgs herangezogen. K.-Ph. wird von der Schulmedizin als ungeeignet abgelehnt. Vgl. Terminalpunktdiagnostik, energetische.

**Kirschlorbeer:** Prunus laurocerasus; Pflanze aus der Familie der Rosengewächse, Rosaceae; **Arzneidroge:** frische Blätter (Laurocerasi folia); **Inhaltsstoffe:** Blausäureglykoside Prulaurasin u. Prunasin, Emulsin, Zucker, Gerbstoffe; **Wirkung:** analgetisch, spasmolytisch; **Verw.:** homöopathische Zubereitungen aus den frischen Blättern bei Herzerkrankungen (bes. Rechtsherzinsuffizienz), Krampfhusten.

**Kisasage:** japanische Bez. für die Früchte des japanischen Trompetenbaums\*.

**Klangtherapie** (Therapie\*) f: therapeutischer Einsatz von Klängen unterschiedlicher Klanghöhen u. Frequenzen (z. B. Töne, Musik Sprache, Gebete u. Mantren der Religionsgemeinschaften); angestrebt wird eine Beeinflussung der körpereigenen Schwingungen u. ein Harmonisierung von gestörten Rhythmusfunktionen. Anw.: z. B. bei Streßfolgeerkrankungen. Wissenschaftlich nicht belegtes Verfahren.

**Klapp-Kriechen** (Rudolf K., Chir., Orthop. Marburg, Berlin, 1873 – 1949): aktive Gymnastik in Form verschiedener Kriechübungen mit wechselnder Be- u. Entlastung der Wirbelsäulengelenke; **Anw.:** v. a. zur Behandlung leichte Wirbelsäulenveränderungen (Skoliosen) u. Rückenschmerzen.

**Klatsch|mohn:** Papaver rhoeas; einjährige Pflanze aus der Familie der Mohngewächse, Papaveraceae; **Arzneidroge:** getrocknete Kronblätter (Rhoeados flos); **Inhaltsstoffe:** Anthocyanglykoside (z. B. Mecocyanin u. Cyanin) u. 0,1 % Isochinolinalkaloide (ca. 50 % Rhoeadin); **Wirkung:** sedierend, expektorierend; **Verw.:** als Aufguß od. Sirup **traditionell** bei Atemwegbeschwerden od. Schlafstörungen sowie als beruhigendes u. schmerzstillendes Mittel. Die Wirksamkeit bei den beanspruchten Anwendungsgebieten ist nicht belegt. **NW:** Rhoeadin wird eine krampferregende Wirkung zugeschrieben. Vgl. Mohn.

**Kleines Arznei|mittel:** s. Arzneimittel, kleines.

**Klette:** Arctium lappa u. andere Arctium-Arten; Pflanzen aus der Familie der Korbblütler, Asteraceae; **Arzneidroge:** getrocknete reife Frucht (Arctii fructus, Bardanae fructus), im ersten Vegetationsjahr gesammelte u. getrocknete Blätter (Bardanae herba, Lappae majoris herba), im Herbst des ersten od. im Frühjahr des zweiten Jahres gesammelte u. getrocknete Wurzeln (Arctii radix, Bardanae radix); **Inhaltsstoffe:** in den Früchten ca. 16 % fettes Öl u. Lignane (z. B. Arctiin, Arctigenin); in den Blättern ätherisches Öl u. Triterpene; in den Wurzeln ätherisches Öl, schwefelfreie u. schwefelhaltige Polyine, Phenolcarbonsäuren u. Gerbstoffe, Lignane, Triterpene sowie ein Gesamtkohlenhydratgehalt von fast 70 % mit bis zu 45 % Inulin; **Wirkung:** wässriger Extrakt aus den Früchten zeigt PAF-antagonistische Wirkung; Arctiin hemmt die Samenkeimung u. das Wachstum anderer Pflanzen. Die übrigen Pflanzenteile wirken antidiabetisch u. antimikrobiell. **Verw.:** Samen **traditionell** als Diuretikum u. Antiphlogistikum; Kraut als Aufguß bei Magengeschwüren u. -entzündung sowie bei Affektionen im Mund- u. Rachenraum; äußerlich bei Hautleiden, Juckreiz u. Schrammen; Zubereitungen aus den Wurzeln bei Erkrankungen im Magen-Darm-Trakt, bei Gicht u. Rheuma sowie bei unreiner Haut u. Ekzemen, Flechten, Ichthyosis, Psoriasis. Die Wirksamkeit bei den beanspruchten Anwendungsgebieten ist nicht belegt. Klettenwurzelöl (Auszug mit Oliven- u. Erdnußöl) wird äußerlich gegen trockene Seborrhoe der Kopfhaut verwendet; für die vermutete haarwuchsfördernde Wirkung, die wohl auf die Signaturenlehre zurückgeht, gibt es keine Belege. **Homöopathische** Anwendung bei nässenden Hautausschlägen, Gebärmuttersenkung u. Rheuma.

**Klima** (gr. κλῖμα Gegend, Landstrich) n: Gesamtheit der äußeren physikalischen Lebensbedingungen an einem bestimmten Ort der Erdoberfläche; man unterscheidet Makro- bzw. Großraumklima (Kontinente, Länder, Landschaften), Meso- od. Ortsklima u. Mikroklima

(direkt den Menschen umgebend); ferner Landod. Kontinentalklima mit heißem Sommer u. strengem Winter, See- od. maritimes K. mit kühlem Sommer u. mildem Winter, Gebirgs- (Höhen-)klima mit viel Niederschlägen u. lokalen Winden; das alpine K. ist dem polaren ähnlich, aber mit geringerem Winter- u. Sommerunterschied bei Wärme u. Licht. Das tropische K. ist durch scharfe Trennung von Trocken- u. Regenzeit gekennzeichnet. In der physikalischen Medizin werden verschiedene Klimafaktoren als therapeutische Reize ausgenutzt.

**Kl|ima|kammer** (↑): Raum, in dem Klimaelemente (z. B. Temperatur, Luftdruck, Luftfeuchtigkeit) künstlich erzeugt u. verändert werden können; therapeutischer Einsatz v. a. bei Erkrankungen der Atemwege (Asthma bronchiale, Keuchhusten).

**Klimakterium** (gr. κλιμακτήρ kritischer Punkt im menschlichen Leben) n: Klimax, Wechseljahre der Frau; die Übergangsphase von der vollen Geschlechtsreife zum Senium der Frau, bedingt durch das Erlöschen der zyklischen Ovarialfunktion; die letzte Regel (Menopause) fällt in diese Zeit hinein. Im allgemeinen tritt die Menopause zwischen dem 48. u. 52. Lebensjahr, durchschnittlich mit ca. 49 Jahren, ein. **Klimakterische Beschwerden:** Ein bis zwei Drittel aller Frauen leiden im K. unter Beschwerden, die behandlungsbedürftig sind. Ursache ist v. a. die physiologische Abnahme der Östrogene, wodurch direkt od. über das Zwischenhirn vegetative Störungen ausgelöst werden; s. Menopausensyndrom.

**Kl|ima|kur|ort** (gr. κλῖμα Gegend, Landstrich): Ort, dessen Klima (unterstützt durch Kureinrichtungen) heilsamen Einfluß auf bestimmte Erkrankungen nimmt; biotrop wirken thermische (Temperatur), hygrische (Luftfeuchte), photoaktinische (Strahlung), luftchemische (Luftreinheit) Faktoren sowie der Höhenreiz (Sauerstoffpartialdruck); sie können sich schonend, anregend (Akklimatisationsleistung), u. U. auch belastend auswirken. Man unterscheidet: Meeresküstenklima, Mittelgebirgs- (Höhe bis 1000 m) u. Hochgebirgsklima. **Heilanzeigen:** Erkrankungen der Atemwege (alle Klimalagen), von Herz u. Kreislauf (Mittelgebirge, Meeresküste), Allergien, neuro-vegetative Störungen, Rekonvaleszenz, Erkrankungen des Kindesalters (Mittelgebirge, Meeresküste).

**Kl|ima|therapie** (↑; Therapie*) f: auch Klimatotherapie; therapeutisches Ausnutzen der klimatischen Wirkungsfaktoren auf bestimmte Krankheiten; vgl. Klimakurort.

**Klistier** (gr. κλύζειν reinigen, wegspülen) n: Klysma, Darmeinlauf, Darmausspülung; **Anw.:** zur Darmreinigung* u. als spezielle Applikationsform von Medikamenten zur therapeutischen rektalen Instillation.

**Klopf|massage** (Massage*) f: **1.** syn. Tapotement, Tapping; klassische Massagetechnik, durch die die Durchblutung der Haut u. darunterliegender Muskeln mittels kurzem, schnellem Klopfen, aber auch Hacken od. Klatschen gefördert wird; vgl. Massage; **2.** physikalische Maßnahme i. R. der Atmungstherapie* insbesondere zur bronchialen Sekretmobilisation; Anwendung z. B. bei zystischer Fibrose.

**Klysma** (gr.) n: Klistier*.

**Kneipp-Arzt** (Sebastian K., Pfarrer, Wörishofen, 1821 – 1897): Arzt, der als Badearzt* die Kneipp-Kur leitet bzw. als niedergelassener Arzt nach den Grundsätzen von Kneipp behandelt; in Österreich offizielle Berufsbezeichnung; Zusammenschluß der Kneipp-Ärzte im 1894 zu Wörishofen gegründeten Kneipp-Ärzte-Bund e. V.

**Kneipp-Bade|meister** (↑): medizinischer Assistenzberuf mit Spezialausbildung (Ausbildungsdauer 4 Monate) für die Verabreichung hydrotherapeutischer Kneipp-Anwendungen u. die Überwachung der Verträglichkeit beim Patienten.

**Kneipp-Kur** (↑; Kur*) f: offizielle Kurform, bei der in spezialisierten Kurorten u. Heilbädern ein umfassendes Konzept der Kneipp*-Therapie angeboten u. insbesondere hydrotherapeutische Maßnahmen nach einem individuellen Kurplan durchgeführt werden; **Anw.:** bei funktionellen Beschwerden, Herz-Kreislauf-Erkrankungen, rheumatischen Erkrankungen u. psychovegetativem Syndrom.

**Kneipp-Therapie** (↑; Therapie*) f: Anwendung von Hydrotherapie* (besonders Güsse, Bäder, Wassertreten, Waschungen, Wickel u.

| Kneipp-Therapie |
| --- |
| Die fünf Säulen der Kneipp-Therapie |
| Hydrotherapie |
| Phytotherapie |
| Bewegungstherapie |
| Ernährungstherapie |
| Ordnungstherapie |

Packungen) zusammen mit Phytotherapie* u. nach Kneipp mit weiteren Empfehlungen für gesunde Lebensführung; heute zusammen mit Bewegungstherapie*, Ernährungstherapie* u. Ordnungstherapie* (sog. fünf Säulen der K.-Th.); Durchführung i. R. einer Kneipp-Kur, ambulant od. in Selbsthilfegruppen; **Anw.:** zur Gesunderhaltung (Prävention), Therapie insbesondere funktioneller Erkrankungen u. Rehabilitation.

**Knetung:** syn. Pétrissage; Grifftechnik der klassischen Massage, bei der meist ganze Muskeln zur Lockerung u. verbesserten Durchblutung mit kräftigen Griffen durchgearbeitet werden. Vgl. Massage.

**Knie|guß:** Guß* nach Kneipp im Bereich der Unterschenkel; **Durchführung:** Beginn lateral an den Zehen des rechten Fußes zur Ferse u. über die Wade bis handbreit über die Kniekehle u. an der Unterschenkelinnenseite abwärts bis zur Großzehe; Wiederholung auf der linken Seite; danach wieder am rechten Bein über die Vorderseite des Unterschenkels bis über das Knie u. zur Ferse; dasselbe am linken Bein. Zum Schluß werden beide Fußsohlen kurz abgegossen, das Wasser von beiden Beinen mit den Händen abgestreift u. ohne abzutrocknen Strümpfe angezogen; zur Nacherwärmung spazieren gehen. **Anw.:** als kalter bzw. Wechselguß zur Abhärtung u. Erleichterung des Einschlafens, bei Venenbeschwerden, vasomotorischem Kopfschmerz, Migräne, Hypotonie sowie bei Prellung, Bursitis od. Erguß im Unterschenkel- u. Kniebereich; ansteigend warm bei akuter Erkältungskrankheit u. arterieller Verschlußkrankheit (Abk. AVK) unter ärztlicher Aufsicht; **Kontraindikationen** für den kalten bzw. Wechselguß sind Menstruation, Ischialgie, Reizblase, Harnweginfektion, akute Erkältung, AVK (Stadium III – IV), für den warmen K. Varikose u. chronisch-venöse Insuffizienz.

**Knoblauch:** Allium sativum; Pflanze aus der Familie der Liliaceae (Alliaceae); **Arzneidroge:** Sproßzwiebeln bestehend aus Haupt- u. Nebenzwiebeln (Allii sativi bulbus); **Inhaltsstoffe:** 0,1 – 0,6 % Schwefelverbindungen mit dem Hauptbestandteil Allicin, das aus dem geruchlosen Alliin (S-Allyl-L-Cysteinsulfoxid) entsteht u. zu Diallylsulfid, Vinyldithiin, Ajoener sowie zu Tri- u. Polysulfiden mit ausgeprägtem Geruch abgebaut werden kann; **Wirkung:** antibakteriell, antimykotisch, lipidsenkend (Ajoene, Allicin), Hemmung der Thrombozytenaggregation (Ajoene, Allicin, Methylallyltrisulfid) Verlängerung der Blutungs- u. Gerinnungszeit Steigerung der fibrinolytischen Aktivität (Cy cloalliin, Dialkyldisulfide); **Verw.:** Preßsaft u Präparate aus Knoblauchpulver (standardisier bzw. nicht standardisiert) sowie Ölmazerate zu Unterstützung diätetischer Maßnahmen bei er höhten Blutfettwerten, zur Prophylaxe alters bedingter Gefäßveränderungen (klinische Stu dien meist mit standardisierten Pulverpräpa raten, Tagesdosis 600 – 1200 mg, entsprechen 7,8 – 14,5 mg Alliin); **traditionell** auch zur För derung der Durchblutung u. Verdauung, be Gärungsdyspepsie (akute Durchfälle) u. Wurm erkrankungen; keine Kontraindikationen u Wechselwirkungen bekannt; in China Verwen dung von Knoblauchextrakten bei systemische Pilzinfektionen u. der durch Cryptococcus neo formans ausgelösten Meningitis (allein od. i

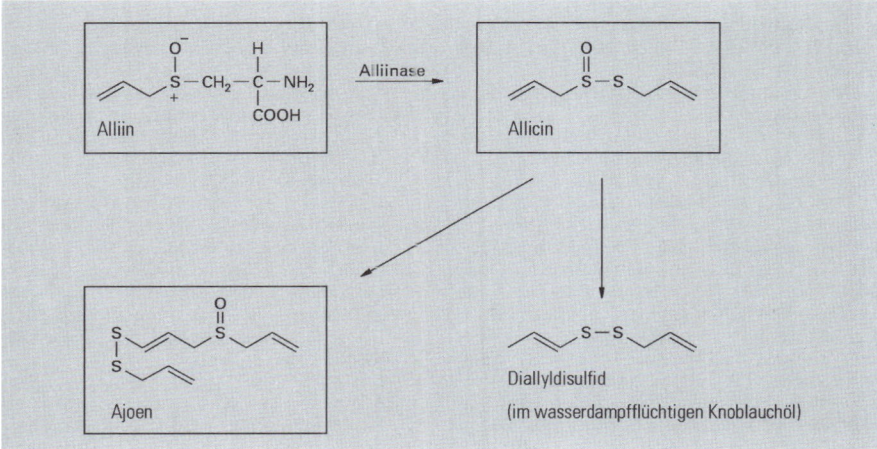

Knoblauch:
Abbau der Schwefelverbindungen

Kombination mit Amphotericin B); in einigen Ländern auch als Anthelminthikum gegen Eingeweidewürmer; **NW:** selten Magen-Darm-Beschwerden od. allergische Reaktionen; charakteristischer Geruch von Haut u. Atemluft. **homöopathische** Verwendung der frischen Zwiebel bei Gastroenteritis, Hypertonie u. Verdauungsstörungen.

**Knochen|heiler:** syn. Knochenrichter, Knocheneinrenker; in vielen Kulturen zu findende Heiler*, die Frakturen (u. U. nach Reposition) mit einer aus Hölzern u. Fasern hergestellten Schienung der Bruchstelle behandeln; Ziel ist nicht (wie bei der klassischen chirurgischen Frakturbehandlung) die möglichst komplette Ruhigstellung mit Eingipsen der beiden nächstgelegenen Gelenke. Wie aus der konservativen chinesischen Frakturenbehandlung bekannt, ermöglicht dieses Verfahren sinnvolles Funktionstraining u. kann gute Ergebnisse auch i. S. der klassischen chirurgischen Frakturbeurteilung bringen.

**Knochen|sporn:** s. Hyperostose.

**Kobalt** n: Cobalt*.

**Koch|salz:** Natrium* chloratum.

**Königin der Nacht:** Selenicereus grandiflorus, syn. Cactus grandiflorus; kletternde Kaktee aus der Familie der Kaktusgewächse, Cactaceae; **Arzneidrogen:** frische od. getrocknete Blüten (Selenicerei grandiflori flos) u. oberirdische Teile (Selenicerei grandiflori herba); **Inhaltsstoffe:** Blüten: Betalaine (roter Farbstoff Betacyan), Flavonolglykoside; Kraut: biogene Amine (besonders Tyramin, N-Methyltyramin u. N,N-Dimethyltyramin) u. Flavonolglykoside; **Wirkung:**

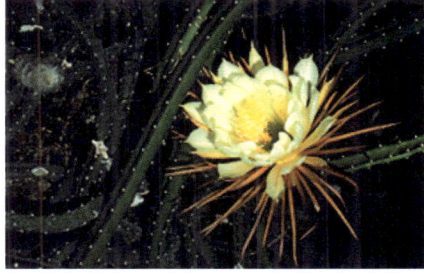

Königin der Nacht

antiarrhythmisch, antiinflammatorisch; **Verw.:** alkoholische Extrakte u. andere galenische Zubereitungen **traditionell** bei nervösen Herzbeschwerden, Angina pectoris, Harnleiden. Die Wirksamkeit bei den beanspruchten Anwendungsgebieten ist nicht belegt. **Homöopathische** Zubereitungen aus den frischen, jungen Stengeln u. Blüten bei Krämpfen von Gefäßen u. Hohlorganen, Schleimhautblutungen, organischer u. funktioneller Herzkrankheit, Gefäßverkalkung u. Bluthochdruck.

**Königs|kerze:** Verbascum densiflorum u. Verbascum phlomoides; Staude aus der Familie der Braunwurzgewächse, Scrophulariaceae; **Arzneidroge:** Blumenkronen (Verbasci flos, Wollblumen); **Inhaltsstoffe:** Saponine, Flavonoide u. Schleimstoffe; **Wirkung:** reizlindernd, expektorierend; **Verw.:** in Teemischungen u. anderen galenischen Zubereitungen bei Erkrankungen der Atemwege, insbesondere in der Pädiatrie; **traditionell** auch bei Heiserkeit; **Dosierung:** 2 Teelöffel (ca. 1 g) auf eine Tasse heißes Wasser, 3 – 4mal täglich.

**Körper|aku|punktur** (Akupunktur*) f: s. Akupunktur.

**Körper|erdung:** syn. (engl.) grounding; von A. Lowen in die bioenergetische Analyse* eingeführtes Konzept zur therapeutischen Arbeit an der Realitätsnähe menschlichen Bewußtseins; darin wird erstmals in der Entwicklungsgeschichte der analytischen Therapie die Arbeit von Therapeut u. Klient systematisch u. wortwörtlich auf die Füße gestellt. Beine u. Füße werden physikalisch-energetisch als Erdungsorgane bzw. als wahrnehmungssensible Bodenkontaktorgane des Menschen begriffen. Die bioenergetische Arbeit an der Verminderung chronifizierter Spannungen in den Erdungsorganen eröffnet wieder deren Energiefluß zum Boden bzw. die Empfindungswahrnehmung für den realen Lebensgrund. Aus Sicht der bioenergetischen Analyse legt dies im Menschen jenen Bewußtseinsgrund, der es ihm erlaubt, den chronifizierten Lebenswillen bzw. dessen Tendenz zur Sicherheitsverwahrung des Lebensgefühls rational verantwortbar aufzugeben u. sich der Selbstorganisation des Körpers zu überlassen, die ihn mit beiden Beinen ins Leben stellt.

**Körper|gewicht:** von Ernährung, körperlicher Tätigkeit u. endokrinen Faktoren abhängiges Gewicht; das gemessene K. (Ist-Gewicht) kann in Normwerttabellen mit dem Soll*-Gewicht unter Berücksichtigung des Lebensalters, des Geschlechts u. der Körperlänge verglichen werden; hierbei sind individuelle Abweichungen von den Durchschnittswerten häufig, die u. U. bis zu pathologischen Befunden wie Fettsucht od. Magersucht reichen. Durchschnittliches K. während der Wachstumsperiode: s. Abb.; vgl. Normalgewicht, Idealgewicht.

**Körper|konzept** n: Aus der Perspektive der Ethnomedizin* wird der Körper des Menschen in seiner Abhängigkeit von kulturellen Konzepten betrachtet. Das in unserer Kultur selbstverständlich erscheinende K. beruht auf geometrischem Denken u. ist als Anatomie festgeschrieben. Diese Ordnung des sichtbaren Körpers ist jedoch nur eine von unterschiedlichen historischen u. kulturellen Möglichkeiten. Die kulturellen Dimensionen des Körpers lassen sich auf verschiedenen Ebenen beschreiben: **1. individueller Körper:** das Individuum macht je nach kultureller Umgebung unterschiedliche Erfahrungen mit seinem Körper. Konstituierende Bestandteile des Körpers können Materie, Leib, Körper, Seele, mehrere Seelen, Geist, Psyche, Selbst u. a. sein. Diese Bestandteile u. ihre Beziehung zueinander sind kulturell sehr variabel, ebenso wie die Art den Körper detailliert wahrzunehmen u. mit Gesundheit u. Erkrankung in Beziehung zu setzen. Das Körperschema od. -bild hängt mit den kollektiven Repräsentationen, also mit dem gesellschaftlichen

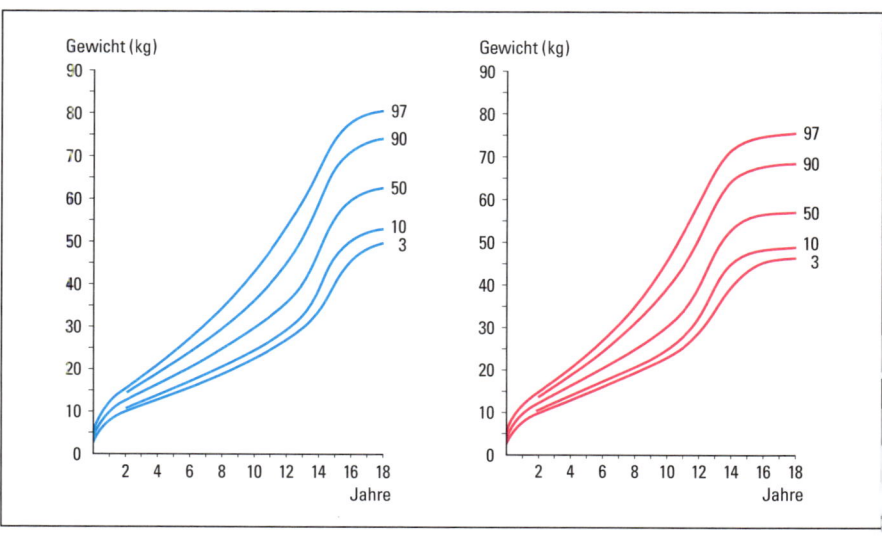

Körpergewicht:
altersabhängige Gewichtszunahme bei Jungen (li.) u. Mädchen (re.) mit Darstellung einiger Perzentilenwerte

Wissen über den Körper u. seiner Beziehung zur Umwelt zusammen. Es schließt innere u. äußere Wahrnehmung, Erinnerung, Affekte, Kognition u. Aktionen (Körpertechniken) ein. Eine tiefe Verzerrung des Bildes vom Körper ist eher selten. Häufig dagegen sind Ängste um den Körper, seine Grenzen, die Körperöffnungen u. die Körperflüssigkeiten. **2. sozialer Körper:** Der Körper hat eine besondere Bedeutung als Symbol u. ist gleichzeitig eine wesentliche Quelle von Symbolen. Das Wahrnehmen u. Verstehen des Körpers hat ganz eng mit dem Wahrnehmen u. Verstehen der Welt um den Körper herum zu tun. Die Körperwahrnehmung während der frühen Kindheit ist individualgeschichtlich die erste Erfahrung u. somit Muster für alle weiteren Erfahrungen. Diese Besonderheiten des Körpers prädestinieren ihn zu unserem ursprünglichsten u. wichtigsten Symbolträger. Links u. rechts, oben u. unten, weiblich u. männlich sind Beispiele von Aussagen, die den Körper nicht nur mit einzelnen Symbolen verknüpfen, sondern ihn zu einem Symbol werden lassen. Ohne Körpererfahrung können Symbole nicht gedacht werden. Der soziale Körper repräsentiert die jeweiligen Vorstellungen über Natur, Gesellschaft u. Kultur. Damit wird ein laufender Austausch zwischen der natürlichen u. sozialen Welt demonstriert. **3. Der politische Körper** wird definiert über die Regulation u. Kontrolle des individuellen u. kollektiven Körpers. Dabei geht es um die vielfältigen Formen von Herrschaft über den Körper u. seine Disziplinierung bei Reproduktion u. Sexualität, Arbeit u. Freizeit, Erkrankung, menschlichen Unterschieden u. a. Gesellschaftliche Ideale z. B. mit dem Körper ausgedrückt; der Körper wird zu einem korrekten Körper umgestaltet od. geschmückt. Umgekehrt werden Körpervorstellungen auf den kollektiven Körper als Körperpolitik übertragen. So läßt sich das Hexenwesen interpretieren als die Umsetzung der Körpervorstellung „innen gut – außen schlecht": Eine Bedrohung der Gemeinschaft wird umgesetzt in „Säuberung" der Verräter od. sozialen Abweichler, individuelle Hygiene versucht die rituelle Reinheit zu erhalten 1. fürchtet, Blut, Samen, Tränen od. Milch zu erlieren.

**Körper|orientierte Psycho|therapie** (Psych-*; Therapie*) f: s. Körpertherapie, Bewegungstherapie, konzentrative.

**Körper|therapie** (Therapie*) f: Sammelbezeichnung für verschiedene alternative Heilverfahren*, deren gemeinsames Merkmal es ist, durch intensive Beschäftigung mit körperlichen Funktionen (Bewegung, Körperhaltung, Atmung u. a.), u. U. verbunden mit meditativen Übungen, Selbstheilungstendenzen des Körpers u fördern u. so Gesundungsprozesse zu stüt-

zen; zwischen K. einerseits u. bestimmten Formen der Psychotherapie* (eher psychodynamische Verfahren) u. Krankengymnastik* (eher übende Verfahren) sowie Bewegungstherapie* andererseits sind die Grenzen z. T. fließend. Vgl. Feldenkrais-Methode; Analyse, bioenergetische; Bewegungstherapie, konzentrative.

**Koffein** n: Coffein*.

**Kognitive Verhaltens|therapie** (lat. cognitio Erkennen; Therapie*) f: s. Verhaltenstherapie, kognitive.

**Kohle:** s. Aktivkohle, Holzkohle.

**Kohlen|hydrat|einheit:** Abk. KE; Hilfsrechengröße, die neben der Broteinheit* zur Berechnung der Diät bei Diabetes mellitus herangezogen wird; 1 KE entspricht 10 g Kohlenhydrate mit blutzuckersteigernder Wirkung. Die KE ist bisher rechtlich nicht geregelt.

**Kohlen|wasser|stoffe, poly|cyclische aromatische:** Abk. PAK; weitverbreitete Stoffgruppe, die sich in Spuren an der Oberfläche von Nahrungsmitteln findet; Aufnahme auch über die Luft; Entstehung bei unvollständiger Verbrennung u. Hocherhitzen von organischem Materiel (z. B. Grillen, Braten); im Tierversuch kanzerogene Wirkung, Risiko für den Menschen derzeit nicht abschätzbar. Vgl. Schadstoffe.

**Kokkels|körner:** Cocculi fructus, Fischkörner; Steinfrüchte des Schlingstrauchs Anamirta cocculus (Menispermaceae); Samen enthalten Picrotoxin*; **Verw.:** zur Kupierung eines Schwindels (Anfall- u. Dauerschwindel), bei leichter peripher-vestibulärer Dystonie mit gerichtetem Dauerschwindel.

**Kokoh:** Gemisch aus gemahlenem u. geröstetem Getreide, Hülsenfrüchten, Sesamsamen u. evtl. Algen zur Herstellung von sog. Getreidemilch; **Verwendung:** vermischt mit Wasser als Kuhmilchersatz i. R. alternativer Ernährungsformen* (z. B. Makrobiotik); vgl. Säuglingsmilch, alternative.

**Kokos|palme:** s. Cocos.

**Kokzyg|odynie** (gr. κόκκυξ, κόκκυγος Kuckuck, Steißbein; ὀδύνη Schmerz, Qual) f: umschriebener Schmerz u. Druckempfindlichkeit im Bereich von Steißbein u. evtl. Rektum; **Ursachen:** meist chronische Mikrotraumen, z. B. aufgrund zu langen Sitzens; seltener Verletzungen des Beckens, chirurgischer Eingriff od. Entbindung; **Therapie:** Lokalanästhetika, physikalische Therapie; homöopathische Zubereitungen aus Arnika, Castor equi, Johanniskraut, Raute u. Beinwell.

**Kola** f: Cola acuminata, Cola nitida u. andere Cola-Arten; Bäume aus der Familie der Sterculiaceae; **Arzneidroge:** von der Samenschale befreite, getrocknete Samenkerne, Keimlinge od. Embryos (Colae semen); **Inhaltsstoffe:** 0,6 – 3,7 % Coffein*, bis 0,1 % Theobromin, Polyphenole, Procyanidine, Gerbstoffe; **Wirkung:** analeptisch, Förderung der Magensaftsekretion, lipolytisch, motilitätssteigernd; im Vergleich zu Coffein schwächere diuretische u. positiv chronotrope Wirkung; **Verw.:** Drogenpulver u. andere galenische Zubereitungen bei geistiger u. körperlicher Ermüdung; **traditionell** zur Dämpfung des Hunger- u. Durstgefühls, bei Diarrhoe, aber auch zur Anregung der Magensaftsekretion; zur Vorbeugung von Schwangerschaftserbrechen u. Migräne; äußerlich bei Wunden u. Entzündungen; **NW:** Einschlafstörungen, Übererregbarkeit, nervöse Unruhezustände, evtl. Magenbeschwerden; **Wechselwirkung:** Wirkungsverstärkung durch psychoanaleptisch wirksame Arzneimittel u. coffeinhaltige Getränke; **Kontraindikation:** Ulcus ventriculi bzw. Ulcus duodeni.

**Kolchizin** n: Colchicin*.

**Kolik** (gr. κωλικός am Darm leidend) f: krampfartige Leibschmerzen infolge spastischer Kontraktionen eines abdominellen Hohlorgans mit Zug am Mesenterium u. Reizung der dort verlaufenden sensiblen Nerven; häufig vegetative Begleitsymptomatik (Schweißausbruch, Brechreiz, Erbrechen u. evtl. Kollaps); Vorkommen z. B. als Darmkolik (s. Abdominalkrämpfe), Nierensteinkolik (s. Nephrolithiasis) od. Gallensteinkolik*; **Therapie:** aus dem Bereich der Phytotherapie werden allgemein traditionell Zubereitungen aus Dill, Scopolia carniolica, Shikimi u. Zitwer, homöopathisch aus Ammei, Koloquinthe u. Magnesium phosphoricum angegeben.

**Kol|lateral|mittel** (lat. cum mit, zusammen; lateralis seitlich): s. Arzneimittelbeziehung.

**Kollath-Kost** (Werner K., deutscher Arzt u. Ernährungswissenschaftler, 1892–1970): s. Vollwert der Nahrung.

**Kolombo|wurzel:** Colombo radix; Nebenwurzeln von Jateorhiza palmata (Menispermaceae); enthalten Alkaloide vom Berberintyp u. Bitterstoffe; **Verw.:** bei Verdauungsstörungen mit Diarrhoe.

**Kolo|quinthe** f: Citrullus colocynthis; Pflanze aus der Familie der Kürbisgewächse, Cucurbitaceae; **Arzneidroge:** von der äußeren harten Schicht der Fruchtwand befreite reife Früchte (Colocynthidis fructus); **Inhaltsstoffe:** Bitterstoffe (bis zu 3 % Cucurbitacine) u. Phenolsäuren; **Wirkung:** drastisches Laxans; **Verw.:** Zubereitungen ausschließlich in fixen Kombinationen bei akuter u. chronischer Obstipation verschiedener Ursache sowie bei Leber- u. Gallenleiden (Wirksamkeit bei diesem Anwendungsgebiet nicht belegt); **Dosierung:** 0,05– 0,3 g als Einzeldosis, maximal 1,0 g/Tag; **NW:** starke Reizwirkung auf die Schleimhäute des Magen-Darm-Trakts bis zu blutigen Durchfäl-

len; teilweise Resorption kann zu Nierenschädigungen u. hämolytischer Zystitis führen; abortive Wirkung möglich; Cucurbitacine wirken zytotoxisch u. antimitotisch; sie treten in die Muttermilch über. Die therapeutische Verwendung ist nicht vertretbar. **Homöopathische** Zubereitungen aus reifen, geschälten, entkernten Früchten bei Neuralgien, Neuritiden, Ischialgie, Migräne, Magen-Darm-Krämpfen u. Koliken, Koxitis, Dysmenorrhoe u. Ovarialgie.

**Kombucha:** Cembuya orientalis, syn. Fungus japonicus; Teepilz, Wolgaqualle; in Symbiose lebende Kultur unterschiedlicher Mikroorganismen, darunter diverse Bakterien u. Hefen, die in einer gallertigen, zunächst farblosen, später bräunlich werdenden, scheibenförmigen, hyalinen Masse verbunden sind; zur Vermehrung werden die leicht abtrennbaren Lamellen od. Teile davon angesetzt. **Inhaltsstoffe:** Die Bakterien produzieren Essigsäure u. weitere organische Säuren (z. B. Milchsäure, Gluconsäure, Spuren von Weinsäure u. Vitamin C); die Hefen entwickeln Alkohol u. Kohlensäure u. bilden mit Hilfe ihres hohen Invertasegehaltes Gluconsäure aus Saccharose. **Verw.:** als aromatisches Getränk mit 0,5 % Alkohol durch Zusatz von K. zu einem mit Zucker gesüßten Schwarz- od. Grüntee u. anschließender Vergärung bei Zimmertemperatur (1–2 Tage); Anwendung **traditionell** in der Volksheilkunde bei fast allen Krankheiten; als Diuretikum bei Ödemen; besonders gegen Arteriosklerose, Diabetes mellitus, Gicht, Rheuma, Darmträgheit u. Steinleiden; eine therapeutische Wirksamkeit bei einem dieser Anwendungsgebiete ist bisher nicht erkennbar. Aufgrund des hohen Zuckergehaltes ist das Getränk für Diabetiker ungeeignet. Laut Arzneimittelkommission der Apotheker kann der Vertrieb als Lebensmittel zur Bereitung eines Erfrischungsgetränks, nicht jedoch als Arzneimittel od. zur Herstellung eines solchen vertreten werden.

**Kom|plementär|medizin** (lat. complementum Ergänzung; ars medicina ärztliche Kunst f: Bez. für eine medizinische Richtung, die bestimmte diagnostische u. therapeutische Verfahren, die z. T. außerhalb der klassischen Schulmedizin* stehen (u. daher auch als alternative Heilverfahren* bezeichnet werden), ergänzend zur Schulmedizin (u. nicht anstatt dieser) einsetzt. Dabei wird versucht, eine vorwiegend pathogenetisch orientierte Sichtweise zu ergänzen od. zu ersetzen durch eine gesundheitsorientierte („salutogenetische") Sichtweise die Autoregulation* u. Selbstheilungskräfte so wie das aktive Rollenverständnis des Patienten betont wird. Vgl. Alternativmedizin, Naturheilkunde.

**Kom|plementär|mittel** (↑): s. Arzneimittelbeziehung.

**Kom|plexe physikalische Entstauungs-therapie** (lat. complexus Umfassen; Therapie*) f: s. Entstauungstherapie, komplexe physikalische.

**Kom|plexe Psycho|logie** (↑; Psych-*; -lo-gie*) f: syn. analytische Psychologie*.

**Kom|plex|homöo|pathie** (↑; Hömöopa-thie*) f: s. Mattei-Heilweise.

**Kom|plex|mittel** (↑): homöopathisches Arz-neimittel mit mehreren, i. d. R. potenzierten Arzneisubstanzen in festen Kombinationen; durch die meist häufig wiederholte Einnahme kann jeder Bestandteil mit einem nicht zur Patientensymptomatik ähnlichen Arzneimittel-bild eine Arzneimittelprüfung* im homöopa-thischen Sinne auslösen, die eine Verlaufsbeur-teilung erschwert. Daher wird die Behandlung mit K. aus hochpotenzierten Arzneisubstanzen von Vertretern der klassischen Homöopathie abgelehnt. Durch den geringen Aufwand bei der Arzneimittelwahl* u. die Nähe zum Denken in klinischen Indikationen bildet ihre Anwen-dung für homöopathisch Interessierte oft den Einstieg in die Homöopathie. Vgl. Einzelmittel.

**Komplizierte Krankheit:** s. Krankheit, komplizierte.

**Kom|presse** (lat. comprimere, compressus zusammendrücken) f: nasser, eng anliegender Umschlag; kalt, warm od. als Dampfkompresse (sehr heißer Umschlag, z. B. bei Gallenstein-koliken).

**Konditionierung:** s. Verhaltenstherapie.

**Kon|durango|rinde:** Condurangorinde*.

**Kondylome** (gr. κόνδυλος Knochengelenk, Knöchel; -ωμα Geschwulst) n pl: 1. Hyperpla-sien im Anogenitalbereich durch Infektionen mit Papillomavirus od. Treponema pallidum; 2. in der homöopathischen Miasmenlehre* Hahne-manns gelten K. als Erstmanifestation der Syko-se*.

**Konfrontative Therapie** (Therapie*) f: s. Therapie, konfrontative.

**Koniin** n: auch Coniinum; Alkaloid des ge-fleckten Schierlings (Conium maculatum); ver-ursacht aufsteigende periphere motorische u. sensible Lähmung (Giftbecher des Sokrates).

**Kon|jugierte Linol|säure:** s. Linolsäure, konjugierte.

**Kon|sensuelle Re|aktion** (Reaktion*) f: s. Reaktion, konsensuelle.

**Konservierungs|stoffe** (lat. conservare er-halten): Lebensmittelzusatzstoffe*, die der Ver-längerung der Haltbarkeit von Lebensmitteln dienen, indem sie Mikroorganismen durch Zell-membranschädigung abtöten od. im Wachstum u. in der Vermehrung hemmen u. dadurch den mikrobiellen Verderb verzögern; zugelassene K. sind z. B. Sorbinsäure, Benzoesäure, PHB-Ester, Ameisensäure, Diphenyl, Orthophenylphenol u. Thiabendazol sowie jeweils abgeleitete Ver-bindungen; Verwendung, Höchstmengenbe-grenzungen u. Kenntlichmachung sind in der Zusatzstoff-Zulassungsverordnung geregelt.

**Kon|stitution** (lat. constituere, constitutus richten, ordnen, festigen) f: Bez. für körperli-che, seelische u. geistige Besonderheiten eines Menschen; in unterschiedlichem Ausmaß wer-den morphologische (Körperbau), funktionelle (Reaktionstyp) od. charakterologische Merkma-le der Persönlichkeit berücksichtigt. Neben ei-ner objektiven Anthropometrie u. verschiede-nen Funktionstests gründet eine K. orien-tierte Diagnostik stark auf empathischer Wahr-nehmung, Erfahrung u. Instinkt. Eine aus-schließlich funktionelle Analyse beschäftigt sich mit der Reagibilität eines Patienten u. dessen Empfindlichkeit auf definierte Reize. Nach **Kretschmer** gibt es vier Konstitutionstypen: 1. leptosomer (asthenischer) Typ: magerer, aufge-schossener Mensch mit schmalen Schultern, lan-gem, schmalem, flachem Brustkorb u. schma-lem, langem Kopf; 2. athletischer Typ: breite, ausladende Schultern, derber, hoher Kopf, brei-ter Brustkorb, straffer Bauch, Rumpfform ver-jüngt sich nach unten, plastisch hervortreten-des Muskelrelief, grober Knochenbau; 3. pykni-scher Typ: mittelgroße, gedrungene Figur, wei-ches, breites Gesicht, kurzer Hals, rundlicher Fettbauch, tiefer, gewölbter Brustkorb; 4. dys-plastischer Typ: endokrin dysharmonisch, ohne daß endokrine Störungen im einzelnen nach-weisbar sein müssen, verschiedene Körperfor-men. **Aschner** unterscheidet drei große Konsti-tutionstypen, denen er entsprechende Therapie-formen zuordnet (s. Aschner-Methode): 1. die lymphatische Konstitution: z. B. blaue Augen, helle u. empfindliche Haut, mit Disposition zu Lymphatismus; 2. die hämatogene Konstitution: z. B. braune Augen, brünette bzw. schwarze Haare, mit cholerischem Temperament; 3. die gemischte Konstitution: z. B. grau-grünliche Augen, helle Haut, dunkle Haare, dyskratisch. Die aus der Humoralpathologie* abgeleiteten Temperamente (s. Temperament) berücksich-tigen charakterologische Besonderheiten. In der Homöopathie werden eigene Konstitutions-typologien zur Arzneimittelwahl* bei konstitu-tioneller Therapie* herangezogen. Vgl. Diathe-se, Typenlehre.

**Kon|stitutionelle Therapie** (↑; Therapie*) f: s. Therapie, konstitutionelle.

**Kon|stitutions|mittel** (↑): in der Homöo-pathie* Bez. für ein Arzneimittel, das nach der Ähnlichkeit seines Arzneimittelbildes zu einem länger bestehenden Zustand des Patien-ten, einschließlich der Merkmale ohne eigent-lichen Krankheitswert (s. Konstitution), einge-setzt wird; wegen des umfassenden Arzneimit-telbildes wird oft nur ein Polychrest* zur Be-handlung gefunden. Vgl. Akutmittel.

**Kontra|ir|ritation** (lat. contra gegen; irritare reizen) f: auch Counterirritation; neurophysiologisches Modell, das davon ausgeht, daß Empfindungen (z. B. Schmerzen) durch andere Reize so beeinflußt werden können, daß sie wegen der begrenzten Leitungs- u. Verarbeitungsfähigkeit des peripheren u. zentralen Nervensystems zurückgedrängt werden; in der Naturheilkunde Erklärungsmodell für verschiedene therapeutische Methoden (z. B. Wärme- u. Kältetherapie, Elektrotherapie, hautreizende u. mechanische Verfahren).

**Kon|trakt̲u̲ren|pro|phylaxe** (lat. contrahere, contractus zusammenziehen; Prophylaxe*) f: aktive bzw. passive krankengymnastische Methode zur Vorbeugung u. Verhinderung einer Funktions- od. Bewegungseinschränkung der Gelenke, u. a. durch Lagerung u. Mobilisation bei zentralen Lähmungen (Vermeidung der Entstehung durch spastische Lähmung), mittels Bewegungsschiene u. Krankengymnastik* bei Erkrankungen od. Verletzungen des Bewegungssystems, evtl. in Kombination mit Schmerztherapie*; Anwendung auch bei komatösen Patienten in Form der regelmäßigen Durchbewegung (ein- bis zweimal pro Tag) aller Gelenke u. zweistündlicher Umlagerung.

**Kontroll|verlust:** wichtiges Kennzeichen der psychischen Abhängigkeit*; nach M. Keller ist K. das Fehlen der Sicherheit beim Konsumenten zu Beginn des Konsums, ob er in der Lage sein wird, mit dem Konsum aufzuhören, bevor er die Kontrolle darüber verloren hat.

**Kon|tusi̲o̲n** (lat. contundere, cont̲u̲sus zerquetschen) f: Prellung u. Quetschung von Organen durch direkte stumpfe Gewalteinwirkung; **Therapie:** aus dem Bereich der Naturheilkunde kommt eine Behandlung mit Kryotherapie*, Guß*, Tonerde*, phytotherapeutisch mit Zubereitungen aus Arnika*, Beinwell* u. Steinklee*, traditionell auch aus Gelbwurz, Hamamelis, Quendel u. Thymian sowie homöopathisch mit Calendula u. Johanniskraut in Betracht.

**Kon|zentrati̲o̲ns|mangel:** s. Erschöpfungszustände.

**Konzentrative Bewegungs|therapie**(Therapie*) f: s. Bewegungstherapie, konzentrative.

**Kopf|aku|punktur**(Akupunktur*) f: s. Akupunktur.

**Kopf|dampf:** Dampfbad* von Kopf u. Oberkörper zur Inhalation; man beugt sich über eine Schüssel mit heißem Wasser u. deckt ein Handtuch über Oberkörper u. Schüssel. Das Einatmen der Dämpfe (auch mit Zusätzen aus Kräutern bzw. Extrakten von Kamille, Pfefferminze u. Lindenblüten) wirkt symptomlindernd bei Erkältungskrankheiten.

**Kopf|schmerz:** Zephalgie; ätiologische **Einteilung: 1.** vasomotorisch bedingter K., z. B. Migräne*; **2.** Spannungskopfschmerz; **3.** K. bei

Gefäßerkrankungen, z. B. bei Subarachnoidalblutung, Arteriitis temporalis, Apoplexie; **4. K.** bei intrakranieller Raumforderung, z. B. Hirntumoren, intrakranielles Hämatom; **5. K.** bei Liquorzirkulationsstörungen, z. B. bei Liquorunterdrucksyndrom, Hydrozephalus; **6. K.** bei Infektionskrankheiten, z. B. Enzephalitis, Meningitis; **7. K.** bei Schädelhirntrauma; **8. K.** bei Wirbelsäulenaffektionen, z. B. Schleudertrauma; **9. K.** bei Allgemeinerkrankungen, z. B. Hypertonie; **10. K.** bei Augenerkrankungen, z. B. Glaukom; **11. K.** bei Hals-Nasen-Ohren-Erkrankungen, z. B. Otitis; **12.** Gesichtsneuralgie; **13.** Zahnschmerz; **14.** medikamentös od. toxisch bedingt, z. B. Analgetika-K., durch Methanol, Kohlenmonoxid; der **Therapie:** aus dem Bereich der Naturheilkunde u. alternativen Heilverfahren werden hydrotherapeutische Verfahren (Armbad*, Gesichtsguß*, Knieguß*), Akupunktur*, emmenagoge Verfahren*, Gelosentherapie* u. phytotherapeutische Zubereitungen z. B. aus Pfefferminzöl* u. Weide*, traditionell auch aus Echinacea angustifolia, Lavendel, Pestwurz, rotem Sandelbaum u. Thymian sowie homöopathisch u. a. aus Arnika, Atropa belladonna, Breitwegerich, Calcium phosphoricum, Gelsemium, Natriumsulfat, Rettich, Schwertlilie, Spitzwegerich u. Steinklee angegeben.

**Kori̲a̲nder** m: Coriandrum sativum var. macrocarpum u./od. var microcarpum; Pflanzen aus der Familie der Doldengewächse, Apiaceae; **Arzneidrogen:** getrocknete reife Früchte (Coriandri fructus) u. aus reifen Früchten gewonnenes ätherisches Öl (Coriandri aetheroleum); **Inhaltsstoffe:** bis über 1 % ätherisches Öl mit 60–75 % Linalool, Cumarine, Phenolcarbonsäuren, Triterpenalkohol Coriandrinondiol, Gerbstoffe, Vitamin C; **Wirkung:** antimikrobiell, spasmolytisch, karminativ, verdauungsfördernd; **Verw.:** bei dyspeptischen Beschwerden u. Appetitlosigkeit, zur Unterstützung der Behandlung von Oberbauchbeschwerden (Völlegefühl, Flatulenz u. leichte Magen-Darm-Beschwerden) u. krampfartigen Magen-Darm-Störungen; **traditionell** auch das Öl in verdünnter Form gegen Würmer u. äußerlich bei Neuralgien, Gelenkschmerzen, rheumatischen Erkrankungen u. schlecht heilenden Wunden. Die Wirksamkeit von Früchten u. Öl ist nur die Anwendung bei Verdauungsbeschwerden belegt. Die fein gemahlenen Früchte od. auch die frischen Blätter sind Bestandteil von Currygewürz-Mischungen u. Gewürz bei der Zubereitung von Soßen, Fleisch- u. Wurstwaren, Fisch, Gemüse, Brot, Lebkuchen, kandierten Früchten u. Bonbons sowie zur Aromatisierung von Aperitifs, Schnäpsen u. Likören; das Öl auch in der Kosmetik zur Gewinnung der Duftstoffe Linalool u. Decanal sowie zur Herstellung von Maiglöckchenduft.

**Korn|blume:** Centaurea cyanus; einjährige Pflanze aus der Familie der Korbblütler, Asteraceae; **Arzneidroge:** getrocknete, von Blütenboden u. Hüllkelch abgetrennte Röhrenblüten od. gesamter getrockneter Blütenstand (Cyani flos); **Inhaltsstoffe:** Anthocyane (v. a. Centaurocyanin) u. Flavonoide; **Wirkung:** antimikrobiell; **Verw.:** als Teeaufguß **traditionell** bei Fieber, Menstruationsstörungen, Fluor albus u. Obstipation sowie als harntreibendes u. schleimlösendes Mittel, zur Anregung des Appetits u. der Leber- u. Gallenfunktion; auch zur Herstellung von Augenwässern u. zu Waschungen der Kopfhaut bei Grind u. Schuppenbildung. Die Wirksamkeit bei den beanspruchten Anwendungsgebieten ist nicht belegt; heute Verwendung meist nur noch als Schmuckdroge in Teemischungen.

**Koro:** in Südostasien individuell od. epidemieartig auftretende Angst, der Penis würde sich in den Bauch zurückziehen u. der Betroffene sterben; vgl. Syndrom, kulturgebundenes.

**Korona** (lat. corona Kranz) f: auch als Aura* bezeichnetes Phänomen der Kirlian*-Photographie, das auf Elektrolumineszenz zurückzuführen sein soll.

**Koronare Herz|krankheit** (↑): s. Herzkrankheit, koronare.

**Koronar|training** (↑) n: Bewegungstherapie* zur medizinischen Rehabilitation nach Herzinfarkt od. Herzoperation mit überwachter, zunehmender körperlicher Belastung i. S. einer Ausdauerbelastung (dritte Phase des Rehabilitationsprogramms); Durchführung in sog. Koronargruppen od. als ambulante Gruppentherapie, meist von Sportmedizinern angeleitet u. überwacht.

**Kor|rigenzien** (lat. corrigere berichtigen, verbessern) n pl: geschmackverbessernde Zusätze zu Arzneien; z. B. Sirupe, ätherische Öle, Aromen, Schleime.

**Korsakoff-Potenz** (Simon Nicolajewitsch von K., General, Moskau, 1788–1853; Potenz*) f: syn. Einglaspotenz; homöopathisches Arzneimittel, das durch ein spezielles Potenzierungsverfahren hergestellt wird; Verwendung nur eines Glases, das bei jeder Potenzierungsstufe geschüttelt u. ausgeleert wird, wobei die im Glas verbleibende Flüssigkeit durch besondere Formgebung genau einem Gran (0,0652 g) entsprechen soll; zur Herstellung der nächsten Potenz wird mit 100 Tropfen Wasser aufgefüllt. Der letzte Potenzierungsschritt wird zur Konservierung mit Alkohol durchgeführt. Korsakoff entwickelte außerdem eine trockene Zubereitungsmethode für homöopathische Arzneimittel, bei der ein imprägniertes Kügelchen in in Fläschchen mit einer gewissen Anzahl neutraler Kügelchen gegeben u. dann eine Minute lang geschüttelt wurde. Eine Weiterpotenzie-

rung wird hierbei nicht angenommen; vermutlich wird Abrieb des Originalkügelchens gleichmäßig verteilt. Vgl. Potenzierung.

**Koso|blüten:** Koso flos; weibliche Blüten von Hagenia abyssinica, Baum aus der Familie der Rosengewächse (Rosaceae); **Inhaltsstoffe:** Phloroglucinderivate; **Verw.:** früher als Mittel gegen Bandwürmer.

**Kost|formen, alternative:** s. Ernährungsformen, alternative.

**Kost, vegetabile:** s. Vegetarismus.

**KPE:** Abk. für komplexe physikalische Entstauungstherapie*.

**Krämpfe:** unwillkürliche Muskelkontraktionen; **Formen:** nach Ausdehnung u. Ablauf werden unterschieden: **1.** klonische K.: rasch aufeinanderfolgende kurzdauernde rhythmische Zuckungen antagonistischer Muskeln; **2.** tonische K.: Kontraktionen von starker Intensität u. langer Dauer, z. B. bei Tetanie u. Tetanus; **3.** tonisch-klonische K.: als generalisierte K. (Konvulsionen) bei Epilepsie (Grand mal), Eklampsie, Urämie, Entzugssyndrom u. als psychogene K. bei Neurosen; **4.** lokalisierte K. einzelner Muskeln od. Muskelgruppen, z. B. fokal-motorischer epileptischer Anfall, Trismus, Tic; Hals-, Nacken- u. Schultermuskelkrämpfe, z. B. Torticollis spasmodicus; Wadenkrampf; **5.** Beschäftigungskrämpfe (z. B. Schreibkrampf) als Folge einer übermäßigen Beanspruchung der Muskulatur; **Therapie:** traditionell wird insbesondere letztere Krampfform mit Zubereitungen aus Calendula, Dill, Majoran, Mistel, Pfingstrose, Safran u. Zitwer behandelt. Vgl. Kolik.

**Krätze: 1.** umgangssprachliche Bez. für Scabies (Infektion der Haut mit Krätzmilben); **2.** in der Miasmenlehre* Samuel Hahnemanns (1755–1843) die Erstmanifestation der Psora*.

**Kräuter|bad:** Bad* mit Zusatz von Kräutern bzw. daraus hergestellten Extrakten od. ätherischen Ölen; die Wirkstoffe sollen entweder direkt in die Haut wirken od. über die Haut u. durch Inhalation aus dem Bad in den Körper gelangen. Bei Kräuterzusätzen werden für ein Vollbad ca. 100 g Pflanzenteile in 1 l Wasser aufgekocht, 10 Minuten ziehen gelassen u. filtriert. Der Absud wird dem Bad zugesetzt. **Anw.:** s. umseitige Tab.

**Kräuter|heiler:** syn. Kräuterheilkundiger; auch Kräuterarzt, Herbalist, Phytotherapeut; Heiler*, der Pflanzen bzw. deren Bestandteile sammelt, verarbeitet u. verabreicht; bei den Überlegungen zur Wirksamkeit der Kräuter unterscheidet Ethnomedizin* grundlegend zwischen pharmazeutischer Wirksamkeit u. symbolischer Bedeutsamkeit (so kann z. B. nach dem Grundsatz „Gleiches bewirkt Gleiches" ein gelbes Kraut gegen Gelbsucht eingesetzt werden). Die Einstellung von Medizinern u. Pharmakologen zu K. besteht zumeist in einer Unter-

**Kräuterbad**

| Pflanze | Indikation |
|---|---|
| Baldrian | nervöse Beschwerden wie Schlafstörungen u. allgemeine Unruhe |
| Hopfen | traditionell: Schlafstörungen, Unruhezustände |
| Citronellöl | nervöse Befindlichkeitsstörungen, Einschlafstörungen |
| („indische Melisse") | |
| Eichenrinde | entzündliche Hauterkrankungen |
| Eukalyptusöl | Erkrankungen der Luftwege, rheumatische Beschwerden |
| Haferstroh | juckende Ekzeme |
| Heublumen | traditionell: chronisch-degenerative Erkrankungen des Bewegungsapparats |
| Kamille | Haut- u. Schleimhautentzündungen |
| Kampher | Katarrhe der Atemwege |
| Kleie | juckende u. entzündliche Dermatosen |
| Koniferenöl (Fichtennadel-, | akute u. chronische Erkrankungen der Luftwege, nichtakute rheumatische Er- |
| Kiefern-, Latschenkieferöl) | krankungen |
| Lavendelöl | traditionell: ausgleichend |
| Menthol | Katarrhe der oberen Luftwege |
| (Pfefferminzöl) | |
| Nachtkerzenöl | trockene, juckende Haut, Neurodermitis |
| Roßkastanien | traditionell: bei venösen Beschwerden |
| Rosmarinöl | Erschöpfungszustände, Förderung der Hautdurchblutung |
| Salbei | traditionell: gegen übermäßiges Schwitzen |
| Schachtelhalm | schlecht heilende Wunden |
| Schafgarbe | schlecht heilende Wunden |
| Thymianöl | Erkrankungen der Luftwege |
| Wacholderöl | rheumatische Erkrankungen |

scheidung in positive u. negative Aspekte; im Gegensatz zu Schamanismus, Exorzismus, Zauberei usw. werden die Kenntnisse von Kräutern u. ihrer medizinischen Verwendung als ein Erfahrungsschatz eingestuft, den es zu nutzen gilt. Heute zielt man auf die Erstellung u. Nutzung von Arzneimittelbüchern mit den Kriterien Wirksamkeit, Unbedenklichkeit, Einheitlichkeit (Qualität). In vielen Ländern der sog. Dritten Welt wurden nationale Forschungsinstitute für traditionelle Medizin u. Phytotherapie* eingerichtet, die sich mit Kräuterheilkunde i. S. einer angewandten Pharmakologie beschäftigen.

**Krallen|dorn:** s. Katzenkralle.

**Krameria tri|andra** f: Stammpflanze der Ratanhiawurzel*.

**Krampf|ader:** Varix; s. Varizen.

**Kranio-Sakral-Therapie** (lat. cranium Schädel; Os sacrum Kreuzbein; Therapie*) f: s. Cranio-Sacral-Therapie.

**Kranken|ernährung:** auch Diät; besondere Kostform, die vorübergehend od. zeitlebens eingehalten werden muß u. auf die Bedürfnisse des Patienten u. die Therapie der Erkrankung abgestimmt ist; z. B. Einschränkung der Nahrungsenergie (Reduktionsdiät* bei Übergewicht), Verminderung der Zufuhr bestimmter Nahrungsinhaltsstoffe (z. B. kohlenhydratdefi-

nierte Kost bei Diabetes mellitus, natriumarme Kost bei bestimmten Nierenerkrankungen, glutenfreie Kost bei Zöliakie, fettarme Kost bei Pankreaserkrankungen), Vermeidung bestimmter Nahrungsinhaltsstoffe (Allergene) bei Nahrungsmittelallergie* od. Erhöhung der Zufuhr aller (Aufbaukost*) od. bestimmter Nahrungsanteile (z. B. proteinreiche Kost bei Kachexie).

**Kranken|gymnast** m: herkömmliche Berufsbezeichnung für die zur Durchführung von Krankengymnastik u. anderen physikalischer Therapien ausgebildeten Personen; die Ausbildung war in der Bundesrepublik Deutschland bislang geregelt im „Gesetz über die Ausübung der Berufe des Masseurs, des Masseurs u. medizinischen Bademeisters u. des Krankengymnasten" vom 21.12.1958 (BGBl. I S. 985) in der Fassung vom 25.6.1969 (BGBl. I S. 645) mit späteren Änderungen. Mit dem „Gesetz über die Berufe in der Physiotherapie" vom 26.5.1994 (BGBl. I S. 1084) ist an die Stelle des bisheriger Terminus K. die Berufsbezeichnung Physiotherapeut* getreten.

**Kranken|gymnastik** f: Abk. KG; Form der Bewegungstherapie*, die sich durch spezielle Techniken u. Methoden ausweist u. von dar in spezifisch ausgebildeten Krankengymnaste ausgeübt wird; die Art der angewandten Techniken wird von den speziellen Indikationen be

**Krankengymnastik**
Methoden und Techniken

**Lagerung**
Gelenkstellung
Muskeltonus
neurogene Strukturen

**passive Bewegung (gelenkorientiert)**
„Gelenkspieltechniken"
Funktionsbewegungen

**aktive Bewegung
(muskel-, gelenkorientiert)**
assistierte Funktionsbewegung
aktive Funktionsbewegung um Bewegungsachsen
statische (isometrische) Muskelaktivität
dynamische Muskelaktivität (konzentrisch, exzentrisch)
isokinetische Bewegung

**Konzepte zur Beeinflussung von Bewegungsentwicklung und Bewegungskontrolle**
propriozeptive neuromuskuläre Fazilitation (PNF)
Reflexbewegung (Vojta-Methode, Bobath-Konzept)

**funktionelle Bewegungsschulung**
funktionelle Bewegungslehre nach Klein-Vogelbach (FBL)
Brügger-Konzept
Rückenschule
Activity of daily living (ADL)

**Körperwahrnehmungsschulung**
konzentrative Entspannung
Feldenkrais-Methode
Methode nach Schaarschuch/Haase
progressive Muskelrelaxation nach Jacobson (PMR)
Biofeedback

**„ganzheitliche Körperarbeit"**
konzentrative Bewegungstherapie
integrative Bewegungstherapie
Psychomotorik
analytische u. integrative Tanz- u. Bewegungstherapie

immt. KG hat funktionsregulativen, struktur-
irmativen u. bewegungsedukativen Charakter.
hysiologische Regelsysteme (Sensomotorik,
tmung, Herz-Kreislauf, Stoffwechsel, Vigilanz)
erden beeinflußt. KG ist ärztlich verordnete,
em objektiven Befund sowie subjektiven Sym-
tom entsprechend dosierte Bewegungsbehand-
ing unter kurativer, rehabilitativer u. zuneh-
end auch präventiver Zielstellung. **Eintei-
ing** (s. Tab.): **1.** klassische KG: Lagerung, pas-
ve u. aktive Bewegungsformen, Konzepte zur
zeinflussung von Bewegungsentwicklung u.
zwegungskontrolle (propriozeptive neuromus-
iläre Fazilitation*, Bobath*-Konzept, Vojta*-

Methode), funktionelle Bewegungsschulung; **2.**
psychosomatisch orientierte KG: Körperwahrnehmungsschulungen u. „ganzheitliche Körperarbeit" (z. B. Psychomotorik). **Anw.:** in fast allen
Gebieten der Medizin, bes. in Neurologie, Or-
thopädie, Angiologie, Kardiologie, Pneumolo-
gie, Pädiatrie, Gynäkologie, Rheumatologie,
Urologie u. Psychiatrie.

**Kranken|rolle:** (soziol.) Bez. für die Konse-
quenzen, die die Krankheit eines Einzelnen für
das Kollektiv hat u. welche Rückwirkungen für
den Kranken daraus folgen: **1.** Störung der Leistungsfähigkeit des Kranken; **2.** Befreiung des
Kranken von Rollenverpflichtungen; **3.** Nicht-
verantwortlichmachen des Patienten für seinen
Zustand; **4.** bedingte Legitimierung des Zustandes; **5.** Akzentuierung, daß der Kranke Hilfe
benötigt u. verpflichtet ist, mit der hilfebrin-
genden Institution zusammenzuarbeiten (vgl.
Compliance).
Die individuelle Veränderung Krankheit
bringt Veränderungen für die sozialen Zusammenhänge mit sich. Das Individuum ist in
seiner (sozialen) Leistungsfähigkeit gestört u.
kann seinen institutionalisierten Verpflichtun-
gen nicht nachkommen. Seine Krankheit be-
droht das soziale Ganze u. erfordert gesellschaftliche Reaktionen. Diese Definition von K.
nimmt keinen Bezug auf die körperliche od.
seelische Ebene von Krankheit. Krankheit wird
als soziales Faktum begriffen.

**Krankheit:** Erkrankung, Nosos, Pathos,
Morbus; **1.** Störung der Lebensvorgänge in Organen od. im gesamten Organismus mit der
Folge von subjektiv empfundenen bzw. objektiv
feststellbaren körperlichen, geistigen bzw. seelischen Veränderungen; **2.** in der Rechtspre-
chung des Bundessozialgerichts der Zustand
von Regelwidrigkeit im Ablauf der Lebensvorgänge, der evtl. Diagnostik bzw. Heilbehandlung sowie Krankenpflege u. Therapie erfordert
u. aus dem eine berufsspezifische erhebliche
Arbeits- bzw. Erwerbsunfähigkeit resultiert; **3.**
begriffliche Bez. für eine definierbare Einheit
typischer ätiologisch, morphologisch, symptomatisch od. nosologisch beschreibbarer Erscheinungen, die als eine bestimmte Erkrankung
verstanden wird. Vgl. Erkrankung, Gesundheit,
Kranksein.

**Krankheit, einseitige:** in der Homöopathie Bez. für einen Krankheitszustand mit nur
sehr wenigen deutlichen Symptomen, der die
Arzneimittelwahl* erschwert; meist muß das
zuerst angewendete homöopathische Arzneimittel wegen neu auftretender Symptome (s.
Prüfungssymptom) durch eines mit breiterer
Übereinstimmung der Symptomatik abgelöst
werden.

**Krankheiten, ernährungs|abhängige:** s.
Zivilisationskrankheiten.

**Krankheit, fest|ständige:** ältere, in der Homöopathie* gebräuchliche Bez. für eine meist infektiöse Erkrankung, die immer mit fast identischer Symptomatik u. Ursache auftritt, daher als gleichbleibend angenommen wird u. in gleicher Weise zu therapieren sei. Vgl. Genius epidemicus, Indikation, bewährte.

**Krankheit, komplizierte:** im Lebenskraftmodell Samuel Hahnemanns (1755–1843) Bez. für das Nebeneinanderbestehen zweier (selten mehrerer) Krankheitszustände im Organismus; mit der Zunahme der Zahl bekannter Arzneimittelbilder trat dieses Konzept gegenüber dem der immer einheitlichen Erkrankung in den Hintergrund. Seine klinische Bedeutung lag in der Erklärung einer Überlagerung von natürlicher Krankheit* u. Arzneimittelkrankheit*.

**Krankheit, natürliche:** in der Homöopathie* als Gegensatz zur (arzneimittelinduzierten) Kunstkrankheit* gebraucht; entspricht dem umgangssprachlichen Begriff der Krankheit*.

**Krankheits|konzept** n: Bez. für die Summe der Vorstellungen u. Erklärungsansätze von Patienten (sog. Laientheorien*) u. Therapeuten in bezug auf eine konkrete Erkrankung od. auf Kranksein insgesamt; kann ein entscheidender Faktor für das Verhalten des Therapeuten u. das Krankheitsverhalten des Patienten sein. In der Naturheilkunde beschäftigen sich einige Konzepte v. a. mit der Konstitution* des Patienten; auch überlieferte Modelle (s. Humoralpathologie, Ethnomedizin) werden als Erklärungskonzepte genutzt.

**Krankheits|typus** m: Begriff aus der anthroposophischen Medizin*, der das geistige Prinzip einer bestimmten Krankheitsentität (z. B. Pneumonie, Hepatitis, Herzinfarkt) beschreibt, um auf deren Gesetzmäßigkeit u. Struktur hinzuweisen; daneben wird in der anthroposophischen Medizin jede Erkrankung als individuelles Geschehen erfahren, das in seinen einzelnen Erscheinungen von den betroffenen Menschen unterschiedlich ausgestaltet wird. So bedarf es auch immer einer individuell konzipierten Behandlung, die sich auf typische Heilmittel* stützen kann.

**Krankheits|verhalten:** Verhalten bei Erkrankungen u. bei akuten od. chronischen Beschwerden; dazu gehört die Übernahme einer Krankenrolle, das sog. Hilfesuchen nach Unterstützung durch z. B. professionelle Hilfe od. Selbsthilfegruppen, die Krankheitsbewältigung (sog. Coping) u. parallel zum K. ein hierdurch modifiziertes Gesundheitsverhalten*.

**Krankheits|vorfeld|dia|gnostik** (gr. δια-γνωστικός fähig zu unterscheiden) f: von Franz-Xaver Mayr eingeführte Diagnostik, bei der großer Wert auf die körperliche Untersuchung i. S. der sog. 5-Sinne-Diagnostik gelegt wird u. Beurteilungskriterien z. B. für ein „ge-

sundes Abdomen", Beschaffenheit der Gewebe (z. B. Tonus des Gesichts, Farbe der Haut, Zunge) u. Haltungs- u. Körperformen zugrunde gelegt werden (s. Abb.). Mehrere Formen von Gesundheit (optimaler, suboptimaler, durchschnittlicher u. „noch-nicht-kranker" Zustand) werden unterschieden; Ziel ist die Wiederherstellung od. der Erhalt eines Bestmaßes an Gesundheit. Hierzu soll die Beurteilung von Zustandsbildern u. Formen der Gesundheit im Krankheitsvorfeld dienen. Vgl. Mayr-Kur.

**Krank|sein:** (ethnomed.) Bez. für das Erleben (i. S. eines psychosozialen Prozesses) einer Erkrankung* durch das Individuum in Abgrenzung vom Begriff Krankheit*, die als Funktion od. Fehlfunktion biologischer bzw. psychologischer Prozesse aufgefaßt wird. Im Extremfall gibt es K. ohne Krankheit (Hypochondrie) od. Krankheit ohne K. (z. B. bei einem keine Beschwerden bereitenden, unentdeckten Magenkarzinom). K. ist ein kritischer Begriff, da er dem subjektiven Erkrankungsprozeß u. nicht der Logik der vorbestehenden Definitionen vor Krankheit folgt. Die Untersuchung von K. in verschiedenen Kulturen eröffnet einen Zugang zum Fremden, wie er in der Ethnologie thematisiert wird. In der Auseinandersetzung mit der an Krankheit orientierten Medizin kommt es immer wieder zu Mißverständnissen. Ziel der Ethnomedizin* ist nicht, dem Verständnis von Krankheit grundsätzlich seine Existenzberechtigung abzusprechen od. dessen Effizienz zu leugnen, sondern seine Sichtweise, die kulturelle od. kulturvergleichende Betrachtungsweise, einzubeziehen. Darüber hinaus lassen sich die Krankheitskategorien der akademischen Medizin letztlich auch als kulturspezifische Sichtweisen interpretieren; so gesehen wird nicht nur K., sondern auch Krankheit kulturell konstruiert: andere Kulturen – andere Krankheiten. Die wissenschaftliche Diskussion um den Begriff kulturgebundenes Syndrom spiegelt die Bandbreite dieses Problems. Vgl. Heilung, Labeling.

**Krapp** m: Rubia tinctorum, Färberröte; Staude aus der Familie der Rötegewächse, Rubiaceae; **Arzneidroge:** Wurzel (Rubiae tinctorum radix); **Inhaltsstoffe:** 2–4 % Anthracenderivate (besonders Alizarin, Lucidin u. Ruberythrinsäure), Asperulosid; **Wirkung:** diuretisch, Ca++-komplexbildend; **Verw.:** äthanolische Extrakte traditionell bei Blasen- u. Nierenkrankheiten, besonders zur Rezidivprophylaxe bei Nephrolithiasis; bei Arthritis, Diarrhoe sowie Wunden u. Geschwüren; Inhaltsstoff in Schminken u. Zahnpasten; technisch früher zur Gewinnung von Alizarin u. roten Beizenfarbstoffen (Krapprot, Türkischrot); **NW:** hepatotoxisch; das Anthracenderivat Lucidin wirkt wahrscheinlich mutagen u. kanzerogen. Eine Therapie m

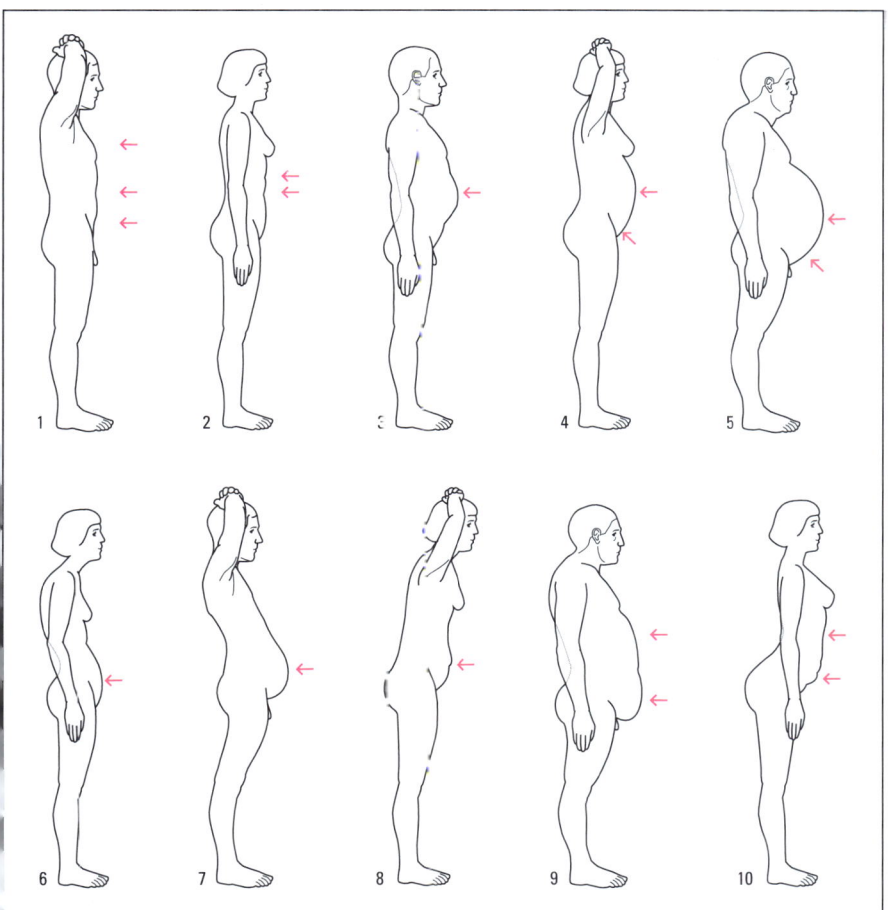

Krankheitsvorfelddiagnostik:
Bauchformen nach F.-X. Mayr; 1: Normalbauch, männlich; 2: Normalbauch, weiblich; 3: Gasbauch, beginnend; 4: Gasbauch; 5: Gasbauch, kugelförmig; 6: Kotbauch, schlaff; 7: Kotbauch, schlaff; 8: Kotbauch, entzündlich; 9: Gaskotbauch, schlaff; 10: Gaskotbauch, entzündlich

Krappwurzel ist aufgrund des genotoxischen Risikos bei Langzeitanwendung u. nicht ausreichend belegter Wirksamkeit nicht zu vertreten. **Homöopathische** Zubereitungen aus getrocknetem Wurzelstock bei Nephrolithiasis.

**Krause|minze:** Mentha spicata var. crispa, syn. Mentha cardiaca; ausdauernde Pflanze aus der Familie der Lippenblütler, Lamiaceae; **Arzneidroge:** während der Blütezeit gesammelte u. getrocknete Laubblätter (Menthae crispae folium, Balsamkraut) u. das Wasserdampfdestillat der frischen, blühenden, oberirdischen Teile (Menthae crispae aetheroleum, Krauseminzöl);

**Inhaltsstoffe:** 0,8–2,5 % ätherisches Öl mit 40–80 % (−)-L-Carvon als Träger des Aromas u. 5–15 % (−)-Limonen, 5 % weitere Terpene (kein Menthol) sowie methylierte Flavone; **Wirkung:** antimikrobiell, neurodepressiv, insektizid; **Verw.:** als Teeaufguß od. in Teemischungen ähnlich wie Pfefferminze* gegen Magendrücken bei überladenem Magen u. gegen Blähungen; ätherisches Öl zur Inhalation bei Erkältungskrankheiten; zur Aromatisierung von Mundwässern, Zahnpasten u. zur Kaugummiherstellung (Spearmint oil); **NW:** selten allergische Reaktionen.

**Krebs:** allgemeine Bez. für eine bösartige Neubildung (Tumor); i. e. S. das Karzinom (maligner epithelialer Tumor) bzw. das Sarkom (maligner mesenchymaler Tumor); aus dem Wunsch, bösartige Neubildungen möglichst frühzeitig zu erkennen, sind neben den schulmedizinisch anerkannten Verfahren (Krebsfrüherkennungsuntersuchung, bildgebende Verfahren, Nachweis spezifischer Tumormarker) eine Vielzahl von Krebstests entwickelt worden, die aus unspezifischen Veränderungen in Blut u. Urin Aussagen über die Entwicklung einer Krebserkrankung machen wollen (s. Tab.). Diese sind als spekulativ zu betrachten. **Therapie:** Aus dem Bereich der Naturheilkunde u. alternativen Heilverfahren werden zur Behandlung phytotherapeutische Zubereitungen (Mistel\*, Podophyllum\* peltatum, Etoposid\*, Paclitaxel\*, Vinca\*-Alkaloide), Immunstimulation\*, aktive Fiebertherapie\*, extrakorporale Ganzkörperhyperthermie\*, hämatogene Oxidationstherapie\*, verschiedene Diätformen (z. B. Atkins\*-Diät), Qi\*-Gong, Injektion von Gesamtthymusextrakt\*, Molekulartherapie\*, Ozontherapie\*, immuno-augmentative Therapie\* u. Zelltherapie\* angegeben.

**Krebs|diät** (Diät\*) f: Bez. für Kostform, die maligne Tumoren heilen bzw. deren Wachstum beim Menschen verzögern soll; ernährungswis-senschaftlich umstritten, obwohl ein Zusammenhang zwischen der Entstehung bestimmter Krebsformen u. Ernährungsgewohnheiten bekannt ist. Trotz unterschiedlicher Zusammensetzung der verschiedenen K. bestehen folgende Gemeinsamkeiten: Verzehr von Vollkornprodukten, rohem Obst u. Gemüse, Obst- u. Gemüsesäften; stark eingeschränkt od. verboten sind Fleisch, Fisch, tierische Fette u. i. d. R. auch Milchprodukte; generell zu meiden sind Kochsalz, Alkohol, Coffein u. Nicotin; Verminderung von Übergewicht; Reduzierung des Fettanteils der Kost auf 30 % der Nahrungsenergiezufuhr; möglichst geringer Verzehr von gepökelten u. geräucherten Produkten; höhere Vitaminzufuhr nicht durch Supplemente, sondern durch Verzehr vitaminreicher Lebensmittel. Vgl. Milchsäurediät, Leinöl-Quark-Diät, Gerson-Diät.

**Krebs|dia|gnose nach Pfeiffer** (gr. διά-γνωσις Entscheidung) f: s. Kupferchlorid-Kristallisation.

**Krebs|kur total** (Kur\*) f: s. Breuss-Krebskur.

**Krebs|management nach Hildegard** (Hildegard von Bingen, Benediktinernonne, 1098–1179) n: auf die Hildegard\*-Medizin zurückgehende Behandlungsempfehlungen bei Krebs; bei der die Vicht\*-Krankheit zurückgeführten Präkanzerose werden therapeutisch Wildgansleber od. Rehleber empfohlen, zusätzlich

**Krebs**
Spekulative Krebstests

| | |
|---|---|
| Nachweis von Krebserregern | Enderlein-Diagnostik |
| | Scheller-Test |
| | Vitalblutbild |
| Untersuchungen optischer Form- u. Farbabweichungen | kapillardynamische Blutuntersuchung |
| | Carcinochromreaktion |
| | Erythrozytenlaufbild |
| | holistischer Bluttropfentest |
| | Kristallisationstest |
| | Trockenblutmuster |
| bioelektronische, elektromagnetische, spektralanalytische Methoden | Bioelektronik nach Vincent |
| | elektromagnetischer Bluttest |
| | Dreifachmessung |
| | spektralanalytische Vollblutuntersuchung |
| Eiweißpräzipitationstests | Serum-in-aqua-Test |
| | Takata-Ara-Reaktion |
| | Thymoltrübungstest |
| | Weltmann-Koagulationsband |
| | Witting-Test |
| Antigennachweis | Doesch-Test |
| | Malignolipintest |
| sonstige | leukozytäre Biometrie |
| | Cancerometrie |
| | HACA-Krebstest |
| | provozierter Hämolysetest |
| | biochemischer Mehrfachtest |

ein Dekokt aus 12 verschiedenen pflanzlichen Bestandteilen. Krebs wurde von Hildegard von Bingen als Pediculi-Krankheit bezeichnet u. soll (nach Hertzka, 1989,1993) eine virusartige Erkrankung (auch Krebsherderkrankung) sein, die mit einer Rezeptur mit Bestandteilen aus nativem Geierschnabel, Aalgalle, Elfenbeinpulver u. verschiedenen pflanzlichen Produkten (homöopathisch hergestellt) behandelt werden sollte. Darüber hinaus wird eine Dinkeldiät empfohlen u. z. B. der Verzehr von Nachtschattengewächsen wie Kartoffeln, Tomaten u. Paprika verboten. Moderner Okkultismus.

**Krebs|tests, spekulative** m pl: s. Krebs.

**Krebs|therapie nach Issels** (Josef I., Arzt, geboren 1907; Therapie*) f: von J. Issels 1953 vorgestellte Kombinationsbehandlung mit zwei Schwerpunkten: **1.** kausale Basisbehandlung: Ernährungstherapie, psychische Betreuung, mikrobiologische Therapie (Symbioselenkung), Herdsanierung zur Beseitigung von Kausalfaktoren der Tumorentstehung; zur Eliminierung von sog. Zweitschäden (Folgeschäden kausaler Faktoren an Organen u. deren Funktionen) u. zur allgemeinen Behandlung von Abwehrschwäche werden verschiedene Methoden wie die hämatogene Oxidationstherapie*, aktive Fiebertherapie*, Neuraltherapie*, Desensibilisierung* u. eine ausreichende Trinkmenge verordnet. Zur Substitution werden Vitamine, Mineralien u. die Enzymtherapie* eingesetzt. **2.** symptomatische Tumortherapie: Durchführung operativer, chemotherapeutischer Verfahren u. Strahlentherapie zur symptomatischen Lokaltherapie. Hinzu kommt der Einsatz von unspezifischen (BCG-Vakzine, Coley*-Toxin, pflanzliche Immunmodulatoren) u. spezifischen (Tumorvakzine) Immuntherapeutika.

**Kreis|lauf|störungen, funktionelle:** pasagere od. prolongierte, u. U. anfallartig auftretende Funktionsstörungen des Herz-Kreislauf-Systems ohne nachweisbare organische Erkrankung; **Ursache:** häufig psychosomatisch durch Umwelteinflüsse bedingt; meist hypodyname Form infolge von hypotonen Kreislaufregulationsstörungen (konstitutionelle u. orthostatische Hypotonie*), Hypotonie durch verminderte Aktivität des Sympathikus mit Kollapsneigung ohne vorausgehende Tachykardie u. ohne periphere Vasokonstriktion od. als sog. vagovasale Synkope mit Bewußtseinsverlust bei plötzlichem Blutdruck- u. Pulsfrequenzabfall infolge vegetativ od. reflektorisch ausgelöster peripherer Vasodilatation (vgl. Syndrom, psychovegetatives); **Therapie** der hypotonen f. K.: Flachlagerung (Autotransfusion), Sympathomimetika; aus dem Bereich der Naturheilkunde u. alternativen Heilverfahren kommen hydrotherapeutische Verfahren (nasse Abreibung*, Fußbad*, Unterkörperwaschung*), phytotherapeu-

tische Zubereitungen (Ergotalkaloide*, traditionell Besenginster, Capsicum u. Passionsblume, homöopathisch Colchicum autumnale, Haplopappus baylahuen, Meerzwiebel, Ipecacuanha) u. Moxibustion* in Betracht. Vgl. Herz-Kreislauf-Erkrankungen.

**Kren:** s. Meerrettich.

**Kreuz|ad|aptation** (lat. adaptare anpassen) f: schwächere bzw. effektivere Reaktion des Organismus auf einen Reiz nach wiederholter Reizung durch eine andere Reizart; z. B. adaptiert der Organismus durch wiederholte Kaltanwendungen nicht nur in bezug auf Kaltreize, sondern auch gegenüber anderen Reizen wie psychische od. physische Belastungen. Vgl. Abhärtung.

**Kreuz|dorn:** Rhamnus catharticus, syn. Purgier-Kreuzdorn; Strauch aus der Familie der Kreuzdorngewächse, Rhamnaceae; **Arzneidroge:** Früchte (Rhamni cathartici fructus, Gelbbeeren, Amselbeeren); **Inhaltsstoffe:** nach DAB mindestens 4 % 1,8-Dihydroxyanthracenderivate; **Wirkung:** laxierend; **Verw.:** bei habitueller Obstipation (besonders bei Kindern); **traditionell** auch bei Beschwerden im Leber-Galle-Bereich, rheumatischen Erkrankungen, Gicht u. Hautkrankheiten; technisch zum Gelbfärben von Wolle, Leinen u. Leder; **Dosierung:** Tagesdosis 2 – 5 g Droge als Teeaufguß od. 20 – 30 mg Hydroxyanthracenderivate in Fertigarzneimitteln; Wirkungseintritt nach 6 – 12 Stunden; **NW:** bei höherer Dosierung krampfartige Magen-Darm-Beschwerden; bei chronischem Gebrauch Elektrolytverluste (insbesondere Kalium); reversible Melanosis coli; **Kontraindikationen:** Ileus, evtl. Schwangerschaft u. Stillzeit.

**Kreuz|kraut:** Senecio vulgaris, gemeines K.; ein- od. zweijährige Pflanze aus der Familie der Korbblütler, Asteraceae; **Arzneidroge:** zur Blütezeit gesammelte u. getrocknete oberirdische Teile (Senecionis vulgaris herba); **Inhaltsstoffe:** bis zu 0,16 % Pyrrolizidinalkaloide, ätherisches Öl mit Mono- u. Sesquiterpenen; **Wirkung:** uteruserregend; **Verw.:** als Aufguß od. andere galenische Zubereitung **traditionell** als Anthelminthikum, bei Menstruationsstörungen u. Epilepsie; als Hämostyptikum in der Zahnheilkunde; **NW:** Durch den Gehalt an Pyrrolizidinalkaloiden sind hepatotoxische, kanzerogene u. mutagene Wirkungen möglich; eine therapeutische Verwendung ist aus heutiger Sicht abzulehnen.

**Kreuz|re|aktion** (Reaktion*) f: immunologische Reaktion spezifischer Antikörper bzw. spezifisch sensibilisierter T-Lymphozyten mit heterologen Antigenen; Ursache von überraschenden allergischen Reaktionen, z. B. bei kreuzreaktivem Verhalten zwischen Nahrungsmitteln innerhalb des gleichen Pflanzenfamilie (s. umseitige Tab.).

**Kreuzreaktion**
Pflanzliche Nahrungsmittelallergene in Zuordnung zu ihren Pflanzenfamilien (innerhalb einer Pflanzenfamilie
bestehen partielle Kreuzreaktionen)

**Anacardiaceae**
Cashewnuß
Mango
Mastix
Pistazie
Terpentinöl

**Betulaceae**
Birkenpollen
Erlenpollen
Haselnuß
Haselpollen

**Chenopodiaceae**
Mangold
Mexikanisches Teekraut
Rote Beete
Spinat

**Compositae**
Absinth (Wermut)
Arnika
Artischocke
Beifuß
Calendula (Ringelblume)
Chicorée
Chrysantheme
Endivie
Huflattich
Kamille
Kopfsalat
Lattich (wild)
Löwenzahn
Pyrethrum
(Insektenpulver)
Saflor
Salat (Blatt-)
Schafgarbe
Sonnenblume
Sternanis
Topinambur
Wermut

**Curcubitaceae**
Gurke
Kürbis
Melone
Zucchini

**Cruciferae**
Blumenkohl
Bohnenkraut
Broccoli
Brunnenkresse
Chinakohl

Grünkohl
Kohlrabi
Meerrettich
Radieschen
Raps
Rettich
Rosenkohl
Senf
Weißkohl
Wirsing

**Ericaceae**
Heidelbeere
Moosbeere
Preiselbeere

**Gramineae**
Gerste
Graspollen
Hafer
Hirse
Mais
Malz (Gerste)
Melasse (dunkler Rum)
Reis
Roggenmehl
Roggenpollen
Rohrzucker
Sorghum (Mehl)
Weizenmehl
Weizenpollen

**Leguminosae**
Bohne
Erbse
Erdnuß
Gummi arabicum
Johannisbrot
Kichererbse
Klee
Linse
Luzerne
Mungobohne
Sennes
Sojabohne
Süßholz (Lakritz)
Süßholztragant
(wilder Lakritz)
Tamarinde
Tragant (Stabilisator)

**Liliaceae**
Aloe
Knoblauch

Lauch
Maiglöckchen
Schnittlauch
Spargel
Zwiebel

**Labiatae**
Arnika
Basilikum
Bohnenkraut
Krauseminze
Lavendel
Majoran
Melisse
Menthol
Minze
Oregano (Dost)
Pfefferminz
Rosmarin
Salbei
Taubnessel
Thymian
Ysop (Hysoppus)

**Lauraceae**
Avocado
Campher
Lorbeer
Zimt

**Moraceae**
Brotfrucht
Feigen
Hopfen
Maulbeere

**Myristicaceae**
Kapern
Muskatnuß (-blüte)

**Palmae**
Betelnuß
Dattel
Kokosnuß (u. Kupra)
Palmzucker (Arrak)
Sago
Toddy (Palmwein)

**Polygonales**
Buchweizen
Rhabarber
Sauerampfer

**Rosaceae**
Apfel
Aprikose

Brombeere
Erdbeere
Hagebutte
Himbeere
Kirsche
Mandel
Mispel
Pfirsich
Pflaume
Quitte
Walderdbeere
Weißdorn
Zwetschge

**Rubiaceae**
Brechwurzel
(Ipecacuanha)
Chinin
Kaffee
Waldmeister

**Rutaceae**
Angostura
Bergamotte
Mandarine
Orange
Zitrone

**Solanaceae**
Aubergine
Bilsenkraut
Chili (Caps)
Kartoffel
Paprika
Tabak
Tomate

**Umbelliferae**
Anis (Pimpinella)
Cumin
Dill
Engelwurz
Fenchel
Galbanum
(Gummiharz)
Karotte
Kerbel
Koriander
Kümmel
Liebstöckel
Myrrhe
Pastinak
Petersilie
Sellerie

**Kreuz|schmerz:** Bez. für Schmerzen in der Kreuzbeinregion; Vorkommen v. a. bei Weichteilaffektionen, Erkrankungen innerer Organe, Gefäßerkrankungen, bei orthopädischen Fußdeformitäten, Skelettanomalien, Trauma, statische Fehlbelastung), neurologische (Ischiassyndrom, Bandscheibenvorfall, Neuralgien) u. gynäkologischen Erkrankungen (Myoma uteri, Ovarialtumoren, Dysmenorrhoe u. a.) sowie in der (Spät-)Schwangerschaft häufig als diffuser K.; vgl. Ischialgie, Lumbago, Wirbelsäulenbeschwerden.

**Kriech|verfahren:** s. Klapp-Kriechen, Vojta-Methode.

**Krisen|management** n: syn. Kriseninvervention; Maßnahme zur direkten u. unmittelbaren Beeinflussung einer Person, die durch Streßfaktoren in ihrer psychischen Funktionsu. Handlungsfähigkeit derart gemindert ist, daß sie sich gegenüber den zu bewältigenden Situationen ausgeliefert u. hilflos erlebt (Krise). Das K. bemüht sich um die Aktivierung der vor der Krise bestandenen Bewältigungsstrategien, des planvollen Handelns u. der Funktionsfähigkeit. Dabei ist zunächst ein direktes Vorgehen durch den Intervenierenden (Therapeut) erforderlich; die krisenauslösenden Faktoren sollen erkannt u. günstigstenfalls beseitigt werden. In Abgrenzung zur Psychotherapie* stehen meist einer geringen Zeit (oft nur ein einziger Kontakt) ein dringlicher Handlungsbedarf sowie wenig Planungs- u. Reflexionsmöglichkeit gegenüber.

**Kristallisations|test** (gr. κρύσταλλος Eis) m: **1.** K. nach Pfeiffer; s. Kupferchlorid-Kristallisation; **2.** Blutkristallanalyse: ionenspektrographische Untersuchung der Konzentration von Mineralstoffen u. Spurenelemente im Vollblut. Durch Verarbeitung des Bluts wird eine Analyse erstellt, die mit Hilfe systematisierter Vergleiche mit charakteristischen Kristallformen Aussagen über den Stoffwechselzustand sowie Art u. Ursache von Stoffwechselstörungen des Patienten zulassen soll. Ebenso wird aus dem Vollblut ein sog. Autohäminpräparat gewonnen, das dem individuellen Mineralien- u. Spurenelementhaushalt entsprechen u. als automomologes Immuntherapeutikum dienen soll. Wissenschaftlich umstrittenes Verfahren mit geringer Verbreitung. **3.** Serumkristallisation i. E. der Glaschromatographie: durch Auskristallisation des Serums erhält man verschiedene mikroskopische Kristallformen aus Proteinen u. Grundsubstanzkomponenten, die nach ihrem „Ordnungsgrad" u. „Energiezentrum" u. a. beschrieben werden. Neben der morphologischen Betrachtung spielt auch hier das energetische Interpretation eine Rolle. Wissenschaftlich umstrittenes Verfahren.

**Krokus** m: s. Safran.

**Kruska:** Vollkorn-Getreidebrei i. R. der Waerland*-Kost.

**Kryo|therapie** (gr. κρύος Frost, Eiskälte; Therapie*) f: therapeutische Anwendung von Kälte als Gas (Kaltluft), Flüssigkeit (Eiswasser) od. fester Aggregatzustand (Eis) lokal bzw. ganzheitlich (in einer Kältekammer); die therapeutische Zielstellung bestimmt Form u. Dosierung der K.; Analgesie mittels kurzzeitigem (3 Min.) sog. Kälteschock, Entzündungshemmung durch langzeitige (20 – 30 Min.), milde Kälte, Muskeltonisierung mittels extrem kurzer, starker Kältereize (30 s), Muskeldetonisierung mittels längerer, starker Kältereize (3 Min.), Resorptionsförderung durch kontinuierliche Kaltanwendung (mehrere Stunden bei 10 – 15 °C); **Anw.:** in der Rheumatologie, Neurologie, Orthopädie u. Traumatologie.

**Küchen|schelle:** Pulsatilla vulgaris (syn. Anemone pulsatilla, gemeine K.) bzw. Pulsatilla pratensis (syn. Anemone intermedia, Wiesenküchenschelle); ausdauernde Pflanzen aus der

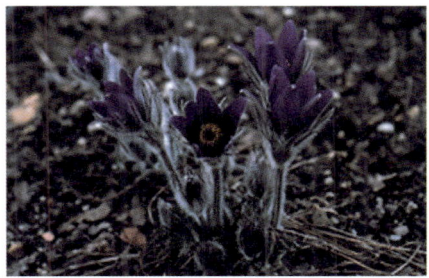

Küchenschelle

Familie der Hahnenfußgewächse, Ranunculaceae; **Arzneidroge:** gegen Ende der Blütezeit gesammelte u. getrocknete oberirdische Teile (Pulsatillae herba); **Inhaltsstoffe:** Ranunculin, das beim Trocknen über Protoanemonin in Anemonin übergeht; Gerbstoffe, Saponine; **Wirkung:** motilitätshemmend, antipyretisch, antimikrobiell, antimutagen; **Verw.: traditionell** bei Spasmen im Genitalbereich, Neuralgien, Migräne u. allgemeinen Unruhezuständen; zur Dämpfung von Nervenreizungen (auch der Schmerzempfindung); **NW:** bei Anwendung von frischen Pflanzen u. von Protoanemonin heftige Reizerscheinungen an Haut u. Schleimhäuten mit Pruritus, Rötung, Blasenbildung; innerlich bei höherer Dosierung Reizung der Nieren u. ableitenden Harnwege; **Kontraindikation:** Schwangerschaft; **homöopathische** Zubereitungen aus der frischen, z. Z. der Blüte nur von Pulsatilla pratensis gesammelten ganzen Pflanze für einen großen Wirkungsbereich,

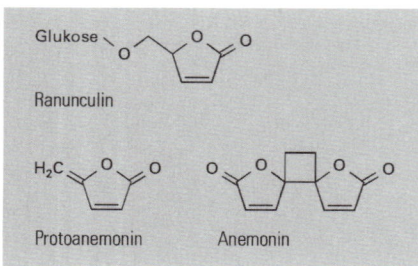

Küchenschelle: Inhaltsstoffe

z. B. Dys- u. Amenorrhoe, Gastritis, Hepatopathien, Varizen, Konjunktivitis, Otitis media, akute u. chronische Rhinitis, Muskel- u. Gelenkrheumatismus.

**Kümmel:** Carum carvi; mehrjährige Pflanze aus der Familie der Doldengewächse, Apiaceae; **Arzneidrogen:** Spaltfrüchte (Carvi fructus) u.

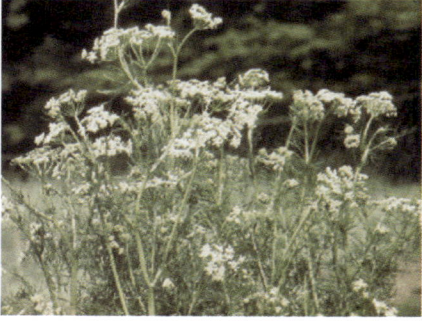

Kümmel

daraus gewonnenes ätherisches Öl (Carvi aetheroleum); **Inhaltsstoffe:** nach DAB in den Früchten mindestens 3 % ätherisches Öl mit dem Hauptbestandteil (D)-(+)-Carvon; **Wirkung:** spasmolytisch u. antibakteriell; **Verw.:** Teeaufgüsse aus zerquetschten Früchten (1 – 5 g/Tasse), allein od. mit anderen karminativ wirkenden Drogen bei dyspeptischen Beschwerden

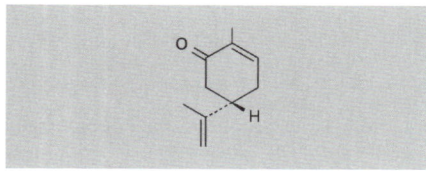

Kümmel: (D)-(+)-Carvon

(leichte Spasmen, Flatulenz, Völlegefühl); **traditionell** auch als Galaktagogum; ätherisches Öl zur Appetitanregung, bei Blähungen u. Völlegefühl (1 – 2 Tropfen auf Zucker, bis 6 Tropfen/Tag); äußerlich in Form 10%iger Salben od. Ölzubereitungen zum Einreiben des Abdomens bei Blähungen, v. a. bei Kindern.

**Künstlerische Therapie** (Therapie*) f: s. Therapie, künstlerische.

**Künstliche Ernährung:** s. Ernährung, künstliche.

**Künstliche Hyper|thermie** (Hyper-*; gr. θερμός Wärme) f: s. Hyperthermie, künstliche.

**Kürbis|samen:** Cucurbitae peponis semen; Samen von Cucurbita pepo (Ölkürbis) u. Kultur-

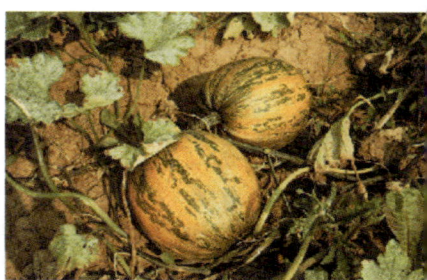

Kürbissamen: Kürbisse

varietäten; **Inhaltsstoffe:** fettes Öl, Cucurbiti u. weitere 23 Aminosäuren, Phytosterole ($\Delta^5$- u $\Delta^7$-Sterole u. deren Glucoside, $\Delta^8$-Sterole), Mineralstoffe (Kalium), Spurenelemente (Selen), Tocopherole; **Verw.:** zerkleinerte Samen, Extrakte u. Granulat bei Reizblase sowie Miktions beschwerden infolge benigner Prostatahyper plasie (Stadium I u. II); mittlere Tagesdosis 10 Samen, Zubereitungen entsprechend; **traditionell** auch gegen Band- u. Spulwürmer; Mu aus dem Fruchtfleisch gegen Schwangerschafts erbrechen; **homöopathische** Verwendung de frischen Samen gegen Erbrechen.

**Kuhl-Schutz|kost** (Johannes K., deutsche Arzt, 1903 – 1968): syn. Milchsäurediät*.

**Kuh|milch|allergie** (gr. ἄλλος anders; ἔρ γον Tat, Arbeit) f: durch Proteine der Kuhmilch (besonders Lactoglobulin) verursachte Allergie die sich v. a. im Säuglings- u. Kleinkindesalte manifestiert; **Symptome:** Erbrechen, Durchfäl le, Gedeihstörungen, ekzematöse Hautverände rungen, selten Asthma bronchiale; im Blut Eos nophilie u. Anstieg von IgE; die sog. Zwischen fütterung von Kuhmilchpräparaten in Neu geborenenalter vor der Muttermilchernährun begünstigt die Ausbildung einer K.; **Therapie** Kuhmilch u. kuhmilchhaltige Lebensmittel unter Beachtung einer ausreichenden Calcium

β-D-Glucopyranosyl-5α-Stigmasta-7,22,25-trien-3β-ol

Kürbissamen: $\Delta^7$-Sterolglucosid

versorgung völlig meiden (s. Calcium); bei Auftreten der K. in den ersten 4 – 6 Lebensmonaten sollte möglichst weiterhin voll gestillt werden, wobei die Mutter evtl. (nach Rücksprache mit dem Arzt) Milch- u. Milchprodukte meiden sollte; evtl. Calciumsupplementierung; wenn die Mutter nicht (mehr) stillen kann od. will, sollte Spezialnahrung auf Proteinhydrolysatbasis od. auf Sojabasis verwendet werden, wobei auf letztere eine Sensibilisierung gegen Sojaeiweiß nicht auszuschließen ist. Ebenso muß in der Beikost* Kuhmilch durch Hydrolysatnahrung u. kuhmilchhaltige durch kuhmilchfreie Produkte ersetzt werden. **Prophylaxe:** in den ersten 6 Monaten ausschließliche Ernährung mit Muttermilch; wenn die Mutter nicht (mehr) stillen kann od. will, Säuglingsmilch mit teilweise gespaltenem (hydrolysiertem) Eiweiß (Bezeichnung: hypoallergen, hypoantigen od. H. A.).

**Kult|führer:** s. Priesterheiler.

**Kulturelle Dis|soziation** (lat. dissociatio Trennung) f: s. Dissoziation, kulturelle.

**Kultur|gebundes Syn|drom** n: s. Syndrom, kulturgebundenes.

**Kultur|vergleichende medizinische Anthropo|logie** (lat. ars medicina ärztliche Kunst; gr. ἄνθρωπος Mensch; -logie*) f: s. Ethnomedizin.

**Kunst|krankheit:** ältere, homöopathische Bez. für einen artifiziell, durch die Gabe eines Arzneimittels, erzeugten krankhaften Zustand; sie kann eine vorbestehende natürliche Krankheit* bei hinreichender Ähnlichkeit der Symptome beider heilen. Vgl. Ähnlichkeitsprinzip.

**Kunst therapie** (Therapie*) f: s. Therapie, künstlerische.

**Kupfer:** chemisches Element, Symbol Cu (Cuprum), OZ 29, relative Atommasse 63,55; zur Kupfergruppe gehörendes, rotgoldfarbiges,

an der Luft oxidierbares, ein- u. zweiwertiges, halbedles Schwermetall von großer Dehnbarkeit u. mit guter Leitfähigkeit; essentielles Spurenelement; **biochemische Funktion:** Bestandteil vieler Enzyme, insbesondere von Oxidasen (z. B. Zäruloplasmin u. Lysyloxidase); wichtig für die Erythropoese; **Vorkommen in Nahrungsmitteln:** besonders in Innereien, Fischen (z. B. Hering, Scholle), Schalentieren, Nüssen, Vollkorngetreide (insbesondere Buchweizen), Kakao u. Hülsenfrüchten; **Bedarf** für Erwachsene (DGE 1991): Schätzwert ca. 1,5 mg/Tag. **Mangelerscheinungen:** hypochrome mikrozytäre Anämie, Neuropenie, Osteopenie, Dermatitis, Depigmentierung, Wachstumsstörungen bei einseitig mit Kuhmilch ernährten Kindern, sonst alimentär selten, durch Absorptionsstörungen od. parenterale Ernährung; **Intoxikationen:** akut nach dem Konsum von Getränken od. sauren Lebensmitteln aus kupferhaltigen Behältern od. kupferhaltiger Ernährung mit dem Trinkwasser; Sympt.: Übelkeit, Durchfälle, Krämpfe; chronische Anreicherung von Kupfer in der Leber bei hepatolentikulärer Degeneration; **Referenzbereich:** 12 – 24 µmol/l Serum. **Verw.:** homöopathische Zubereitungen aus Cuprum metallicum bei Krampfneigung der glatten u. quergestreiften Muskulatur, Singultus sowie zur Abszeßreifung.

**Kupfer|band:** als Heilmittel einer sog. Kupfereigentherapie eingesetzte Armbänder, Ringe u. Halsketten, die es in vielen Kulturen u. Zeitepochen gab u. immer noch gibt; angenommen wird, daß eine bestimmte Heilkraft von dem Metall Kupfer ausgeht u. das Tragen eines K. zur Linderung von Schmerzen od. Entzündungen beiträgt. Die Heilwirkungen sollen durch Transpiration u. chemische Vorgänge (es wird in diesem Zusammenhang mit „Aminosäuren" spekuliert) bewirkt werden.

**Kupfer|chlorid-Kristallisation** (gr. κρύ-σταλλος Eis) f: von E. Pfeiffer (1899–1961) entwickeltes diagnostisches Verfahren zur Früherkennung von Krankheitsdispositionen, besonders der Krebskrankheit (s. Kanzerose); Bil-

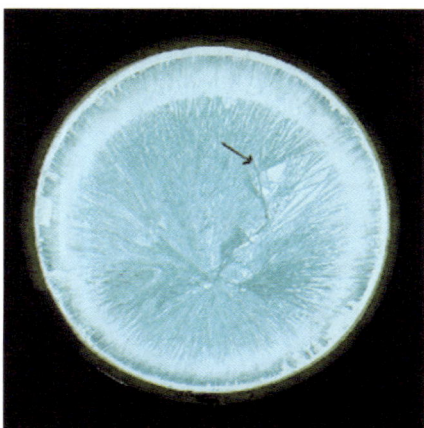

Kupferchlorid-Kristallisation:
Befund bei einem Patienten mit Pankreaskarzinom; die harmonischen Kristallisationslinien werden durchbrochen; Bildung von sog. Quernadeln (Pfeil) und Hohlräumen.

dung von für unterschiedliche Krankheiten charakteristische Kristallformen bei der Mischung von Kupferchlorid u. Blut.

**Kupfer|finnen** f pl: s. Rosacea.

**Kupfer-Mensch:** kupfernes Modell des menschlichen Körpers, auf den die „klassische Schrift der Illustration der Akupunktur- u. Moxapunkte am Kupfer-Menschen" (verfaßt von Wang Wei-Yi, 987–1067) Bezug nimmt; das Modell enthält insgesamt 354 Akupunkturpunkte, die als Löcher ausgespart sind; die Oberfläche ist aufklappbar, so daß die inneren Organe sichtbar werden. Für Prüfungen von Medizinstudenten wurden die Akupunkturpunkte mit Wachs verschlossen u. der K.-M. mit Quecksilber (nach anderer Überlieferung mit Wasser) gefüllt. Hatte der Kandidat die Punkte richtig getroffen, lief das Quecksilber (bzw. das Wasser) aus dem Inneren des Modells aus. Die Anordnung der Akupunkturpunkte auf der Oberfläche ist millimetergenau u. anatomisch richtig dargestellt u. belegt die anatomischen Kenntnisse der traditionellen Ärzte Chinas. Zunächst waren im alten China zwei Exemplare des K.-M. vorhanden, von denen später Nachbauten angefertigt wurden. Eines der beiden Originale wurde kriegsbedingt zerstört, das an-

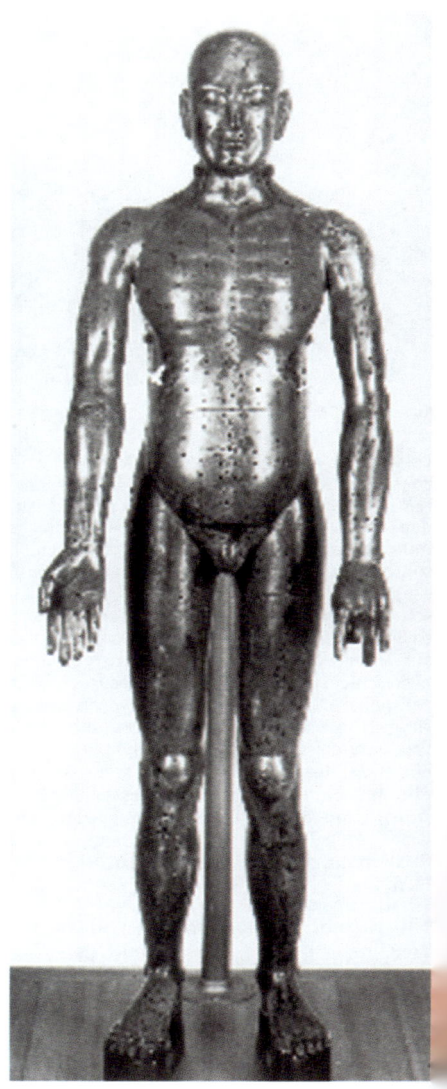

Kupfer-Mensch

dere befindet sich im japanischen kaiserlichen Museum in Tokio unter Verschluß, so daß daran nur ausgewählte Wissenschaftler Untersuchungen u. Vermessungen zu Forschungszwecken vornehmen dürfen. Vgl. Akupunktur, Medizin, traditionelle chinesische.

**Kur** (lat. cura Sorge, Pflege) f: vorübergehender Aufenthalt in einem spezialisierten Kurort zur Vorbeugung, Therapie bzw. Rehabilitation;

die offene u. geschlossene Badekur wird von
den Kranken- od. Rentenversicherungsträgern
auf Antrag des Hausarztes gefördert. Die einzelnen Maßnahmen während der K. legt der Badearzt* fest.

**Kurare** n: Curare*.

**Kur|arzt** (Kur*): s. Badearzt.

**Kur, eu|genische** (↑) f: von Leon Vannier ein-
geführtes, umstrittenes Behandlungskonzept in
der Homöopathie*, bei dem Schwangeren die
Nosoden* mindestens der drei klassischen Miasmen nacheinander in Hochpotenz verabreicht
werden sollen, um der Weitergabe miasmati-
scher Belastungen an die Frucht vorzubeugen.
Die behaupteten positiven Effekte werden be-
zweifelt, nachteilige Wirkungen (Einfluß der
Arzneimittelprüfung auf die Embryo- u. Feto-
genese) werden diskutiert. Das schematische
Vorgehen widerspricht dem Prinzip der Individualisierung* u. dem Ähnlichkeitsprinzip*.

**Kur|krise** (↑; gr. κρίσις Entscheidung, Tren-
nung) f: syn. Kurreaktion; Reaktion des Organismus während der Kur mit vorübergehender
Verschlechterung der zu behandelnden Symptome od. dem Auftreten neuer Symptome; in der
traditionellen Medizin als Zeichen für bevorste-
hende Heilung; Vorkommen auch infolge Überdosierung der Kurmittel (Bäder, klimatische
Reize); vgl. Badereaktion.

**Kurkuma** f: s. Gelbwurz.

**Kur|plan** (Kur*) f: Aufstellung der einzelnen
Behandlungsmaßnahmen während einer Kur
durch den Kur- bzw. Badearzt.

**Kur|schatten** (↑): umgangssprachliche Bez.
für eine Person in einer zeitlich u. räumlich auf
den Kuraufenthalt beschränkten Partnerschaft;
als natürliches Mittel zur Förderung des Kur-
erfolgs schulmedizinisch anerkannt, infolge der
besonderen alternativmedizinischen Eigenheit
jedoch ethischen u. familienpolitischen Bedenken ausgesetzt; wohl deswegen nicht regelmäßig Teil des Kurplans*. Gelegentliche Initiativen, dies zu ändern u. Kurschattenverhältnisse
z. B. durch Tagegelder zu fördern od. aber im
Gegenteil zu verbieten, zu verhindern od.
zu erschweren, scheiterten schon in den Ansätzen am Widerstand der Krankenkassenträger u.
Kirchen einerseits, der an der Anreicherung des
Kurlebens interessierten Kommunen anderer-

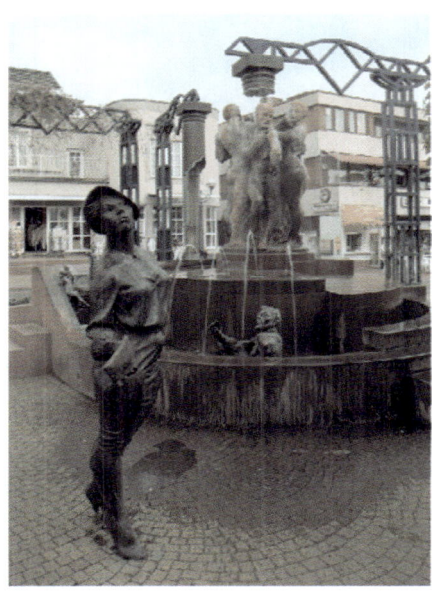

Kurschatten:
Kurbrunnen mit Kurschatten in Bad Wildungen

seits (s. Abb.) u. blieben der Öffentlichkeit un-
bekannt. Unberührt hiervon befindet sich der
K. schon lange im Bereich literarischer Unsterblichkeit: „Wenn Liebe je den Liebenden begei-
stet, ward es an mir aufs lieblichste geleistet;
und zwar durch sie!" (Goethe, Marienbader Ele-
gie).

**Kurz|therapie** (Therapie*) f: s. Fokalthera-
pie.

**Kurz|wellen|therapie** (↑) f: s. Hochfre-
quenztherapie.

**Kurz|wickel**: Wickel* nach Kneipp von den
Achselhöhlen (unter Aussparung der Arme) bis
zur Mitte der Oberschenkel; Anw.: bei Obstipation, Reizdarm, abdominellen Krämpfen, Ulcus
ventriculi et duodeni, Dyskinesie des Gallensystems, Hypertonie, vegetativen Spannungszuständen, Einschlafstörungen, Übergewicht u.
degenerativen rheumatischen Erkrankungen.

Mit dem Prädikat:
»Nachgewiesen zahnfreundlich«
Nachgewiesen
zahnfreundlich durch Xylit
Hustagil®
Thymian-Hustensaft
Wirkstoff: Thymianfluidextrakt
zuckerfrei
lindert
löst
schmeckt
Hustagil®
Thymian-Hustensaft
DER ZAHNGESUNDE HUSTENSAFT
Hustagil® Thymian-Hustensaft
Wirkstoff: Thymianfluidextrakt. Zusammensetzung: 6 g (≙5 ml) enthalten als arzneilich wirksamen Bestandteil: 480 mg Thymianfluidextrakt (DAB), stand. auf mind. 0,03% Thymol. Sonstige Bestandteile: Xylitol, Sorbitol, Glycerol, gereinigtes Wasser. Enthält 3,5 Vol.-% Alkohol. Anwendungsgebiete: Bronchitis und durch Bronchialkatarrh verursachter Husten und damit zusammenhängende Heiserkeit. Gegenanzeigen: Sorbitolintoleranz (Fructoseintoleranz). Darreichungsform, Packungsgröße, Preis: Originalpackung mit 150 ml(≙180 g) Lösung (N1): DM 9,95 Stand: 06/99
Dentinox KG, 12277 Berlin
Dentinox

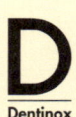

**Labeling** (engl. label Etikette, Aufschrift): Bez. für den komplexen Vorgang des Wahrnehmens von Symptomen u. der Zuordnung von Erkrankung zu einem bestimmten Erklärungsmodell*; L. ist Voraussetzung für eine Behandlung, aber nicht unbedingt mit einer Benennung, meist jedoch mit einer Einordnung der Schwere des Falls verknüpft. Im Unterschied zum Begriff der Diagnose ist für das L. die Betrachtung der wechselseitigen Abhängigkeit der Wahrnehmung von Erkrankung u. Einordnung derselben besonders wichtig. Die Kognition von Krankheitszeichen ist kulturabhängig, beispielsweise werden bei den Tamang Nepals Husten kaum, Bauchsymptome aber sehr stark wahrgenommen. Je nach bekanntem Erklärungsmodell wird Aufmerksamkeit ausgerichtet u. Wahrnehmung eingeordnet. Vgl. Kranksein.

**Lac caninum** (lat. lac Milch) n: Hundemilch; Herstellung aus frischer Hundemilch mit gleichen Teilen 90%igen Äthanols (Milcheiweiß fällt aus); **Verw.:** homöopathische Zubereitungen bei Kopfschmerz (Migräne), Halsentzündung, rheumatischen Erkrankungen mit ausgeprägter Periodik u. Seitenwechsel der Beschwerden.

**Lachesis mutus** m: Buschmeister, Suru-ruku; Giftschlange aus der Familie der Klapperschlangen, Crotalidae; **Arzneidroge:** schonend getrocknetes Gift; **Inhaltsstoffe:** Hämagglutinine, Hämolysine; **Verw.:** homöopathische Zubereitungen bei Abszessen, Dysmenorrhoe, Gelenkrheumatismus, Panarteriitis nodosa, Venenentzündungen; unterstützend bei septischen Prozessen.

**Lachs|öl|kon|zentrat** n: s. Fischöl.

**Lacto|flavin** n: veraltete Bez. für Vitamin* B₂.

**Lähmung:** Oberbegriff für die Minderung (Parese) bzw. den Ausfall (Paralyse bzw. Plegie) der Funktionen eines Körperteils od. Organsystems; i. e. S. (neurol.) Minderung der motorischen od. sensiblen Funktionen eines Nerven mit Bewegungseinschränkung bzw. -unfähigkeit (motorische L.) od. quantitativen Sensibilitätsstörungen (sensible L.); Unterscheidung in zentrale u. periphere L. Eine L. kann durch psychogene Erkrankung (z. B. Neurose) vorgetäuscht sein. **Therapie:** Versuch der Mobilisierung mit Methoden der Physiotherapie*, z. B. Bobath*-Konzept, Brunkow*-Stemmführung, Kabat*-Methode, Elektrogymnastik* u. Kontrakturenprophylaxe*.

**Lärche:** Larix decidua; Baum aus der Familie der Kieferngewächse, Pinaceae; **Arzneidroge:** durch Verletzung der Stämme gewonnener Balsam (Terebinthina laricina, Terebinthina veneta, Lärchenterpentin, venezianisches Terpentin); **Inhaltsstoffe:** ca. 15 % ätherisches Öl mit

Lärche: Larixylacetat

ca. 70 % α-Pinen; 50–65 % Harzsäuren mit Laricinolsäure, Larinolsäure u. Lariciresinol; ca. 15 % Larioresen (unverseifbares Harz), Diterpene (Larixylacetat, Larixol); **Wirkung:** hyperämisierend, antiseptisch; **Verw.:** als Einreibung in Form von Salben, Gelen, Emulsionen u. Ölen bei rheumatischen u. neuralgischen Beschwerden, entzündlichen Erkrankungen der Atemwege, Furunkel; **traditionell** auch als lokales Antiseptikum u. Diuretikum sowie bei Entzündungen u. Eiterungen; **NW:** allergische Hautreaktionen; **Kontraindikationen:** Überempfindlichkeit gegenüber ätherischen Ölen; bei Inhalationen akute Entzündungen der Atmungsorgane.

**Läuse|essig:** s. Acetum sabadillae.

**Laien|theorien** f pl: Bez. für Vorstellungen medizinischer Laien über die Entstehung u. den Verlauf von Erkrankungen sowie die adäquate Form des Umgangs mit ihnen; vgl. Krankheitskonzept, Krankheitsverhalten, Gesundheitsverhalten.

**Laien|wissen:** (ethnomed.) Wissen von Laien über Krankheit, das im Prozeß des Krankseins aktiviert u. mit der Wahrnehmung u. Einordnung von Wohlbefinden u. Mißbefinden konfrontiert wird. Für den Krankheitsverlauf wesentliche Entscheidungen werden auf dieser Basis getroffen (Entscheidung andere aus der sozialen Gruppe u./od. fremde Experten zu Rate zu ziehen, Einschätzung des therapeutischen

Ergebnisses u. Umgang mit diesem Ergebnis). In der praktischen Medizin wird dieser ganze Vorgang meist als Problem der Compliance* verstanden. Im Gegensatz zum „Glauben" ist das Wissen jeder Person Ergebnis u. Ausdruck lebensweltlicher Erfahrung.

Kranksein* ist eingebettet in die Alltagswelt u. wird mit dem Alltagswissen objektiviert bzw. internalisiert. So beschreiben Laien ihre Lebenswelt u. ihre lebensweltlichen Konflikte, in denen sie ihr Kranksein erleben als spezielle Situationen, Probleme, Gefühle u. deren Interpretation. Im Gegensatz dazu hat die biologisch-technische Medizin einen bestimmten Raster festgelegt, der von der Alltagswirklichkeit der Patienten entfernt ist, weil er auf den theoretischen Vorstellungen über die jeweilige Krankheit beruht. Er bezieht sich in erster Linie auf physiologische Zusammenhänge u. wird als mächtige Beschreibung der Erkrankung aufgefaßt. In der Wirklichkeit der Alltagswelt entstehen so auch für die Laien starke Symbole, weil diese als die „richtige", wissenschaftlich anerkannte Interpretation der Erkrankung gelten. Die Abqualifizierung des Alltagswissens von Patienten als Glauben schneidet andere Betrachtungsebenen als ernsthafte Wirklichkeitsbeschreibung ab.

**Lakritze:** Succus* Liquiritiae.

**Laktagogum** (gr. γάλα, γάλακτος Milch; -agoga*) n: s. Galaktagogum.

**Laminaria** f: L. hyperborea, syn. L. cloustoni (Braunalgen); **Arzneidroge:** getrocknete, stengelartige, mittlere Thallusteile (Laminariae stipites); **Inhaltsstoffe:** Kohlenhydrate (Laminarin, Calcium- u. Magnesiumsalze der Alginsäure*, Cellulose u. a.), Iod (bis 0,3 % überwiegend organisch gebundenes Gesamtiod), Brom, Mangan, Aminosäuren; **Verw.: traditionell** bei Hyperthyreose; Quellstifte zur Erweiterung bzw. zum Offenhalten von Wundkanälen; zur Gewinnung von Alginsäure; **NW:** oberhalb einer Dosierung von 150 μg Iod/Tag besteht die Gefahr einer Induktion bzw. Verschlimmerung einer Hyperthyreose; selten Sensibilisierungen. Vgl. Tang.

**Lamium album** n: weiße Taubnessel*.

**Lapacho:** Tabebuia impetiginosa; Baum aus der Familie der Trompetenbaumgewächse, Bignoniaceae; **Arzneidroge:** getrocknete Rinde (Tabebuiae cortex); **Inhaltsstoffe:** Naphtho- u. Furanochinone, hauptsächlich Lapachole u. Lapachone; **Wirkung:** antitumoral, zytotoxisch, analgetisch, antimikrobiell, antiphlogistisch, antioxidativ, immunstimulierend; **Verw.:** Abkochung in Südamerika **traditionell** innerlich u. äußerlich bei Leukämie u. anderen Krebsarten, Bronchitis, Fieber, Schmerzen, Rheuma, Ekzemen, Pilzinfektionen u. Ulcus cruris. Die Wirksamkeit bei diesen Anwendungsgebieten

ist nicht belegt. **NW:** allergische Reizungen der oberen Luftwege, Dermatitis.

**Larix decidua** f: Lärche*.

**Laser** m: Akronym für (engl.) light amplification by stimulated emission of radiation, Lichtverstärkung durch stimulierte Emission; zur Erzeugung von Laserlicht wird ein aktives Medium, das gasförmig (z. B. Helium-Neon), flüssig (z. B. Farbstoffe) od. fest (Rubin) sein

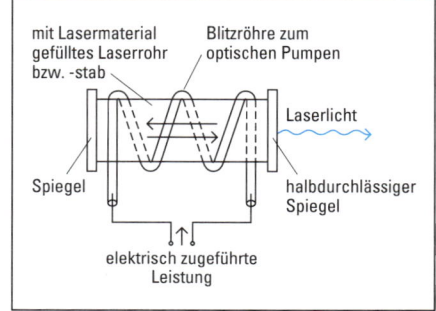

Laser:
Schema der Funktionsweise eines Lasers: Das mittels Blitzröhre im Lasermaterial erzeugte Licht wird zwischen den Spiegeln hin- und hergepumpt, bis es (vielfach verstärkt) den teilweise durchlässigen Spiegel durchdringt u. durch eine Sammellinse fokussiert werden kann.

kann, durch eine äußere Energiequelle, z. B. eine Blitzlampe angeregt. Damit werden Atome in einen energiereichen Zustand überführt, in dem sie relativ lange ($1 \times 10^{-2}$ Sek. im Gegensatz zu $1 \times 10^{-8}$ Sek. anderer Stoffe) verweilen. Dieser langlebige Anregungszustand u. eine Besetzungsinversion (mehr Atome befinden sich im angeregten als im nichtangeregten Zustand) sind Voraussetzungen für die stimulierte Emission von Licht. Die Abgabe der gespeicherten Energie erfolgt zunächst, ähnlich wie bei anderen Lichtquellen, zufällig als Lichtquant der durch das Lasermedium bestimmten Wellenlänge. Durch diese Photonen wird bei einem L. die Lichtabgabe der noch angeregten Atome stimuliert od. induziert. Zwei Spiegel ermöglichen eine wiederholte Totalreflexion des immer stärker werdenden Lichtstrahls, wobei durch den einen, teilweise durchlässigen Spiegel Lichtquanten austreten können (s. Abb.). Bei einem Halbleiterlaser od. Diodenlaser kommt es durch Ladungsverschiebungen in der Übergangszone positiver u. negativer Ladungen z. B. des GaAlAs-Kristalls zur Entstehung von Laserlicht. Laserstrahlen unterscheiden sich von anderen Lichtquellen durch Monochromasie (die Photonen besitzen eine Wellenlänge), Kohärenz (die Photonen schwingen zeitlich u. örtlich im Gleichtakt) u. Polarisation (die Photonen schwingen in einer Ebene). Eine sehr geringe Strahldivergenz ermöglicht es, den Lichtstrahl stark zu bündeln. So kann zum einen eine sehr hohe Leistungsdichte (Leistung/Fläche) erreicht werden, zum anderen ist es möglich, den Lichtstrahl kontrolliert zu applizieren. Vgl. Infrarotlaser, Softlaser.

**Laser|aku|punktur** (Akupunktur*) f: Anwendung von Laserstrahlung zur Akupunktur* von Schmerz-, Trigger- od. Akupunkturpunkten; Wirksamkeitsnachweis bisher nicht zwefelsfrei erbracht. Vgl. Softlaser.

**Laser|therapie, niedrig|dosierte** (Therapie*) f: s. Softlaser.

**Lateralität** (lat. lateralis seitlich) f: auch Seitenbeziehung; in der Homöopathie* Bez. für das deutliche Auftreten von Symptomen auf einer Körperseite, sowohl bei der Arzneimittelprüfung als auch in der Symptomatik eines Patienten; auch gekreuzte Seitenbeziehungen (z. B. obere Körperhälfte rechtsseitig, untere linksseitig) können ein Arzneimittel kennzeichnen bzw. indizieren. Vgl. Bezug.

**Latschen|kiefer:** Pinus mugo; buschiger, breiter Strauch aus der Familie der Kieferngewächse, Pinaceae; **Arzneidroge:** aus den frischen Nadeln, Zweigspitzen od. jungen Äster gewonnenes ätherisches Öl (Pini pumilionis aetheroleum); **Inhaltsstoffe:** bis zu 35 % $\Delta^3$-Caren, ca. 15 % β-Phellandren, ca. 20 % α- u. β-Pinen u. a.; Geruchsträger sind hauptsächlich 2–4 % (–)-Borneolacetat u. (–)-Borneolformiat; **Wirkung:** antimikrobiell, schlafverlängernd, sekretolytisch, hyperämisierend, schwach antiseptisch; **Verw.:** äußerlich u. innerlich Entzündungen der Atemwege; in Einreibemitteln u. Inhalationslösungen, als Badezusatz bei Erkältungen sowie bei rheumatischen u. neuralgischen Beschwerden; **NW:** Reizerscheinungen an Haut u. Schleimhäuten; **Kontraindikationen:** Asthma bronchiale, Keuchhusten, Überempfindlichkeit gegenüber Terpentinöl.

**Latwerge** f: Electuarium; Bez. für eine breiförmige Mischung pulverförmiger Arzneistoffe od. Drogen mit Honig, Zuckersirup, fetten Ölen od. Dickextrakten zum Einnehmen.

**Laudanum** n: syn. Opium*.

**Laurocerasus** m: s. Kirschlorbeer.

**Laurus nobilis** m: Lorbeer*.

**Lavandula angusti|folia** f: Lavendel*.

**Lavendel:** Lavandula angustifolia; Halbstrauch aus der Familie der Lippenblütler, Lamiaceae; **Arzneidroge:** Blüten (Lavandulae flos) u. daraus gewonnenes ätherisches Öl (Lavandulae aetheroleum); **Inhaltsstoffe:** nach DAC 91 in den Blüten mindestens 1,3 % ätherisches Öl Linalylacetat, Linalool, Campher, β-Ocimen, 1,8-Cineol) u. spezielle Gerbstoffe (z. B. Ros-

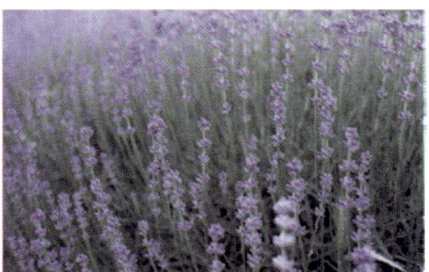

Lavendel

marinsäure); **Verw.:** in der Balneotherapie* zur Behandlung funktioneller Kreislaufstörungen (20–100 g Droge auf 20 l Wasser); innerlich bei Unruhezuständen, Einschlafstörungen u. funktionellen Oberbauchbeschwerden (1–4 Tropfen Lavendelöl auf Zucker, 1,5 g Droge/Tasse Wasser); **traditionell** auch bei Kopfschmerz u. Schwindel, Lavendelspiritus äußerlich gegen Rheuma; technisch als Mottenmittel.

**Lawsonia inermis** f: Henna*.

**Laxanzien** (lat. laxare lockern) n pl: syn. Laxativa, Abführmittel; Mittel zur Förderung u. Erleichterung der Darmentleerung, v. a. durch Steigerung der Peristaltik infolge Vermehrung des intraluminalen Volumens; **Einteilung** nach Wirkungsweise: **1.** Gleitmittel (z. B. Paraffinöl); **2.** Füll- u. Quellstoffe (z. B. Agar-Agar, Leinsamen); **3.** Osmolaxanzien (salinisch, z. B. Karlsbader Salz; Zucker, z. B. Lactulose); **4.** antiresorptiv u. hydragog wirkende L. (z. B. Anthrachinonderivate, Bisacodyl, Natriumpicosulfat); **5.** L. mit Stimulation der Prostaglandinsynthese im Dünndarm (Rizinusöl); **Verw.:** einmalig od. kurzfristig zur Darmentleerung vor diagnostischen Untersuchungen, bei schmerzhaften Analleiden, nach operativen Eingriffen, bei Obstipation; **NW** bei längerer od. hochdosierter Anwendung: Elektrolytverlust (v. a. Kaliumverlust, dadurch Verstärkung der Obstipation), Melanosis coli (Anthrachinonderivate), Fremdkörpergranulome (Paraffinöl), hämorrhagische Enteritiden u. lebensbedrohliche Überempfindlichkeitsreaktionen (Phenolphthalein); akut: Blähungen (Quellstoffe) od. Bauchschmerzen (Anthrachinonderivate).

**L-Carnitin** n: wasserlösliche, stark hygroskopische, am N-Atom alkylierte Hydroxycarbonsäure; gehört zu den sog. Non*-Vitaminen; **biochemische Funktion:** Cofaktor beim Transport langkettiger Fettsäuren durch die innere Mitochondrienmembran; bei Gesunden ist dieser Transport nicht limitierend für anschließende Fettsäurenoxidation, L-C. wird dabei nicht verbraucht; **Vorkommen in Nahrungsmitteln:** Schaf-, Rind- u. Schweinefleisch; auch in Milch

(-produkten), Obst, Gemüse u. Vollkornerzeugnissen; errechneter **Bedarf** für einen 70 kg schweren Erwachsenen: 0,23 mg/kg Körpergewicht; tägliche Aufnahme mit der Nahrung ca. 32 mg; **Intoxikationen:** nicht bekannt; jedoch ist nicht auszuschließen, daß der Körper bei einer Tagesmenge von 5 g über 4 Wochen die Eigensynthese einschränkt od. einstellt. **Therapeutischer Einsatz:** bei Herz-Kreislauf-Krankheiten, degenerativen Lebererkrankungen, Kachexie (Krebs, Aids), Alzheimer-Krankheit u. Niereninsuffizienz; als Schlankheitsmittel od. zum Fettabbau bei Übergewichtigen in Form von sog. Nahrungsergänzungsmitteln* angeboten (entbehrt jeglicher wissenschaftlicher Grundlage).

**Lebens|baum, abend|ländischer:** s. Thuja.

**Lebens|en|ergie** (gr. ἐνέργεια Tätigkeit, Wirksamkeit) f: Bez. für eine in der traditionellen östlichen wie in der westlichen Heilkunde zugrundegelegte „Lebenskraft"; Beispiele für die L. sind in China das Qi*, in Japan Ki bzw. Reiki*, in Indien das Prana, im antiken Griechenland Pneuma; Hahnemann bezeichnete die L. als vis vitalis (Lebenskraft*), moderne Begriffe sind Bioenergie od. Orgon*. Versuche, die L. sichtbar zu machen, werden von der Elektronographie* unternommen. Neuere Entwicklungen (z. B. die Bioresonanzverfahren) versuchen, L. als elektromagnetisches Phänomen zu messen u. zu beeinflussen. Eine Vielzahl der Modellvorstellungen von L. bezieht das Energiekontinuum von Mikro- u. Makrokosmos mit ein.

**Lebens|kraft:** syn. Dynamis; in der Homöopathie* verwendeter älterer Begriff für die Gesamtheit der Reaktionsfähigkeit des Organismus, die für den harmonischen Ablauf der Lebensvorgänge sorgt. Bei chronischen Erkrankungen kann sie allein jedoch nicht die Gesundheit herbeiführen, sondern bedarf einer Beeinflussung von außen durch ein passendes homöopathisches Arzneimittel. Ohne L. ist der Organismus zu keiner Empfindung, Tätigkeit od. Selbsterhaltung fähig u. zerfällt in seine chemischen Bestandteile.

**Lebens|leib:** auch Ätherleib, Funktionsleib; Bez. der anthroposophischen Medizin* für die aus der ihr eigenen Gesetzmäßigkeit arbeitende Lebensorganisation des Leibes, die für alle Funktionen im Organismus verantwortlich ist; der L. ist Träger aller Wachstums-, Regenerations- u. Fortpflanzungsvorgänge mit einer engen Verbindung zum Stoffleib u. dessen ständigem Stoffwechsel. Er äußert sich in dem subjektiv erlebbaren Befinden, der Gesamtbefindlichkeit.

**Lebens|mittel:** Stoffe, die dazu bestimmt sind, in unverändertem, verarbeitetem od. zubereitetem Zustand vom Menschen verzehrt zu werden; ausgenommen sind Stoffe, die überwiegend zu anderen Zwecken als zur Ernährung od. zum Genuß verzehrt werden (Definition gemäß § 1 des Lebensmittel-* und Bedarfsgegenständegesetzes); Oberbegriff für Nahrungsmittel* u. Genußmittel*; in einigen Richtungen der Vollwert*-Ernährung u. Reformernährung* werden L. von Nahrungsmitteln abgegrenzt (s. Vollwert der Nahrung); im allgemeinen Sprachgebrauch werden L. u. Nahrungsmittel synonym verwendet.

**Lebens|mittel|all|ergie** (Allergen*) f: s. Nahrungsmittelallergie.

**Lebens|mittel|bestrahlung:** Behandlung von Lebensmitteln mit ionisierender Strahlung (v. a. Röntgen-, Gamma- od. Betastrahlung) zum Zweck der Sterilisation bzw. Haltbarmachung, z. B. zur Verzögerung der Reifung von Früchten, Abtötung u. Verhinderung der Entwicklung lebensmittelschädlicher Insekten, Parasiten u. Mikroorganismen, zur Verhinderung des Auskeimens von Zwiebeln u. Kartoffeln sowie zur Verbesserung technologischer Eigenschaften von Lebensmitteln (z. B. höhere Saftausbeute bei Obst); die hierfür notwendigen Strahlendosen können physikalisch-chemische Veränderungen der Bestandteile der bestrahlten Lebensmittel induzieren, z. B. Denaturierung von Protein, Depolymerisation von Kohlenhydraten, Entstehung reaktiver Freier Radikale des Wassers, Bildung von Ozon* od. bestimmten nitrosen Gasen. In der Bundesrepublik Deutschland ist nach § 13 des Lebensmittel-* und Bedarfsgegenständegesetzes die L. nur unter bestimmten Voraussetzungen (zu Kontroll- u. Meßzwecken) zulässig; eine generelle L. ist verboten, da nach dem heutigen Kenntnisstand eine schädigende Wirkung nicht auszuschließen ist. Im Rahmen der gesetzlichen Neuregelungen innerhalb der Europäischen Union ist jedoch eine Zulassung auch in der Bundesrepublik Deutschland zu erwarten. Seit März 1997 ist durch eine Allgemeinverfügung die Einfuhr von mit ionisierenden Strahlen behandelten Gewürzen erlaubt.

**Lebens|mittel, bio|logisch-dynamische:** umgangssprachliche Bez. für Nahrungsmittel* aus ökologischem Landbau.

**Lebens|mittel, brenn|wert|arme:** Bez. für diätetische Lebensmittel*, deren physiologischer Brennwert von Natur aus od. traditionell gering ist; die obere Grenze beträgt 210 kJ (50 kcal)/100 g für ballaststoff- u. wasserreiche Lebensmittel bzw. 87 kJ (20 kcal)/100 g für Getränke u. Suppen.

**Lebens|mittel, brenn|wert|verminderte:** Bez. für diätetische Lebensmittel*, die sich gegenüber vergleichbaren Lebensmitteln aufgrund ihrer Verarbeitung bzw. Herstellungsverfahren durch einen deutlich niedrigeren physiologischen Brennwert* (mind. 30 %) unterscheiden; die Brennwertverminderung wird erreicht, indem brennwertreiche Bestandteile (häufig Fett, Zucker, Alkohol) nicht verwendet, z. T. od. ganz entfernt od. durch energiearme od. -freie Ersatzstoffe ausgetauscht werden. Das Ausmaß der Verminderung u. dessen Kenntlichmachung sind durch die Diät-Verordnung geregelt. **Anw.:** bei Übergewicht, Diabetes mellitus, Prophylaxe von Herz-Kreislauf-Erkrankungen.

**Lebens|mittel, diätetische:** überwiegend abgepackte Lebensmittel, die laut Verordnung über diätetische Lebensmittel in der Fassung vom 21.1.1982 (BGBl. I S. 71), Neufassung vom 25.8.1988 (BGBl. I S. 1713) u. BGBl. S. 1123 (zuletzt geändert durch VO über lebensmittelrechtliche Zusatzstoffe vom 29.1.1998, BGBl. I S. 230, S. 232) – DiätVO – u. Richtlinie des Rates vom 3.5.1989 zur Angleichung der Rechtsvorschriften der Mitgliedsstaaten über Lebensmittel, die für eine besondere Ernährung bestimmt sind (89/398/EWG, ABl. L 186/27 vom 30.6.1989, geändert durch Richtlinie 96/84 vom 19.12.1996, ABl. L 48/20), einem besonderen Ernährungszweck dienen sollen (z. B. bei Krankheit, Mangelerscheinung, Funktionsanomalie od. Überempfindlichkeit gegen einzelne Lebensmittel od. deren Bestandteile, während der Schwangerschaft u. Stillzeit sowie beim gesunden Säugling u. Kleinkind) u. die sich von anderen Lebensmitteln vergleichbarer Art durch das Verfahren ihrer Herstellung, Zusammensetzung od. Eigenschaften maßgeblich unterscheiden; zu den d. L. zählen auch Kochsalzersatz, Zuckeraustauschstoffe (Fructose, Mannit, Sorbit, Xylit) u. zugelassene Süßstoffe\*; weitere Beispiele sind Sondennahrung u. sog. bilanzierte Diäten bzw. Lebensmittel für Diabetiker u. Übergewichtige, natriumarme Lebensmittel zur Verwendung bei Nierenerkrankungen u. Hypertonie, besonders zusammengesetzte Lebensmittel zur Verwendung bei Fettstoffwechselstörungen, glutenfreie Lebensmittel zur Verwendung bei Zöliakie od. Sprue, ballaststoffreiche Erzeugnisse zur Behandlung von Obstipation; außerdem Lebensmittel, die nach Kennzeichnung wie Darbietung od. diätetischer Zweckbestimmung in den Handel gelangen.

**Lebens|mittel, en|ergie|arme:** s. Lebensmittel, brennwertarme.

**Lebens|mittel, en|ergie|reduzierte:** s. Lebensmittel, brennwertverminderte.

**Lebens|mittel, funktionelle:** auch agromedical food, designer food, functional food, nutraceuticals, pharmafood; Lebensmittel, deren gemeinsames Merkmal ist, daß sie zusätzlich zum Eignungswert eine positive Funktion auf die Gesundheit, physische Leistungsfähigkeit od. den Gemütszustand eines Individuums haben sollen u. daß der Verbraucher über diese Wirkungen informiert wird; z. B. probiotische

Milchprodukte\*, konjugierte Linolsäure\*, ACE\*-Getränk, Wellness\*-Getränk; bisher gibt es keine allgemeingültige lebensmittelrechtliche Definition.

**Lebens|mittel, gen|technisch hergestellte:** aus gentechnisch veränderten Organismen (Abk. GVO) gewonnene Lebensmittel od. Lebensmittelbestandteile; **Anwendungsgebiete der Gentechnik:** 1. Pflanzenzüchtung mit dem Ziel der Synthese neuer Produkte (Proteine, Kohlenhydrate, Aroma-, Farbstoffe u. a.), einer Resistenz gegenüber Herbiziden, Insektiziden, Viren, Pilzen u. schwierigen Umweltbedingungen (z. B. Salz-, Schwermetallkonzentrationen, Temperaturen) sowie einer besseren Nährstoffausnutzung; 2. Tierzüchtung, um das Wachstum der Tiere zu beschleunigen, die Futtermittelverwertung zu optimieren, die Tiergesundheit zu beeinflussen u. die Qualität tierischer Produkte zu verbessern u. zu modifizieren; 3. Stammoptimierung von Mikroorganismen zur fermentativen Gewinnung von Einzelsubstanzen (Süßstoffe, Aromen, Proteine, Vitamine, Zusatzstoffe, Enzympräparate u. a.), der Nutzung gentechnisch veränderter Organismen als Starter- u. Schutzkulturen sowie als Probiotika für die Lebensmittelindustrie. Für das Inverkehrbringen von Lebensmitteln u. Lebensmittelzutaten, die mit od. aus GVO hergestellt worden sind, gibt es gegenwärtig in der Europäischen Union (Ausnahme Niederlande) keine speziellen gesetzlichen Vorschriften; es unterliegt den einschlägigen nationalen Vorschriften des Lebensmittelrechts. Handelt es sich um Produkte, die noch lebende GVO enthalten, so solche selbst darstellen, unterliegen sie der EWG-Freisetzungsrichtlinie (90/220/EWG) bzw. dem nationalen Gentechnikgesetz.

**Lebens|mittel|kennzeichnung:** Kenntlichmachung von Lebensmitteln in Fertigpackungen, die dazu bestimmt sind, an den Verbraucher abgegeben zu werden; Angabe von Verkehrsbezeichnung, Name u. Anschrift des Herstellers bzw. Verpackers, Verzeichnis der Zutaten, Mindesthaltbarkeitsdatum u. des vorhandenen Alkoholgehalts bei Getränken mit einem Alkoholgehalt von mehr als 1,2 Volumenprozent; geregelt in der Verordnung über die Kennzeichnung von Lebensmitteln.

**Lebens|mittel, nähr|stoff|verminderte:** Bez. für diätetische Lebensmittel\*, in denen ein meist mit einem Ernährungsrisiko verbundener unerwünschter Inhaltsstoff ohne physiologischen Brennwert (z. B. Natrium, Cholesterin) od. ein bestimmter verhältnismäßig brennwertreicher Bestandteil (z. B. Zucker, Fett, Alkohol) vermindert ist; die Nährstoffverminderung gegenüber vergleichbaren Lebensmitteln sollte mind. 40 % betragen. Zu den n. L. gehören auch sog. Light\*-Produkte, vorausgesetzt, die Bez.

„light" bezieht sich eindeutig auf den Energie- bzw. Nährstoffgehalt.

**Lebens|mittel, neu|artige:** Lebensmittel u. Lebensmittelzutaten, die bislang im gemeinsamen europäischen Markt nicht in nennenswertem Umfang verzehrt wurden; eingeteilt in sechs genau definierte Produktkategorien (s. Tab.); das Inverkehrbringen u. die Etikettierung regelt die EG-Verordnung Nr. 258/97 des Europäischen Parlaments u. des Rates über neuartige Lebensmittel u. Lebensmittelzutaten (sog. Novelfood-Verordnung, am 15.5.1997 in Kraft getreten). Vgl. Novel food.

**Lebens|mittel|qualität** (Qualität*) f: Bez. für die Summe aller bewertbaren Merkmale u. Eigenschaften eines Lebensmittels, wobei neben Inhaltsstoffen (Nährwert*, Gesundheitswert), Sensorik (Genußwert) u. Eignung für bestimmte Zwecke (Eignungswert) auch übergeordnete Aspekte eine Rolle spielen, z. B. ökonomischer, psychologischer, soziokultureller, politischer u. ökologischer Wert.

**Lebens|mittel|recht:** s. Lebensmittel- und Bedarfsgegenständegesetz.

**Lebens|mittel- und Bedarfs|gegenstände|gesetz:** Abk. LMBG; „Gesetz über den Verkehr mit Lebensmitteln, Tabakwaren, kosmetischen Mitteln u. sonstigen Bedarfsgegenständen" vom 15.8.1974 (BGBl. I. S. 1945, in der Fassung der Bekanntmachung vom 9.9.1997, BGBl. I S. 2269, zuletzt geändert durch Gesetz vom 25.2.1998, BGBl. I S. 374, 379); regelt u. a. die Verwendung von Lebensmittelzusatzstoffen*, enthält Verordnungsermächtigungen u. a. für zulässige Höchstmengen von z. B. Pestizidrückständen (vgl. dazu die Rückstands-Höchstmengenverordnung vom 1.9.1994, BGBl. I S. 2299, geändert durch Verordnung vom 6.4.1995, BGBl. I S. 504) u. für regelmäßige ärztliche Untersuchungen von in lebensmittelverarbeitenden Betrieben Beschäftigten; es wird ergänzt durch v. a. unionsrechtliche Richtlinien sowie europäische u. nationalrechtliche Verordnungen, z. B. die Kosmetikverordnung, Diät- u. Zusatzstoff-Zulassungsverordnung, Nährwert-Kennzeichnungsverordnung u. weitere Qualitätsnormen.

**Lebens|mittel|unverträglichkeit:** s. Nahrungsmittelunverträglichkeit.

**Lebens|mittel|verarbeitung:** Summe der Prozesse u. Behandlungen, denen Lebensmittel von der Produktion bis zum endgültigen Verzehr unterzogen werden; bei den meisten Verfahren werden Inhaltsstoffe vermindert, d. h., die Nährstoffdichte* wird herabgesetzt u. die Energiedichte* häufig erhöht (z. B. Vitaminverluste beim Erhitzen, Abtrennung essentieller Nährstoffe bei der Auszugsmehlherstellung); in

---

**Lebensmittel, neuartige**

| Systematik | Beispiele |
|---|---|
| 1. Lebensmittel u. Lebensmittelbestandteile, die gentechnisch veränderte Organismen enthalten od. aus ihnen bestehen | Tomaten, Maiskörner, Raps, Salami mit gentechnisch veränderten Mikroorganismen, Joghurt mit gentechnisch veränderten Milchsäurebakterien |
| 2. Lebensmittel u. Lebensmittelbestandteile, die aus gentechnisch veränderten Organismen hergestellt sind, diese aber nicht enthalten | Enzyme, Hormone, Stärken, Öle, Zucker |
| 3. Lebensmittel u. Lebensmittelbestandteile mit neuer od. gezielt veränderter primärer Molekülstruktur | Fettersatzstoffe, Süßungsmittel, nicht übliche Kohlenhydrate |
| 4. Lebensmittel u. Lebensmittelbestandteile, die aus Mikroorganismen, Pilzen od. Algen bestehen od. aus diesen isoliert worden sind | Lebensmittttel aus nicht traditionellen Rohstoffen (z. B. Single-cell-Proteine, Algen, Plankton, Lupinenmehl) |
| 5. Lebensmittel u. Lebensmittelbestandteile, die aus Pflanzen bestehen od. aus Pflanzen od. Tieren isoliert werden, mit Ausnahme jener Lebensmittel u. Lebensmittelbestandteile, die durch traditionelle Vermehrungs- u. Züchtungsverfahren gewonnen wurden u. deren sicherer Gebrauch sich über Jahre bewährt hat | Produkte aus fremden Kulturkreisen (z. B. geröstete Heuschrecken, Käferlarven, exotische Meeresfrüchte, exotisches Obst u. Gemüse) |
| 6. Lebensmittel u. Lebensmittelbestandteile, die einem nicht üblichen Produktionsprozeß unterzogen wurden, welcher nennenswerte Veränderungen in der Zusammensetzung od. Struktur des Lebensmittels od. Lebensmittelbestandteils mit sich bringt, die den Nährwert, Stoffwechsel od. den Gehalt an unerwünschten Inhaltsstoffen beeinflussen | neue technische Verfahren für traditionelle Lebensmittel (z. B. Hochdrucksterilisierung) |

Ausnahmefällen werden ernährungsphysiologisch wünschenswerte Inhaltsstoffe vermehrt,
z. B. beim Ankeimen von Samen (Vitaminsyn-
these) od. bei der Milchsäuerung von Milch u.
Gemüse.
**Lebens|mittel|vergiftung:** Intoxikations-
erscheinungen inf. Aufnahme verunreinigter,
giftiger, zersetzter od. bakteriell infizierter
Nahrungsmittel; **Klinik:** entweder klassische
Krankheitsbilder (z. B. bei Typhus, Paratyphus,
Ruhr) od. akut bzw. perakut (Inkubation wenige Std.) einsetzende Brechdurchfälle; **Therapie:
1.** bei gastroenteritischen Formen Ersatz des
Flüssigkeitsverlusts, Kreislaufbehandlung bei
älteren Pat., in Ausnahmefällen Chemotherapie;
**2.** bei Botulismus Gaben von Antitoxin u.
Schockbekämpfung; **3.** aus dem Bereich der Naturheilkunde u. alternativen Heilverfahren zur
unterstützenden Behandlung homöopathische
Zubereitungen aus Arsenicum album, Chinarinde, Brechnuß, Okoubaka aubrevillei u. weißem Germer; **Prophylaxe:** vorschriftsmäßige
Trinkwasseraufbereitung, Lebensmittelhygiene
(z. B. Milchpasteurisierung, korrektes Sterilisie-
ren aller Konserven, einwandfreie Lagerung von
Nahrungsmitteln, Kontrolle auf Dauerausschei-
der bzw. Keimträger in Betrieben der Nahrungsmittelindustrie).
**Lebens|mittel|zusatz|stoffe:** Stoffe, die Le-
bensmitteln zur Beeinflussung ihrer Beschaffenheit od. zur Erzielung bestimmter Eigenschaften u. Wirkungen zugesetzt werden (s
Tab. S. 216–218); z. B. zur Verlängerung der
Haltbarkeit (Konservierungsstoffe*, Schwefeldioxid, Antioxidanzien*), Veränderung od. Erhaltung der Konsistenz (Stabilisatoren*, Dik-
kungs-* und Geliermittel) sowie Beeinflussung
der optischen od. geschmacklichen Eigenschaften (Farbstoffe*, Süßstoffe*); ausgenommen sind
Stoffe, die natürlicher Herkunft od. den natürlichen chemisch gleich sind u. nach allgemeiner
Verkehrsauffassung überwiegend wegen ihres
Nähr-, Geruchs- od. Geschmackswerts od als
Genußmittel* verwendet werden, sowie Trink-
u. Tafelwasser; eine Vielzahl anderer Stoffe
(z. B. Mineralstoffe, Vitamine A u. D, Aminosäuren) sind den Zusatzstoffen gleichgestellt
(Definition gemäß § 2 des Lebensmittel-* und
Bedarfsgegenständegesetzes); die Zusatzstoff-
Rahmenrichtlinie (94/34/EG) der Europäischen
Union sowie den Codex Alimentarius schließen
Vitamine, Mineralstoffe u. Aminosäuren aus.
Art, Verwendung, Höchstmengenbegrenzung
u. Kenntlichmachung regelt die Zusatzstoff-Zulassungsverordnung.
**Leber|blümchen:** Hepatica nobilis; ausdau-
ernde Staude aus der Familie der Hahnenfußgewächse, Ranunculaceae; **Arzneidroge:** frische
od. getrocknete oberirdische Teile (Hepatcae
nobilis herba); **Inhaltsstoffe:** Lactonglucoside

(Ranunculin, Protoanemonin, Anemonin), Flavonolglykoside, Anthocyane, Hepatisaponin; **Verw.:**
als Aufguß od. andere galenische Zubereitung
**traditionell** innerlich z. B. bei Leber- u. Gallenbeschwerden; als mildes Diuretikum u. bei
chronischen Kehlkopf- u. Lungenaffektionen

Leberblümchen: Lactonglucoside

äußerlich bei Wunden, Geschwüren, Tonsillitis,
als blasenziehendes Mittel u. bei rheumatischen
Erkrankungen. Die Wirksamkeit bei den genannten Anwendungsgebieten ist nicht belegt.
**NW:** Das nur in der frischen Pflanze enthaltene
Protoanemonin (wird beim Trocknen zerstört)
führt bei Haut- u. Schleimhautkontakt zu heftigen Reizerscheinungen. Bei innerer Anwendung
in höherer Dosierung kann es zur Reizung
von Niere u. ableitenden Harnwegen kommen.
**Kontraindikation:** Schwangerschaft; **homöopathische** Zubereitungen aus den frischen Blättern bei Pharyngitis.
**Leber|erkrankungen:** allgemeine Sammel-
bezeichnung für Funktionsstörungen der Leber;
**Therapie:** aus dem Bereich der Naturheilkunde
u. alternativen Heilverfahren kommen zur Behandlung von L. Heublumensack*, Mayr*-Kur,
Sulfatwasser*, Trinkkur*, phytotherapeutisch
Flavonoide*, Zubereitungen aus Podophyllum*
peltatum, traditionell z. B. auch aus Berberitze,
Bitterklee, Calendula, gelbem Enzian, javani-
scher Gelbwurz, Kakaosamen, Leberblümchen,
Rosmarin, Schafgarbe, Soja, Spargel, Spitzwe-
gerich u. Wegwarte, homöopathisch aus Efeu,
Frauenmantel, Küchenschelle, Mariendistel,
Pappel, Petersilie, Quassia, Rettich u. Zaunrübe
in Betracht; vgl. Cholezystopathie.
**Leber|tran:** Oleum Jecoris aselli; Fischleber-
öl mit hohem Gehalt an den Vitaminen A u. D.
**Ledum palustre** n: Sumpfporst*.
**Lehm:** eisenhaltiger, sandiger Ton; Zusatz
zu entzündungshemmenden Wickeln, z. B. in
Lehmwadenwickeln bei varikösen Erkrankun-
gen; Verwendung in der Felke*-Kur u. a. bei
Hauterkrankungen.
**Leib|auflage:** Wickel* nach Kneipp mit ei-
nem mehrfach gefalteten, angefeuchteten Tuch

## Lebensmittelzusatzstoffe

(A: Antioxidationsmittel, B: Backtriebmittel, E: Emulgator, F: Farbstoff, FM: Festigungsmittel, FH: Feuchthalte-
mittel, FÜ: Füllstoff, G: Geliermittel, GV: Geschmacksverstärker, K: Konservierungsstoff, M: Mehlbehandlungs-
mittel, MS: modifizierte Stärke, S: Säuerungsmittel, SR: Säureregulator, SV: Schaumverhüter, SCH: Schmelz-
salz, ST: Stabilisator, SÜ: Süßungsmittel, TG: Treibgas, TM: Trennmittel, Ü: Überzugsmittel, V: Verdickungsmittel)

| E-Nummer | Bezeichnung | Hauptfunktion |
|---|---|---|
| E 100 | Kurkumin | F |
| E 101 | Lactoflavin, Riboflavin | F |
| E 102 | Tartrazin | F |
| E 104 | Chinolingelb | F |
| E 110 | Gelborange S, Sunsetgelb FCF | F |
| E 120 | Karmin, Karminsäure, Cochenille | F |
| E 122 | Azorubin, Carmoisin | F |
| E 123 | Amaranth | F |
| E 124 | Cochenillerot A, Ponceau 4R | F |
| E 127 | Erythrosin | F |
| E 128 | Rot 2G | F |
| E 129 | Allurarot AC | F |
| E 131 | Patentblau | F |
| E 132 | Indigotin, Indigokarmin | F |
| E 133 | Brillantblau FCF | F |
| E 140 | Chlorophylle u. Chlorophylline | F |
| E 141 | Kupferkomplexe des Chlorophylls | F |
| E 142 | Grün S | F |
| E 150 a—d | Zuckerkulör | F |
| E 151 | Brillantschwarz BN | F |
| E 153 | Carbo medicinalis vegetabilis | F |
| E 154 | Braun FK | F |
| E 155 | Braun HT (Schokoladenbraun HT) | F |
| E 160 a—f | Carotin u. Carotinoide | F |
| E 161 b | Lutein | F |
| E 161 g | Canthaxanthin | F |
| E 162 | Beetenrot, Betanin | F |
| E 163 | Anthocyane | F |
| E 170 | Calciumcarbonate | F, TM |
| E 171 | Titandioxid | F |
| E 172 | Eisenoxide u. -hydroxide | F |
| E 173 | Aluminium | F |
| E 174 | Silber | F |
| E 175 | Gold | F |
| E 180 | Litholrubin BK | F |
| E 200, E 202, E 203 | Sorbinsäure u. Sorbate | K |
| E 210—213 | Benzoesäure u. Benzoate | K |
| E 214—219 | p-Hydroxybenzoesäureester (PHB-Ester) | K |
| E 220—224, E 226—228 | Schwefeldioxid u. Sulfite | K, A |
| E 230 | Biphenyl, Diphenyl | K |
| E 231—232 | Orthophenylphenol u. Natriumsatz | K |
| E 234 | Nisin | K |
| E 235 | Natamycin | K |
| E 239 | Hexamethylentetramin | K |
| E 242 | Dimethyldicarbonat | K |
| E 249—250 | Nitrite | K, ST |
| E 251—252 | Nitrate | K, ST |
| E 260—263 | Essigsäure u. Acetate | S, SR |
| E 270 | Milchsäure | S |
| E 280—283 | Propionsäure u. Propionate | K |
| E 284—285 | Borsäure u. Natriumsalz | K |

**Lebensmittelzusatzstoffe** (Fortsetzung)

| E-Nummer | Bezeichnung | Hauptfunktion |
|----------|-------------|---------------|
| E 290 | Kohlendioxid | TG |
| E 296 | Äpfelsäure | S |
| E 297 | Fumarsäure | S |
| E 300−302 | Ascorbinsäure u. Ascorbate | A, M |
| E 304 | Ascorbinsäureester | A |
| E 306−309 | Tocopherole | A |
| E 310−312 | Gallate | A |
| E 315−316 | Isoascorbinsäure u. Natriumsalz | A |
| E 320 | Butylhydroxyanisol (BHA) | A |
| E 321 | Butylhydroxytoluol (BHT) | A |
| E 322 | Lezithin | E |
| E 325−327 | Laktate | SR |
| E 330−333 | Zitronensäure u. Zitrate | S, SR |
| E 334−337 | Weinsäure u. Tartrate | S, SR |
| E 338−341 | Phosphorsäure u. Phosphate | S, SCH, SR |
| E 350−352 | Malate | SR |
| E 353 | Metaweinsäure | ST |
| E 354 | Calciumtartrat | SR, EM |
| E 355−357 | Adipinsäure u. Adipate | S, SR |
| E 363 | Bernsteinsäure | S |
| E 380 | Triammoniumzitrat | SR |
| E 385 | Calcium-dinatrium EDTA | A, ST |
| E 400−405 | Alginsäure u. Alginate | V |
| E 406 | Agar Agar | G |
| E 407 | Carrageen | G |
| E 407 a | verarbeitete Eucheuma-Algen | G |
| E 410 | Johannisbrotkernmehl | V |
| E 412 | Guarkernmehl | V |
| E 413 | Traganth | G |
| E 414 | Gummi arabicum | V |
| E 415 | Xanthan | V |
| E 416 | Karayagumm | V |
| E 417 | Tarakernmeh | V |
| E 418 | Gellan | G |
| E 420 | Sorbit | SÜ, FH |
| E 421 | Mannit | SÜ |
| E 422 | Glyzerin | FH |
| E 432−436 | Polysorbate | E |
| E 440 | Pektine | G |
| E 442 | Ammoniumsalze von Phosphatidsäuren | E |
| E 444 | Sucroseacetaisobutyrat | ST |
| E 445 | Glyzerinester aus Wurzelharz | ST |
| E 450−452 | Di-, Tri- u. Polyphosphate | A, B, SCH |
| E 460, E 461, E 463−466 | Zellulose, Zelluloseether | FÜ, V |
| E 470 a−b | Salze der Fettsäuren | E, TM |
| E 471 | Mono- u. Diglyzeride von Fettsäuren | E, SV |
| E 472 a−f | Mono- u. Diglyzeriden von Fettsäuren, verestert mit Genußsäuren | E |
| E 473 | Zuckerester von Fettsäuren | E |
| E 474 | Zuckerglyzeride | E |
| E 475 | Polyglyzerinester von Fettsäuren | E |
| E 476 | Polyglyzerin-Polyricinoleat | E |
| E 477 | Propylenglykolester von Fettsäuren | E |
| E 479 b | thermooxidiertes Sojaöl, verestert mit Mono- u. Diglyzeriden von Fettsäuren | E, TM |

**Lebensmittelzusatzstoffe** (Fortsetzung)

| E-Nummer | Bezeichnung | Hauptfunktion |
|---|---|---|
| E 481−482 | Stearoyllactylate | E |
| E 483 | Stearoyltartrat | E |
| E 491−495 | Sorbitanfettsäureester | E |
| E 500, E 501, E 503, E 504 | Carbonate | SR, B |
| E 507−509, E 511 | Salzsäure u. Chloride | S, GV |
| E 512 | Zinnchlorid | A, ST |
| E 513−517, E 520−523 | Schwefelsäure u. Sulfrate | S, SR, FM |
| E 524−528 | Hydroxide | SR |
| E 529−530 | Oxide | SR |
| E 535−536, E 538 | Ferrocyanide | ST, TM |
| E 541 | saures Natriumaluminiumphosphat | B |
| E 551−556, E 558, E 559 | Siliciumdioxid u. Silicate | TM |
| E 570 | Fettsäuren | E |
| E 574 | Gluconsäure | SR |
| E 575 | Glucono-delta-Lakton | SR |
| E 576−579 | Gluconate | SR, ST |
| E 585 | Eisenlaktat | ST |
| E 620−625 | Glutaminsäure u. Glutamate | GV |
| E 626−629 | Guanylsäure u. Guanylate | GV |
| E 630−633 | Inosinsäure u. Inosinate | GV |
| E 634−635 | Ribonukleotide | GV |
| E 640 | Glycin u. Natriumsalz | GV |
| E 900 | Dimethylpolysiloxan | SV |
| E 901 | Bienenwachs | Ü, TM |
| E 902 | Candelillawachs | Ü, TM |
| E 903 | Carnaubawachs | Ü, TM |
| E 904 | Schellack | Ü, TM |
| E 912 | Montansäureester | Ü, TM |
| E 914 | Polyethylenwachsoxidate | Ü, TM |
| E 927 b | Carbamid | ST |
| E 938 | Argon | TG |
| E 939 | Helium | TG |
| E 941 | Stickstoff | TG |
| E 942 | Distickstoffmonoxid (Lachgas) | TG |
| E 948 | Sauerstoff | TG |
| E 950 | Acesulfam | SÜ, GV |
| E 951 | Aspartam | SÜ, GV |
| E 952 | Cyclamat | SÜ |
| E 953 | Isomalt | SÜ |
| E 954 | Saccharin | SÜ |
| E 957 | Thaumatin | SÜ, GV |
| E 959 | Neohesperidin | SÜ |
| E 965 | Maltit | SÜ |
| E 966 | Lactit | SÜ |
| E 967 | Xylit | SÜ |
| E 999 | Quillajaextrakt | ST |
| E 1105 | Lysozym | K |
| E 1200 | Polydextrose | FÜ |
| E 1201 | Polyvinylpyrrolidon | ST |
| E 1202 | Polyvinylpolypyrrolidon | ST |
| E 1404, E 1410, E 1412−E 1414, E 1420, E 1422, E 1440, E 1442, E 1450 | chemisch modifizierte Stärken | MS, V |
| E 1505 | Triethylcitrat | TM |
| E 1518 | Glyzerintriacetat (Triacetin) | TM |

(kalt od. warm) auf der Bauchregion; **Anw.:** bei vegetativen Spannungszuständen u. krampfartigen gastrointestinalen Beschwerden. **Leib\waschung:** Waschung* nach Kneipp, bei der, in der Blinddarmgegend beginnend u. dem Verlauf des Colons folgend, die Bauchregion ca. 20mal kreisförmig im Uhrzeigersinn mit einem nassen Tuch umfahren wird; **Anw.:** bei Obstipation, Reizdarm, abdominalen Krämpfen, Ulcus ventriculi et duodeni, Dyskinese des Gallensystems. **Leichte Voll\kost:** s. Vollkost, leichte. **Lein\kuchen:** auch Leinmehl; bei der Gewinnung von Leinöl gewonnener Preßrückstand; zur äußerlichen Anwendung als Kataplasma sowie als Tierfutter. **Lein\öl:** fettes Öl aus Leinsamen*; enthält ca. 58 % α-Linolensäure (ω-3-Fettsäure); **Wirkung:** Regulation der Serumlipidkonzentration, Verminderung der Thrombozytenaggregation; **Verw.** als Speiseöl, technisch als sog. trocknendes Öl zur Herstellung von Firnissen u. Lacken. Vgl. Fischöl. **Lein\öl-Quark-Diät** (Diät*) f: syn. Budwig-Diät; sog. Krebsdiät*, bei der die Auswahl von Nahrungsfetten u. möglichst naturbelassenen Nahrungsmitteln im Mittelpunkt steht; Verwendung von kaltgepreßten Pflanzenölen (v. a. Leinöl), Butter od. bestimmten Margarinesorten aufgrund des hohen Gehalts an mehrfach ungesättigten Fettsäuren; daneben wird Milchprotein in Form von Quark empfohlen; zu vermeiden sind hocherhitzte u. chemisch veränderte Fette. Therapieerfolge in bezug auf die Beeinflussung einer Tumorerkrankung sind wissenschaftlich nicht nachzuweisen. **Lein\samen:** Lini semen; Samen von Linum usitatissimum (Lein, Flachs; Kulturpflanze aus der Familie der Leingewächse, Linaceae) u. verschiedenen Cultivars; **Inhaltsstoffe:** fettes Öl (Leinöl*), Proteine, unverdauliche Schleim- u. Ballaststoffe, geringe Mengen cyanogener Glykoside (Linustatin, Neolinustatin); **Wirkung:** Anregung der Darmperistaltik durch Dehnungsreiz auf die Darmwand, schleimhautabdeckend; wegen der langsamen u. unvollständigen Freisetzung von Blausäure (HCN) aus den cyanogenen Glykosiden bestehen auch bei Daueranwendung keine toxikologischen Bedenken. **Verw.:** bei habitueller Obstipation (ganze bzw. ungequetschte Samen), Gastritis u. Enteritis (Schleim); äußerlich als Kataplasma bei lokalen Entzündungen (Samen od. Leinkuchen*); **Dosierung:** bei Obstipation 2–3mal täglich 1–2 Eßlöffel gequetschten (nicht geschroteten) L. mit mindestens 150 ml Flüssigkeit/Eßlöffel einnehmen; zur Schleimbereitung 2–3 Eßlöffel geschroteten L. mit Flüssigkeit aufkochen; **Kontraindikation** bei Verwendung als Laxans: Ileus.

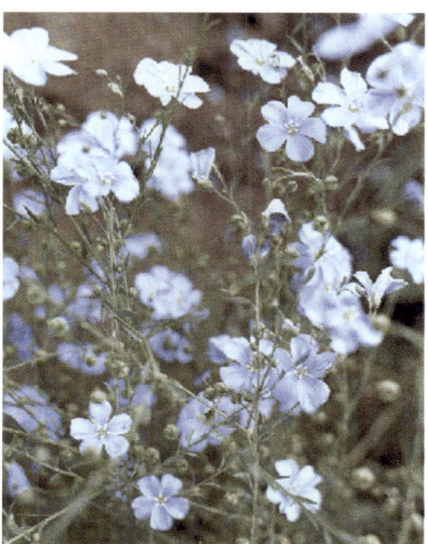

Leinsamen: blühende Pflanze

**Leistungs\umsatz:** syn. Arbeitsumsatz; Energiemenge, die für über den Grundumsatz* u. die nahrungsinduzierte Thermogenese hinausgehende Betätigung in Beruf u. Freizeit sowie Wachstum, Erhaltung der Körpermasse, Schwangerschaft u. Stillzeit benötigt wird; Methoden zur Ermittlung des L. sind z. B. direkte Kalorimetrie mittels Respirationskalorimeter od. indirekte Kalorimetrie mittels Spirometer. Vgl. Energieumsatz. **Leit\sym\ptom** (Symptom*) n: herausragendes Charakteristikum eines homöopathischen Arzneimittels (z. B. eine sich durch viele Einzelsymptome ziehende Modalität*, Qualität* od. ein häufiges Begleitsymptom*); vgl. Schlüsselsymptom. **Leitungs\an\ästhesie** (gr. ἀναισθησία Unempfindlichkeit) f: s. Lokalanästhesie. **Leit\wert\therapie** (Therapie*) f: s. Kippschwingungstherapie. **Lemon\gras:** Cymbopogon citratus, syn. Andropogon citratus, Zitronengras; ausdauernde Pflanze aus der Familie der Süßgräser, Poaceae; **Arzneidrogen:** getrocknete oberirdische Teile (Cymbopogonis citrati herba) u. ätherisches Öl (Cymbopogonis citrati aetheroleum, Lemongrasöl); **Inhaltsstoffe:** 0,2–0,4 % ätherisches Öl (65–86 % Citral, 12–20 % Myrcen u. a.), pentacyclische Triterpene (Cymbopogon, Cymbopogonol), Flavonoide; **Wirkung:** Aufguß antipyretisch, hypotensiv, diuretisch, antioxidativ; Lemongrasöl antibakteriell, sedativ, analgetisch;

**Verw.: traditionell** als Aufguß bei Appetit-losigkeit, Magen-Darm-Beschwerden mit Flatu-lenz, nervöser Unruhe u. fieberhaften Erkran-kungen; ätherisches Öl innerlich **traditionell** bei krampfartigen Schmerzen im Magen-Darm-Bereich u. bei Diarrhoe; äußerlich als verdünn-tes Liniment bei Lumbago, Rheuma, neuralgi-schen Schmerzen u. Verstauchungen; Geruchs-u. Geschmackskorrigens. Die Wirksamkeit bei den beanspruchten Anwendungsgebieten ist nicht belegt. **NW:** bei äußerlicher Anwendung allergische Reaktionen möglich.

**Lenden|wickel:** Wickel* nach Kneipp vom Nabel bis zur Mitte der Oberschenkel; **Anw.:** bei Obstipation, Reizdarm, abdominalen Krämpfen, Ulcus ventriculi bzw. Ulcus duodeni, Gallen-wegdyskinesie, Hypertonie, vegetativen Span-nungszuständen u. Einschlafstörungen.

**Leontodon taraxacum** n: s. Löwenzahn.

**Leonurus quinque|lobatus** m: Herzge-spann*.

**Leucht|dichte:** von einer Lichtquelle senk-recht zu einer Fläche abgestrahlte Lichtstärke; Einheit Candela (Abk. cd) pro m².

**Leuko|zytäre Bio|metrie** (gr. λευκός weiß, hell; κύτος Zelle; Bio-*; gr. μέτρον Maß) f: s. Biometrie, leukozytäre.

**Levisticum officinale** n: Liebstöckel*.

**Levo|menol** (INN) n: (−)-6-Methyl-2-(4-me-thyl-3-cyclohexen-1-yl)-5-hepten-2-ol (IUPAC); syn. (−)-α-Bisabolol; Wirkstoff der Kamille*; **Verw.:** Antiphlogistikum.

**Libido|störung** (lat. libido Lust): ungenaue Bez. für Störung des sexuellen Appentenzver-haltens, die sich als sexuelle Funktionsstörung* od. fehlendes sexuelles Interesse äußert; **Vor-kommen:** häufig bei psychogenen Störungen u. Erkrankungen (Konfliktreaktion, neurotische Entwicklung, Persönlichkeitsstörung, psycho-somatische Erkrankungen), v. a. aber bei endo-genen Psychosen. Besonders im Vorfeld noch unerkannter (larvierter) depressiver Zustände finden sich häufig Störungen von sexuellem Verlangen u. Potenz.

**Lichen** (gr. λειχήν Flechte) m: **1.** (botan.) Symbiose aus Algen (assimilieren) u. Pilzen (lie-fern Wasser u. Mineralstoffe); **2.** (dermatol.) Bez. für ein kleinpapulöses Exanthem; vgl. Flechte.

**Lichen islandicus** (↑) m: isländisches Moos*.

**Licht:** i. e. S. der optisch wahrnehmbare Bereich im Spektrum der elektromagnetischen Wellen, der etwa zwischen den Wellenlängen 380–780 nm liegt; i. w. S. auch die nicht sicht-baren angrenzenden Wellenlängenbereiche (sog. Infrarot- u. Ultraviolettlicht); therapeutische Anwendung in der physikalischen Medizin; s. Lichttherapie.

**Licht|dermatose** (gr. δέρμα, δέρματος Haut; -osis*) f: Veränderungen der Haut inf.

von Lichteinwirkung, bes. Ultraviolettstrah-lung; **Therapie:** bei Sonnenbrand: **1.** lokale Therapie mit Lotio zinci (wirkt kühlend u. lin-dert den Juckreiz); bei schweren Formen früh-zeitiges Auftragen von Glukokortikoiden; syste-mische Therapie mit Antiphlogistika (Acetyl-salicylsäure, möglichst schon vor dem Auftreten von Entzündungsreaktionen) od. Prednisolon (nur bei schwersten Formen); **2.** Eigenbehand-lung: mehrmals tägl. kühlende feuchte Um-schläge, bes. in der Anfangsphase; in der Abhei-lungsphase Rückfettung der Haut mit Pflege-cremes; **3.** aus dem Bereich der Naturheilkunde u. alternativen Heilverfahren homöopathische Zubereitungen aus Acidum hydrofluoricum, Honigbiene, Atropa belladonna, Cantharidin u. Brennessel.

**Licht|menge:** Formelzeichen Q; die von ei-ner Lichtquelle im sichtbaren Bereich insgesamt abgegebene Lichtenergie; Einheit: Lumenstun-den (lm h).

**Licht|stärke:** Formelzeichen I; der von einer Lichtquelle im sichtbaren Bereich innerhalb eines bestimmten Raumwinkels abgegebene Lichtstrom; SI-Einheit: Candela (Abk. cd); vgl. Leuchtdichte.

**Licht|strom:** Formelzeichen F; die von einer Lichtquelle pro Zeiteinheit im sichtbaren Be-reich abgegebene Lichtmenge; SI-Einheit: Lu-men (lm).

**Licht|therapie** (Therapie*) f: therapeutische Anwendung des sichtbaren Teiles des elektro-magnetischen Spektrums (380–780 nm), im wei-teren Sinne auch von ultraviolettem u. infra-rotem Licht; **Lichtdosierung:** für die gewünsch-te therapeutische Wirkung ist der Dosis-Wir-kungsbeziehung entscheidend; für die jeweilige therapeutische Anwendung ist nur ein definier-ter Dosisbereich wirksam. Einerseits muß der Schwellenwert der Leistungsdichte überschrit-ten sein, andererseits kann es bei einer zu ho-hen Dosierung zu einer Suppression kommen (s. Arndt-Schulz-Gesetz). Physikalische Parame-ter der Lichtdosierung sind Ausgangsleistung, Bestrahlungszeit, Bestrahlungsfläche, Energie-Leistungsdichte, Energiedichte (Dosis), Wellen-länge, Betriebsart (gepulst od. kontinuierlich) u. Frequenz. **Anw.:** Therapie mit sichtbarem Licht bei der sog. Winterdepression; Klimakuren mit natürlichem Sonnenlicht od. apparativen UV-Strahlen (v. a. UV-B) zur allgemeinen Roborie-rung mit einer Steigerung der unspezifischen Immunkompetenz, zur Verbesserung der kör-perlichen Leistungsfähigkeit, zum Ausgleich vegetativer Fehlfunktionen u. zur Prävention der Osteoporose; **Kontraindikationen:** akute u. konsumierende Erkrankungen, sehr Unver-träglichkeiten; **cave:** phototoxische Reaktionen, dermatologisch-onkologisches Risiko. Vgl. He-liotherapie.

**Lieber-Kräuter:** Galeopsidis herba; s. Hohlzahn.

**Lieb|stöckel:** Levisticum officinale; Kulturpflanze aus der Familie der Doldengewächse; Apiaceae; **Arzneidroge:** Wurzel u. Wurzelstock (Levistici radix); **Inhaltsstoffe:** ätherisches Öl (Ligusticumlacton, Ligustilid, Sedanenolid), Cumarinderivate; **Wirkung:** spasmolytisch; **Verw.:** als Einzelteedroge od. in Teemischungen als Diuretikum bzw. Aquaretikum bei Entzündungen der ableitenden Harnwege u. zur Prophylaxe von Nierengrieß; **traditionell** auch als Karminativum u. Stomachikum; **Dosierung:** zur Durchspülungstherapie 2–3mal täglich 1–2 Teelöffel (2–4 g) feingeschnittene Droge mit reichlich Wasser überbrühen u. bedeckt 10–15 Minuten stehen lassen; als Stomachikum eine Tasse Tee ½ Stunde vor den Mahlzeiten; **Kontraindikationen:** akute Entzündung des Nierenparenchyms, eingeschränkte Herz- od. Nierenfunktion; **homöopathische** Verwendung bei Otitis media.

**Light-Produkte** n pl: auch Leicht-Produkte; lebensmittelrechtlich nicht definierte Verkehrsbezeichnung, mit der keine bestimmten Produkteigenschaften verbunden sind; Einsatz der Kennzeichnung z. B. für brennwertverminderte od. -arme, leicht bekömmliche, leicht verdauliche, fettarme od. -reduzierte, alkoholarme od. -freie, koffeinarme od. -freie sowie nicotinarme Lebens- u. Genußmittel; auch für wenig Kohlensäure od. auf den Geschmack bzw. auf die lockere, aufgeschäumte Struktur eines Lebensmittels bezogen. Ein mit „light" bez. Produkt, dessen Kennzeichnung sich auf den Brennwert bezieht, muß die Anforderungen der Nährwert-Kennzeichnungs- u. ggf. der Diät-Verordnung erfüllen (vgl. Lebensmittel, brennwertverminderte); außerdem müssen diese zum Verkauf in der Europäischen Union ab dem 1.4.1995 bestimmte Vorschriften bzgl. der Angaben über Zusammensetzung, Portionierung, Etikettierung u. Gebrauchsanleitung zur Aufklärung des Verbrauchers erfüllen (Rechtsgrundlage ist die Rechtsvorschrift 89/398/EWG). Ihr hauptsächlicher Geltungsbereich betrifft nährwertarme Produkte, die in Tagesrationen verzehrt werden sollen. Vgl. Lebensmittel, diätetische.

**Lignum** (lat.) n: Abk. Lign.; Holz; in Wurzeln u. Sproßachsen älterer Dikotylen (zweikeimblättrige Pflanzen) u. Koniferen (Nadelholzgewächse) vorhandenes Gewebe, das außen von der Rinde (s. Cortex) umgeben ist; in der neuen pharmazeutischen Terminologie wird die Bezeichnung des Pflanzenteils hinter den Pflanzennamen gestellt (z. B. Guaiaci lignum), während die alte, oft noch gebräuchliche lateinische Nomenklatur die Bezeichnung des Pflanzenteils dem Pflanzennamen voranstellt (z. B. Lignum Guaiaci).

**Linde:** Tilia platyphyllos (Sommerlinde), Tilia cordata (Winterlinde); Baum aus der Familie der Lindengewächse, Tiliaceae; **Arzneidroge:**

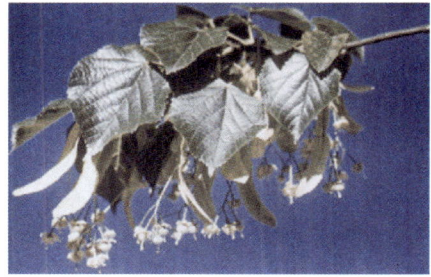

Linde

Blütenstände (Tiliae flos); **Inhaltsstoffe:** Flavonoide (Tilirosid), ätherisches Öl, Schleim u. Gerbstoffe; **Wirkung:** hustenreizlindernd, diaphoretisch; **Verw.:** als Tee bei Erkältungskrankheiten mit Reizhusten; **traditionell** auch als Diuretikum, Stomachikum, Antispasmodikum u. Sedativum; **Dosierung:** ein gehäufter Teelöffel (ca. 2 g) auf eine große Tasse Wasser; möglichst heiß trinken; Tagesdosis 2–4 g Droge.

**Linimentum** (lat.) n: Abk. Lin.; weiche, fast flüssige Salbe* als Einreibungsmittel zum äußeren Gebrauch.

**Lini semen** n: Leinsamen*.

**Linol|säure, kon|jugierte:** Abk. CLA; neuartiger Inhaltsstoff für funktionelle Lebensmittel*, der im Tierversuch hemmend auf die

Linde: Tilirosid

Karzinogenese wirkt (bisher keine Studien am Menschen); in den USA sind angereicherte Produkte zugelassen; natürliche Nahrungsquellen sind Produkte von Wiederkäuern (Butter, Käse, Joghurt u. a.).

**Linum usitatissimum** n: s. Leinsamen.

**Liquiritiae radix** f: s. Süßholz.

**Liquor** (lat.) m: Abk. Liq. od. L.; Flüssigkeit; im DAB Bez. für verschiedene flüssige Arzneimittel, z. B. für Lösungen von Aluminium- (L. aluminii acetici: essigsaure Tonerde), Calcium-, Eisensalzen; auch kurz für L. cerebrospinalis (Gehirn-Rückenmark-Flüssigkeit).

**Liriosma ovata** f: Potenzholz*.

**Lithium** (gr. λίθος Stein) n: chem. Element, Symbol Li, OZ 3, relative Atommasse 6,941; einwertiges Alkalimetall; bislang nicht essentielles Spurenelement; **biochemische Funktion:** diskutiert wird die Beeinflussung des Lipidstoffwechsels (Senkung des Blutcholesterins) u. damit ein vermindertes Risiko für koronare Herzerkrankungen; **Vorkommen:** ubiquitär als akzidentielles Spurenelement bzw. Begleitelement von Natrium; **Mangelerscheinungen:** bei Ziegen u. Ratten verminderte Fruchtbarkeit u. Lebenserwartung, verminderte Enzymaktivität u. geringeres Geburtsgewicht; **Intoxikationen:** bei größerer Differenz zwischen „normalem" Lithiumgehalt u. toxischen Konzentrationen mit Erbrechen, Diarrhoe, Krampfanfällen, Zittern, feinschlägigem Tremor u. Störungen des Nervensystems; wichtig für die Anwendung von Lithiumsalzen zur Therapie manisch-depressiver Psychosen.

**Livingston-Wheeler-Kur** (Kur*) f: Verfahren zur Therapie von Krebserkrankungen; Grundlage dieser Behandlungsform ist die Annahme von V. C. Livingston, daß Krebs von einem Bakterium (Progenitor cryptocides) verursacht wird, das bei Überbeanspruchung od. Schwächung des Immunsystems in den Körper gelangen kann. Dieser Zustand soll bekämpft werden, indem das Immunsystem mit Impfstoffen, die aus dem Urin des Patienten gewonnen werden, gestärkt wird. I. R. einer vegetarischen Diät, die auf Hühnerfleisch, Eier u. Zucker verzichtet, werden Verdauungsenzyme, Vitamin- u. Mineralstoffpräparate verabreicht (vgl. Krebsdiät). Unterstützt wird diese Therapie durch Übungen zum Streßabbau. Ein Therapieerfolg konnte bisher nicht nachgewiesen werden.

**LMBG:** Abk. für Lebensmittel-* und Bedarfsgegenständegesetz.

**LM-Potenz** (Potenz*) f: syn. Q-Potenz; von den lateinischen Zahlzeichen **L** für 50 u. **M** für 1000 fälschlicherweise abgeleitete Bez. für homöopathische Arzneimittel, die bei der Potenzierung* im Verhältnis von ca. 1:50 000 verdünnt werden.

**Lösungs|therapie** (Therapie*) f: s. Schaarschuch-Haase-Lösungstherapie.

**Löwen|zahn:** Taraxacum officinale, syn. Leontodon taraxacum; ausdauernde Pflanze aus der Familie der Korbblütler, Asteraceae; **Arzneidrogen:** frische od. getrocknete oberirdische

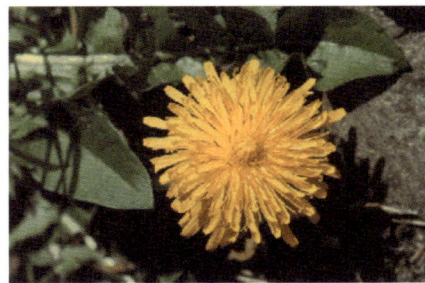

Löwenzahn

Teile (Taraxaci herba) u. Wurzeln (Taraxaci radix) sowie die im Frühjahr vor der Blütezeit gesammelte u. getrocknete ganze Pflanze (Taraxaci radix cum herba); **Inhaltsstoffe:** Sesquiterpenlactone (Taraxinsäure-1′-0-β-D-glucopyranosid, 11,13-Dihydrotaraxinsäure-1′-0-β-D-glucopyranosid u. a.), Triterpene (z. B. β-Sitosterol, Taraxasterol), Kohlenhydrate (in der Wurzel ca. 1,1 % Schleim; Inulin 2 % im Frühjahr, im Herbst bis zu 40 %), Flavonoide, Mineralstoffe, Taraxacosid; in den Blättern Aminosäuren, v. a. L-(+)-Asparaginsäure u. L-(+)-Glutaminsäure, 20 % Proteine; in den frischen Blättern Vitamine; **Wirkung:** choleretisch, diuretisch u. saluretisch, appetitanregend; **Verw.:** als Teeaufguß u. in Fluid-, Spissum- u. Trockenextrakten als Bestandteil von Kombinationspräparaten bei Appetitlosigkeit, dyspeptischen Beschwerden,

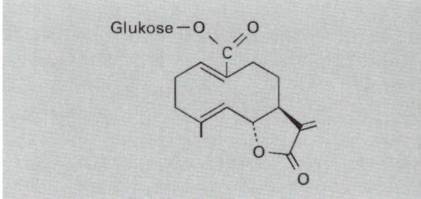

Löwenzahn: Taraxinsäureglucosid

Störungen des Gallenflusses, zur Anregung der Diurese; **traditionell** zu sog. blutreinigenden Frühjahrskuren, bei Gicht, Rheuma, chronischen Ekzemen; im Herbst gesammelte, dann inulinreiche Wurzeln geröstet als Kaffee-Ersatz junge Blätter als Salat; **Kontraindikationen:** Verschluß der Gallenwege, Gallenblasenempyem, Ileus; **NW:** evtl. superazide Magenbeschwerden, Hautekzeme (das Germacranolid Taraxinsäureglucosid ist ein potentes Kontaktallergen); **homöopathische** Zubereitungen aus der ganzen frischen Pflanze z. B. bei Leber- u. Gallenerkrankungen, Gastritis, Reizblase.

**-logie:** Wortteil mit der Bedeutung Lehre; von gr. λόγος.

**Logotherapie** (gr. λόγος Wort, Lehre; Therapie*) f: existenzanalytisch orientierte Form der Psychotherapie* (V. E. Frankl), die dem Patienten ein Identitäts- u. Zugehörigkeitsgefühl u. einen Sinn des Daseins vermitteln will, als therapeutisches Verfahren wird v. a. die sog. paradoxe Intention angewendet: der Patient wird (nach Frankl in übertriebener, jedoch möglichst humorvoller Weise) aufgefordert, sich für Sekunden das vorzunehmen od. zu wünschen, was er eigentlich fürchtet. Eine andere Variante der paradoxen Intention besteht z. B. darin, einem Klienten, der über Angst vor Berührungen klagt, zu verbieten, sich berühren zu lassen.

**Lokalanästhesie** (lat. locus Ort; gr. ἀναισθησία Unempfindlichkeit) f: auch örtliche (lokale) Betäubung, Regionalanästhesie; anästhetisches Verfahren wird v. a. die sog. paradoxe Intention angewendet: der Patient Lokalanästhesie; mögliche Unterbrechungen sensibler Nervenbahnen während einer Operation bei erhaltenem Bewußtsein od. zur Schmerztherapie* unter Anwendung von Lokalanästhetika; **Formen: 1.** Oberflächenanästhesie: Blockade sensibler Nervenendfasern in Haut u. Schleimhaut durch Applikation der Lokalanästhetika als Spray, Gel, Salbe u. a.; **2.** Infiltrationsanästhesie: intradermale, subkutane od. intramuskuläre Umspritzung eines Operationsgebiets; **3.** Leitungsanästhesie: periphere od. zentrale Nervenblockade im Verlauf des zu betäubenden Nerven. Vgl. Neuraltherapie.

**Lokalsymptom** (↑; Symptom*) n: in der Homöopathie* Bez. für auf eine Stelle des Organismus beschränkte Erscheinung od. Beschwerde als sichtbarer Ausdruck der im Körper befindlichen Grundkrankheit; kann i. R. der Gesamtheit* der Symptome zur Arzneimittelwahl herangezogen werden, hat aber nicht die Aussagefähigkeit eines Allgemeinsymptoms* (s. Hierarchisierung). Die Bedeutung eines L. steigt mit zunehmender Auffälligkeit, Differenziertheit (s. Symptom, vollständiges) u. Intensität.

**Lorbeer:** Laurus nobilis; immergrüner Baum aus der Familie der Lorbeergewächse, Lauraceae; **Arzneidrogen:** vorsichtig getrocknete Laubblätter (Lauri folium), getrocknete reife, beerenartige Steinfrüchte (Lauri fructus), aus den Blättern gewonnenes ätherisches Öl (Lauri aetheroleum, Laurus-nobilis-Blattöl), aus den Früchten gepreßtes salbenartiges Gemenge von fettem Öl, ätherischem Öl u. Chlorophyll (Lauri oleum; Lorbeeröl); **Inhaltsstoffe:** Blätter: bis 3 % ätherisches Öl mit 25–56 % 1,8-Cineol als Hauptbestandteil; Alkaloide vom Aporphin- u. Nor-Aporphin-Typ; Phenolcarbonsäuren; Sesquiterpenlactone (Costunolid, Laurenoliolid u. a.); Früchte: 0,8–4,1 % ätherisches Öl mit 1,8-Cineol u. α-Pinen, Sesquiterpenlactone (Guajanolide; kein Laurenoliolid); 26 % fettes Öl mit dem Glycid der Laurinsäure (bis 52 %) als Hauptbestandteil; **Wirkung:** Blätter u. ätherisches Öl: antimikrobiell, insektizid, insektenrepellent, fraßabwehrend, molluskizid; **Verw.:** Lorbeerblätter **traditionell** als Küchengewürz u. zur Herstellung von Bitterschnäpsen; Lorbeerfrüchte innerlich bei Blähungen, als Magen-Darm-Mittel u. als Diuretikum; ätherisches Blattöl äußerlich als Hautreizungsmittel; Lorbeeröl äußerlich bei Furunkeln u. Abszessen (sog. grüne Zugsalbe), Rheuma, zum Schutz vor Insektenstichen, gegen Läuse, bei Tieren in Eutersalben u. zur Förderung des Hufwachstums. Die Wirksamkeit bei den angegebenen Indikationen ist nicht belegt. **NW:** Kontaktdermatitiden (bei Köchen Lorbeerblattallergie).

**Loschmidt-Zahl** (Joseph L., Phys., Österreich, 1821–1895): syn. Avogadro*-Zahl.

**Lotion** f: auch Lotio; flüssige Arzneizubereitung (wäßrige od. wäßrig-alkoholische Lösung) zur lokalen Anwendung mit suspendierten od.

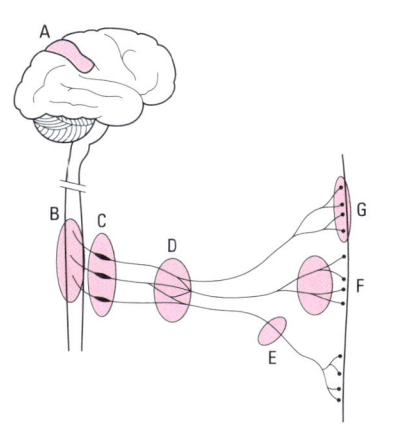

Lokalanästhesie: mögliche Unterbrechungen sensibler Nervenbahnen: A: totale zentrale Anästhesie; B: Peridural- bzw. Spinalästhesie (ganzer Körperabschnitt distal des Blocks); Paravertebralanästhesie (Körperteil); D: Plexusanästhesie (Extremität); E: Leitungsanästhesie (Teil einer Extremität); F: Infiltrationsanästhesie (größere Fläche): Oberflächenanästhesie (kleines Areal)

emulgierten (Öl-in-Wasser; s. Emulsion) Wirkstoffen; i. w. S. jede flüssige Öl-in-Wasser-Emulsion zur äußeren Anwendung. Die sog. **Schüttelmixtur** (auch Trockenpinselung) ist eine L. mit hohem unlöslichem Feststoffanteil (z. B. bis zu 50 % Zinkoxid, Talkum o. ä.). Vgl. Paste.

**Lues** (lat. lues Seuche, Pest) f: syn. Syphilis*.

**Lüscher-Test** (Max L., Psychol., Schweiz, geb. 1923) m: Verfahren zur Deutung des menschlichen Charakters anhand einer Farbskala (sog. Lüscher-Farbscheibe), die Anweisungen gibt zum Gebrauch im Selbstbeurteilungstest sowie zur charakterologischen Beurteilung anderer Menschen hinsichtlich ihrer Abwehr- u. Zieltaktiken, Reaktionen u. Verhaltensmuster. Dem Test liegt die Annahme zugrunde, daß den Farben Rot, Grün, Blau u. Gelb Gefühle des Menschen wie Selbstvertrauen, Selbstachtung, Zufriedenheit u. innere Freiheit zugrundeliegen. Wissenschaftlich umstrittenes Verfahren.

**Luesinum** (lat. lues Seuche, Pest) n: syn. Syphilinum; klassische Nosode* der Homöopathie.

**Luffa cylindrica** f: syn. Luffa aegyptiaca, Momordica cylindrica, Schwammgurke; einjährige Kletterpflanze aus der Familie der Kürbisgewächse, Cucurbitaceae; **Arzneidroge:** getrocknetes Gefäßbündelnetz der reifen gurkenartigen Früchte (Luffa, Luffaschwamm); **Verw.:** als vorbeugende Maßnahme zum Schutz vor Erkältungen sowie bei Entzündungen u. Vereiterungen der Nasennebenhöhlen; in der traditionellen chinesischen Medizin bei paralytischen Erkrankungen, Husten u. chronischer Bronchitis. Die Wirksamkeit bei den beanspruchten Anwendungsgebieten ist nicht belegt. Außerdem Verwendung als Badeschwamm, zur Schalldämmung u. für Einlagen in Schuhe u. Tropenhelme; **NW:** allergische Reaktionen möglich.

**Luffa operculata** f: syn. Luffa purgans, Momordica operculata; Kletterpflanze aus der Familie der Kürbisgewächse, Cucurbitaceae; **Arzneidroge:** getrocknete Früchte; **Inhaltsstoffe:** Cucurbitacine, Triterpensaponine; **Wirkung:** analgetisch, abortiv; **Verw.:** traditionell als Laxans u. Diuretikum, bei Gewebeschwellungen u. Geschwülsten; **NW:** auf Erythrozyten wirken Drogenauszüge hämolytisch. **Homöopathische** Zubereitungen aus getrockneten Früchten bei Rhinitis, Sinubronchitis, Heuschnupfen, Verdauungsschwäche.

**Luft|kur|ort:** s. Klimakurort.

**Lumbago** (lat.) f: sog. Hexenschuß; meist plötzlich auftretende intensive Schmerzen im Bereich der Lenden, evtl. nach thorakal ausstrahlend, mit Schonhaltung u. schmerzbedingter Bewegungseinschränkung, muskulärem Hartspann der Rückenmuskulatur u. Druckschmerzhaftigkeit der Dornfortsätze; **Ursachen:** Bandscheibenschaden, Wirbelsäulenaffektionen, Rük-

kenmarktumoren, intraabdominelle Tumoren. **Therapie:** Behandlung der Grunderkrankung; aus dem Bereich der Naturheilkunde u. alternativen Heilverfahren kommen Wärmeanwendungen (z. B. Heublumensack*), Gelosentherapie* u. phytotherapeutisch traditionell Lemongras, homöopathisch Gartenbohne, Giftsumach, Magnesium phosphoricum, Sumpfporst u. Zaunrübe in Betracht. Vgl. Ischialgie.

**Lumen** (lat. Licht) n: **1.** lichte Weite von röhrenförmigen Körpern u. Hohlorganen; **2.** SI-Einheit für den Lichtstrom (Abk. lm); vgl. Lux, Candela.

**Lung** m: wörtliche Übersetzung Luft; in der Energielehre* der traditionellen tibetischen Medizin* Bez. für eines der drei Energieprinzipien den „Wind"; die Übersetzung mit Luft gibt nicht den eigentlichen Sinn wieder. L. ist vielmehr eine Abkürzung od. ein Zeichen, wie sie in der Chemie zur Bezeichnung der Elemente verwendet werden. Hier bedeutet es den Einfluß des zwischenplanetarischen Raums u. alle in ihm befindlichen geheimen Kräfte auf die Zelle od. den Organismus. L. bedeutet weiter jenen Teil der Zellen- u. Organismusphysiologie, dem im Weltall die Raumfunktionen entsprechen. Das Vorhandensein von L. ist nötig damit die leblosen Formen die Fähigkeit der Bewegung u. Entwicklung erlangen. Dieser Faktor stellt ein Bindeglied zwischen den äußeren u. dem inneren Leben des Organismus dar. Mit seiner Hilfe orientiert sich der Organismus im Raum u. im Verhältnis zur Umgebung. Ein Übergewicht des Intellekts im Vergleich zum Gefühl od. des Gefühls im Verhältnis zum Intellekt tritt mit gleichzeitigen Störungen von L. auf. Neben einer Schwächung der Elastizität beobachtet man eine Abstumpfung des Gedanken- u. Gefühlslebens. Vgl. Bäken, Tipa.

**Lungen|entzündung:** Pneumonie*.

**Lungen|kraut:** Pulmonaria officinalis, syn. Pulmonaria maculosa; ausdauernde Pflanze aus der Familie der Rauhblattgewächse, Boraginaceae; **Arzneidroge:** getrocknetes Kraut (Pulmonariae herba); **Inhaltsstoffe:** Kohlenhydrate (Fructane u. a. Schleimpolysaccharide), Mineralsubstanzen (darunter bis zu 3 % Kieselsäure), Gerbstoffe, Flavonoide; **Verw.:** als Dekokt u. andere galenische Zubereitungen traditionell bei Erkrankungen der Atemwege, des Magen-Darm-Trakts sowie der Niere u. ableitende Harnwege, als Adstringens u. zur Wundbehandlung; **homöopathische** Zubereitungen aus der frischen, oberirdischen Teilen blühender Pflanzen bei Entzündungen der oberen Atemwege.

**Lupinin** n: Chinolizidinalkaloid; Hauptalkaloid in Lupinen, das neben Lupanin, Hydroxylupanin u. Spartein bei Weidetieren zu Vergiftung (Lupinose) mit Appetitlosigkeit, Atemstörungen u. Ikterus infolge einer fettigen L.

berdegeneration führen kann; heute Verwendung alkaloidfreier Zuchtsorten (sog. Süßlupinen) zu Futterzwecken.

**Lux** (lat. Licht, Helligkeit) n: Abk. lx; abgeleitete SI-Einheit der Beleuchtungsstärke*.

**Luzerne:** syn. Alfalfa, Medicago sativa: Pflanze aus der Familie der Hülsenfruchtgewächse, Leguminosae; **Arzneidroge:** frisches blühendes Kraut (Alfalfae herba); **Inhaltsstoffe:** Saponine, Stachydrin, Vitamine (C, K$_1$), Coumestrol; **Verw.:** homöopathische Zubereitungen aus dem frischen blühenden Kraut bei verzögerter Rekonvaleszenz, Untergewicht, Milchmangel im Wochenbett.

**Lycopodium clavatum** n: Bärlapp*.

**Lycopus europaeus** m: s. Wolfstrapp.

**Lykotronic-Therapie** (Therapie*) f: der Mora*-Therapie u. dem Medikamententest der Elektroakupunktur nach Voll (s. Elektroakupunktur) ähnliches Verfahren, bei dem körpereigene Ströme u. die Verarbeitung individueller Frequenzmuster als sog. Bioinformation* genutzt werden; es sollen sog. organspezifische Frequenzmuster von mindestens zwei seitendifferenten Körperzonen mit Hilfe bestimmter Resonanzelektroden zu dem Lykotronic-Gerät weitergeleitet, dort in einem sog. Mischkreis verschiedener Breitbandfrequenzen moduliert, auf einen individuellen „Sollwert" eingestellt u. an den Organismus („Energiekörper") zurückgegeben werden. Das Verfahren ist wissenschaftlich nicht gesichert u. umstritten.

**Lymph|drainage|therapie, manuelle** (lat. lympha klares Wasser, Quellwasser; frz. drainage Entwässerung; Therapie*) f: von E. Vodder (1936) entwickelte massierende, kreisende Grifftechnik zur Beseitigung von Lymphstauungen

u. Anregung der Lymphangiomotorik; unter sanftem Druck wird interstitielle Flüssigkeit in Richtung der zentralen Lymphknotenregionen transportiert; **Anw.:** bei Lymphstau (angeborene Lymphgefäßanomalien, erworbener Lymphsystemschaden, Lymphödem), Ödemen durch chronisch-venöse Insuffizienz, Ulcus cruris, Lipödem u. a. Ödemen, chronisch-rheumatischen Erkrankungen od. nach Operationen. Vgl. Entstauungstherapie, komplexe physikalische.

**Lympho|zyten-Trans|formation|stest** (↑; gr. κύτος Zelle; lat. transformatio Umbildung, Verwandlung) m: Labortest zur Feststellung der Proliferation von Lymphozyten unter Zugabe von mitogenen Substanzen (z. B. Phytohämagglutinin). Meßgrundlage stellt der Einbau von 3H-Thymidin in die Desoxyribonukleinsäure dar. Anwendung bei Verdacht auf Immunopathien od. bei Immunmonitoring.

Lysergsäure

**Lyserg|säure:** Strukturgerüst der Lysergsäurealkaloide; s. Ergotalkaloide.

**Lytta vesicatoria** f: syn. Cantharis vesicatoria; spanische Fliege; s. Cantharidin.

# Pschyrembel
# Klinisches Wörterbuch

258. Auflage, Version 2
1999/2000. CD-ROM. ISBN 3-11-016620-8

Ging schon die Vorversion inhaltlich deutlich über die Buchausgabe
hinaus, so bietet die Version 2 noch mehr:

- einen **aktualisierten** und um mehr als 11.000 Stichwörter
  **erweiterten Datenbestand**
- **22.000** neu aufgenommene **Abkürzungen** und **Akronyme**
- ein **englisch-deutsches, deutsch-englisches Glossar** mit rund
  38.000 Begriffen
- die neue **Terminologia anatomica** (ersetzt die *Nomina anatomica*)
- zusätzliche **multimediale Elemente**.

Weitere Neuerungen:

- eine verbesserte Bildschirmdarstellung
- integrierte, skalierbare, in die Volltextsuche einbezogene Tabellen
- Bildschirm-optimierte Abbildungen
- komfortablere Kopierbarkeit des Textes (ausgewählte Begriffe,
  Zeilen, Absätze)
- erweiterte Filteroptionen
- Sprachausgabeunterstützung (bei entsprechend installiertem
  Treiber wird der Inhalt des Themenfensters vorgelesen)
- eine aktualisierte und im Funktionsumfang erweiterte Software.

Programmentwicklung: Porta Coeli Software GmbH, Hamburg

Systemvoraussetzungen: IBM-kompatibler PC mit mindestens CPU Pentium
(100 MHz), 8 MB freier Arbeitsspeicher, 8 MB freier Festplattenspeicher,
4 x CD-ROM-Laufwerk, MS Windows 3.x, 95/98, NT 4.0, VGA-Truecolor-Karte
und Sound-Karte empfohlen.

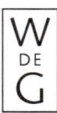

**de Gruyter**

**Macis** m: Muskatblüte; s. Muskat.

**Mäde|süß:** Filipendula ulmaria, syn. Spiraea ulmaria; Pflanze aus der Familie der Rosengewächse, Rosaceae; **Arzneidrogen:** getrocknete Blüten (Spiraeae flos) u. oberirdische Teile

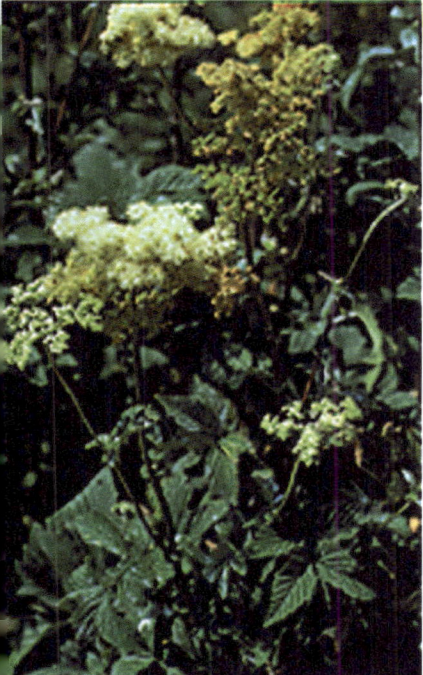

Mädesüß

blühender Pflanzen (Spiraeae herba); **Inhaltstoffe:** ätherisches Öl mit v. a. Salicylaldehyd u. Salicylsäuremethylester, Flavonoide, Phenolglyoside (z. B. Primveroside des Salicylaldehyds), Gerbstoffe (Elagitannine, z. B. Rugosin D); **Wirkung:** antimikrobiell, wundheilend, antitumoral; Rugosin mit hohem Proteinbindungsvermögen wirkt antitumoral. **Verw.:** Teeaufguß u. andere galenische Zubereitungen innerlich bei Erkältungskrankheiten (besonders bei fiebrigen, bei denen eine Schwitzkur erwünscht ist), als Diuretikum; **traditionell** als schweißtreibendes Mittel, auch bei Rheuma u. Gicht sowie Blasen-, Nierenleiden; **Kontraindikation:** Salicylat-

überempfindlichkeit; **homöopathische** Zubereitungen aus den frischen unterirdischen bzw. oberirdischen Teilen blühender Pflanzen bei Rheumatismus u. Schleimhautentzündungen.

**Mäuse|dorn:** s. Ruscus aculeatus.

**Magen-Darm-Entzündung:** Gastroenteritis; s. Enteritis, Gastritis.

**Magen-Darm-Erkrankungen:** allgemeine Sammelbezeichnung für Beschwerden im Verlauf des Magen-Darm-Trakts; **Therapie:** aus dem Bereich der Naturheilkunde u. alternativen Heilverfahren werden zur Behandlung von M.-D.-E. bilanzierte Diät*, Mayr*-Kur, Sulfatwasser*, Heublumensack*, Qi*-Gong u. Aurikulotherapie* angegeben, sowie phytotherapeutisch Boldo*, Frauenmantel*, Koriander*, Krauseminze*, Lavendel*, Melisse* u. weiße Taubnessel*, traditionell z. B. Berberitze, Citronellgras, Dill, Ehrenpreis, Himbeere, Kalmus, Lemongras, Lungenkraut, Mentzelia, Muskat, roter Sandelbaum, gemeiner Schneeball, Shikimi, Spinat u. Sternanis, homöopathisch auch Arnika, Brechnuß, römische Kamille, Rosmarin u. Roßkastanie. Vgl. Dyspepsie, Enteritis, Gastritis, Ulcus duodeni, Ulcus ventriculi.

**Magen|geschwür:** s. Ulcus ventriculi.

**Magen|krämpfe:** s. Abdominalkrämpfe.

**Magen|schleim|haut|entzündung:** syn. Gastritis*.

**Magie** (gr. μαγεία Zauberei) f: Bez. für eine Geisteshaltung, die den Einfluß des Menschen auf übermenschliche Kräfte annimmt; der magische Mensch versucht, die übermenschliche Macht zu beeinflussen, um Nutzen od. Schaden zu bewirken. Die Annahme einer geschichtlichen Entwicklung von der M. zur Religion, wie sie lange Zeit postuliert wurde, wird heute in der Religionsethnologie als ein Irrtum aufgefaßt, ebenso die behauptete Unverträglichkeit zwischen M. u. wissenschaftlicher Medizin. In Ethnologie u. Ethnomedizin* wird heute versucht, sich von der Perspektive der Unvereinbarkeit zu entfernen u. andere Ansätze zu verfolgen. So zeigt eine Fülle von psychologischen u. soziologischen Befunden, daß hinter der Einschätzung von M. als primitiver Aberglaube* eine profunde Unkenntnis der vielfältigen Funktionen von M. steht. Detaillierte Symbolanalysen (z. B. die Divinationsanalyse mittels des semiotischen u. semantischen Ansatzes) können komplexe Systeme auch ethnomedizinisch relevanter Zusammenhänge aufdecken.

**Magnesium** n: chemisches Element, Symbol Mg, OZ 12, relative Atommasse 24,305; leicht oxidierbares, zweiwertiges, silberweißes Erdalkalimetall; **biochemische Funktion:** Bestandteil von Knochen, Zähnen u. Sehnen; physiologischer Calciumantagonist; Aktivator von allen Reaktionen, an denen ATP beteiligt ist; Aktivator bzw. Inhibitor von ca. 300 verschiedenen Enzymen u. Enzymsystemen; essentielles Kation der intrazellulären Flüssigkeit; wichtig für die neuromuskuläre Reizübertragung an der Synapse sowie bei der Muskelkontraktion; Beteiligung an der Nukleinsäuren- u. Proteinbiosynthese; **Vorkommen in Nahrungsmitteln:** in tierischen u. pflanzlichen Lebensmitteln; besonders magnesiumreich sind Vollkorngetreideprodukte, Hülsenfrüchte (z. B. Sojabohnen), Nüsse u. Samen, Obst (z. B. Bananen, Beerenobst), Gemüse, Fleisch, Geflügel u. Fisch. **Bedarf** für Erwachsene (DGE 1991): Männer 350 mg/Tag, Frauen 300 mg/Tag; **Mangelerscheinungen:** neuromuskuläre Übererregbarkeit mit Krämpfen, Tetanie, Tremor u. Tachykardie durch unzureichende Zufuhr, Alkoholkrankheit, renale u. enterale Verluste, endokrine Störungen (z. B. Hyperthyreose, Hyperparathyreoidismus, Hyperaldosteronismus); **Intoxikationen:** nach Magnesiumsulfatbehandlung von Schwangeren bei Eklampsie od. bei chronischer Niereninsuffizienz kann es zu Erbrechen, Hypertension, Bradykardie, Störungen im Zentralnervensystem (sog. Magnesiumnarkose durch Blockierung der Erregungsüberleitung) kommen. Therapeutische **Verw.:** bei Hypomagnesiämie, bei akutem Herzinfarkt u. bestimmten Herzrhythmusstörungen; **Referenzbereich:** 0,73–1,03 mmol/l Serum.

**Magnesium|hydro|gen|phosphat** n: Magnesium* phosphoricum.

**Magnesium phosphoricum** n: Magnesiumhydrogenphosphat; weißes, kristallines Pulver, löslich in verdünnten Säuren, schwer löslich in Wasser; **Wirkung:** laxierend; **Verw.:** traditionell als Abführmittel; **homöopathische** Zubereitungen bei Iliopsoassyndrom u. a. krampfartigen Schmerzzuständen der Muskulatur, Koliken der Hohlorgane, Sodbrennen.

**Magnesium|sulfat** n: Magnesium sulfuricum (MgSO₄ × 7H₂O), Bittersalz; **Verw.:** parenteral zur Elektrolytsubstitution, zur antikonvulsiven Behandlung der Eklampsie u. zur Tokolyse; oral als (salinisches) Abführmittel, das als Vorbereitung für das Fasten* eingesetzt wird (nicht empfehlenswert wegen Nebenwirkungen; bei Überdosierung werden Magnesiumionen in toxisch wirkender Konzentration resorbiert).

**Magnet|feld|therapie** (Therapie*) f: therapeutische Anwendung von magnetischen Feldern, wobei pulsierende u. statische Grundformen der M. unterschieden werden. Hinsichtlich der Wirkungen wird behauptet, daß die M. bei starken Feldern (z. B. Gleichfeldern mit einer Feldstärke von 15 Tesla) v. a. einen Einfluß auf das Ionenmilieu u. bei rasch wechselnden u. schwachen Feldern (z. B. 5 Tesla) auf das Nervensystem haben soll. Anwendung in Form von Ringspulen u. anderen Geräten mit sog. Spurenelementresonanzen: z. B. rotierende Permanentmagnete mit 1–100 Hz u. 100 Gauß; gepulste Magnetfelder von 1–2000 Hz u. bis 100 Gauß; **Anw.:** bei Entzündungen u. Schmerzen sowie zur Unterstützung von Wund- u. Knochenheilungen; fehlender wissenschaftlicher Wirksamkeitsnachweis.

**Magnetische Heilung:** syn. Heilmagnetismus*.

**Magneto|pathie** (-pathie*) f: syn. Heilmagnetismus*.

**Magnet|therapie** (Therapie*) f: Behandlung mit natürlichen od. künstlichen Magneten, i. d. R. mit sog. Permanentmagneten, die eine wesentlich höhere Feldstärke als Naturmagnete besitzen sollen. Diese sog. Heilmagnete werden als Halsketten, Armbänder u. Magnetfolien angeboten u. entweder „prophylaktisch" od. auf erkrankte Körperstellen aufgelegt. Die mystische Hintergrundidee ist die Annahme einer heilmagnetischen Übertragung des Lebensfluidums, des Magnetismus. Vgl. Heilmagnetismus*

**Mahonia aquifolium** n: Mahonienstrauch*

**Mahonien|strauch:** Mahonia aquifolium Berberis aquifolium; Pflanze aus der Familie der Sauerdorngewächse, Berberidaceae; **Arzneidroge:** Stamm- u. Wurzelrinde; **Inhaltsstoffe:** Berberin, Oxycanthin, Berbamin; **Verw.:** homöopathische Zubereitungen aus der getrockneten Rinde bei schuppenden, entzündlichen Hauterkrankungen (z. B. Psoriasis).

**Mai|apfel:** Podophyllum* peltatum.

**Mai|glöckchen:** Convallaria majalis; ausdauernde Pflanze aus der Familie der Liliengewächse

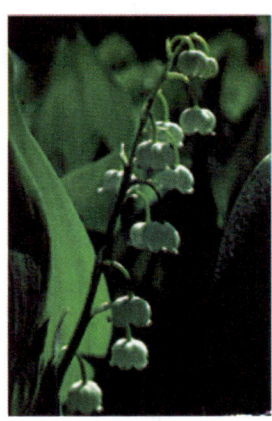

Maiglöckchen

| | R$^1$ | R$^2$ | Zuckerteil (Z) |
|---|---|---|---|
| Convallosid | H | CHO | β-D-Glc-(1→4)-α-L-Rha-(1→ ) |
| Convallatoxin | H | CHO | α-L-Rha-(1→ ) |
| Desglucocheirotoxin | H | CHO | β-D-Gulomethylosyl-(1→ ) |
| Convallatoxol | H | CH₂OH | α-L-Rha-(1→ ) |
| Lokundjosid | OH | CH₃ | α-L-Rha-(1→ ) |

Maiglöckchen: Glykoside

wächse, Liliaceae; **Arzneidroge:** oberirdische blühende Teile (Convallariae herba); **Inhaltsstoffe:** ca. 40 verschiedene herzwirksame, strophanthinähnliche Glykoside (z. B. Convallatoxin, Convallatoxol, Convallosid), Steroidsaponine u. Flavonoide; **Wirkung:** positiv inotrop (s. Digitalisglykoside), diuretisch; **Verw.:** in Fertigarzneimitteln bei leichter Belastungsinsuffizienz (Herzinsuffizienz NYHA II), chronischem Cor pulmonale; **traditionell** bei sog. Altersherz; **Dosierung:** Tagesdosis entsprechend 0,6 g Droge mit einem Wirkungswert, der 0,3 % Convalatoxin entspricht; **homöopathische** Verwendung des frischen blühenden Krauts bei Herzkrankheiten u. Sehstörungen.

**Main|streaming:** Bez. für eine spezielle Technik, die sich der außerhalb des Gesundheitssystems existierenden Hilfsmöglichkeiten bedient, um chronisch u. schwer kranke, psychiatrische Patienten in ihren Gemeinden zu integrieren; mit den Betroffenen werden soziale Fertigkeiten trainiert, die sie einsetzen, um Unterstützung durch Nachbarschaft, Kirchengemeinde, Sportvereine, politische Parteien, Freizeitgruppen, Volkshochschulen u. andere Einrichtungen zu erhalten.

**Mais:** Zea mays; einjährige Pflanze aus der Familie der Süßgräser, Poaceae; **Arzneidroge:** zur Blütezeit vor der Bestäubung gesammelte u. getrocknete Griffel der weiblichen Blüten (Maydis stigma); **Inhaltsstoffe:** ca. 2 % fettes Öl mit Arachin- u. Linolsäure, ätherisches Öl, Kaliumsalze; **Wirkung:** diuretisch; **Verw.:** Teeaufguß als Diuretikum; **traditionell** als Abmagerungsmittel, bei Zystitis, Rheuma u. Gicht.

**Majoran** m: Origanum majorana, Majorana hortensis; ein- bis mehrjährige Pflanze aus der Familie der Lippenblütler, Lamiaceae; **Arznei-**

**droge:** zur Blütezeit gesammelte u. getrocknete, von den Stengeln abgestreifte Blätter u. Blüten (Majoranae herba) sowie daraus gewonnenes ätherisches Öl (Majoranae aetheroleum); **Inhaltsstoffe:** 1 – 3 % ätherisches Öl im Kraut mit Terpinen-4-ol, cis-Sabinenhydrat u. γ-Terpinen als Hauptkomponenten; Flavonoide, Phenole u. Phenolglykoside (Arbutin, Methylarbutin, Hydrochinon), Lamiaceengerbstoffe (z. B. Rosmarinsäure), 13 % Polysaccharide; **Wirkung:** antimikrobiell, antiviral, insektizid; **Verw.:** als Aufguß **traditionell** bei Krämpfen, Magen-Darm-Beschwerden, Krampfhusten u. Rhinitis. Die Wirksamkeit bei den beanspruchten Anwendungsgebieten ist nicht ausreichend belegt. Verwendung auch als Gewürz u. zur Haltbarmachung von Wurstwaren u. Fett (antioxidative Wirkung der Rosmarinsäure); **NW:** infolge des Arbutin- u. Hydrochinongehalts nicht für längerfristigen Gebrauch geeignet; topische Anwendung von Majoranextrakten u. -salben nicht bei Säuglingen u. Kleinkindern. **Homöopathische** Zubereitungen aus frischen oberirdischen Teilen blühender Pflanzen bei gesteigerter sexueller Erregbarkeit. Vgl. Dost.

**Majoran, wilder** m: s. Dost.

**Makro|biotik** (gr. μακρός lang, groß; Bio-*) f: aus dem chinesischen Buddhismus stammende Ernährungsform u. Lebensweise, die von George Oshawa (1892 – 1966) vertieft u. international verbreitet u. von Mishio Kushi (geb. 1926) u. Steven Acuff (geb. 1945) weiterentwikkelt wurde; als Grundlage dient das Yin*-Yang aus dem Taoismus, bei dem die Kunst, ein langes, inhaltsreiches Leben zu führen, die Ausgewogenheit von Yin u. Yang, der Einklang mit dem Kosmos, die menschliche Bewußtseinsentwicklung u. Gesundheit als Grundlage für

Glück, Freiheit u. Wohlbefinden im Mittelpunkt stehen. Die Nahrungsmittelauswahl u. -zubereitung sollen zur Ausgewogenheit von Yin u. Yang beitragen. Einteilungskriterien für den Yin- bzw. Yang-Charakter eines Lebensmittels sind Natrium-Kalium-Verhältnis, Wassergehalt, Form, Farbe, Struktur, Wachstumsform, -zeit u. -geschwindigkeit. Zu den Yin-Lebensmitteln zählen generell Pflanzen, die über der Erde wachsen, zu den Yang-Lebensmitteln Pflanzenteile, die unter der Erde wachsen, sowie tierische Lebensmittel. Die heutige makrobiotische Kost ist vorwiegend vegetabil, mit einem hohen Anteil an Vollgetreide, Hülsenfrüchten, Samen, Nüssen, milchsauer fermentiertem Gemüse, Algen u. Sojaprodukten (insbesondere fermentierte wie Miso*, Natto*, Tamari*, Tempeh*) sowie Bevorzugung von Nahrung aus der gleichen Klimazone; geringe Mengen an Obst (in Form von Kompott od. Trockenobst) u. Fisch. Rohkost wird nur eingeschränkt empfohlen; gemieden werden Nachtschattengewächse, Milch, Fleisch, Kaffee, schwarzer Tee, Zucker, Honig, Süßstoff, Konserven, Tiefkühlkost u. Alkohol; als Getränke werden Bancha*-Tee, Wasser, Kräutertee u. Gemüsesäfte in einer Menge, die sich am natürlichen Durstgefühl orientiert, empfohlen. **Ernährungsphysiologische Bewertung:** die M. nach Oshawa ist aufgrund der beschränkten u. teilweise ungünstigen Lebensmittelauswahl (hauptsächlich Naturreis, etwas gekochtes Gemüse u. Hülsenfrüchte, Meeresalgen, Kochsalz) abzulehnen; die M. nach Kushi ist als vegane Kost (s. Vegetarismus) für Kinder problematisch (Mangel an Vitamin D, Calcium, Eisen). Eine bedarfsgerechte Ernährung für Erwachsene ist nach der modernen Form der M. nach Kushi u. Acuff bei ausreichendem Ernährungswissen möglich.

**Makro|molekul̲a̲re Organ|ex|trakte** (↑; gr. ὄργανον Werkzeug; Extractum*) n pl: s. Therapie, zytoplasmatische.

**Ma̲las** (Sanskrit Abfallprodukte) m pl: i. R. des Ayurveda* Sammelbezeichnung für die Abfallprodukte Stuhl, Urin u. Schweiß; darüber hinaus können auch die biologischen Doshas* als M. angesehen werden, u. zwar Kapha als Mala von Rasa Dhatu, Pitta als Mala von Rakta Dhatu u. Vata als Mala von Annarasa (Chymus). Vgl. Dhatus, Physiologie, ayurvedische.

**Malen, therape̲utisches:** auch Kunsttherapie; künstlerische Therapieform der anthroposophischen Medizin*, bei der die Auseinandersetzung mit der Farbe, ihren Gesetzmäßigkeiten u. Ausdrucksmöglichkeiten im Mittelpunkt der Therapie steht; Anwendung unterschiedlicher Maltechniken (Aquarell, Naß in Naß, Wachsfarben, Schwarz-Weiß-Zeichnen). Beim Plastizieren mit Ton u. a. verformbaren Materialien wird das Formempfinden geschult.

**Maligno|lipin|test** (lat. ma̲lignus bösartig) m: spekulativer u. wissenschaftlich nicht gesicherter Labortest zur Krebs(früh)erkennung, der eine fragliche spezifische Antigenreaktion nachweisen will.

**Mallorca-Akne** (gr. ἀκμή Spitze, Blüte) f: syn. Acne* aestivalis.

**Ma̲lvae arbore̲ae flo̲s** m: s. Stockmalve.

**Malven|tee:** s. Hibiskus.

**Malve, wilde:** Malva silvestris, Käsepappel; Pflanze aus der Familie der Malvengewächse, Malvaceae; **Arzneidroge:** Blüten (Malvae flos) u. Blätter (Malvae folium); **Inhaltsstoffe:** Schleimstoffe; **Wirkung:** reizlindernd; **Verw.:** als Teeaufguß od. andere galenische Zubereitung als Mucilaginosum bei Schleimhautentzündungen im Mund- u. Rachenraum sowie Reizhusten (3 – 4 Teelöffel Droge auf eine Tasse heißes Wasser, 2 – 3mal täglich); **traditionell** auch bei Entzündungen im Magen-Darm-Trakt, äußerlich bei Exanthemen, Furunkeln, Insektenstichen u. Hämorrhoiden. Vgl. Stockmalve.

**Malz|ex|trakt** (Extractum*) m: wäßriger Auszug aus gekeimter Gerste; enthält Maltose, Dextrine, Glukose, Eiweiß, Milchsäure, B-Vitamine u. Amylasen; **Verw.:** als Kräftigungsmittel, besonders für Kinder.

**Mandel|entzündung:** Entzündung der Gaumenmandeln; s. Tonsillitis.

**Mandel|milch:** s. Säuglingsmilch, alternative.

**Mandel|öl:** Amygdalae oleum; blausäurefreies, fettes Öl der süßen u. bitteren Mandel von Prunus dulcis; vgl. Amygdalin.

**Manga̲n** n: chemisches Element, Symbol Mn, OZ 25, relative Atommasse 54,94; zur Mangangruppe gehörendes, zwei-, drei-, vier-, sechs- u. siebenwertiges, graues, hartes u. sprödes Schwermetall; essentielles Spurenelement; **biochemische Funktion:** Bestandteil einiger Metalloenzyme (z. B. Pyruvatcarboxylase, Superoxiddismutase); Aktivator der Aminopeptidasen, Arginase, Enolase u. Glukokinase; Beteiligung an der Biosynthese des Mukopolysaccharid-Protein-Komplexes des Knorpels; **Vorkommen in Nahrungsmitteln:** besonders in Lebensmittel pflanzlicher Herkunft, z. B. schwarze Tee, Nüsse, Vollkorngetreide, Getreidekeimlinge, Leguminosen, grünes Blattgemüse, Früchte, Wurzeln u. Knollen; tierische Nahrungsmittel sind relativ manganarm. **Bedarf** für Erwachsene (DGE 1991): Schätzwert 2 – 5 mg/Tag; **Mangelerscheinungen:** nicht bekannt; **Intoxikationen:** Störungen des Intermediärstoffwechsels z. B. durch Inhalation von Manganstaub nach langjährigem Verzehr von Mangansupplementen; alimentär nicht bekannt; **Referenzbereich:** 50 – 200 µg/l Serum.

**Mangel|ernährung:** qualitative Fehlernährung*; unzureichende Versorgung mit einze nen essentiellen Nährstoffen bei gleichzeitig ausreichender Nahrungsenergiezufuhr; meist bedingt durch einseitige Kost; kann z. B. zu Avitaminose od. Anämie führen. Vgl. Unterernährung.

**Manipulativ|massage** (Massage*) f: auch Terrier-Massage; passive Mobilisation von gelenknahen, reflektorisch veränderten Geweben (Muskeln, Sehnen, Sehnenansätze u. Bänder) bei gleichzeitiger Massage* mit kleinflächigen Griffen.

**Manna** n: Fraxinus ornus, syn. Fraxinus rotundifolia; Baum aus der Familie der Ölbaumgewächse, Oleaceae; **Arzneidroge:** durch Einschnitte in die Stamm- u. Astrinde gewonnener u. an der Luft getrockneter Saft; **Inhaltsstoffe:** 70 – 90 % D-Mannitol, D-Glukose, Fruktose; **Wirkung:** laxierend; **Verw.:** bei Obstipation u. Erkrankungen, bei denen eine erleichterte Darmentleerung erwünscht ist (z. B. Analfissuren, Hämorrhoiden, nach rektal-analen operativen Eingriffen); **NW:** evtl. Übelkeit u. Blähungen; **Kontraindikation:** Darmverschluß.

**Manuelle Bauch|behandlung** (lat. manus Hand): s. Bauchbehandlung, manuelle.

**Manuelle Lymph|drainage|therapie** (↑ lat. lympha klares Wasser, Quellwasser; frz. drainage Entwässerung; Therapie*) f: s. Lymphdrainagetherapie, manuelle.

**Manuelle Medizin** (↑; lat. ars medicina ärztliche Kunst) f: s. Medizin, manuelle.

**Marien|distel:** Silybum marianum, syn. Carduus marianus; distelartige Pflanze aus der Familie der Korbblütler, Asteraceae; **Arzneidroge:** vom Pappus befreite Früchte (Cardui mariae fructus); **Inhaltsstoffe:** 1,5 – 3 % Silymarin (Komplex aus den Flavanolignanen Silibinin, Silydianin u. Silychristin); **Wirkung:** antagonistisch gegenüber verschiedenen leberschädigenden Stoffen (z. B. Gifte des grünen Knollenblätterpilzes, Lanthanoide, Tetrachlorkohlenstoff, Galaktosamin, Thioacetamid, Kaltblütlervirus FV3) durch Veränderung der Zellmembranstruktur der Hepatozyten u. Stimulierung der DNA-abhängigen RNA-Polymerase I mit gesteigerter Proteinsynthese; **Verw.** von Silymarin als Monopräparat zur unterstützenden Behandlung bei Fettleber, Hepatitis, Leber-

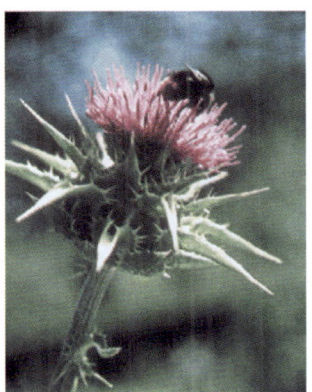

Mariendistel

zirrhose; in hoher Dosierung i. v. als Antidot bei Vergiftungen mit Knollenblätterpilzen; **traditionell** als Tee aus Früchten bzw. Kraut bei funktionellen Gallenblasenbeschwerden; die Wirkstoffe sind allerdings kaum wasserlöslich; **Dosierung:** 200 – 400 mg Silymarin/Tag in standardisierten Extrakten als Lebertherapeutikum; **Homöopathische** Verwendung der Früchte gegen Leber- u. Gallerkrankungen mit Obstipation, Hämorrhoiden u. Varizen.

**Marihuana** n: auch Marijuana, Cannabis; lateinamerikan. Bez. für die getrockneten, blühenden Zweigspitzen von Cannabis* sativa; vgl. Haschisch.

**Markert-Diät** (Dieter F. M., Anästhesist, geb. 1946; Diät*) f: Reduktionsdiät*, bei der ein Soja-Proteingemisch als Getränk entweder mit der Nahrung od. mit Säften u. Gemüsebrühe eingenommen wird; basiert auf der Annahme, daß Voraussetzung für einen optimal funktionierenden Organismus eine ausreichende Versorgung mit essentiellen Aminosäuren ist, die mit herkömmlichen Nahrungsmitteln nicht erreicht werden kann. **Ernährungsphysiologische Bewertung:** aufgrund einer zu niedrigen Energie- u. Kohlenhydratzufuhr als Dauerkost abzulehnen.

Mariendistel: Silibinin

**Marma|therapie** (Sanskrit Marma Todesstelle; Therapie\*) f: therapeutisches Verfahren, bei dem in vereinfachender Weise die Marmapunkte (altindische, antike u. mittelalterliche Bez. für Körperstellen, deren Verletzung zu starken funktionellen Störungen u. Bewußtseinsverlust bis hin zum Tod führen soll) als Verbindungspunkte von Körper u. Bewußtsein interpretiert u. mit ätherischen Ölen behandelt werden.

**Marnitz-Therapie** (Therapie\*) f: manuelle Massagetechnik; durch Finger- u. Handflächendruck werden mit Griffen der manuellen Medizin\* Sehnen u. Muskelhäute bearbeitet. Beschwerdezonen u. deren korrespondierende Areale werden systematisch u. gezielt tiefenmassiert. **Anw.:** bei Erkrankungen des Bewegungsapparates (z. B. Bandscheibenvorfall).

**Marrubium vulgare** n: Andorn\*.

**Marsdenia con|durango** f: s. Condurangorinde.

**Maskiertes All|ergen** (gr. ἄλλος anders; ἔργον Tat, Arbeit) n: s. Allergen, maskiertes.

**Massage** (gr. μάσσειν durchkneten, weichmachen) f: physiotherapeutische Behandlung von Gewebe u. Muskeln durch Druck- u. Zugreize auf die Körperoberfläche; **Wirkungsmechanismus:** physiotrop (gewebebefundgerechte Intervention unter Ausnutzung nervaler Mechanismen), psychotrop (über somatischen Zugang) u. hygiotrop (Gesundheitspflege); **Formen: 1.** Krankenmassage: Allgemeinmassage (klassische M.), Spezialmassagen (Segmentmassage, Bindegewebsmassage, Periostbehandlung, Fußreflexzonentherapie, Akupressur, Colonmassage); Sonderformen: Nervenpunktmassage nach Cornelius, Manipulativmassage nach Terrier, Unterwassermassage, manuelle Lymphdrainage, apparative Massage (mechanisch, elektrisch); **2.** Sportmassage; **3.** sog. Gesundheitsmassage (kosmetische M.). Die Grifftechniken (z. B. Streichung, Knetung, Reibung, Zirkelung, Vibration, Erschütterung, Unterhautfasziengriff) lösen spezielle physiologische Reaktionen (v. a. Detonisierung, Hyperämie, Tonisierung, Beeinflussung autonomer Reaktionen u. psychischer Befindlichkeiten) aus. Therapeutische Wirksamkeiten sind Muskeleutonisierung, Durchblutungssteigerung, Schmerzlinderung, Trophikverbesserung, Entstauung (drainierende Wirkung) u. sog. psychovegetative Glättung. **Indikationen:** v. a. rheumatische, orthopädische u. neurologische Krankheitsbilder.

**Massage, chinesische** (↑) f: chinesisch Tui-Na, An-Mo; oft nicht korrekt als Akupressur\* bezeichnete, aus rund 35 verschiedenen Grifftechniken bestehende Behandlungsform der traditionellen chinesischen Medizin\*, bei der ursprünglich auf druckschmerzhaften Punkten der Körperoberfläche gedrückt u. gerieben wur-

de; zur Verstärkung des Drucks wurden später harte (z. B. Holzstäbchen, Steine, Knochen) u. dann spitze Gegenstände (Nadeln) verwendet, wodurch sich aus der ch. M. die Akupunktur\* entwickelte. Die Hauptwirkungen bestehen in einer Anregung der Blutzirkulation, der Mobilisierung von versteiften Gelenken u. der Erwärmung bestimmter Körperpartien, wodurch auch eine Wirkung auf innere Organe stattfinden kann. Vgl. Shiatsu.

**Massage|mittel** (↑): Aromastoffe u. Gleitmittel (ätherische Öle) zur Unterstützung der verschiedenen Massagetechniken.

**Massage, rhythmische** (↑) f: syn. Hauschka-Massage; von den Ärztinnen Ita Wegman u. Margarete Hauschka entwickelte Massageform der anthroposophischen Medizin\*, durch die insbesondere Stauungen u. Stockungen in Bewegung gebracht werden sollen; saugende u. rhythmische Massagegriffe mit Wirkung auf den Lebensleib u. die der Gesamtorganisation vermittelten Kräfte; Anwendung auch spezieller Organeinreibungen unter Verwendung ätherischer Öle u. Metallsalben (s. Metalltherapie).

**Massai-Tee:** s. Rooibos.

**Masseur** m: M. u. Masseurin sind im „Gesetz über die Berufe in der Physiotherapie" (Masseur- und Physiotherapeutengesetz) vom 26.5.1994 (BGBl. I S. 1084), geändert durch VO vom 21.9.1997, BGBl. I S. 2390) geregelte Ausbildungsberufe. Die Führung der Berufsbezeichnung „Masseur(in) u. medizinische(r) Bademeister(in)" erfordert die erfolgreiche Teilnahme an einem zweijährigen Lehrgang an einer staatlich anerkannten Schule sowie die Ableistung einer praktischen Tätigkeit von sechs Monaten Dauer.

**Mast|kost:** s. Aufbaukost.

**Mast|odynie** (gr. μαστός Brust; ὀδύνη Schmerz) f: häufiger prämenstruell als kontinuierlich empfundenes Spannungs- u. Schwellungsgefühl meist mit diffusen od. umschriebenen Schmerzen in den Brüsten (Mastalgie); **Ätiologie:** endokrin-vaskulär ausgelöstes Ödem, Mastopathie, u. U. Mammakarzinom; häufig auch unklar; **Therapie:** aus dem Bereich der Naturheilkunde u. alternativen Heilverfahren hydrotherapeutische Verfahren (Armbad), Akupunktur, emmenagoge Verfahren u. traditionell phytotherapeutische Zubereitungen aus Mönchspfeffer u. Wolfstrapp; homöopathische Zubereitungen aus Kermesbeere.

**Mate** f: Ilex paraguariensis; immergrüner Baum aus der Familie der Stechpalmengewächse Aquifoliaceae; **Arzneidroge:** einer Vorröstung (Zapekierung) unterzogene od. nur getrocknete Blätter (M. folium); **Inhaltsstoffe:** 0,5 – 1,5 % Coffein, 0,3 – 0,45 % Theobromin, Caffeoylchinasäuren (z. B. 10 – 12 % Chlorogensäure), cyanogenes Glykosid (Menisdaurin), ätherisches Öl

Flavonoide, Vitamine ($B_1$, $B_2$, C), Gerbstoffe; **Wirkung:** analeptisch, diuretisch, positiv inotrop, positiv chronotrop, glykogenolytisch, lipolytisch, stimulierend; **Verw.:** Aufgüsse u. andere galenische Zubereitungen bei geistiger u. körperlicher Ermüdung; **traditionell** auch zur Magenstärkung, als Diuretikum, bei Rheuma, Depressionen, als Kataplasma gegen Entzündungen u. Geschwüre; **homöopathische** Zubereitungen aus getrockneten Blättern bei Verdauungsschwäche.

**Materia medica** (lat.) f: zusammenfassende, homöopathische Bez. für: **1.** die Gesamtheit aller Symptome aus Arzneimittelprüfungen u. klinischen Beobachtungen, geordnet nach Arzneimitteln; **2.** ein entsprechendes Sammelwerk; oft synonym mit dem Begriff homöopathische Arzneimittellehre* gebraucht. Primäre Quellen der M. m. (Arzneimittelprüfungssymptome, toxikologische Beobachtungen u. Kasuistiken) werden von sekundären M. m., die primäre Quellen zusammenfassen, unterschieden.

**Materia-medica-Vergleich** (↑): Vorgehensweise in der homöopathischen Arzneimittelwahl*, bei der die Symptomatik eines Patienten mit den in verschiedenen Arzneimittellehren aufgezeichneten Arzneimittelbildern mehrerer in Frage kommender Arzneimittel verglichen wird u. das ähnlichste Arzneimittel zur Therapie ausgewählt wird.

**Materia peccans** (lat.) f: fehlerhafter, schlechter Stoff; Begriff aus der Humoralpathologie* für eine überflüssige od. schädliche Substanz (im Sinne von „Stoffwechselschlacken"), die auf natürliche Weise ausgeschieden werden (s. Tab.) bzw. mit ausleitender Therapie zur Ausscheidung gebracht werden.

---

**Materia peccans**
Natürliche Entleerungen

Darmausscheidungen (auch Galle)
Erbrechen
Menstruation
Nasenbluten
Hämorrhoidalblutungen
Pollution
Urin
Perspiratio insensibilis
Schweiß
Nasenschleim
Sputum, Speichel
dermatologische Erkrankungen
Hautulzera

---

**Matricariae flos** m: Blütenköpfe der Kamille*.

**Matricaria recutita** f: Kamille*.

**Matrix, extrazelluläre** f: syn. Grundsubstanz*.

**Mattei-Heilweise** (Graf Cesare M., ital. Arzt, 1809–1896): Form der Komplexhomöopathie, die sich im Unterschied zur Homöopathie* bemühte, die damalige konventionelle Medizin zu berücksichtigen, indem schulmedizinische Indikationsstellungen verwendet u. humoralpathologische Konstitutionsbilder in die Diagnosestellung einbezogen wurden. Das Herstellungsverfahren der Arzneimittel unterschied sich von dem der klassischen Homöopathie dadurch, daß die Arzneien vor der homöopathischen Potenzierung* spagyrisch behandelt wurden, auf mineralische Ausgangssubstanzen verzichtet wurde u. elektromagnetische sowie Farbbestrahlungen an einzelnen Präparaten vorgenommen wurden. Die M.-H. hat heute keine praktische Bedeutung mehr.

**Max-Planck-Diät** (Max P., Physiker, Berlin, 1858–1947; Diät*) f: angeblich vom Max-Planck-Institut für Ernährung herausgegebene Diätform zur Gewichtsreduktion mit exakt vorgegebenem Essensplan; viel Eiweiß (sieben Eier pro Woche, viel Fleisch), wenig Kohlenhydrate u. Fette; Obst u. bestimmte Gemüsesorten (grüner Salat, Tomaten, Mohrrüben) in beliebiger Menge; der Name schafft fälschlicherweise Vertrauen, da es weder ein Max-Planck-Institut für Ernährung gibt noch die Max-Planck-Gesellschaft od. eines ihrer Institute einen solchen Diätplan herausgegeben hat. Aufgrund möglicher gesundheitlicher Folgen (Arteriosklerose, Herz-Kreislauf-Erkrankungen, Gicht, hohe Nierenbelastung u. a.) ist von dieser Reduktionsdiät* abzuraten. Vgl. Mayo-Diät.

**Madis stigma** f: s. Mais.

**Mayo-Diät** (William J. M., amerikanischer Chir., 1861–1939; Charles H. M., amerikanischer Chir., 1865–1939, Rochester; Diät*) f: Diät zur Reduktion des Körpergewichts mit energiereduzierter, fett-, cholesterin- u. proteinreicher aber kohlenhydratarmer Kost, bei der große Mengen an hartgekochten Eiern verzehrt werden; **ernährungsphysiologische Bewertung:** wegen starker Einseitigkeit ist von einer langfristigen Durchführung unbedingt abzuraten. Vgl. Max-Planck-Diät.

**Mayr-Kur** (Franz-Xaver M., österreichischer Arzt, Karlsbad, 1875–1965; Kur*) f: Form der erfahrungsheilkundlichen Ernährungstherapie* zur Umstimmung des gesamten Organismus; oft Einleitung mit Teefasten*, dann Milch-Semmel-Diät aus luftgetrocknetem Weißbrot u. löffelweise Milch, schließlich milde Ableitungsdiät*; Anwendung zusammen mit manueller Bauchbehandlung* u. ausleitender Therapie* (Einnahme isotonischer Bittersalzlösung zur Ausleitung über den Darm); **Anw.:** bei Erkrankungen von Magen, Darm, Leber, Galle u. bei metabolischem Syndrom. Vgl. Umstimmungstherapie.

**Mazdaznan-Ernährung** (Awesta-Sprache ma groß, gut; zda Wissen, Denken; znan beherrschen): auf den Propheten u. Religionserneuerer Zarathustra (Ost-Iran/Afghanistan 630 – 553 v. Chr.) zurückgehende Ernährungsform, die durch Otto Hanisch (Arzt, USA, 1844 – 1936) neu aufgenommen u. verbreitet wurde; als Grundlage dient die Mazdaznan-Lehre mit ethisch-moralischen Prinzipien (der Mensch als Teil der Natur, Schutz der Natur, Vermeidung von Überernährung), deren Grundpfeiler Atemlehre, Körperpflege u. Ernährungslehre sind. Vorwiegend ovo-lakto-vegetarische Ernährungsform (s. Vegetarismus) mit hohem Rohkost- u. Vollwertgetreideanteil (insbesondere Weizen); besteht zu ca. zwei Dritteln aus Gemüse, das als sog. Ausscheidungsmittel gilt, u. zu ca. einem Drittel aus besonders stärke-, fett- u. proteinhaltigen Lebensmitteln, wobei saisonale u. regionale Produkte bevorzugt werden u. die Auswahl der Speisen instinktiv erfolgen soll. Generell abgelehnt werden Auszugsmehl, isolierter Zucker u. Fleisch, das in der Mazdaznan-Ernährungslehre kein Lebensmittel ist. **Ernährungsphysiologische Bewertung:** wissenschaftliche Untersuchungen liegen bisher nicht vor; als Dauerkost geeignet.

**Mazerat** (lat. macerare einweichen) n: (pharmaz.) mit Wasser od. anderen Lösungsmitteln (z. B. Alkohol, Öl) bei Zimmertemperatur gewonnener Drogenauszug; bei 40 °C vorgenommene Mazeration heißt Digestion; Abtrennung des Rückstands durch Abseihen.

**Mediation** f: Verfahren zur Konfliktregelung im Vorfeld klinischer Psychotherapie\*; Einsatz besonders bei trennungswilligen Paaren, um Trennungskonflikte zu vermeiden od. zu versachlichen. Ziel der M. ist die Herbeiführung möglichst einvernehmlicher Vereinbarungen bezüglich aller bis dahin gemeinsamen Belange u. Interessen. Der Mediator als „Unparteiischer" (meist psychosozial u. psychotherapeutisch Ausgebildete, aber auch Juristen) weist auf Vereinbarkeiten u. Unvereinbarkeiten hin, hilft sie zu formulieren u. begleitet das Paar zu eigenen Entscheidungen. Zur M. werden bei motivierten Paaren i. d. R. 4 – 6 Sitzungen über 2 – 3 Monate hinweg benötigt, um zu befriedigenden Ergebnissen zu kommen.

**Medicago sativa** f: Luzerne\*.

**Medikamente, chinesische** (lat. medicamentum Heilmittel) n pl: Arzneimittel in der traditionellen chinesischen Medizin\*, zumeist pflanzlicher, aber auch tierischer u. mineralischer Herkunft; sie werden nach bestimmten Prinzipien zu Rezepturen zusammengestellt u. bestehen aus dem sog. **Kaiser**, dem wichtigsten Medikament, dem sog. **Minister** zur Wirkungs-

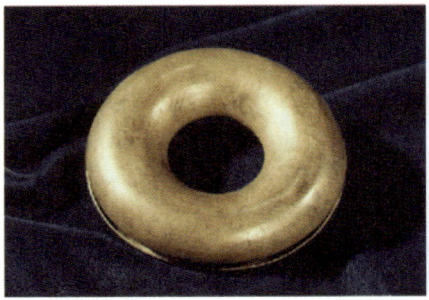

Medikamente, chinesische: chinesische Ringdose zur Aufbewahrung von Medikamenten

verstärkung, dem sog. **Adjutanten** zur Einschränkung von Nebenwirkungen u. der Behandlung von Begleitsymptomen u. dem sog. **Boten** zur Hinleitung der Wirkung zu bestimmten Organen, Meridianen u. Körperregionen u. zur Harmonisierung der Gesamtwirkung der Rezeptur. Zahlreiche klassische Rezepturen sind auch in standardisierter Form als Fertigpräparate auf dem internationalen Arzneimittelmarkt erhältlich. Die individuelle Rezeptur gilt indessen als beste u. wirksamste Anwendungsform.

**Geschichte:** Der Ursprung der Verordnung ch. M. liegt in der Erfahrung mit Lebensmitteln u. Speisen. In der chinesischen Mythologie werden die Kenntnisse der Medikamente auf den legendären Ur-Kaiser Shen-Nung zurückgeführt, der angeblich selbst Heilpflanzen in der Wildnis aufsuchte, sie anbaute u. jede Pflanze nach Geschmack u. Wirkung am eigenen Leib testete. Auf ihn geht das Werk „Der Klassiker der Wurzeln u. Pflanzen" zurück, das noch heute im traditionellen Medizinunterricht Chinas verwendet wird. Aus jüngerer Zeit ist die „Angeordnete Übersicht über die heilenden Wurzeln u. Pflanzen" des Ming-Arztes Li Shi-Zhen zu nennen, welche 1892 Medikamente, mehr als 10 000 Rezepturen u. über 1000 Abbildungen der verschiedenen Heilsubstanzen enthält. Es wurde im 17. Jahrhundert ins Lateinische übersetzt; der Übersetzung verdankt die westliche Pharmakopoe ihre ersten Kenntnisse über fernöstliche Heilpflanzen. Beispiele in Europa bekannter chinesischer Phytopharmaka sind Ginseng\*, die Angelica-sinensis-Wurzel (s. Angelica), Süßholz\*, Chrysanthemenblüten u. -blätter, Rhabarber, Rehmania glutinosa, Ephedra\* sinica usw.

**Pharmakologie:** Die Grundzüge pharmakologischer Wirkungen sind für die chinesischen u. die westlichen Medikamente ganz ähnlich. Es gibt ch. M. mit hormonähnlichen u. antibio-

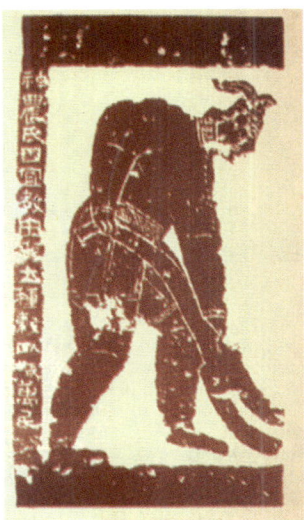

Medikamente, chinesische:
historische Darstellung (Steinabreibung) des legerdären
Ur-Kaisers Shen-Nung beim Anbauen von Heilpflanzen

tischen Wirkungen; wenig Erfahrung hat die westliche Medizin mit den v. a. in Südchina verbreiteten Tierstoffen. Zahlreiche ch. M. haben bei Überdosierung toxische Wirkungen, weshalb ihre Rezeptur u. Anwendung nur von geschulten u. erfahrenen Ärzten durchgeführt werden sollte. Eine beträchtliche Anzahl traditioneller chinesischer Heilpflanzen wächst in Europa bzw. kann dort angebaut werden.

**Medikamententest** (↑) m: s. Elektroakupunktur; Funktionsdiagnostik, bioelektronische; VRT-Vegatest.

**Medikamente, tibetische** (↑) n pl: Arzneimittel in der traditionellen tibetischen Medizin*, zumeist pflanzlicher, aber auch tierischer u. mineralischer Herkunft; in der Klassifikation von Bestandteilen tibetischer Arzneimittel werden aufgeführt: Edelsteine, Gesteine u. Mineralien, medizinische Erden, Gewürze, Substanzen von Bäumen u. anderen Pflanzen, Früchte u. Gräser sowie Bestandteile von Lebewesen. Wie bei den Nahrungsmitteln werden auch in der Pharmakologie alle Substanzen auf ihren Geschmack, ihre Elemente u. Eigenschaften untersucht u. zusammengestellt. Beim Sammeln von Arzneipflanzen sollen auch der Boden u. die Gebirgslage beachtet werden.

**Meditation** (lat. meditari nachdenken, auf etwas sinnen) f: allgemeine Bez. für den Vorgang der „inneren Sammlung" u. „Betrachtung", wobei häufig eine Umstimmung der Bewußtseinslage von einem aktiven zu einem rezeptiven Modus verfolgt wird. Durch bestimmte Körperhaltungen, Atemformen u. kognitive Aufgaben wie objektbezogene Aufmerksamkeitsübungen od. offene, frei fluktuierende Bewußtheit werden meditative Zustände allein od. in der Gruppe, im Stillen, in Ruhe od. Bewegung durchgeführt. Im Vordergrund steht dabei weniger die spirituelle Ausrichtung der ursprünglichen Konzeption der M., sondern eher der weltanschaulich neutrale Aspekt, der auf Persönlichkeit u. Gesundheit i. S. von persönlicher Lebensbewältigung u. Alltagskompetenz (z. B. Entspannungsfähigkeit, Angstbewältigung) gerichtet ist. Die wesentlichen Grundformen sind konzentrative, psychozentrierte od. aktive bzw. rezeptive, körperzentrierte od. passive Formen. Verschiedene physiologische Veränderungen (z. B. Veränderungen im Elektroenzephalogramm, biochemisch-endokrine, atem- u. kreislaufbezogene Veränderungen) wurden wissenschaftlich untersucht. **Anw.:** bei psychosomatischen Erkrankungen, Schmerzen, im psychohygienischen u. gesundheitsfördernden Bereich; **NW:** psychiatrische Komplikationen, Zustände von Ich-Auflösung, Besessenheit von fremden Kräften; (relative) **Kontraindikationen:** psychotische Störungen, schwere Depressionen, Epilepsie. Vgl. Entspannungstechnik, Zen-Meditation.

**Meditation, transzendentale** (↑) f: Abk. TM; eine der häufigsten Meditationspraktiken in der Bundesrepublik Deutschland, begründet von Maharishi Mahesh Yogi. Nachgewiesen ist der entspannende Effekt auf Atmung u. Kreislauf, ebenso eine angstreduzierende Wirkung. Dennoch wird die TM nicht immer (wie behauptet) weltanschaulich neutral durchgeführt. Insbesondere die sog. Weltplanabsichten des Maharishi zum Aufbau eines weltweiten Netzes von TM-Schulen stellten eine politische Tendenz dar, die dazu führte, daß auch in der Bundesrepublik Deutschland gesetzliche Restriktionen gegen sektiererische Auswüchse eingeleitet wurden. Vgl. Zen-Meditation.

**Mediterrane Ernährung:** s. Ernährung, mediterrane.

**Medizin, alternative** (lat. ars medicina ärztliche Kunst) f: s. Alternativmedizin, Heilverfahren, alternative.

**Medizinanthropologie** (↑; gr. ἄνθρωπος Mensch; -logie*) f: s. Ethnomedizin.

**Medizin, anthroposophische** (↑) f: syn. intuitive Medizin; von dem Begründer der Anthroposophie* Rudolf Steiner (1861–1925) u. der Ärztin Ita Wegman (1876–1943) angeregte Erweiterung der naturwissenschaftlichen Methoden in der Medizin durch eine geisteswissenschaftliche Sicht des Menschen unter Ausbildung der übersinnlichen Erkenntnisfähigkeiten

**Medizin, anthroposophische**
Gliederung des Menschen nach Leib, Seele und Geist

| Leib | funktionale Dreigliederung | Seele | Geist |
|---|---|---|---|
| Ich-Leib (Ich-Organisation) | | | |
| | ⟵ Sinnes-Nerven-System | Denken | Geistselbst |
| Seelenleib (Astralleib) | | | |
| | ⟵ rhythmisches System | Fühlen | Lebensgeist |
| Lebensleib (Ätherleib) | | | |
| | ⟵ Stoffwechsel-Bewegungssystem | Wollen | Geistmensch |
| Stoffleib (physischer Leib) | | | |

Imagination, Inspiration u. Intuition. Der Leib wird instrumental gesehen u. dient dem individuellen Geistkern (Ich). Die Seele vermittelt die polare Beziehung von Leib u. Geist. Der Leib ist viergliedrig gestaltet (s. Tab.), wobei der Stoffleib die materielle Grundlage bildet, der Lebens- od. Ätherleib die gesamte Lebensorganisation von z. B. Wachstum, Regeneration, Ernährung, Gedächtnis u. Denken umfaßt, der Seelen- od. Astralleib Träger der unbewußten Empfindungsfähigkeit einschließlich der Reflexe ist u. der Ich-Leib der leibliche Anteil ist, durch den sich die geistige Individualität bis in die stoffliche Natur des Leibes mitteilt. Diese vier Leibesglieder korrespondieren mit den Elementen Erde, Wasser, Luft u. Feuer u. werden von der funktionalen Dreigliederung* durchdrungen. Gesundheit ist das individuell richtige Gleichgewicht der Gesamtgliederung des Menschen; Ungleichgewicht bedeutet Krankheit. Organische Erkrankungen haben demzufolge ihre Ursache besonders im Seelenleib, Seelen- u. Gemütskrankheiten in organischer Deformation. Die **Therapie** stützt sich vorwiegend auf die dem Organismus eigenen Heilsysteme (sog. Selbstheilungskräfte), unterstützt durch mineralische, pflanzliche u. tierische Substanzen, die durch pharmazeutische Prozesse (z. B. homöopathische Potenzierung) zu Arzneimitteln gestaltet werden. Sie wird ergänzt durch äußere Anwendungen (Pflegetherapie), Heileurythmie*, künstlerische Therapie* u. Methoden der Naturheilkunde (anthroposophische Ernährung*, Physiotherapie), die z. T. neu gestaltet od. ergänzt werden.
**Medizin, astro|logische** (↑) f: auch Astromedizin; Bez. für ein medizinisches Vorgehen, das die Astrologie* in Diagnostik u. Therapie berücksichtigt; durch Erstellen eines Horoskops sollen Konstitution u. Disposition zu bestimmten Krankheiten erkannt, die Prognose gestellt u. der Gesundungsprozeß verbessert werden.
**Medizin, auto|regulative**(↑) f: Bez. für ein medizinisches Vorgehen, das primär selbstregulierende Prozesse in Richtung Gesundheit öko-

nomisiert, unterstützt u. die Einwirkungen einer fremdbestimmenden („heteronomen") Medizin von außen vermindert; **Anw.**: bei chronischen Erkrankungen u. zur Prävention. Vgl. Autoregulation.
**Medizin, bio|kybernetische** (↑) f: Bez. einer medizinischen Richtung, die die Beeinflussung od. Übertragung von Schwingungsinformationen als Grundlage ihres Wirkungsprinzips geltend macht. Das Ziel besteht darin, die patienteneigenen elektromagnetischen Informationen in Richtung physiologisches Informationsspektrum zu verändern u. dabei steuernd einzugreifen. Spekulative Sicht- u. Wortwahl.
**Medizin|bündel** (↑): auch Medizinsack; von den Medizinmännern (s. Medizinmann) Nordamerikas nach den Anweisungen ihres jeweiligen Schutzgeistes angefertigter Sack, der zumeist aus einem Tierfell besteht u. alle notwendigen Ritualgegenstände (Knochen, Steine, Glasperlen, Muscheln, Farben, Kräuter, Tabakspfeifen, Flöten usw.) enthält.
**Medizin|ethno|logie** (↑; gr. ἔθνος Volk; -logie*) f: s. Ethnomedizin.
**Medizin, funktionelle** (↑) f: von H. W. Schimmel eingeführte Bez. zur Definition funktioneller Störungen u. Erkrankungen ohne klinisch morphologische Befunde bzw. mit klinischen Befunden, die die funktionellen Störungen nicht erklären können; **Ursachen** solcher Störungen können z. B. chronische, subklinische Vergiftungen, Herderkrankungen, chronische Infektionen mit Viren od. Pilzen, psychosomatische Störungen, Stoffwechselstörungen u. klimatisch-kosmische Einflüsse sein. **Diagnostik:** Die gestörte Regulation entzieht sich weitgehend den bekannten klinisch-diagnostischen Methoden u. kann mit der elektrophysiologischen Terminalpunktdiagnostik* nachgewiesen werden. **Therapie:** Anwendung von Informationsträgern; z. B. Homöopathie*, Resonanzhomöopathie, energetische Ordnungstherapie mit Akupunktur*, Neuraltherapie*.
**Medizin, holistische** (↑) f: s. Ganzheitsmedizin.

**Medizin, intuitive** (↑) f: syn. anthroposophische Medizin*.
**Medizinische Mikro|magnetik** (↑; gr. μικρός klein) f: s. Mikromagnetik, medizinische.
**Medizinischer Bade|meister** (↑): s. Kneipp-Bademeister, Masseur.
**Medizinischer Holismus** (↑; gr. ὅλος ganz, vollständig) m: syn. holistische Medizin, Ganzheitsmedizin*.
**Medizinisches Bad** (↑): s. Bad, medizinisches.
**Medizinisches System** (↑) n: s. Medizinsystem.
**Medizin|mann** (↑): Bez. für einen Heiler* im indianischen Nordamerika, dem große magische u. heilende Kräfte zugeschrieben werden; zu den benutzten Techniken gehören Extraktionszauber, Maskentänze u. die Verabreichung von Kräutern (s. Kräuterheiler). Der Begriff (wörtliche Übersetzung aus einer nordamerikanischen Indianersprache) wurde in der ethnomedizinischen Literatur schon im letzten Jahrhundert allgemein für Heilerpersönlichkeiten benutzt, während er aufgrund seiner difusen Verwendung heute wissenschaftlich nur noch wenig gebraucht wird. Der Begriff M. berücksichtigt – ebensowenig wie die meisten Ausdrücke für Heilerpersönlichkeiten – nicht die Tatsache, daß auch viele Frauen als Heilerpersönlichkeiten wirken. Vgl. Medizinbündel.
**Medizin, manuelle** (↑) f: zusammenfassende Bez. für mit den Händen ausgeübte diagnostische u. therapeutische Methoden bei Störungen des Bewegungssystems (Sensomotorik) bzw. sich in dieses projizierende Beschwerden der inneren Organe, das autonome Nervensystems u. der Psyche; i. e. S. synonym mit Chirotherapie*, i. w. S. auch Massagen u. Handauflegen.
**Medizin, mikro|bio|logische** (↑) f: syn. mikroökologische Medizin; orale od. parenterale Anwendung von lebenden bzw. abgetöteten Mikroorganismen bzw. deren Bestandteilen zu therapeutischen Zwecken; Ziel ist die Modulation der körpereigenen Abwehr, die Anregung von Stoffwechselfunktionen u. die Normalisierung der Floraverhältnisse. Als Präparate werden meist symbiontische Mikroorganismen u. Autovakzine* verwendet. Wissenschaftlich umstrittenes Verfahren. Vgl. Immunmodulation.
**Medizin, öko|logische** (↑) f: Fachgebiet der Medizin, das sich mit sämtlichen Aspekten (v. a. gestörter) ökologischer Gleichgewichte befaßt, die die Gesundheit der Menschen beeinflussen; sie wendet dazu u. a. Methoden u. Erkenntnisse der klassischen Infektionswissenschaften (Mikrobiologie, Hygiene, Infektionsepidemiologie) an u. überträgt sie auf andere (meist erheblich komplexere) Ursache-Wirkungszusammenhänge; sie greift Ergebnisse der Sozialmedizin (Epidemiologie i. w. S., Arbeitsmedizin, medizinische Soziologie u. Psychologie) auf u. leitet daraus Vorschläge, Lösungsmodelle u. Verfahren zur langfristigen Verbesserung der gesundheitlichen Lage von Bevölkerungen ab (Präventivmedizin). Vgl. Umweltmedizin.
**Medizin, ortho|molekulare** (↑) f: Bez. für eine von Linus Pauling (1968) entwickelte Substitutionstherapie, die eine ausreichende Zufuhr essentieller Nahrungsbestandteile u. Nährstoffe (Aminosäuren, Fettsäuren, Elektrolyte, Spurenelemente, Vitamine, Wasser, nichttoxische Biomoleküle als Kalorienträger, ausreichende Basenzufuhr, naturgegorene Lebensmittel) für die vielfältigen Biosynthesen, Replikationsaktivitäten u. die Regulationsfähigkeit des Organismus empfiehlt; Ziel ist die Erhaltung der Gesundheit bzw. die Behandlung von Erkrankungen durch Konzentrationsveränderungen der genannten Substanzen. Die o. M. empfiehlt die Verwendung körpereigener Stoffe u. die Vermeidung von sog. Xenobiotika (Fremdstoffchemikalien, die normalerweise nicht in Nahrungsmitteln od. im menschlichen Organismus vorkommen). Wissenschaftlich umstrittenes Verfahren.
**Medizin, primitive** (↑) f: s. Ethnomedizin.
**Medizin, sym|pathetische** (↑) f: auf dem Sympathieprinzip beruhende Form des Okkultismus*; wird z. B. von Pendlern u. Geistheilern ausgeübt, die zur Stellung von Ferndiagnosen* Stückchen od. kleine Proben (Haare, Blutflecken, Bilder usw.) von den betroffenen Personen benötigen. Diese „Materialmuster" genügen in ihrer „Ähnlichkeit" bzw. sollen in einem Sympathieverhältnis zu dem Gesuchten stehen. Vgl. Geistheilung, Pendel.
**Medizin|system** (↑) n: syn. medizinisches System (engl. medical system); analytischer Ausdruck, der die Untersuchung von konkreten historischen u. kulturellen Situationen gestattet; der Begriff wurde seit Mitte der 50er Jahre entwickelt, die Diskussion um seinen Inhalt fand einen Höhepunkt Ende der 70er Jahre; entspricht bei vielen Autoren dem Begriff Heilkundesystem (engl. health care system) u. kann als die jeweils gesellschaftsspezifische gesamte Organisation von sozialen Strukturen, Technologien u. Personal, von denen Einsatz u. Wandel der Medizin abhängt, definiert werden. Der ethnomedizinische Begriff von M. ist aus dem Erleben unterschiedlicher M. entstanden u. begreift Medizin nicht nur als Wissenschaft vom gesunden u. kranken Menschen, von den Ursachen, Wirkungen u. der Vorbeugung u. Heilung der Krankheiten. Nach einer Definition von D. Landy (1977) umfaßt der Begriff von Medizin alle kulturellen Praktiken, Methoden, Techniken u. verwendeten Substanzen einer Gesellschaft, die zur Erhaltung von Gesundheit od. zur Prävention von Krankheit od. Schaden ein-

gesetzt werden. Dazu gehört jeweils ein zugrundeliegendes System von Werten, Traditionen, Glaubensvorstellungen u. Mustern ökologischer Anpassung.

M. bestehen aus Subsystemen (Sektoren od. Bereichen), dem laienmedizinischen Bereich, dem volksmedizinischen Bereich u. dem professionellen Bereich; jeder dieser Bereiche hat ihm eigene Besonderheiten u. Gesetzmäßigkeiten. Der Laiensektor macht den größten Teil eines M. aus u. ist dennoch der am wenigsten untersuchte u. verstandene Anteil. Kranksein* tritt zuerst im Laiensektor auf, in dem es definiert wird (s. Labeling) u. in dem Maßnahmen getroffen werden (s. Erklärungsmodell). Auch die therapeutischen Resultate werden vom Laiensektor aus beurteilt. Zwischen volksmedizinischen u. professionellen Spezialisten besteht kein prinzipieller Unterschied; volksmedizinische Spezialisten können sich durchaus professionalisieren, ein historisches Beispiel ist die Entwicklung des Hebammenwesens. Obwohl in den meisten Gesellschaften im professionellen Sektor die Anwendung moderner wissenschaftlicher Medizin vorherrscht, gibt es z. B. in China u. Indien auch andere professionelle Sektoren wie traditionelle chinesische Medizin* u. Ayurveda*.

Die existierenden M. sind selten homogen, meist bestehen gleichzeitig unterschiedliche Hauptströmungen. So gibt es eine Reihe von Begriffen, meist als Gegensatzpaare gebildet, die den medizinischen Pluralismus darzustellen versuchen. Jeder dieser Begriffe betont die Perspektive, unter der Medizin gesehen wird, interpretiert einen bestimmten Schwerpunkt u. macht damit auch eine Aussage über die Absicht des Autors. So betont die Unterscheidung von regionaler (auch: einheimischer) Medizin u. kosmopolitischer Medizin die geographische Ausbreitung von Medizin; ebenso wie die Begriffe nichtwestliche Medizin u. westliche Medizin, europäische Medizin, allopathische Medizin (ein in Südasien geläufiger Begriff für westliche Medizin). Die Bez. akademische Medizin u. Schulmedizin betonen die Art der Wissensvermittlung u. -anhäufung. Unter Biomedizin* wird eine biologisch-technisch orientierte Medizin verstanden. Geht man von der Existenz einer wissenschaftlichen Medizin aus, lassen sich als Gegensatz dazu vorwissenschaftliche Medizin, magische Medizin od. primitive Medizin konstruieren (vgl. Aberglaube). Auch die Gegenüberstellung von traditioneller Medizin u. moderner Medizin ist nicht unproblematisch (s. Heiler).

Als Folge des medizinischen Pluralismus mit dem Nebeneinander unterschiedlicher Heilinstanzen besteht die Möglichkeit für den Klienten od. Patienten, sich nicht nur einem bestimmten Spezialisten anzuvertrauen, sondern (gleichzeitig od. zeitlich versetzt) unterschiedliche, auch sich als widersprüchlich verstehende Heilinstanzen zu konsultieren (sog. healershopping od. doctor-shopping). Hier liegt der Grund für die Bedeutsamkeit von Fallbeispielen, anhand derer in der ethnomedizinischen Literatur der Gang durch die verschiedenen Instanzen aus der Perspektive des Krankseins beleuchtet wird. Ursache des medizinischen Pluralismus ist der Medizintransfer*.

**Medizin, traditionelle chinesische** (↑) f: Abk. TCM; auf einer vorbegrifflichen Naturerfahrung des alten China beruhende Heilkunde, deren Entstehung ca. 6000 Jahre zurückliegt; zu den Grundlagen der t. ch. M. gehören Vorstellungen wie die vom Yin*-Yang als Zeithorizont u. vom System* der Fünf Elemente. Von der modernen westlichen Medizin unterscheidet sie sich v. a. durch eine ganzheitliche Auffassung vom Menschen, durch die Syndromdiagnostik* u. ein Verstehen des erkrankten Menschen von innen heraus. Die ganzheitliche Auffassung geht von den Grundannahmen aus, daß sowohl der menschliche Organismus als auch die Beziehung zwischen Mensch u. Natur eine Einheit bilden. Daraus folgt, daß der Mensch nicht nur als Gegenstand, Objekt od. Bild betrachtet werden kann, sondern das Verständnis von innen heraus nach dem Fluß der Lebenszeit (vgl. Qi) stattfinden muß. Aus diesem inneren Verständnis heraus werden Diagnostik u. Therapie gelernt u. praktiziert, die damit weitgehend nicht (wie in der modernen westlichen Medizin) von exakten Messungen u. Einzeldaten ausgehen. Als Zentrum der Ganzheit des Organismus werden die Fünf* Speicherorgane u. die Sechs* Hohlorgane in Verbindung mit dem Fluß des Qi u. des Bluts (Xue*) in den Meridianen* angesehen. Über diese können Veränderungen im Inneren des Organismus nach außen dringen u. dort erkennbar werden sowie äußere Einflüsse in den menschlichen Körper eindringen. Dabei besteht einerseits zwischen der inneren Störung u. der jeweils einflußnehmenden pathogenen äußeren Störung stets eine logische Beziehung i. S. einer qualitativen Entsprechung, andererseits bedingen bestimmte äußere Störungen bestimmte innere (körperliche u. psychische) Veränderungen (z. B. kann äußere Hitze Entzündungszeichen u. zugleich innere Erregung, Nervosität u. Schlaflosigkeit bewirken. Teil der ganzheitlichen Beziehung des Menschen zu seiner Umwelt bildet auch die Auseinandersetzung zwischen der Abwehrkraft des Körpers (Wei) u. der pathogenen Störung (Xie), welche die Basis der traditionellen chinesischen Pathologie bildet. So kann z. B. eine Erkrankung aus dem Inneren des Körpers entstehen infolge streß- od. altersbedingter Verminderung der Abwehrkraft.

Als **Krankheitsursachen** gelten in der t. ch. M. alle Einflüsse, die den Gleichgewichtszustand des Organismus stören u. auf diese Weise eine Erkrankung herbeiführen, z. B. übermäßig starke klimatische Einflüsse (Wind, Kälte, Sommerhitze, Nässe, Trockenheit u. Feuer), Infektionen (u. U. begünstigt durch Witterung, mangelnde Hygiene, Abwehrschwäche od. zu späte

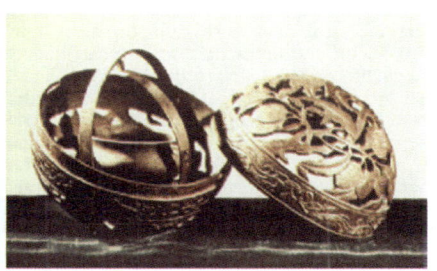

Medizin, traditionelle chinesische:
Räuchergefäß zur Desinfektion der Zimmerluft u. Krankheitsvorbeugung

Behandlung), seelische Einflüsse, die zu den Reaktionen Wut, Freude, Kummer, Denken, Trauer, Angst od. Schrecken führen, falsche Ernährung (unregelmäßige Nahrungsaufnahme, verdorbene Nahrung, einseitige Ernährung), körperliche, geistige u. sexuelle Unausgeglichenheit, trübe u. klare Schleimflüssigkeiten (Stauung der Körpersäfte; s. Jin-Ye), gestautes Blut, äußere Verletzungen u. a.

Die **Diagnostik** der t. ch. M. beruht auf vier Hauptmethoden: **1.** dem Betrachten, **2.** dem Hören u. Riechen, **3.** dem Fragen u. **4.** dem Betasten, wobei diese vier Methoden i. S. des

ganzheitlichen Verständnisses stets zusammen angewendet werden müssen. **1.** Beim Betrachten geht es zunächst um eine Einschätzung des Shen* durch Beurteilung der äußeren Erscheinung des Patienten; wichtig sind zudem Gesichtsausdruck, Gesichtsfarbe, Gestik u. Verhalten. Besondere Bedeutung kommt dem Betrachten bestimmter Körperpartien zu, da nach der Lehre von den Meridianen jede einzelne Körperstelle mit bestimmten inneren Organen in Verbindung steht u. Erkrankungen z. B. durch Veränderungen an Haaren, Augen, Nase, Lippen, Haut u. insbesondere der Zunge (s. Zungendiagnostik) diagnostiziert werden können. Zum Betrachten gehört außerdem die äußere Beurteilung von Ausscheidungen des Patienten. **2.** Durch Hören werden z. B. Redeweise sowie der Atem des Patienten beurteilt; durch Riechen erfaßt der Arzt alle vom Patienten ausgehenden Gerüche. **3.** Das Befragen hat in der t. ch. M. die gleiche Bedeutung wie die Anamneseerhebung in der modernen westlichen Medizin u. zielt auf Angaben zu Krankheitsbeginn u. -verlauf, Veränderungen der Erkrankung, aber auch zum Wohnort des Patienten. **4.** Bei der Untersuchung durch Betasten. Befühlen geht es insbesondere um die Feststellung druckempfindlicher Strukturen, wodurch auch Behandlungspunkte der Akupunktur ermittelt werden. Die wichtigste Methode des Betastens ist die Pulsdiagnostik*.

Als Voraussetzungen für die **Therapie** einer Erkrankung gelten persönliches Zusammenwirken von Patient u. Arzt, die Feststellung der eigentlichen Krankheitsursache u. die Erstellung der Syndromdiagnose. Zur Behandlung gehören therapeutische Maßnahmen wie die Unterstützung der Abwehrkraft u. die Beseitigung der Krankheitsursache, die Entscheidung über

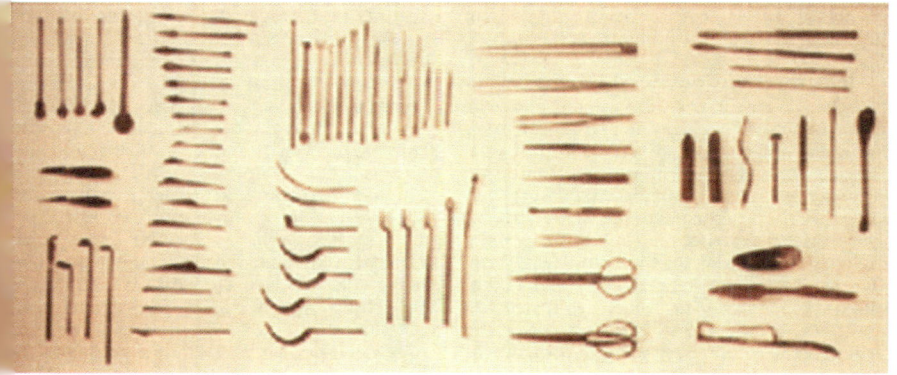

Medizin, traditionelle chinesische:
medizinischer Instrumentensatz aus der Tang-Dynastie für die kleine Chirurgie (einschließlich Akupunktur)

eine Behandlung der Ursache od. nur der Symptome, das Auffüllen bzw. Tonisieren der Leere u. das Ablassen bzw. Sedieren der Fülle, die Behandlung durch entgegengesetzte od. gleiche Mittel, die Behandlung gleicher Erkrankungen mit verschiedenen Methoden od. verschiedener Erkrankungen mit der gleichen Methode, die Behandlung nach Jahreszeit, Wohnort des Patienten sowie nach seiner Persönlichkeit.

Da jede Erkrankung zunächst als Zeichen einer Unausgewogenheit von Yin u. Yang im Ablauf des menschlichen Lebens interpretiert wird, ist die beste **Prävention** nach Auffassung der t. ch. M. das andauernde Bewahren der Ausgewogenheit zwischen Yin u. Yang; zur Aktivierung des inneren Gesundheitswillens werden übende Verfahren (z. B. Qi\*-Gong, Tai\*-Ji-Quan) eingesetzt.

**Medizin, traditionelle indische** (↑) f: zusammenfassende Bez. für mindestens fünf verschiedene Heilsysteme: **1.** die volksmedizinischen Praktiken der verschiedenen Ethnien Indiens; **2.** die am Yoga\* orientierten Heilweisen (Yoga\* Chikitsa); **3.** die Siddha\*-Medizin Südindiens; **4.** die Unani\*-Medizin der moslemisch beherrschten Gebiete; **5.** der Ayurveda\*.

In den südasiatischen Staaten Indien, Nepal, Bangladesh, Sri Lanka u. Mauritius werden heute 50–60 % der Bevölkerung nach diesen Systemen versorgt. Zentrum der am Yoga orientierten Heilweisen ist das Kaivalyadhama Institut in Lonavla (Bundesstaat Maharashtra). Die beiden wichtigsten Ausbildungsstätten der ayurvedischen Medizin sind das Institute of Medical Sciences der Banares Hindu University in Varanasi (Bundesstaat Uttar Pradesh) u. die Gujarat Ayurved University in Jamnagar (Bundesstaat Gujarat). Für die Koordination der Forschungstätigkeiten besteht in Delhi das Central Council for Research in Ayurveda and Siddha, dem landesweit vierzig Einrichtungen angegliedert sind. Das Zentrum der Unani-Medizin liegt in Hyderabad im Bundesstaat Andra Pradesh.

**Medizin, traditionelle tibetische** (↑) f: tibetische Naturheilkunde, die sich aus den schamanistischen Heilweisen der Bön-Kultur unter König Song Tsan Gampo (617–650) mit griechischen, indischen u. chinesischen Einflüssen entwickelte. Galen brachte das System der Viersäftelehre aus Griechenland mit, Bharadvaja die ayurvedische, tantrische u. buddhistische Medizin (vgl. Ayurveda) aus Indien u. Heng Weng Han das Meridiansystem u. Ansätze der Akupunkturbehandlung aus China (vgl. Medizin, traditionelle chinesische). Zur Zeit von König Trisong Detsen (755–797) soll das medizinische Hauptwerk „Vier Tantra" (tibetisch: rGud-bzhi; sprich Gyü-shi) von Beru Tsana (Vairocana) ins Tibetische übersetzt u. von dem Arzt Yuthog

Yönten Gonpo dem Älteren (708–833) mit Kommentaren erweitert worden sein. Im Jahre 710 brachte die chinesische Prinzessin Kim Shing Kong Jo als Braut medizinische Texte mit, die ebenfalls einen Einfluß auf die tibetische Heilkunde ausgeübt haben. Das nach Wirren in Tibet wiederentdeckte Gyü-shi wurde von Yuthog Yönten Gonpo dem Jüngeren (1126–1202) überarbeitet u. erweitert; es stellt noch heute mit 156 Kapiteln u. 5900 Versen die Basis der medizinischen Ausbildung in der t. t. M. dar. Seine Autorenschaft ist unklar, jedoch herrscht bei den Tibetern die Ansicht vor, daß Shakyamuni Buddha in Gestalt des heilenden Buddha (Sangye Menla) das medizinische Wissen an zwei in tiefer Meditation versunkene Emanationen übertrug, die dann die Übermittlungslinie weitergaben, bis sie durch Vairocana nach Tibet gelangte. Das Gyü-shi ist in einen Dialog zwischen den beiden Emanationen gekleidet; der Weise Rigpai Yeshe (die Emanation des „Geistes" des Medizinbuddha) übermittelt das Wissen an den Weisen Yilay Kye (die Emanation der „Rede" des Medizinbuddha). Der Titel Gyü-shi od. „Vier Tantra" ist ein Kurztitel; die vollständige Bez. lautet übersetzt „Achtgliedrige geheime mündliche Unterweisung über die Essenz der Unsterblichkeit zum Schutz der Gesundheit". Das Buch besteht zum größten Teil aus metrischen Stollen, die Zahl der Silben pro Stolle beträgt neun. Es handelt sich also um ein Gedicht u. ist, da nicht in Prosa geschrieben, schwer zu übersetzen. Es wird von den tibetischen Medizinstudenten noch heute auswendig gelernt u. kann ohne philosophisch-religiöse Ausbildung sowie medizinische Kommentare u. Unterweisungen des Lehrers nicht verstanden werden.

Das Gyü-shi ist eher ein vierfaches Lehrbuch als eine Reihe von vier Büchern; im Grundod. Wurzel-Tantra wird ein Überblick über die gesamte medizinische Lehre gegeben; das Tantra der Erklärungen behandelt die Entstehung des menschlichen Körpers, Anatomie, Voraussetzungen für Krankheiten, Funktionen der Energiesysteme (vgl. Energielehre) sowie die Arzneimittel (vgl. Medikamente, tibetische) zum Heilen von Krankheiten. Das Tantra der Anweisungen ist ein ausführlicher technischer Leitfaden, der die verschiedenen Krankheiten, die Ursachen ihres Entstehens, ihre Pathologie u. ihre Therapie beschreibt; das letzte Tantra enthält die Methoden der Diagnose u. die Zubereitung der Arzneien. Die aktuelle Orientierung der Lehre erfolgt an Kommentarbänden.

Während das Gyü-shi die schriftliche Fixierung der tibetischen Heilkunde darstellt, ver anschaulichen Bild-Dokumentationen in Form von Thangkas (Rollbilder) die **Systematik** de t. t. M. in Form eines Baumes mit 3 Wurzeln u

9 Stämmen, 47 Zweigen, 224 Blättern, 2 Blüten (Gesundheit u. langes Leben) u. 3 Früchten (geistige Entwicklung u. spiritueller Lehrer; Reichtum u. Wohlergehen; Glück). Die 3 **Wurzeln** sind die Anordnung (des gesunden u. kranken Körpers), die Diagnostik u. die Therapie: 1. **Wurzel** (Anordnung): erläutert die Energielehre, Merkmale des gesunden (Stamm 1) u. kranken Organismus (Stamm 2), Ursachen tödlicher Krankheiten u. die Klassifikation in kalte u. heiße Krankheiten; 2. **Wurzel** (Diagnostik; vgl. Diagnostik, traditionelle tibetische): Beschauen der Zunge u. des Urins (Stamm 3), das Fühlen der Pulse (Stamm 4) sowie das Fragen nach den Ursachen u. Symptomen der gestörten Energiesysteme (Stamm 5) werden ausführlich erörtert. 3. **Wurzel** (Therapie; vgl. Therapie, traditionelle tibetische): die Beratung zur Ernährung (Stamm 6) u. Lebensweise sowie Verhalten (Stamm 7) stehen in der Bedeutung vor der Verordnung von Medikamenten (Stamm 8), wobei zwischen heilenden, lindernden u. reinigenden Maßnahmen unterschieden wird. Äußere Heilmethoden (Stamm 9) mit Moxibustion, Massagen, Schwitzkuren, Aderlaß u. Kaltwasser-Anwendungen leiten über zu warmen Anwendungen wie Kauterisation.

Die empirische **Erkenntnistheorie** der t. t. M. folgt induktiv bzw. deduktiv logischen Regeln. Sie betrachtet den Menschen als Mikrokosmos, der den gleichen Gesetzen unterliegt wie der Makrokosmos. Die drei Energien Lung*, Tipa* u. Bäken* basieren ihrem Verständnis nach auf der Fünf-Elemente-Lehre. Ohne das Element Erde gibt es keine Form, ohne Wasser hat die Form keine Konsistenz, ohne Feuer kann sie nicht reifen, ohne den Wind bzw. die Luft nicht wachsen bzw. sich bewegen u. ohne Raum nicht im Kosmos ihren Platz einnehmen. Die drei Körperenergien heißen „Nyes pa", was übersetzt „Fehler" bedeutet, da ihre Störung ein Ungleichgewicht im Körper u. Geist hervorruft. Die Elemente Wind bzw. Luft u. Raum kommen in der Energie von Lung zum Ausdruck, Tipa wird durch Feuer geprägt u. Bäken durch Erde u. Wasser beeinflußt. Die Elemente bilden auch die Basis der tibetischen Arzneimittelkunde. Da jede Materie aus den kosmischen Kräften geschaffen wird, sind sie für alle natürlichen Arzneimittel verantwortlich. Ihre spezifische pharmazeutische Wirkung kann an den sechs Geschmacksrichtungen süß, sauer, bitter, salzig, scharf bzw. heiß u. astringierend bzw. herb gemessen werden. Die Geschmacksrichtungen werden durch den tibetischen Arzt bei der Testung des Geschmacks von Pflanzenteilen zur Herstellung von Arzneimitteln empirisch festgestellt. Weil die Elemente z. T. die physischen Störungen von Lung, Tipa u. Bäken verursachen, kann die richtige Arznei festgestellt

u. verordnet werden. Die sechs Geschmacksrichtungen werden durch die fünf Elemente bzw. kosmischen Kräfte gebildet: Erde + Wasser = süß; Erde + Feuer = sauer; Wasser + Feuer = salzig; Wasser + Luft = bitter; Feuer + Luft = scharf bzw. heiß; Erde + Luft = adstringierend. Die einzelnen Energien lassen sich dabei wie folgt regulieren bzw. therapieren: Lung durch süß, sauer u. salzig; Tipa durch süß, bitter sowie herb u. Bäken durch sauer, salzig u. scharf.

Somit benutzt die tibetische Heilkunde auf der Basis von Empirie eine induktiv-logische Erkenntnistheorie. Das Wort für Gesundheit (tibetisch: Trö-wa-ten) bedeutet wörtlich übersetzt: „Sich auf das verlassen, was einem entspricht".

**Medizin|trans|fer** (↑; lat. transferre hinübertragen) m: die Übertragung einer speziellen Form von Medizin in eine andere Kultur, von der Ethnomedizin* als Bestandteil eines komplexen Kulturwandels interpretiert; die Übernahme von Akupunktur in westliche Länder ist ebenso ein Beispiel für M. wie Impfmaßnahmen in Zentralafrika. Aufgrund der großen Unterschiedlichkeit kultureller Bedeutungssysteme kann es als Folge von M. zu schweren Störungen von Heilung* u. Coping* kommen. Die vorbestehende kulturelle Ordnung wird verunsichert, die neue kann nicht unbeschadet integriert werden; es kommt zur kulturellen Dissoziation*.

**Medor|rhinum** n: klassische Nosode* der Homöopathie.

**Meer|rettich:** Armoracia rusticana, syn. Cochlearia armoracia, Kren; Pflanze aus der Familie der Kreuzblütler, Brassicaceae; **Arzneidroge:** frische od. getrocknete, im Frühling od. Herbst geerntete Wurzeln (Armoraciae rusticanae radix); **Inhaltsstoffe:** Senfölglykoside (Glucosinolate), die beim Zerkleinern unter dem Einfluß von Myrosinase 0,1–1,4 % ätherisches Öl bilden, das bis zu 90 % als Allylsenföl u. bis zu 15 % aus Phenylethylsenföl besteht; Vitamine ($B_1$, C), Enzyme (Myrosinase, Peroxidasen, Isoperoxidasen); **Wirkung:** antimikrobiell, spasmolytisch, kanzerostatisch, hyperämisierend; **Verw.:** frische od. getrocknete zerkleinerte Droge, Frischpflanzenpreßsaft u. a. galenische Zubereitungen innerlich bei Entzündungen der Atemwege, Infektionen der ableitenden Harnwege; äußerlich zur hyperämisierenden Behandlung bei leichten Muskelschmerzen; **traditionell** bei grippalen Infekten, Atemwegerkrankungen, Leber- u. Gallerkrankungen, Gicht u. Rheuma; als verdauungsförderndes Mittel u. Küchengewürz; **NW:** vereinzelt allergische Reaktionen, bei hohen Dosen Magen-Darm-Beschwerden; **Kontraindikationen:** Magen- u. Darmulzera, Nephritiden, keine Anwendung bei Kindern unter vier Jahren; **homöopathische Zu-**

bereitungen aus dem frischen Wurzelstock bei Entzündungen der Augen u. der oberen Atemwege sowie bei Oberbauchkoliken.
**Meer|träubchen:** Ephedra* sinica.
**Meer|zwiebel:** Urginea maritima, syn. Scilla maritima; Sammelart mit mindestens 6 Unterarten aus der Familie der Hyacinthaceae; **Arzneidroge:** Zwiebel (Scillae bulbus); **Inhaltsstoffe:** herzwirksame Glykoside vom Bufadienolid-Typ (Scillaren A, Proscillaridin A), Flavonoide u. Anthocyane (in der roten Varietät);

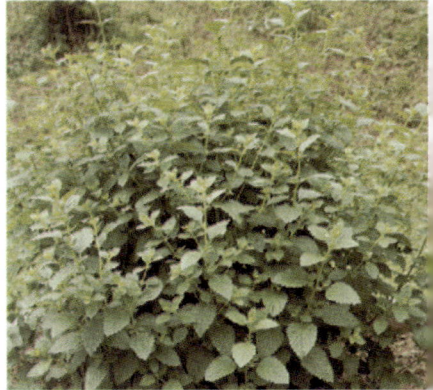

| | Z |
|---|---|
| Scillaren A | β-D-Glc-(1→4)-α-L-Rha-(1→) |
| Proscillaridin A | α-L-Rha-(1→) |
| Scillarenin | H (Aglykon) |

Meerzwiebel: Glykoside

**Wirkung:** positiv inotrop; **Verw.** der Monosubstanzen u. standardisierten Extrakte: bei leichten Formen der Herzinsuffizienz (NYHA II); **traditionell** auch als Diuretikum u. Expektorans; **Dosierung:** Tagesdosis 0,1–0,5 g der normierten Droge entsprechend (Scillae pulvis normatus mit einem Wirkungswert, der einem Gehalt von 0,2 % Proscillaridin entspricht); **homöopathische** Verwendung der frischen roten Zwiebel bei Kreislaufschwäche, Bronchitis, Harninkontinenz, der weißen Zwiebel bei Kreislaufkollaps. Vgl. Digitaloide.
**Mega|kolon** (gr. μέγας, μεγάλη, μέγα groß, lang; κῶλον Darm) n: mit chronischer Obstipation einhergehende Erweiterung des Dickdarms; **Therapie:** entsprechend der Ätiologie; aus dem Bereich der Naturheilkunde u. alternativen Heilverfahren homöopathische Zubereitungen aus Podophyllum peltatum.
**Mega|vit|amin|therapie** (↑; Therapie*) f: Behandlung verschiedener, meist nicht ernährungsabhängiger Erkrankungen mit hohen Dosen an Vitaminen (z. B. Wernicke-Enzephalopathie mit Vitamin B$_1$); Nutzung des pharmakologischen Effekts hochdosierter Vitamine, der sich grundlegend von den Wirkungen physiologisch dosierter Vitaminmengen unterscheidet; uner-

wünschte Nebenwirkungen sind nicht auszuschließen. Vgl. Hypervitaminose.
**Mehl|typ** m: gesetzlich vorgeschriebene Bez., die den mittleren Mineralstoffgehalt in mg/ 100 g Mehltrockensubstanz angibt (bestimmte Schwankungsbreiten sind zulässig; s. Tab.); vgl. Ausmahlungsgrad.
**Mehr|fach|test, bio|chemischer** m: spekulativer Labortest zur Krebs(früh)erkennung nach Neunhoeffer, der mit dem Harn des Patienten durchgeführt werden soll; obsoletes Verfahren.
**Mel** (lat.) n: Honig*.
**Mela|leuca alterni|folia** f: Teebaum; s. Teebaumöl.
**Mela|leuca caje|puti** f: s. Cajeput.
**Mela|leuca viridi|flora** f: Niauli*.
**Melan|choliker** (gr. μελαγχολία Gallsucht, Tiefsinn) m: s. Temperament.
**Melia azadirachta** f: s. Neem.
**Meli|lotus** m: s. Steinklee.
**Melisse** f: Melissa officinalis, Zitronenmelisse; Staude aus der Familie der Lippenblütler, Lamiaceae; **Arzneidroge:** Laubblätter (Melissae folium); **Inhaltsstoffe:** wenig ätherisches Öl (Citral, Citronellal, Caryophyllen u. a. Mono- u. Sesquiterpene), spezielle Gerbstoffe (z. B. Rosmarinsäure), Bitterstoffe, Flavonoide; **Wirkung:**

Melisse

spasmolytisch, karminativ, sedierend; **Verw.:** als Teeaufguß (1,5–4,5 g/Tasse) u. in Fertigarznei mitteln bei Einschlafstörungen u. funktioneller Magen-Darm-Beschwerden; äußerlich der Extrakt gegen Herpes simplex (virustatisch); **traditionell** auch bei nervösen Herzbeschwerden zur Nervenstärkung.
**Melissen|öl, indisches:** s. Citronellgras.
**Melonen|baum:** Carica papaya, Papaya Staude aus der Familie der Melonenbaumge

**Mehltyp**
Gesetzliche Mehltypenbezeichnung nach DIN 10355

| Mahlerzeugnis | Benennung | Type | Mineralstoffgehalt in g/100 g Trockenmasse | |
|---|---|---|---|---|
| | | | Mindestwert | Höchstwert |
| Mehl | Weizenmehl | 405 | – | 0,50 |
| | | 550 | 0,51 | 0,63 |
| | | 812 | 0,64 | 0,90 |
| | | 1050 | 0,91 | 1,20 |
| | | 1600 | 1,21 | 1,80 |
| | Hartweizenmehl | 1600 | 1,55 | 1,85 |
| | Roggenmehl | 815 | – | 0,90 |
| | | 997 | 0,91 | 1,10 |
| | | 1150 | 1,11 | 1,30 |
| | | 1370 | 1,31 | 1,60 |
| | | 1740 | 1,61 | 1,80 |
| Backschrot | Weizenbackschrot | 1700 | – | 2,10 |
| | Roggenbackschrot | 1800 | | 2,20 |
| Vollkornmehl* | Weizenvollkornmehl | – | – | – |
| | Roggenvollkornmehl | | | |
| Vollkornschrot* | Weizenvollkornschrot | – | – | – |
| | Roggenvollkornschrot | | | |

* Vollkornmehl u. Vollkornschrot müssen die gesamten Bestandteile der gereinigten Körner einschließlich des Keimlings enthalten; sie haben keine Typenbezeichnung. Die Körner dürfen vor der Verarbeitung von der äußeren Fruchtschale befreit sein.
– keine Angabe

wächse, Caricaceae; **Arzneidrogen:** vor der Fruchtbildung geerntete frische od. getrocknete Laubblätter (Caricae papayae folium), frische Früchte u. Milchsaft kurz vor der Reife; **Inhaltsstoffe:** in den Blättern Glucosinolate (Glucotropaeolin, Caricin) u. Myrosinase; Alkaloide (Carpain, Carposid), ätherisches Öl, Vitamine A–E; in dem eingetrockneten Milchsaft der unreifen Früchte Enzymgemisch aus Esterasen, Proteasen u. a. Enzymen (große Mengen der Proteinase Papain*); **Wirkung:** antimikrobiell, anthelminthisch, ulkusprotektiv, antiödematös; **Verw.:** Zubereitungen aus den Blättern traditionell bei Erkrankungen im Bereich des Magen-Darm-Trakts, bei Infektionen mit Darmparasiten, als Wurmmittel, Sedativum u. Diuretikum; frische Früchte als verdauungsförderndes Obst. Die Wirksamkeit der Blätter bei den beanspruchten Anwendungsgebieten ist nicht belegt. Der Kautschukanteil des Milchsaftes wird zu Kaugummi verarbeitet.

**Menachinon** n: s. Vitamin K.

**Mengen|elemente** (lat. elementum Grundstoff) n pl: s. Mineralstoffe.

**Meno|pausen|syn|drom** (gr. μήν, μηνός Monat; παῦσις Ende; σύνδρομος mitlaufend, begleitend) n: auch vegetativ-klimakterisches Syndrom; meist im Klimakterium* vorkommende typische **Trias** aus Hitzewallungen, Schwindel u. Schweißausbrüchen; neben den neurovegetativen Beschwerden treten auch psychonervöse (Reizbarkeit, Lustlosigkeit, Leistungsabfall, Schlafstörungen usw.) u. somatische (Atrophie der Genitalorgane u. Mammae, Adipositas, Osteoporose) Störungen auf; **Therapie:** aus dem Bereich der Phytotherapie werden traditionell Zubereitungen aus Frauenmantel, Fuchskreuzkraut, Herzgespann, amerikanischem Schneeball, Passionsblume u. weißer Taubnessel, homöopathisch aus Küchenschelle, Lachesis mutus u. Tintenfisch eingesetzt; alternativ außerdem Eigenurintherapie* u. Sophrologie*.

Melonenbaum: Carpain

**Menstruations|störungen** (lat. menstruus allmonatlich): Anomalien des Menstruationszyklus; **Formen: 1.** Tempoanomalien (Anomalien des Blutungsrhythmus): Oligomenorrhoe, Polymenorrhoe; meist hormonal bedingt; **2.** Typusanomalien (Anomalien der Blutungsstärke): Hypomenorrhoe, Hypermenorrhoe; meist organisch bedingt; **3.** Anomalien der Blutungsdauer: Menorrhagie, Brachymenorrhoe; **4.** Zusatzblutungen im biphasischen Zyklus: prämenstruelle Blutung, postmenstruelle Blutung, Zwischenblutungen (Sonderform: Ovulationsblutung); z. T. hormonale, z. T. organische Ursachen; **5.** Follikelpersistenz (Sonderform der dysfunktionellen Blutung); **6.** Amenorrhoe; **Therapie:** aus dem Bereich der Phytotherapie kommt eine Behandlung mit Zubereitungen aus Hirtentäschel\* u. Mönchspfeffer\*, traditionell z. B. auch aus Arnika, Beifuß, Calendula, Fenchel, Jakobskraut, Kamille, Kornblume, Raute, Schafgarbe u. Stockmalve, homöopathisch aus Cimicifuga racemosa u. Safran sowie alternativ die Sophrologie\* in Betracht; vgl. Dysmenorrhoe.

**Mental|therapie** (lat. mens, mentis Verstand, Geist; Therapie\*) f: Bez. für ein therapeutisches Verfahren, das inhaltlich mit Geistheilung\* od. anderen, z. T. apparativ verkleideten, Formen zur Heilung mit geistigen, kosmischen od. „göttlichen" Kräften übereinstimmt u. den Einbezug von Radiästhesie\* u. Telepathie\* betont. Letzteres soll darauf hinweisen, daß es sich um die praktische Durchführung von Ferndiagnosen\* u. Fernbehandlungen handelt. Arzneimittel werden ausschließlich als Informationsschwingung gesehen, die „über jede Entfernung" mental beim Patienten einsetzbar sind. Ziel der M. ist nicht die materielle Ebene, sondern die geistige Dimension u. das Bewußtsein des Menschen. Spekulatives Verfahren, moderne Form des Okkultismus.

**Menthae arvensis aether|oleum** n: japanisches Pfefferminzöl\*.

**Mentha piperita** f: Pfefferminze\*.

**Mentha spicata** f: s. Krauseminze.

**Menthol** n: natürliches D(−)-M. (Hauptbestandteil in Pfefferminzöl\*) od. synthetisches racemisches M.; monocyclischer Monoterpenalkohol; erzeugt auf der Haut ein Kältegefühl,

(−)-Menthol

begleitet von lokalanästhetischer Wirkung; bei innerlicher Anwendung spasmolytisch, expektorierend, cholagog; **Verw.:** bei Erkältungskrankheiten, rheumatischen Erkrankungen, Pruritus, Insektenstichen, Migräne.

**Mentzelia** f: M. cordifolia; Pflanze aus der Familie der Loasaceae; **Arzneidroge:** getrocknete Zweigspitzen, Stengel u. Wurzeln (M. cordifoliae summitates, stipites et radix) in nicht bekanntem Mengenverhältnis; **Wirkung:** krampflösend, schleimhautprotektiv, antiinflammatorisch; **Verw.: traditionell** bei allgemeinen Magen- u. Darmstörungen, Gastritis, Völlegefühl, Verdauungsschwäche u. Magenschmerzen. Die Wirksamkeit bei den beanspruchten Anwendungsgebieten ist nicht belegt.

**Menyanthes tri|foliata** f: Bitterklee\*.

**Mercurius cyanatus** m: Quecksilberzyanid\*.

**Meridiane** (lat. meridianus mittägig, südlich) m pl: zusammenfassende Bez. für die Leitbahnen der traditionellen chinesischen Medizin\*, die aus den sog. Hauptmeridianen u. den sog. Nebengefäßen bestehen; die Hauptmeridiane verlaufen tief im Körper u. innerhalb der Muskeln, die Nebengefäße eher an der Oberfläche u. an der Haut. Jeder Meridian hat einen inneren Verlauf im Körper, der von den entsprechenden Speicherorganen (s. Fünf Speicherorgane) u. Hohlorganen (s. Sechs Hohlorgane) ausgeht, u. einen äußeren Verlauf in Muskeln u. an der Haut, wodurch die inneren Organe mit den äußeren Partien des Körpers, mit den Körperöffnungen sowie mit Haut, Haaren, Sehnen, Muskeln u. Knochen verbunden sind; unterschieden werden 12 klassische Hauptmeridiane, 8 außergewöhnliche Meridiangefäße, 15 Luo-Verbindungen, 12 Meridianverbindungen sowie 12 Meridiansehnen. An den Extremitäten weisen die M. eine typische Verteilung auf (s. Abb.): es liegen sich gemäß der Yin-Yang-Verteilung jeweils gegenüber die M. von Lunge-Dickdarm u. Milz-Magen, von Perikard-Drei Erwärmer u. Leber-Gallenblase sowie von Herz-Dünndarm u. Niere-Blase. Die Zirkulation an Körper verläuft so, daß die drei Yin-M. der Hand von der Brust zu den Fingerspitzen ziehen, die drei Yang-M. der Hand von den Fingerspitzen zum Kopf; die drei Yang-M. des Fußes ziehen von Kopf zu den Zehenspitzen, die drei Yin-M. des Fußes von den Zehenspitzen zum Bauch; zwischen Bauch bzw. Bauchorganen u. Brust bzw. Brustorganen besteht eine weitere Verbindung (s. Abb.).

Nach traditioneller Auffassung wird im Meridiansystem Qi u. Blut (Qi-Xue; s. Xue) transportiert zur Versorgung der Organe. Über das Meridiansystem können äußere pathogenetische Störungen in den Körper eindringen u. Erkrankungen der inneren Organe sich ausbreiten

## Meridiane
Aufbau des Meridiansystems

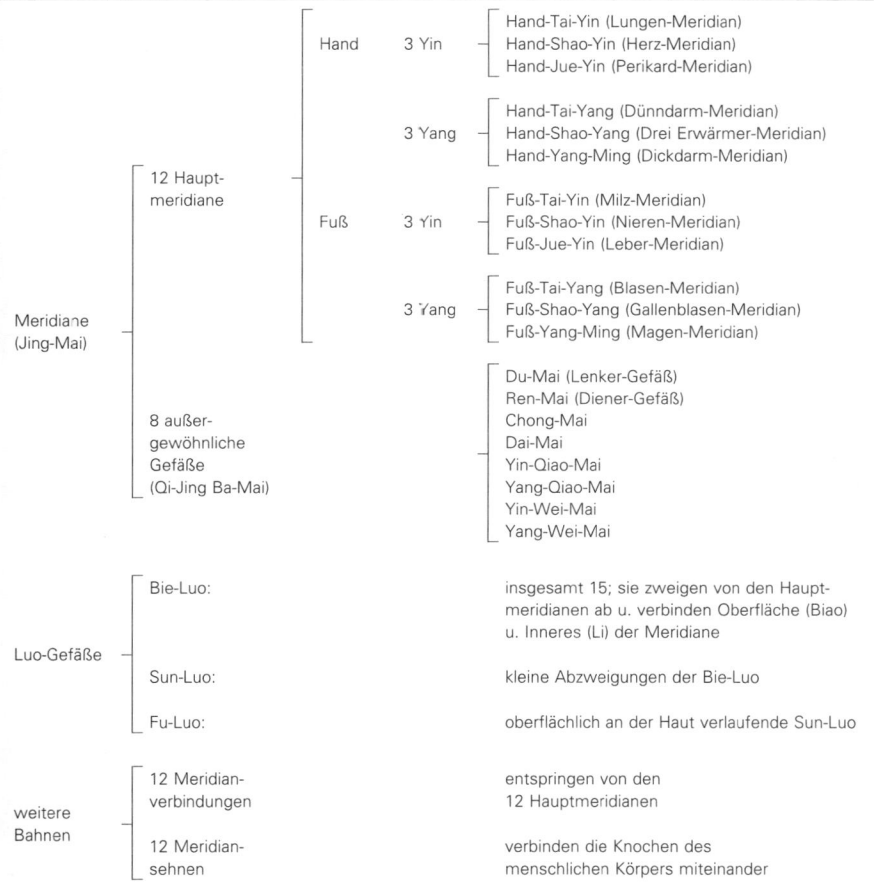

Meridiane (Jing-Mai)

- 12 Hauptmeridiane
  - Hand
    - 3 Yin
      - Hand-Tai-Yin (Lungen-Meridian)
      - Hand-Shao-Yin (Herz-Meridian)
      - Hand-Jue-Yin (Perikard-Meridian)
    - 3 Yang
      - Hand-Tai-Yang (Dünndarm-Meridian)
      - Hand-Shao-Yang (Drei Erwärmer-Meridian)
      - Hand-Yang-Ming (Dickdarm-Meridian)
  - Fuß
    - 3 Yin
      - Fuß-Tai-Yin (Milz-Meridian)
      - Fuß-Shao-Yin (Nieren-Meridian)
      - Fuß-Jue-Yin (Leber-Meridian)
    - 3 Yang
      - Fuß-Tai-Yang (Blasen-Meridian)
      - Fuß-Shao-Yang (Gallenblasen-Meridian)
      - Fuß-Yang-Ming (Magen-Meridian)
- 8 außergewöhnliche Gefäße (Qi-Jing Ba-Mai)
  - Du-Mai (Lenker-Gefäß)
  - Ren-Mai (Diener-Gefäß)
  - Chong-Mai
  - Dai-Mai
  - Yin-Qiao-Mai
  - Yang-Qiao-Mai
  - Yin-Wei-Mai
  - Yang-Wei-Mai

Luo-Gefäße
- Bie-Luo: insgesamt 15; sie zweigen von den Hauptmeridianen ab u. verbinden Oberfläche (Biao) u. Inneres (Li) der Meridiane
- Sun-Luo: kleine Abzweigungen der Bie-Luo
- Fu-Luo: oberflächlich an der Haut verlaufende Sun-Luo

weitere Bahnen
- 12 Meridianverbindungen: entspringen von den 12 Hauptmeridianen
- 12 Meridiansehnen: verbinden die Knochen des menschlichen Körpers miteinander

. B. kann das sog. Magen-Feuer zu Schwellungen u. Blutungen des Zahnfleisches führen, das og. Leber-Feuer zu entzündeten Augen u. stehenden Kopfschmerzen u. das sog. Gallenblasen-Feuer zu Ohrenschmerzen, Tinnitus u. chwerhörigkeit. Die Meridianverläufe werden uch in der Diagnostik von Erkrankungen (s. yndromdiagnostik) berücksichtigt; so wird z B. er Schmerz bei Angina pectoris über den Herz-. Perikard-Meridian in den linken Arm übertragen (ein auch in der westlichen Medizin bekanntes Phänomen), andere pathologische Veränderungen am Meridiansystem, z. B. Druckchmerzhaftigkeit bestimmter Akupunkturunkte, sind ebenfalls Krankheitsindikatoren.

Bei Kopfschmerz wird nach Lokalisation des Schmerzes unterschieden, welcher Meridian betroffen ist; Stirnkopfschmerz gehört zum Magen- u. Dickdarm-Meridian, Schläfenkopfschmerz zum Gallenblasen-Meridian u. zum Meridian der Drei Erwärmer, Scheitelkopfschmerz zum Leber-Meridian, Hinterkopfschmerz zum Blasen- u. Dünndarm-Meridian.

Eine wesentliche Bedeutung besitzen die M. im Rahmen der Akupunktur*, wobei nur die 12 Hauptmeridiane u. zwei der außergewöhnlichen Meridiangefäße eigene Akupunkturforamina besitzen. Von der modernen westlichen Medizin wird die Lehre von den M. u. ihre medizinische Bedeutung folgerichtig auf das

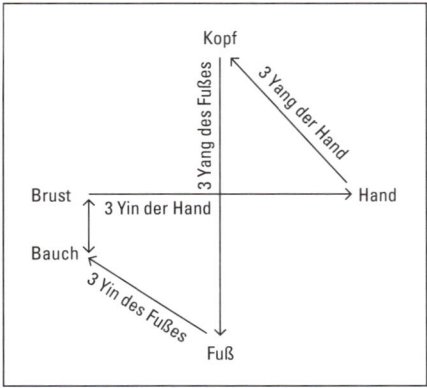

Meridiane:
Verlauf u. Verbindung der 12 Hauptmeridiane

Nervensystem (einschließlich Vegetativum) bezogen u. so teilweise naturwissenschaftlich erklärt. Danach sind die Träger der Akupunkturwirkung die bekannten Leitungsbahnen (Hirnnerven, periphere Nerven, Blutgefäße u. a.) sowie bestimmte Zentren des Zentralnervensystems. Die Wirkung der Akupunktur beruht nach dieser Auffassung auf den bekannten neuralen Beziehungen zwischen den oberflächlichen Körperschichten (z. B. Haut, Muskeln) u. den inneren Organen. Eine wichtige Rolle spielen dabei die Head-Zonen, die Grenzstrangganglien sowie das Hypothalamus-Hypophysen-System.

Neben der Akupunktur sind die M. auch relevant bei der Behandlung mit chinesischer Massage* u. bei der Verordnung von Medikamenten (z. B. Heilkräuter; s. Medikamente, chinesische).

**Meridian|massage** (↑) f: s. Akupunktmassage.

**Mescalin** n: 1-(3′,4′,5′-Trimethoxyphenyl)-2-amino-äthan; Hauptalkaloid verschiedener mittel- u. südamerikanischer Kakteenarten (z. B. Peyotl); wegen seiner halluzinogenen Potenz traditionelles Rauschmittel (orale Aufnahme, v. a. als sog. Mescalbuttons, Pflanzenscheiben von Lophophora williamsii); erzeugt besonders Farbhalluzinationen.

**Mes|enchym|test** (gr. μέσος mitten; ἐγχεῖν eingießen, füllen) m: s. Witting-Test.

**Mesmerismus** (Franz Anton Mesmer, Paris, 1734–1815) m: s. Heilmagnetismus.

**Meso|therapie** (gr. μέσος mittleres, mitten, zwischen; Therapie*) f: von dem französischen Landarzt Michel Pistor 1950 vorgestelltes Verfahren, bei dem aus den embryonalen Grundlagen mesenchymaler Strukturen u. aus dem anatomischen Aufbau der Haut die spezifische Wirkungsweise von in die Haut applizierten Medikamenten abgeleitet wird; die M. stellt eine Kombination mehrerer Elemente bekannter Einzelverfahren wie Akupunktur*, Neuraltherapie*, Homöopathie* u. indikationsorientierter Arzneimittel allopathischer Herkunft dar. Ein mit einem Lokalanästhetikum verdünntes Arzneimittelgemisch wird mit kurzen Nadeln od. eigens hierfür konzipierten Mikroinjektionsgeräten in die Haut eingespritzt, wobei verschiedene Injektionstechniken (Serien, Infiltration, Salven) angewendet werden. Grundsätzlich sollen sich die Lokalisation der therapeutischen Anwendung u. die Topographie der Erkrankung möglichst nahe kommen (auch unter Einbeziehung segmentaler u. reflexiv wirkender Punkttechniken). **Anw.:** bei akuten u. chronischen Schmerzzuständen, vegetativen Erschöpfungszuständen, Allergien, Durchblutungsstörungen u. a. **Kontraindikationen:** schwere systemische Erkrankungen, Psychosen, Erbkrankheiten, ansteckende Infektionskrankheiten, Schwangerschaft u. Stillzeit.

**Meta|analyse** (gr. μετά nach, hinter; ἀναλύειν auflösen) f: systematisches Verfahren der Statistik, bei der die Daten aus mehreren Studien zusammengefaßt werden, so daß ein neues quantitatives Ergebnis entsteht.

**Metall|therapie** (Therapie*) f: in der anthroposophischen Medizin* entwickelte Therapie mit Metallpräparaten, die in potenzierter Form innerlich u. äußerlich angewendet werden. Grundlage ist die kosmologische Evolutionslehre Rudolf Steiners, die den geistigen Ursprung allen Geschehen u. Dinge schildern u. nach der sich Mensch u. Kosmos in gegenseitiger Abhängigkeit entwickeln. Die sieben Hauptmetalle (Blei, Zinn, Eisen, Kupfer, Quecksilber, Silber, Gold) stellen irdische Repräsentanten der kosmischen Kräfte der sieben Planeten dar u. sollen verwandtschaftliche Beziehung zu sieben inneren Organen (Milz, Leber, Galle, Niere, Lunge, Gehirn, Herz) des Menschen haben (s. Tab.). Weitere häufig angewendete Me-

**Metalltherapie**
Beziehung der Planeten zu Hauptmetallen und Organen

| Planeten | Hauptmetalle | Organe |
|---|---|---|
| Saturn | Blei (Plumbum) | Milz |
| Jupiter | Zinn (Stannum) | Leber |
| Mars | Eisen (Ferrum) | Galle |
| Sonne | Gold (Aurum) | Herz |
| Venus | Kupfer (Cuprum) | Niere |
| Merkur | Quecksilber (Mercurius) | Lunge |
| Mond | Silber (Argentum) | Gehirn |

talle sind Antimon, Arsen u. Magnesium. Die Anwendung von Metallpräparaten erfolgt zeitlich begrenzt (4 – 8 Wochen) vorwiegend in potenzierter Form oral od. rektal, per Injektion od. als äußere Auftragung durch Salben. Die Indikationen werden von den den Metallen zugehörigen Organsystemen u. deren Erkrankungen bestimmt, wobei die mehr stofflich definierten Arzneimittel primär auf Stoffwechselvorgänge, die hochpotenzierten Arzneimittel primär auf Nerven-Sinnestätigkeiten od. Nerven-Sinnesfunktionen wirken.

**Meteorismus** (gr. μετέωρος in der Luft befindlich) m: sog. Blähsucht; Luft- bzw. Gasansammlung im Darm od. in der freien Bauchhöhle, meist nahrungsbedingt od. bei Verdauungsstörungen, auch bei Typhus, Darmverschluß, Bauchfellentzündung, Leberzirrhose u. bei Herzinsuffizienz infolge mangelnder Resorption der Darmgase sowie bei abnorm schlaffen Bauchdecken; **Therapie:** aus dem Bereich der Naturheilkunde kommen Colonmassage\* u. die Behandlung mit Ceylon\*-Zimt, gelbem Enzian\*, Gelbwurz\*, Koriander\*, Krauseminze\* u. chinesischem Zimt\*, traditionell z. B. mit Basilikum, Kümmel, Muskat, Olivenöl, Shikimi u. Rainfarn, homöopathisch mit Kamille, Rettich u. Wermut in Betracht. Vgl. Flatulenz.

**Mexikanische Fieberrinde:** s. Copalchi.

**Miasma** (gr. μίασμα Befleckung) n: ursprünglich Bez. für eine übertragbare (auch moralische) Verunreinigung od. einen krankheitsbringenden Fluch als Erklärungsversuch für die Phänomene Ansteckung u. Epidemie; in der Frühzeit der Homöopathie\* Bez. für einen hypothetischen, im Hintergrund jeden Krankheitsgeschehens bestehenden Grundtyp von Krankheit, der in einer Vielzahl klinischer Lei-

den manifest werden kann. Das Vorhandensein bzw. Wirken eines od. mehrerer M. als größerer Krankheitszusammenhang hinter den bekannten Pathomechanismen der akuten od. chronischen Erkrankung erklärte Phänomene, die später z. T. mit Konzepten wie Konstitution, Diathese, Infektion, Epidemie, Chronifizierung, Vererbung, im psychischen Bereich auch Fehlhaltung, Familienmythos u. a. genauer beschrieben wurden. Mit der Entwicklung der medizinischen Hilfswissenschaften u. der homöopathischen Theoriebildung wurden mehrmals große Teile des Bedeutungsinhalts abgespalten (z. B. Infektion u. Vererbung). Neu beobachtete Phänomene wurden mit Resten der ursprünglichen Miasmenlehren verbunden. Es entstanden in neuerer Zeit eine Reihe von Miasmenlehren, in denen z. T. der Erklärungsanspruch zur Pathogenese (M. als eine Urkrankheit) verlassen od. in nicht i. e. S. medizinische Bereiche verlagert wurde. Sie enthalten oft homöopathiefremdes (z. B. psychoanalytisches, weltanschauliches, religiöses) Gedankengut. Daher sind neuere Aussagen über Miasmen od. miasmatische Belastungen des Patienten nur vor dem Hintergrund der jeweiligen Miasmenlehre\* verstehbar. Die von den meisten älteren Autoren jedem der drei klassischen Miasmen (Psora, Sykose, Syphilis) zugeschriebene klinische Erstmanifestation als Hauterkrankung (Krätze, Feigwarzenkrankheit, Syphilis) kann durch die Hering\*-Regel od. das Drei\*-Ebenen-Modell als Fortschreiten vom relativ gesunden Zustand zu immer kränkeren Zuständen erklärt werden.

**Miasmenlehre** (↑): theoretisches Gedankengebäude zur Erklärung von Krankheitszusammenhängen mit Hilfe des Begriffs Miasma\*;

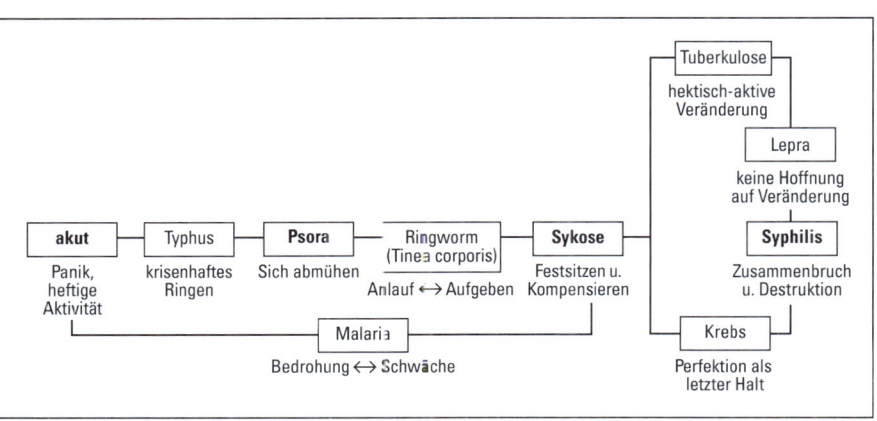

Miasmenlehre:
Haupt- (fett) u. Zwischenmiasmen (mager) mit (Re-)Aktionsarten nach Sankaran

| Miasma | akut | Psora | Sykose | Syphilis |
|---|---|---|---|---|
| | | **Miasmenlehre** Hauptmiasmen nach Sankaran | | |
| Schlüsselbegriff | instinktive Reaktivität | sich abmühen | Schwachstelle über-bauen | zerbrechen |
| Welt-/Selbst-wahrnehmung | konfrontiert mit zu starker Bedrohung | mangelnde Fähigkeit zur Streßbewälti-gung, Probleme nur bei Anforderungen (ohne Streß: Furcht vor Belastungen, latente Psora) | Schwachstelle an sich selbst muß kompen-siert, maskiert, ver-drängt werden | Situation ist nicht mehr zu retten: Wech-sel od. Zerstörung er-forderlich |
| Reaktion auf Belastung | instinktive Reaktion ohne Gefühl eigenen Verschuldens; dieses liegt allein beim Stres-sor | unter Streß aktiv; überempfindlich u. überreagierend | rigide Vorstellun-gen, die zu Zwängen führen; zwanghafte Reaktionen, um in-nere Schwäche od. Makel zu überdecken | Zerstörung (von Selbst, Stressor, Situation) |
| Form der erfol-genden Reaktion | reflexartige, heftige Aktivität | Überreaktion aus Schwäche | überdeckende Kom-pensation | verzweifelte Destruk-tion |
| typische Erkran-kungsqualitäten | plötzlicher Beginn, rascher Verlauf mit schnellem Abklingen od. bedrohlicher Ver-schlimmerung | beständiges Ringen mit belastender Erkrankung; nicht bedrohlich, nicht aus-sichtslos | chronische, festge-fahrene Symptoma-tik; nicht aussichtslos, völlige Heilung unwahrscheinlich | chronisch-destruktive Erkrankung, heftige Anstrengung (teilwei-se Selbstzerstörung) für das Überleben des Ganzen |

wie dieser unterlagen die M. im Laufe der Geschichte starken Wandlungen; heute werden oft Mischformen verschiedener Richtungen ge-lehrt. Die heute wichtigsten M. sind:
**1. M. nach S. Hahnemann:** Mit dem zeit-genössischen Miasmenkonzept als Vorläufer der Infektionslehre wurden Infektionen u. Epide-mien durch sog. akute Miasmen erklärt, die z. B. bei ungesunder Lebensweise chronifizieren konnten. Daneben wurden drei durch ihre (vor-wiegend körperlichen) Symptome in der bio-graphischen Anamnese gekennzeichnete sog. chronische Miasmen postuliert, die in je einer damals weit verbreiteten Krankheit vorrangig zum Ausdruck kommen sollten u. nach dieser benannt wurden: Psora* – Krätzmilbenbefall, Sykose* – Kondylome (Feigwarzen, damals meist mit Gonorrhoe assoziiert) u. Syphilis* – Syphilis (Namensgleichheit von Miasma u. Infek-tionskrankheit). Diese hypothetischen Grund-krankheiten sollten erblich sein od. durch An-steckung erworben werden können u. oft erst nach langer Latenz in einer Vielfalt klinischer Erkrankungen zum Ausbruch kommen, i. d. R. mit einer Erstmanifestation auf der Haut. Da die drei chronischen Miasmen bei homöopathi-schen Therapien meist erst nach Abklingen der

Hauptbeschwerden in den Vordergrund traten (vgl. Hering-Regel, Drei-Ebenen-Modell), zog Hahnemann den Schluß, alle Krankheiten seien Manifestationen dieser „Ur-Übel". Die Beob-achtung, daß oft erst die Gesamtheit der Sym-ptome aus der ganzen Biographie des Patienten eine Arzneimittelwahl* mit durchgreifendem Erfolg ermöglichte (vgl. Therapie, konstitutio-nelle), stützte das Konzept einer das ganze Leben lang gleichbleibenden, allen konkreten Beschwerden gemeinsam zugrundeliegenden Krankheit. Aus der weiten Verbreitung von Krätzmilbenbefall u. Syphilis zog Hahnemann den Schluß, die Miasmen seien als Urkrank-heiten allgemein menschlicher Natur. Sein Kon-zept der chronischen Miasmen erklärte das Aus-bleiben dauerhafter Erfolge nach der homöopa-thischen Heilung akuter Krankheiten (als Wei-terbestehen der eigentlichen Krankheit) u. die Progredienz unbehandelter chronischer Erkran-kungen, da sich unbehandelte Miasmen inten-sivieren u. die Lebenskraft* immer stärker ver-stimmen sollten. Dem entsprechen die Thera-pieanweisungen, wonach akute Krankheiten mit apsorischen (vorwiegend pflanzlichen) Arz-neimitteln behandelt werden sollen u. dem la-tenten Weiterbestehen der chronischen Miasmen mit einer nachfolgenden antimiasmatischen Behandlung zu begegnen sei; chronische Erkrankungen erfordern immer ein antimiasmatisches (vorwiegend mineralisches), meist antipsorisches Arzneimittel*.

**2. M. nach S. Ortega:** Die klassischen Miasmen Hahnemanns werden als nichterbliche konstitutionelle Pathologien angesehen u. in Anlehnung an Analogien aus der Zellularpathologie näher charakterisiert (Psora: Unterfunktion, Reaktionsmangel, Defekt; Sykose: Überfunktion, überschießende Reaktion, Exzeß; Syphilis: Fehlfunktion, destruktive Reaktion, Perversion). Um dem Zustand des Organismus möglichst genau zu entsprechen, soll bei der Arzneimittelwahl neben der Ähnlichkeit der Symptome das anteilige Verhältnis der Miasmen in Arzneimittelbild u. Patientensymptomatik nach dem Ähnlichkeitsprinzip* berücksichtigt werden.

**3. M. nach R. Sankaran:** Vom eigentlichen Miasma abgetrennt wird der Begriff der Krankheitswurzel (engl. root of disease), die als Residualzustand früherer intensiver Krankheiten, Lebenserfahrungen od. psychischer Zustände u. Erlebnisse vererbt od. erworben wurde sowie latent od. in klinischen Erkrankungen manifest vorliegen kann. Mehrere Wurzeln können gleichzeitig im Organismus vorhanden sein, die jeweils stärkste bestimmt das Krankheitsgeschehen. Krankheitswurzeln können einzelnen Arzneimittelbildern entsprechen. Der eigentliche Miasmenbegriff Sankarans beschreibt Grundtypen der Auseinandersetzung des Organismus mit seiner Umwelt. Diese sind durch ausgewählte infektiöse od. parasitäre Krankheiten sowie durch das Karzinom (in deren Eigenschaft

als Auseinandersetzung mit dem jeweiligen Erreger bzw. eigenem Gewebe) modellhaft charakterisiert. Da jede Erkrankung immer auch eine Verzerrung der Weltwahrnehmung beinhaltet, besitzt jedes Miasma als Erkrankungsgrundtyp ebenfalls eine typische Art des Wahrnehmens u. Reagierens. Es ist dadurch genauso charakterisierbar wie durch typische Arzneimittel; am Patienten ist es erkennbar an der Art seiner Weltwahrnehmung u. an den Qualitäten seiner Erkrankung (s. Tab.). Sankarans M. stellt keinen pathogenetischen Erklärungsversuch dar, sondern ein an phänomenologischer Beschreibung orientiertes System von Krankheitsgrundtypen zur Erleichterung der Arzneimittelwahl. Die Differenzierung in vier Hauptmiasmen (Akut, Psora, Sykose, Syphilis) u. sechs Zwischenformen (Typhus, Ringworm, Malaria, Tuberkulose, Lepra, Krebs) erlaubt eine Vorauswahl der in Frage kommenden Arzneimittel je nach Auseinandersetzungsqualität des Patienten mit seiner Umwelt. Alle Miasmen können akute od. chronische Erkrankungen beschreiben; z. B. kann ein durch die Dramatik des akuten Miasmas gekennzeichneter Zustand lebenslang bestehen.

**4. M. nach A. Masi-Elizalde:** Ausgehend vom Postulat einer jeder Erkrankung zugrundeliegenden Verzerrung der Weltwahrnehmung werden die Miasmen als Stadien innerhalb des jeweiligen Arzneimittelbildes definiert; es sind arzneimittelbildspezifisch variierte existentielle Grundhaltungen des Menschen. Im Stadium der sog. primären Psora kann der Mensch seine Unvollkommenheit akzeptieren, wenn auch seine Wahrnehmung leicht verzerrt ist; es treten keine als krankhaft zu bezeichnenden Phänomene auf. Die sog. sekundäre Psora bezeichnet

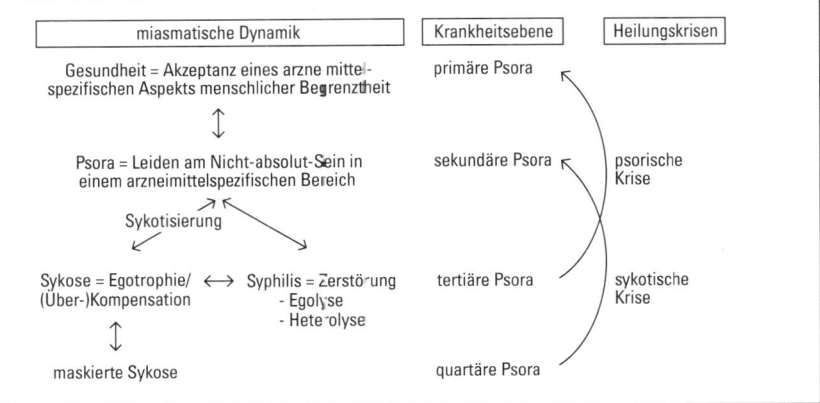

Miasmenlehre:
miasmatische Dynamik nach Masi-Elizalde

das Manifestwerden des Leidens am Unvoll-
kommensein; diese Haltung ist durch Symptome funktioneller Art u. v. a. durch Ängste gekennzeichnet. Hier wird menschliche Begrenzt-
heit offen als Leiden erlebt. Darauf kann mit
der (evtl. über-)kompensierenden u. triumphie-
rend die jeweilige Unvollkommenheit verleug-
nenden Haltung der Sykose reagiert werden;
diese kann auch als sog. maskierte Sykose in
verdeckter Form auftreten, bei der eine schein-
bare Gesundheit besteht, es jedoch auch zu organischen Veränderungen u. festsitzenden psychischen Fehlhaltungen kommt. Die Syphilis
stellt die aggressiv-schuldzuweisende u. zerstö-
rende reaktive Haltung dar; sie kann sich gegen
den Patienten selbst (sog. Ego- od. Autolyse) od.
gegen seine Umgebung (sog. Heterolyse) richten. Ihre Symptomatik drückt Destruktion u.
Degeneration aus. Sykose u. Syphilis gelten als
sog. tertiäre Psora, die maskierte Sykose wird
manchmal als quartäre Psora bezeichnet. Übergangsformen u. Wechsel zwischen diesen Haltungen sind möglich; eine Heilung kann ein
vorübergehendes Durchlaufen von Sykose od.
sekundärer Psora erfordern (sog. sykotische bzw.
psorische Krise; s. umseitige Abb.). Die Arzneimittelwahl erfolgt nach der Ähnlichkeit der primären Psora von Patient u. Arzneimittel, wozu
deutende Verfahren für die Symptome von Patient u. Arzneimittel eingesetzt werden müssen.
Diese M. stellt somit eigentlich ein Modell ab-
strahierter Arzneimittelbeschreibungen dar, wird
jedoch aus historischen Gründen u. wegen des
Terminologiegebrauchs zu den M. gerechnet.
**5.** Außerdem existiert ein nicht als eigenständige M. ausformulierter Ansatz, der miasmatische Belastungen auf nicht vollständig ausge-
heilte Infektionskrankheiten in der Eigen- od.
Familienanamnese zurückführt. Diesem Gedanken folgend wurde wegen der ubiquitären Verbreitung der Tuberkulose in diesem Jahrhundert der Tuberkulinismus* als viertes Haupt-
miasma postuliert. In neuerer Zeit wurde dieser
Ansatz auf schwere chronische Erkrankungen
allgemein ausgedehnt.

**Middendorf-Atem|therapie** (Ilse M., Gym-
nastiklehrerin, Berlin, geb. 1910; Therapie*) f:
s. Atemtherapie nach Middendorf.

**MID-Laser** m: syn. Infrarotlaser*.

**Migräne** (frz. migraine Kopfschmerz) f: an-
fallartige, oft pulsierende Kopfschmerzen, die
wiederholt u. meist halbseitig auftreten, in den
frühen Morgenstunden beginnen u. Stunden
bis Tage andauern können; die M. wird oft von
vegetativen Symptomen (z. B. Übelkeit, Erbrechen), Licht- u. Lärmscheu, visuellen Symptomen od. neurologischen Ausfällen begleitet.
**Ursache:** wahrscheinlich Vasokonstriktion der
Hirngefäße; auslösende Faktoren: psychische
Belastung, Klimaeinflüsse, Genußmittel, Medi-

kamente u. a.; **Diagnostik:** bei der einfachen M.
ist die neurologische Untersuchung unauffällig,
evtl. unspezifische Veränderungen im Elektroenzephalogramm; **Therapie:** im akuten Anfall
Analgetika, Coffein*, Ergotalkaloide*, sonst v. a.
Ausschaltung anfallfördernder Faktoren; aus
dem Bereich der Naturheilkunde u. alternativen
Heilverfahren Kniceguß*, ableitende Therapie*,
Autosanguis*-Stufentherapie, Eigenurintherapie*, Reiki* sowie phytotherapeutisch traditionell Zubereitungen aus Alpenrose, Bitterklee,
Gelsemium, schwarzer Johannisbeere, Küchenschelle u. Rainfarn, homöopathisch aus Damiana, Gelsemium, Ipecacuanha, Kaffee, Koloquinthe, Mutterkorn, Schwertlilie u. Steinklee;
vgl. Kopfschmerz.

**Mikro|bio|logische Medizin** (gr. μικρός
klein; Bio-*; -logie*; lat. ars medicina ärztliche
Kunst) f: s. Medizin, mikrobiologische.

**Mikro|bio|logische Therapie** (↑; ↑; ↑; The-
rapie*) f: s. Therapie, mikrobiologische.

**Mikro|magnetik, medizinische** (↑) f: Abk.
MMM; diagnostisches u. therapeutisches Verfahren, bei dem der Untersucher durch einfache
Abtastung den elektronischen Hautwiderstand
feststellt u. zur Diagnosestellung benutzt; durch
Anwendung diverser Teilmagnete soll dann
z. B. eine Säuberungswirkung auf Organe erfolgen. Es wird die Auffassung vertreten, daß 12
elektromagnetisch spezifische „Organwellen"
u. die dazugehörigen Gewebetypen ausreichen,
um die Gesamtenergie einerseits u. die Ein-
zelabbildung der 12 wichtigsten Organwerte
mit „Nebengeweben" andererseits darzustellen.
Eingesetzt wird ein sog. Minignost-Gerät. Wissenschaftlich u. klinisch nicht geprüftes Verfahren, Form des modernen Okkultismus. Vgl.
Heilmagnetismus, Schadwellen.

**Mikro|wellen|dia|thermie** (↑; gr. διά hin-
durch; θερμός Wärme) f: s. Hochfrequenztherapie.

**Milch|ersatz|produkte:** syn. Milchimitate;
Bez. für Lebensmittel, die Milch u. Milcher-
zeugnisse ersetzen sollen u. bei denen die wert-
gebenden Bestandteile (Milcheiweiß od. -fett)
ganz od. teilweise durch milchfremde Zutaten
ausgetauscht werden; Milchfett wird häufig
durch wesentlich billigere pflanzliche Nahrungs-
fette (z. B. Sonnenblumen-, Palmkern-, Sojaöl),
Milcheiweiß durch pflanzliches Eiweiß (v. a.
Sojaproteinisolat) ersetzt. Für die Herstellung
sind aufwendige Technologien erforderlich, häufig unter Zugabe von Lebensmittelzusatzstoffen* (z. B. Konservierungsstoffe, Farb- u. Aromastoffe, Stabilisatoren, Emulgatoren).

**Milch|freie Säuglings|nahrung:** s. Säug-
lingsnahrung, milchfreie.

**Milch-Molke-Bad:** Arzneibad* mit Zusatz
von Milch-Molke-Pulver (ca. 150 g/Vollbad) zur
Behandlung entzündlicher Hauterkrankungen.

**Milch|produkte, pre|biotische** n pl: zu den funktionellen Lebensmitteln* zählende Milchprodukte mit dem Zusatz prebiotisch wirksamer Substanzen (Oligosaccharide, v. a. Inulin u. Fruktooligosaccharide), die als nicht verdauliche Bestandteile der Nahrung Substrate für bestimmte Keime darstellen u. so deren Vermehrung fördern, die wiederum positive Effekte für den Organismus ergeben soll; vgl. Milchprodukte, probiotische.

**Milch|produkte, pro|biotische** n pl zu den funktionellen Lebensmitteln* zählende Milchprodukte, denen Milchsäurebakterien Lactobacillus acidophilus 1 (LA 1) od. Lactobacillus casein Goldein u. Garbach (LGG) nicht nur aus geschmacklichen u. technologischen Gründen hinzugefügt wird; durch die Erhöhung der Anzahl lebender Keime im Produkt soll die Chance steigen, daß lebende Keime den Magen u. Dünndarm passieren u. in den Dickdarm gelangen, als Grundvoraussetzung für die probiotischen Wirkung: Beeinflussung des Verhältnisses intestinaler Mikroorganismen zueinander, so daß sich positive Effekte für den Organismus ergeben; z. B. Vorbeugung intestinaler u. vaginaler Infekte, Hemmung der Karzinogenese im Dickdarm, Verbesserung immunologischer Abwehrmechanismen sowie Verhinderung von Obstipation u. Hypercholesterinämie. Die wissenschaftliche Beweisführung dieser Aussagen ist schwierig zu erbringen u. fehlt noch; auch fehlen Aussagen zum Ausschluß negativer Folgen durch die gezielte Veränderung der intestinalen Flora. Als wissenschaftlich gesichert gilt die Verbesserung der Laktoseverdauung. Empfohlen werden kann der Verzehr normal" fermentierter (nicht hitzebehandelter) Milchprodukte, an denen die meisten Aussagen gewonnen wurden.

**Milch|säure|diät** (Diät*) f: syn. Kuhl-Schutzost; Krebsdiät*, die auf der Vorstellung basiert, aß die Krebszelle die Fähigkeit zur Sauerstoffaufnahme verloren hat, durch Milchsäure diese jedoch wiedergewinnen kann; Verzehr von rohem Sauerkraut, Joghurt od. Buttermilch, Suppe u. einem gekeimten Weizengericht, Ziegend. Schafskäse (ungesalzen), Schimmelkäse, Camembert, Roquefort u. Gorgonzola; das von uhl empfohlene sog. milchsaure Müsli wird heute aufgrund der Schimmelbildung als gesundheitsgefährdend bzw. krebserregend eingestuft; Therapieerfolge sind wissenschaftlich nicht nachzuweisen.

**Milch|schorf:** s. Ekzem, atopisches.

**Milch-Semmel-Diät** (Diät*) f: s. Mayr-Kur

**Milch|stau:** Verhaltung der Muttermilch im rüsen- u. Gangsystem der Brust einer Stillenden inf. Abflußbehinderungen od. unzureichender Entleerung mit Gefahr der Entwicklung einer parenchymatösen Mastitis u. der Zysten-

bildung; **Therapie:** aus dem Bereich der Naturheilkunde u. alternativen Heilverfahren Hydrotherapie (Armbad, Heilerde-, Lehm-, Quarkpackungen) u. Akupunktur; **traditionell** phytotherapeutische Zubereitungen aus Frauenmantel, Kamille u. Ringelblume; **homöopathische** Zubereitungen aus Kermesbeere u. Brennessel (Urtica urens).

**Milde Ableitungs|diät** (Diät*) f: s. Ableitungsdiät, milde.

**Milieu|therapie** (frz. milieu Umgebung; Therapie*) f: s. Soziotherapie.

**Mille|folii flos** m: s. Schafgarbe.

**Mineral|stoffe:** anorganische Bestandteile pflanzlicher u. tierischer Gewebe; **Funktion:** 1. Stützfunktion als Bestandteil von Skelett u Zähnen; 2. Aufrechterhaltung des osmotischen Drucks, Erhaltung der Elektronenneutralität u. Bildung von Puffersystemen als Elektrolyte in Körperflüssigkeiten; 3. Bestandteile biologisch wirksamer organischer Verbindungen, z. B. Iod in Schilddrüsenhormonen, Cobalt in Vitamin $B_{12}$ u. Eisen$^{2+}$-Ionen in Hämoglobin; daneben sind zahlreiche Mineralstoffe Bestandteile von Enzymen, z. B. Eisen, Kupfer, Mangan, Molybdän, Zink. Je nach Konzentration in den Körperflüssigkeiten werden Mengenelemente u. Spurenelemente* unterschieden. Obwohl der Begriff M. die Elemente beider Gruppen umfaßt, wird er im allgemeinen Sprachgebrauch vorwiegend für die Mengenelemente verwendet.

**Mineral|wasser, natürliches:** Bez. für Wasser, das nach der Mineralwasser- u. Tafelwasserverordnung (MTVO) aus unterirdischen, vor Verunreinigungen geschützten Quellen stammt, von ursprünglicher Reinheit ist (d. h. frei von Stoffen, die nicht natürlichen Ursprungs sind) u. aufgrund seines Gehalts an Mineralstoffen u. Spurenelementen od. sonstigen Bestandteilen ernährungsphysiologische Wirkungen aufweist;

**Mineralwasser, natürliches**     Tab. 1
Liste der zulässigen Grenzwerte für natürliches Mineralwasser

| Stoff | Grenzwert |
| --- | --- |
| Arsen | 0,05 mg/l |
| Cadmium | 0,005 mg/l |
| Chrom, gesamtes | 0,05 mg/l |
| Quecksilber | 0,001 mg/l |
| Nickel | 0,05 mg/l |
| Blei | 0,05 mg/l |
| Antimon | 0,01 mg/l |
| Selen, gesamtes | 0,01 mg/l |
| Borat | 30 mg/l |
| Barium | 1 mg/l |

| Mineralwasser, natürliches | Tab. 2 |

**Mineralwasser, natürliches**     Tab. 2
Mindest- bzw. Höchstgehalte von Mineralstoffen in Mineralwässern gemäß MTVO

| Angaben | Anforderungen |
| --- | --- |
| mit geringem Gehalt an Mineralien | als fester Rückstand berechneter Mineralstoffgehalt nicht > 500 mg/l |
| mit sehr geringem Gehalt an Mineralien | als fester Rückstand berechneter Mineralstoffgehalt nicht > 50 mg/l |
| mit hohem Gehalt an Mineralien | als fester Rückstand berechneter Mineralstoffgehalt > 1500 mg/l |
| bicarbonathaltig | Hydrogencarbonatgehalt > 600 mg/l |
| sulfathaltig | Sulfatgehalt > 200 mg/l |
| chloridhaltig | Chloridgehalt > 200 mg/l |
| calciumhalti g | Calciumgehalt > 150 mg/l |
| magnesiumhaltig | Magnesiumgehalt > 50 mg/l |
| fluoridhaltig | Fluoridgehalt > 1 mg/l |
| eisenhaltig | Gehalt an zweiwertigem Eisen > 1 mg/l |
| natriumhaltig | Natriumgehalt > 200 mg/l |
| geeignet für die Zubereitung von Säuglingsnahrung | Der Gehalt an Natrium darf 20 mg/l, an Nitrat 10 mg/l, an Nitrit 0,02 mg/l, an Sulfat 240 mg/l u. an Fluorid 1,5 mg/l nicht überschreiten. Die in § 4, Abs. 1, Satz 3 genannten Grenzwerte müssen auch bei der Abgabe an den Verbraucher eingehalten werden. |
| geeignet für die natriumarme Ernährung | Natriumgehalt < 20 mg/l |

es gelten Höchstwerte für bestimmte unerwünschten Stoffe (z. B. Arsen, Cadmium; s. Tab. 1). Aus dem Wasser dürfen keine wichtigen Bestandteile entzogen werden, ausgenommen Eisen- u. Schwefelverbindungen (vgl. Tafelwasser, Quellwasser). N. M. bedarf der amtlichen Anerkennung, die **1.** eine Überprüfung nach geologischen, mikrobiologischen, physikalischen, chemischen u. hygienischen Gesichtspunkten beinhaltet; **2.** die Analyse von 200 chemischen Substanzen umfaßt; **3.** für Wasser mit einem Gehalt an gelösten Mineralstoffen >1000 mg/l bzw. >250 mg $CO_2$/l eine Überprüfung unter ernährungsphysiologischen Gesichtspunkten fordert. Für Verbraucherhinweise auf einen besonders hohen od. niedrigen Mineralstoffgehalt sind bestimmte Mindest- bzw. Höchstgehalte erforderlich (s. Tab. 2). Vgl. Heilwasser.

**Minz|öl:** s. Pfefferminzöl, japanisches.

**Misch|kost:** überwiegend praktizierte Kostform, die viele verschiedene Lebensmittel pflanzlichen u. tierischen Ursprungs enthält; schließt neben Nahrungsmitteln\* auch Genußmittel\* wie alkoholische Getränke, Tee u. Kaffee ein.

**Misch|kost, en|ergie|reduzierte:** Kostform zur Gewichtsreduzierung bei Übergewicht u. Adipositas mit einer Energiezufuhr, die unter dem Bedarf liegt (meist 1000 – 1500 kcal bzw. 4200 – 6300 kJ/Tag); reich an komplexen Kohlenhydraten u. fettarm; als Basis dienen Vollkornprodukte u. Kartoffeln, frisches Obst u. Gemüse, fettarme Milch u. Milchprodukte, Wasser, Früchte- u. Kräutertee; in kleinen Mengen auch fettarme Fleisch- u. Fischarten sowie hochwertige Nahrungsfette; weitgehend zu meiden

sind Zucker, Süßigkeiten, zuckerhaltige Getränke u. Speisen, größere Mengen an Kochsalz; Zubereitungstechniken sollten ebenfalls fettarm sein (Dünsten, Dämpfen, Grillen, Garen in Folie); **Ernährungsphysiologische Bewertung:** Die e. M. basiert auf ernährungsphysiologischen Erkenntnissen u. ist auch langfristig praktizierbar. Vgl. Brigitte-Diät, Brotdiät, Reduktionsdiät.

**Misch|kost, optimierte:** vom Forschungsinstitut für Kinderernährung Dortmund (Abk. FKE) entwickelte bedarfsdeckende Präventionsernährung für Kinder u. Jugendliche; die Richtlinien berücksichtigen Empfehlungen für die Energie- u. Nährstoffzufuhr, neueste Erkenntnisse zur Prävention ernährungsabhängiger Krankheiten, landestypische Ernährungsgewohnheiten, Wissen um Essensvorlieben u. -abneigungen von Kindern u. Jugendlichen u. beachten außerdem Preiswürdigkeit u. Verfügbarkeit der Lebensmittel (s. Tab.).

**Miso:** Paste aus fermentierten Sojabohnen (s. Fermentation), Meersalz u. meist einer Getreideart (z. B. Gerste, Reis, Weizen); Verwendung in der Makrobiotik\*; zählt in Japan zu den Grundnahrungsmitteln (Suppeneinlage, Würzmittel in zahlreichen Sorten; die hier bekanntesten sind hatcho miso (Reis-M.), mugi miso (Gersten-M.) u. mame miso (reines Sojabohnen-M.).

**Mistel:** Viscum album; kugelförmig wachsender, strauchartiger Halbschmarotzer (verschiedene Wirtsbäume) aus der Familie der Mistelgewächse, Loranthaceae; **Arzneidroge:** Zweige mit Blättern, Blüten u. Früchten (Visci album herba, Mistelkraut); **Inhaltsstoffe:** Polypepti

**Mischkost, optimierte**
Altersgemäße Lebensmittelverzehrmengen gemäß FKE

| | Alter (Jahre) | | | | | | |
|---|---|---|---|---|---|---|---|
| | 1 | 2–3 | 4–6 | 7–9 | 10–12 | 13–14 | 15–18 |
| **empfohlene Lebensmittel** (> 80 % der Gesamtenergiezufuhr) | | | | | | | |
| **reichlich** | | | | | | | |
| Getränke (ml/Tag) | 600 | 700 | 800 | 900 | 1000 | 1200 | 1400 |
| Brot, Getreide (-flocken) (g/Tag) | 80 | 120 | 170 | 200 | 250 | 280 | 300 |
| Kartoffeln, Nudeln, Reis, Getreide (g/Tag) | 80 | 100 | 120 | 140 | 180 | 200 | 250 |
| Gemüse (g/Tag) | 100 | 120 | 180 | 200 | 230 | 250 | 300 |
| Obst (g/Tag) | 100 | 120 | 180 | 200 | 230 | 250 | 300 |
| **mäßig** | | | | | | | |
| Milch,* Milchprodukte (ml bzw. g/Tag) | 300 | 330 | 350 | 400 | 420 | 450 | 500 |
| Fleisch, Wurst (g/Tag) | 40 | 50 | 60 | 70 | 80 | 90 | 90 |
| Eier (Stück/Woche) | 1–2 | 1–2 | 2 | 2 | 2–3 | 3 | 3 |
| Fisch (g/Woche) | 50 | 70 | 100 | 150 | 180 | 200 | 200 |
| **sparsam** | | | | | | | |
| Margarine, Öl, Butter (g/Tag) | 10 | 15 | 20 | 25 | 30 | 30 | 35 |

| **geduldete Lebensmittel** (< 20 % der Gesamtenergiezufuhr) | Kleinkinder, Schulkinder | Jugendliche |
|---|---|---|
| Kuchen, Süßigkeiten (g/Tag) | < 50 | < 80 |
| Marmelade, Zucker (g/Tag) | < 10 | < 20 |

* 100 ml Milch entsprechen ca. 15 g Schnittkäse oder 30 g Weichkäse

---

Viscotoxin $A_2$, $A_3$, B u. Ps 1), Proteine, Glykoproteine (Lektine, z. B. Mistellektin I, II u. III); **Wirkung:** zytostatisch, in niedriger Dosierung unspezifisch immunmodulierend; **Verw.:** in Form von Injektionslösungen zur palliativen

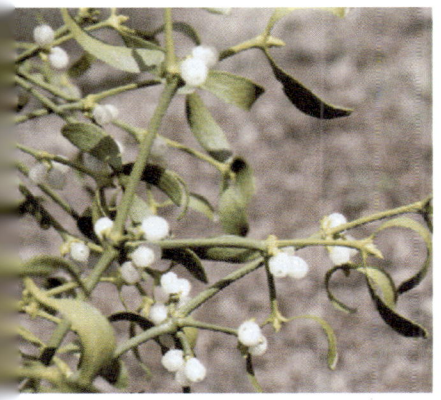

Mistel

Behandlung von malignen Tumoren u. zur Segmenttherapie* bei entzündlich-degenerativen Gelenkerkrankungen; **traditionell** in Form oraler Zubereitungen zur Arterioskleroseprophylaxe, bei Grenzwerthypertonie, Krämpfen u. Blutungen; **NW:** bei parenteraler Verabreichung Schüttelfrost, Fieber, Kopfschmerz, pektanginöse Beschwerden, orthostatische Kreislaufstörungen, allergische Reaktionen; bei intrakutaner Injektion lokale Entzündungen evtl. bis zur Nekrose; **Kontraindikationen:** Eiweißüberempfindlichkeit, chronisch-progrediente Infektionen; **homöopathische** Verwendung der frischen Beeren u. Blätter z. B. bei Hypertonie, peripheren Durchblutungsstörungen, Arteriosklerose; im Volksglauben zählte die M. zu den dämonenabwehrenden Pflanzen.
  **Misteltherapie** (Therapie*) f: Behandlung der Krebskrankheit in der anthroposophischen Medizin* durch Arzneimittel aus der weißbeerigen Mistel (Viscum album), die durch einen komplexen pharmazeutischen Prozeß spezifiziert werden u. sich dadurch von phytotherapeutisch deklarierten Präparaten unterscheiden; auch modifizieren verschiedene Wirtsbäume (z. B. Apfel, Eiche, Birke, Tanne, Kiefer) die

Mistel u. stellen jeweils besondere Organbeziehungen her. Die Anwendung der unterschiedlich konzentrierten Präparate erfolgt subkutan od. intravenös, oft in rhythmisch gestufter Folge der Konzentrationen od. Potenzen, u. mit Injektionspausen, die je nach Schwere der Krankheit kürzer od. länger gewählt werden; unter besonderen Voraussetzungen auch intrapleurale, -peritoneale od. -tumorale Anwendung. Als Ausdruck der therapeutischen Wirksamkeit soll Fieber erzeugt werden; es kommt zu lokalen, begrenzten Entzündungsreaktionen am Injektionsort u. zu einer Besserung der Befindlichkeit u. Gestimmtheit (Lebensqualität).

**Mittel, entgegen|gesetztes:** s. Arzneimittelbeziehung.

**Mittel|frequenz|therapie** (lat. frequentia Häufigkeit; Therapie*) f: s. Interferenzstromtherapie.

**Mittel, galenische:** pharmazeutische Zubereitungen aus Drogen, z. B. Extrakte, Destillate, Tinkturen, Latwerge, Salben u. Pflaster; im Gegensatz zu Rohdrogen (Remedia simplicia) u. chemischen Präparaten.

**Mittel, gut folgendes:** s. Arzneimittelbeziehung.

**Mittelmeer|kost:** s. Ernährung, mediterrane.

**Mixtura solvens** (lat. mixtura Mischung) f: schleimlösende Mixtur; Ammonii chlorati 5,0, Succus Liquiritiae depurati 5,0, Aqua destillata ad 200,0; **Verw.:** bei Bronchitis.

**MMM:** Abk. für medizinische Mikromagnetik*.

**Mobilisation** (lat. mobilis beweglich) f: auch Mobilisierung; **1.** allgemeine krankengymnastische Maßnahmen zur körperlichen Aktivierung von Patienten, v. a. bei Bettlägerigkeit od. nach Operationen; z. B. als Aufsetzen am Bettrand u. Aufstehen mit Hilfe; als Frühmobilisation das möglichst frühe Aufstehen nach Operationen v. a. zur Thromboseprophylaxe; **2.** manuelle od. maschinelle Durchbewegung von Gelenken; z. B. zur Kontrakturenprophylaxe; **3.** spezielle M.: **a)** aktiv (gelenkorientiert, neuromuskulär orientiert); Formen: assistierte Funktionsbewegung, aktive Funktionsbewegung, statische bzw. dynamische Muskelaktivität, isokinetische Bewegung; **b)** passiv (gelenkorientiert); Formen: sog. Gelenksspieltechniken der manuellen Medizin u. Funktionsbewegungen in den Bewegungsachsen.

**Modalität** (lat. modus Art, Weise) f: in der Homöopathie* Bez. für jeden Einfluß, der die Intensität, die Qualität* od. den Ort eines Symptoms bzw. das Allgemeinbefinden verändert (z. B. Kopfschmerz wird erträglicher beim Bükken, die juckende Stelle brennt nach dem Kratzen, die Mehrzahl der Beschwerden wird durch

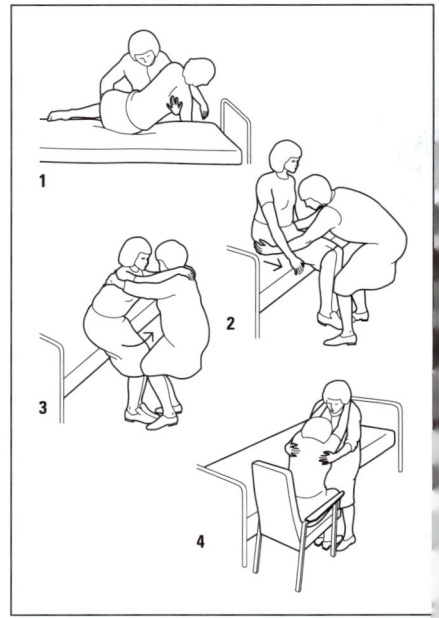

Mobilisation:
Hilfestellung beim Verlassen des Bettes: 1: Aufrichten über die kranke Seite; 2: Patienten sitzend zur Bettkante ziehen; 3: Knie u. Füße gut blockieren u. Rumpf weit nach vorne ziehen; 4: zum Hinsetzen über die kranke Seite drehen

Kälteexposition intensiviert). Deutliche M. erleichtern die Differenzierung verschiedener Arzneimittelbilder beim jeweiligen Symptom. Der Begriff der M. wird auch auf andere Therapieverfahren (z. B. Akupunktur) ausgedehnt.

**Modifiziertes Fasten:** s. Fasten, modifiziertes.

**Mönchs|pfeffer:** Vitex agnus castus, Keuschlamm; Strauch aus der Familie der Verbenengewächse, Verbenaceae; **Arzneidroge:** Steinbeeren (Agni casti fructus); **Inhaltsstoffe:** Monoterpenglykoside (Aucubin, Agnusid), fettes Öl, Flavonoide; **Wirkung:** vermutlich Einfluß auf follikelstimulierendes u. luteinisierendes Hormon; in vitro Hemmung der Prolaktinsekretion; **Verw.:** alkoholische Auszüge in Fertigarzneimitteln (Tagesdosis 30–40 mg Droge entsprechend) bei Menstruationsstörungen, prämenstruellen Beschwerden, Mastodynie; **traditionell** als Anaphrodisiakum; keine Kontraindikationen, Neben- od. Wechselwirkungen bekannt; **homöopathische** Verwendung der reifen, getrockneten Früchte z. B. bei Impotenz, Hypogalaktie.

HO H

RO

H

O

O

β-D-Glc p

| R | |
|---|---|
| H | Aucubin |
| HO — Benzoyl | Agnusid |

Mönchspfeffer: Monoterpenglykoside

**Mohn:** Papaver somniferum, Schlafmohn; Staudengewächs in Kleinasien, China, Japan, Persien u. Vorderindien; der nach Ritzen der unreifen Fruchtkapseln austretende Milchsaft wird nach 8–10 Stunden abgeschabt u. bildet das Rohopium (s. Opium). Vgl. Klatschmohn.

**Mohn, kalifornischer:** s. Eschscholtzia.

**Molekular|therapie** (lat. moles Masse; Therapie*) f: von dem amerikanischen Arzt W. F. Koch (1885–1967) begründetes Behandlungsverfahren mit ring- u. kettenförmigen Carbonylgruppen, die Freie Radikale im intrazellulären Stoffwechsel darstellen; die Carbonylgruppen-tragenden Moleküle sind aus Bausteinen der Atmungskette abgeleitet u. beeinflussen darüber molekulare Vorgänge des Intermediärstoffwechsels. Ihre Applikation soll Stoffwechselblockaden beseitigen u. die Entgiftungs- u. Abwehrfunktionen des Intermediärstoffwechsels (z. B. von Tumorzellen u. toxischen Stoffwechselprodukten) fördern. Die Arzneimittel werden in homöopathischer Form verabreicht; das Wirkungsprinzip ist jedoch substitutiv. **Anw.:** zur adjuvanten u. postoperativen Tumortherapie, bei Viruserkrankungen u. allergischen sowie autoimmunogenen u. a. Organerkrankungen. Wissenschaftlich umstrittenes Verfahren.

**Molke|kur** (Kur*) f: Form der naturheilkundlichen Ernährungstherapie* zur allgemeinen Beeinflussung von Stoffwechsel, Kreislauf u. Abwehr; therapeutisches Fasten mit Zufuhr von Frischmolke (Molkefasten, Energiegehalt 250 kcal/Tag bzw. 1100 kJ/Tag) bzw. proteinangereicherter Molke (Molketrinkkur, Energiegehalt 300–350 kcal/Tag bzw. 1300–1500 kJ/Tag) sowie Kräutertee, Pflanzensäften u. Mineralwasser.

**Molybdän** n: chemisches Element, Symbol Mo, OZ 42, relative Atommasse 95,94; zur Chromgruppe gehörendes silberweißes, hartes u. sprödes zwei-, drei- u. sechswertiges Schwermetall; essentielles Spurenelement; biochemi-

sche Funktion: Bestandteil einiger Flavinenzyme (z. B. Xanthinoxidase, Aldehydoxidase, Sulfitoxidase); **Vorkommen in Nahrungsmitteln:** Milch u. Milchprodukte, Hülsenfrüchte, Getreide u. Innereien in standortabhängiger Konzentration; **Bedarf** für Erwachsene (DGE 1991): Schätzwert 75–250 µg/Tag; **Mangelerscheinungen:** Aminosäureintoleranz od. Tachykardie durch Malabsorption; **Intoxikationen:** nicht bekannt.

**Momordica cylindrica** f: s. Luffa cylindrica.

**Momordica operculata** f: s. Luffa operculata.

**Moor:** Lagerstätte von Torf*; durch einen vorwiegend anaeroben Humifizierungsprozeß in einem Feuchtbiotop entstanden; je nach Klima u. geologischen Bedingungen werden mineralstoffarme Hochmoore von mineralstoffreichen Niedermooren unterschieden.

**Moor|bad:** aus Torf* u. Wasser zubereitetes, breiförmiges, heißes (anfangs 40 °C) Bad*; besondere Wärmeübertragung durch hohe spezifische Wärme u. konvektionslose Wärmeleitung; evtl. antiphlogistische Wirkung der Huminsäuren; **Anw.:** bei rheumatischen, entzündlichen u. degenerativen Gelenkerkrankungen sowie mangelnder endokriner Aktivität des weiblichen Organismus; **traditionelle** Verwendung von Moorlaugen-, Moorextrakt-, Moorsuspensions- u. Huminsäurebädern in nicht breiiger Form bei rheumatischen Beschwerden.

**Moor|packung:** meist heiße Packung aus Torf* zur Behandlung rheumatischer u. gynäkologischer Beschwerden.

**Moos, isländisches:** Lichen islandicus; Flechtenthallus von Cetraria islandica; **Inhaltsstoffe:** ca. 50 % schleimartige Glucane, Flechtensäuren (Fumarprotocetrarsäure), Bitterstoffe;

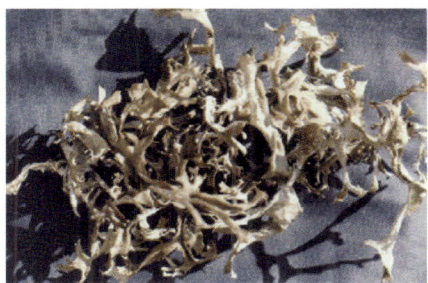

Moos, isländisches

**Wirkung:** reizlindernd, schwach antimikrobiell; **Verw.:** Teeaufguß od. Mazerat (bis 6 g/Tag, 1,5 g/Tasse) bei Schleimhautreizungen im Mund- u. Rachenraum, Appetitlosigkeit; **tradi-**

**tionell** als Roborans u. äußerlich bei schlecht heilenden Wunden.

**Mora-Color|therapie** (lat. color Farbe; Therapie*) f: s. Mora-Therapie.

**Mora-Therapie** (Therapie*) f: ein von dem Arzt Franz Morell ca. 1977 begründetes diagnostisches u. therapeutisches Verfahren, das mit ultrafeinen, patienteneigenen Schwingungen arbeitet u. im diagnostischen Bereich dem Medikamententest der Elektroakupunktur nach Voll (s. Elektroakupunktur) bzw. dem VRT*-Vegatest entspricht; geht von der Annahme aus, daß elektromagnetische Schwingungen, die in jedem Organismus u. jeder Zelle mit einem charakteristischen Schwingungsspektrum vorhanden sind, von innen sowie von außerhalb des Körpers beeinflußbar u. durch elektromagnetische Gegenschwingungen gleicher Größenordnung u. Frequenz löschbar sind. Morell entwickelte dazu ein sog. Mora-Gerät, das von der Körperoberfläche des Patienten elektromagnetische Schwingungen abgreifen, diese in einem elektronischen System optisch entkoppeln u. modulieren sowie als therapeutische Information an den Organismus zurückgeben soll. Dabei sollen die pathologischen Informationen als Schwingungen phasengleich invertiert, d. h. umgedreht, werden u. somit zur Löschung der krankmachenden Information führen. Wie das Prinzip der „Sortierung" elektromagnetischer Schwingungen in physiologische u. pathophysiologische Informationen geschehen soll, ist nicht plausibel erklärbar. Die M.-T. soll keine Fremdenergie, d. h. keinen Stromfluß im Patienten, bei der Therapie verwenden. **Anw.:** v. a. bei Allergien, Infektionskrankheiten, Autoimmunkrankheiten, akuten u. chronischen Schmerzzuständen; **Kontraindikationen:** morphologisch irreversible Schäden. Eine Weiterentwicklung der M.-T. stellt die **Mora-Colortherapie** dar, die eine apparative Applikation von elektromagnetischen Schwingungen von Farben zu Diagnose- u. Behandlungszwecken bewirken soll. Diagnostisch wird der spontane Farbenersteindruck zur Auffindung des belasteten korrespondierenden Organsystems genutzt, therapeutisch kommen häufig die Komplementärfarben zum Einsatz. Klinisch u. wissenschaftlich umstrittene Verfahren. Vgl. Bioresonanztherapie.

**Morphin** (nach dem gr. Gott des Schlafes Μορφεύς) n: syn. Morphium; (5R,6S,9R,13S,14R)-4,5-Epoxy-N-methyl-7-morphinen-3,6-diol (IUPAC); Hauptalkaloid des Opiums*; **Verw.:** narkotisches Analgetikum, unterliegt dem Betäubungsmittelgesetz; **NW:** Brechreiz u. Erbrechen; s. Opiate.

**Moto|therapie** (lat. movere, motus bewegen, in Bewegung setzen; Therapie*) f: therapeutisches Verfahren zur Korrektur u. Kompensation psychomotorischen Fehlverhaltens u.

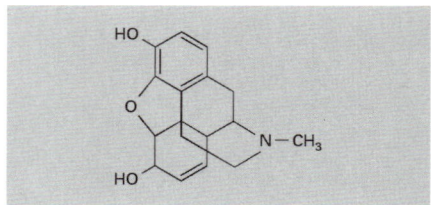

Morphin

zur Förderung nicht ausgebildeten motorischen Verhaltens; **Anw.:** insbesondere bei geistiger Behinderung, frühkindlichem Hirnschaden, organischem Psychosyndrom, Seh-, Hör- u. Sprachstörungen. Vgl. Bewegungstherapie.

**Moxa** (japan. mogusa getrocknetes u. pulverisiertes Beifußkraut, Artemisia vulgaris) f: s. Moxibustion.

**Moxi|bustion** (↑) f: Brenntherapie mit Moxa; wesentlicher Bestandteil der Nadel- u. Brenntherapie (chinesisch Zhen-Jiu) der traditionellen chinesischen Medizin*, wobei im Westen insbesondere das Stechen bekannt ist (s. Akupunktur); abgebrannt werden getrocknete u. pulverisierte Beifußblätter (Artemisia vulgaris bzw. Artemisia officinalis; s. Beifuß), die auf einem oder mehreren Akupunkturpunkten an der Körperoberfläche angebracht, am Griff einer eingestochenen Nadel appliziert, in kleinen Wärmeöfen (sog. Moxa-Bügeleisen) auf die Haut gebügelt od. in zusammengerollter Form angezündet u. über bestimmte Akupunkturstrukturen gehalten werden. Wirksames Therapieprinzip ist die Applikation von Wärme, die in die Muskulatur dringt, die Blutzirkulation stimuliert u. so (nach der Vorstellung der traditionellen chinesischen Medizin) über die Meridiane u. Nebengefäße bis auf innere Organe einwirkt. Andere Methoden der M. verwenden anstatt des Feuers Sonnenstrahlen, die auf die Haut des Patienten gelegte Beifußblätter erhitzen; es können auch andere Substanzen verwendet werden, z. B. hautreizende Pflanzen (Ranunculus acris var. japonicus), Cantharidin, Knoblauchmus, Ingwer. **Anw.:** aufgrund der Hauptwirkungen des Tonisierens (d. h. Stärkens) u. des Wärmens insbesondere bei Kälteerkrankungen, auch bei allgemeiner Schwäche u. Kreislaufregulationsstörungen u. zur Krankheitsprophylaxe bei älteren Menschen. Vgl. Reizkörpertherapie.

**MRM:** Abk. für Muskelreflexzonenmassage*.

**MTrP:** Abk. für myofaszialer Triggerpunkt*.

**Mucilaginosum** (lat. mucus Schleim) n: schleimiges Arzneimittel, meist Gummen od. Pflanzenschleime enthaltend (z. B. Gummi arabicum, Leinsamen); **Verw.:** zur Verbesserung der Gleitfähigkeit von Kathetern, als Verdikkungsmittel z. B. in Pastillen; bei Entzündungen der oberen Atemwege u. des Gastrointestinaltrakts (reizmildernde Wirkung, indem die Schleimhaut mit einer Schutzschicht überzogen wird).

**Müdigkeit:** s. Erschöpfungszustände.

**Muira puama** f: s. Potenzholz.

**Multicom-Therapie** (Therapie*) f: von dem Arzt Bodo Köhler entwickelte Form der Bioresonanztherapie*, bei der in therapeutischer Absicht mittels eines sog. Multicom-Geräts externe elektromagnetische Schwingungen auf den Patienten übertragen werden sollen; das Verfahren basiert auf der Annahme, daß ein Organismus in der Lage ist, ihm angebotene elektromagnetische Signale hinsichtlich erwünschter u. unerwünschter Frequenzen mit Zeitdifferenz ihrer Aufnahme unterscheiden zu können; das Multicom-Gerät soll deshalb dem Patienten spezifische elektromagnetische Informationen von 12 Farben, 12 Tönen u. 33 Edelsteinschwingungen logarithmisch in 36 Nuancen anbieten. Es wird weiter davon ausgegangen, daß der Organismus aus dem Angebot von sog. Heilfrequenzen sich das für ihn „Richtige" heraushollt, geschwächte physiologische Schwingungen gestärkt u. sog. Energieblockaden gelöst werden. Schließlich enthält das wegen seiner Vielzahl von Frequenzen als multiresonant bezeichnete Gerät die Möglichkeit, konstitutionelle Behandlungen mit Schwingungsmustern von 12 Metallen durchzuführen. Das Verfahren ist wissenschaftlich nicht anerkannt. Vgl. Bicom-Therapie.

**Multi|modale Therapie** (lat. multum viel; Therapie*) f: s. Therapie, multimodale.

**Multi|re|sonanz|therapie** (↑; lat. resonare widerhallen; Therapie*) f: Form der Bioresonanztherapie*, bei der mit externen, „natürlichen" Schwingungen behandelt wird. Vgl. Multicom-Therapie.

**Mund|schleim|haut|entzündung:** s. Stomatitis.

**Musik|therapie** (Therapie*) f: künstlerische Therapieform der anthroposophischen Medizin*, bei der neben dem Singen alte, leicht handhabbare Streich- (z. B. Chrotta), Zupf- (z. B. Psalter), Blas- (z. B. Schalmei) u. Schlaginstrumente (z. B. Xylophon) verwendet werden; Hauptinstrument ist die von L. Gärtner neu entwickelte Leier (s. Abb.).

**Muskat** m: Myristica fragrans; immergrüner Baum aus der Familie der Myristicaceae; **Arzneidrogen:** ätherisches Öl der Samen od. des Samenmantels (Myristicae aetheroleum), zusammengedrückter, getrockneter Samenmantel (Myristicae arillus, Macis, sog. Muskatblüte), aus den Samen durch Auspressen gewonnenes Fett (Myristicae oleum expressum, Muskatbut-

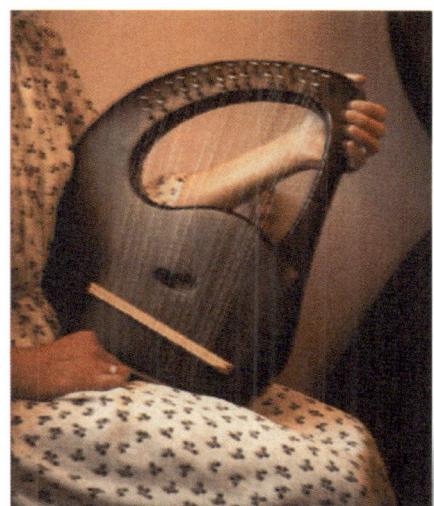

Musiktherapie: Sopranleier

ter) sowie getrocknete, vom Samenmantel u. der Samenschale befreite Samenkerne (Myristicae semen, sog. Muskatnuß); **Inhaltsstoffe:** ätherisches Muskatnußöl: Monoterpene, Monoterpenalkohole, aromatische Äther (v. a. Myristicin u. Elemicin); Macis: ätherisches Öl; Muskatbutter 70–85 % Trimyristin (Triglyzerid der Myristinsäure); Muskatsamen: ätherisches Öl, fettes Öl, Phenylpropanoide, Saponine, Sterole; **Wirkung:** Muskatsamen u. Macis spasmolytisch, Hemmung der Prostaglandinsynthese u. der Monoaminooxidase, psychotrop (psychomimetisch u. halluzinogen durch amphetaminähnliche Umwandlungsprodukte des Myristicins u. Elemicins); **Verw.:** Samen bzw. Macis **traditionell** bei Magen-Darm-Beschwerden wie Diarrhoe, Magenkrämpfe, Darmkatarrh u. Flatulenz; Mus-

| | R₁ | R₂ | R₃ | R₄ |
|---|---|---|---|---|
| Myristicin | $-OCH_3$ | $-CH_2-$ | | $\diagup=CH_2$ |
| Elemicin | $-OCH_3$ | $-CH_3$ | $-CH_3$ | $\diagup=CH_2$ |

Muskat: aromatische Ether

katbutter **traditionell** zu Einreibungen; **NW:** die Einnahme von mehr als 5 g Muskatsamen kann zu psychischen Störungen (leichte Bewußtseinsveränderungen bis intensive Halluzinationen) führen, größere Mengen wirken abortiv. Angesichts der Risiken u. nicht ausreichend belegter Wirksamkeit ist eine therapeutische Verwendung nicht vertretbar; gegen die Anwendung als Geruchs- u. Geschmackskorrigens bestehen keine Bedenken. **Homöopathische** Zubereitungen aus den getrockneten Samenkernen bei nervösen Beschwerden, Verdauungsstörungen u. Wahrnehmungsstörungen.

**Muskel|entspannung nach Jacobson:** s. Relaxation, progressive.

**Muskel|kater** (lat. m\underline{u}sculus Mäuschen): Auftreten von Muskelschmerzen nach ungewohnter bzw. starker Beanspruchung einzelner Muskelgruppen; wahrscheinlich verursacht durch multiple kleine Muskelfaserrisse; vgl. Myalgie.

**Muskel|re|flex|zonen|massage** (↑; lat. reflectere, refl\underline{e}xus zurückbiegen) f: Abk. MRM; Massage bei Projektionssymptom* mit spannungslösender, entkrampfender u. durchblutungsfördernder Wirkung; **Anw.:** v. a. bei Schmerzzuständen, die an der Muskulatur od. den inneren Organen lokalisiert sind; die Massagetechnik bestimmt vorwiegend die Richtung der Muskeltonusbeeinflussung.

**Muskel|reiz|punkte** (↑): Punkte an der Hautoberfläche, an denen Muskeln transkutan leicht durch Strom zur Elektrodiagnostik* u. Elektrotherapie* gereizt werden können; Lage meist nahe des einen bestimmten Muskel versorgenden motorischen Nerven.

**Muskel|re|laxation, pro|gress\underline{i}ve** (↑; lat. relax\underline{a}re entspannen) f: s. Relaxation, progressive.

**Muskel|schmerzen** (↑): s. Myalgie.

**Muskel|test, kinesio|l\underline{o}gischer** (↑) m: s. Kinesiologie, angewandte.

**Mutter|korn:** Secale cornutum; bis 35 mm langes, schwärzlich-violettes Dauermyzel des Schlauchpilzes Claviceps purpurea (Familie Clavicipitaceae), das v. a. auf Roggen parasitiert u. als gebogener Zapfen (Sklerotium) anstelle des Roggenkorns aus den Spelzen hervordrängt; **Inhaltsstoffe:** über 30 Alkaloide, darunter Säreamidalkaloide (z. B. Ergometrin) u. Peptidalkaloide (z. B. Ergotamin, Ergotoxin), fettes Öl, Farbstoffe, Amine, Ergosterol; **Verw.:** zur Gewinnung der Reinalkaloide od. Alkaloidfraktionen (s. Ergotalkaloide); seit der Antike Verwendung zur Geburtshilfe u. als Abortivum; im Mittelalter häufig epidemieartige Massenerkrankung durch mit M. verunreinigtes Brotgetreide (sog. Sankt-Antonius-Feuer od. Kribbelkrankheit); **homöopathische** Verwendung bei Parästhesien, Gangrän, Migräne, arteriosklero-

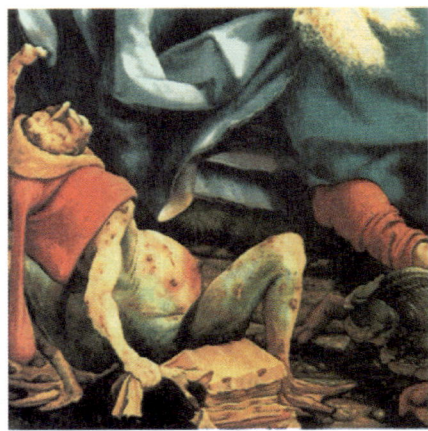

Mutterkorn:
Der Isenheimer Altar von Matthias Grünewald (Museum Unterlinden, Colmar) zeigt auf der Tafel „Die Versuchung des Hl. Antonius" diese Gestalt mit den für Mutterkornvergiftungen früher typischen Hautveränderungen.

tischer Hypertonie, Wehenschwäche, Krampfwehen.

**Mutter|kraut:** Tanacetum parthenium, syn. Chrysanthemum parthenium, Fieberkraut; Pflanze aus der Familie der Korbblütler, Asteraceae; **Arzneidroge:** zur Blütezeit gesammelte oberirdische Teile (Tanaceti parthenii herba); **Inhaltsstoffe:** 0,75 % ätherisches Öl mit 44 % Campher u. 23 % trans-Chrysanthenylacetat als Hauptbestandteile; Sesquiterpenlactone (Germacranolide, Eudesmanolide, Guajanolide), Flavonoide; **Wirkung:** antiinflammatorisch (Hemmung der Prostaglandinsynthese), aggregationshemmend, antisekretorisch, antimikrobiell, zytotoxisch, migräneprophylaktisch; **Verw.:** als Teeaufguß, Drogenpulver od. andere galenische Zubereitungen **traditionell** innerlich bei Dysmenorrhoe, Wehenschwäche u. drohender Fehlgeburt; außerdem bei Fieber, Arthritis, Asthma, Rheuma, Ohrensausen, Schwindel; äußerlich bei Psoriasis u. Insektenstichen; bei Migräne soll M. eine Reduktion von Zahl u. Häufigkeit der Schmerzattacken sowie des Brechreizes bewirken. Die Wirksamkeit der Droge bei der genannten Anwendungsgebieten ist umstritten. **NW:** Mundulzerationen (Aphthen), Bauchschmerzen, unangenehmer Geschmack; gelegentlich allergische Reaktionen.

**Muzilaginosum** (lat. m\underline{u}cus Schleim) n: Mucilaginosum*.

**My|algie** (gr. μῦς, μυός Muskel, Maus; -algie*) f: diffuser od. lokalisierter Muskelschmerz, häufig in Kombination mit Muskelverspannung; **Ursachen:** Überanstrengung (sog

Muskelkater), Überbeanspruchung bei Haltungs-schäden, Infektionskrankheiten, Autoimmun-krankheiten (u. a. systemischer Lupus erythematodes, Polymyalgia rheumatica, Polymyositis acuta, extraartikulärer Rheumatismus), Stoffwechselkrankheiten (z. B. Addison-Krankheit), arterielle Verschlußkrankheiten, Trauma; **Therapie:** Behandlung der Grundkrankheit bzw. symptomatisch; Physiotherapie*, Interferenz-stromtherapie*, äußerlich mit Franzbrannt-wein*, phytotherapeutisch mit Zubereitungen aus Johanniskraut*, Kiefernöl (s. Kiefer) u. Pfefferminzöl*, traditionell aus Capsicum, Citronell-gras u. Hundszunge, homöopathisch aus Aconitum napellus, Arnika, Cimicifuga racemosa u. Giftsumach.

**Myo|fasziales Schmerz|syn|drom** (⁻; lat. fascia Binde) n: s. Triggerpunkt.

**Myristica fragrans** f: Muskat*.

**Myroxylon balsamum** n: s. Tolubalsam.

**Myrrhe:** Commiphora molmol u. andere Commiphora-Arten; Bäume aus der Familie der Burseraceae; **Arzneidroge:** aus der Rinde ausgetretenes u. an der Luft getrocknetes Gummiharz (Myrrha, Gummi Myrrha); **Inhaltsstoffe:** 2 – 10 % ätherisches Öl mit Sesquiterpenkohlenwasserstoffen, -alkoholen u. -lactonen (Commi-ferin u. a.) sowie Furanosesquiterpenen; äthanollösliches Harz, in Äthanol unlöslicher Rohschleim; **Wirkung:** adstringierend; **Verw.:** äußerlich Myrrhentinktur unverdünnt in Form von Pinselungen zur lokalen Behandlung leichter Entzündungen der Mund- u. Rachenschleimhaut, verdünnt zum Spülen u. Gurgeln; **traditionell** auch innerlich als Karminativum u. Expektorans, bei unspezifischen Darminfektionen u. Husten; äußerlich zur Behandlung von Wunden u. Geschwüren. Die Wirksamkeit bei den genannten Anwendungsgebieten ist nicht belegt. In der Kosmetik Verwendung zur Parfümierung von Seifen, Mundwässern, Zahnpasten u. als Fixatur. **NW:** Bei unverdünnter Anwendung von Myrrhentinktur können vorübergehend leichtes Brennen u. Geschmacksirritationen auftreten.

**Myrtilli fructus** m: Frucht der Heidelbeere*.

**Mystik** (gr. μυστικός Geheimlehren betreffend) f: Bez. für eine Form des religiösen Verhaltens, bei dem eine Verbindung mit dem Göttlichen od. dem Kosmischen (meist durch Meditation* u. bewußte Verzichtleistungen) versucht wird, um in den Zustand des kosmischen u. universalen Bewußtseins einzutreten.

# Pschyrembel
# Klinisch-Therapeutisches Wörterbuch

Symptome, Diagnosen, Therapieverfahren

Version 1.0
1999/2000. CD-ROM. ISBN 3-11-016693-3

Medizinisches Expertenwissen aktuell, genau, enzyklopädisch, ausführlich und allgemeinverständlich zugänglich zu machen, ist Hauptanliegen dieses „Super-Pschyrembel". Neben Definitionen und Angaben zu Häufigkeit und Prophylaxe von Krankheiten, Syndromen und Symptomen finden sich Hinweise zu Krankheitsentstehung, Diagnostik, Differentialdiagnostik, Komplikationen, Therapie und Prognose. Die Naturheilkunde ist ausführlich vertreten. Mehr als **100.000 Stichwörter** kennzeichnen diese *Datenbank der Medizin.* Der Stichwortbestand geht über die Buchausgaben der folgenden Werke weit hinaus und enthält ergänzte und aktualisierte Texte, Abbildungen und Tabellen aus

* Pschyrembel Klinisches Wörterbuch
* Pschyrembel Therapeutisches Wörterbuch
* Pschyrembel Wörterbuch Naturheilkunde
* Pschyrembel Wörterbuch Gynäkologie und Geburtshilfe.

**Inhalt:**
* 100.000 Stichwörter mit 250.000 Querverweisen
* 22.000 medizinische Abkürzungen
* 38.000 Übersetzungen (englisch-deutsches/deutsch-englisches Glossar)
* ausführliche, aktuelle Behandlungsempfehlungen der wichtigsten Krankheiten mit therapeutischen Stufenplänen
* Adressen von Selbsthilfegruppen
* 3.500 Abbildungen, davon 1.500 in 16 Mio. Farben (Echtfarben)
* 130 Videos, Tondokumente
* Terminologia anatomica (ersetzt die Nomina anatomica)

Programmentwicklung: Porta Coeli Software GmbH, Hamburg

Systemvoraussetzungen: IBM-kompatibler PC mit mindestens CPU Pentium (100 MHz), 8 MB freier Arbeitsspeicher, 8 MB freier Festplattenspeicher, 4 x CD-ROM-Laufwerk, MS Windows 3.x, 95/98, NT 4.0, VGA-Truecolor-Karte und Sound-Karte empfohlen.

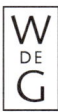 **de Gruyter**

**Nacht|kerzen|öl:** fettes Öl aus den Samen der Nachtkerze (Oenothera biennis); enthält ca. 9 % γ-Linolensäure; **Verw.:** standardisierte Präparate bei prämenstruellem Syndrom, zur unterstützenden Behandlung des atopischen Exzems sowie bei diabetischer Neuro- u. Retinopathie. Die Wirksamkeit bei den beanspruchten Anwendungsgebieten ist umstritten.

**Nadel:** s. Akupunkturnadeln.

**Nähr|stoff|anreicherung:** Hinzufügen von Nährstoffen* (z. B. Vitamine, Mineralstoffe, Aminosäuren), um Verarbeitungsverluste auszugleichen bzw. den physiologischen Wert von Lebensmitteln zu verbessern; auch zur Verbesserung der Haltbarkeit von Lebensmitteln.

**Nähr|stoff|bedarf: 1.** Menge eines Nährstoffs, die für die Aufrechterhaltung aller Körperfunktionen des Organismus benötigt wird; individuell verschieden u. abhängig von Geschlecht, Alter, Wachstum, Gesundheitszustand, Grundumsatz, Wärmehaushalt, Schwangerschaft, genetischer Disposition, Interaktionen zwischen den Nährstoffen, körperlicher Aktivität u. Klima (s. Abb.); **2.** Definition der FAO/WHO: N. entspricht der niedrigsten Zufuhr an einem Nährstoff, die erforderlich ist, um Mangelerscheinungen zu verhüten, die durch klinische Merkmale u. Symptome u./od. durch Meßgrößen, biochemische od. physiologische Funktionen überprüfbar sind.

**Nähr|stoff|dichte:** Hilfsrechengröße zur Beurteilung der ernährungsphysiologischen Qualität eines Lebensmittels bzw. einer Ernährung als Nährstofflieferant u. der Eignung zur Bedarfsdeckung sowie zur Gestaltung einer vollwertigen Ernährung, insbesondere bei einer Reduktionsdiät* u. in der Ernährung von Kindern, Schwangeren, Stillenden sowie älterer Menschen; Berechnung aus dem Quotienten von Nährstoffgehalt* (in Gewichtseinheiten) u. Energiegehalt* (pro 1000 J bzw. 1000 kcal) eines Lebensmittels.

**Nähr|stoffe:** organische u. anorganische Nahrungsbestandteile, die während des Verdauungsprozesses z. T. aufgespalten u. für den Aufbau, die Erhaltung u. den Abbau von Körpersubstanz sowie zur Energiegewinnung verwertet werden; **1.** energieliefernde N. (Hauptnährstoffe): Proteine, Fette, Kohlenhydrate u. (wenn auch begrifflich hierunter nicht zu fassen) Alkohol, der viel Energie ohne N. hat; **2.** essentielle N.: Vitamine, essentielle Aminosäuren u. Fettsäuren, Mineralstoffe u. Wasser. N. bestimmen den Nährwert* einzelner Nahrungsmittel*, zusammengesetzter Speisen od. Getränke.

**Nähr|stoff|gehalt:** Menge an Nährstoffen in einem Lebensmittel od. einer Kost; Beeinträchtigung z. B. durch Lagerung, Zubereitung od. Licht; vgl. Nährstoffdichte.

**Nähr|stoff|präparate** n pl: s. Supplementpräparate.

**Nähr|stoff|verlust:** Verminderung des Nährstoffgehalts* durch in der Nahrung enthaltene Bakterien u. Enzyme, äußere Faktoren wie Lagerung, industrielle Verarbeitung (z. B. Schälen u. Polieren von Reis, Ausmahlen von Getreide, Blanchieren von Gemüse für Konserven u. Tiefkühlkost*) sowie küchentechnische Verarbeitung wie Schälen, Wässern u. Garen.

**Nähr|stoff|verminderte Lebens|mittel:** s. Lebensmittel, nährstoffverminderte.

**Nähr|stoff|zufuhr, empfohlene:** auch wünschenswerte od. optimale Nährstoffzufuhr; Nahrungsenergie- u. Nährstoffmengen, von

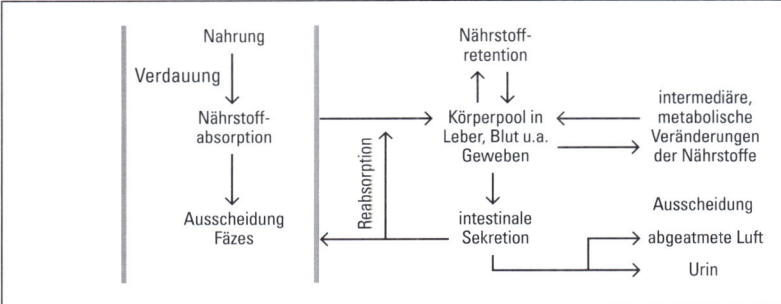

Nährstoffbedarf

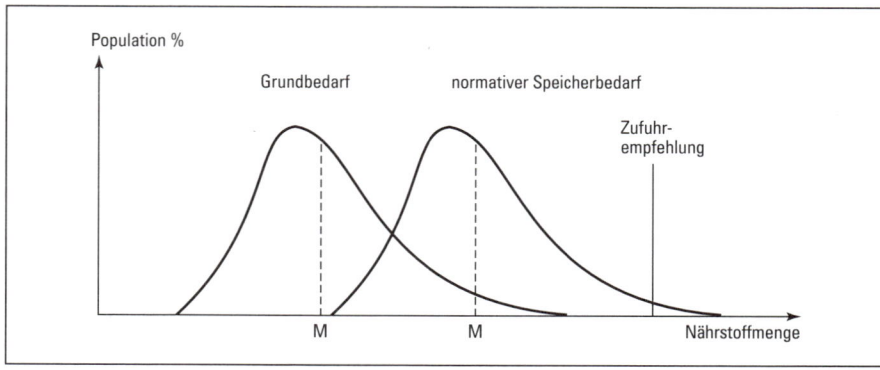

Nährstoffzufuhr, empfohlene: tatsächliche statistische Verteilung des individuellen Nährstoffbedarfs differenziert nach Grundbedarf und normativem Speicherbedarf (M: Median)

denen angenommen wird, daß sie ausreichen, nahezu die gesamte Bevölkerung vor Gesundheitsstörungen zu schützen; ermittelt werden die Werte aus laborexperimentell-biochemischen bzw. klinischen od. rein empirischen Daten. Sie stellen Durchschnittswerte dar (s. Abb.), auf deren Grundlage Nährstoffempfehlungen herausgegeben werden. Empfehlungen für die Nährstoffzufuhr werden für die Bundesrepublik Deutschland von der Deutschen* Gesellschaft für Ernährung (Abk. DGE), Empfehlungen für die Zufuhr an Energie u. essentiellen Nährstoffen vom wissenschaftl. Lebensmittelausschuß der Europäischen Kommission (Commission of the European Communities, Scientific Committee on Food, Abk. SCF), vom Recommended Dietary Allowances (Abk. RDA) u. Food and Nutrition Boards in den USA u. international von der FAO/WHO (Handbook on Human Nutrition Requirements) herausgegeben. **Praktische Bedeutung** der Nährstoffempfehlungen: Planungshilfe für eine bedarfsdeckende Ernährung sowie für die Nahrungsproduktion u. -versorgung verschiedener Bevölkerungsgruppen, Orientierungshilfe bei der Beurteilung der Nährstoffversorgung in verschiedenen Bevölkerungsgruppen u. zu verschiedenen Zeiten auch im Hinblick auf ernährungsphysiologische Bedürfnisse, Beurteilung von Lebensmittelverbrauchszahlen, Hilfe für die Entwicklung von Ausbildungsprogrammen der Ernährungsaufklärung u. für die Entwicklung neuer Produkte sowie für die Herausgabe von Richtlinien für die Auszeichnung von Lebensmitteln mit ernährungsbezogenen Informationen.

**Nähr|wert:** Gehalt eines Lebensmittels, einer Speise od. einer Tageskost an Nährstoffen*; der chemische N. wird in Joule* (früher Kalorie*) gemessen u. bewertet.

**Naga-imo:** japanische Bez. für Yams*.

**Nahrung:** Bez. für alle Stoffe, die vom lebenden Organismus zur Aufrechterhaltung des Stoffwechsels u. Energiehaushalts eine unbegrenzte Zeit ohne schädigende Folgen aufgenommen u. metabolisiert werden können. Der Begriff N. ist an den potentiellen, nicht an den effektiven Verwendungszweck der Ernährung* gebunden.

**Nahrungs|en|ergie|bedarf** (gr. ἐνέργεια Tätigkeit, Wirksamkeit): s. Energiebedarf.

**Nahrungs|en|ergie|gehalt** (↑): s. Energiegehalt.

**Nahrungs|ergänzungs|mittel:** Abk. NEM; Lebensmittel des allgemeinen Verzehrs, die zusätzlich zur normalen Ernährung verzehrt werden u. überwiegend zu Ernährung u. Genuß bestimmt sind. Sie sind hierdurch von den Arzneimitteln abzugrenzen u. unterliegen i. a. den Bestimmungen des Lebensmittelrechts; Entscheidung darüber im Einzelfall nach Zweckbestimmung, Kennzeichnung u. Zusammensetzung bzw. Dosierung. Für NEM aus der Bundesrepublik Deutschland bestehen keine Registrierungs- od. Zulassungspflicht; damit sind keine Qualitätsdossiers, Wirksamkeits- u. Unbedenklichkeitsnachweise nötig. Beispiele für NEM sind Taurin, L-Carnitin, Coenzym $Q_{10}$ u. Vitaminpräparate.

**Nahrungs|induzierte Thermo|genese** (gr. θερμός Wärme, Hitze; γενής hervorbringend, erzeugend) f: s. Thermogenese, nahrungsinduzierte.

**Nahrungs|karenz** (lat. carere entbehren) f: s. Fasten, Nulldiät.

**Nahrungs|kette:** Abfolge von durch Umformung miteinander verknüpften Rohstoffen für die Ernährung; in der landwirtschaftlichen Produktion: Pflanzenproduktion → Tierproduktion → Nahrungsmittel. Mit der N. sind energetische Verluste sowie Nährstoff- u. Fremdstoffweitergabe verbunden. Es kann zur Kumulation (Bioakkumulation*) unerwünschter Substanzen kommen, wodurch in Endgliedern von N. diese Substanzen in besonders hohen Konzentrationen akkumulieren. Jede N. beginnt mit Pflanzen (von biologischer Substanzaufnahme unabhängige, autotrophe Organismen), setzt sich über Pflanzenfresser fort, gefolgt von Lebewesen, die von Pflanzenfressern leben, bis zu Lebewesen, die von keinem anderen gefressen werden (z. B. Mensch). Wichtig sind auch sog. Destruenten (Bakterien, Pilze), die organische Substanz abbauen. **Beispiel** für die Anreicherung eines sog. Umweltgifts (polychlorierte Biphenyle) in einer N. (in mg/kg): Nordseewasser (0,000 0011 – 0,000 0031) → Plankton (8 – 13) → Fische (0,8 – 37) → Seevögel (110), Meeressäuger (160).

**Nahrungs|mittel:** alle natürlich vorkommenden od. künstlich erzeugten Produkte pflanzlicher od. tierischer Herkunft od. Mischungen daraus, die im Gegensatz zu den Genußmitteln* dem Organismus die essentiellen Nährstoffe zur Aufrechterhaltung seiner Funktion liefern. Neben den verwertbaren Bestandteilen bestehen sie aus unverdaulichen Nahrungsinhaltsstoffen (Ballaststoffe*) u. Wirkstoffen (sekundäre Pflanzenstoffe). Im allgemeinen Sprachgebrauch werden die Begriffe Lebensmittel* u. N. synonym verwendet.

**Nahrungs|mittel|all|ergie** (Allergen*) f: vorwiegend im Kindesalter, aber auch bei Erwachsenen auftretende Allergie* mit primär gastrointestinalen Symptomen (z. B. Brechdurchfall, Obstipation, Kolik), sekundär auch mit respiratorischen od. kutanen Reaktionen nach Verzehr bestimmter Lebensmittel; potentiell aggressive Allergene enthalten z. B. Kuhmilch, Hühnerei, Fisch, Schalentiere, Innereien, Nüsse u. Samen, Stein- u. Kernobst (Äpfel, Kirschen), Gemüse (Sellerie, Fenchel, Karotten, Tomaten), Gewürze (Fenchelsamen, Selleriesamen), Sojabohnen, Weizen u. Apfelsinen; die Häufigkeit von N. liegt bei 5 – 10 %, wobei etwa 3 – 5 % der Bevölkerung klinische Symptome aufweisen, die einer diagnostischen Abklärung bedürfen. Vgl. Nahrungsmittelunverträglichkeit.

**Nahrungs|mittel aus öko|logischem |and|bau:** auch Nahrungsmittel aus biologischem, organischem od. naturgemäßem Landbau; Nahrungsmittel, die ohne Anwendung leicht löslicher Mineraldünger, chemisch-synthetischer Pflanzenschutzmittel, prophylaktischer Tierarzneimittel u. weitgehend ohne den Zukauf von Futtermitteln erzeugt werden; Rechtsgrundlage für den ökologischen Landbau, die entsprechende Kennzeichnung der landwirtschaftlichen Erzeugnisse u. Lebensmittel sowie die Einfuhr ökologischer Erzeugnisse aus Drittländern sind die EWG-Verordnungen Nr. 2092/91 u. Nr. 207/94 des Rates über den ökologischen Landbau u. die entsprechende Kennzeichnung der landwirtschaftlichen Erzeugnisse u. Lebensmittel ABl. L 198 vom 22.7.1991, zuletzt geändert durch VO (EG) Nr. 1488/97 vom 29.7.1997 (ABl. L 202/12). In der Bundesrepublik Deutschland sind neun Organisationen des ökologischen Landbaus in der „Arbeitsgemeinschaft Ökologischer Landbau" (Abk. AGÖL; s. Tab.) zusammengeschlossen, die

**Nahrungsmittel aus ökologischem Landbau**
Anerkannte Verbände (Stand 1.1.1999)

Demeter-Bund e. V.
Bioland e. V.
Biokreis Ostbayern e. V.
Naturland-Verband für naturgemäßen Landbau e. V.
ANOG e. V.
EcoVin e. V.
Gää e. V. – Vereinigung Ökologischer Landbau
Ökosiegel e. V.
Biopark e. V.

gemeinsame Rahmenrichtlinien für die Erzeugung u. Verarbeitung von landwirtschaftlichen Produkten haben; diese gehen in bestimmten Bereichen über die vom Agrarministerrat der EU im Juni 1991 verabschiedeten „Verordnung über den ökologischen Landbau u. die entsprechende Kennzeichnung der landwirtschaftlichen Erzeugnisse u. Lebensmittel" hinaus. Hinsichtlich der Beschaffenheit gelten die allg. Vorschriften bezüglich Schadstoffbelastung, Bestandsangaben u. Kennzeichnungspflichten. Der Schutz vor Irreführung der Verbraucher über die gesundheitliche Bedeutung der Produkte unterliegt den allg. Bestimmungen des Lebensmittelrechts. Produkte der Anbauverbände u. Erzeugnisse aus ökologischer Landwirtschaft der EU sind durch eingetragene Warenzeichen bzw. mit dem Hinweis auf eine ökologische (biologische, naturnahe o. ä.) Anbauweise od. mit dem Zusatz „Ökologische Agrarwirtschaft – EWG-Kontrollsystem" versehen. Die Anbauverbände haben z. T. über die Rahmenrichtlinien hinausgehende eigene Richtlinien. Zwischen der Centralen Marketing-Gesellschaft der deutschen Agrarwirtschaft (Abk. CMA) u. der AGÖL wurde 1999 eine Vereinbarung über ein einheitliches Öko-Prüfzeichen (Abk. ÖPZ) für die Bundesrepublik Deutschland, auf der Grundlage der Rahmenrichtlinien der AGÖL, getroffen, das dem Verbraucher die Orientierung erleichtern u. den Absatz von N. a. ö. L. fördern soll.

**Nahrungs|mittel, bio|logisch-dynami-sche:** umgangssprachliche Bez. für Nahrungsmittel* aus ökologischem Landbau.

**Nahrungs|mittel|in|toleranz** f: Nahrungsmittelunverträglichkeit* ohne immunologische Mechanismen (vgl. Nahrungsmittelallergie); Unterscheidung in Pseudoallergie*, Enzymopathie, Malabsorptionssyndrom u. nichtdefinierte N.; **Ther.:** Meiden der N. auslösenden Nahrungsbestandteile od. Lebensmittel; bei nichtdefinierter N. leichte Vollkost*.

**Nahrungs|mittel|unverträglichkeit:** Bez. für krankhafte od. das Wohlbefinden störende durch Nahrungsmittel ausgelöste Unverträglichkeitsreaktionen; **Einteilung:** s. Abb.

**Nasen|aku|punktur** (Akupunktur*) f: s. Akupunktur.

**Nasen|bluten:** s. Epistaxis.

**Nasen|neben|höhlen|entzündung:** s. Sinusitis.

**Nasen|re|flex|zonen|therapie** (lat. reflectere, reflexus zurückbiegen; Therapie*) f: ein auf W. Fliess (1893,1926) zurückgehendes Verfahren der lokalen Reizung (Kauterisation, Cocain) endonasaler Reaktionsstellen der Nasenschleimhaut mit dem Zweck der therapeutischen Beeinflussung fernliegender Krankheitssymptome. Die verschiedenen reflektorischen Beziehungen der Nasenmuschel zum Gesamtorganismus werden in vier Reflexzonen eingeteilt: Urogenital-, Digestions-, Zervikal- u. respiratorische Zone. Die N. wird heute meist durch Reizung mittels ätherischer Öle (aufgetragen mit Wattestäbchen) od. als Modifikation nach N. Krack mit einer Vibrationsmassage durchgeführt. Neben der endonasalen Form gibt es noch die von Gleditsch (1983) beschriebene Behandlung über Reflexzonen der äußeren Nase, deren Reaktionspunkte (Akupunkturpunkte) ungefähr in drei Markierungslinien über der Nase topographisch angeordnet sind. Vgl. Roeder-Methode.

**Nasse Abreibung:** s. Abreibung, nasse.

**Nasse Socken:** s. Socken, nasse.

**Nasturtium officinale** n: Brunnenkresse*.

**Natrium** n: chemisches Element, Symbol Na, OZ 11, relative Atommasse 22,990; mit Sauerstoff u. Wasser heftig reagierendes, an der Luft unbeständiges einwertiges, silberweißes Alkalimetall; **biochemische Funktion:** als wichtigstes Kation des Extrazellulärraums an der Aufrechterhaltung des osmotischen Drucks beteiligt; beeinflußt Zellpermeabilität, Muskelreizbarkeit u. -kontraktion, Säure-Basen-Haushalt, Absorption von Monosacchariden u. Aminosäuren u. ist Bestandteil von Verdauungssäften u. Aktivator einiger Enzyme; **Vorkommen in Nahrungsmitteln:** hoher Gehalt in verarbeiteten Lebensmitteln, z. B. Fleisch- u. Wurstwaren, Hartkäse, Dosengemüse, Brot u. Fertigsaucen, durch den Zusatz von Kochsalz (NaCl) bei der Verarbeitung; **Bedarf** für Erwachsene (DGE 1991): geschätzter täglicher Mindestbedarf ca. 550 mg (1 g NaCl = 400 mg Na); eine Kochsalzzufuhr von 5 g/Tag gilt als ausreichend, von einer Zufuhr über 10 g ist abzuraten. **Mangelerscheinungen:** Hypotonie, Tachykardie, Apathie u. Muskelkrämpfe durch z. B. starke Durchfälle, anhaltendes Erbrechen, starkes Schwitzen, Reabsorptionsstörungen der Niere, Polyurie bzw. massive therapeutische Diurese; alimentär nicht bekannt; übermäßige Natriumzufuhr kann bei Personen mit genetischer Veranlagung Hypertonie begünstigen; weitere klinische Symptome einer erhöhten Na-Konzentration sind motorische Unruhe, Ödembildung, Schwindel u. Erbrechen, Übererregbarkeit der Muskulatur sowie Haut- u. Schleimhautaustrocknung. **Referenzbereich:** 135 – 145 mmol/l Serum.

**Natrium chloratum** n: syn. Natrium muriaticum; Kochsalz (NaCl); farblose Kristallwürfel od. weißes, kristallines Pulver, leicht löslich in Wasser; **Verw.:** homöopathische Zubereitungen bei Acne aestivalis, Ekzemen, Migräne, Obstipation, chronischem Schleimhautkatarrh.

**Natrium|sulfat** n: Natrium sulfuricum $(Na_2SO_4 \cdot 10H_2O)$, Glauber-Salz; **Verw.:** oral als (salinisches) Abführmittel; homöopathische Zu-

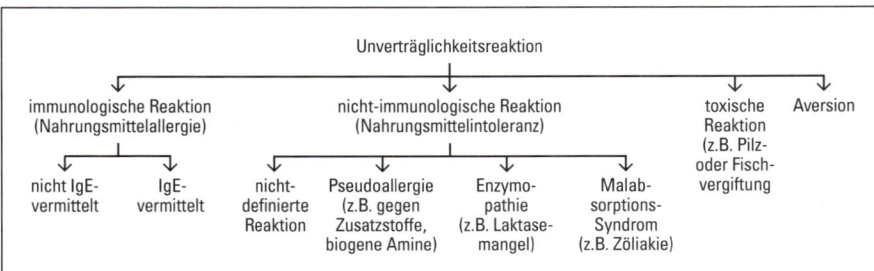

Nahrungsmittelunverträglichkeit: Einteilung nach der Entstehungsweise

bereitungen bei Asthma bronchiale u. postspinalem Kopfschmerz.

**Natrium tetra|boracicum** n: s. Borax.

**Natto:** japanische Bez. für ganze fermentierte Sojabohnen; s. Makrobiotik.

**Natürliche Krankheit:** s. Krankheit, natürliche.

**Natürliches Mineral|wasser:** s. Mineralwasser, natürliches.

**Natural Hygiene** (engl. natürliche Gesundheitslehre): aus den USA stammende, um 1822 entstandene Ärztebewegung mit dem Ziel der Verankerung natürlicher Heilmethoden in der traditionellen Medizin; bekannteste Vertreter waren Herbert Shelton, John H. Tilden u. Norman Walker.

**Natur|heil|kunde** (lat. natura Natur, natürliche Beschaffenheit, Weltall): Lehre von den Naturheilmitteln* u. Naturheilverfahren* sowie deren besonderen Wirkungen u. Wirkungsprinzipien (s. Therapie); N. beschäftigt sich auch mit der „Natur" der Patienten u. Erkrankungen, entwickelt eine eigene Anthropologie u. eigene Krankheitskonzepte (vgl. Konstitution). Medizinhistorische Modelle (z. B. Humoralpathologie) u. Ethnomedizin (z. B. traditionelle chinesische Medizin, ayurvedische Medizin) werden in unterschiedlichem Ausmaß berücksichtigt. Bei den verschiedenen Richtungen der N. bestehen erhebliche Unterschiede bzgl. des intellektuellen Anspruchs u. des geisteswissenschaftlichen Niveaus sowie in der Darstellung ihrer Inhalte in der Öffentlichkeit.

**Natur|heil|mittel:** Bez. für Substanzen, Stoffgruppen, Gegenstände, Zustände, Kräfte u. Prozesse aus der natürlichen Umwelt, die möglichst unverändert zur Therapie eingesetzt werden; z. B. Heilquellen u. -gase, Heilerden u. -moore (Peloide), Nahrungsmittel u. Heilpflanzen, Wärme u. Kälte, klimatische Faktoren, mechanische Kräfte u. motorische Abläufe; Grundlagen der Naturheilverfahren* u. wissenschaftliches Thema der Naturheilkunde*.

**Natur|heil|verfahren: 1.** Therapie mit Naturheilmitteln*; z. B. Hydrotherapie, Balneotherapie, Klimatherapie, Thermotherapie, Kryotherapie, Bewegungstherapie, Massage, Ernährungstherapie, Phytotherapie; aus einzelnen Elementen u. aus der allgemeinen Erfahrung zu den Naturheilmitteln werden Gesichtspunkte für eine Ordnungstherapie* abgeleitet. Diese „klassischen" N. mit meist langer Tradition u. grundsätzlicher Akzeptanz auch in der sog. Schulmedizin* werden gegen Elemente der Alternativmedizin* u. Komplementärmedizin* abgegrenzt, die sich selbst häufig auch als N. bezeichnen. **2.** Behandlung der „Natur" (Physis) eines Menschen mit Herstellung günstiger Bedingungen (therapeutisches Prinzip der Schonung) od. Setzen milder Reize, die dieser „Na

tur" eine spontane Gesundung ermöglichen bzw. diese anregen; vgl. Physiotherapie.

**Naturismus** m: Bez. für eine Orientierung auf aus der Natur stammende Faktoren wie Licht, Luft, Erde, Wasser u. Pflanzen.

**NBT:** Abk. für neobioelektronische Testung; s. Neobioelektronik nach Schramm.

**Neben|sym|ptom** (Symptom*) n: **1.** ältere Bez. für ein unter einer homöopathischen Therapie auftretendes Prüfungssymptom*; **2.** neben den Hauptbeschwerden bestehende Abweichung vom gesunden Zustand.

**Neben|wirkung:** Abk. NW; besser unerwünschte Arzneimittelwirkung (Abk. UAW); die Wirkung eines Pharmakons, die (neben der erwünschten Hauptwirkung) diesem Medikament ebenfalls eigentümlich, aber nicht erwünscht ist u. unter Umständen zur Änderung od. Absetzung der Therapie zwingen kann.

**Neem:** Azadirachta indica, syn. Melia azadirachta, Nimba arishta; Baum aus der Familie der Meliaceae; **Arzneidrogen:** getrocknete Rinde, Blätter u. Früchte; **Inhaltsstoffe:** Rinde: 18–26 % Gerbstoffe, Gallussäure, tetracyclische Triterpene (Melianon, Melianol, Meliantriol u. a.); Blätter: Paraisin, Carotinoide (Meliatin); **Wirkung:** antiinflammatorisch (Gallussäure), insektenrepellent u. insektizid (Blätter), ulkusprotektiv; **Verw.:** in der ayurvedischen Therapie* als Infusum, Dekokt u. andere galenische Zubereitung bei Ekzemen u. anderen Hautkrankheiten, Ulcus ventriculi, Spasmen u. Nervenschmerzen, Wurmbefall; Früchte bei Fieber. Die Wirksamkeit bei diesen Anwendungsgebieten ist nicht belegt. Außerdem Verwendung in der Seifenfabrikation sowie als Brenn- u. Firnisöl. **NW:** nach übermäßigem Genuß der Früchte Übelkeit, Erbrechen, Diarrhoe.

**Negativ|liste:** Liste von Arzneimitteln bzw. Indikationen, die nach § 34 SGB V von der Erstattung durch die gesetzlichen Krankenkassen ausgeschlossen sind.

**Nelken|öl:** Caryophylli aetheroleum; ätherisches Öl aus den Blütenknospen von Syzygium aromaticum (Gewürznelkenbaum, Familie Myrtengewächse, Myrtaceae) mit dem Phenylpropanderivat Eugenol als Hauptkomponente; **Wirkung:** antiseptisch, lokal hautreizend u.

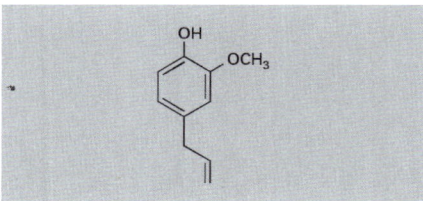

Nelkenöl: Eugenol

anästhesierend; **Verw.**: als Insektenrepellent, in der Zahnmedizin zusammen mit Zinkoxid als provisorische Zahnfüllung, Antiseptikum, Desinfizienz u. Aromatikum in Mund- u. Zahnwässern; bei Zahnschmerzen in Form eines mit N. getränkten Wattebauschs in der Backentasche; **homöopathische** Verwendung der getrockneten Blütenknospen z. B. bei Diabetes mellitus.

**Nelken|wurz:** Geum urbanum, syn. Caryophyllata officinalis; Halbrosettenstaude aus der Familie der Rosengewächse, Rosaceae; **Arzneidrogen:** getrocknetes blühendes Kraut (Gei urbani herba, Caryophyllatae herba) u. unterirdische Teile (Gei urbani rhizoma, Caryophyllatae rhizoma); **Inhaltsstoffe:** ca. 20 % Gerbstoffe in den Blättern u. 28 % in den Rhizomen (v. a. Gallotannine), Sesquiterpene (Germacranolide) in den Blättern, in den Wurzeln ätherisches Öl, Kohlenhydrate, organische Säuren (Äpfel-, Chlorogen-, Zitronen- u. Kaffeesäure); **Wirkung:** adstringierend; **Verw.:** traditionell als Aufguß innerlich bei Diarrhoe, Verdauungsbeschwerden, Appetitlosigkeit sowie äußerlich bei Schleimhaut- u. Zahnfleischentzündungen, Frostbeulen u. als Badezusatz bei Hämorrhoiden; **homöopathische** Zubereitungen aus getrockneten unterirdischen Teilen bei Entzündungen der Harnblase u. Harnröhre.

**NEM:** Abk. für Nahrungsergänzungsmittel*.

**Neo|bio|elektronik nach Schramm** (gr. νέος neu; Bio-*; gr. ἤλεκτρον Bernstein, an dem zuerst elektrostatische Kräfte beobachtet wurden; Erwin Sch., Arzt, geb. 1921) f: auch neobioelektronische Testung (Abk. NBT); Modifikation u. Weiterentwicklung des Medikamententests der Elektroakupunktur nach Voll (s. Elektroakupunktur; beruht auf der grundsätzlichen Annahme, an definierten Akupunktur- u. Calligaris-Punkten (s. Calligaris-Methode der Akren diverse Testmedikamente mittels eines Testgeräts bioenergetisch abgleichen zu können. Dabei wird ein Filtersystem verwendet, das dem elekrischen Widerstandsmeßgerät vorgeschaltet ist u. mit dessen Hilfe bioelektronische Informationen in Yin- u. Yang-Bereiche differenzierbar sein sollen. Dies soll Schramm durch das Auffinden homöopathischer Analogiearzneien zu den einzelnen Meridianen möglich gewesen sein. Er führte als Test I (alle Yin-Meridiane) einen Diagnosetest u. als Test II (alle Yang-Meridiane) einen Therapietest ein. Spezielle Untertesteinheiten (z. B. der sog. Edelsteintest, bei dem jedes Organ einem anderen Edelstein entsprechen soll) u. der Einsatz von Farbschwingungsmustern sind Beispiele für die ca. 70 Einzeltestelemente des Diagnosetests der NBT. Der Therapietest zielt auf die mesenchymalen, d. h. bindegewebigen Austauschmöglichkeiten u. begrenzt die Anzahl der zu verabreichenden Medikamente. **Anw.:** s. Elektro-

akupunktur. Wissenschaftlich nicht belegtes u. umstrittenes Verfahren.

**Neo|psycho|analyse** (↑; Psych-*; gr. ἀναλύειν auflösen) f: Sammelbez. für alle psychoanalytischen Ansätze, die von der orthodoxen Psychoanalyse* Freuds abweichen; Triebtheorie, biomechanistische Auffassung u. deren Determinismus werden von Fromm, Horney u. Sullivan als wichtige Vertreter der N. abgelehnt. Fromm erweiterte seine psychoanalytische Konzeption um philosophische, soziologische u. historische Dimensionen; Horney entwickelte die Konzepte vom idealisierten Selbst u. vom Circulus vitiosus; Sullivan bemühte sich um die Annäherung zwischen Sozialwissenschaften u. Psychotherapie u. wies auf die psychologische Bedeutung von Linguistik u. Kommunikation hin.

**Nephro|lithiasis** (gr. νεφρός Niere; λίθος Stein; -iasis*) f: Nierensteinkrankheit; Bildung von Konkrementen in den Tubuli der Niere, dem Nierenbecken u. den ableitenden Harnwegen; **Pathogenese:** ungeklärt; extrarenale begünstigende Faktoren sind u. a. Ernährung (bei eiweiß- u. fettarmer, wasserreicher Kohlenhydratkost sind Nierensteine selten); endokrine Störungen des Calciumstoffwechsels (z. B. bei Hyperparathyreoidismus) u. Störungen des Harnsäurestoffwechsels. Die Größe der Nierensteine reicht von Grieß-, Reiskorn-, Linsen- u. Erbsengröße bis zum Ausgußstein od. Korallenstein, der das ganze Nierenbecken ausfüllen kann. **Klinik:** Auftreten von Symptomen v. a. bei Steinwanderung; **1.** akuter Steinanfall (sog. Nierenkolik): heftigste, anfallsweise auftretende, krampfartige (selten eher dumpfe) Schmerzen; Häufigkeit u. Dauer der Anfälle verschieden (Minuten bis Stunden); u. U. Erbrechen, Bauchdeckenspannung, reflektorischer Ileus, Frösteln od. Schüttelfrost bei kleinem frequentem Puls ohne wesentliche Temperatursteigerung, Harndrang bei verminderter Harnmenge, reflektorische Anurie; nach kurzer Zeit meist schon makroskopisch sichtbare Hämaturie (fehlt bei komplettem Ureterverschluß). Bei akutem Anfall kommt es in der Mehrzahl der Fälle zum Abgang des Steins. **2.** Chronische N. (sog. Steinleiden): Koliken bleiben meist aus, wenn das Konkrement eine Größe erreicht hat, bei der es nicht mehr zur Einklemmung kommen kann; bakterielle Infektionen führen häufig zu Komplikationen (Pyelonephritis, Urosepsis, Schrumpfniere). Die Symptome sind wenig ausgeprägt dumpfer Druck in der Nierengegend, auch unbestimmte Schmerzen im Verlauf des Ureters. **Diagnostik:** Ultraschall- u. Röntgendiagnostik Computertomographie; **Therapie:** Schlingenextraktion, Stoßwellenlithotripsie, Urolitholyse od. Operation; aus dem Bereich der Natur heilkunde u. alternativen Heilverfahren wird

eine Behandlung mit Darmbad* bei Harnle-
tersteinen, Periostmassage*, Zitronenkur* u.
bei Nierengrieß phytotherapeutisch mit Eirke*,
Brennessel*, Goldrute*, dorniger Hauhechel*,
Orthosiphon* u. Schachtelhalm* angegeben; auch
traditionell mit Besenginster, Bucco, Färberginster, Klette, Odermennig, Petersilie u. Quecke
sowie homöopathisch mit Zubereitungen aus
Hirtentäschel, Krapp, Spargel u. Terpentin.

**Nerium Oleander** n: Oleander*.

**Nerven|entzündung** (lat. nervus Sehne,
Muskel, Band, Energie): Neuritis*.

**Nerven|punkt|massage** (↑) f: vom Arzt Al-
fons Cornelius (1909) begründete Sonderform
der Reflexzonenmassage*, bei der bestimmte,
verhärtete Stellen in den Head*-Zonen u. an
Nervenaustrittstellen punktuell massiert werden.

**Nerven|schmerzen:** s. Neuralgie.

**Nerven-Sinnes|system** (↑) n: s. Dreigliede-
rung, funktionale.

**Nervinum** (↑) n: Nervenheilmittel; Einteilung in N. mit anregender (Exzitatiantium,
Analeptikum), krampfstillender (Antispasmodikum, Spasmolytikum), schmerzstillender (Antineuralgikum) u. beruhigender Wirkung (Sedativum).

**Nervöse Herz|beschwerden:** s. Herzbe-
schwerden, nervöse.

**Neu|artige Lebens|mittel:** s. Lebensmittel,
neuartige.

**Neu|bildung, bös|artige:** s. Krebs.

**Neur-:** auch Neuro-; Wortteil mit der Bedeutung Nerven, Sehne, Muskelband; von gr. νεῦ-
ρον.

**Neur|algie** (↑; -algie*) f: allgemeine Bez. für
Schmerzsyndrome, die auf das Ausbreitungsge-
biet eines Nerven beschränkt sind, z. B. Ischialgie, Trigeminusneuralgie; **Therapie:** aus dem
Bereich der Naturheilkunde Kataplasma* u. petechiale Saugmassage*; phytotherapeutisch kann
eine Behandlung mit Zubereitungen aus Fichte*, Lärche*, Latschenkiefer* u. Terpentin*, traditionell z. B. auch aus Angelika, Chinarinde,
Hundszunge, Koriander u. Primel sowie homöopathisch aus Aconitum napellus, Alpenrose, Bitterklee, Gelsemium, Johanniskraut,
Kaffee u. Koloquinthe in Betracht gezogen werden. Vgl. Schmerztherapie.

**Neural|patho|logie** (↑; Patho-*; -logie*) f:
Krankheitslehre (Ricker, Speransky), nach der
pathologische Prozesse durch Reaktionen des
Zentralnervensystems vermittelt werden, da
alle Reize primär auf das Zentralnervensystem
einwirken; bei anhaltenden Reizen kann es zur
Entgleisung der Homöostase kommen; Einerseits ist der Rückkopplungsmechanismus mit
dem Gamma-System, resultierend in einer mus-
kulären Tonuserhöhung, gestört; andererseits
wirken vom sympathischen Kerngebiet ausge-

hende Efferenzen über das Gefäßsystem mit
Veränderung des Kolloidzustandes u. Bindege-
webemilieus am Symptomaufbau mit. Vgl. Relationspathologie.

**Neural|therapie** (↑; Therapie*) f: auch N.
nach Huneke, therapeutische Lokalanästhesie;
Ausschaltung hypothetischer Störfelder (s. Irritationszentrum, chronisches) durch die Injektion von Lokalanästhetika (Procain, Lidocain)
unter der Vorstellung, daß durch die sog. Ent-
blockung einer vermuteten, nerval vermittelten
Ursache/Wirkungsbeziehung zwischen Störfeld
u. erkranktem Organ natürliche Heilung einsetzen kann. Die Wirkung soll unmittelbar u. für
mindestens 20 Stunden anhalten (sog. Sekundenphänomen*); dies wird als sicheres Zeichen
für das Auffinden des für die Beschwerden
verantwortlichen Störfelds gewertet. Die Brüder
Huneke stellten hierzu drei **Grundsätze** auf: 1.
Jede chronische Erkrankung kann störfeldbe-
dingt sein. 2. Jede Erkrankung od. Verletzung
kann ein Störfeld hinterlassen. 3. Jede Störfeld-
erkrankung ist nur durch Ausschalten des Störfeldes heilbar. Vgl. Segmenttherapie.

**Neuritis** (↑; -itis*) f: Entzündung von Hirnnerven od. peripheren Nerven; **Einteilung:** 1.
nach dem Verlauf in akute u. chronische N.; 2.
nach den Symptomen in motorische, sensible u.
gemischte N.; 3. nach der Lokalisation in Mono-
neuritis, Radikulitis u. Polyneuritis; **Symptome:** Parästhesien, Sensibilitätsstörungen, Lähmungen, vegetativ-trophische Störungen entsprechend dem Innervationsgebiet der betroffenen Nerven; **Therapie:** aus dem Bereich der
alternativen Heilverfahren wird eine Behandlung mit dem Baunscheidt*-Verfahren, traditionell mit Zubereitungen aus Bruchkraut, Cardiospermum u. Eschscholtzia sowie homöopathisch aus Johanniskraut u. Koloquinthe angegeben.

**Neuro|dermitis a|topica** (↑; gr. δέρμα
Haut, Fell; -itis*) f: syn. atopisches Ekzem*).

**Neuro|linguistisches Pro|grammieren**
(↑): Abk. NLP; von R. Bandler u. J. Grinder in
den 70er Jahren geprägter Kunstbegriff zur Benennung der Analyseergebnisse von effektiven
therapeutischen Methoden (Kommunikationen);
die Bez. beinhaltet die Annahmen, daß jede
Verhaltensweise Ergebnis neurologischer Prozesse ist u. daß nervliche Vorgänge durch Sprache u. Kommunikationssysteme in Form von
Modellen dargestellt u. geordnet werden können, wobei sich das Programmieren auf den
Organisationsprozeß von Systemkomponenten
bezieht. Die therapeutische Anwendung geht
davon aus, daß Menschen über Ressourcen verfügen, die zur Bewältigung kritischer Situationen brauchbar, deren Zugang aber verschüttet
ist. NLP unterscheidet zwischen einem visuellen, auditiven u. kinästhetischen Typus; Ziel ist

es, den bevorzugten kognitiven Kanal des Klienten zu erkennen, ihn mittels kommunikativer Techniken zu nutzen u. damit die Repräsentationsmöglichkeiten des Individuums auszuweiten.

**Neuro|pathie** (↑; -pathie*) f: Nervenleiden, Erkrankung peripherer Nerven; s. Neuralgie, Neuritis.

**Neurose** (↑; -osis*) f: Bez. für eine psychische Störung, die infolge eines verdrängten biographischen Entwicklungskonflikts entsteht u. mit funktionellen Erlebnisstörungen einhergeht (bei fließenden Übergängen zwischen neurotischen Merkmalen Gesunder u. neurotischen Störungen von Krankheits- u. Behandlungswert); **Formen:** Angstneurose, Charakterneurose, Konversionsneurose, Organneurose, Zwangsneurose, neurotische Depression, Hysterie u. a.; **Therapie:** Psychotherapie* (z. B. katathymes Bilderleben*) u. progressive Relaxation*; nur erforderlich, wenn die N. intra- u. interpsychisch nicht integrierbar ist u. Leidensdruck, objektivierbare Beeinträchtigung u. Therapiemotivation der Betroffenen bestehen. Vgl. Psychose.

**Neuro|stimulation** (↑; lat. stimulare anstacheln) f: s. Elektrostimulationsanalgesie.

**New vegans:** s. Veganer.

**Niacin** n: Sammelbezeichnung für Derivate der Pyridin-3-Carbonsäure mit einer Antipellagra-Wirkung; Gruppe wasserlöslicher Vitamine, zu denen Nicotinsäure, Nicotinsäureamid u. die biologisch aktiven Coenzyme Nicotinamid-Adenin-Dinucleotid (Abk. NAD) u. Nicotinamid-Adenin-Dinucleotid-Phosphat (Abk. NADP) zählen; **biochemische Funktion:** als NAD bzw. NADP Coenzyme wasserstoffübertragender Enzyme (z. B. Dehydrogenasen) u. somit am Auf- u. Abbau von Kohlenhydraten, Fettsäuren u. Aminosäuren beteiligt. **Vorkommen in Nahrungsmitteln:** Nicotinsäure überwiegend in Pflanzen (Vollkorngetreideprodukte, besonders Weizenvollkorn, u. gerösteter Kaffee), Nicotinsäureamid in Tieren (insbesondere Innereien u. Fisch); **Bedarf** für Erwachsene (DGE 1991): Männer 18 mg Niacinäquivalent/Tag, Frauen 15 mg Niacinäquivalent/Tag; 1 mg Niacinäquivalent entspricht 60 mg Tryptophan; da N. aus Tryptophan synthetisiert werden kann, ist der Bedarf u. a. auch von der Höhe der Tryptophanzufuhr abhängig. **Mangelerscheinungen:** Bei Mangel- od. Fehlernährung (z. B. einseitiger Verzehr von tryptophanarmen Maisprodukten, Alkoholkrankheit), Malabsorption (z. B. Hartnup-Syndrom), erhöhtem Bedarf (z. B. Schwangerschaft, Stillzeit) od. längerer Medikamenteneinnahme (z. B. von Isoniazid, Salicylamid, Paracetamol, Diazepam, Phenytoin, Phenobarbital, Azathioprin, Mercaptopurin) kann es zu Pellagra (Dermatitis, Diarrhoe, Schleimhautveränderungen, depressive Psychose) kommen.

**Hypervitaminosen:** weder alimentär noch bei therapeutischer Anwendung hoher Dosierungen von Nicotinamid bekannt; große Mengen an Nicotinsäure wirken dagegen vasodilatierend, können die Fibrinolyseaktivität des Bluts steigern, beeinflussen den Lipoprotein- sowie Kohlenhydratstoffwechsel u. verursachen Hautrötungen u. Hitzegefühl.

**Niauli:** Melaleuca viridiflora; Baum aus der Familie der Myrtengewächse, Myrtaceae; **Arzneidroge:** aus den Blättern gewonnenes ätherisches Öl (N. aetheroleum); **Inhaltsstoffe:** Nerolidol-Form mit bis zu 95 % Nerolidol u. bis zu 30 % Linalool; Viridiflorol-1,8-Cineol-Form mit bis zu 27 % Viridiflorol u. bis zu 38 % 1,8-Cineol; **Wirkung:** antimikrobiell; **Verw.:** bei Entzündungen der oberen Atemwege; **traditionell** auch innerlich u. äußerlich bei rheumatischen Beschwerden, Neuralgien u. Blasenentzündung; **NW:** in seltenen Fällen nach Einnahme Übelkeit, Erbrechen u. Durchfall; **Kontraindikationen:** entzündliche Erkrankungen im Magen-Darm-Trakt, Leber- u. Gallenerkrankungen; äußerlich nicht im Bereich des Gesichts, besonders der Nase, sowie bei Säuglingen u. Kleinkindern einsetzen. Vgl. Cajeput.

**Nickel** n: chemisches Element, Symbol Ni, OZ 28, relative Atommasse 58,70; zur Eisengruppe gehörendes, silberweißes, zwei-, drei- u. vierwertiges Schwermetall; möglicherweise essentielles Spurenelement; **biochemische Funktion:** Aktivator der Dipeptidasen u. Phosphatasen; Bestandteil einiger Metalloenzyme (z. B. Laktatdehydrogenase, Alkoholdehydrogenase, Malatdehydrogenase); **Vorkommen in Nahrungsmitteln:** höherer Nickelgehalt in pflanzlichen (Vollkorngetreide, Hülsenfrüchte, Nüsse) als in tierischen Lebensmitteln; **Bedarf** bisher nicht bekannt; **Mangelerscheinungen:** Wachstums- u. Wundheilungsverzögerung, beeinträchtigte Eisenverwertung, Störung der Hämatopoese; Beeinflussung der Enzymaktivitäten beim Glukoseabbau, von Zitronensäurezyklus u. Aminosäurestoffwechsel; **Intoxikationen:** alimentär nicht bekannt; allergische u. entzündliche Reaktionen bei oraler Aufnahme, Inhalation bzw. Hautkontakt; Präkanzerosen u. Karzinome v. a. an Haut, Schleimhäuten u. Respirationstrakt.

**Nicotin** n: (S)-3-(1-Methyl-2-pyrrolidinyl)pyridin (IUPAC); Nikotin; Alkaloid in der Tabakpflanze (Nicotiana tabacum; vgl. Tabak), wirkt an der postsynaptischen Membran der Ganglien in kleinen Konzentrationen erregend, in größeren lähmend (Ganglienblocker); tödliche Dosis bei oraler Aufnahme ca. 1 mg/kg Körpergewicht (in 3 – 5 Zigaretten enthalten); vom N. gelangen ca. 30 % in den Rauch, davon werden ca. 5 % bei Mundrauchen von Zigaretten, 70 % bei mäßigem Inhalieren, 95 % bei kräftigem Inhalieren

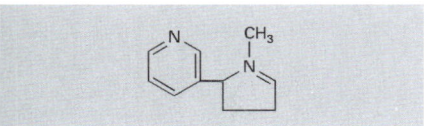

Nicotin

u. 60 % beim Mundrauchen von Zigarren resorbiert; schneller Abbau im Organismus (Halbwertzeit 2 Stunden); bei wiederholter Zufuhr Gewöhnung (Raucher zwei- bis dreimal weniger empfindlich als Nichtraucher); es besteht ein Zusammenhang zwischen Nicotinaufnahme während der Schwangerschaft u. der Häufigkeit von Mangelgeburten. N. geht in die Muttermilch über. Therapeutische Anwendung in Pflastern u. Kaugummis zur Nicotinentwöhnung. **Nicotin|säure:** s. Niacin.

**Nieder|frequenz|therapie** (Therapie*) f: Form der Elektrotherapie* mit niederfrequenten (bis 1000 Hz) Impulsströmen (Faradisation*, Elektrogymnastik*, Exponentialstrom*, Schwellstrom*) od. mit diadynamischen Strömen (sog. Bernard-Ströme) als Kombination von Gleichstrom (Basisstrom) u. Impulsstromkomponenten gleichgerichtete, frequenzmodulierte Wechselströme mit einer Frequenz von 50 u. 100 Hz u. einer Impulsdauer von 10 ms); die physiologische Wirkung bedingt einen direkten neuromuskulären Reiz. **Wirkungen:** schmerzlindernd, hyperämisierend, detonisierend auf verspannte Muskeln.

**Niedrig|dosierte Laser|therapie** (Therapie*) f: s. Softlaser.

**Niedriger Blut|druck:** s. Hypotonie.

**Nieren|erkrankungen:** allgemeine Sammelbezeichnung für Erkrankungen der Niere bzw. oberen Harnwege; aus dem Bereich der Phytotherapie werden zur Behandlung von N. traditionell eine Vielzahl von Drogen angewendet, z. B. Zubereitungen aus Berberitze, Ehrenpreis, Fichte, Gartenbohne, Grindelia, Heidekraut, Lungenkraut, Mädesüß, Rosmarin, Scharfgarbe, Vogelknöterich u. gemeinem Weißdorn, homöopathisch auch aus Bärentraube, Berberitze, Cantharidin, Sarsaparille u. Schachtelhalm; ernährungstherapeutisch diätetische Lebensmittel*, Kartoffel*-Ei-Diät, Schwedendiät* u. Trinkkur*; vgl. Harnwegerkrankungen, Nephrolithiasis.

**Nieren|steine:** s. Nephrolithiasis.

**Nies|wurz, weiße:** syn. weißer Germer*.

**Nigella sativa** f: Schwarzkümmel; s. Schwarzkümmelöl.

**Nikotin** n: Nicotin*.

**Nimba arishta:** s. Neem.

**Nitrate** n pl: Salze der Salpetersäure (HNC3); natürliche Bestandteile des Bodens, die zusätz-

lich durch Stickstoffdüngung in den Boden eingebracht werden, wodurch sich der Nitratgehalt der meisten Pflanzen stark erhöht; durch Einwaschung in das oberflächennahe Grundwasser reichern sich N. auch in Trinkwasser an. **Nitratquellen:** Von täglich ca. 130 mg aufgenommenen N. entstammen 70 % aus Gemüse, 20 % aus Trinkwasser u. <10 % aus gepökelten tierischen Lebensmitteln. N. wirken erst als Nitrite toxisch, die durch bakterielle Umwandlung in Mundhöhle u. Magen (v. a. bei Säuglingen) entstehen. Nitrite reagieren mit Hämoglobin anstelle von Sauerstoff zu nicht mehr sauerstofftransportfähigem Methämoglobin (bei Erwachsenen enzymatisch reversibel); stark gefährdet sind Säuglinge u. Kleinkinder, da bei ihnen diese enzymatische Umwandlung sehr langsam abläuft u. sich Methämoglobin im Blut anreichert, wodurch der Sauerstofftransport lebensgefährlich beeinträchtigt werden kann. Aus Nitriten können im Organismus mit einer weiteren stickstoffhaltigen Komponente (nitrosierbare Amine) hochgradig karzinogene Nitrosamine* gebildet werden. Vgl. Fremdstoffe.

**Nitrite** n pl: 1. Salze der salpetrigen Säure; z. B. Natriumnitrit (NaNO2); 2. Ester der salpetrigen Säure; z. B. Amylnitrit; s. Nitrate.

**Nitro|glyzerin** n: syn. Glyceroltrinitrat, Glonoinum; C3H5N3O9; reines N. explodiert auf Schlag u. beim Erhitzen (sehr vorsichtig lagern!); alkoholische Lösung (Solutio Nitroglyceroli spirituosa) ist eine klare, farblose, leicht entflammbare Flüssigkeit; **Verw.:** Gefäßerweiterung, v. a. bei Angina pectoris u. zur Blutdrucksenkung; **NW:** Nach Einnahme treten häufig Kopfschmerz u. vorübergehende Rötungen an Hals u. Kopf (sog. Flush) auf; bei Langzeiteinnahme kann es zu Toleranzentwicklung kommen. **Homöopathische** Zubereitungen bei Kopfschmerz, Angina pectoris, Hypertonie.

**Nitros|amine** n pl: Sammelbezeichnung für N-Nitrosoverbindungen von Aminen (funktionelle Gruppe (>N—NO); N. zählen zu den stärksten bisher bekannten Karzinogenen (Schädigung der DNA durch Reaktion mit Metaboliten der N.); **Entstehung: 1.** in Lebensmitteln durch bakterielle Reduktion von Nitraten* zu Nitriten, die sich mit sekundären Aminen aus Nahrungsproteinen verbinden; für die Toxizität sind die überwiegend in Lebensmitteln enthaltenen flüchtigen N. verantwortlich; Hauptnitrosaminquellen: Gewürze u. gepökelte Fleischwaren, denen Nitritpökelsalz zur Umrötung zugesetzt wird (zugesetzte Ascorbinsäure u. ihre Salze können diese Nitrosierung hemmen); **2.** im menschlichen Organismus (Magen) aus Nitrit, nitrosierbaren Aminen u. nitrosierenden Stoffen der Nahrung (im Vergleich zu mit der Nahrung aufgenommenen flüchtigen N. bedeutungslos); empfohlen wird (besonders für Säuglinge u. Kinder) reifes, saisonales, im Freiland angebautes Gemüse zu bevorzugen u. auf möglichst kurze Lager- u. Aufwärmzeiten für nitratreiches Gemüse (z. B. Kopfsalat, Fenchel, Stielmangold, Feldsalat, Spinat, Grünkohl, Weißkohl, Wirsing, Chinakohl, Rote Bete, Auberginen u. Zucchini mit einem Nitrosamingehalt von 1000–4000 mg/kg) zu achten.

**NLP:** Abk. für Neurolinguistisches* Programmieren.

**NOEL:** Abk. für (engl.) No* observed effect level.

**Nogier-Re|flex** (lat. reflectere, reflexus zurückbiegen) m: syn. aurikulokardialer Reflex; Bez. für eine registrierbare periphere Gefäßreaktion i. S. einer Veränderung der Pulswelle am Radialispuls bei Reizung eines irritierten Punkts z. B. im Zahn- u. Kieferbereich od. am Ohr; der N.-R. ist als „An- od. Abschwellen" i. S. der Verschiebung der Pulswellenamplitude zu spüren u. wird als vaskulär autonomer Reflex gedeutet. Er soll Auskunft geben über die „energetische Situation" des Patienten u. kann zur Störfeldsuche eingesetzt werden. Da nicht das Herz, sondern das Gefäß reagiert, ist die Bezeichnung „kardial" irreführend.

**Non-Compliance** (engl. non nicht; compliance Einwilligung, Bereitschaft): s. Compliance.

**Non-Vit|amine** n pl: Bez. für Substanzen, denen fälschlicherweise Vitamineigenschaften zugeordnet wurden (z. B. essentielle Fettsäuren*), die als essentiell angesehen wurden, obwohl sie in ausreichender Menge produziert werden (z. B. L*-Carnitin, Ubichinone*), od. die im Organismus nicht vorkommen (z. B. Orotsäure, Flavonoide*); N.-V. werden vorwiegend als Nahrungsergänzungsmittel* angepriesen. Der gesunde Organismus profitiert meist nicht von der exogenen Zufuhr, mit Ausnahme der Flavonoide, deren protektive Wirkung bereits in nutritiver Dosierung diskutiert wird.

**No observed effect level** (engl. Konzentration ohne erkennbare Wirkung): Abk. NOEL; international gebräuchliche Bez. derjenigen Menge einer Substanz (z. B. eines Pestizids) in g od. mg/kg Körpergewicht, die bei toxikologischen Tests über längere Zeit bei keinem Tier aus einer größeren Anzahl von Versuchstieren eine Wirkung hervorruft; aus dem NOEL-Wert wird unter Verwendung eines Sicherheitsfaktors, der meist 100 beträgt, der ADI-Wert (s. Acceptable daily intake) für den Durchschnittsmenschen errechnet.

**Normal|gewicht:** nicht einheitlich definierte Bez. für das unter gesundheitl. Gesichtspunkten angestrebte Körpergewicht* eines Menschen; häufig wird das N. für Erwachsene mit Hilfe der Broca*-Formel berechnet; neuerdings wird das Body* mass index als Maßstab verwendet.

**Nosode** (gr. νόσος Krankheit) f: Arzneimittel, das aus Eiter, Sputum, Tonsillenexprimaten od. erkrankten Organen hergestellt u. in Verdünnungen bzw. Potenzen zur Behandlung des gleichen Leidens i. S. einer Impfung od. zur homöopathischen Therapie angewendet wird; die klassischen N. der Homöopathie* sind **Psorinum** (Inhalt von Scabiesbläschen), **Medorrhinum** (gonorrhoisches Urethralsekret) u. **Luesinum** (Sekret aus syphilitischem Schanker). Weitere N. (z. B. Sinusitisnosode: eitriges Exkret von Stirnhöhleneiterungen) sind heute Bestandteil der homöopathischen Materia* medica u. in homöopathischen Komplexpräparaten enthalten. Das Material kann aus körpereigenen Absonderungen hergestellt werden u. als sog. Autonosode verwendet werden (vgl. Autovakzine). **Anw.: 1.** bei vorliegendem Arzneimittelbild* nach dem Ähnlichkeitsprinzip*; **2.** bei vermuteter Blockade* durch inapparente Restzustände abgelaufener Erkrankungen in der Eigen- u. Familienanamnese zur Wiederherstellung der Reaktionsfähigkeit. Vgl. Impfnosode.

**Not|fall|tropfen:** s. Rescue.

**Novel food** (engl. neuartige Nahrung): von der EG-Kommission i. R. der sog. Novel-food-Verordnung verwendeter Begriff, der gentechnisch hergestellte Lebensmittelbestandteile u. Hilfsstoffe, gentechnisch veränderte Pflanzen u. Tiere sowie chemisch modifizierte od. neu synthetisierte Zutaten u. Erzeugnisse (z. B. Fettersatzstoffe od. Einzellerproteine) zusammenfaßt; vgl. Lebensmittel, neuartige.

**Nowo-Balance|therapie** f: syn. Balancetherapie; von dem Musiker u. Artisten Franz Nowotny (1904–1964) eingeführtes Verfahren mit dem Ziel, den Menschen in sein Bewegungsgleichgewicht zurückzuführen; unter individueller Betreuung werden sog. durchlaufende Bewegungsabläufe (die den ganzen Körper miteinbeziehen) durch Regularisierung von Kraft, Rhythmus u. Diagonale (Teilaspekte der Bewegung) eingeübt u. optimiert. **Anw.:** bei Bewegungs- u. Haltungsstörungen, psychosomatischen Erkrankungen, Herz-Kreislauf- u. Atemwegerkrankungen, präventiv. Wissenschaftlich nicht gesichertes Verfahren mit geringer Verbreitung.

**N=1-Studie:** Untersuchung mit einer Fallzahl von 1; kann kontrolliert u. randomisiert sein, indem alternierende Therapiephasen in den Verlauf integriert werden; dieses Studiendesign soll für die alternativen Heilverfahren die Individualität des Patienten angemessen berücksichtigen. Vgl. Studie, randomisierte klinische.

**Null|diät** (Diät*) f: **1.** totales Fasten; strengste Form des Nahrungsverzichts zur Reduktion des Körpergewichts; Durchführung nur stationär u. unter ärztlicher Aufsicht; ausschließliche Zufuhr energiefreier Getränke (Minerawasser, Kaffee, Tee) mit Vitamin- u. Elektrolytsubstitution; vgl. Fasten, Reduktionsdiät. 2. Absolute Nahrungskarenz ohne Flüssigkeitsaufnahme bei schweren akuten Erkrankungen (z. B. Pankreatitis) od. nach Operationen besonders im Bereich des Magen-Darm-Trakts.

**Null|mono|graphie** (gr. μόνος allein, einzig; γράφειν schreiben) f: nicht offizielle Arbeitsbezeichnung für eine Arzneipflanzenmonographie der Kommission E am ehemaligen Bundesgesundheitsamt für eine Pflanze, deren Wirksamkeit zweifelhaft ist, gegen deren Verwendung als Hilfsdroge zur Verbesserung von Geschmack, Farbe u. a. in Arzneiteemischungen aber keine Bedenken bestehen.

**Nutra|ceuticals:** s. Lebensmittel, funktionelle.

**Nux vomica** f: s. Brechnuß.

# Pschyrembel
# Klinisches Wörterbuch

258., neu bearbeitete Auflage

1998. 22,5 × 14,5 cm. XXIV, 1748 Seiten.
Mit 2052 Abbildungen und 250 Tabellen.
Gebunden. ISBN 3-11-014824-2
Broschiert. ISBN 3-11-015676-8

Das meistbenutzte Lexikon der Medizin ist nicht nur dem Professor, Arzt, Medizinstudenten, der Arzthelferin, Krankenschwester, Physiotherapeutin, Hebamme, sondern auch dem Laien ein unentbehrliches Nachschlagewerk.

Für die Neuauflage wurde der Inhalt dem aktuellen Wissensstand in der Medizin angepaßt, die Stichwortübersetzung ins Englische wurde komplettiert, zahlreiche neue Abbildungen und Tabellen sowie etwa 1000 aktuelle Stichwörter (Alpträume, Arzthaftung, Body mass index, Prionkrankheit, Rinderwahnsinn, Umweltmedizin) wurden aufgenommen – und die Steinlaus ist wieder da!

Ziel des Buches ist es, alle wichtigen Körperfunktionen und Krankheiten, diagnostische und therapeutische Verfahren zu erläutern, die Diagnose und Differentialdiagnose zu erleichtern, über Grundlagen und Grenzgebiete der klinischen Medizin zu informieren, und dabei die Wortherkunft und Wortbedeutung sowie die grundlegende Rechtschreibhilfe im Auge zu behalten.

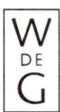

## de Gruyter

**Oberflächen|an|ästhesie** (gr. ἀναισθησία Unempfindlichkeit) f: s. Lokalanästhesie.

**Ober|guß:** spezielle Wasseranwendung nach Kneipp an Händen, Armen u. Oberkörper; **Durchführung:** Beginn am rechten Handrükken bis zur Schulter u. an der Innenseite des rechten Arms abwärts; an der Innenseite des linken Arms aufwärts, Achterschleifen auf der Brust, über die rechte Schulter zum Rücken u über die linke Schulter abwärts; der Patient muß sich dabei bücken. Anwendung u. Nebenwirkungen: s. Armguß.

**Ober|körper|waschung:** Waschung* nach Kneipp, die den gesamten Oberkörper u. die Arme umfaßt; zunächst der rechte Arm von der Hand aufwärts, dann Hals, Brust u. Bauch, weiter über die linke Hand u. den linken Arm bis zum Rücken; **Anw.:** als thermisches Regulationstraining, bei psychovegetativem Syndrom, Infektionen der oberen Atemwege u. chronischer Bronchitis.

**Ob|stipation** (lat. ob dagegen; stipare stopfen) f: Stuhlverstopfung, verzögerte Kotentleerung; **Formen: 1.** akute O.: insbesondere bei stenosierenden Prozessen im Colon (z. B. kolorektales Karzinom, Polypen); **2.** chronische (habituelle) O.: v. a. bei organischen od. funktionellen Störungen der Darmmotorik, verändertem Defäkationsrhythmus, ballaststoffarmer Ernährung; **3.** vorübergehende (passagere) O. als Begleiterscheinung vieler Erkrankungen (z. B. Hypothyreose, Nierenkolik), exo- od. endogener Intoxikationen (z. B. Bleivergiftung, Porphyrie), medikamentös bedingt (z. B. durch Opiate) od. in der Schwangerschaft; **4.** als Hauptsymptom des kongenitalen u. idiopathischen Megakolons; **Therapie:** aus dem Bereich der Naturheilkunde kommen Colonmassage*, Darmbad*, Verfahren der Hydrotherapie (z. B. Kurzwickel*, Lendenwickel*, Leibwaschung*), Autogenes* Training, Ernährungstherapie mit diätetischen Lebensmitteln* u. Schlackenkost* u. Zubereitungen pflanzlicher Drogen (z. B. Faulbaum*, Manna*, Sennesblätter*, indische Flohsamen*, Kreuzdorn*, Leinsamen*, Koloquinthe*) in Betracht.

**Obtentus** (lat. das Vorziehen, Vorstecken) m: Bez. für eine Form menschlicher Zuwendungsreaktion z. B. bei Berührung; entsteht bei positiver Grundstimmung gegenüber der kontaktierenden Mitwelt bzw. dem einwirkenden Reiz. Die Beobachtung u. Bewertung von Verhaltensausdruck spielt für viele psychotherapeutisch orientierte Verfahren eine große Rolle. Hierzu zählt auch die Psychotonik nach Glaser,

bei der die Atemreaktion auf Berührungsreize i. R. der visuellen u. taktilen Diagnostik von Bedeutung ist. Bei Auslösung einer Zuwendungsreaktion soll die Atemreaktion i. S. einer Hinwendung u. „Herauswölbung" in Richtung Berührung stattfinden. Gegensatz: Flucht- od. Abwehrreaktion auf Berührungsreize.

**Ocimum basilicum** n: Basilikum*.

**Oder|mennig** m: Agrimonia eupatoria bzw. Agrimonia repens, syn. Agrimonia procera; Pflanzen aus der Familie der Rosengewächse, Rosaceae; **Arzneidroge:** zur Blütezeit geerntetes Kraut (Agrimoniae herba); **Inhaltsstoffe:** Catechingerbstoffe, Flavonoide, Triterpene; **Wirkung:** adstringierend, antimikrobiell; **Verw.:** Aufgüsse u. andere galenische Zubereitungen innerlich bei leichten unspezifischen akuten Durchfallerkrankungen, Entzündungen der Mund- u. Rachenschleimhaut; äußerlich bei oberflächlichen Entzündungen der Haut; **traditionell** auch bei Magen-, Leber- u. Gallenleiden, Nieren- u. Blasenentzündungen sowie bei Bettnässen der Kinder; äußerlich als Gurgelmittel bei chronischer Pharyngitis; für Umschläge u. Waschungen bei schlecht heilenden Wunden, eiternden Ausschlägen, Verbrennungen, Abschürfungen, Psoriasis vulgaris sowie seborrhoischem Ekzem; **NW:** Photodermatitis bei längerer Sonneneinstrahlung nach Hautkontakt mit der frischen Droge od. deren Extrakten.

**Oeco|tropho|logie** (gr. οἶκος Haus; τροφή Ernährung; -logie*) f: interdisziplinäre Wissenschaft von Haushalt (Haushaltswissenschaften) u. Ernährung (Ernährungswissenschaften); Studiengang an Universitäten u. Fachhochschulen mit dem Abschluß Diplom-Oecotrophologe/in; Tätigkeitsfelder in Lehre u. Forschung, Lebensmittel- u. Pharmaindustrie, Politik u. Medien, Verwaltung u. Gesundheitswesen.

**Ödem** (gr. οἴδημα Geschwulst, Schwellung) n: syn. Hydrops, Wassersucht; schmerzlose, nicht gerötete Schwellung infolge Ansammlung wäßriger (seröser) Flüssigkeit in den Gewebespalten, z. B. der Haut u. Schleimhäute; **Formen: 1.** Stauungsödem: **a)** generalisiertes kardiales Ö. bei dekompensierten Herzkrankheiten, bei Rechtsherzinsuffizienz v. a. an den Beinen, bei Linksherzinsuffizienz als Lungenödem; **b)** lokales Ö., z. B. einer Extremität infolge Lymph- od. Blutstauung bei Thrombose, Kompression (Tumoren), Stenose usw.; **2.** renales Ö.: durch vermehrte Wasserretention bedingtes Ö. bei Nierenerkrankungen, tritt zuerst im Gesicht, besonders in der Gegend der Lider, auf; **3.** hepatogenes Ö.: v. a. bei Leberzirrhose infolge sinkenden kolloidosmotischen Drucks u. Pfortaderstauung, meist erst nach Entwicklung von Aszites; **4.** entzündliches Ö.; **5.** kachektisches Ö.: insbesondere bei konsumierenden Erkrankungen, auch bei Hungerdystrophie; **6.** Angioödem; **7.** allergisches Ö. bei Allergie*; **8.** prämenstruelles Ö.: lokal insbesondere im Gesicht, an Händen u. Brüsten (oft verbunden mit Mastodynie*) od. generalisiert; **9.** sog. endokrines Ö. (Myxödem); **Therapie:** aus dem Bereich der Naturheilkunde u. alternativen Heilverfahren werden je nach zugrundeliegender Erkrankung verschiedene Verfahren angegeben, z. B. manuelle Lymphdrainagetherapie*, komplexe physikalische Entstauungstherapie*, Aderlaß*, Fußbad*, sowie eine Vielzahl pflanzlicher Zubereitungen, z. B. aus Schachtelhalm* u. Steinklee*, traditionell auch aus Adonisröschen, Birke, Brombeere, Colchicum autumnale, schwarzem Holunder, Rosmarin u. Spargel.

**Ödem|therapie, physikalische** (↑; Therapie*) f: syn. komplexe physikalische Entstauungstherapie*.

**Öko-Diät** (gr. οἶκος Haus; Diät*) f: von Frances Moore-Lappé entwickelte Diätform, die neben der Berücksichtigung gesundheitlicher Aspekte zur Veränderung landwirtschaftlicher Strukturen u. internationaler Arbeitsteilung beitragen soll; Bevorzugung von Gemüse, Getreide, Hülsenfrüchten, Nüssen u. Samen unter Berücksichtigung einer günstigen biologischen Wertigkeit*; Verzicht auf Fleisch.

**Öko|logie**(↑; -logie*) f: Wissenschaft von den Bedingungen des Lebens auf der Erde; Ö. beschreibt einerseits die Welt als System miteinander verbundener, sich gegenseitig beeinflussender u. sich weiter entwickelnder ökologischer Kreisläufe u. Gleichgewichte (**deskriptive Ö.**). Sie erforscht andererseits die heute in fast allen Lebensbereichen der Erde anzutreffenden Ungleichgewichte der Ökosysteme mit dem Ziel der Wiederherstellung ökologischer Stabilität (**interventive Ö.**, Umweltschutz). Ö. wendet methodisch die Erkenntnisse fast aller Naturwissenschaften – Biowissenschaften einschließlich Medizin, Klimatologie, Geologie, Physik, Chemie (v. a. Toxikologie) u. a. – auf die bekannten Teilfunktionen des globalen Systems der Erde an u. bezieht darüber hinaus zunehmend Anteile geisteswissenschaftlicher Erkenntnisse (u. a. Sozialpsychologie, Anthropologie, Geschichtswissenschaften, Philosophie u. Theologie) in ihre Konzepte ein. Die **ökologische Medizin** befaßt sich mit sämtlichen Aspekten (v. a. gestörter) ökologischer Gleichgewichte, die die Gesundheit der Menschen schädigen. Sie wendet dazu u. a. Methoden u. Erkenntnisse der klassischen Infektionswissen-

schaften (Mikrobiologie, Hygiene, Infektionsepidemiologie) an u. überträgt sie auf andere (meist erheblich komplexere) Ursache-Wirkungszusammenhänge. Sie greift Ergebnisse der Sozialmedizin (Epidemiologie i. w. S., Arbeitsmedizin, medizinische Soziologie u. Psychologie) auf u. leitet daraus Vorschläge, Lösungsmodelle u. Verfahren zur langfristigen Verbesserung der gesundheitlichen Lage von Bevölkerungen ab (Präventivmedizin).

**Öko|logische Medizin**(↑; ↑; lat. ars medicina ärztliche Kunst) f: s. Medizin, ökologische.

**Öko|logisches Ernährungssystem** (↑; ↑) n: s. Ernährungssystem, ökologisches.

**Öl|baum:** s. Olivenbaum.

**Öl|dis|persions|bad** (lat. dispergere, dispersus zerstreuen): Voll- od. Teilbad unter Zugabe von festen od. ätherischen Ölen, die in feinste Tröpfchen verwirbelt u. gleichmäßig im Wasser verteilt werden (Emulsion); durch Vergrößerung der Oberfläche wird die therapeutische Wirkung der Öle verstärkt.

**Öle, ätherische:** Aetherolea; flüssige, selten feste, flüchtige u. lipophile Stoffgemische unterschiedlicher chemischer Zusammensetzung (Monoterpene, Sesquiterpene, Diterpene, Phenylpropanderivate) mit aromatischem Geruch; Gewinnung aus Pflanzenteilen durch Wasserdampfdestillation, Auspressen od. Extraktion mit lipophilen Lösungsmitteln, Fetten od. überkritischen Gasen; Vorkommen z. B. in Pfefferminz- u. Eukalyptusblättern, Kamillenblüten, Fenchelfrüchten, Kiefernnadeln u. Balsamen; allgemeine Wirkungen: antibakteriell, hautreizend, expektorierend, karminativ, cholagog, diuretisch, magensaftsekretionssteigernd.

**Öl|ziehen:** Spülung der Mundhöhle mit Sonnenblumen-, Erdnuß- od. Distelöl zur Entfernung von Gift- u. Schlackenstoffen sowie schädlichen Mikroorganismen aus dem Körper; über die Mundschleimhaut sollen die Schadstoffe aus dem Blut in das Öl übergehen, das nach 5 – 10 Minuten wieder ausgespuckt werden muß; **Verw.:** zur Stärkung des Immunsystems, bei einer Vielzahl von Erkrankungen u. zur Pflege des Zahnfleisches.

**Oenothera biennis** f: Nachtkerze; s. Nachtkerzenöl.

**Örtliche Betäubung:** s. Lokalanästhesie.

**OET:** Abk. für optischer Erythrozytentest*.

**offizinell**(lat. officina Werkstatt, Apotheke) Bez. für die in das Deutsche* Arzneibuch (Abk DAB) aufgenommenen, nach gesetzlichen Anweisungen u. mit genauen Prüfvorschriften versehenen, in Apotheken vorrätigen Arzneimittel

**Ohr|aku|punktur** (Akupunktur*) f: s. Akupunktur.

**Ohr|kerze:** syn. Hopi-Kerze; ca. 20 cm lange Rohr aus Leinentuch od. Papierfolien, Bienenwachs, Honigextrakt u. evtl. Kräutern od. äthe rischen Ölen; von den Hopi-Indianern Nordamerikas angewendetes Verfahren der ausleitenden Therapie* mit Verbindung zur Ohrakupunktur; die O. wird beim liegenden Patienten nacheinander auf den äußeren Gehörgang beider Ohren gesetzt u. am oberen Ende angezündet. Durch den Luftsog sollen Ablagerungen im Körper gelöst u. ausgeschieden werden können. Gleichzeitig wird der mit Kräuteressenzen angereicherte Rauch in das Ohr geleitet. **Anw.**: entsprechend den verwendeten Kräutern bei chronischen Erkrankungen, Folgen von akuten Entzündungen, Atemwegentzündungen, Schlafstörungen, Depressionen, Migräne, Schwindel, Ohrgeräuschen, Menière-Krankheit u. a.

**Okkultismus** (lat. occultus heimlich, geheim) m: Bez. für Auffassungen von u. Beschäftigung mit Dingen, die als verborgen, geheim, übersinnlich usw. gelten; dazu gehören z. B. die Bereiche der Esoterik*, Magie*, Mystik* u. Theosophie*; moderner Bezug zur Parapsychologie. Berührungspunkte von Medizin u. O. gibt es z. B. bei der Geistheilung*, dem Pendeln*, der Telepathie* u. der astrologischen Medizin*.

**Okoubaka aubre|villei:** Baum aus der Familie der Octonemataceae (Ostafrika); **Arzneidroge:** Astrinde; **Verw.:** homöopathische Zubereitungen bei Nahrungsmittelunverträglichkeiten, Pankreasstörungen, Reisediarrhoe, nach Infektionskrankheiten, zur Ausleitung über die Bauchspeicheldrüse.

**Olea europaea** f: Olivenbaum*.

**Oleander:** Nerium O.; kleiner Baum od. Strauch aus der Familie der Immergrüngewächse, Apocynaceae; **Arzneidroge:** getrocknete Laubblätter (Oleandri folium); **Inhaltsstoffe:** 1 – 2 %

Oleander: Oleandrin

Cardenolide; Hauptglykosid ist Oleandrin; **Wirkung:** positiv inotrop, negativ chronotrop, stark diuretisch (s. Digitaloide); **Verw.: traditionell** bei Erkrankungen u. funktionellen Störungen des Herzens, bei leichter bis mittelschwerer Herzinsuffizienz sowie äußerlich bei Hauterkrankungen, Schlangenbiß u. als Insektizid. **NW:** bei akzidenteller Einnahme Übelkeit,

Kopfschmerz, Erbrechen, Koliken, Diarrhoe, starke Herzstörungen. Im Hinblick auf die mangelnde Korrelation zwischen dem Gehalt an einzelnen herzwirksamen Glykosiden u. dem Wirkwert der Droge ist eine therapeutische Verwendung nicht vertretbar. **Homöopathische** Zubereitungen aus den frischen, vor Beginn der Blüte gesammelten Blättern bei chronischer Herzmuskelentzündung, Herzdekompensation, Myokarditis u. Angina pectoris.

**Oleum** (lat.) n: Öl; Abk. Ol.; in der pharmazeutischen Terminologie wurde die Benennung der Drogenart früher vor den Pflanzennamen gestellt (z. B. Oleum Eucalypti); in der neuen Nomenklatur steht diese dahinter (z. B. Amygdalae oleum) u. wird für ätherische Öle* durch die Bez. „aetheroleum" ersetzt (z. B. Eucalypti aetheroleum).

**Oleum camphoratum** (↑) n: Kampferöl*.

**Oleum Jecoris aselli** (↑) n: Lebertran*.

**Oleum Petrae** (↑) n: Petroleum*.

**Olibanum** n: Weihrauch*.

**Oligo|anti|gene Diät** (gr. ὀλίγος wenig, klein; Anti-*; gr. γενής hervorbringend, erzeugend; Diät*) f: s. Diät, oligoantigene.

**Oliven|baum** m: Olea europaea; Ölbaum; Baum aus der Familie der Ölbaumgewächse, Oleaceae; **Arzneidrogen:** getrocknete Blätter (Oleae folium) u. aus den reifen Steinfrüchten gewonnenes fettes Öl (Oleae oleum, Olivenöl); **Inhaltsstoffe:** Blätter: Terpene, Flavonoide; Öl: nach Verseifung Ölsäure, Palmitinsäure, Linolsäure; **Wirkung:** Oleuropein aus den Blättern: spasmolytisch, hypotensiv, antiarrhythmisch, antipyretisch, hypoglykämisch, diuretisch; Öl: antiarteriosklerotisch, lipidsenkend; **Verw.:** Blätter: als Aufguß u. andere galenische Zubereitungen **traditionell** bei Hypertonie; Öl: **traditionell** innerlich bei Cholangitis, Cholelithiasis, Ikterus, Flatulenz, Meteorismus, Dysbakterie, Roemheld-Syndrom, Obstipation; äußerlich zur Wundpflege, bei leichten Verbrennungen, Psoriasis, als Massageöl, zur Herstellung von Linimenten, Salben, Pflastern, Seifen. Die therapeutische Verwendung von Zubereitungen aus Olivenblättern bei Hypertonie ist nicht vertretbar; die Wirksamkeit von Olivenöl ist bei den beanspruchten Anwendungsgebieten nicht ausreichend belegt. **NW:** selten allergische Hautreaktionen u. Auslösung einer Gallenkolik bei der Verwendung von Öl.

**Omega|fett|säuren:** mehrfach ungesättigte Fettsäuren; **biochemische Funktion:** senken bei entsprechender Zufuhr die Konzentration der Triglyzeride im Serum, wirken vorbeugend gegen Thrombose; **Vorkommen in Nahrungsmitteln:** Fischöl (Omega-3-Fettsäuren Eicosapentaensäure, Docosahexaensäure), pflanzliche Öle (α-Linolensäure); vgl. Fettsäuren, essentielle.

**Ononis spinosa** f: dornige Hauhechel*.
**Ophthalmo|trope Phänomeno|logie** (gr.
ὀφθαλμός Auge; τρέπειν auf etwas gerichtet;
φαίνεσθαι sich zeigen, erscheinen) f: syn. Augendiagnostik*.
**Opiate** (gr. ὄπιον Mohnsaft) n pl: i. e. S.
Morphin* u. a. Alkaloide des Opiums* mit morphinartigen Wirkungen, i. w. S. auch die sog.
Opioide*; natürlich vorkommende O.: Morphin,
Codein, Papaverin, Thebain; **Wirkung** (u. a.
durch reversible Bindung an Opiatrezeptoren):
meist euphorisierend, analgetisch, sedativ-hypnotisch, antitussiv, antiemetisch (Späteffekt),
vegetative Beeinflussung (z. B. Atemdepression,
verminderte Darmmotilität, Übelkeit, Erbrechen
als Früheffekt); **Verw.:** als Analgetika, Antitussiva. O. unterliegen dem Betäubungsmittelgesetz
(cave: Abhängigkeit).
**Opioide** (↑; -id*) n pl: halb- u. vollsynthetische Pharmaka bzw. körpereigene Substanzen
mit morphinartiger Wirkung; s. Opiate.
**Opium** (↑) n: getrockneter Milchsaft von Papaver somniferum (s. Mohn); von medizinischer
Bedeutung sind unter den 25 bekannten, im O.
enthaltenen Alkaloiden die Phenanthrenderivate Morphin (ca. 10 %) u. Codein (0,5 %) sowie die
Isochinolinderivate Papaverin (1 %) u. Noscapin
(6 %), die unterschiedliche od. keine Affinität zu
Opioidrezeptoren besitzen; **Verw.:** bei schweren
Schmerzzuständen (z. B. Morphin), als Antitussiva (z. B. Codein, Noscapin); in Form der Tinctura Opii früher als Antidiarrhoikum; **homöopathische** Verwendung bei Ileus (postoperativ);
vgl. Opiate.
**Optimierte Misch|kost:** s. Mischkost, optimierte.
**Optischer Erythro|zyten|test** (gr. ἐρυθρός rot, rötlich; κύτος Zelle) m: s. Erythrozytentest, optischer.
**Orakel|priester:** s. Divinator.
**Orangen|schale:** Citri sinensis pericarpium;
äußere, vom schwammigen, weißen Gewebe
befreite Schicht der Fruchtwand von Citrus sinensis, Orangenbaum, Apfelsinenbaum (Familie der Rutaceae); **Inhaltsstoffe:** ätherisches Öl
u. Bitterstoffe; **Verw.:** zerkleinerte Droge für
Teeaufgüsse sowie andere, bitter schmeckende
galenische Zubereitungen bei Appetitlosigkeit;
keine Nebenwirkungen, Wechselwirkungen od.
Kontraindikationen bekannt.
**Ordnungs|therapie** (Therapie*) f: Bez. für
Anregungen u. Hilfen zu einem geordneten Leben u. Lebensstil aus den Erfahrungen der klassischen Naturheilverfahren, i. R. der Kneipp*-
Therapie zur Erlangung eines ordentlichen
(„gottgefälligen") Lebens mit Harmonie u. Regelmäßigkeit in den Lebensrhythmen (Schlaf,
Wachen, Mahlzeiten u. a.), aus dem sich Gefühle der Zufriedenheit u. Ausgeglichenheit ergeben; Anwendung von Verfahren zur Herstel-

lung der seelischen Ordnung (z. B. Logotherapie, künstlerische Therapie) u. geordneter leibseelischer Beziehungen u. Abstimmungen (körperorientierte psychotherapeutische Verfahren,
z. B. Ausgleichs- u. Entspannungsübungen, Autogenes Training, Meditation).
**Oregano** m: s. Dost.
**Organ|ex|trakte, makro|molekulare** (gr.
ὄργανον Werkzeug; Extractum*) n pl: s. Therapie, zytoplasmatische.
**Organ|ex|trakt|therapie** (↑; ↑; Therapie*) f:
syn. Organotherapie*.
**Organo|therapie** (↑; Therapie*) f: syn. Organbehandlung, Organextraktbehandlung; Behandlung mit tierischen od. menschlichen Organen, Organteilen, Zellen, Zellteilen od. extrazellulären Flüssigkeiten (Organtherapeutika i. S.
des Arzneimittelgesetzes); in der Schulmedizin
anerkannte Therapie z. B. als Substitution von
nicht mehr funktionstüchtigen Organen od. als
passive Impfung; i. R. alternativer Heilverfahren Injektion heterologer, aus fetalen Organen
od. Jungtieren gewonnener Zellen zur Anregung allgemeiner Lebensprozesse u. Abwehrkräfte; risikoreich durch Antigengehalt des Materials (immunologische Überempfindlichkeitsreaktionen) u. durch die Möglichkeit der Übertragung von Krankheiten, insbesondere bei Präparaten von Rindern, Schafen u. Ziegen. Der
Nachweis therapeutischer Erfolge konnte in klinischen Versuchen bisher nicht erbracht werden;
vermutet wird ein Plazeboeffekt. Vor der Anwendung entsprechender Präparate wird gewarnt.
Vgl. Eigenbluttherapie, Nosode, Umstimmungstherapie, Zelltherapie.
**Orgasmus|störung** (gr. ὀργή Leidenschaft,
Trieb): s. Funktionsstörung, sexuelle.
**Orgon** n: Bez. von Wilhelm Reich (1897–
1957) für eine Energieform, die er bei seinen
biophysikalischen Untersuchungen zur Zellstrahlung beschrieben hat u. die anderen Formen von Lebensenergie* ähnelt; Reich war der
Auffassung, durch zahlreiche Experimente diese Energieform auch in der Atmosphäre nachweisen zu können. Alle Zellen u. Gewebe lebendiger Organismen würden das O. akkumulieren
u. entladen u. in Wechselwirkung zum atmosphärischen O. stehen. Vgl. Orgontherapie.
**Orgon|therapie** (Therapie*) f: **1.** psychosomatische O.: syn. Vegetotherapie*; **2.** biophysikalische O.: Behandlung mit einer von W. Reich
erfundenen Apparatur, dem sog. Orgon-Akkumulator, bestehend aus einer Kiste aus Holz,
Metall u. Metallrohren, in die sich eine Person
zur Behandlung setzen kann. Die Behandlung
hat das Ziel, durch Akkumulation des Orgons*
die vegetative Reagibilität u. Ausgeglichenheit
wiederherzustellen.
**Origanum majorana** n: Majoran*.
**Origanum vulgare** n: Dost*.

**Original|sym|ptom** (Symptom*) n: Symptom einer homöopathischen Arzneimittelprüfung* od. klinischen Beobachtung, das im Originalwortlaut des Prüfers, Behandlers od. Patienten aufgezeichnet wurde; O. bilden die notwendige Grundlage für die Erstellung von Arzneimittelbildern u. werden für den Materia*-medica-Vergleich herangezogen.

**Orlistat** n: Enzyminhibitor, der die Pankreaslipase hemmt; **Wirkung:** verminderte Spaltung u. Aufnahme der Triglyzeride im Darm; **Anw.:** zur Reduktion von Übergewicht; **cave: 1.** Der Lernerfolg im Hinblick auf langfristig verändertes Ernährungsverhalten kann durch die medikamentöse Therapie ausbleiben. **2.** Es kann zu Fettstühlen kommen u. damit zu einer unzureichenden Versorgung mit fettlöslichen Vitaminen u. essentiellen Fettsäuren. Eine Einnahme sollte nur in Rücksprache mit dem Arzt u. zusammen mit einer Ernährungstherapie* erfolgen.

**Oro|faziale Regulations|therapie** (lat. os, oris Mund, Gesicht. Augen; facies Gesicht regula Richtschnur, Norm; Therapie*) f: s. Regulationstherapie, orofaziale.

**Ortho-Bionomy** (gr. ὀρθός richtig, gerade): syn. Bionomy*.

**Ortho|molekular|medizin** (↑; lat. moles Masse; ars medicina ärztliche Kunst) f: s. Medizin, orthomolekulare.

**Ortho|siphon** m: O. aristatus, syn. O. stamineus, O. spicatus, Katzenbart; krautige Pflanze aus der Familie der Lippenblütler, Lamiaceae; **Arzneidroge:** kurz vor der Blüte gesammelte u. getrocknete Laubblätter u. Stengelspitzen (Orthosiphonis folium); **Inhaltsstoffe:** ätherisches Öl insbesondere mit Sesquiterpenen, Flavone, Triterpensaponine, Diterpenester; **Wirkung:** antimikrobiell, antiphlogistisch, diuretisch, schwach spasmolytisch; **Verw.:** als Aufguß u. andere galenische Zubereitungen zum Einnehmen bzw. zur Durchspülung bei bakteriellen u. entzündlichen Erkrankungen der ableitenden Harnwege, bei Nierengrieß; **traditionell** bei Blasen- u. Nierenleiden (Nephrolithiasis, Albuminurie u. Hämaturie) sowie bei Cholelithiasis, Gicht u. rheumatischen Erkrankungen; **Kontraindikation:** keine Durchspülungstherapie bei Ödemen infolge eingeschränkter Herz- u. Nierentätigkeit.

**Ortho|stase|syn|drom** (gr. ὀρθός richtig, gerade; στάσις Stillstand, Stauung) n: s. Hypotonie.

**-osis:** auch -ose; aus dem Griechischen übernommene Endung mit der Bedeutung Krankheit, krankhafter Zustand.

**Osteo|pathie** (gr. ὀστέον Knochen; -pathie*) f: Bez. für ein diagnostisches u. therapeutisches Verfahren der manuellen Medizin, das der Chiropraktik* stark ähnelt, aber aus einer

anderen Schule (A. T. Still, 1828–1917) hervorgegangen ist; die allgemeine O. beschäftigt sich mit der Behandlung von Bändern, Gelenken u. Muskeln über das Rückenmarksegment; spezielle Formen sind u. a. die viszerale O. u. die cranio-sacrale O. Angewendet werden Korrektionstechniken (Druck, Hebelwirkung, Traktion, Entspannung, Timing) zur Behandlung von sog. osteopathischen Läsionen (Veränderungen in der anatomischen Struktur u. den physiologischen Verhältnissen eines Gelenks, die lokale u. entfernte Störungen verursachen). Zusätzlich arbeitet die O. am weichen Bindegewebe u. am Skelettsystem mittels Artikulation (passive Bewegung im Gelenk zur Entspannung in den Muskel- u. Sehnenzügen). Durch „soft tissue work" (s. Weichteiltechnik) soll eine Normalisierung der Blut- u. Lymphzirkulation sowie eine positive Beeinflussung des peripheren Nervensystems möglich sein. **Anw.:** bei schmerzhaften Funktionsstörungen des gesamten Bewegungssystems u. in das Bewegungssystem projizierte Affektionen des gesamten Körpers; **NW:** potentielles Verletzungsrisiko insbesondere bei Ungeübten; **Kontraindikationen:** Tumoren, Knochenerkrankungen u. andere Strukturschäden. Vgl. Chirotherapie.

**OTC:** Abk. für (engl.) over the counter (über den Ladentisch); Bez. für Arzneimittel, die frei verkäuflich u. nicht rezeptpflichtig sind.

**Out|come-Studie** (engl. outcome Resultat) f: meist groß angelegte, medizinische Beobachtungsstudie, bei der das klinische Resultat von therapeutischen Interventionen, so wie sie im klinischen Alltag angewendet werden, registriert wird; Studiendesign, das von vielen Vertretern der Alternativmedizin einer kontrollierten Studie vorgezogen wird.

**Oxal|säure:** Kleesäure, Acidum oxalicum, HOOC—COOH; Bestandteil verschiedener Gemüsearten (v. a. Spinat, Mangold, Rhabarber, rote Bete), der im Darm durch Komplexbildung die Calciumaufnahme beeinträchtigt u. bei Zufuhr größerer Mengen zu Unterversorgung mit Calcium führen kann; bei Neigung zur Bildung oxalsäurehaltiger Nierensteine sollten oxalsäurehaltige Nahrungsmittel nur selten verzehrt werden.

**Oxidations|therapie, hämato|gene** (gr. ὀξύς scharf, sauer; lat. oxygenium Sauerstoff; Therapie*) f: Abk. HOT; von Frederico Wehrli entwickelte Form der Eigenbluttherapie*, bei der ca. 50–100 ml mit Natrium citricum od. Heparin ungerinnbar gemachtes Blut eines Patienten in einem Apparat mit Sauerstoff durchperlt u. meist noch mit UV-C-Licht bestrahlt werden; danach wird das so behandelte Blut intravenös od. intramuskulär reinjiziert. Bei der photobiologischen Behandlung des Bluts soll u. a. ein sog. Singulett-Sauerstoff mit besonderen biologischen Eigenschaften entstehen. Daneben werden eine durch die UV-C-Strahlung bewirkte erhöhte Energiezufuhr (Photonen) u. der physikalisch gelöste Sauerstoff im Blutplasma als weitere Wirkungsfaktoren diskutiert. HOT soll den Zellstoffwechsel anregen, Ablagerungen in Blutgefäßen u. an Zellmembranen entfernen sowie biologische Regulationsmechanismen fördern. **Anw.**: bei Durchblutungsstörungen, rheumatischen Erkrankungen, Asthma bronchiale, Allergien, Erschöpfungszuständen u. zur Immunstärkung bei Krebs. **Kontraindikationen:** Hämophilie, akute Ulkuserkrankung, akute Leber- u. Nierenerkrankungen, Gallenblasenstörungen, Hyperthyreose, Porphyrie, fieberhafte Erkrankungen unklarer Genese, gleichzeitige immunsuppressive Therapie. Wegen widersprüchlicher Erklärungen u. fehlendem Nachweis der Wirksamkeit sowie einem nicht zu vernachlässigenden Risiko (z. B. allergische Reaktionen) wird HOT von der Schulmedizin abgelehnt.

**Oxyon|therapie** (↑; ↑) f: syn. Ozontherapie*.

**Oxy|ven|ierungs|therapie** (↑; lat. vena Röhrchen, Kanal; Therapie*) f: von dem Arzt H. S. Regelsberger entwickeltes Verfahren, das auf die Anhebung der Blutsauerstoffsättigung u. diverser unspezifischer Reizfolgereaktionen durch die intravenöse Zufuhr von zweiwertigem Sauerstoff abzielt. Über ein Infusionsset werden dem liegenden Patienten ca. 10 bis maximal 50 ml Sauerstoff appliziert, wobei die Initialdosen ca. 10 – 20 ml betragen u. um jeweils 5 ml vorsichtig erhöht werden. Die Behandlung wird ca. 4 (–6) Wochen mit jeweils 4 – 5 Applikationen pro Woche durchgeführt. Wirkungshypothesen: Anstieg der Sauerstoffsättigung u. Dissoziationskurve, gesteigerte Diurese, Normalisierung von pH-Wert, kolloidosmotischem Druck, Cholesterinkonzentration, Auslösung einer Eosinophilie mit Stimulation des Arachidonsäuremetabolismus. **Anw.**: arterielle, venöse u. lymphatische Durchblutungsstörungen (periphere Gefäße, Menière-Krankheit, zerebrale Durchblutungssteigerung), Allergien, neurovegetative Störungen; **NW**: mögliche Gasembolie, Schmerzen im vorderen Thoraxbereich mit Hustenreiz, Kopfschmerz; **Kontraindikationen:** akute Infektionen, Herzinfarkt, Apoplexie, akute schwere Traumen, unmittelbar nach Tumorextraktion. Wissenschaftlich nicht belegtes, umstrittenes Verfahren mit geringer Verbreitung.

**Oxy|ven|ierungs|therapie, hämato|gene** (↑; ↑; ↑) f: syn. hämatogene Oxidationstherapie*.

**Ozon** n: dreiatomiges Sauerstoffmolekül (O₃) von stark oxidierender Wirkung; je nach Konzentration farbloses bis blaues Gas; entsteht durch starke UV-Strahlung aus Sauerstoff; ab 5 – 10 ppm, dem 50 – 100fachen MAK-Wert (0,1 ppm = 0,2 mg/m³), Reizwirkung auf Augen u. Atemtrakt (Konjunktivitis, Tracheitis) bis zum Lungenödem, Kopfschmerz; Geruchsschwelle 0,02 ppm. Medizinische Anwendung von O. durch Eigenblutinjektion, Darminsufflation, topisch (s. Ozontherapie); Wirkungshypothesen: mikrobizid, immunmodulativ, sauerstofffreisetzend durch oxidative Zerstörung der Keime, Ozonolyse mit ungesättigten Fettsäuren u. Peroxidbildung, Induktion von Immunmetaboliten u. a. Wirksamkeit wissenschaftlich nicht belegt u. umstritten.

**Ozonisiertes Wasser:** s. Wasser, ozonisiertes.

**Ozon|therapie** (Therapie*) f: syn. Oxyontherapie, Sauerstoff-Ozon-Behandlung; intramuskuläre, intravasale od. lokale Applikation von Ozon* in einem Gemisch mit Sauerstoff; **Formen:** 1. topische Anwendung (z. B. als Glocken-, Beutel-, Stiefelbegasung in ozonfestem Material; Fistelinfiltration, Mundspülung, rektale Applikation); 2. systemische Anwendung als kleine Eigenbluttherapie* mit Gabe von ca. 5 – 10 ml Eigenblut od. als große Eigenbluttherapie mit Gabe von ca. 50 ml Eigenblut mit 10 – 40 µg Ozon/ml Blut als Tropfinfusion über Mikroperlsystem; 3. rektale Insufflation von 100 – 300 ml Sauerstoff-Ozon-Gemisch; 4. intraarterielle Injektion (nur noch bei arterieller Durchblutungsstörung Stadium III u. IV nach Fontaine, wird zunehmend von der großen Eigenbluttherapie abgelöst); 5. intraartikuläre Injektion; **Anw.**: bei Haut- u. Schleimhauterkrankungen (z. B. Ulcus cruris, Dekubitus, Analfisteln), arteriellen Durchblutungsstörungen im peripheren u. zerebralen Bereich, bei sekundären Immunopathien, rheumatischen Erkrankungen u. zur adjuvanten Tumortherapie; **Kontraindikationen:** Erkrankungen mit Gerinnungsstörungen u. Blutungsneigung (z. B. frischer Herzinfarkt, Apoplexie, manifeste Thrombopenie, Alkoholkrankheit), Hyperthyreose, Favismus; strenge Indikationsstellung bei Schwangerschaft u. Kindern. Wissenschaftlich umstrittenes Verfahren.

**Paar therapie** (Therapie*) f: psychologische Behandlungsform zur Behebung von Beziehungsstörungen, die u. a. auf falschen bzw. irrationalen Erwartungen beruhen, Folge veränderter Lebenssituationen sind od. auf eine generelle Unfähigkeit, Problemlösungsstrategien zu finden, zurückgehen. Durch das Training von Kommunikations- u. Problemlösefertigkeiten (Zuhören, Verstehen, Gefühlsausdruck, Metakommunikation, nonverbaler Ausdruck) wird versucht, die gegenseitige Problemdarstellung zu erleichtern u. abträgliche Eskalationseffekte zu verhindern. Maßnahmen zur Steigerung der positiven Reziprozität (sog. Verwöhntage) sowie das Herausarbeiten der attraktiven Seiten u. Verhaltensweisen der Partner sind Bestandteil der P. Vgl. Sexualtherapie.

**Packung:** kalte od. heiße Ganz-, Dreiviertel- (Arme u. Schulter freibleibend) od. Teilpackung (vgl. Kompresse) mit Tüchern (Wickel*), Peloiden od. anderen Substanzen (z. B. Quark, Kartoffeln); Temperatur bei kalter P. 12 – 18 °C, bei heißer P. 40 – 50 °C; **Wirkung:** Hyperämie, Analgesie, warme P. auch resorptionsfördernd u. muskelrelaxierend.

**Pacli taxel** n: syn. Taxol A; wichtigstes Alkaloid aus der pazifischen Eibe* (Taxus brevifolia); Vorkommen besonders in der Rinde; heute vorwiegend halbsynthetisch aus Baccatin III (13-Desacyl-Taxol A) gewonnen, das in den Nadeln verschiedener Eibenarten in hoher Konzentration vorkommt; **Verw.:** zur Chemotherapie des metastasierenden Ovarialkarzinoms in fortgeschrittenem Stadium sowie verschiedener anderer Neoplasmen (Bronchial-, Mammakarzinom); im Tierversuch auch gegen Malaria wirksam; **NW:** Neuropathie, Myalgie, Myelosuppression u. a.

**Paeonia officinalis** f: Pfingstrose*.

**PAK:** Abk. für polycyclische aromatische Kohlenwasserstoffe*.

**Palliation** (lat. palliare mit einem Mantel bedecken) f: homöopathische Bez. für die Linderung von Symptomen ohne Beseitigung der sie unterhaltenden Ursache bzw. der in ihnen zum Ausdruck kommenden Reaktionslage des der Erkrankung zugrundeliegenden Zustands; mehrfache P. rezidivierender Symptome kann bei geringer allgemeiner Vitalität die Autoregulationsfähigkeit im Bereich der palliativ behandelten Symptome so weit erschöpfen, daß der Organismus die Symptombildung in lebensbedrohlichere (zentralere, sensiblere) Bereiche verlagert. Vgl. Unterdrückung.

**Pan acea** (lat. Allheilkraut) f: Universalmittel*.

**Panama rinde:** s. Quillaja saponaria.

**Panax ginseng** m: s. Ginseng.

**Pancha Karma** (Sanskrit pancha fünf; Karma Arbeit) m: Bez. für die großen ausleitenden Verfahren i. R. des Ayurveda*, zu denen nach Vagbhatta die Verfahren zur Ausleitung von Blut, die Ausleitungen über den Nasen-Rachen-Raum, reinigende Darmeinläufe, Darmreinigungen durch Abführmittel u. das therapeutische Erbrechen gehören. Bevor diese Verfahren angewendet werden, muß der Patient (u. U. über mehrere Tage) vorbereitet werden, womit erreicht wird, daß sich das aus dem Gleichgewicht geratene Dosha (s. Doshas) in dem Organ ansammelt, aus dem es ausgeleitet werden soll. Für jedes Ausleitungsverfahren gibt es detaillierte Anwendungsvorschriften mit genauen Angaben der Indikationen u. Kontraindikationen. Sie können sowohl zur Behandlung als auch zur Vorbeugung von Krankheiten eingesetzt werden. Ferner sollte vor jeder Rasayana- od. Vajikarana-Behandlung (s. Rasayana, Vajikarana) eine Reinigung des Körpers durch P. K. erfolgen. Vgl. Therapie, ausleitende.

**Pantothen säure:** wasserlösliches, hitzelabiles Vitamin, das sich aus β-Alanin u. 2,4-Dihydroxy-3,3-dimethyl-butyrat zusammensetzt; **biochemische Funktion:** Bestandteil von Coenzym A u. 4-Phosphopantethein (prosthetische Gruppe des Acyl-Carrier-Proteins), somit wichtig beim Abbau von Fetten, Kohlenhydraten u. verschiedenen Aminosäuren sowie bei der Synthese von Fettsäure-, Cholesterin- u. Steroidderivaten. **Vorkommen in Nahrungsmitteln:** in fast allen pflanzlichen u. tierischen Nahrungsmitteln; besonders in Hefe, Innereien (Leber, Herz, Niere), Eigelb, Vollkornerzeugnissen, Leguminosen, Pilzen u. Bienenköniginnenfuttersaft; **Bedarf** für Erwachsene (DGE 1991): Schätzwert 6 mg/Tag; **Mangelerscheinungen:** alimentär selten; experimentell u. bei parenteraler Ernährung, chronische Hämodialyse, Alkoholkrankheit können beim Menschen Abgeschlagenheit, Müdigkeit, Schwäche, Schlafstörungen, Dermatitis u. Parästhesien der Extremitäten (insbesondere das Burning feet syndrome) auftreten; im Tierversuch Wachstumsstörungen, Gewichtsverlust, Atrophie der Nebennierenrinde, Störungen des Nervensystems u. der Fortpflanzung; **Hypervitaminose:** weder alimentär noch bei therapeutischer Anwendung hoher Dosierungen bekannt.

**Papain** n: in Milchsaft (Latex) u. unreifen Früchten von Carica papaya (s. Melonenbaum) vorkommende, Peptide, Amine u. Ester hydrolysierende, SH-haltige Protease mit einem pH-Optimum um pH 5, die gegenüber chemischen u. physikalischen Einflüssen (insbes. hohe Temperatur) ungewöhnlich stabil ist; kann durch SH-haltige Verbindungen (z. B. Cystein) aktiviert werden; **Wirkung:** proteolytisch, anthelminthisch, analgetisch, antiphlogistisch, fibrinolytisch; **Verw.:** bei entzündlichen Erkrankungen im Mund-Rachenraum, Verdauungsstörungen; **traditionell** auch bei Dyskinesien der Gallenwege, Gefäßerkrankungen, rheumatischen u. degenerativen Erkrankungen, Wurmbefall, bei Entzündungen, Ödemen u. Schwellungen nach Traumen u. Operationen; labordiagnostisch zur enzymatischen Fragmentierung von Immunglobulinen; als Chymopapain zur Chemonukleolyse; **NW:** verstärkte Blutungsneigung bei Gerinnungsstörungen, allergische Reaktionen.

**Papaver rhoeas** n: Klatschmohn*.

**Papaver somniferum** n: Schlafmohn; s. Mohn.

**Papaya** f: s. Melonenbaum.

**Pappel:** verschiedene Populus-Arten, insbesondere Populus nigra u. Populus balsamifera; Bäume aus der Familie der Weidengewächse, Salicaceae; **Arzneidrogen:** frische od. getrocknete Rinde (Populi cortex) u. Laubblätter (Populi folium) sowie getrocknete, geschlossene Blattknospen (Populi gemmae); **Inhaltsstoffe:** ätherisches Öl (mit α- u. β-Caryophyllen, (+)-Bisabolol, Cadinen), Phenolglykoside (Salicin, Salicortin, Populin), Flavonoide; **Wirkung:** antibakteriell, wundheilend, antiphlogistisch; **Verw.: traditionell** die Blattknospen bei oberflächlichen Hautverletzungen, äußeren Hämorrhoiden, Frostbeulen u. Sonnenbrand sowie Rinde u. Blätter bei Prostatabeschwerden u. rheumatischen Erkrankungen. Die Wirksamkeit von Rinde u. Blättern bei den beanspruchten Anwendungsgebieten ist nicht belegt. **NW:** selten allergische Reaktionen; **Kontraindikation:** Überempfindlichkeit gegen Pappelknospen, Propolis, Perubalsam u. Salicylate. **Homöopathische** Zubereitungen aus der frischen inneren Rinde der jungen Zweige u. den Blättern von Populus tremuloides bei chronischer Dyspepsie, Magenkatarrh, Leber- u. Gallenleiden, Prostatahypertrophie, Urethritis. Vgl. Weide.

**Paprika:** s. Capsicum.

**Paradoxe Verschreibung:** s. Therapie, systemische.

**Para|medizin** (gr. παρά neben, abweichend; lat. ars medicina ärztliche Kunst) f: Bez. für medizinische Systeme mit diagnostischen u. therapeutischen Prinzipien u. Erklärungsmodellen, die eindeutig außerhalb der gängigen u. naturwissenschaftlich fundierten Schulmedizin liegen; wissenschaftssoziologisch eine auf Abgrenzung u. Diffamierung gerichtete Bezeichnung, die auf alle medizinischen Richtungen Anwendung findet, die vom jeweils vorherrschenden Denkkollektiv abweichen.

**Parasitäres Sym|ptom** (gr. παράσιτος Mitesser, Schmarotzer; Symptom*) n: s. Symptom, parasitäres.

**Par|enterale Ernährung** (gr. παρά neben, abweichend; ἔντερον Darm, Eingeweide): s. Ernährung, künstliche.

**Parese** (gr. πάρεσις Erschlaffung) f: unvollständige Lähmung*.

**Passi|flora in|carnata** f: Passionsblume*.

**Passions|blume:** Passiflora incarnata; Schlingpflanze aus der Familie der Passionsblumengewächse, Passifloraceae; **Arzneidroge:** Schlingtriebe mit Blättern u. Blüten (Passiflorae herba); **Inhaltsstoffe:** Flavonoide (z. B. Isovitexin, Isoorientin), ätherisches Öl, Harmalaalkaloide; **Wirkung:** motilitätshemmend; **Verw.:**

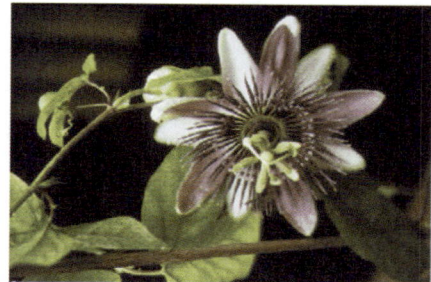

Passionsblume

als Fertigarzneimittel bei Einschlafstörungen, als Beruhigungsmittel (Tagesdosis 4–8 g); **traditionell** auch bei Konzentrationsschwierigkeiten, Kreislaufschwäche, Beschwerden im Klimakterium, Asthma bronchiale; die Früchte von Passiflora edulis zur Fruchtsaftgewinnung (hoher Vitamin-C-Gehalt); **homöopathische** Verwendung des frischen Krauts als Beruhigungs- u. Einschlafmittel.

**Paste** (lat. pasta) f: halbfeste Arzneizubereitung zur lokalen Anwendung mit einem hohen Anteil (bis 50 %) unlöslicher Pulver, die in einem zähflüssigen od. salbenartigen Trägerstoff homogen dispergiert sind; vgl. Lotion.

**Pastille** (lat. pastillus Mehl-, Brotkügelchen) f: kleine, tablettenähnliche Arzneimittelzubereitung, die beim Lutschen od. Kauen die in ihr enthaltenen Wirkstoffe in der Mundhöhle freisetzt.

**Pastoral|medizin** (lat. pastor Hirt; ars medicina ärztliche Kunst) f: von Rudolf Steiner inauguriertes Zusammenwirken von Arzt u.

Priester bei der Erkennung u. Behandlung von Krankheiten u. Krankheitsdispositionen; der Arzt soll über das Medikament vom Lebensleib in das Bewußtsein (Ich-Leib), der Priester durch das Sakrament (Kommunion, Beichte, heilige Ölung) vom Bewußtsein in den Lebensleib wirken. Vgl. Medizin, anthroposophische.

**-pathie:** auch -pathia; Wortteil mit der Bedeutung Schmerz, Krankheit; von gr. πάθος.

**Patho-:** auch Path-; Wortteil mit der Bedeutung Schmerz, Krankheit; von gr. πάθος.

**Patho|gen\ese, ayur|ve\dische** (↑; gr. γένεσις Erzeugung, Entstehung) f: Auffassung von der Krankheitsentstehung im Ayurveda*, wobei fünf Aspekte unterschieden werden: Durch die ätiologischen Faktoren (s. Ätiologie, ayurvedische) kann es erstens zur Zu- od. Abnahme des biologischen Feuers kommen. Theoretisch können alle dreizehn Agnis* beeinträchtigt werden, meist aber wird eine Verringerung des sog. großen Verdauungsfeuers beobachtet. Unmittelbare Folge einer unzureichenden Verdauung ist die Bildung giftiger Stoffwechselprodukte. Zweitens kann es zur Zu- od. Abnahme der somatischen Doshas* Vata, Pitta u. Kapha od. der mentalen Doshas Rajas u. Tamas kommen. Drittens können die Gewebe (vgl. Dhatus) direkt geschädigt od. in ihrer Widerstandskraft geschwächt werden. Viertens können die Kanalsysteme in Mitleidenschaft gezogen werden. Theoretisch möglich sind der verminderte, der erhöhte, der umgekehrte u. der komplett blokkierte Durchfluß, meist wird die Blockade eines Kanalsystems beobachtet. Fünftens wird die Pathogenese unter dem Aspekt der Zeit gesehen. Dabei wird zwischen einer subklinischen u. einer klinischen Phase unterschieden. Erstere gliedert sich bezüglich der Tridoshas in drei Stadien, wobei es zunächst zu einem lokalisierten Ungleichgewicht u. dann zur Akkumulation u. Aktivierung des dominierenden Doshas kommt. Im dritten Stadium breitet es sich entweder im Körper aus, od. es tritt die Heilung ein. In der klinischen Phase kommt es zunächst zur Lokalisation des erregten u. sich im Körper hin u. her bewegenden Doshas. Ausschlaggebend für den Ort dieser Krankheitsmanifestation sind die Gewebequalität, insbesondere die Geweberesistenz u. der Zustand der Kanalsysteme. Im nächsten Stadium gehen die Doshas eine engere Verbindung mit den Geweben ein, so daß sich nun die typischen Symptome der Erkrankung ausbilden können. Im letzten Stadium wird die Erkrankung entweder überwunden, od. sie mündet in einen chronischen Verlauf (evtl. mit Komplikationen). Vgl. Diagnostik, ayurvedische; Physiologie, ayurvedische.

**Patho|gno\monisches Sym|ptom** (↑; gr. γνωμικός maßgebend; Symptom*) n: s. Symptom, pathognomonisches.

**Patho|physio|gn\omik** (↑; gr. φυσιογνωμονεῖν jemanden nach seiner Gesichtsbildung beurteilen) f: phänomenologisches u. deskriptives Erfassen äußerer Veränderungen u. Abweichungen vom Normalbild; die Inspektion bezieht sich z. B. auf Farbe u. Form von Zunge, Haut, Akren, Bauch, Körperhaltung; häufig Hinweisgeber auf humoralpathologische Prozesse, funktionelle Störungen u. Organerkrankungen im Frühstadium. Vgl. Antlitzdiagnostik, Physiognomie.

**Pausinystalia yohimbe** f: Yohimbe*.

**Pazifische Eibe:** s. Eibe, pazifische.

**Peitschung:** Schlagen von Pflanzenteilen auf die Haut; z. B. Brennessel bei rheumatischen Erkrankungen od. Birkenzweige i. R. der Sauna* zur Förderung der Durchblutung.

**Pektine** n pl: syn. Pektinstoffe; im Pflanzenreich in Wurzeln, Stämmen u. Früchten (Apfel, Zuckerrübe usw.; Zitronen- u. Orangenschale enthält bis zu 30 % P.) vorkommendes Gemisch aus Polysacchariden (Araban, Galaktan) u. unterschiedlich stark (20–60 %) mit Methanol veresterter Polygalakturonsäure (für die gelierenden Eigenschaften der P. verantwortlich); Salze (Pektate) bilden unter geeigneten Bedingungen mit Zucker in höheren Konzentrationen Gele (z. B. zur Herstellung von Marmelade); **Verw.:** zur symptomatischen Behandlung leichter Durchfallerkrankungen v. a. bei Kindern in Form von Fertigarzneimitteln, rohen, geriebenen Äpfeln, fein zerkleinerter Banane od. Karottensuppe.

**Pelargonium** n: s. Umckaloabo.

**Peloid** (gr. πηλός Schlamm; -id*) n: Substanz terrestrischen od. pflanzlichen Ursprungs, die in feinkörnigem Zustand u. mit Wasser gemischt zu Bädern u. Packungen verwendet wird; Verwendung von Torf, feinkörnige Sedimente (Lehm, Schlamm, Schlick, Fango, Heilerde); Wirkung durch mechanische Eigenschaften (hydrostatischer Druck, Auftrieb, Viskosität), hohe Wärmekapazität u. im P. enthaltene chemische Substanzen, die an der Körperoberfläche wirken od. in den Körper diffundieren können; **Anwendung:** bei rheumatischen Erkrankungen sowie anderen entzündlichen u. degenerativen Gelenk- u. Muskelerkrankungen. Vgl. Bad, Packung.

| Peloid | | |
|--------|--------------|--------------|
| | Wärmeleitung | Wärmehaltung |
| Torf | schlecht | gut |
| Schlick | mittel | mittel |
| Fango | gut | schlecht |
| Lehm | gut | schlecht |

**Pendel:** wie die Wünschelrute* als Anzeige-gerät benutzter Gegenstand, bei dem es sich physikalisch meist um einen starren Körper handelt, der um eine Achse hin- u. herschwingen kann; das P. kann aus verschiedenen Materialien u. Formen bestehen; nimmt es Bezug auf das System der Fixsterne, so wird es als **siderisch** bezeichnet. Innerhalb des Okkultismus* werden Pendelschwingungen zur astrologischen Vorhersage genutzt. Vgl. Pendeln.

**Pendeln:** wissenschaftlich nicht bestätigtes Verfahren, bei dem mit Hilfe eines in der Hand einer angeblich sensiblen Person gehaltenen Pendels Störfelder des Körpers (vgl. Bioresonanztherapie) od. Erdstrahlen* erkannt werden sollen; Anwendung auch zur Diagnostik von Erkrankungen u. zur Testung von Medikamenten. Die Deutung der verschiedenen Bewegungen des Pendels werden am Anfang einer Sitzung festgelegt. Der sog. Pendler soll sich von Wunschvorstellungen freimachen, um das Ergebnis nicht zu verfälschen.

**Peri|carpium** (gr. περί um herum; καρπός Frucht) n: in der Pharmazie neuerdings hinter den Pflanzennamen gestellte Bez. für die Fruchtwand bzw. -schale, die als Arzneidroge verwendet wird (z. B. Aurantii pericarpium); die ältere lateinische Nomenklatur stellte die Bez. des Pflanzenteils voran (z. B. Pericarpium Aurantii).

**Periodizität** (gr. περίοδος Sonnenumlauf) f: in der Homöopathie* Bez. für die Wiederkehr, Intensivierung od. Veränderung eines Symptoms bzw. Veränderung von Allgemeinbefinden od. Stimmungslage in regelmäßigen Abständen; bei fehlender periodisch einwirkender Modalität* ist die P. nur auf den Zustand des Organismus zurückzuführen u. daher für die Arzneimittelwahl* von großer Bedeutung. Die Spanne der bekannten kalendarischen P. reicht von zwei Tagen bis zu einem Jahr; eine Verschlimmerung zur täglich gleichen Uhrzeit wird als Zeitmodalität* bezeichnet.

**Peri|ost|massage** (gr. περιόστεος Knochenhaut; Massage*) f: Reflexzonenmassage* mit an- u. abschwellendem Druck auf veränderte (Quellung, Einziehung) Regionen der Knochenhaut (Sklerotome), ohne evtl. darüberliegende Muskeln zu irritieren; reflektorische, schmerzlindernde Wirkung auf innere Organe u. allgemeine Massagewirkung; **Anw.:** bei Arthrose, Arthralgie, Angina pectoris, Gallenkolik, Nephrolithiasis, Ulcus ventriculi u. Ulcus duodeni, Asthma bronchiale, Migräne, Kopfschmerz, Wirbel- u. Lumbalsyndrom.

**Peri|kolation** (lat. percolare durchseihen) f: Herstellungsverfahren eines Drogenauszugs, bei dem die Droge (z. B. eine getrocknete Heilpflanze) zunächst zerkleinert, dann (nach Mazeration) meist mehrmals mit Lösungsmittel vollständig extrahiert, filtriert u. konzentriert wird.

**Pernio** (lat.) m: Frostbeule; s. Kälteschäden.

**Per|tussis** (lat. per ringsum, völlig, sehr; tussis Husten) f: Keuchhusten*.

**Peru|balsam** m: Balsamum* peruvianum.

**Peru|ol** n: Peruscabin (Benzoesäurebenzylester); ein wirksamer Bestandteil des Perubalsams (s. Balsamum peruvianum) in neutralem Öl gelöst; hochwirksames, reiz- u. farbloses Antiskabiosum.

**Pest|wurz:** Petasites hybridus u. andere Petasites-Arten; ausdauernde, krautige Pflanzen aus der Familie der Korbblütler, Asteraceae; **Arzneidrogen:** getrocknete od. frische Blätter (Petasitidis folium) u. im Herbst gegrabene Wurzelstöcke (Petasitidis rhizoma); **Inhaltsstoffe:** Blätter: Sesquiterpenester (z. B. Petasin); Rhizome u. Wurzeln: 0,1 – 0,4 % ätherisches Öl, Sesquiterpenester (Petasin, Isopetasin, S-Petasine u. a.), Pyrrolizidinalkaloide (Retronecinester Senecionin u. Integerrimin als Hauptalkaloide), β-Sitosterol, Sesquiterpene vom Furanoeremophilan- u. Eremophilanlakton-Typ; **Wirkung:** Blätter: spasmolytisch; Rhizom: Hemmung der Leukotriensynthese, spasmolytisch, spasmoanalgetisch, zytoprotektiv; **Verw.:** Blätter als Aufguß u. andere galenische Zubereitungen **traditionell** bei nervösen Krampfzuständen, Kopfschmerz, Atemwegerkrankungen u. zur Appetitanregung; frische Blätter äußerlich zur Behandlung von Wunden u. Hauterkrankungen, Wurzeln in Form von Extrakten zur unterstützenden Behandlung akuter krampfartiger Schmerzen im Bereich der ableitenden Harnwege, besonders bei Steinleiden; außerdem als Hustenmittel, bei Keuchhusten u. Asthma bronchiale, psychovegetativen Störungen im Magen-Darm-Bereich sowie zur Förderung der Schweißsekretion, Harnausscheidung u. bei Wurmbefall. Die Wirksamkeit der Blätter bei den beanspruchten Anwendungsgebieten ist nicht belegt. Infolge des wechselnden Gehalts an Pyrrolizidinalkaloiden in allen Pflanzenteilen ist die therapeutische Verwendung problematisch. **Kontraindikationen:** Schwangerschaft, Stillzeit. **Homöopathische** Zubereitungen aus den gegen Ende der Blütezeit geernteten oberirdischen Teilen bei Krämpfen der glatten Muskulatur.

**Petasites** m: s. Pestwurz.

**Petechiale Saug|massage** (ital. petecchie Blut-, Fieberflecken; Massage*) f: s. Saugmassage, petechiale.

**Petersilie:** Petroselinum crispum; zweijährige Pflanze aus der Familie der Doldengewächse, Apiaceae; **Arzneidrogen:** Früchte (Petroselini fructus), frisches od. getrocknetes Kraut (Petroselini herba) u. getrocknete unterirdische Teile (Petroselini radix); **Inhaltsstoffe:** Früchte: 2 – 6 % ätherisches Öl mit Apiol, Myristicin u. Allyl-

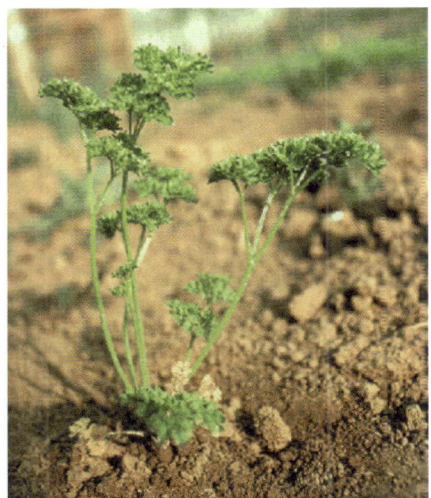

Petersilie

tetramethoxybenzol, Triterpene (bis 50 % α- u.
β-Pinen), 20 % fettes Öl; Kraut: Cumarine. Flavonglykoside; frisches Kraut: bis 0,3 % ätherisches Öl, Flavonoide (z. B. Apiin), Cumarine ¨Oxy-
peucedanin, Bergapten u. a.), Vitamin C; Wurzel:
bis 0,5 % ätherisches Öl, Flavonoide, Furanocumarine, Phthalide (Ligustilid, Senkyemolid);
**Wirkung:** muskulotrop-spasmolytisch, uterus-
erregend, diuretisch; **Verw.:** Früchte **traditionell** bei Magen-Darm-Beschwerden, Erkrankungen der Niere u. ableitenden Harnwege. zur
Förderung der Verdauung, als Emmenagogum.
Galaktagogum, Stomachikum. Die Wirksamkeit
der Früchte ist nicht ausreichend belegt; eine
therapeutische Verwendung ist angesichts des
Risikos nicht vertretbar. Kraut u. Wurzeln zur
Durchspülung bei Erkrankungen der ableitenden Harnwege u. Nierengrieß; **traditionell** bei
Magen- u. Darmbeschwerden sowie bei Ikterus
als Diuretikum bei Ödemneigung, Nieren- u.

Blasenentzündungen; zur Anregung der Menstruation; der Saft der frischen Blätter als Insektizid. Petersilienfruchtöl wird vielfach zur
Aromatisierung von industriell hergestellten
Suppen u. Soßen, von alkoholfreien Getränken,
Backwaren u. anderen Lebensmitteln verwendet. Das Kraut dient als Standardküchenkraut
zum Würzen fast aller Speisen; in der Kosmetik
zur Aufhellung des Teints. **NW:** Ätherisches Öl
u. Apiol wirken in hohen Dosen abortiv, bei
Überdosierung Schädigung von Nierenepithe-
lien u. Leber, Herzrhythmusstörungen, selten allergische Haut- od. Schleimhautreaktionen, phototoxische Reaktionen (besonders bei hellhäutigen Personen); **Kontraindikationen:** Schwangerschaft, entzündliche Nierenerkrankungen,
Ödeme infolge eingeschränkter Herz- od. Nierentätigkeit. **Homöopathische** Zubereitungen
aus der frischen, zu Beginn der Blüte gesammelten ganzen Pflanze bei Reizblase, Urina spastica, Urethritis, Hepatopathie.
    **Pétrissage** (frz. pétrir kneten) f: Knetung*.
    **Petroleum** n: Oleum Petrae; syn. Erdöl,
Steinöl, Naphtha; aus rohem amerikanischem
Steinöl durch Destillation gewonnenes, farbloses bis schwach gelbliches Öl; unlöslich in
Wasser, wenig löslich in Äthanol, leicht löslich
in Äther, Chloroform u. fetten Ölen; Siedepunkt
150–170 °C; **Verw.:** homöopathische Zubereitungen aus von Benzin, Petroläther, Paraffin u.
Vaselin gereinigtem Steinöl bei Ekzemen, Frostschäden, Magenleiden, Reisekrankheit, Ohrge-
räuschen.
    **Petroselinum crispum** n: Petersilie*.
    **Peumus boldus** f: Boldo*.
    **Pezzi-Ball:** Gymnastikgerät mit instabiler
Sitzfläche; Hilfsmittel der Krankengymnastik
insbesondere bei Rückenbeschwerden.
    **Pfeffer|minze:** Mentha piperita; Kultur-
pflanze (Kreuzung aus Mentha aquatica u.
Mentha spicata) aus der Familie der Lippenblütler, Lamiaceae; zahlreiche Cultivars; **Arzneidroge:** Laubblätter (Menthae piperitae folium); **Inhaltsstoffe:** nach DAB mindestens 1,2 % ätherisches Öl mit (–)-Menthol u. mehr als 100 weiteren Komponenten, Labiaten-Gerbstoffe (z. B.

Apiol                    Myristicin              Allyltetramethoxybenzol

Petersilie: Inhaltsstoffe

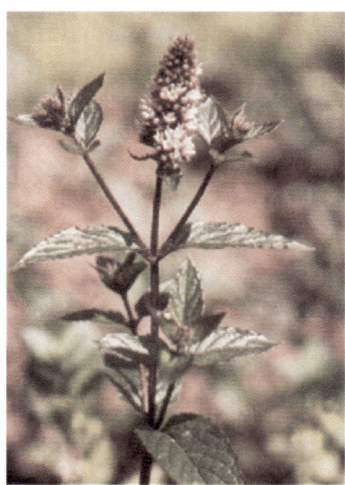

Pfefferminze

**Pfeffer, schwarzer:** Piperis nigri fructus; Früchte von Piper nigrum; **Inhaltsstoffe:** ätherisches Öl u. scharf schmeckende Säureamide; **Wirkung:** reflektorische Anregung der Speichel- u. Magensaftsekretion, Steigerung der Amylaseaktivität in Speichel u. Pankreas. **Pfeil|gift:** s. Curare.
**Pferde|warze:** Castor* equi.
**Pfingst|rose:** Paeonia officinalis bzw. Paeonia mascula; ausdauernde, krautige Pflanzen aus der Familie der Pfingstrosengewächse, Paeoniaceae; **Arzneidrogen:** schnell getrocknete Kronblätter der gefüllten, dunkelroten Gartenform

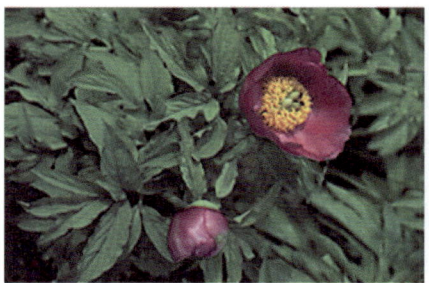

Pfingstrose

Rosmarinsäure), Flavonoide; **Wirkung:** spasmolytisch, choleretisch, karminativ; **Verw.:** vorwiegend als Tee bei krampfartigen Beschwerden im Magen-Darm-Trakt u. in den Gallenwegen; **traditionell** auch bei Übelkeit, Erbrechen, Gärungsdyspepsie; **Dosierung:** Tagesdosis 3 – 6 g, 1,5 g/Tasse (zugedeckt ziehen lassen); **homöopathische** Verwendung der frischen blühenden Pflanze z. B. bei Erkältungskrankheiten. Vgl. Krauseminze.

**Pfeffer|minz|öl:** Menthae piperitae aetheroleum; ätherisches Öl aus den frisch geernteten, blühenden Zweigspitzen der Pfefferminze; **Inhaltsstoffe:** freie Alkohole (Menthol*), Ketone (Menthon) u. Ester (Menthylacetat, Menthylisovalerianat); **Wirkung:** spasmolytisch, karminativ, cholagog, antibakteriell, sekretolytisch, kühlend; **Verw.:** innerlich bei Spasmen im oberen Magen-Darm-Trakt u. in den Gallenwegen sowie bei Entzündungen der Schleimhaut des Mundes u. der oberen Atemwege (Inhalation, Nasensalbe); **äußerlich** bei Muskel- u. Nervenschmerzen, Pruritus, Sportverletzungen, Kopfschmerz; als Geschmackskorrigens; **Dosierung:** innerlich 6 – 12 Tropfen/Tag; zur Inhalation 3 – 4 Tropfen in heißes Wasser; **NW:** Magenbeschwerden bei empfindlichen Personen; **Kontraindikationen:** akute Erkrankungen der Leber u. Galle; bei Säuglingen nicht im Bereich der Nase einreiben.

**Pfeffer|minz|öl, japanisches:** Menthae arvensis aetheroleum, Minzöl; ätherisches Öl der Ackerminze (Mentha arvensis var. piperscens); **Verw.:** s. Pfefferminzöl; Tagesdosis bei innerlicher Anwendung 3 – 6 Tropfen.

(Paeoniae flos), im Frühjahr gegrabene u. getrocknete knollige Nebenwurzeln (Paeoniae radix) u. reife Samen der gefüllten, kultivierten Gartenform (Paeoniae semen); **Inhaltsstoffe:** Blüten: Anthocyanidine (z. B. Paeonidin-3,5-diglucosid), Gerbstoffe; Wurzeln: 1,5 – 3,5 % Paeoniflorin, viel Saccharose; Samen: fettes Öl, Harzsäure, Eiweiß, Zucker; **Verw.:** Blüten **traditionell** bei Haut- u. Schleimhauterkrankungen, Fissuren, Rhagaden bei Hämorrhoiden, Gicht, Rheuma, Atemwegerkrankungen; Wurzeln bei Krämpfen unterschiedlicher Art u. Ursache; Samen früher bei Epilepsie u. als Halsbänder für zahnende Kinder. Die Wirksamkeit bei den beanspruchten Anwendungsgebieten ist nicht belegt. **NW:** Blüten u. Samen können Gastroenteritis mit Erbrechen, Kolikschmerzen u. Diarrhoe verursachen. **Homöopathische** Zubereitungen aus frischen, im Frühjahr gesammelten unterirdischen Teilen bei Krampfdiathese der Kinder, Hämorrhoiden, Fissura ani, Analekzem, Zystitis u. Dekubitus.

**Pflanzen|stoffe, sekundäre:** Verbindungen, die im sekundären Stoffwechsel der Pflanzen entstehen (im primären Stoffwechsel Bildung organischer Substanzen in Form von Fetten, Proteinen u. Kohlenhydraten, einschließlich Ballaststoffen); zu den Funktionen der s. P. in der Pflanze zählen ihre Wirkungen als Farbstoffe, Abwehrstoffe gegen Schädlinge u. Krankheiten sowie auf die Wachstumsregulation; s. P. können für den Menschen gesundheitsfördernde, teilweise auch gesundheitsschädigende Wirkungen (z. B. Blausäure u. Hämagglutinine in nicht erhitzten Hülsenfrüchten, Solanin in grünen Stellen von Kartoffeln) entfalten; Beispiele gesundheitsfördernder Wirkungen: antikanzerogen (Carotinoide* in grünblättrigem Gemüse, Proteaseinhibitoren in nicht toxischen Konzentrationen in Hülsenfrüchten, Getreide, Nüssen, Kartoffeln), antioxidativ (Flavonoide* in fast allen Pflanzen), antimikrobiell (Phenolsäuren in Früchten, Glukosinolate* in Senf, Meerrettich u. Kohl), antithrombotisch (Sulfide in Knoblauch), entzündungshemmend (Saponine* in Hülsenfrüchten, Hafer u. einigen Gemüsearten, Flavonoide in fast allen Pflanzen), immunmodulierend (Polysaccharide), blutdrucksenkend (Reserpin in Rauwolfia serpentina), cholesterinspiegelsenkend (Phytosterine* in fast allen Pflanzen, Saponine in Hülsenfrüchten, Hafer u. einigen Gemüsearten), blutzuckerregulierend (Phytin in Getreide), verdauungsfördernd (Polyphenole in Gewürzen). Empfohlen wird die Aufnahme der genannten Substanzen in Form von Lebensmitteln. Vgl. Alkaloide, Digitalisglykoside, Gerbstoffe, Phytotherapie.

**Pflanzliches strukturiertes Ei|weiß:** s Textured vegetable protein.

**Pflaster|therapie** (Therapie*) f: Verfahren der traditionellen chinesischen Medizin*, bei dem nicht nur Hautkrankheiten, sondern auch innere Erkrankungen durch äußere Medikamentenanwendung (Aufkleben von Medikamentenpflastern) behandelt werden; zu den Vorzügen der P. gehören die geringe erforderliche Dosis u. die gute therapeutische Wirkung bei kaum vorhandenen Nebenwirkungen. Zu den bei der P. applizierten chinesischen Medikamenten gehören u. a. Knoblauchmus, die hautreizende Pflanze Ranunculus acris var. japonicus, Cantharidin*, Ingwer* u. Mentha arvensis. Typische Pflastermedikamente sind ferner Aconitum carmichaeli Debx. (Wu Tou), Saposhnikovia divaricata (Turcz.) Schischk. (Fang Feng), Ligusticum wallichii Franch. (Chuan Xiong), Gips (Shi Gao), Glycyrrhiza uralensis Fisch. (Gan Cao), Castrodia elata Bl. (Tian Ma), Angelica anomala Lallem. (Bai Zhi). Häufig werden zahlreiche Arzneisubstanzen unter dem Arzneipflaster kombiniert.

**Phänomeno|logie, ophthalmo|trope** (gr. φαίνεσθαι sich zeigen, erscheinen) f: syn. Augendiagnostik*.

**Pharma|food:** s. Lebensmittel, funktionelle.

**Pharmako|gnosie** (gr. φάρμακον Heilmittel; γνῶσις Kenntnis) f: Drogenkunde; Erkennung u. Bewertung der pflanzlichen u. tierischen Arzneimittel (pharmazeutische Biologie); vgl. Phytotherapie.

**Pharmako|logie** (↑; -logie*) f: Wissenschaft von den Wechselwirkungen zwischen Arzneistoffen u. Organismus; Unterteilung in Pharmakodynamik (Untersuchung von Dosis/Wirkungsbeziehungen, Wirkungsmechanismen, Nebenwirkungen u. Toxikologie) u. Pharmakokinetik (Resorption, Verteilung, Metabolisierung u. Ausscheidung von Substanzen).

**Pharmakon** (↑) n: **1.** Wirkstoff*; **2.** Arzneimittel*.

**Pharmako|poe** (↑; gr. ποιεῖν machen) f: Arzneibuchsammlung anerkannter pharmazeutischer Regeln über Qualität, Prüfung, Lagerung, Abgabe u. Bez. von Arzneimitteln; muß in jeder Apotheke als wissenschaftliches Hilfsmittel vorliegen; z. Z. gültig sind das Deutsche Arzneibuch (DAB 1999) u. das Homöopathische Arzneibuch 1. Ausgabe (HAB 1) mit Nachtrag von 1991.

**Pharmako|therapie** (↑; Therapie*) f: Behandlung mit Arzneimitteln*.

**Pharmako|therapie, ayur|vedische** (↑; ↑) f: im Rahmen des Ayurveda* Bez. für den therapeutischen Umgang mit der Materia medica Indiens; diese umfaßt neben tierischen, mineralischen u. metallischen Produkten mehr als 1500 Heilpflanzen (s. umseitige Tab.). Die wichtigsten werden nach Caraka in 50 Gruppen zu je 10 Heilmitteln gegliedert; Sushruta erstellte eine ähnliche Liste mit 37 Gruppen zu 3–28 Heilmitteln; von Vagbhatta stammt eine Aufstellung, in welcher die besten Mittel für 80 therapeutische Wirkungen angegeben sind. Durch unterschiedliche Kombinationen, Trägersubstanzen u. Darreichungsformen ergeben sich unübersehbar viele Präparate. Nach ihrer Wirkung auf die Doshas* können sie in ausgleichende, reinigende, verstärkende u. gesundheitserhaltende gegliedert werden. Ausgleichende Arzneimittel wirken besänftigend auf die aus dem Gleichgewicht geratenen Doshas u. haben darüber hinaus die ihnen eigenen spezifischen Effekte. Sie werden häufig in zunächst an- u. dann wieder absteigender Dosierung verabreicht. Vgl. Pancha Karma, Rasayana, Vajikarana, Gesundheitsförderung, ayurvedische.

**Pharmazie** (gr. φαρμακεία Gebrauch u. Herstellung von Arzneimitteln) f: Bez. für: **1.** Arzneimittel betreffende naturwissenschaftliche Forschung u. Lehre; **2.** Herstellung u. Prüfung von Arzneimitteln; **3.** Arzneimittelhandel; **4.** Abgabe in Apotheken.

**Pharyngitis** (gr. φάρυγξ Rachen, Schlund; -itis*) f: Entzündung im Rachenbereich; **Formen: 1.** Ph. acuta; Ursachen: v. a. virale Infektion, oft mit bakterieller Sekundärinfektion, seltener primär bakterielle Infektion, physikalische od. chemische Noxen (z. B. Verbrennung); Symptome: Schluckschmerzen, Kratzen, Brennen u. Trockenheitsgefühl im Hals mit Rötung

**Pharmakotherapie, ayurvedische**
Übersicht über einige zusammengesetzte ayurvedische Präparate

| ayurvedisches Präparat | wichtigste Inhaltsstoffe | Darreichungs- form | Indikationen |
|---|---|---|---|
| Triphalla Vati | Früchte von Emblica officinalis, Terminalia chebula u. Terminalia belerica | Tabletten | Tridosha-Krankheiten, Verdauungs- störungen mit Obstipation |
| Trikatu Churna | Zingiber officinale, Piper nigrum u. Piper longum | Pulver | Erkältungskrankheiten, Bronchitis |
| Hingvashtak Churna | Asa foetida u. 7 weitere Inhalts- stoffe | Pulver | funktionelle Magen-Darm-Störun- gen |
| Dashmool Kvatha | Wurzeln von fünf kleinen Pflanzen u. fünf Bäumen | Abkochung | Schmerzen u. Entzündungen |
| Kutaj Ghan Vati | Holarrhena antidysenterica u. v. a. | Tabletten | Verdauungsstörungen mit Diarrhoe |
| Yogaraj guggulu Vati | Commiphora mukul u. v. a. | Tabletten | entzündlicher Rheumatismus |
| Narayana Taila | Withania somnifera, Sida cordifolia u. v. a. | Öl | Weichteilrheumatismus |
| Chyavanprash Avaleha | 55 Inhaltsstoffe | Marmelade | Ajasika Rasayana |

der Rachenschleimhaut, evtl. Fieber; **2. Ph. chronica**; Ursachen: konstitutionell bedingte Störung der Schleimhautfunktion, exogene Noxen
(Tabakrauch, Alkohol), erniedrigte Luftfeuchtigkeit (z. B. durch Klimaanlagen, ständige Mundatmung), hormonelle (Hypothyreose, Klimakterium) u. Stoffwechselstörungen (Diabetes mellitus), Allergie u. Strahlentherapie im Halsbe-
reich; **Therapie:** bei Ph. acuta symptomatisch
Rachenspülung; u. U. systemisch Antibiotika; bei Ph.
chronica nach Ausschluß exogener Noxen Inhalationen, Erhöhung der Luftfeuchtigkeit, Emser* Salz, Lutschtabletten; aus dem Bereich der
Phytotherapie kommen Zubereitungen aus Arnika*, Bartflechte*, Bockshornklee*, Brombeere*,
Calendula*, Eibisch*, Eichenrinde*, Gänsefingerkraut*, Heidelbeere*, Huflattich*, Jambulbaum*,
Kaffee*, wilder Malve*, isländischem Moos*,
Myrrhe*, Odermennig*, Ratanhiawurzel*, Rose*,
Salbei*, dreilappigem griechischem Salbei*, Spitzwegerich*, weißer Taubnessel*, Tormentilla* u.
Vogelknöterich* in Betracht, traditionell eine
Vielzahl weiterer Drogen sowie homöopathisch
z. B. Atropa belladonna, Guajak, Leberblüm-
chen, Pestwurz u. Zaunrübe.

**Phase, ergotrope** (gr. φάσις Erscheinung)
f: zweite Phase (nach der trophotropen Phase*)
einer adaptiven Reaktion, in der Kompensa-
tionsleistungen erbracht werden (z. B. Vermehrung der Muskelmasse); vgl. Adaptat, Adaptation, Adaptationsphysiologie.

**Phasenlehre** (↑): syn. Phasenlehre nach
Reckeweg; Bez. für die Beschreibung eines stufenweisen Verlaufs der Krankheitsverarbeitung
(i. S. der Auseinandersetzung des Menschen mit
dem Homotoxin) in der Homotoxikologie*; unterschieden werden sechs homotoxische Phasen, in deren Rahmen die Umsetzung von Wirkstoffen nach chemischen Gesetzen u. ihre Gift-
abwehr erfolgen soll. Innerhalb der initialen
humoralen Phasen (Exkretions-, Reaktions- u.
Dispositionsphase) steht das Exkretionsprinzip
im Vordergrund, u. es besteht eine günstige
Prognose mit Selbstheilungstendenz (Beispiele:
verstärkte Schweißabsonderung, Abszesse, Ekzeme, Gallensteine, Lipome). Die anschließen-
den zellulären Phasen (Imprägnations-, Dege-
nerations- u. Neoplasmaphase) sind von Ver-
schlimmerungstendenz u. dem Prinzip der Kon-
densation der Homotoxine gekennzeichnet (Bei-

**Phasenlehre**
homotoxische Phasen

Exkretionsphase
Reaktionsphase
Dispositionsphase

Imprägnationsphase
Degenerationsphase
Neoplasmaphase

spiele: chronische Infektionen, Arthrose, Leberzirrhose, Krebs).
**Phaseolus vulgaris** m: Gartenbohne*.
**Phase, tropho|trope** (gr. φάσις Ersche-
nung) f: erste Phase der adaptiven Reaktion, in
der durch toleranzsteigernde Adaptate* eine
erste Anpassung an das Reizgeschehen erfolg:;
vgl. Adaptation, Adaptationsphysiologie, Phase,
ergotrope.
**Phlebitis** (gr. φλέψ, φλεβός Vene, Blutader;
-itis*) f: Venenentzündung; s. Thrombophleb-
tis.
**Phlegmatiker** (gr. φλέγμα Brand, Flamme,
Schleim) m: s. Temperament.
**Phlorizin** n: Glykosid aus der Wurze rinde
von Obstbäumen, das eine Glukosurie durch
Hemmung der Rückresorption von D-Glukose
im proximalen Nierentubulus bewirkt.
**Phono|phorese** (gr. φωνή Ton, Laut, Stim-
me; φορεῖν tragen) f: s. Ultraschall.
**Phosphor** (gr. φῶς Licht; φορεῖν tragen) m:
chemisches Element, Symbol P, OZ 15, relative
Atommasse 30,97; reaktionsfähiges, immer nur
in Verbindungen vorkommendes (Phosphat),
zur Stickstoffgruppe gehörendes, drei- u. fünf-
wertiges Element; **biochemische Funktion:**
Bestandteil jeder Zelle, besonders in Knochen
u. Zähnen (Stützfunktion); entscheidendes Element für Transformation, Speicherung u. Verwertung von Energie im Intermediärstoffwech-
sel; Phosphat als Puffer im Blutplasma, Intrazellulärraum u. Urin; Baustein der Nukleir-
säuren; **Vorkommen in Nahrungsmitteln:** in
allen Lebensmitteln, besonders in proteinreichen
wie Milch u. Milchprodukten, Fleisch, Fisch
u. Hülsenfrüchten, auch in Wurstwaren u. Erfrischungsgetränken; **Bedarf** für Erwachsene
(DGE 1991): im Alter von 19–25 Jahren ca.
1500 mg/Tag, von 26–50 Jahren ca. 1400 mg/
Tag, ab 51 Jahren ca. 1200 mg/Tag; für den
Knochenaufbau ist ein ausgewogenes Verhältnis
zwischen Calcium- u. Phosphoraufnahme wichtig; anzustreben ist ein Verhältnis Ca/P = 0,65 –
0,75. **Mangelerscheinungen:** Wachstumsstörungen, Skelettdeformationen sowie Rachitis u.
Osteomalazie als Folge der gestörten Knochen-
mineralisation durch Nierenfunktionsstörungen, Vitamin-D-Mangel, Hyperparathyreoidismus, Alkoholkrankheit od. parenterale Ernährung; alimentär selten; **Intoxikationen:** bei Hypoparathyreoidismus od. chronischer Nierenir-
suffizienz Knochenabbau, Skelettläsionen u.
Osteodystrophie; **Referenzbereich:** anorgan-
sches Phosphat 0,8–1,5 mmol/l Serum. **Verw.:**
homöopathische Zubereitungen aus Phospho-
rus bei Nervenschwäche, Erschöpfungszuständen, Augenerkrankungen, Lungenerkrankungen, Hepatitis u. Blutungen (Epistaxis).
**Photo|therapie** (↑; Therapie*) f: s. Lichtthe-
rapie.

**Phyllo|chinon** n: s. Vitamin K.
**Physikalische Ödem|therapie** (Ödem*;
Therapie*) f: syn. komplexe physikalische Entstauungstherapie*.
**Physikalische Therapie** (Therapie*) f: s.
Physiotherapie.
**Physio|en|ergetik nach van Assche** (gr.
φύσις Natur; ἐνέργεια Tätigkeit, Wirksamkeit) f: syn. holistische Kinesiologie; Bez. für
ein nichtapparatives diagnostisches u. therapeutisches Verfahren, das mit Hilfe einer definierten Testsystematik bei akuten u. chronischen Funktionsstörungen chronische Irritationen* verschiedener Ebenen (Struktur, Stoffwechsel, Psyche, „Information" u. „Subtilkör-
per") aufdecken u. hierarchisieren soll. Als Test-
indikator dient der Armlängenreflex nach van
Assche. Die Verabreichung eines diagnostischen
Reizes soll die Verkürzung einer funktionellen
Muskelkette der provozierten Körperseite zur
Folge haben u. das dialogisierende Element des
Verfahrens darstellen, bei dem zwischen Untersucher u. Untersuchtem eine Art Frage- u. Ant-
wortspiel entwickelt u. bioinformativ verarbeitet werden soll. Das Verfahren hat geringe Verbreitung u. gilt als umstritten.
**Physio|gnomie** (gr. φυσιογνωμονεῖν je-
manden nach seiner Gesichtsbildung beurtei-
len) f: Ausdruck von Gefühlen, Gedanken, Ab-
sichten usw. durch Mimik, Gestik, Bewegung u.
Haltung. Die physiognomische Betrachtungs-
weise sucht nach Typen u. charakteristischen
Gestaltveränderungen u. berücksichtigt auch
biographische Inhalte u. Schicksalhaftes. Vgl.
Pathophysiognomik.
**Physio|logie, ayur|vedische** (gr. φύσις
Natur; -logie*) f: Auffassung von den Lebens-
vorgängen im Ayurveda*; am grobstofflichen
Körper des Menschen werden prinzipiell drei
Schichten unterschieden: außen die Haut, innen die Eingeweide, dazwischen die verschiedenen Gewebe. Die Nahrung wird im Magen-
Darm-Trakt durch Jatharagni, das sog. große
Verdauungsfeuer, aufgeschlossen; die Nährstoffe dienen dem Aufbau der Gewebe (Dhatus*),
die Abfallprodukte (Malas*) werden ausgeschieden. Neben dem großen Verdauungsfeuer kennt
die ayurvedische Physiologie zwölf weitere Agnis*, die Agnis der einzelnen Gewebe (Dhatuagnis)
u. die der fünf Mahabhutas (Bhutagnis). Mit
diesen einfachen Begriffen werden die enzymatischen Prozesse des Körpers umschrieben. Jede
Einschränkung od. Verlangsamung des Stoffwechsels kann zur Bildung von giftigen Meta-
boliten führen; diese können akkumulieren u.
die Gewebe sowie die Kanalsysteme schädigen.
Es werden sieben Körpergewebe (Dhatus) unterschieden: Rasa Dhatu (interstitielle Flüssigkeit, Plasma u. Lymphe), Rakta Dhatu (Blut, genauer: das System der Hämoglobin auf- u. ab-

bauenden Zellen), Mamsa Dhatu (die fleischigen Gewebe, insbesondere die Muskulatur), Meda Dhatu (Fettgewebe), Asthi Dhatu (Knochengewebe), Majja Dhatu (Markgewebe: Knochenmark, Rückenmark u. Gehirn) u. Shukra Dhatu (das reproduktive Gewebe). Der Auf- u. Abbau jedes Gewebes wird durch die entsprechenden Dhatuagnis kontrolliert. Die Beziehungen der Dhatus untereinander werden auf dreierlei Weise erklärt: Zum einen wird postuliert, daß sich aus einem Teil von Rasa Rakta bilden kann, aus einem Teil von Rakta Mamsa usw., bis am Ende der Umwandlungskette ein zur Reproduktion des menschlichen Körpers fähiges Gewebe entsteht. Das zweite Modell vergleicht die Gewebe mit einem komplizierten Kanalsystem, in welchem die Nährstoffe nach jedem Umlauf in die nächste Gewebeart transformiert werden. In einem weiteren Vergleich werden die Dhatus in Analogie zu sieben Vogelarten gesehen, die sich ihre Nahrung von ein u. demselben Feld holen, ihre Jungen aber in sehr unterschiedlichen Entfernungen von diesem Feld füttern müssen. Dementsprechend werden die, deren Nester in der Nähe sind, früher (Rasa Dhatu), die anderen aber erst später satt (zuletzt Shukra Dhatu). Wenn alle Gewebe gut genährt sind, kann sich als sog. Upadhatu von Shukra ein besonderer Gewebefaktor ausbilden, der dem Menschen seine Stabilität u. Widerstandskraft verleiht. Diese subtile Qualität der Gewebe wird Ojas genannt; sie gilt als Mark der Lebenskraft u. als Quellflüssigkeit, die allen körperlichen u. geistigen Fähigkeiten zugrundeliegt. Neben dem Magen-Darm-Trakt kennt die ayurvedische Physiologie beim Mann 14 u. bei der Frau 16 weitere Kanalsysteme (Srotas). Davon dienen drei der Zufuhr von Luft, Wasser u. Nahrung, drei dienen der Ausscheidung von Stuhl, Urin u. Schweiß, weitere sieben Kanalsysteme dienen den Geweben; schließlich wird noch ein Kanalsystem für die geistigen Funktionen aufgeführt, das in enger Verbindung zum Nervensystem u. zum System der Geschlechtsorgane steht. Bei der Frau werden zwei weitere Kanalsysteme beschrieben; sie dienen dem Transport von Menstruationsflüssigkeit u. Muttermilch. Alle Kanalsysteme sind als funktionelle u. nicht als anatomische Einheiten zu verstehen. Die inneren Organe gelten als sog. Wurzeln der Srotas.

Zusätzlich zu den biologischen Feuern, den Geweben u. den Kanalsystemen werden in der ayurvedischen Physiologie drei biologische Prinzipien (Tridoshas; s. Doshas) unterschieden. Sie werden Vata, Pitta u. Kapha genannt. Dabei bezeichnet das Prinzip Kapha alle Vorgänge, die zu Dichte, Stabilität u. Widerstandsfähigkeit führen; das Prinzip Pitta steht für den Metabolismus sowie alle somatischen u. psychischen Wärmeprozesse; Vata ist zuständig für die Regelung aller Bewegungsabläufe. Je nach dem Kontext werden die Tridoshas auf drei verschiedenen Bedeutungsebenen angewendet: **1.** zur Beschreibung der Konstitution, wobei meistens Dreierkombinationen angegeben werden (z. B. Vata-Vata-Pitta); **2.** zur Beschreibung der Kondition, physiologischerweise z. B. im Zusammenhang mit den verschiedenen Biorhythmen, aber auch bei Befindlichkeitsstörungen u. Erkrankungen; **3.** zur Bez. der Ausscheidungsprodukte Schleim, Galle u. Flatus.

Jedem Dosha werden fünf Funktionsbereiche zugeordnet. Bei Vata werden diese Prana, Udana, Vyana, Samana u. Apana genannt. Prana Vata bezeichnet eine von außen nach innen gerichtete Antriebskraft, die für die Aufnahme von Luft, Wasser, Nahrung, Sinneseindrücken u. Wissen verantwortlich ist. Dieses Prana Vata muß aber von Prana (der reinen Lebenskraft) unterschieden werden. Prana konzentriert sich im menschlichen Körper in den sog. Marmapunkten. Dabei handelt es sich um anatomisch definierte Areale, an denen Venen, Arterien, Sehnen, Muskeln u. Knochen bzw. Gelenke zusammenlaufen. Insgesamt werden 107 Marmapunkte unterschieden (vgl. Rasa Shastra).

**Physio|logischer Brenn|wert** (↑; ↑): s. Brennwert, physiologischer.

**Physio|therapeut** (↑; Therapie*) m: Ph. u. Physiotherapeutin sind den tradierten Ausdruck „Krankengymnast" ersetzende Berufsbezeichnungen für die zur Anwendung geeigneter Verfahren der Physiotherapie* in Prävention, kurativer Medizin, Rehabilitation u. im Kurwesen ausgebildeten Personen; Aufgabe des Ph. ist es, Hilfen zur Entwicklung, zum Erhalt od. zur Wiederherstellung aller Funktionen im somatischen u. psychischen Bereich zu geben u. bei nicht rückbildungsfähigen Körperbehinderungen Ersatzfunktionen zu schulen. Erlaubniserteilung u. Ausbildung sind geregelt im „Gesetz über die Berufe in der Physiotherapie" vom 26.5.1994 (BGBl. I S. 1084, geändert durch VO vom 21.9.1997, BGBl. I S. 2390). Die Ausbildung setzt i. d. R. einen Realschulabschluß voraus, dauert drei Jahre u. besteht aus theoretischem u. praktischem Unterricht an einer staatlich anerkannten Schule sowie einer praktischen Ausbildung.

**Physio|therapie** (↑; ↑) f: auch physikalische Therapie, Physikotherapie; allgemeine Anregung od. gezielte Behandlung gestörter physiologischer Funktionen (Reiz-Reaktions-, Regulations-Adaptationstherapie) mit physikalischen, naturgegebenen Mitteln; z. B. Wasser (Hydrotherapie*), Wärme u. Kälte (Thermotherapie*), Licht (Lichttherapie*), Luft (Klimatotherapie*), statisch-mechanische (Massage*) od. dynamische Kräfte (Krankengymnastik*, Ergotherapie*), Heilquellen (Balneotherapie*), Elektrizität

(Elektrotherapie*). Die therapeutischen Optionen der Ph. bestehen in der Beeinflussung von: **1.** lokalen Symptomen u. Syndromen, **2.** physiologischen Regelsystemen u. **3.** der biopsychosozialen Befindlichkeit.

**Phytat** n: syn. Phytinsäure*.

**Phytin|säure:** syn. Phytat; Hexaphosphorsäureester des Mesoinosits; sekundärer Pflanzenstoff mit antinutritiver Wirkung durch das Binden positiv geladener Kationen (z. B. $Ca^{2+}$, $Fe^{2+}$, $Zn^{2+}$), wodurch deren Bioverfügbarkeit vermindert wird; Wirkung abhängig von Phytingehalt u. Zubereitungsart der Mahlzeit, Anwesenheit weiterer Substanzen, die zweiwertige Metallkationen binden können (Ballaststoffe, Tannine, Oxalsäure), vom Proteingehalt u. von Phytasen; bei gemischter Kost keine Beeinträchtigung des Eisen- u. Zinkhaushalts; diskutiert wird die gesundheitsfördernde Wirkung als Regulator des Blutglukosespiegels, als Antikanzerogen u. als ein Regulator des Immunsystems. Vgl. Pflanzenstoffe, sekundäre.

**Phyto|balneo|logie** (gr. φυτόν Gewächs, Pflanze; lat. balneum Bad; -logie*) f: Bereich der Balneologie, der sich mit der Wirkung u. Wirksamkeit von Kräuterbädern beschäftigt; s. Kräuterbad.

**Phyto|lacca americana** f: Kermesbeere*.

**Phyton|zide** (gr. φυτόν Gewächs, Pflanze; lat. caedere töten) n pl: antibiotisch wirkende Substanzen in höheren Pflanzen (z. B. in Hopfen, Knoblauch, Zwiebel).

**Phyto|sterine** (↑; gr. στέαρ, στέατος festes Fett, Talg) n pl: auch Phytosterole; tetracyclische, lipophile Triterpenderivate mit Sterangrundgerüst aus höheren Pflanzen; z. B. Sitosterol, Campesterol u. Stigmasterol in Kürbissamen, Sabalfrüchten, Brennnesselwurzeln, Weideröschenkraut; in Nahrungsmitteln hauptsächlich in Pflanzenölen, insbesondere kaltgepreßten nativen Speiseölen; **Verw.:** bei benigner Prostatahyperplasie; Wirkungsmechanismus: möglicherweise Hemmung der Prostaglandinsynthese u. der 5α-Dehydrogenaseaktivität; dadurch Unterdrückung der Bildung von 5α-Dihydrotestosteron aus Testosteron u. Verdrängung von 5α-Dihydrotestosteron von seinem zytosolischen Rezeptor (antiandrogene Wirkung); cholesterinspiegelsenkend u. antikanzerogene Wirkung im Tierversuch. Vgl. Pflanzenstoffe, sekundäre.

**Phyto|sterol** n: laut DAB ein aus Hypoxis-, Pinus- u. Picea-Arten gewonnenes natürliches Gemisch von Sterolen; enthält mindestens 70 % β-Sitosterol, berechnet auf die getrocknete Substanz.

**Phyto|therapie** (gr. φυτόν Gewächs, Pflanze; Therapie*) f: Behandlung u. Vorbeugung von Krankheiten u. Befindensstörungen durch Pflanzen, Pflanzenteile u. deren Zubereitun-

gen; Phytopharmaka bilden als Mehrstoffgemische eine wirksame Einheit u. müssen die Anforderungen des Arzneimittelgesetzes hinsichtlich Qualität, Wirksamkeit u. Unbedenklichkeit erfüllen; sie besitzen ein breites therapeutisches u. pharmakologisches Wirkprofil, haben meist eine große therapeutische Breite sowie oft weniger Nebenwirkungen als synthetisch hergestellte Arzneimittel. Ph. ist Bestandteil der naturwissenschaftlich orientierten Schulmedizin. Vgl. Naturheilkunde.

**Picea** f: s. Fichte.

**Picrasma excelsa** f: s. Quassia.

**Picro|toxin** n: Molekularverbindung von Picrotoxinin u. Picrotin aus Kokkelskörnern*; Wirkungsspektrum ähnlich Strychnin*; durch kompetitive Verdrängung von Gammaaminobuttersäure (Neurotransmitter im Zentralnervensystem) kann es zu klonisch-tonischen Krämpfen kommen. **Verw.:** zur Kurz- u. Langzeittherapie peripher-vestibulär bedingter Formen von Schwindel (einschließlich Menière-Krankheit).

**Pilula** (lat. Kügelchen) f: Pille; Arzneizubereitung in Kugelform, v. a. zur Einnahme per os; vgl. Globulus.

**Pimpinella anisum** f: Anis*.

**Pimpinella major** f: Bibernelle*.

**Pini pumilionis aether|oleum** n: ätherisches Öl aus Nadeln u. kleinen Zweigen der Latschenkiefer*.

**Pinus mugo** f: Latschenkiefer*.

**Pinus sylvestris** f: Kiefer*.

**Piper methysticum** n: Rauschpfeffer*; s. Kava-Kava.

**PIR:** Abk. für postisometrische Relaxation*.

**Pix Lith|antracis** f: Steinkohlenteer*.

**Placebo** (lat. ich werde gefallen) n: Plazebo*.

**Plantago afra** f: Flohsamen*.

**Plantago arenaria** f: Flohsamen*.

**Plantago lanceo|lata** f: Spitzwegerich*.

**Plantago major** f: Breitwegerich*.

**Plantago ovata** f: indische Flohsamen*.

**Plazebo** (lat. placebo ich werde gefallen) n: sog. Scheinmedikament; pharmakologisch unwirksame, indifferente Substanz; **Verw.:** um einem subjektiven Bedürfnis des Patienten nach medikamentöser Therapie zu entsprechen u. im Rahmen der klinischen Erprobung neuer Medikamente (Doppelblindversuch); i. w. S. jede Maßnahme, bei der suggestive Beeinflussung das Befinden des Patienten verbessert; dazu gehören auch die Einbringen der Persönlichkeit des Behandelnden, das gemeinsame Verschworensein in Außenseitersituationen sowie die menschliche Zuwendung u. mögliche Katharsis bei aufwendigen diagnostischen u. therapeutischen Verfahren. Bei den meisten Naturheilverfahren* sind psychische u. psychologische Wirkungen erwünscht (z. B. sinnliches, hedonisches u. emotionales Erleben einzelner Maßnahmen). Die Ethnomedizin sieht den Plazeboeffekt als ein Konglomerat sehr unterschiedlicher Sachverhalte, die aus der Sicht der Biomedizin* nicht erklärbar sind. Erkenntnisse über das Wissen von Laien über ihr Kranksein können zur Klärung beitragen. Vgl. Erfahrungsheilkunde, Psychosomatik.

**Plethora** (gr. πληθώρα Fülle) f: Überfülle; Bez. für vermehrtes Blutvolumen bei verschiedenen Herz-Kreislauf- u. Atemwegerkrankungen sowie bei Polycythaemia rubra vera (Vermehrung von Erythro-, Granulo- u. Thrombozyten); in der Naturheilkunde u. verschiedenen überlieferten medizinischen Systemen Teilsymptomatik der Fülle* u. damit Anlaß zu ausleitender Therapie*; vgl. Humoralpathologie.

**Plumbum** (lat.) n: Blei*.

**Plussing** n: auch Plusmethode, Verkleppern; spezielle Applikationsweise von homöopathischen Arzneimitteln für akute Erkrankungsfälle, bei der eine geringe Potenzerhöhung eine schnelle Gabenwiederholung bei guter Verträglichkeit ermöglicht; wenige Globuli od. Tropfen einer C- od. D-Potenz werden in Wasser aufgelöst u. vor jeder Einnahme erneut heftig bis zur Blasenbildung in der Flüssigkeit verrührt.

**PMR:** Abk. für **1.** progressive Muskelrelaxation; s. Relaxation, progressive; **2.** physikalische Medizin und Rehabilitation; s. Physiotherapie.

**PMS:** Abk. für prämenstruelles Syndrom*.

**Pneumonie** (gr. πνεύμων Lunge) f: akute od. chronische Entzündung des Lungenparenchyms, meist infektiöser, seltener allergischer, chemischer od. physikalischer Genese; häufigste Todesursache unter den Infektionskrankheiten in den industrialisierten Ländern; umgangssprachlich als sog. Lungenentzündung häufig synonym mit Atemwegentzündungen* u. Bronchitis* gebraucht.

**PNF:** Abk. für propriozeptive neuromuskuläre Fazilitation*.

**PN-Therapie** (Therapie*) f: Kurzbezeichnung für Provokationsneutralisationstherapie*.

**Podo|phyllin** n: Pulver aus den Wurzeln von Podophyllum* peltatum; enthält Podophyl-

lotoxin, α- u. β-Peltatin; **Verw.:** zur partialsynthetischen Gewinnung von Etoposid*; zur Behandlung von Condylomata acuminata.

**Podo|phyllo|toxin** n: 5,5 a,6,8,8 a,9-Hexahydro-5-(3,4,5-trimethoxyphenyl)-furo [3',4':6,7]-naphtho[2,3-d]-1,3-dioxol-6-on (IUPAC); Mitosehemmstoff; Bestandteil von Podophyllin*; **Verw.:** zur Lokalbehandlung von Condylomata acuminata.

**Podo|phyllum peltatum** n: Maiapfel; ausdauernde Pflanze aus der Familie der Sauerdorngewächse, Berberidaceae; **Arzneidrogen:** getrockneter Wurzelstock mit den daran hängenden Wurzeln (Podophylli peltati rhizoma) u. Harz des getrockneten u. gelagerten Wurzelstocks (Podophylli peltati resina, Podophyllin); **Inhaltsstoffe:** Droge: 3 – 6 % Harz, das sich erst nach dem Trocknen bildet u. sein Maximum nach zwei Jahren erreicht; Harz: Lignane (z. B. Podophyllotoxin, α- u. β-Peltatin); **Wirkung:** laxierend, cholagog, zytotoxisch, teratogen; **Verw.:** therapeutische Verwendung der Droge u. innerliche Anwendung des Harzes heute obsolet; getrocknete Droge zur Gewinnung des Harzes ausschließlich zur äußeren Anwendung als alkoholische Lösung od. Suspension (behandelte Fläche max. 25 cm²) zur Entfernung von Condylomata acuminata, Derivate des Podophyllotoxins zur Therapie maligner Tumoren (s. Etoposid); **NW:** häufiger Umgang mit der gepulverten Droge kann schwere Konjunktivitis, Keratitis u. Hautgeschwüre hervorrufen; **Kontraindikation:** Schwangerschaft; homöopathische Zubereitungen aus Wurzelstock u. Wurzeln bei Hepatopathie, Cholezystopathie, Ikterus, Kolitis, Megakolon, akuter Gastroenteritis, Hämorrhoiden.

**Poesie|therapie** (Therapie*) f: von Elfie Greifer, Jack Leedy u. Samuel Spector ab 1959 entwickelte Psychotherapie mit einer Verknüpfung von Dichtung u. Therapie; das Gedicht als gefühlsklärender Katalysator u. Deutungsliferant soll gleichermaßen die Gefühls- u. Verstandesebene ansprechen u. dem Klienten helfen, zu adäquaterer Selbsteinschätzung u. Ausformulierung eigener Wünsche u. Strebungen zu gelangen. In Einzel- od. Gruppensitzungen werden fremde od. eigene Gedichte vorgetragen u. die Klienten aufgefordert Gefühls- u. Gedankenassoziationen zu äußern, die einem Deutungszusammenhang zugeführt werden. Da P weitgehend aufdeckend arbeitet, ist Vorsicht mit ihrem Einsatz bei psychotischen u. psychosenahen Erkrankungen geboten.

**Polarity-Massage** (Massage*) f: Massagetechnik nach R. Stone (1890 – 1981) auf der Grundlage des Heilmagnetismus*; der Körper wird wie ein Magnet mit einem positiven u. einem negativem Pol gesehen. Die linke Körperhälfte ist positiv, die rechte negativ geladen

Podophyllotoxin

Elektromagnetische Energie fließt zwischen den beiden Polen von Plus nach Minus. Ein gestörter Fluß der Lebensenergie soll durch Massage in ein Gleichgewicht gebracht werden, indem die aufgeladenen Hände des Masseurs mit den beiden Polen einen Stromkreis schließen.
**Pollen** (lat. pollen feines Mehl): Blütenstaub von Angiospermen (Bedecktsamer); **Arzneidroge:** Rohpollen verschiedener Blütenpflanzen; **Wirkung:** appetitanregend; **Verw.:** P. sowie andere Darreichungsformen **traditionell** zum Einnehmen als Roborans zur Kräftigung bei Schwächezuständen u. Appetitlosigkeit; **NW:** selten Magen-Darm-Beschwerden; **Kontraindikation:** Pollenallergie.
**Pollen|ex|trakt** (↑; Extractum*) m: Auszug aus Gräserpollen (Roggen, Wiesen-Lieschgras, Mais im Verhältnis 30:1,5:1); **Inhaltsstoffe:** im lipoidlöslichen Anteil Phytosterine (z. B. β-Sitosterin); **Wirkung:** spasmolytisch, dosisabhängige in-vitro-Hemmung der Aktivität der Cyclooxygenase sowie der 5-Lipoxygenase; **Verw.:** als Fertigarzneimittel gegen Miktionsbeschwerden bei benigner Prostatahyperplasie Stadium I–II nach Alken; Dauer der Anwendung mindestens 3 Monate; keine Nebenwirkungen, Wechselwirkungen od. Kontraindikationen bekannt.
**Pollinosis** f: syn. Heufieber*.
**Poly|chrest** (gr. πολύς viel, zahlreich) n: Bez. für ein homöopathisches Arzneimittel, das wegen der sehr großen Zahl bekannter Symptome in seinem Arzneimittelbild* eine Verschreibung nach der Ähnlichkeitsprinzip bei einer Vielzahl von Erkrankungen ermöglicht. Bedingt durch Besonderheiten z. B. klimatischer, kultureller od. diätetischer Natur kann die Häufigkeit der den jeweiligen P. entsprechenden Zustände in verschiedenen Regionen u. Kulturkreisen stark variieren. Vgl. Arzneimittel, großes; Arzneimittel, kleines.
**Poly|cyclische aromatische Kohlen|wasser|stoffe** (↑; gr. κύκλος Kreis, Ring): s. Kohlenwasserstoffe, polycyclische aromatische.

**Poly|gala senega** f: Senega*.
**Poly|gonum aviculare** n: Vogelknöterich*.
**Poly|wasser** (gr. πολύς viel, zahlreich): Bez. für Flüssigkeiten, bei denen feste Oberflächen (z. B. bei Kapillaren) sog. langreichweitige Ordnungseffekte (d. h. Struktureffekte) auslösen können; diese sollen auch noch nach Entfernung der Oberflächen für das Wasser „erinnerlich" sein. So sollen die P. andere physikochemische Eigenschaften aufweisen als normales Wasser. Diese Effekte sind auch tatsächlich nachgewiesen worden; deren Bedeutung u. das Zustandekommen (Schmutzeffekte?) werden allerdings kontrovers diskutiert.
**Pomeranzen|schale:** Aurantii pericarpium; äußere Schicht der Fruchtwand von Citrus aurantium ssp. aurantium (Bitterorange, Familie der Rautengewächse, Rutaceae); **Inhaltsstoffe:** ätherisches Öl mit (+)-Limonen, Cumarin u. Furocumarinderivate, bitterschmeckende Flavonoide (z. B. Naringin, Neohesperidin); **Verw.:** in Teemischungen, Kombinationspräparaten u. als Tinktur (Tagesdosis 2–3 g) bei Appetitlosigkeit u. dyspeptischen Beschwerden; **NW:** selten Photosensibilisierung, insbesondere bei hellhäutigen Personen.
**Populus** m: s. Pappel.
**Porst** m: s. Sumpfporst.
**Post|iso|metrische Re|laxation** (lat. post nach, hinten; gr. ἴσος gleich, ähnlich; lat. relaxare entspannen) f: s. Relaxation, postisometrische.
**Potentilla anserina** f: Gänsefingerkraut*.
**Potentilla e|recta** f: syn. Tormentilla*.
**Potenz** (lat. potentia Fähigkeit) f: Fähigkeit, Vermögen; in der Homöopathie* Bez. für ein Arzneimittel, dessen Potenzhöhe oberhalb der materiellen Dosis* liegt; s. Potenzierung.
**Potenz|holz** (↑): Liriosma ovata, Ptychopetalum olacoides bzw. Ptychopetalum uncinatum, Muira puama; Bäume aus der Familie der Olacaceae; **Arzneidroge:** Holz der Stämme bzw. Wurzeln (Muira puama lignum); **Inhaltsstoffe:**

| | $R^1$ | $R^2$ |
|---|---|---|
| Naringin | H | H |
| Neohesperidin | $CH_3$ | OH |

Pomeranzenschale: Flavonoide

Behensäureester des Lupeols u. des β-Sitosterins, Phytosterole; **Wirkung:** aphrodisierend; **Verw.:** in Form des Fluidextrakts **traditionell** innerlich zur Vorbeugung u. Behandlung sexueller Funktionsstörungen sowie als Aphrodisiakum, gegen Nervenschwäche u. als Antirheumatikum; äußerlich bei Potenzstörungen. Die Wirksamkeit bei den genannten Anwendungsgebieten ist nicht belegt.

**Potenzierung** (↑): syn. Dynamisierung, Kraftentwicklung; von Samuel Hahnemann (1755–1843) vorgeschriebene, spezielle Herstellungsweise eines homöopathischen Arzneimittels, wobei die Ausgangssubstanz mit einer Trägersubstanz in einem definierten Verhältnis vermischt wird; Hahnemann beabsichtigte mit der Verdünnung der Arzneien zunächst lediglich eine Abschwächung der Wirkung, da diese z. T. heftige Reaktionen bei seinen Patienten auslösten. Mit der Form der schrittweisen Verdünnung verfolgte er neben einer intensiven Durchmischung von Arznei- u. Trägersubstanz eine enorme Einsparung an Verdünnungsmedien. In der praktischen Anwendung stellte er fest, daß die so behandelten Arzneimittel nicht an Wirkung verloren, je stärker sie verdünnt wurden, sondern eher zunahmen, was zu der Bezeichnung P. bzw. Dynamisierung führte. Feste (z. B. mineralische) Stoffe werden mit Milchzucker verrieben, flüssige od. lösliche Substanzen mit einem Alkoholgemisch verschüttelt. Bei den Verdünnungsschritten werden drei Formen unterschieden, die zu den unterschiedlichen Bez. der Arzneimittel führen: **1. Dezimalpotenz** (D-Potenz): 1 Teil Ausgangssubstanz wird mit 9 Teilen Trägersubstanz durch 10 kräftige Schüttelschläge vermischt (D1); hiervon wird wiederum 1 Teil mit 9 Teilen Trägersubstanz vermischt (D2) usw. **2. Centesimalpotenz** (C-Potenz): 1 Teil Ausgangssubstanz wird mit 99 Teilen Trägersubstanz 100mal verschüttelt (C1); hiervon 1 Teil mit 99 Teilen Trägersubstanz vermischt ergibt C2 usw. Die C-Potenzen waren die bei Hahnemann gebräuchlichsten Arzneien, die später auch mit nur 10 Schüttelschlägen zubereitet wurden. **3.** Quinquagesimillesimapotenz (Q-Potenz): auch LM-Potenz; die ersten drei Potenzierungsschritte werden als Verreibungen wie C-Potenzen hergestellt; danach wird mit getränkten Globuli im Mischungsverhältnis 1:50 000 potenziert.

**Potenz|rinde**(↑): s. Yohimbe.

**Potenz|störung** (↑): s. Erektionsstörung, Funktionsstörung, sexuelle.

**Prä|kanzerose|test** (lat. prae vorzeitig, davor liegend; lat. cancer Krebs) m: s. Carcinochromreaktion.

**Prä|menstruelles Syn|drom** (↑; lat. menstruus allmonatlich) n: s. Syndrom, prämenstruelles.

**Prä|tumor|stadium** (↑; lat. tumor Geschwulst) n: s. Kanzerose.

**Prä|vention** (lat. praevenire zuvorkommen) f: vorbeugende Maßnahme, besonders in der Gesundheitspflege; **Formen: 1.** primäre P.: Ausschaltung von als gesundheitsschädigend geltenden Faktoren; **2.** sekundäre P.: Sicherstellung frühestmöglicher Diagnostik u. Therapie von Erkrankungen durch Vorsorgeuntersuchungen; **3.** tertiäre P.: Begrenzung bzw. Ausgleich von Krankheitsfolgen. Vgl. Rehabilitation.

**Prä|ventive Ernährung** (↑): s. Ernährung, präventive.

**Pranayama** (Sanskrit Prana Lebenskraft; Ayama Kontrolle) m: Sammelbezeichnung für die Atemübungen im Yoga*; bei richtiger Anleitung durch einen erfahrenen Yoga-Lehrer lassen sich die Lebenskräfte dadurch zunächst wahrnehmen u. dann auch kontrollieren. I. R. von Yoga* Chikitsa können weiterhin Schmerzen reduziert, das Nervensystem gekräftigt u. der aerobe Stoffwechsel stimuliert werden.

**Pre|biotika** pl: s. Milchprodukte, prebiotische.

**Prellung:** s. Kontusion.

**Prießnitz-Umschlag** (Vinzenz P., Landwirt, Gräfenberg, 1799–1851): feuchter, kalter Leibumschlag (vgl. Wickel), der sich unter trockener Wollumhüllung erwärmt; Prießnitz handelte nach den Grundsätzen: **1.** kalte Anwendungen dürfen nur auf warme Körper appliziert werden; **2.** zuleitende, anregende Anwendungen werden von ableitenden, beruhigenden unterschieden; **3.** zur Heilung chronischer Krankheiten müssen diese zuerst in akute zurückverwandelt werden.

**Priester|heiler:** Heiler*, der in der Lage ist, i. R. eines magisch-religiösen Welterlebens eine gestörte göttliche Ordnung auszugleichen; P. können für so unterschiedlich erscheinende Probleme wie Dürre u. (eheliche) Unfruchtbarkeit zuständig sein. Ihre Handlungen bestehen in der Leitung von Ritualen, die sich an die zuständige Gottheit, Geister u. a. richten u. in unterschiedlichsten Formen mit Opfergaben, Tänzen, Gebeten u. a. stattfinden. P. sind in diesem Zusammenhang Kultführer; Übergangsformen zum Schamanen*, Fetischeur* od. Exorzist* sind beschrieben.

**Primär|therapie** (lat. primarius einer der ersten; Therapie*) f: Form der Psychotherapie nach A. Janov, deren zentraler Gedanke annimmt, daß jede Neurose auf einen abgesperrten konkreten Urschmerz zurückgeht; diese umfaßt alle Traumen u. Ungerechtigkeiten, die als Kind erlitten wurden. Ziel der P. ist es im therapeutischen Prozeß den Urschmerz zu erreichen u. diesen herauszuschreien (sog. Urschreitherapie); durch Behandlung des Primärtraumas soll völlige Heilung möglich sein. Zu-

Erreichung dieses Ziels ist eine initiale dreiwöchige Intensivphase mit täglich einer Sitzung von ca. drei Stunden Dauer angezeigt, der sich weitere 30–50 Sitzungen (verteilt über 1–2 Jahre) anschließen.
**Primel:** Primula veris (Frühlingsschlüsselblume) bzw. Primula elatior (hohe Schlüsselblume); ausdauernde Kräuter aus der Familie der Primelgewächse, Primulaceae; **Arzneidroge:** getrockneter Wurzelstock mit Wurzeln (Primulae

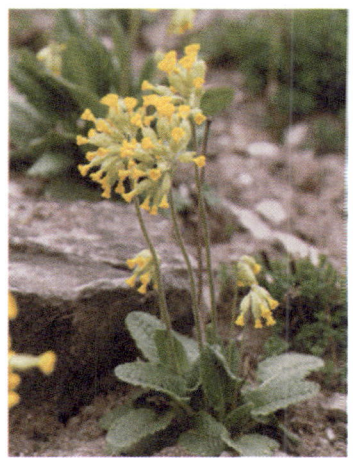

Primel

radix), getrocknete ganze Blüten mit Kelch (Primulae flos cum calycibus); **Inhaltsstoffe:** Wurzeln: 4–10 % Triterpensaponine, insbesondere Primulasäure A, Phenolglykoside (Primverin u. Primulaverin als Hauptkomponenten); Blüten: Flavonoide, Saponine; **Wirkung:** sekretolytisch, expektorierend (Wurzeln stärker wirksam als Blüten), antimykotisch (Wurzeln); **Verw.:** Dekokt bzw. Teeaufguß, Tinktur od. Extrakt als Expektorans bei Entzündungen der Atemwege; **traditionell** auch bei Keuchhusten, Asthma bronchiale, Neuralgie, Gicht u. Rheuma, Angstzuständen u. Schlaflosigkeit sowie als Diuretikum. Die Wirksamkeit bei diesen Indikationen ist nicht belegt. **NW:** Magenbeschwerden, Übelkeit; **Kontraindikation:** Primelallergie (nur Blüten); **homöopathische** Verwendung der frischen, blühenden Pflanze bei Hautausschlägen (Urtikaria, Ekzeme), Rheuma u. Kopfschmerz (Migräne).
**Primitive Medizin** (lat. ars medicina ärztliche Kunst) f: s. Ethnomedizin.
**Primula** f: s. Primel.
**Pro|biotika** n pl: s. Milchprodukte, probiotische.

**Problem|lösungs|ansatz:** besonders in der Verhaltenstherapie* gebrauchte Bez. für den gesamten diagnostisch-therapeutischen Ablauf als Problemlösungsprozeß.
**Problem|lösungs|training** n: in den 70er Jahren von D'Zurilla u. Goldfried entwickelte therapeutische Verfahren, mit denen die allgemeine Kompetenz von Problemlösungsstrategien des Klienten verbessert werden soll; nach der Thematisierung der allgemeinen Einstellung des Klienten zu Problemen u. einer genauen Problem- u. Zieldefinition werden Handlungsalternativen erarbeitet, bewertet, ausgewählt, vom Klienten umgesetzt u. anschließend auf ihre Effizienz hin überprüft. Der Klient soll nach einiger Übung die erlernten Problemlösungsstrategien auf andere Probleme eigenständig übertragen u. anwenden.
**Pro|cain** n: Lokalanästhetikum; s. Aslan-Kur, Neuraltherapie, Wiedemann-Kur.
**Pro|grammieren, neuro|linguistisches:** s. Neurolinguistisches Programmieren.
**Pro|gressive Entspannung** (lat. progredi, progressus voranschreiten): syn. progressive Relaxation*.
**Pro|gressive Muskel|re|laxation** (↑; lat. musculus Mäuschen; relaxare entspannen) f: Abk. PMR; s. Relaxation, progressive.
**Pro|gressive Re|laxation** (↑; lat. relaxare entspannen) f: s. Relaxation, progressive.
**Projektions|sym|ptom** (lat. proicere hinauswerfen, voransetzen; Symptom*) n: syn. Irritationssymptom; reflektorisches Krankheitszeichen; Symptom in Haut, Unterhaut, Muskulatur u. Gefäßbezirken, das Folge einer chronischen Irritation* ist u. von pathologischen Prozessen bzw. Funktionsstörungen innerer Organe sowie von Strukturen des Stütz- u. Bewegungsapparats seinen Ausgang nimmt; z. B. Schmerzen in einem umschriebenen Hautareal bei Erkrankung eines inneren Organs od. neurophysiologisch übertragene Schmerzen u. Sensibilitätsstörungen; klinisch auffällig durch Hypersensibilität reflektorisch angesprochener Körperareale (Projektionszonen, Störfelder) mit Veränderung z. B. des Muskeltonus, des Berührungs-, Schmerz- u. Temperaturempfindens, der elektrodermalen Parameter (Hautwiderstand, Potential u. a.), des Hautturgors, des Wärmehaushalts u. der humoralen Parameter; in der stärksten Ausprägung als peripheres Irritationssyndrom*. Das P. folgt bestimmten Regeln der Generalisierung: 1. Lateralitätsregel (Symptome auf der Seite des auslösenden Prozesses); 2. Segmentregel (Symptome im zugehörigen Segment, z. B. Thorakalsegment bei inneren Organen); 3. Regel der Sekundärzonen (nach Head, 1889, kann jedes Organ Symptome auch in einer Sekundärzone, z. B. im Zervikalsegment u. Trigeminusbereich, auslösen); 4. Ge-

neralisationsregel (primär lokale P. können sich über mehrere Segmente ausdehnen u. bis zur Halbseitensymptomatik führen); **5.** Seitenkreuzung (bei kontralateralem Auftreten des P. ist das Achsenorgan verantwortlich). Vgl. Diagnostik chronischer Irritationen, Irritationszentrum, chronisches. **Pro|jektions|zone**(↑): segmentales, spinales u. vegetativ-reflektorisches Areal auf der Körperoberfläche, in das von Schmerzrezeptoren verschiedener Gewebe (Ligamente, Insertionen, Gelenke, Organe) ausstrahlende Schmerzen bzw. Dysästhesien mit pathologischen Veränderungen (z. B. muskulärer Hypertonus, Hypoxämie, interzelluläre Ödeme, Strukturstörungen) unter Beteiligung des sympathischen Nervensystems reflektiert werden. Bei deren Behandlung, z. B. durch Quaddeln i. R. der Neuraltherapie*, sollen entfernt liegende Organe durch sog. Fernwirkung beeinflußt werden. Vgl. Head-Zonen, Somatotopie. **Pro|phylaxe** (lat. pro für, zuvor, vor; gr. φυλάττειν behüten, beschützen) f: Verhütung von Krankheiten, Vorbeugung; z. B. als Schutzimpfung, medikamentöse Embolieprophylaxe; in der Krankenpflege Maßnahmen zur Vorbeugung bestimmter, meist in Zusammenhang mit Bettlägerigkeit u. Bewegungseinschränkung auftretender Erkrankungen u. Komplikationen; z. B. Dekubitus-, Kontrakturen-, Parotitis-, Pneumonie- od. Thromboseprophylaxe. **Propolis** n: syn. Bienenharz; von der Honigbiene* zum Befestigen der Wabenzellen verwendete harzartige Masse, die aus den die Knospen bedeckenden, klebrigen Überzügen besonders von Pappel- u. Birkenarten gewonnen wird; **Inhaltsstoffe:** 10 – 20 % Wachs, Benzencarbon- u. Phenylacrylsäuren, Benzyl- u. Phenylalkohole, Flavonoide (Flavone, Flavonole, Flavanone); **Wirkung:** antibakteriell, antimykotisch, antiphlogistisch, wundheilungsfördernd; **Verw.:** traditionell innerlich bei Ulcus ventriculi u. Gastroenteritis; äußerlich zur Behandlung von Geschwüren u. Ekzemen, als Pinselungen od. in Form von Lutschtabletten bei Pharyngitis. **Proprio|zeptive neuro|muskuläre Fazilitation** (lat. proprius eigen; capere, captus nehmen; facilitas Leichtigkeit) f: Abk. PNF; s. Fazilitation, propriozeptive neuromuskuläre. **Pro|stata|hyper|plasie, benigne** (gr. προστάτης Vorsteher; Hyper-*; gr. πλάσις das Bilden, Formen) f: Abk. BPH; Vergrößerung der Prostata durch numerische Zunahme der Zellen u. Drüsen des Stromas; häufigste Ursache von Blasenentleerungsstörungen* bei Männern; **Klinik:** Beginn zwischen dem 40. u. 50. Lebensjahr; langsamer, schubweiser Verlauf; Auftreten von Beschwerden erst nach Jahren mit allmählicher Abschwächung des Harnstrahls u. verzögertem Miktionsbeginn; **Diagnostik:** rektale

Untersuchung zur Beurteilung von Größe (normal: kastaniengroß), Konsistenz (derb) u. Oberfläche (glatt) der Prostata sowie lokalen pathologischen Veränderungen (von der Umgebung abgrenzbar, verschieblich); Uroflowmetrie, Restharnbestimmung, Ultraschalldiagnostik; **Therapie:** Linderung der Symptomatik durch dekongestiv wirkende Phytotherapeutika (z. B. Zubereitungen aus Kürbissamen*, Sabal* serrulata u. Weidenröschen*, homöopathisch aus Fingerhut, Goldrute u. Pappel) u. Pollenextrakt*, 5-Alpha-Reduktasehemmer bzw. Alpha-1-Rezeptorenblocker; ansonsten operative Prostataadenomektomie.
**Pro|vokations|neutralisations|therapie** (lat. provocatio Herausforderung; neuter keiner von beiden; Therapie*) f: Kurzbezeichnung PN-Therapie; **1.** auf die Allergologen Carlton Lee u. Herbert Rinkel zurückgehende Methode zur Diagnostik von Überempfindlichkeiten; technisch wird eine Testreihe fortlaufender Verdünnungen mit allergieauslösenden (Quaddel u. Symptome hervorrufenden) Stoffen intradermal bzw. sublingual durchgeführt u. diejenige Lösung als „neutralisierende Dosis" identifiziert, welche die Symptome zum Abklingen bringt. Diese wird dann auch therapeutisch genutzt. **2.** Verfahren zur Behandlung elektrisch überempfindlicher Personen (sog. Elektroallergiker) nach dem gleichen Prinzip; bestimmte Frequenzen werden aufgesucht, welche die Symptome zum Verschwinden bringen können. Diese „Neutralisationsfrequenzen" werden dann auf physiologische Salzlösungen od. Wasser in Reagenzgläser „übertragen" u. zur Therapie verwendet (wissenschaftlich nicht nachvollziehbares Verfahren).
**Pro|vokative Therapie** (↑; Therapie*) f: s. Therapie, provokative.
**Pro|vozierter Hämo|lyse|test** (↑; gr. αἷμα, αἵματος Blut; λύσις Auflösung) m: s. Hämolysetest, provozierter.
**Prüfungs|angst:** als unangenehm empfundener emotionaler Spannungszustand vor Prüfungen mit psychischen u. physischen Begleiterscheinungen; **Symptomatik:** Unsicherheit Unruhe, Erregung (evtl. Panik), Bewußtseins-Denk- od. Wahrnehmungsstörungen, Anstieg von Puls- u. Atemfrequenz, verstärkte Darm- u. Blasentätigkeit, Übelkeit, Zittern, Schweißausbrüche; **Therapie:** aus dem Bereich der Naturheilkunde u. alternativen Heilverfahren Autogenes Training, Kneipp-Therapie, Akupunktur Logotherapie u. Verhaltenstherapie; phytotherapeutisch Baldrian u. Kava-Kava, traditionell Hopfen, Melisse u. Passionsblume; homöopathische Zubereitungen aus Fliegenpilz, Argentum nitricum, Gelsemium u. Strophanthus.
**Prüfungs|sym|ptom** (Symptom*) n: Bez für ein durch ein homöopathisches Arzneimittel

tel erzeugtes Symptom; **Vork.: 1.** beabsichtigt
i. R. der Arzneimittelprüfung* als Symptom einer arzneimittelspezifischen Kunstkrankheit*;
**2.** während der Behandlung am Patienten, bei
dem jedes Arzneimittel nicht bereits vorhandene Symptome analog zur Arzneimittelprüfung
hervorrufen kann (v. a. bei sensiblen Patienten
u. bei nicht exakter Übereinstimmung von Patientenzustand u. Arzneimittelbild). Eine mögliche Intensivierung der zum Applikationszeit-
punkt bereits vorhandenen Symptome beruht
auf demselben Prinzip u. wird als Erstverschlimmerung* bezeichnet.
**Prunus laurocerasus** m: Kirschlorbeer*.
**Prunus spinosa** f: Schlehe*.
**Pruritus** (lat. prurire jucken) m: Hautjucken
mit zwanghaftem Kratzen, an dessen Zustande-
kommen u. Verarbeitung die Schmerzrezeptoren, das vegetative System, die Hirnrinde u.
Psyche, bestimmte Mediatoren (z. B. Histamin,
Trypsin, Kallikrein), das Gefäßsystem der Haut
u. die inneren Organe beteiligt sind; durch
Kratzen verursachte Hautveränderungen sind
strichförmige Rötungen, Krusten, Hyperpigmentierung, Lichenifikation u. Pyodermie. **P. cum
materia** (sekundärer P.): Juckreiz als Begleiter-
scheinung von Hauterkrankungen (z. B. atopisches Ekzem, Urtikaria, Dermatomykosen,
Epizoonosen); **P. sine materia:** Juckreiz ohne
primäre sichtbare Hautveränderungen; Vorkommen bei Erkrankungen innerer Organe
(z. B. Cholestasesyndrom, biliäre Zirrhose, Niereninsuffizienz, Urämie, Diabetes mellitus,
Leukämie, Lymphome u. a. maligne Tumoren)
od. ohne nachweisbare auslösende Faktoren (ca.
50 % der Fälle); **Therapie:** aus dem Bereich der
Phytotherapie kommen Zubereitungen aus Hafer* u. Pfefferminzöl*, traditionell auch Quendel, Spitzwegerich u. Stiefmütterchen sowie homöopathisch Cardiospermum, Stiefmütterchen
u. echte Walnuß in Betracht.
**Pseudo|all|ergie** (Allergen*) f: Nahrungs-
mittelintoleranz*, die dem Erscheinungsbild
einer Allergie* entspricht, obwohl keine immunologischen Mechanismen mit der Bildung von
Antigen-Antikörper-Komplexen vorliegen; **Urs.:
1.** best. Lebensmittelzusatzstoffe*; **2.** Acetylsa-
licylderivate, Salicylate in Lebensmitteln (Bee-
renfrüchte, Orangen, Aprikosen, Ananas, Gur-
ken, Oliven, Weintrauben); **3.** biogene Amine:
**a)** Histamin in Wein, Hefeextrakten, best. Käsesorten (Emmentaler, Parmesan, Roquefort),
Fisch u. Sauerkraut; **b)** Serotonin in Bananen; **c)**
Tyramin in bestimmten Käsesorten (Camem-
bert, Cheddar) u. Hefeextrakten.
**Pseudo|krupp** m: Bez. für versch., v. a. im
(Klein-)Kindesalter auftretende Krankheitsbilder, die zu einer akuten subglottischen Einengung der Atemwege führen; **Formen: 1.** viraler
Krupp (Grippekrupp): häufigste Form, meist

durch Parainfluenzaviren ausgelöst; **2.** bakterieller Krupp: primäre od. sek. Infektion v. a.
mit Haemophilus influenza u. Staphylococcus
aureus; **3.** spastischer Krupp: wahrscheinlich
allergisch od. hyperreagibel bedingt; **Symptomatik:** Heiserkeit, bellender Husten, inspirato-
rischer Stridor, Zyanose, evtl. Fieber; Manifestation meist nachts, häufig Rezidivierung; **Therapie:** Beruhigung, feuchte, kalte Luft, Sauer-
stoffzufuhr, Schleimhautabschwellung mit Epi-
nephrin-Aerosol, systemische Gabe von Glukokortikoiden, Intubation od. Tracheotomie im
Notfall; aus dem Bereich der Naturheilkunde u.
alternativen Heilverfahren unterstützend Akupunktur, Akupressur, Reflexzonen- u. Schröpf-
massage; homöopathisch Zubereitungen aus
Aconitum napellus, Kupfer u. Badeschwamm,
ggf. im Wechsel.
**Pseudo|psora** (gr. ψευδής unwahr; Psora*)
f: syn. Tuberkulinismus*.
**Psilocybin** n: 3-(2-Dimethyl-amino-äthyl)-
indol-4-yl-dihydrogen-phosphat; Wirkstoff in
Pilzen (Psilocybe mexicana); ruft Halluzinationen u. Krampfanfälle hervor.
**PSM:** Abk. für petechiale Saugmassage*.
**Psora** (gr. ψώρα Krätze, Räude) f: in der
Homöopathie* von Samuel Hahnemann als das
am weitesten verbreitete Miasma* postuliert;
nach S. Ortega ist die Symptomatik der P. gekennzeichnet von Defekt u. Mangelzuständen,
Schwäche, Minderwertigkeitsgefühl, mangelnder Wärmeproduktion u. generell der Einschränkung menschlicher Ausdrucksmöglichkeiten; s. Miasmenlehre.
**Psoriasis** (↑; -iasis*) f: syn. P. vulgaris, sog.
Schuppenflechte; bei hellhäutigen Menschen
häufige Hauterkrankung (Morbidität in Europa
ca. 1 – 2 %) mit multifaktorieller, polygener Vererbung; Beginn meist im 2. Lebensjahrzehnt mit
familiärer Häufung od. nach dem 50. Lebensjahr ohne positive Familienanamnese; **Symptome:** scharf begrenzte, erythematöse, mit silber-
weißen Schuppen bedeckte, zuweilen juckende
Herde verschiedener Größe u. Gestalt, besonders an Ellenbogen, Knie, Kreuzbeingegend u.
behaartem Kopf; häufig Nagelveränderungen;
**Therapie:** nach Entfernung der Schuppen mit
Salicylsäure lokal Dithranol (Cignolin) in auf-
steigenden Konzentrationen; selektive Ultra-
violettphototherapie, PUVA, evtl. lokal Gluko-
kortikoide od. Vitamin-D-Analoga; systemisch
Methotrexat, Retinoide, Ciclosporin A; aus dem
Bereich der Naturheilkunde kommen eine Behandlung mit Sodabad* u. Solebad*, Zubereitungen aus Steinkohlenteer* sowie phytotherapeutisch traditionell aus Klette, Olivenöl u. Sarsaparille in Betracht.
**Psorinum** (↑) n: klassische Nosode* der Homöopathie, die aus hochpotenziertem Inhalt
von Krätzebläschen besteht.

**Psych-:** auch Psycho-; Wortteil mit der Bedeutung Seele, Gemüt; von gr. ψυχή.

**Psych|iatrie, trans|kulturelle** (↑; gr. ἰατρός Arzt) f: syn. Ethnopsychiatrie; Bez. für eine eng mit der Ethnopsychologie* u. Ethnomedizin* verbundene Disziplin, die das Fachgebiet der Psychiatrie in anderen Kulturen u. in Hinblick auf andere Kulturen untersucht. Ihre Kernthemen sind der Umgang mit Geisteskrankheit allgemein, Entstehung u. Symptomatik psychischer Erkrankung u. Formen der Behandlung. Im ethnomedizinischen Kontext steht die kulturelle Variabilität von Kranksein* u. Erklärungsmodellen* im Vordergrund.

**Psycho|ana|lyse** (↑; gr. ἀναλύειν auflösen) f: wissenschaftliche Methode zur Untersuchung seelischer Vorgänge u. Therapie psychischer Störungen (S. Freud, 1856–1939), die versucht, das Individuum in seinen kulturellen Kontextvariablen zu begreifen; nach dem psychoanalytischen Strukturmodell besteht die Psyche aus den Instanzen Ich, Es u. Über-Ich u. umfaßt die Bewußtseinsschichten bewußt, unbewußt (dem Bewußtsein unzugänglich) u. vorbewußt (dem Bewußtsein durch Reflexion zugänglich). Unverarbeitete Konflikte zwischen diesen Instanzen bzw. Bewußtseinsschichten, die evtl. in kindlichen Entwicklungsphasen entstanden sind, können zu psychischen Symptomen, Persönlichkeitsstörungen od. Neurosen u. Psychosen führen, die einen das Leben einengenden Kompromiß mit dem Konflikt darstellen. Als Form der Psychotherapie* werden in der P. psychische Vorgänge anhand der freien Assoziation des Patienten u. durch Traumdeutung analysiert. Auch unangenehme, scheinbar sinnlose od. unwichtige Bereiche sollen thematisiert werden (sog. psychoanalytische Grundregel). Die klassische P. setzt Leidensdruck u. Fähigkeit zu Introspektion u. Verbalisierung voraus u. wird langfristig, v. a. bei Neurose, von Analytikern mit spezieller Ausbildung (Lehranalyse) durchgeführt. Veränderungen des Analysanden werden durch Bewußtmachung u. Wiederbelebung des Verdrängten u. Bearbeitung der Übertragung erreicht; modifizierte Formen der P.: z. B. Fokaltherapie als auf ein Thema konzentrierte Kurzzeittherapie, analytische Gruppenpsychotherapie, Neopsychoanalyse. Vgl. Psychodynamik.

**Psycho|diät** (↑; Diät*) f: s. Reduktionsdiät.

**Psycho|dia|gnostik** (↑; gr. διαγνωστικός fähig zu unterscheiden) f: Bez. für den Prozeß, der Suche u. Erkennen, Beschreibung u. Interpretation, Beurteilung u. Vorhersage von psychischen Zuständen, Eigenschaften, Verhaltensmustern, Mechanismen der Wahrnehmung, des Denkens u. Fühlens sowie deren Entwicklungsbewegung umfaßt; zur P. gehören Testdiagnostik (vgl. Testverfahren, psychologische), Gesprächsdiagnostik (explorative Gespräche), Verhaltensbeobachtung u. -analyse. Vgl. Psychopathologie.

**Psycho|drama** (↑) n: auf einer radikalen Betonung der sozialen Bestimmtheit des Menschen basierende Form der Gruppenpsychotherapie* nach J. L. Moreno, bei der Situationen, Konflikte u. Phantasien über die reine Verbalisation hinaus in Handlung u. dramatisches Spiel (Stegreiftheater) umgesetzt werden; durch emotionales Erleben, rationale Einsicht u. körperlich vollzogene Aktion sollen Erfahrungen ermöglicht werden, die zur Änderung von Einstellungen u. Verhalten führen können. Zu den Darstellungsformen gehören verhaltensmodifizierendes Rollenspiel, psychoanalytisches, triadisches u. tetradisches P. sowie das Gestaltdrama.

**Psycho|dynamik** (↑; gr. δύναμις Kraft, Vermögen) f: Bez. für dynamische Beziehungen u. Zusammenwirken von Persönlichkeitsanteilen (i. e. S. von Ich, Es u. Über-Ich bzw. von Bewußtsein u. Unbewußtem). Durch das Erkennen u. Bewerten der P. werden bestimmte psychische Reaktionsformen (z. B. Fehlleistung, Abwehrmechanismus) erklärbar.

**Psycho|gene Eß|störungen** (↑; gr. γενής durch etwas hervorgebracht): s. Eßstörungen, psychogene.

**Psycho|hygiene** (↑; gr. ὑγιεινός gesund, heilsam) f: Teilgebiet der Psychologie, das sich mit der Erhaltung u. Pflege der geistig-seelischen Gesundheit befaßt; Verhaltensweisen u. Regeln, die der psychischen u. psychosomatischen Gesunderhaltung i. S. einer Prävention von Störungen u. Erkrankungen dienen (z. B. durch Vermeidung von Überlastung u. unangemesser Konfliktverarbeitung) werden untersucht; **Anwendungsbereiche: 1.** Umwelt (z. B. Arbeits- u. Kommunikationsgestaltung); **2.** die einzelne Person (i. S. eines auf sich selbst bezogenen Umgangs mit Erziehung, Kontrolle u. Entspannung); **3.** das soziale Gefüge (hinsichtlich der Angemessenheit sozialer Interaktionsprozesse u. Normen); in allen drei Bereichen werden erzieherische Maßnahmen, Betreuung u. Beratung sowie psychagogische u. psychotherapeutische Maßnahmen angewendet. Besondere Bedeutung besitzt die P. für in psychosozialen u. medizinischen Berufen Tätige, da diese in besonderer Weise mit Problemen u. Erkrankungen konfrontiert sind. Allgemeine psychohygienische Maßnahmen sollten hier z. B. durch Supervision* u. Balint*-Gruppe ergänzt werden.

**Psycho|logie, ana|lytische** (↑; -logie*) f: syn. komplexe Psychologie (C. G. Jung, 1875–1961); in Abgrenzung zur Psychoanalyse* entwickelte Tiefenpsychologie*; das Selbst erscheint als Zentrum des Bewußtseins zwischen Individuum u. Gesellschaft. Den beiden Verhaltenstypen Extraversion u. Introversion stehen die vier Funktionstypen Denken, Fühlen, Empfinden u. Intuieren gegenüber. Das Unbewußte ist in ein persönliches Unbewußtsein, das Vergessenes u. Verdrängtes beinhaltet, u. ein kollektives Unterbewußtsein (sog. Archetypen) mit der allgemeinen menschlichen, erblichen Determinante des Verhaltens unterteilt. Die Psyche schafft durch Kompensationen einen Ausgleich zwischen Bewußtsein u. Unbewußtsein; eine Störung dieser Selbstregulation kann zur Ausbildung von Komplexen führen. Als Psychotherapiemethode fehlt der a. P. bisher der Wirksamkeitsnachweis. Mit ihrer okkult-irrationalistischen Ausrichtung hat sie sich in der Vergangenheit in den Dienst faschistischer Ideologie gestellt u. macht heute mit dergleichen Ausrichtung als bevorzugte Psychologie/Psychotherapie im sog. neuen Denken des New Age Heils- u. Erleuchtungssuchenden ein pseudospirituelles Angebot.

**Psychologie, komplexe** (↑; ↑) f: syn. analytische Psychologie*.

**Psychologische Testverfahren** (↑; ↑): s. Testverfahren, psychologische.

**Psychomotorik** (↑) f: therapeutischer Bestandteil der Psychotherapie, Mototherapie u. Psychiatrie, der die Bewegung als Mittel zur Beeinflussung von Verhaltensstrukturen u. das Ich-Erleben zum Inhalt hat, wobei die Wechselwirkung zwischen gestörter Motorik u. Persönlichkeitsdimensionen (z. B. Ängstlichkeit, Aggressivität od. Demotivation) akzentuiert wird. Der sog. Kontakt zur Welt, bestehend aus Körper-Welt-Kontakt u. Kinästhetik, soll erzeugt bzw. reguliert werden. Bewegungen u. Situationen sollen erlebt u. wahrgenommen werden, um psychische Irritationen zu beeinflussen od. Kompensationsmechanismen zu erlernen. Die P. schließt neben medizinischen Komponenten auch pädagogische u. soziale mit ein.

**Psychopathologie** (↑; gr. πάθος Schmerz, Krankheit; -logie*) f: Lehre von den psychischen Erlebnis- u. Handlungsmöglichkeiten des Menschen, sofern diese als abweichend od. pathologisch angesehen werden; dabei setzt die Definition von Abweichung Normvorstellungen von gesundem u. ungestörtem Seelenleben voraus, die oft zeitgebunden dem wissenschaftlichen Erkenntnisstand sowie kulturellen u. subjektiven Beurteilungseinflüssen unterliegen. Neben der Erforschung von Ätiologie u. Symptomatik beschäftigt sich die P. mit der Dynamik u. dem Verlauf psychischer Störungen. Sie umfaßt Beschreibung, nosologische Klassifikation u. sinnhafte Bewertung der Störungen von Bewußtsein, Denken, Orientierung, Affekt, Ich-Erleben, Wahrnehmung, Antrieb, Persönlichkeit u. Verhalten unter Berücksichtigung des somatischen Befundes u. des sozialen u. kulturellen Kontextes. Bisher ist keine Integration verschiedener Modelle hin zu einer stimmigen P. gelungen. Vgl. Psychodiagnostik.

**Psychose** (↑; -osis*) f: allgemeine Bez. für psychische Störung mit strukturellem Wandel des Erlebens (im Gegensatz zum funktionellen Wandel bei Neurose*); **Einteilung: 1.** organische P. (syn. symptomatische, exogene, körperlich begründbare P., Funktionspsychose, exogener Reaktionstyp; Ursachen: anatomische u. funktionelle Veränderungen des Zentralnervensystems; Vorkommen: bei Hirntumoren, Schädelhirntrauma, frühkindlichem Hirnschaden, Intoxikationen, Infektionen, Epilepsie, vaskulären Hirnerkrankungen, Hirnatrophie (z. B. Alzheimer-Krankheit), endokrinen Störungen, als Folge psychotroper Medikamente; Symptome: Bewußtseinsstörungen, Gedächtnisstörungen, Orientierungsstörungen, Ich-Erlebensstörungen, Wahn u. Halluzinationen; 2. endogene P. (syn. körperlich nicht begründbare P.): P. ohne erkennbare organische Ursachen; als Ursachen werden ein komplexes Bedingungsgefüge körperlicher, seelischer u. sozialer Faktoren sowie Störungen des Metabolismus u. der Neurotransmitter diskutiert. **Therapie:** Behandlung der Grunderkrankung, Ausschaltung nachteiliger Einflüsse, Psychotherapie*, Soziotherapie*, Psychopharmaka.

**Psychosenpsychotherapie** (↑; ↑; Therapie*) f: als Langzeittherapie stattfindende psychotherapeutische Behandlung bei schizophrenen, schizoaffektiven u. affektiven Psychosen; nach individueller Voraussetzung werden verschiedene therapeutische Ansätze einzeln od. in Kombination angewendet, z. B. das verhaltenstherapeutisch orientierte sog. integrierte psychologische Therapieprogramm für schizophrene Patienten nach H. D. Brenner u. V. Roder (kognitives Training, Training sozialer Kompetenz, interpersonale Problemlösung, psychoedukative Bewältigungsarbeit). Psychodynamische Zugänge zum lebensgeschichtlichen Verstehen u. Beantworten einer psychotischen Störung finden immer stärker Eingang in die Therapie (Ich-Stärkung, Angstabbau, Bearbeitung von Konflikten u. Auslösern usw.). Psychose wird als eine potentiell sinnvermittelnde Erfahrung versteh- u. einfühlbar.

**Psychosomatik** (↑; gr. σῶμα Körper) f: erstmals 1818 von J. C. A. Heinroth verwendete Bez. für die Wechselwirkung seelischer u. körperlicher Prozesse; die P. umfaßt drei Bereiche: **1.** ein Teilgebiet der Medizin, das bei Diagnostik u. Therapie von Erkrankungen seelische Faktoren einbezieht; **2.** eine Forschungsrichtung, die mit physiologischen u. psychologischen Methoden die Bedeutung seelischer Vorgänge für Entstehung u. Fortdauer körperlicher

Erkrankungen untersucht; **3.** eine Auffassung von Gesundheit u. Krankheit als Ergebnis eines Zusammenwirkens von seelischen u. körperlichen Faktoren.

**Psycho|soziale Beratung** (↑): s. Beratung, psychosoziale.

**Psycho|synthese** (↑) f: **1.** von R. Assagioli formulierter philosophischer Ansatz zur Erklärung menschlicher Entwicklung; ist die Persönlichkeit mit einer ihr übergeordneten Instanz im Einklang, bezieht sie daraus Sinn u. Richtung für das Leben. Diese Instanz, das transpersonale Selbst, wird als ein für die Persönlichkeit integrierendes Prinzip aufgefaßt. **2.** Bez. für einen Prozeß, in dessen Verlauf es durch eigenes Bemühen od. mit Unterstützung eines P.-Praktikers zur Integration der Persönlichkeit mit ausgeglichener Entwicklung der körperlichen, emotionalen, geistigen u. spirituellen Aspekte menschlichen Erlebens kommt; Anwendung i. R. von Psychotherapie, Counseling, Medizin, Erziehung, Religion, Management- u. Organisationsentwicklung sowie bei kreativer Problemlösung in unterschiedlichen Bereichen.

**Psycho|therapeut** (↑; Therapie*) m: seit dem 1.1.1999 gesetzlich geschützte Berufsbezeichnung zur Ausübung der heilkundlichen Psychotherapie; gemäß dem Psychotherapeutengesetz* darf sich als P. nur bezeichnen, wer als Arzt, Psychologe, Pädagoge od. Sozialpädagoge über eine Approbation verfügt.

**Psycho|therapeuten|gesetz** (↑; ↑): Abk. PsychThG; „Gesetz über die Berufe des Psychologischen Psychotherapeuten und des Kinder- u. Jugendlichenpsychotherapeuten" vom 16.6.1998, BGBl. I S. 1310, in Kraft seit dem 1.1.1999; wichtige Regelungsbereiche des Gesetzes sind Berufsausübung, Approbation, Ausbildung, wissenschaftliche Anerkennung u. Übergangsvorschriften. Die nunmehr rechtlich geschützten Berufsbezeichnungen Psychologischer Psychotherapeut, Kinder- u. Jugendlichenpsychotherapeut u. Psychotherapeut dürfen nur noch von Personen geführt werden, die die Voraussetzungen (Approbation) hierfür erfüllen. Akademische Zugangsvoraussetzung für die Ausbildung mit staatlicher Abschlußprüfung ist für den Psychologischen Psychotherapeuten die bestandene Abschlußprüfung im Studiengang Psychologie, die das Fach Klinische Psychologie einschließt, für den Kinder- u. Jugendlichenpsychotherapeuten die staatliche Abschlußprüfung in den Studiengängen Pädagogik u. Sozialpädagogik. Die mindestens dreijährige Vollzeit- u. fünfjährige Teilzeitausbildung schließt mit einer staatlichen Prüfung ab. Dem Antrag auf Erteilung der Approbation ist zu entsprechen, wenn nicht bestimmte Hinderungsgründe (z. B. fehlende charakterliche Eignung, Sucht) vorliegen. Eine weitere wesentliche Neuerung

liegt darin, daß nichtmedizinisch ausgebildete Therapeuten Heilbehandlungen in eigener Verantwortung u. alternativ zu den medizinischen Therapeuten durchführen können. Maßgebend sind hierfür die Befähigung u. Eignung, die in der „Ausbildungs- und Prüfungsordnung für Psychologische Psychotherapeuten" (PsychTh-APrV vom 18.12.1998, BGBl. I S. 3761) geregelt werden. Dabei werden Unterschiede hinsichtlich der bisher Tätigen u. der künftig Auszubildenden gemacht. Bei der wissenschaftlichen Anerkennung neuer od. alternativer Behandlungsverfahren soll ein wissenschaftlicher Beirat seine gutachterliche Zustimmung geben, in der zusammen mit Vertretern der psychologischen Psychotherapeuten, der Kinder- u. Jugendtherapeuten auch die ärztlichen Psychotherapeuten vertreten sind.

**Psycho|therapie** (↑; ↑) f: nach der Definition von H. Strotzka (1975) ein geplanter interaktioneller Prozeß zur Beeinflussung von Erlebnis- u. Verhaltensstörungen u. den daraus resultierenden Leidenssituationen, die vereinbarungsgemäß (zwischen Patient u. Therapeut) für behandlungsbedürftig gehalten werden; die P. verwendet ausschließlich psychologische Mittel (meist verbaler Art) u. ist gerichtet auf ein möglichst gemeinsam definiertes Ziel (Symptomminimalisierung, kompetenter Umgang mit der Störung durch den Patienten bzw. Strukturveränderung der Persönlichkeit) unter Anwendung lehrbarer Techniken, die auf Theorien über sog. normales u. abnormes Erleben u. Verhalten basieren. Erfolgreiches psychotherapeutisches Handeln erfordert i. d. R. eine tragfähige Beziehung zwischen Patient u. Therapeut. Obwohl P. stets auf das Psychische gerichtet ist werden i. S. einer Leib-Seele-Einheit immer auch körperliche Prozesse gezielt bzw. spontan mitbehandelt (s. Psychosomatik).

**Historische Entwicklung:** Erste Hinweise über den Einsatz psychologischer Mittel sind bereits in Philosophie u. Heilkunde der Antike sowie im Schamanismus vieler Naturvölker zu finden; die Anfänge einer wissenschaftlichen P. liegen im 19. Jahrhundert mit der Entstehung der Psychoanalyse* u. der theoretischen Vorläufer der Verhaltenstherapie*. Beide Verfahren entwickelten sich im 20. Jahrhundert weitgehend unabhängig voneinander; aus kontroversen Auffassungen entstanden neue Richtungen, z. B. die in den 20er u. 30er Jahren aus der Psychoanalyse hervorgegangene Individualpsychologie*, die analytische Psychologie* u. die Vegetotherapie*. Seit der Mitte der 40er Jahre entwickelte sich in den USA die sog. humanistische Psychologie (Human potential) mit der gegen die Psychoanalyse u. Verhaltenstherapie gerichteten Betonung von Gleichberechtigung, Empathie u. Transparenz im therapeutischen Prozeß

**Psychotherapie**

| philosophisch/ anthropologische Verfahren | tiefenpsycho- logische Verfahren | lerntheoretisch/ behaviorale Verfahren | „Human Potential" od. Dritter-Weg- Verfahren | suggestive/ autosuggestive Verfahren | Misch- od. integrative Ansätze | Verfahren mit psychotherapeuti- schen Elementen | Metabegriffe |
|---|---|---|---|---|---|---|---|
| Logotherapie/ Existenzanalyse | Psychoanalyse | Verhaltenstherapie | Gesprächs- psychotherapie | Hypnose | Psychosen- psychotherapie | Angehörigengruppe | Psychosomatik |
| Daseinsanalyse | Individualpsychologie | kognitive Verhaltenstherapie | Focusing | Hypnotherapie | Suchttherapie | Selbsthilfegruppe | Psychodynamik |
| feministische Therapie | komplexe Psychologie | rational-emotive Therapie | Gestalttherapie | Autogenes Training | Sexualtherapie | Selbsterfahrungs- gruppe | Gruppendynamik |
| | Vegetotherapie | neurolinguistisches Programmieren | Primärtherapie | progressive Relaxation | Familien- u. syste- mische Therapie | psychosoziale Beratung | Gruppen- psychotherapie |
| | bioenergetische Analyse | Verhaltens- modifikation | Encounter-Gruppen | Suggestion | Biofeedback | Empowerment | Psychohygiene |
| | analytische Gruppen- therapie | Selbstsicherheits- training | Transaktions- analyse | Meditation | konfrontative Therapie | Supervision | Psychosynthese |
| | Fokaltherapie | Streßmanagement | Psychodrama | | funktionale Psycho- therapie | Milieu-/ Soziotherapie | Psychodiagnostik |
| | Balint-Gruppe | Selbstmanagement | konzentrative Be- wegungstherapie | | integrative Therapie | Arbeitstherapie | Psychopathologie |
| | katathymes Bilderleben | Problemlösungs- training | themenzentrierte Interaktion | | | Mediation | Tiefenpsychologie |
| | Poesietherapie | Desensibilisierung | Vegetotherapie | | | Krisenmanagement | |
| | Neopsychoanalyse | Paartherapie | Feldenkrais-Methode | | | Gestaltungstherapie | |
| | | multimodale Therapie | körperorientierte Psychotherapie | | | Mainstreaming | |
| | | | Ermutigungstherapie | | | | |
| | | | provokative Therapie | | | | |

Als praktisches Resultat dieser Bewegung entstanden die Therapieformen des sog. 3. Weges (i. S. einer Abgrenzung u. Alternative aber auch Syntheseversuchs von Psychoanalyse u. Verhaltenstherapie). Seit Ende der 60er Jahre existieren quasi als P. des 4. Weges die sog. transpersonalen „Therapien", zu denen u. a. fernöstliche Meditationen u. Körperübungen, Tantra, Kundalini u. Astrologie gehören. Ihr Hauptziel besteht darin, spirituelle Dimensionen der Psyche zu erreichen sowie transzendente Erfahrungen u. Selbstverwirklichung zu ermöglichen. Während bereits für die Verfahren des 1. bis 3. Weges eine Beurteilung mit traditionellen wissenschaftlichen Kriterien schwierig ist, entzieht sich der sog. 4. Weg durch eine Fundamentalkritik an wissenschaftlichen Übereinkünften konsequent der Überprüfung seiner theoretischen Voraussetzungen u. praktischen Implikationen. Die Anwender u. Benutzer oft verunsichernde Schulenvielfalt beginnt sich prospektiv zu klären in Richtung einer – nach der Formulierung von K. Grawe u. a. (1994) – allgemeinen P., deren Konzepte auf den zentralen Perspektiven von Problembewältigung, Ursachenklärung u. Therapiebeziehung (Interaktion zwischen Klient u. Therapeut) aufbauen.

**Anwendung:** zur Behandlung von Neurosen, Borderline-Zuständen, Psychosen, psychosomatischen u. somatopsychischen Erkrankungen (cave bei Borderline-Zuständen u. Psychosen, wenn erlebnisaktivierende u. aufdeckende, z. B. suggestive, tiefenpsychologische od. 3.-Weg-Verfahren eingesetzt werden sollen); grundsätzlich kann jedes Verfahren einzeln od. in der Gruppe eingesetzt werden, wobei es Verfahren gibt, die sich besonders für die eine od. andere Behandlungsart eignen. P. findet stationär, tagesklinisch, v. a. aber ambulant statt, weil sie eingebunden sein sollte in den praktischen Lebensvollzug u. es sich bei ambulanten psychotherapeutischen Prozessen auch um mehrjährige Behandlungszeiträume handeln kann. Mit erheblich kürzeren Behandlungszeiträumen von wenigen Wochen od. Monaten kommen i. d. R. symptomzentrierte Verhaltens-, Gesprächspsycho- u. Fokaltherapie aus. Seit dem 1.1.1999 darf die heilkundliche P. nur noch von Ärzten u. approbierten Psychotherapeuten ausgeübt werden (vgl. Psychotherapeutengesetz).

**Möglichkeiten u. Grenzen:** Auch wenn, wie Grawe (1998) feststellt, alle wichtigen psychischen Störungen nachweislich wirksam psychotherapeutisch behandelt werden können, stellt P. einen oft schmerzhaften u. schwierigen Arbeitsprozeß dar, an dessen Ende keineswegs immer Heilung u. Beseitigung von Störungen stehen, sondern häufig „nur" Linderung od. eine Verbesserung der subjektiven Befindlichkeit. Bei keinem anderen Heilverfahren ist das Ge-

lingen so sehr abhängig von Motivation u. Mitarbeit des Patienten wie bei der P. Legt man eine multifaktorielle Sichtweise von Krankheit zugrunde, ergeben sich Grenzen der P. auch daraus, daß sie nur bedingt auf gesellschaftliche Verhältnisse einwirken kann, die bei Ursprung u. Entwicklung von Krankheit beteiligt gewesen sein können. Gesellschaftliche Aspekte sollten aber dennoch von der P. thematisiert werden, um einerseits einer Überschätzung ihrer therapeutischen Möglichkeiten, andererseits aber auch einer Auffassung von P. als Reparaturtechnologie entgegenzuwirken.

**Psycho|therapie, funktionale** (↑; ↑) f: von Corriere u. Hart entwickeltes psychotherapeutisches Verfahren, das auf die Steigerung der Funktionsfähigkeit der Persönlichkeit des Klienten abzielt; entsprechend dem sog. Fitneß-modell (im Gegensatz zu psychopathologischen u. symptomorientierten Modellen) wird die Persönlichkeit in Richtung von Einstellungen u. Fertigkeiten trainiert, die für eine psychische Gesundheit als notwendig erachtet werden. Neben dem Erkennen u. Freisetzen von Gefühlen wird der Klient darin unterstützt, Bedürfnisse zu formulieren, bewußte Entscheidungen für bestehende Bedürfnisse zu treffen u. funktionale Verhaltensweisen zur Bedürfnisbefriedigung zu erlernen. Eine derart trainierte Persönlichkeit soll weniger Konflikte zwischen ihren Affekten, Kognitionen u. Verhaltensweisen erleben u. somit eine größere psychische Gesundheit erlangen.

**Psycho|therapie, körper|orientierte** (↑; ↑) f: s. Körpertherapie; Bewegungstherapie, konzentrative.

**Psycho|vegetatives Syn|drom** (↑; lat. vegetare beleben) n: s. Syndrom, psychovegetatives.

**Psyllii semen** n: s. Flohsamen.

**PT:** Abk. für provokative Therapie*.

**Ptero|carpus santal|inus** m: roter Sandelbaum*.

**Ptycho|petalum olacoides** n: s. Potenzholz.

**Pudendus|neur|algie** (lat. pudendus dessen man sich zu schämen hat; gr. νεῦρον Nerven, Sehne; ἄλγος Schmerz, Leid) f: umschriebener Schmerzzustand im Genitalbereich; **Therapie:** aus dem Bereich der Naturheilkunde u. alternativen Heilverfahren Hydrotherapie (Fuß-Sitzbäder), Akupunktur, Segmenttherapie; traditionell phytotherapeutisch Frauenmantel, Johanniskraut, Kamille; homöopathische Zubereitungen aus aufrechter Waldrebe u. Magnesium phosphoricum.

**Puder:** Streupulver zur äußerlichen Anwendung; als reine Wirkstoffpulver od. Gemisch mit Hilfsstoffen wie z. B. Talk, Zinkoxid u. Stärke, die die Haft-, Streu- u. Absorptionsfähigkeit des P. beeinflussen.

**Pulmonaria officinalis** f: Lungenkraut*.
**Pulsatilla vulgaris** f: Küchenschelle*.
**Puls|dia|gnostik** (lat. pulsus Schlag, Stoß; gr. διαγνωστικός fähig zu unterscheiden) f: **1.** diagnostisches Verfahren der traditionellen chinesischen Medizin*, bei dem der Arzt mit drei Fingern (Zeige-, Mittel- u. Ringfinger) die A. radialis am rechten u. linken Handgelenk betastet; unterschieden werden 28 Pulsqualitäten bei oberflächlichem, mittlerem u. tieferem Fingerdruck. Durch technische Ableitung u. Aufzeichnung (Sphygmographie) soll nachweisbar

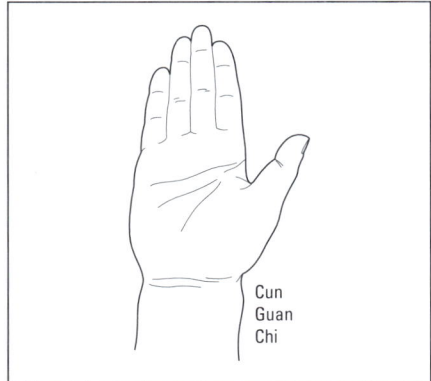

Cun
Guan
Chi

Pulsdiagnostik: die Pulstaststellen

sein, daß die von der traditionellen chinesischen Medizin seit Jahrhunderten beschriebenen u. in der Praxis verwendeten Pulsbilder auch objektiv die ihnen zugeschriebenen Veränderungen zeigen. Vgl. Zungendiagnostik. **2.** Wichtigstes Verfahren der traditionellen tibetischen Diagnostik*, das eine Vielzahl diagnostischer u. prognostischer Möglichkeiten bietet u. bei der nicht die Organe, sondern die Organsysteme mit ihren Energien (s. Energielehre) gefühlt werden. Insbesondere wird die A. radialis mit dem Zeige-, Mittel- u. Ringfinger im Abstand von Daumenendgliedlänge des Patienten proximal der Handgelenkbeugefurche beginnend getastet. Der Druck der einzelnen Finger wird variiert, um verschiedene Körperbereiche zu „ertasten". Bei der Vielzahl tastbarer Pulse werden z. B. Konstitutions-, Jahreszeiten-, erstaunliche, allgemeine, spezifische u. Todespulse unterschieden. Vgl. Medizin, traditionelle tibetische.
**Puls|therapie** (↑; Therapie*) f: syn. Kippschwingungstherapie*.
**Punkte|diät** (Diät*) f: von Erna Carise (geb. 1906) entwickelte fett- u. proteinreiche, kohlenhydratarme Reduktionsdiät* mit beliebiger Nah-

rungsenergiezufuhr (s. Energiegehalt); alle kohlenhydrathaltigen Lebensmittel erhalten Punkte in Relation zu ihrem Kohlenhydratgehalt, die dann gezählt u. so niedrig wie möglich gehalten werden. **Ernährungsphysiologische Bewertung:** Aufgrund der extremen Nährstoffrelation kann die P. zu Mangelerscheinungen u. gesundheitlichen Risiken führen u. ist daher abzulehnen. Vgl. Atkins-Diät.
**Purganzien** (lat. purgare reinigen) n pl: veraltete Bez. für Abführmittel mittlerer Stärke (z. B. Aloe od. Sennesblätter); vgl. Drastikum, Laxanzien.
**Purgation** (↑) f: Reinigung des Darmtrakts durch verstärktes Abführen bzw. durch die Anwendung von Klistier* od. Darmbad*; vgl. Darmreinigung.
**Purpur|farbene Kegel|blume:** s. Echinacea purpurea.
**Purva Karma** (Sanskrit kleine Arbeit) m: zur Vorbereitung auf die großen ausleitenden Verfahren (s. Pancha Karma) i. R. des Ayurveda* eingesetzte Behandlungen; diese bestehen zum einen aus Ölbehandlungen (Snehanas), durch die aus dem Gleichgewicht geratene u. sog. verdorbene Doshas* aufgeweicht u. emulgiert werden u. zum anderen aus schweißtreibenden Verfahren (Svedhanas), durch die diese bewegt u. teilweise über die Haut ausgeschieden werden sollen. Bei den Snehanas wird zwischen innerlichen u. äußerlichen Anwendungen unterschieden. Die innerlichen können nasal, oral rektal u. vaginal verabreicht werden. Zu den äußeren Ölanwendungen gehören insbesondere die verschiedenen Körpermassagen. Diese werden mit od. gegen den Haarstrich durchgeführt. Dabei kommen über den Gelenken kreisende, zwischen den Gelenken drückende sowie sanft streichende Grifftechniken zur Anwendung. Zu den schweißtreibenden Verfahren gehören die lokalen Dampfanwendungen, das Dampfbad sowie über der Sauna* vergleichbare Behandlungsart. Weiterhin werden in Öl erhitzte Heilkräuter od. gekochter Reis in ein Leinentuch eingeschlagen u. unter wiederholter Erwärmung zur Massage verwendet. Eine weitere Kombination aus Snehana u. Svedhana stellt die überaus beliebte Pizhichil-Behandlung dar. Dabei wird der Patient am ganzen Körper mit erwärmtem Öl besprenkelt. Gleichzeitig erfolgt eine Synchronmassage durch zwei od. vier Therapeuten. Vgl. Tarpana.
**Pyloro|spasmus** (gr. πυλωρός Pförtner; σπασμός Krampf, Zuckung) m: funktionell, neurogen od. mechanisch bedingte (passagere) Muskelkontraktur des Magenpförtners; **Einteilung: 1.** kompensierter P. mit aufrechterhaltener Magen-Darm-Passage; **2.** dekompensierter P. mit atonischer Magenerweiterung, schwallartigem Erbrechen von Nahrungsresten, Flüs-

sigkeits- u. Elektrolytverlusten, u. U. Kachexie; **Therapie:** aus dem Bereich der Naturheilkunde u. alternativen Heilverfahren werden Akupunktur, Reflexzonenmassage u. Schröpfen angegeben; traditionell phytotherapeutisch Kamille, Melisse u. Pfefferminze; homöopathische Zubereitungen aus Magnesium phosphoricum.

**Pyrethrum** n: Tanacetum cinerariifolium, syn. Chrysanthemum cinerariifolium; Staude aus der Familie der Korbblütler, Asteraceae; **Arzneidroge:** getrocknete, geschlossene od. halbgeöffnete Blüten (Pyrethri flos); **Inhaltsstoffe:** 0,3 – 2 % Pyrethrine: Ester der (+)-trans-Chrysanthemumsäure (Chrysanthemate) bzw. der (+)-trans-Pyrethrinsäure (Pyrethrate); Pyrethrinoide od. Pyrethroide sind synthetische Analoge der Pyrethrine; Sesquiterpenlactone (Pyrethrosin, Tatridin A u. B u. a.), Flavonoide, Carotinoide, Lignane (Sesamin), Thiophene; **Wirkung:** insektizid, antimikrobiell; **Verw.:** äußerlich v. a. bei Scabies u. Pediculosis; außerdem in der Hygiene u. in der Bekämpfung von Krank-heiten (z. B. Malaria, Dysenterie) übertragenden Schädlingen; traditionell auch innerlich als Wurmmittel bei Askariden-, Band- u. Hakenwurmbefall (Anwendung obsolet); in Landwirtschaft, Nahrungsmittelindustrie (Molkereien, Fleischfabriken) u. Getreidehandel zur Bekämpfung von Schädlingen; **NW:** allergische Reaktionen, besonders wenn das Insektenpulver mit Pyrethrosin kontaminiert ist.

**Pyretikum** (gr. πυρετικός fiebernd) n: bei der aktiven Fiebertherapie* verwendetes Arzneimittel mit fiebererzeugenden Eigenschaften; i. d. R. werden bakterielle Präparate mit Lipopolysacchariden, die als pyrogene Strukturen von Bakterienwänden die menschliche Abwehr zur körpereigenen Produktion endogener Pyrogene (z. B. Interleukin 1) veranlassen, benutzt. Es sind aber auch pflanzliche u. virale Präparate bekannt; ihr Einsatz ist umstritten; Gefahr von Komplikationen; fehlender Wirksamkeitsnachweis der Therapie.

**Pyri|doxin** n: syn. Vitamin* B₆.

**Q₁₀**: Kurzbez. für Coenzym $Q_{10}$; s. Ubichinone.

**Qi** (sprich tschi) n: zumeist nicht ganz korrekt mit „Energie" übersetzter Begriff (besser erläutert mit „Wirkung"), der eine wesentliche Dimension zur Entstehung u. Aufrechterhaltung der Funktionen des lebendigen menschlichen Organismus bedeutet; das Qi läßt sich an der Aktivität u. Ausgewogenheit der inneren Organe erkennen u. damit auch diagnostisch nachweisen; sowohl die physiologischen als auch die pathologischen Abläufe werden vom Qi beeinflußt. Man unterscheidet das Qi der Nahrungsessenz (s. Jing), das Qi der Funktionen der inneren Organe u. der Körperstrukturen, das pathogene Qi aus der Umwelt in Verbindung mit pathologischen Veränderungen im Organismus u. nach Entstehung u. Funktion das Ursprungs-, Atmungs- u. Sprach-, Nahrungs- u. Abwehr-Qi. Zudem besitzen alle inneren Organe ein eigenes Qi (z. B. Herz-Qi, Lungen-Qi). Vgl. De-Qi.

**Qi-Gong** (sprich tschi-gung) n: in China u. im Westen sehr populäre Atem- u. Meditationstherapie der traditionellen chinesischen Medizin* mit den drei Dimensionen Shen (geistige Konzentration u. innere Ruhe), Qi (das Leiten des Atems im Körper u. über die Meridiane) u. Xing (Ausführung bestimmter Bewegungen); die Übungen des Q.-G. gehen auf den chinesischen Arzt Hua-Tuo (112–207) zurück; er war beeindruckt durch die im Vergleich zum Menschen bessere Gesundheit der Tiere, führte diese auf bestimmte regelmäßige Bewegungsfolgen zurück u. entwickelte die Übungen der Fünf Tiere (Kranich, Bär, Hirsch, Affe, Tiger; s. Abb. S. 304 u. 305), aus denen sowohl das Q.-G. als auch das Tai*-Ji-Quan hervorgegangen sind. Die **Wirkung** des Q.-G. beruht v. a. auf einer Regulation des vegetativen Nervensystems (darin dem Autogenen* Training ähnlich). **Anw.:** bei psychischen Erkrankungen, Schlafstörungen, Hypertonie, funktionellen Magen- u. Herzbeschwerden, Asthma bronchiale u. a., auch bei Krebserkrankungen.

**Qi-Mechanismus** m: in der traditionellen chinesischen Medizin* Bez. für alle Umwandlungsprozesse des Qi* im Organismus: das Aufsteigen des klaren Yang, das Absteigen des trüben Yin, das sog. Ausscheiden des Alten (d. h. abgenutzter Körperprodukte) u. das sog. Aufnehmen des Neuen (d. h. Aufnahme frischer Stoffe aus der Umwelt); die inneren Organe sind mit unterschiedlicher Funktion am Q.-M. beteiligt: z. B. ist das Milz-Qi zuständig für das Aufsteigen über Herz u. Lunge, das Magen-Qi führt abwärts zu Dünn- u. Dickdarm; die Leber steht in Verbindung mit dem Aufsteigen u. Ausscheiden von Stoffwechselgiften, die Lunge mit ihrer Säuberungs- u. Ableitungsfunktion mit dem Absteigen. Das Auf- u. Absteigen der Funktionen im Q.-M. umfaßt alle wichtigen Funktionen des Organismus, die Wirkungen der Speicher- u. Hohlorgane (s. Fünf Speicherorgane, Sechs Hohlorgane), die Beziehungen innerhalb des Meridiansystems (s. Meridiane), die Funktionen der Außerordentlichen* Eingeweide u. von Yin u. Yang (s. Yin-Yang), die Aktivität des Bluts (Xue*) u. des Qi, die Beziehung zwischen Oberfläche u. Innerem u. die Versorgung der Extremitäten u. Körperöffnungen mit Qi u. Blut.

**Q-Potenz** (Potenz*) f: Abk. für **Q**uinquagesimillesimapotenz; s. Potenzierung.

**Quaddeln:** intrakutane Applikation eines Lokalanästhetikums mit Quaddelbildung; durch Verminderung des Afferenzstromes aus der Haut über den segmentreflektorischen Weg nimmt diese Form der Segmenttherapie* thera-

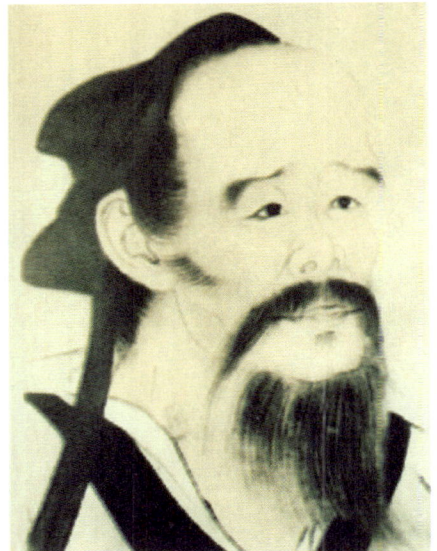

Qi-Gong:
Porträt des Arztes Hua Tuo

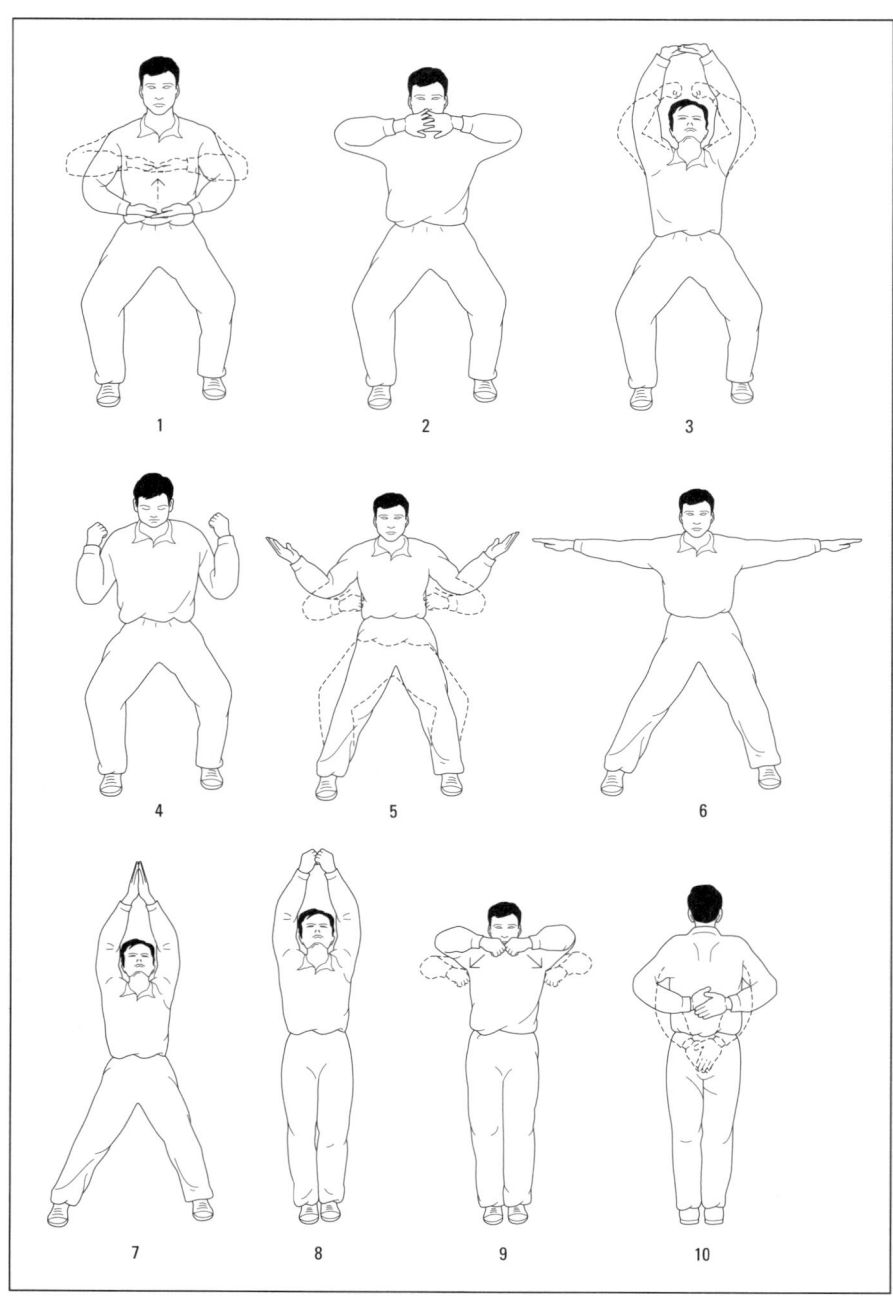

Qi-Gong:
Auswahl von Bewegungsfolgen (der Kranich)

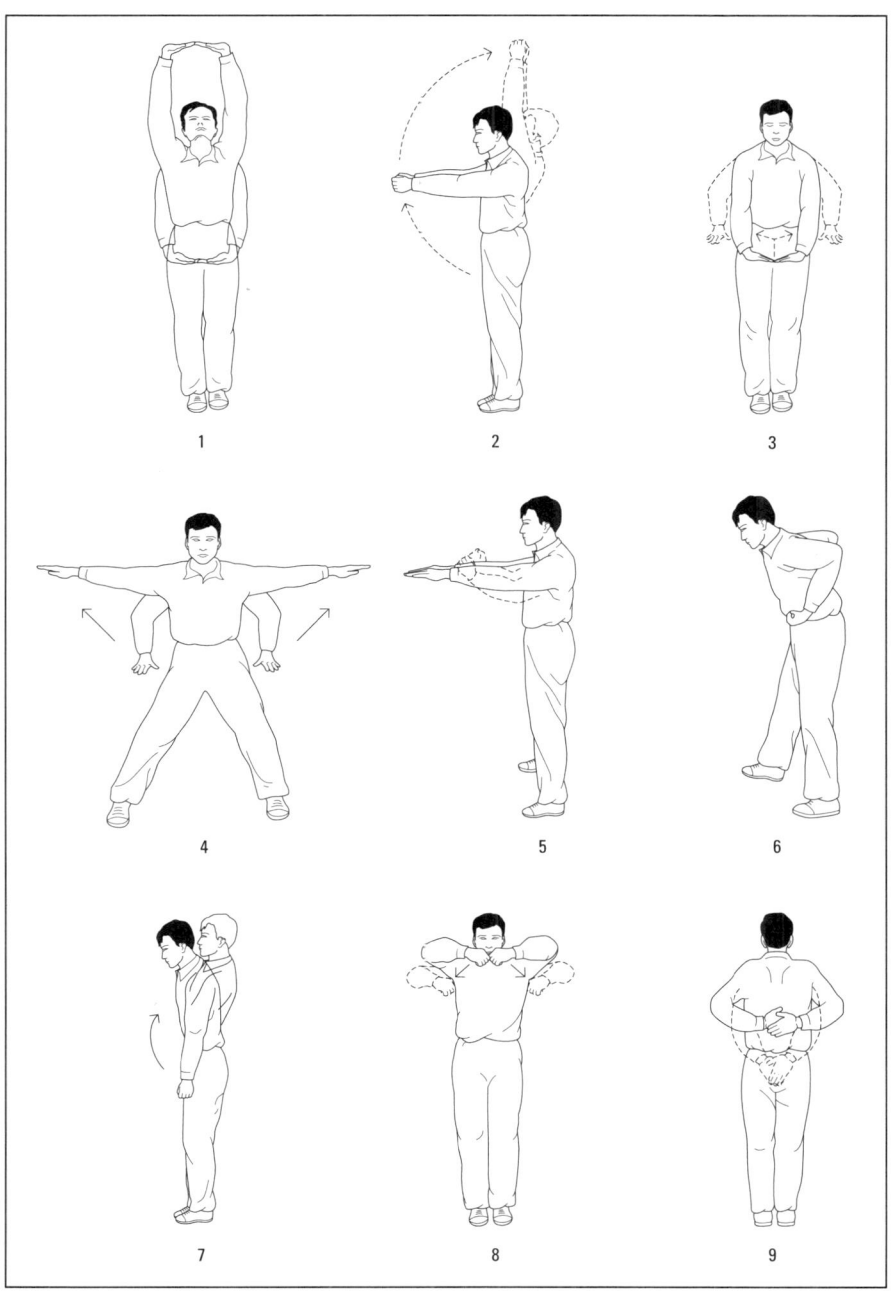

Qi-Gong:
Auswahl von Bewegungsfolgen (der Affe)

peutischen Einfluß auf Erkrankungen im gleichen Segment. **Qualität** (lat. qualitas Beschaffenheit) f: in der Homöopathie* Bez. für die ein Symptom näher beschreibende Eigenschaft als (subjektive) Empfindung od. (objektiver) Befund (z. B. fadenziehendes Sekret, brennender od. stechender Schmerz); ausgeprägte Qu. erleichtern die Differenzierung verschiedener Arzneimittelbilder für das jeweilige Symptom (s. Arzneimittelwahl). Besonders ungewöhnliche Empfindungsu. Befundqualitäten können in Form eines Als*-ob-Symptoms beschrieben sein.

**Quanten|medizin** (lat. ars medicina ärztliche Kunst) f: syn. Energiemedizin*.

**Quark|auflage:** Packung* aus Quark, der mit Milch od. Molke zu einer Salbe verrührt u. messerrückendick auf die Haut ggf. unter einen Wickel gestrichen wird; **Anw.:** bei entzündlichen Hauterkrankungen.

**Quassia** f: Qu. amara (Surinam-Bitterholz) u. Picrasma excelsa (Jamaika-Bitterholz); Bäume od. Sträucher aus der Familie der Bittereschengewächse, Simaroubaceae; **Arzneidrogen:** getrocknetes Holz der Äste u. Stämme (Quassiae lignum) u. getrocknete Rinde (Quassiae cortex); **Inhaltsstoffe:** Quassinoide, limonoide Bitterstoffe vom Typ der Seco-Triterpene, Alkaloide vom Canthinon- u. β-Carbolin-Typ; **Wirkung:** antimikrobiell, antiviral, anthelminthisch, insektizid, antitumoral; **Verw.:** Dekokt u. andere galenische Zubereitungen **traditionell** als anregendes Bittermittel bei chronischer Dyspepsie u. Appetitlosigkeit; bei Läusebefall u. als Wurmmittel, zur Wundbehandlung, bei Infektionskrankheiten, Fieber, Durchfall u. Hautkrebs. Die Wirksamkeit bei diesen Anwendungsgebieten ist nicht belegt. **NW:** Einnahme größerer Mengen reizt die Magenschleimhaut u. kann zum Erbrechen führen. **Kontraindikation:** Schwangerschaft. **Homöopathische** Zubereitungen aus dem getrockneten Holz bei Leberleiden u. als Stomachikum.

**Quecke:** Agropyron repens, syn. Elymus repens; Kraut aus der Familie der Süßgräser, Poaceae; **Arzneidroge:** vor der Entwicklung der Halme gesammelter u. getrockneter Wurzelstock (Graminis rhizoma, Agropyri repentis rhizoma); **Inhaltsstoffe:** wasserlösliche Polysaccharide (insbesondere Triticin), ätherisches Öl; **Wirkung:** antimikrobiell (ätherisches Öl); **Verw.:** Abkochung u. andere galenische Zubereitungen zur Durchspülung der ableitenden Harnwege bei entzündlichen Erkrankungen u. zur Vorbeugung von Nierengrieß; **traditionell** auch bei Zystitis, Nephrolithiasis, Gicht, Rheuma, chronischen Hauterkrankungen, als reizlinderndes Hustenmittel, bei Diabetes mellitus; **homöopathische** Zubereitungen aus den frischen unterirdischen Teilen bei Harnwegentzündung.

**Queck|silber:** chemisches Element, Symbol Hg (Hydrargyrum), OZ 80, relative Atommasse 200,59; zur Zinkgruppe gehörendes, ein- u. zweiwertiges, bei Raumtemperatur flüssiges u. verdunstendes (hohe biologische Toxizität durch Einatmen), silberweißes Schwermetall; toxisches Spurenelement; **Vorkommen in Nahrungsmitteln:** Hg gelangt über die industrielle Verarbeitung in die Umwelt. Toxikologisch bedeutsam ist die Anreicherung von Methylquecksilber (Umwandlungsprodukt von anorganischem Qu. durch Mikroorganismen) in der Nahrungskette*. Besonders hoch ist der Gehalt in Fischen. **Intoxikationen:** Kribbeln der Haut, Störungen der Bewegungskoordination, neurotoxische Erkrankungen; bei pränatal exponierten Säuglingen können motorische u. mentale Beeinträchtigungen sowie zerebrale Lähmungen auftreten. **Referenzbereich:** 1–10 nmol/l Vollblut. **Verw.:** homöopathische Zubereitungen aus Mercurius solubilis Hahnemanni bei chronischer Kolitis sowie chronischer Haut-, Schleimhaut- u. Lymphknotenentzündung mit Eiterung. Vgl. Amalgam.

**Queck|silber|zyanid** n: Mercurius cyanatus, Hydrargyrum cyanatum, Quecksilber(II)-cyanid; farblose Kristalle; löslich in Wasser u. Äthanol, wenig löslich in Äther; **Verw.:** homöopathische Zubereitungen bei Gingivitis gravidarum.

**Quelle, radio|aktive:** Quellwasser mit einem bestimmten Gehalt an Radon* u. Salzen des Radiums, der meist zu gering ist, um nachweisbare Effekte im Körper hervorzurufen; es handelt sich entweder um eine Akratotherme od. Wasser, das noch andere Mineralsalze enthält, z. B. Radiumsol- od. Radiumschwefelquelle.

**Quell|wasser:** Wasser, das wie natürliches Mineralwasser* seinen Ursprung in einem unterirdischen Wasservorkommen hat, aber mit Ausnahme der mikrobiologischen Anforderungen, den Behandlungsverfahren u. der Abfüllung nicht dessen Anforderungen entspricht; zusätzlich gelten Höchstmengen für polycyclische aromatische Kohlenwasserstoffe u. Organohalogenverbindungen.

**Quendel:** Thymus serpyllum, Feldthymian; schwach verholzter Halbstrauch aus der Familie der Lippenblütler, Lamiaceae; **Arzneidrogen:** zur Blütezeit gesammelte u. getrocknete oberirdische Sprosse (Serpylli herba) u. ätherisches Öl (Serpylli aetheroleum); **Inhaltsstoffe:** 0,2–0,6 % ätherisches Öl (laut DAB mindestens 0,3 % mit mindestens 0,1 % Phenolen, berechnet als Thymol) mit 20–40 % Carvacrol, 15 % Thymol, 15 % p-Cymen u. 5–15 % γ-Terpinen; Flavonoide (Scutellaringlykosid u. a.), Triterpene (Ursol- u. Oleanolsäure), Gerbstoffe u. Phenolcarbonsäuren; **Wirkung:** ähnlich dem Thymian*, aber schwächer; antimikrobiell, spasmolytisch, antihormonal; **Verw.:** als Teeaufguß u. andere galenische Zubereitungen (z. B. Hustentropfen u. -säfte) innerlich bei Entzündungen der oberen Atemwege; äußerlich als Vollbad zur unterstützenden Behandlung von akuten u. chronischen Erkrankungen der Atemwege; ätherisches Öl auch bei Pruritus u. Dermatosen; **traditionell** auch innerlich bei Verdauungsstörungen mit Blähungen, kolikartigen Schmerzen im Abdominalbereich u. Dysmenorrhoe; ätherisches Öl auch bei Hustenreiz u. als Antiseptikum bei entzündlichen Erkrankungen der ableitenden Harnwege u. des Darms; äußerlich bei rheumatischen Schmerzen, Nervenentzündungen, Verstauchungen, entzündeten Wunden, Abszessen, Verbrennungen, offenen Krampfadern. Für die Wirksamkeit bei diesen Anwendungsgebieten liegen keine Belege vor. Verwendung in der Parfümerie für würzig-krautige u. Fougère-Noten.

**Quercus cortex** m: Eichenrinde\*.

**Quetelet-Index** (Lambert Adolphe Jacques Qu., belgischer Mathematiker, 1796–1874; lat. index Anzeiger) m: syn. Body\* mass index.

**Quetschung:** s. Kontusion.

**Quillaja saponaria** f: immergrüner Baum aus der Familie der Rosengewächse, Rosaceae; **Arzneidroge:** von Kork u. äußeren Schichten befreite Stammrinde (Quillajae cortex, Quillajarinde, Seifenrinde, Panamarinde); **Inhaltsstoffe:** ca. 10 % Triterpensaponine mit Quillajasäure als Hauptsapogenin, 10–15 % Gerbstoffe; **Wirkung:** expektorierend, immunstimulierend, lipidsenkend, antiexsudativ; **Verw.:** als Aufguß u. andere galenische Zubereitungen **traditionell** innerlich als Hustenmittel; äußerlich bei Kopfhauterkrankungen (Schuppen, Seborrhoe, Haarausfall); in der Kosmetik zur Herstellung von Zahnpulvern u. Mundwässern; **NW:** Sensibilisierung gegen Quillajarindenstaub; lokale Reizungen an Haut u. Schleimhäuten; bei Über-

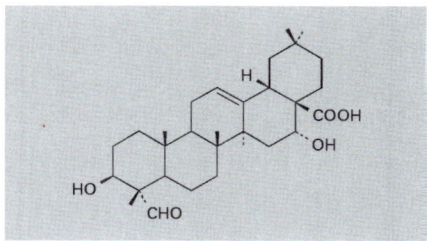

Quillaja saponaria: Quillajasäure

dosierung gastrointestinale Reizerscheinungen mit Magenschmerzen u. Diarrhoe.

**Quinghao:** Artemisia annua, einjähriger Beifuß; Pflanze aus der Familie der Korbblütler, Asteraceae; **Arzneidroge:** getrocknete oberirdische Teile; **Inhaltsstoffe:** ätherisches Öl mit Artemisiaketon als Hauptbestandteil; Bitterstoffe: das Sesquiterpenlacton Artemisinin (in Wildpflanzen 0,01–0,5 %, in kultivierten Hochleistungspflanzen bis zu 2 %) u. Arteannuin B; **Wirkung:** Anti-Malaria-Wirkung: Artemisinin soll gegen Plasmodium falciparum gleich wirksam wie Cloroquin sein u. auch eine gute Wirksamkeit gegen cloroquinresistente Malariastämme besitzen. Arteannuin bewirkt eine Reduzierung von Schistosomiasis-Parasiten. Durch die Droge selbst kann es zu Remissionen bei Lupus erythematodes kommen. **Verw.:** als Droge od. Reinsubstanz in China als Anti-Malaria-Mittel; außerdem zur Behandlung von Fieber, Krätze, Gelbsucht, Hautjucken u. Geschwüren. Die Eignung der Droge u. der Drogenextrakte zur Therapie der Malaria u. der übrigen Anwendungsgebiete ist in Europa noch nicht ausreichend belegt. **NW:** gastrointestinale Symptome (Erbrechen, abdominale Schmerzen, Diarrhoe) u. Schwindel.

# R

**Rachen|entzündung:** Pharyngitis*.

**Rad.:** Abk. für Radix* (Wurzel).

**Radiästhesie** (lat. radius Strahl; gr. αἴσθη-σις Empfindung) f: Bez. für eine angenommene „Strahlenfühligkeit", wobei davon ausgegangen wird, daß der Mensch über eine noch nicht näher bekannte Sinneswahrnehmung auf verschiedene, durch natürliche Ursachen bedingte „Störfelder" reagiert u. solche Reaktionen z. B. durch Wünschelrute* od. Pendel* angezeigt werden. Das Auffinden von unterirdischen Wasservorkommen (Wasserader*), Bodenschätzen u. Hohlräumen durch Mittel der R. ist belegt, darüber hinausgehende Ansprüche sind umstritten, insbesondere das Erkennen geopathogener Orte (s. Globalnetz). Offenbar sind nur wenige Menschen ausreichend sensibel, um die genannten Leistungen tatsächlich zu erbringen. Mißbrauch ist weit verbreitet. Vgl. Geopathie.

**Radio|aktive Quelle** (↑; lat. activus tätig, handelnd): s. Quelle, radioaktive.

**Radix** (lat. Wurzel) f: Abk. Rad.; (biol.) unterirdischer Pflanzenteil zur Festigung der Pflanze u. Aufnahme von Wasser u. Mineralien; in der neuen lateinischen Nomenklatur wird die Bez. des Pflanzenteils hinter den Pflanzennamen gestellt (z. B. Ginseng radix), während die alte, oft noch gebräuchliche Schreibweise die Bez. des Pflanzenteils voranstellt (z. B. Radix Ginseng). Vgl. Rhizom.

**Radon** n: Zusammenziehung aus der veralteten Bez. **Rad**iumem**anation**; Symbol Rn; zu den Edelgasen gehörendes radioaktives Element mit der OZ 86 u. der relativen Atommasse 222; entsteht aus in der Natur vorkommendem Radium-226 durch Zerfall u. macht einen Teil der natürlichen Strahlenexposition aus; physikalische Halbwertzeit 3,825 Tage; zerfällt entsprechend der Uran-Radium-Zerfallsreihe in eine Reihe weiterer Nuklide.

**Radon|bad:** Bad aus natürlich vorkommenden Quellen od. als künstliche Zubereitung mit Radon; therapeutische Anwendung wegen der Strahlenbelastung umstritten (vgl. Hormesis); **Anw.:** bei rheumatischen Erkrankungen.

**Rain|farn:** Tanacetum vulgare, syn. Chrysanthemum vulgare; Pflanze aus der Familie der Korbblütler, Asteraceae; **Arzneidrogen:** Blütenstände (Tanaceti vulgaris flos) u. oberirdische Teile (Tanaceti vulgaris herba); **Inhaltsstoffe:** im Kraut bis 0,8 %, in den Blüten bis 1,5 % ätherisches Öl mit Thujon als Hauptkomponente; Sesquiterpenoxide aus der Gruppe der Germacranolide (Parthenolid u. a.), Eudesmanolide u.

Guajanolide; **Wirkung:** anthelminthisch, antimikrobiell, spasmolytisch, karminativ, abortiv; Parthenolid soll prophylaktisch gegen Migräne wirksam sein. **Verw.:** traditionell als Wurmmittel gegen Enterobius vermicularis (Madenwurm) u. Ascaris lumbricoides (Spulwurm), bei Migräne, Neuralgie, Rheuma, Meteorismus u. Appetitmangel; **NW:** Thujone wirken neurotoxisch (auch bei normaler Dosierung). Die Wirksamkeit bei den beanspruchten Anwendungsgebieten ist nicht belegt; angesichts der Risiken kann eine therapeutische Verwendung nicht vertreten werden. **Homöopathische** Zubereitungen aus den frischen, oberirdischen Teilen blühender Pflanzen ohne die verholzten Stengel bei nervöser Erschöpfung, Krämpfen der Muskulatur u. Hohlorgane.

**Randomisierung** f: Aufteilung in zwei od. mehr Gruppen (od. Sequenzen) nach dem Zufallsprinzip, mit dem Ziel, diese Gruppen bezüglich aller Kennzeichen vergleichbar zu machen; vgl. Studie, randomisierte klinische.

**Raphanus sativus** m: s. Rettich.

**Rasa Shastra** (Sanskrit Rasa Gift, Nektar; Shastra Disziplin) m: Disziplin des Ayurveda*, durch die giftige Substanzen in sog. Nektar überführt werden können; in vorbuddhistischer Zeit wurde dieses Wissen von Shiva Devotees als Deha Siddhi (s. Siddha-Medizin) geheim gehalten, im 4. Jahrhundert v. Chr. aber durch buddhistische Mönche, insbesondere den legendären Nagarjuna, in die ayurvedische Medizin eingeführt. Grundlage ist ein System von Entsprechungen zwischen dem Makrokosmos u. dem Mikrokosmos Mensch. Dabei werden in Analogie zu den Tridoshas der ayurvedischen Physiologie* drei kosmische Prinzipien gesehen: Surya (das Prinzip der Sonne), Soma (das Prinzip des Mondes) u. Prana (das Prinzip, das in den Tiefen des Weltalls erkennbar wird). Zur Herstellung des sog. Nektars können neben pflanzlichen Giften auch die verschiedensten Mineralien u. Schwermetalle, insbesondere Schwefel (Gandhaka) u. Quecksilber (Rasa), verwendet werden. Nach komplizierten Prozeduren über mehrere Reinigungs- u. Oxidationsstufen entstehen mineralische Endprodukte, die i. a. Bhasma genannt werden.

**Rasayana** (Sanskrit Rasa Plasma, Lymphe, interstitielle Flüssigkeit; Ayana etwa: was Rasa zu den Geweben bringt) m: Bez. für eine spezielle Behandlungsart i. R. des Ayurveda*, durch die dem Alterungsprozeß entgegengewirkt werden kann; da dieser bereits um das 40. Lebensjahr einsetzt, sollte mit den Behandlungen schon davor begonnen werden. Unterschieden werden drei verschiedene **Formen: 1.** Kamya-R. zur Steigerung der körperlichen u. geistigen Fähigkeiten; **2.** Ajasika-R. zur täglichen Gesundheitspflege u. zur Krankheitsvorbeugung; **3.** Naimittika-R. zur Kräftigung in der Rekonvaleszenz. Die verwendeten Heilmittel wirken nicht schon an sich verjüngend, sondern entwickeln diese Eigenschaft erst durch den entsprechenden therapeutischen Kontext. Beim Acharya-R. kann auf Heilmittel sogar verzichtet werden, da es hier um eine konsequente Änderung der Lebensweise geht.

Eine R.-Behandlung kann ambulant od. stationär durchgeführt werden. Durch relatives od. absolutes Fasten sowie durch die Einnahme verdauungsfördernder Arzneimittel muß zunächst dafür gesorgt werden, giftige Stoffwechselprodukte (Ama) vollständig zu metabolisieren. Als nächstes werden die Abfallprodukte (Malas*) sowie die aus dem Gleichgewicht geratenen Doshas* durch Purva* Karma u. Pancha* Karma ausgeleitet. Erst dann sollte die medikamentöse R.-Behandlung begonnen werden. Es gibt Heilmittel, die die Gehirn- u. Sinnesfunktionen verbessern, andere, die die Verdauungskraft od. die Stoffwechselprozesse auf Gewebeebene steigern u. solche, die die Körpermasse od. Körperkraft, ggf. auch die körperlichen, seelischen od. geistigen Abwehrkräfte (Ojas), vermehren. Zusätzlich zur Einnahme dieser Mittel sollte der Patient die hygienischen u. ethischen Verhaltensregeln befolgen sowie Yoga* praktizieren. Vgl. Vajikarana, Gesundheitsförderung, ayurvedische.

**Ratanhia|wurzel:** Ratanhiae radix; Wurzel von Krameria triandra, Strauch aus der Familie der Krameriaceae; **Inhaltsstoffe:** 10–15 % Catechingerbstoffe; **Wirkung:** adstringierend; **Verw.:** besonders als Tinktur lokal bei Entzündungen der Mund- u. Rachenschleimhaut, Stomatitis; verdünnt zum Gurgeln; auch als Mischung von Ratanhia- u. Myrrhentinktur (1:1, Ratanhiae adstringens).

**Rational-e|motive Therapie** (lat. ratio Rechnung; emovere, emotus herausbringen; Therapie*) f: s. Therapie, rational-emotive.

**Rausch|pfeffer:** Piper methysticum; s. Kava-Kava.

**Raute:** Ruta graveolens, Garten- od. Weinraute; Staude aus der Familie der Rautengewächse, Rutaceae; **Arzneidrogen:** vor der Blüte gesammelte u. getrocknete Laubblätter (Rutae herba); aus den krautigen Teilen gewonnenes ätherisches Öl (Rutae aetheroleum); **Inhaltsstoffe:** ätherisches Öl, besonders mit 2-Nonanon, 2-Nonylacetat u. 2-Undecylacetat; Flavonoide (hauptsächlich Rutosid), Chinolinalkaloide (Graveolinin, Rutaverin u. a.), Furanocuma-

rine (Bergapten, Isoimperatorin, Psoralen u. a.), Dihydrofuranocumarine (z. B. Chalepin, Chalepinacetat); **Wirkung:** fertilitätshemmend, spasmolytisch, diuretisch, anthelminthisch, antimikrobiell; **Verw.:** als Teeaufguß od. Fluidextrakt **traditionell** innerlich bei Menstruationsbeschwerden, zum Schwangerschaftsabbruch u. zur Schwangerschaftsverhütung; bei Entzündungen der Haut u. Schleimhäute, Dyspepsie, Diarrhoe, Leber- u. Gallenerkrankungen, rheumatischen Beschwerden, Atemwegerkrankungen, Schmerzen u. als Beruhigungsmittel; Rautenöl bei Krämpfen u. Menstruationsbeschwerden. Die Wirksamkeit bei den beanspruchten Anwendungsgebieten ist nicht belegt; eine therapeutische Verwendung ist wegen des ungünstigen Nutzen-Risiko-Verhältnisses abzulehnen. Verwendung von Rautenkraut als Fleischwürze, zum Einlegen von Gewürzgurken u. als Salatwürze; Rautenöl früher als Duftstoff in Seifen, Parfüms u. a. **NW:** Kontaktdermatitis u. Lichtdermatosen durch äußerlich angewendetes Rautenöl; bei Einnahme großer Dosen Verwirrungszustände; **Kontraindikation:** Schwangerschaft. **Homöopathische** Zubereitungen aus dem frischen, zu Beginn der Blüte gesammelten Kraut bei Quetschungen, Kontusionen, Distorsionen, Varizen u. venösen Stauungen, Sehschwäche, Asthenopie (bei Bildschirmarbeit), Mastdarmprolaps.

**Rauwolfia serpentina** (Leonhard Rauwolf, Arzt, Augsburg, 1540–1596) f: Schlangenholz; **Arzneidroge:** Wurzel (Rauwolfiae radix); **Inhaltsstoffe:** nach DAB mindestens 1 % Indolalkaloide (ca. 50 Einzelverbindungen); die therapeutisch wichtigsten sind Reserpin* u. Ajmalin*; **Wirkung** des Gesamtkomplexes: blutdrucksenkend u. sedierend; **Verw.:** Extrakte bei leichter essentieller Hypertonie, Angst- u. Spannungszuständen, psychomotorischer Unruhe; Extrakt wirksamer als reines Reserpin aufgrund verschiedener Angriffspunkte der Einzelalkaloide; **NW:** verstopfte Nase, depressive Verstimmung, Müdigkeit, Potenzstörungen; **Kontraindikationen:** Depressionen, Ulkus, Phäochromozytom, Schwangerschaft, Stillzeit; **homöopathische** Verwendung der getrockneten Wurzeln bei Hypertonie.

**Re|aktion** (lat. re- zurück; actio Handlung): Antwort des Organismus auf einen Reiz; Teil des Reiz-Reaktionsprinzips in der Naturheilkunde.

**Re|aktion, adaptive** (↑; ↑) f: s. Hormesis.

**Re|aktion, kon|sensuelle** (↑; ↑) f: gleichsinnige Reaktion eines von einer therapeutischen Maßnahme nicht direkt betroffenen Körperteils; z. B. reagieren bei einem Kni, uß des linken Unterschenkels das rechte Bein u. die Arme bezüglich der Durchblutung mit. K. R. werden auch zwischen den Füßen u. dem Nasenrachen-

raum bzw. den Füßen u. den Organen des
Unterleibs beobachtet. Systematische Nutzung
i. R. der Kneipp*-Therapie, insbesondere bei arteriellen Durchblutungsstörungen.

**Re|aktions|phänomen nach Hopfner** (↑;
↑) n: ein in der Neuraltherapie* beschriebenes
Phänomen der reaktiven Verschlimmerung für
einige Stunden od. Tage nach einer Reflexzonentherapie*; es soll bei Reproduzierbarkeit
ein deutlicher Hinweis auf das Vorliegen eines
Störfelds (s. Irritation, chronische) sein. Vgl.
Erstverschlimmerung.

**Re|aktions|stelle** (↑; ↑): Ort reflektorischer
Krankheitszeichen (s. Projektionssymptom) an
der Körperoberfläche; je nach anatomischer Ziel-
struktur z. B. an der Haut bzw. Unterhaut als
Verquellung, Hyperalgesie, Parästhesie, Wärme-,
Kältegefühl, Rötung, Blässe, am motorischen
System als Muskeltonuserhöhung; elektroder-
male Messungen haben ergeben, daß viele dieser R. (oft identisch mit Akupunkturpunkten)
auch einen signifikant niedrigeren Ohm-Wider-
stand als ihre Umgebung aufweisen.

**Re|aktions|therapie** (↑; ↑; Therapie*) f: s.
Reiz- und Reaktionstherapie.

**Re|aktive Hyper|ämie** (↑; lat. activus tätig,
handelnd; Hyper-*; gr. αῖμα Blut) f: s. Hyperämie, reaktive.

**Real|therapie** (Therapie*) f: eine von dem
Arzt u. Psychotherapeuten P.-A. Mäurer eingeführte Bez. für einen ganzheitlichen Psycho-
therapieansatz, der keine bestimmten diagnostischen u. therapeutischen Formen vorschreibt,
sondern die partnerschaftliche Beziehung zwischen Therapeut u. Klient in den Vordergrund
stellt; Voraussetzung für die Durchführung einer R. ist der unbedingte Heilwille des Klienten, ohne den keine R. erfolgen kann; auch das
Behandlungsziel sollte vom Klienten allein bestimmt werden. Der Therapeut sollte nur einen
minimalen Aufwand an Diagnostik u. Therapie
betreiben. Den Schwerpunkt bildet eine ange-
strebte Rollenänderung vom Kranken zum Gesunden im sozialen Feld bzw. im Erfahren u.
Erleben des Alltags. Die Vermittlung von Vertrauen in die eigenen Fähigkeiten steht hierbei
im Vordergrund. Wissenschaftlich umstrittenes
Verfahren.

**Rebirthing** (engl. rebirth Wiedergeburt):
von L. Orr entwickelte, der „New-Age"-Szene
angehörende spirituelle Form der Psychotherapie mit speziellen Atemtechniken (z. B. Anregung zur Hyperventilation), Körperarbeit u.
Meditation; bei dieser umstrittenen Methode
sollen körperliche u. spirituelle Erfahrungen
gemacht werden durch das Wiedererleben von
prä- u. perinatalen Störungen; Ziel ist die Verarbeitung von durch das Geburtstrauma „früh
erlittenen Schmerzen". Ähnliche Ansätze verfolgen z. B. die prä- u. perinatale Psychologie, die

im Geburtstrauma eine ontogenetische „Blok-
kierung u. Dysregulation der Sozialenergie"
vermuten. Das R. zeigt einen Mangel an eigener
Theorie u. klinischer Prüfung; zudem wird eine
pauschale Pathologisierung des Geburtsvorgangs
betrieben. Spirituelle u. religiöse Ideologien sowie unseriöse Ausbildungsbedingungen kennzeichnen derzeit das Umfeld. Vgl. Primärtherapie.

**Recht|eck|strom:** Stromart der niederfre-
quenten Reizstrombehandlung, bestehend aus
steil ansteigenden u. abfallenden Impulsen

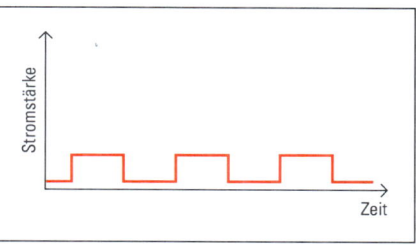

Rechteckstrom

mit gleichbleibender Stromstärke während des
Stromflusses; hyperämisierende u. analgesie-
rende Wirkung; vgl. Elektrotherapie.

**Re|duktions|diät** (lat. reductio Zurückfüh-
rung; Diät*) f: Sammelbez. für eine Vielzahl von
Kostformen zur Reduktion des Körpergewichts,
die als wissenschaftlich fundiert, vertretbar bis
hin zu unsinnig u. gefährlich zu bewerten sind
(s. Tab.); **Formen: 1.** Diäten mit energiereduzierter Mischkost*: auf ernährungsphysiologischen Erkenntnissen basierend; auch länger-
fristig praktizierbar (z. B. Brigitte*-Diät, Brot-

---

**Reduktionsdiät**
Anforderungen an eine empfehlenswerte
Reduktionsdiät

Deckung des Bedarfs an essentiellen Nährstoffen
reduzierter Energiegehalt im Bereich des Grund-
umsatzes (mindestens 1200 kcal bzw. 5040 kJ pro
Tag)
Nährwertrelation: 15−20 % Eiweiß,
25−30 % Fett, 50−60 % Kohlenhydrate
reich an komplexen Kohlenhydraten u. Ballaststoffen
langfristige Umstellung des Ernährungsverhaltens
langsame Gewichtsabnahme
ausreichender Sättigungseffekt
gute Praktikabilität
ausreichende Flüssigkeitszufuhr
regelmäßige körperliche Aktivität

diät*); **2.** energiereduzierte, einseitige Mode- u. Crash-Diäten: meist nach dem Autor od. den bevorzugten Lebensmitteln bezeichnet; kurzfristig anwendbar, als Dauerkost aufgrund möglicher Mangelerscheinungen abzulehnen (z. B. Mayo*-Diät, Kartoffel*-Ei-Diät, Schroth*-Kur); **3.** kohlenhydratarme R.: fett- u. proteinreiche, energetisch unbegrenzte Diäten; ernährungsphysiologisch unhaltbar; aufgrund ihrer häufig extremen Nährstoffrelation auf Dauer gesundheitsschädlich (z. B. Atkins*-Diät, Punktediät*); **4.** Psychodiäten: die Erforschung der psychischen Ursachen von Übergewicht stehen im Mittelpunkt; Einsatz von Bewußtseins- u. Verhaltenstraining sowie mentalen Übungen; häufig ganz ohne Anwendung ernährungstherapeutischer Maßnahmen; **5.** Formula- od. Pulverdiäten: Einnahme pulverisierter Nährstoffkonzentrate (vgl. Diät, bilanzierte), die den Anforderungen des § 14 a der Diätverordnung entsprechen; Mangelerscheinungen unwahrscheinlich, jedoch kein Erlernen eines anderen Umgangs mit dem Eßverhalten; zu Beginn einer Therapie für stark adipöse Personen evtl. sinnvoll; **6.** Gewichtsreduktionsprogramme: kommerzielle Programme mit dem Ziel einer bedarfsgerechten Ernährung u. langfristigen Ernährungsumstellung; Kombination von Ernährung, Verhaltenstraining, psychologischer Hilfestellung u. Bewegung; bei manchen Programmen als Einstieg Einsatz einer Formeldiät.

**Re|flex, aurikulo|kardialer** (lat. reflęctere, reflęxus zurückbiegen) m: syn. Nogier*-Reflex.

**Re|flex|test, vegetativer** (↑) m: s. VRT-Vegatest.

**Re|flex|zonen|massage** (↑; Massage*) f: Form der Segmenttherapie*; Massagetherapie, die mit speziellen Grifftechniken die reflektorischen Beziehungen von Körperdecke zu inneren Organen nutzt, um diese zu beeinflussen; s. Bindegewebsmassage, Colonmassage, Nervenpunktmassage, Periostmassage; vgl. Fußreflexzonentherapie.

**Re|flex|zonen|therapie** (↑; Therapie*) f: syn. Reflextherapie; Reiztherapie an bestimmten Punkten u. Zonen der Körperoberfläche, die zu einer lokalen entzündungsähnlichen Reaktion bzw. Erregung von sensorischen Nervenfasern führt. Die klinischen Symptome der Sensibilitäts-, Turgor- u. Tonusveränderungen u. die Lokalisation von reflektorischen Krankheitszeichen (s. Projektionssymptom) innerhalb der segmentalen Anatomie (unter Einbezug des gesamten segmental-regulatorischen Komplexes) sind für die praktische Durchführung besonders wichtig. Das Wirkungsprinzip stellen die neurophysiologischen Wechselbeziehungen (viszerokutane, kutiviszerale Segmentreaktionen, neurohumorale Reaktionen) zwischen Körperoberfläche u. inneren Organen od. auch

Strukturen des Bewegungsapparats dar; diese sind klinisch-physiologisch beschreibbar, experimentell aber nur z. T. aufgeklärt. Vgl. Fußreflexzonentherapie, Nasenreflexzonentherapie.

**Reform|ernährung** (lat. reformąre umgestalten): eine aus der Ende des 19. Jahrhunderts entstandenen Lebensreformbewegung entwickelte Ernährungslehre; wichtigste Grundziele sind eine möglichst einfache u. naturnahe Ernährung i. R. der Gesundheitskulturen der klassischen Diätetik u. der Lebensreform, Verbesserung der allgemeinen gesundheitlichen Verfassung, Eindämmung der Verbreitung ernährungsabhängiger Krankheiten u. Stärkung des individuellen Gesundheitsbewußtseins, Förderung biologisch-ökologischer Landwirtschaft u. der Ziele der präventiven Medizin; vorwiegend ovo-lakto-vegetabile Kost (s. Vegetarismus); Verwendung möglichst naturbelassener Lebensmittel mit höchstmöglichem Potential naturgegebener essentieller Nährstoffe u. niedrigem Verarbeitungsgrad, Verzehr von reichlich pflanzlicher Rohkost u. Vollgetreide, Bevorzugung von Nahrungsmitteln aus anerkannt ökologischer Landwirtschaft; Vermeidung energiereicher Lebensmittel, die keine essentiellen Nährstoffe enthalten (z. B. Zucker), sowie von Produkten aus Auszugsmehlen u. Konserven; **ernährungsphysiologische Bedeutung:** als Dauerkost geeignet.

**Reform|lebens|mittel** (↑): Lebensmittel, die nach Ansicht der berufsständischen Organisationen der deutschen Reformhäuser dazu bestimmt sind, v. a. aufgrund eines hohen Gehalts an für die Ernährung des Menschen wichtigen natürlichen Ernährungsfaktoren u. Wirkstoffen od. aufgrund deren günstiger Zusammensetzung der Gesundheitsvorsorge u. -pflege zu dienen; neben dem Gehalt an besonders hochwertigen Rohstoffen richten sich diese Anforderungen auch an eine schonende Be- u. Verarbeitung, Haltbarmachung u. Aufbewahrung. Eine lebensmittelrechtliche Definition gibt es nicht.

**Regel|an|omalien** (gr. ἀνωμαλία Ungleichheit) f pl: s. Menstruationsstörungen.

**Regena-Therapie** (Therapie*) f: Kurzbezeichnung für „kausale Regena-Ganzheits-Zell-Regenerations-Therapie", begründet von dem Biologen G. C. Stahlkopf; angewendet werden sog. Regenaplexe, bestehend aus homöopathischen Arzneimittelkombinationen, die durch „biomolekulare bis bioatomare Substanzumwandlung" eine bestimmte Regenerationskraft beinhalten sollen. Dieser nicht näher bezeichnete Umwandlungsprozeß soll dazu führen, daß verschiedene pathogene Substanzen zur Ausscheidung gebracht u. eine „echte" Regeneration eintreten soll. Es ist weder ein homöopathisches bzw. isopathisches Wirkungsprinzip noch ein substitutives Vorgehen erkennbar. Weitere Therapiekomponenten: Blut- u. Lymphentgiftung, organspezifische Tumormittel. Wissenschaftlich nicht belegtes Verfahren.

**Re|generations|therapie** (lat. regenerare von neuem hervorbringen; Therapie*) f: allgemeine Bez. für den Versuch, einem vorzeitigen Abbau von Zellen, Leistungsschwäche u. Vitalitätsverlust entgegenzuwirken bzw. vorzubeugen; z. B. Aslan*-Kur, Bogomoletz*-Verfahren, Wiedemann*-Kur, Zelltherapie*.

**Re|generations|zell|therapie** (↑; lat. cella Kammer, Raum; Therapie*) f: syn. Zelltherapie*.

**Regional|an|ästhesie** (lat. regio Gegend; gr. ἀναισθησία Unempfindlichkeit) f: s. Lokalanästhesie.

**Regulation** (lat. regula Richtschnur, Norm) f: eine auf Ausgleich einer Störung gerichtete Reaktion innerhalb eines selbststeuernden Systems; Regelung einer Stellgröße i. R. eines Regelkreises (z. B. R. der Körpertemperatur). Vgl. Funktionsdiagnostik, bioelektronische.

**Regulations|dia|gnostik, bio|elektronische** (↑; gr. διαγνωστικός fähig zu unterscheiden) f: s. Funktionsdiagnostik, bioelektronische.

**Regulations|therapie** (↑; Therapie*) f: syn. autoregulative Therapie; Therapie mit dem Konzept, bes. bei chronischen Krankheiten über einen Reiz die natürlichen Regulationsvorgänge zu aktivieren u. eine Heilung od. Verbesserung durch Funktionsökonomisierung zu erreichen. Vgl. Reiz-Reaktionsprinzip.

**Regulations|therapie, oro|faziale** (ˉ; ↑) f: von dem argentinischen Arzt Rudolfo Castillo Morales entwickeltes therapeutisches Verfahren zur Behandlung von Patienten mit sensomotorischen Störungen im Bereich des Gesichts, Mundes u. Rachens, besonders bei Saug-, Kau-, Schluck- u. Sprechstörungen. Ziel der Behandlung ist die Anbahnung normaler od. annähernd normaler Bewegungsmuster, wobei das Kiefer- u. Kopfgelenk eine wesentliche Rolle spielen. Zum Einsatz kommen v. a. manuelle Techniken wie Berührung, Druck, Streichen, Zug u. Vibration. Vgl. Chiropraktik, Medizin, manuelle.

**Regulations|thermo|graphie** (↑; gr. θερμός Wärme, Hitze; γράφειν schreiben) f: syn. Thermoregulationsdiagnostik; Prüfung der Wärmeregulationsfähigkeit des Organismus; man unterscheidet folgende Meßverfahren: 1. Kontaktthermographie (graphische Darstellung einzelner Temperaturmessungen durch elektronische Thermometer); 2. kontaktlose Thermographie (Abstandsthermographie mit graphischer Darstellung); 3. Infrarotthermographie (mit Infrarotkameras aufgezeichnete Abstandsmessung der Wärmestrahlung); 4. Flüssigkristallthermographie (Plattenthermographie, bei der temperaturabhängige Flüssigkristalle auf die Haut gelegt u. deren Farbveränderungen gemessen wer-

den). Untersuchungsbedingungen: vergleichbare Untersuchungszeiten (am besten vormittags), kontrollierte Nahrungsaufnahme, nach Möglichkeit Medikamentenfreiheit, Entspannung, spezielle Meßbedingungen. Die R. umfaßt zwei Messungen: eine erste vor u. eine zweite nach einem standardisierten Abkühlungsreiz (meist 10 Min. nach dem Eintauchen der Hände in 17–18 °C kaltes Wasser); aus der Differenz dieser beiden Werte ergeben sich diagnostische Hinweise. Man unterscheidet eine Regulationsstarre, eingeschränkte, normale u. überschießende Regulation. Es sollen folgende Hinweise möglich sein: Hinweis auf eine chronische Irritation*, Erfassung der Regulationsfähigkeit; als allgemeine Vorsorgeuntersuchung u. zur Therapiekontrolle u. Dokumentation des Therapieerfolgs. **Anw.:** s. Diagnostik chronischer Irritationen.

**Re|habilitation** (lat. re- wieder-, zurück; habilis passend, tauglich) f: **1.** (allg.) Wiederherstellung, Eingliederung; **2.** Maßnahmen zur Vorbeugung bei bzw. zur Linderung od. Beseitigung von schweren gesundheitlichen (seltener auch bei sozial sehr erheblichen) Störungen; i. e. S. die medizinische, berufliche u. soziale Integration Behinderter od. von Behinderung bedrohter Personen aufgrund des Benachteiligungsverbotes nach Art. 3 Abs. 3 Satz 2 des Grundgesetzes gemäß einem medizinisch-sozialen Tatbestand u. im Rahmen des Rehabilitationsrechts durch Rehabilitationsträger (Kranken-, Unfall-, Rentenversicherung, Kriegsopferversorgung u. -fürsorge, Bundesanstalt für Arbeit, Schwerbehindertenfürsorge, Kinder- u. Jugendhilfe, Sozialhilfe); erfolgt meist in Zusammenarbeit mit verschiedenen Institutionen (neuerdings vermehrt auch den Schulen, die selbst keine Rehabilitationsträger sind) u. im Einzelfall verschiedenen Berufsgruppen (Arzt Physiotherapeut, Beschäftigungstherapeut, Psychologe). Vgl. Ergotherapie, Krankengymnastik.

**Reibung:** Technik der klassischen Massage, bei der bestimmte Hautareale mit kräftigem Druck gerade od. kreisend (sog. Zirkelung*) gerieben werden; durchblutungsfördernde u. wärmende Wirkung.

**Reiki** (sprich ree ki) n: aus Japan stammende Bez. für eine universale Lebensenergie* od. „die Kraft der Sonne"; zugleich Bez. für ein von dem japanischen Mönch Mikao Usui wiederdecktes Behandlungsverfahren, durch das die Lebensenergie aktiviert, verstärkt bzw. übertragen werden soll mit dem Ziel, das Wohlbefinden zu stärken, Krankheiten vorzubeugen bzw. zu behandeln u. ein höheres Bewußtsein zu erlangen. Die R.-Technik besteht in einer Einstimmung u. Handauflegen* auf bestimmte Körperstellen (z. B. die Chakren*), denen dadurch Energie zugeführt werden soll. Eine weitere Technik soll die Sendung von Energie an entfernte Personen ermöglichen (s. Ferndiagnose) sowie die Verbindung der individuellen Energie mit der kosmischen ermöglichen. **Anw.:** zur Entspannung u. zum Streßabbau, bei einem breiten Spektrum von Erkrankungen, bei Schmerzen, Migräne usw. Die Grundlagen des Verfahrens sind weitgehend spekulativ mit einer Tendenz zum Okkultismus*.

**Re|in|karnation** (lat. re- zurück; carnis Fleisch) f: Wiederverleiblichung in einem späteren Leben u. in einem anderen leiblichen Körper (Pflanze, Tier od. Mensch), die mit einer spirituellen Weiterentwicklung verbunden sein soll; Vorstellungen von R. finden sich z. B. im Hinduismus u. Buddhismus, aber auch in Okkultismus* u. Mystik*.

**Reise|diar|rhoe** (Diarrhoe*) f: Sammelbez. für Durchfallerkrankungen unterschiedl. u. häufig unbekannter Ätiologie, die Stunden od. Tage nach einem Orts- od. Milieuwechsel auftreten können; sehr häufig bei Reisen in das tropische Ausland; **Ursachen:** enterotoxinbildende E.-coli-Stämme (in ca. 50 % der Fälle) sowie andere darmpathogene Bakterien u. Parasiten. Die Auslösung einer R. wird begünstigt durch Faktoren, die mit der Reise in Zusammenhang stehen: Verschiebung der Darmflora zugunsten pathogener E.-coli-Stämme, Milieuwechsel, Diätwechsel, Klimaumstellung, psychische Belastung. **Therapie:** Die i. d. R. leichte Symptomatik klingt bei oraler Substitution der Wasser- u. Elektrolytverluste durch Glukoseod. Saccharose-haltige Elektrolytlösungen meist nach einigen Tagen ab; evtl. zusätzlich symptomatische Behandlung mit Kohlepräparaten od. Kieselsäure. Aus dem Bereich der Naturheilkunde u. alternativen Heilverfahren werden mikrobiologische Therapie*, phytotherapeutisch traditionell Zubereitungen aus Kamille, Tormentilla u. Uzara sowie homöopathisch aus Brechnuß, Okoubaka aubrevillei u. weißem Germer angegeben. Bei andauernder od. schwerer Symptomatik ist eine gezielte bakteriologische u. parasitologische Stuhluntersuchung u. ggf. antibiotische Therapie erforderlich. **Prophylaxe:** nur Aufnahme gekochter Nahrung, geschälter Früchte u. abgekochten od. desinfizierten Wassers.

**Reit|therapie** (Therapie*) f: s. Hippotherapie.

**Reiz:** Stimulus; **1.** (physiol.) physikalischer bzw. chemischer Prozeß in der Umwelt od. dem Körperinnern, der im Organismus auf Rezeptoren wirkt u. bei Überschreiten einer Reizschwelle eine Erregung, Reaktion od. Wahrnehmung auslöst; vgl. Reiz- und Reaktionstherapie; **2.** (psychol.) Bez. für einen Vorgang, der im Organismus eine Veränderung des psychischen Zustands bewirkt.

**Reiz|blase:** Sammelbegriff für Funktionsstörungen der Harnblase, die insbesondere bei Frauen mit Östrogenmangel auftreten u. symptomatologisch einer Zystitis* ähnlich sind; **Therapie:** aus dem Bereich der Hydrotherapie kommen Fußbad* u. Sitzbad* sowie phytotherapeutisch Kürbissamen*, in homöopathischen Zubereitungen auch Cantharis, Küchenschelle, Löwenzahn u. Petersilie in Betracht.

**Reiz|körper|therapie** (Therapie*) f: Therapieverfahren der Erfahrungsheilkunde u. Naturheilkunde, bei dem durch innere Anwendung von Reizkörpern (z. B. Eigenblut) u. äußere Applikation hautreizender Substanzen (Crotonöl, Artemisia-Arten, Cantharidin u. a.) u. Verfahren (z. B. Baunscheidt-Verfahren, Moxibustion, Schröpfen) heilende Effekte v. a. auf den Bewegungsapparat u. die Konstitution induziert werden sollen. Vgl. Immunmodulation, Umstimmungstherapie.

**Reiz|kolon** (gr. κῶλον Darm) n: syn. irritables Colon, Colon irritabile, spastisches Colon; Syndrom aus Stuhlregulationsstörungen infolge gestörter Darmmotilität bzw. -sekretion; **Ätiologie:** wird den psychosomatischen Erkrankungen zugerechnet u. tritt häufig bei vegetativ vulnerablen Personen auf; **Vorkommen:** häufig bei Frauen im mittleren Lebensalter, oft als Teil eines psychovegetativen Syndroms*; **Symptome:** rezidivierende krampfartige Abdominalschmerzen, Diarrhoe od. Obstipation (auch alternierend), Völlegefühl, Blähungen, Flatulenz; anfallartiges Auftreten v. a. in Belastungssituationen; **Diagnostik:** als schmerzhafter Strang palpabler, spastischer „Kolonrahmen"; Kolonkontrasteinlauf od. Koloskopie; **Therapie:** diätetische Stuhlregulierung, ggf. Korrektur eines Laxanzienabusus, Bauchdeckenmassage, evtl. Spasmolytika, Hydrotherapie (Kurzwickel, Lendenwickel, Leibwaschung); aufdeckende Psychotherapie od. psychotherapeutische Betreuung mit Förderung der körperlichen Aktivität, ggf. für kurze Zeit leichte Sedativa.

**Reiz-Re|aktions|prinzip** (Reaktion*) n: Abk. RRP; Bez. für den kausalen Zusammenhang von Reiz u. darauf erfolgender Reaktion; die Fähigkeit des Organismus zur Reagibilität stellt die Grundlage von am RRP orientierten diagnostischen u. therapeutischen Maßnahmen dar. Vgl. Reiz- und Reaktionstherapie, Stimulationstherapie.

**Reiz|streifen:** Bez. für einen streifenförmigen Ortsbereich, auf welchem Rutengänger eine Reaktion, z. B. mit einer Wünschelrute*, erfahren. Unterirdische Wasservorkommen werden von besonders erfahrenen Rutengängern anhand charakteristischer R. oft zuverlässig erkannt. Kreuzungen solcher Streifen können angeblich pathogene Eigenschaften aufweisen (vgl. Globalnetz). Zahlreiche Befunde stützen diese These, eine wissenschaftliche Beweisführung steht aber aus. Vgl. Geopathie, Radiästhesie.

**Reiz|strom:** syn. Impulsstrom; Bez. für den v. a. in der Elektrodiagnostik* u. Elektrotherapie* angewendeten Exponentialstrom od. Rechteckstrom; ruft eine direkte neuromuskuläre Reizung hervor; vgl. Faradisation.

**Reiz|überflutung:** Methode der Verhaltenstherapie* bei Angst od. Phobie, die den Patienten massiv mit den angstauslösenden Reizen konfrontiert, um ein Verhalten der Angstvermeidung i. S. einer operanten Konditionierung zu verhindern bzw. eine Extinktion der angstbesetzten Reiz-Reaktionsverknüpfung zu erreichen; vgl. Desensibilisierung.

**Reiz- und Re|aktions|therapie** (Reaktion*; Therapie*) f: Bez. für ein therapeutisches Prinzip in der Naturheilkunde, bei dem die therapeutische Maßnahme als unspezifischer Reiz verstanden wird, der den Organismus zur besseren Eigenleistung anregt (funktionelle u. trophische Adaptation*); Voraussetzung dafür ist eine noch vorhandene Reaktionsfähigkeit des Organismus. Typische Reize sind kurzfristige Anwendungen von Wärme od. Kälte (Hydrotherapie), Bäder in Heilquellen, Klimawechsel, körperliches Training, diätetische Maßnahmen u. Reizkörpertherapie.

**Reiz|zone** f: syn. Irritationszone*.

**Re|konvaleszenz, verzögerte** (lat. reconvalescere erstarken, sich erholen) f: Verlängerung der letzten Phase einer Erkrankung bis zur Wiederherstellung der Gesundheit; trotz ausklingender Krankheitserscheinungen weiterhin ausgeprägtes Krankheitsgefühl, Kreislaufbeschwerden, Schwäche, profuse Schweiße, Appetitlosigkeit; **Therapie:** aus dem Bereich der Naturheilkunde u. alternativen Heilverfahren werden leichte Vollkost, Kneipp*-Therapie, Eigenbluttherapie*, orthomolekulare Medizin* u. Sauerstofftherapie* angegeben; phytotherapeutisch traditionell Zubereitungen aus Kalmus, gelbem Enzian, Tausendgüldenkraut, gemeinem Weißdorn u. Wermut sowie homöopathisch aus Luzerne, Chinarinde u. weißem Germer.

**Re|lations|patho|logie** (lat. relatio Beziehung; Patho-*; -logie*) f: Bez. für eine von Gustav Ricker entwickelte Hypothese, wonach jedes Krankheitsgeschehen zu einer Funktionsänderung der Endstrombahn einer Region führt, die durch Ort u. Intensität des auslösenden Reizes bestimmt ist. Vgl. Ricker-Stufengesetz.

**Re|laxation, post|iso|metrische** (lat. relaxare entspannen) f: Abk. PIR; Methode der manuellen Medizin*, um sog. reflektorische Weichteilphänomene (Muskelverkürzungen, myofaszialer Triggerpunkt) zu beeinflussen; dabei werden neurophysiologische Gesetzmäßigkeiten aus-

genutzt, die besagen, daß auf eine Kontraktion eine Relaxation folgt. Die Anspannungsphase sollte 10 s, die Entspannungsphase 20 s dauern. Anwendung bei Störungen kontraktiler Strukturen, nicht bei Veränderungen des Bindegewebes.

**Re|laxation, pro|gressive** (↑) f: Bez. für eine Entspannungstechnik* nach E. Jacobson, bei der eine fortschreitende Entspannung des gesamten Körpers durch willkürlich erzeugte Tonuswechsel der Muskulatur erreicht wird; wichtig ist die bewußte Wahrnehmung des Unterschieds von Spannungs- u. Entspannungsempfindung (Ausbildung des Muskelsinns). Bei fortgeschrittener Übung tritt in Überleitung auf geistige Entspannung ein hypnoider Zustand ein. **Anw.:** bei Schlafstörungen, psychovegetativem Syndrom, bei der Behandlung von Neurosen in Kombination mit verhaltenstherapeutischen Verfahren (z. B. systematische Desensibilisierung*).

**Remky-Test** m: syn. Histamin-Bindehaut-Test (Abk. HBT); Verfahren zur Diagnostik* chronischer Irritationen; nach dem Einbringen von geringen Mengen hochverdünnten Histamins (1:5000) in den Konjunktivalsack kommt es bei einseitigen „Kopfherden" auf der Seite des Herdes zu einer stärkeren Hyperämie der Konjunktivalgefäße als auf der unbelasteten Seite; wissenschaftlich umstrittenes Verfahren mit geringer Verbreitung.

**Repertorisierung:** Vorgehen bei der homöopathischen Arzneimittelwahl*, bei dem Patientensymptome in einem Repertorium* nachgeschlagen werden, um ein Arzneimittel, die diese Symptome in ihrem Arzneimittelbild* enthalten, aufzufinden; i. w. S. auch die Auswertung der gefundenen Einträge hinsichtlich der für diese Symptomenkombination ähnlichsten Arzneimittelbilder. Auswertungen können nach Schlüsselsymptomen, Anzahl der abgedeckten Rubriken, Summe der Wertigkeiten u. weiteren Kriterien erfolgen. Wegen der prinzipiellen Unvollständigkeit von Materia* medica u. Repertorium u. der großen Diskrepanz der Anzahl bekannter Symptome verschiedener Arzneimittel ist jedes Repertorisierungsergebnis nur als Hinweis auf in Frage kommende Arzneimittel zu verstehen u. ist keine definitive Indikation für ein Arzneimittel.

**Repertorium** n: Verzeichnis von in der homöopathischen Arzneimittelprüfung* produzierten od. am Patienten geheilten Symptomen; Listen von Arzneimitteln sind in Rubriken zusammengefaßt, deren Überschrift jeweils ein Symptom formuliert. Die Anordnung der Rubriken variiert je nach Werk u. Ansatz des Autors, wobei die Bedeutung eines Arzneimittels innerhalb der Rubrik durch eine Gewichtung (sog. Wertigkeit*) ausgedrückt wird. Vgl. Arz-

Reserpin

neimittellehre, homöopathische; Materia medica. **Rescue** (engl. Rettung): auch Notfall- od. Erste-Hilfe-Tropfen; Rezeptur in der Bach*-Blütentherapie, die eine Kombination verschiedener Blütenkonzentrate beinhaltet (Cherry Plum, Clematis, Impatiens, Rock Rose, Star of Bethlehem); **Anw.**: bei plötzlich auftretenden unangenehmen Situationen, die Panik, Fluchtgefühl, Todesangst, Schock u. drohende Bewußtlosigkeit auslösen; durch R. soll die psychoenergetische Stabilität wiederhergestellt werden. Wirksamkeit wissenschaftlich nicht belegt; Gefahr der zeitlichen Verschleppung einer adäquaten medizinischen Notfallversorgung.

**Reserpin** (INN) n: Methyl-[11,17α-dimethoxy-18β-(3,4,5-trimethoxybenzoyloxy)-3β,20α-yohimban-16β-carboxylat] (IUPAC); Hauptalkaloid aus Rauwolfia* serpentina mit sedierender u. blutdrucksenkender Wirkung; **Verw.**: Antihypertensivum (Antisympathotonikum).

**Resina** (lat.) f: Harz; fester od. zähflüssiger Ausscheidungsstoff von Pflanzen; **Einteilung** in Hart- (z. B. Colophonium), Weich- (auch Balsam; z. B. Terpentin, Balsamum peruvianum), Gummi- u. fossiles Harz (z. B. Bernstein).

**Re|sonanz|homöo|pathie** (lat. resonare widerhallen; Homöopathie*) f: von H. W. Schimmel (1993) entwickelte Anwendung homöopathischer Medikamente nach Resonanzprinzipien, die gesunden Organen, Organ- u. Zellstrukturen sowie Mikroorganismen (Pilze, Viren) resonanzmäßig zugeordnet werden. Durch Schwingungen der Zellmembrane sollen Toxine eliminiert u. Mikroorganismen zum Zerfall gebracht werden. **Ind.**: Im Gegensatz zur klassischen Homöopathie* (mit Arzneibildern) wird die R. nach funktioneller u. klinischer Diagnose angewendet. Anwendungsgebiete sind systemische Pilzerkrankungen, virale Infektionen u. chronische Vergiftungen, wenn andere Maßnahmen erfolglos sind. Behandlung mit 13 Organkomplexen u. 9 Spezialitäten, die vorwiegend aus ein bis drei homöopathischen Einzelmitteln in Potenzakkorden (z. B. D6 u. D12) bestehen

**Re|sonanz|therapie, dia|gnostische** (↑; Therapie*) f: Abk. DRT; von dem Ingenieur F. Ochsenreither entwickeltes diagnostisches u. therapeutisches Verfahren, das den menschlichen Organismus als Resonanzkörper benutzt; der Patient erhält eine Elektrode u. wird mit einem sog. Jentikal-Hydro-Potenzierer verbunden, der die Symptomübertragung intensivieren soll. Die zweite Elektrode (sog. Abstrahlungselektrode) hält der Behandler in der Hand, der nun verstärkt die elektromagnetischen „Informationen" des Patienten erhalten u. die Symptome empathisch i. S. der Resonanz mitfühlen soll. Dies führt zur Übertragung von Schmerz u. diversen Empfindungen (z. B. Geruch, Geschmack) auf den Therapeuten, der gleichzeitig mit Hilfe eines Medikamententests (durch „Erfühlen" des richtigen Arzneimittels) eine Symptomerleichterung bzw. ein „Verschwinden" der Übertragungsphänomene bei sich selbst erreichen soll. Der zusätzliche Gebrauch einer sog. Lecher-Antenne als Schleifenresonanzkörper soll die Diagnostik spez. Frequenzwerte von Schadstoffen erleichtern helfen. Die therap. Gabe der gefundenen Medikamente als potenzierte Isotherapeutika (s. Isopathie) stellt die Behandlungsbasis dar. Für Indikation u. Kontraindikation werden vom Autor keine Angaben gemacht. Wissenschaftlich spekulatives Verfahren ohne klinischen Wirksamkeitsnachweis.

**Re|sorption** (lat. resorbere wieder einschlürfen) f: **1.** Aufnahme von Stoffen (z. B. Nährstoffe, Medikamente) über die Haut od. Schleimhaut (Magen-Darm-Trakt, Atmungsorgane) od. aus Gewebe in den Blut- od. Lymphbahn; **2.** aktiver od. passiver Vorgang zur Rückgewinnung (Reabsorption) von Wasser u. vielen organischen Substanzen aus dem Primärharn der Nierentubuli in die peritubulären Kapillaren.

**RET:** Abk. für rational-emotive Therapie*.
**Retinal** n: s. Vitamin A.
**Retinol** n: s. Vitamin A.
**Rettich:** Raphanus sativus var. niger bzw.
Raphanus sativus ssp. niger var. albus; ein- bis
zweijährige Pflanzen aus der Familie der Kreuzblütler, Brassicaceae; **Arzneidroge:** frische Wurzeln (Raphani sativi radix); **Inhaltsstoffe:** Glucosinolate (v. a. 4-Methylthio-3-butenyl-glucosi-
nolat u. Glucobrassicin), Enzyme (Myrosinasen);
**Wirkung:** sekretionsfördernd im oberen Magen-Darm-Trakt, motilitätsfördernd, antimikrobiell, antiviral, choleretisch; **Verw.:** frische Wurzeln od. Preßsaft bei dyspeptischen Beschwerden, besonders infolge Dyskinesien der Gallenwege, bei Entzündungen der oberen Atemwege;
**traditionell** bei Cholezystopathien; als Sirup
od. R.-Honig-Saft bei Husten (besonders Keuchhusten). Die Wirksamkeit bei den genannten
Anwendungsgebieten ist nicht belegt. Verwendung im Haushalt als Gemüse. **NW:** Der Verzehr mehrerer Rettichwurzeln od. einer größeren Menge Rettichsaft kann zu Leibschmerzen,
Übelkeit u. Benommenheit führen. **Kontraindikation:** Cholelithiasis. **Homöopathische** Zubereitungen aus den frischen, unterirdischen Teilen bei Verdauungsschwäche u. fettiger Haut.
  **Revici-Krebs|kontrolle** f: auch Lipidthera-
pie, Chemotherapie nach biologischen Grundsätzen; schulmedizinisch nicht anerkanntes Verfahren zur Krebstherapie; E. Revici geht davon
aus, daß Krebs durch ein Ungleichgewicht zwischen anabolen u. konstruktiven u. katabolen
od. destruktiven Körperprozessen entsteht. Die
Beurteilung des Gleichgewichts beruht auf der
Ermittlung des spezifischen Gewichts, des pH-
Werts u. der Oberflächenspannung von Urin-
proben. Lipidalkohole, Zink, Eisen u. Coffein
werden den anabolen u. Fettsäuren, Schwefel,
Selen u. Magnesium den katabolen Prozessen
zugeordnet. Zur Stärkung der körpereigenen
Krebsbekämpfungsfähigkeit werden jeweils die
fehlenden Substanzen für den Wiederaufbau
der biochemischen Balance verabreicht.
  **Review, systematische** f: Übersichtsartikel,
der die Gesamtheit aller zur Verfügung stehenden Daten, die vorformulierten Kriterien entsprechen, strukturiert zusammenfaßt; falls dies
in quantitativer Weise erfolgt, spricht man von
einer Metaanalyse*.
  **Rhabarber:** Rheum palmatum, Rheum officinale od. Hybriden, Medizinalrhabarber;
Stauden aus der Familie der Knöterichgewächse, Polygonaceae; **Arzneidroge:** unterirdische
Teile (Rhei radix); **Inhaltsstoffe:** 1,8-Dihydro-
xyanthracenderivate (komplexe Zusammensetzung), Gallotanningerbstoffe, Flavonoide, Lind-
leyin, Naphtholglykoside; **Wirkung:** laxierend,
in geringer Dosis adstringierend; **Verw.:** vorwiegend als Fertigarzneimittel bei habitueller

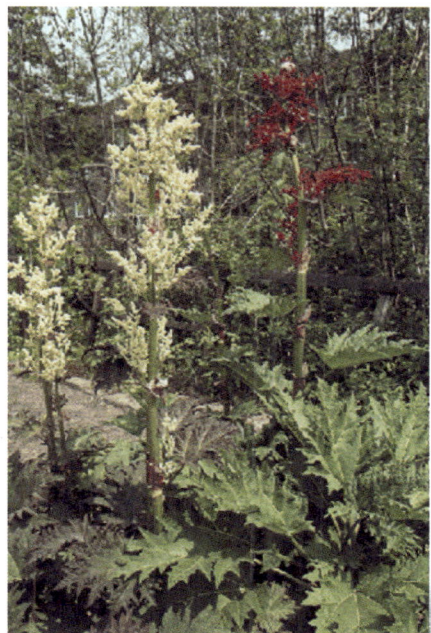

Rhabarber

Obstipation (Tagesdosis 20–30 mg Hydroxyanthracenderivaten entsprechend); in geringen
Dosen zusammen mit Amara aromatica als Stomachikum; **traditionell** auch als Adstringens
bei Diarrhoe; **NW:** bei längerer Anwendung
Elektrolytverluste (insbesondere Kalium), reversible Melanosis coli; **Kontraindikationen:** Ileus,
evtl. Schwangerschaft, Stillzeit; **homöopathi-**

|           | $R^1$    | $R^2$    |
|-----------|----------|----------|
| Rheumemodin | $CH_3$ | OH     |
| Aloeemodin  | $CH_2OH$ | H    |
| Rhein       | COOH   | H      |
| Chrysophanol | $CH_3$ | H    |
| Physcion    | $CH_3$ | $OCH_3$ |

Rhabarber: 1,8-Dihydroxyanthracenderivate

sche Verwendung des getrockneten Wurzelstocks bei Diarrhoe u. Zahnungsdiarrhoe.

**Rhamnus catharticus** m: Kreuzdorn*.

**Rhamnus frangula** m: Faulbaum*.

**Rhei radix** f: unterirdische Teile von Rhabarber*.

**Rheumatismus** (gr. ρευματισμός Fließen,
Strömen) m: ungenaue Bez. für Beschwerden am
Bewegungsapparat mit fließenden, reißenden
u. ziehenden Schmerzen (sog. Rheuma); **Therapie:** aus dem Bereich der Phytotherapie werden
eine Vielzahl traditionell angewendeter Zubereitungen angegeben (z. B. aus Aconitum napellus, Ehrenpreis, Grindelia, schwarzer Johannisbeere, Lemongras, Mais, Odermennig, Primel,
Rettich, Schöllkraut, Steinklee, Tang, Zaunrübe),
homöopathisch auch aus Gartenbohne, Küchenschelle, Mädesüß, Sarsaparille, Sellerie, südafri-
kanischer Teufelskralle, Thuja, Veilchen u. Vogelknöterich; vgl. Erkrankungen, rheumatische.

**Rhinitis** (gr. ῥίς, ῥινός Nase; -itis*) f: Kory-
za, Schnupfen; oberflächliche Entzündung der
Nasenschleimhaut; häufig afebril od. subfebril
verlaufende, nach einem trockenen Vorstadium
(allgemeines Krankheitsgefühl, Brennen u. Kit-
zeln in Nase u. Rachen, Niesreiz) auftretende
**akute Rh.** mit zunächst seröser, später meist
schleimig-eitriger Sekretion; Erreger: v. a. Rhi-
noviren, aber auch zahlreiche andere Viren.
Eine akute Rh. ist häufig Initialsymptom anderer Infektionskrankheiten (u. a. bei Masern,
Grippe, Keuchhusten). Als **chronische Rh.** werden zu einer Volumenzunahme der Schleimhaut v. a. im Bereich der Nasenmuscheln mit
Behinderung der Nasenatmung führende chronische Irritations- bzw. Entzündungszustände
der Nasenschleimhaut bezeichnet; Ursachen:
z. B. rezidivierende Entzündungen, Nasen-
fremdkörper, Rhinolithen, Nasentumoren, chemische od. physikalische Noxen, endokrinolo-
gische Erkrankungen; **Therapie:** Sympatho-
mimetika (z. B. Ephedrin*), phytotherapeutisch
traditionell Augentrost, römische Kamille u.
Majoran sowie homöopathisch Brechnuß, Gummiresina, Küchenschelle, Luffa operculata, Natrium chloratum u. Zwiebel.

**Rhizom** (gr. ῥίζα Wurzel) n: Abk. Rhiz.;
Wurzelstock, Erdsproß von Pflanzen mit Spei-
cherfunktion, die sich zu Knollen od. Rüben
entwickeln können; in der Pharmazie neuerdings hinter den Pflanzennamen gestellte Bez.
für die verwendete Arzneidroge (z. B. Zingiberis rhizoma); die ältere lateinische Nomenklatur stellte die Bez. des Pflanzenteils voran (z. B.
Rhizoma Zingiberis); vgl. Radix.

**Rhododendron ferrugineum** n: Alpenrose*.

**-rhoe:** auch -rhö, -rhoea, -rhe; Wortteil mit
der Bedeutung das Fließen, Strömung, Flut;
von gr. ῥοή.

**Rhus toxicodendron:** Giftsumach*.

**Rhythmische Massage** (gr. ρυθμός Gleich-
maß, Takt; Massage*) f: s. Massage, rhythmische.

**Rhythmisches System** (↑) n: s. Dreigliederung, funktionale.

**Ribes nigrum** n: schwarze Johannisbeere*.

**Ribes rubrum** n: rote Johannisbeere*.

**Riboflavin** n: syn. Vitamin* B₂.

**Ricin** n: Phytotoxin (Lectin) aus den Samen
von Ricinus communis (Christuspalme, Wun-
derbaum), Pflanze aus der Familie der Wolfs-
milchgewächse (Euphorbiaceae); Aufnahme in
die Zelle durch Endozytose, Anlagerung an
Ribosomen u. Hemmung der Proteinsynthese;
tödliche Vergiftungen bei Verzehr schon weniger Samen; bei Arbeitern in Rizinusmühlen
kann es zu Kopf- u. Halsschmerzen, bronchia-
len Reizsymptomen, Fieber, Gliederschmerzen
u. Urtikaria kommen; nicht enthalten in kalt
gepreßtem Rizinusöl*.

**Ricini oleum** n: Rizinusöl*.

**Ricker-Stufengesetz** (Gustav R., Pathol.,
1870–1940): Bez. für ein von Ricker 1924 i. R.
seiner Relationspathologie* beschriebenes Gesetz, das sich mit dem regelhaften Einfluß des
Nervensystems auf die Endstrombahn u. damit
auf die Gewebe befaßt. Das Reaktionsverhalten
der terminalen Strombahn auf Reiz wird in drei
Stufen eingeteilt: **1.** Gefäßdilatation u. Kreislauf-
beschleunigung (helle Rötung) durch schwache
Reize; **2.** Verengung der Gefäße u. in Folge Isch-
ämie (Blässe) durch mittlere Reize; **3.** rote Stase
mit Austritt von Blutzellen bis hin zur Nekrose,
Abszeßbildung (entzündliche Hyperämie, Ex-
sudation mit Bläschenbildung, Dauerstase mit
Nekrose) durch starke bis stärkste Reize. Wissenschaftlich nur noch von historischer Bedeutung.

**Rieth-Kost:** s. Anti-Pilz-Diät.

**Ringelblume:** Calendula officinalis; s. Calendula.

**Rittersporn:** Consolida regalis, syn. Delphinium consolida; Pflanze aus der Familie der
Hahnenfußgewächse, Ranunculaceae; **Arzneidroge:** getrocknete Blüten (Delphinii flos, Calcatrippae flos); **Inhaltsstoffe:** Anthocyanigly-
koside, Flavonolglykoside, Alkaloide zweifel-
haft; **Verw.: traditionell** als Diuretikum, Anthelminthikum, appetitanregendes Mittel; als
Schmuckdroge in Teemischungen sowie zum
Färben von Zuckerwaren u. Wolle. Die Wirksamkeit bei den beanspruchten Anwendungsgebieten ist nicht belegt.

**Rizinusöl:** Ricini oleum; durch kalte Pres-
sung der geschälten Samen von Ricinus communis (Christuspalme) gewonnenes fettes Öl
von hoher Viskosität, das in Äthanol löslich ist;
besteht aus Triglyzeriden aus Ricinolsäure (80–
87 %), Öl-, Linol-, Palmitin-, Stearin- u. Dihy-

droxystearinsäure; Ricinolsäure stimuliert die Prostaglandinsynthese im Dünndarm; **Verw.:** Laxans; vgl. Laxanzien, Ricin.

**Robinie:** Robinia pseudoacacia, falsche Akazie; Pflanze aus der Familie der Schmetterlungsblütler, Fabaceae; **Arzneidrogen:** Rinde, Blätter, Blüten; **Inhaltsstoffe:** Rinde: Lektine (Robin, Phasin), Glykosid Syringin, Gerbstoff, Harz; Blätter: ätherisches Öl, Indikan, Asparagin; Blüten: Flavonglykoside Acaiin u. Robinin, ätherisches Öl mit Farnesol, Nerol, Terpineol, Linalool, Anthranilsäuremethylester; **Verw.:** homöopathische Zubereitungen aus der frischen Rinde junger Zweige bei Hyperazidität, Migräne

**Roboranzien** (lat. roborare stärken) n pl: veraltete Bez. für Kräftigungsmittel, die Pflanzenextrakte (z. B. aus Bockshornklee, Kardobenedikte), Lecithin, Vitamine u. Mineralstoffe enthalten können; auch Bienenköniginnenfuttersaft u. Pollen. Vgl. Tonikum.

**Roeder-Methode** (Heinrich R., Arzt, Elberfeld, 1866–1918) f: Verfahren zur Reizbehandlung der Tonsillen bei chronischen Entzündungen des Nasenrachenraums, während der Fastentherapie zur Steigerung der Ausleitung, bei Ekzemen, Otitis media, Acne vulgaris, Prostatitis, rheumatischen Erkrankungen, chronischer Infektneigung der oberen Atemwege u. a.; die Behandlung erfolgt in vier Schritten: **1.** massierende Absaugung der Gaumenmandeln (mit Glasglocke); **2.** arzneiliche Wischmassage der Rachenmandeln; **3.** arzneiliche Wischmassage der beiden unteren Nasengänge mit einem wattetragenden Häkchen, Finger od. einer Knopfsonde; **4.** Bestäuben der Tonsillen mit Kaffeekohle od. Aufbringen einer Echinacea- od. H₂O₃-Lösung; Vorsicht bei der technischen Durch-

führung (Verletzungsgefahr). **Wirkung:** lokale Lymphdrainageeffekte von bakteriellen Toxinen. Die anatomischen Beziehungen der Tonsillen u. Nasenschleimhaut zu Hypophyse, Zwischenhirn u. vegetativem Nervensystem sollen die neurohumoralen u. vegetativ-reflexiven Fernwirkungen der R.-M. erklären. **Kontraindikation:** Verletzungen im Manipulationsbereich. Wissenschaftlich nicht gesichertes Verfahren. Vgl. Nasenreflexzonentherapie.

**Roemheld-Syndrom** (Ludwig R., Int., Gundelsheim, 1871–1938) n: syn. gastrokardialer Symptomenkomplex; v. a. bei Männern vorkommende Verlagerung des Herzens nach oben rechts inf. Zwerchfellhochstands (meist links) durch geblähten Magen od. Darm; **Symptomatik:** Herzbeschwerden (evtl. bis zu Angina pectoris), Extrasystolen, Magenschmerzen, Übelkeit; **Therapie:** aus dem Bereich der Naturheilkunde u. alternativen Heilverfahren werden Fasten, Vollwerternährung, mikrobiologische Therapie, Kneipp-Therapie, Akupunktur u. Schröpfen angegeben; phytotherapeutisch traditionell Zubereitungen aus Anis, Fenchel, Kümmel u. Melisse; homöopath. Zubereitungen aus Argentum nitricum, Holzkohle u. Brechnuß.

**Römische Kamille:** s. Kamille, römische.

**Roh|kost:** Bez. für alle in unerhitzter Form verzehrfähigen u. genießbaren pflanzlichen u. z. T. auch tierischen Lebensmittel; Bestandteil einer ausgewogenen Mischkost* in Form von rohen Salaten, frischem Obst, frisch gepreßten Säften, Nüssen, Vorzugsmilch u. a.

**Roh|kost-Ernährung:** Sammelbez. für verschiedene alternative Ernährungsformen* mit Verzehr von unerhitztem Gemüse, Obst, Nüssen, Samen u. Keimlingen u. weitgehendem od.

**Rohkost-Ernährung**
Einteilung nach der Nahrungsmittelauswahl

| Ausrichtung | Bezeichnung | Begründer |
|---|---|---|
| **vegan** | | |
| mit Obst- u. Gemüseanteil | Fit fürs Leben | Harvey u. Marilyn Diamond |
| | Vital-Ernährung | Jamila Peiter |
| | Urgesetz der natürlichen Ernährung | Walter Sommer |
| | Natürlicher Weg zur strahlenden Gesundheit | Norman Walker |
| | Harmonische Ernährungslehre | Devanando O. Weise |
| mit hohem Obstanteil | Schleimfreie Heilkost | Arnold Ehret |
| | Leben ohne Kochtopf | Helmut Wandmaker |
| mit hohem Kräuteranteil | Die Urmedizin | Franz Konz alias Chrysostomos |
| **ovo-lakto-vegetabil** | Waerland-Kost | Are Waerland |
| | Natural Hygiene | Herbert Shelton |
| **mit Fleischverzehr** | Die Kraftquelle Rohkost | Leslie u. Susannah Kenton |
| | Instinktotherapie | Guy-Claude Burger |
| | Eßbare Gesundheit | Michael Lukas Möller |

völligem Verzicht auf gekochte Nahrung zur Gesunderhaltung, Erlangung eines längeren Lebens sowie Heilung u. Vorbeugung von Krankheiten; Unterschiede bestehen im Ausmaß des Rohkost-Anteils u. in der Nahrungszusammensetzung, insbesondere im Hinblick auf Fleisch u. Milch(-produkte), Obstanteil u. Flüssigkeitsmenge; **Einteilung** (s. umseitige Tab.): **1.** vegane R.-E: a) mit überwiegendem Obst- u. Gemüseanteil; **b)** mit überwiegendem Obstanteil; **c)** mit hohem Kräuteranteil; **2.** ovo-lakto-vegetabile R.-E.; **3.** R.-E. mit Verzehr von rohen tierischen Lebensmitteln (Fleisch, Eier u. Insekten); umfaßt auch die Instinktotherapie*; **ernährungsphysiologische Bewertung:** Aufgrund der unzureichenden Versorgung mit bestimmten Nährstoffen ist eine reine R.-E. auf Dauer nicht zu empfehlen. Dies gilt besonders für Schwangere, Stillende, Kinder u. ältere Menschen. Eine große Zahl der Theorien ist nach dem Stand der Wissenschaft nicht haltbar; zu einigen besteht derzeit weder ein Beweis noch Gegenbeweis. Vgl. Vegetarismus.

**Roh|milch:** Milch, die weder erhitzt noch in einer Molkerei bearbeitet, lediglich nach dem Melken gefiltert u. gekühlt wird; wegen evtl. vorhandener Krankheitserreger darf R. nur unter besonderen Bedingungen direkt vom Erzeugerbetrieb im sog. Ab-Hof-Verkauf abgegeben werden. **Vorzugsmilch** ist die einzige Milchsorte, die als unbehandelte R. in den Handel gebracht werden darf; sie unterliegt strengen amtlichen u. tierärztlichen Hygienekontrollen. Das Infektionsrisiko ist aufgrund vorgeschriebener laufender Kontrollen des Viehbestandes, des Hofes u. der Milch deutlich geringer als bei R. im Ab-Hof-Verkauf. R. (einschließlich der Vorzugsmilch) ist aufgrund eines möglichen Infektionsrisikos für Schwangere, Säuglinge u. Kranke mit eingeschränkter Immunabwehr nicht zu empfehlen.

**Rolfing** (Ida P. Rolf, amerikanische Chemikerin): syn. strukturelle Integration; Behandlungsverfahren zur Verbesserung der Körperhaltung u. der ihr zugrundeliegenden seelischen Verfassung; während einer intensiven, tiefen u. schmerzhaften Massage des ganzen Körpers soll der Patient seinen Atem in die behandelte Region lenken u. so Verspannungen lösen.

**Roll|kur** (Kur*) f: bei Gastritis u. Ulcus ventriculi angewendete Behandlung, bei der sich der liegende Patient nach Einnahme einer adstringierenden Flüssigkeit (Kamille, Targesinlösung) langsam um seine Längsachse rollt (Bauchlage, Seitenlage, Rückenlage, andere Seitenlage); auf diese Weise soll die Magenschleimhaut allseitig benetzt werden.

**Rollung:** Bez. für eine der klassischen Massagetechniken, die zur Pétrissage gehört u. v. a. bei großen Muskelgruppen durchgeführt wird;

dabei wird der Muskel von der Handfläche hin- u. herbewegt u. von seiner Unterlage seitwärts verzogen; primär muskeltonisierender Effekt. Vgl. Massage.

**ROM:** Abk. für (engl.) range of motion; s. Bewegungsumfang.

**Rooibos:** Aspalathus linearis; Strauch aus der Familie der Schmetterlingsblütler, Fabaceae; **Arzneidroge:** im Sommer geerntete, fermentierte u. getrocknete Blätter u. Zweigspitzen (Aspalathi linearis herba, Rotbuschtee, Massai-Tee); **Inhaltsstoffe:** C-Glykosylflavone (Orientin, Isoorientin), Aspalathin, Gerbstoffe; Vitamin C, Mineralstoffe, ätherisches Öl; **Wirkung:** angeblich antiallergisch u. spasmolytisch; **Verw.:** Teeaufguß **traditionell** gegen Schlaflosigkeit, Heufieber, Haut-, Magen- u. Darmleiden. Die Wirksamkeit bei den angegebenen Indikationen ist nicht belegt. Verwendung als Erfrischungsgetränk anstelle von Kaffee od. schwarzem Tee v. a. in Südafrika.

**Rosa** f: s. Hagebutte, Rose.

**Rosacea** (lat. rosaceus rosenfarben) f: sog. Kupferfinnen, Rotfinnen; chron. verlaufende Hauterkrankung im Gesicht mit unklarer Ätiologie; möglicherweise genetische Disposition, Labilität des Gefäßnervensystems, Kaffee-, Tee-, Alkoholgenuß, Magen-Darm-Störungen, Reaktion auf Haarbalgmilben; **Symptomatik:** Beginn meist im 5. Lebensjahrzehnt mit zunächst fleckförmigen Rötungen, Teleangiektasien, kleinlamellöser Schuppung; später Schübe von Papeln u. Pusteln, auch polsterartige Infiltrate; **Therapie:** lokal Clindamycin, Erythromycin; systemisch Tetracycline, in schweren Fällen Isotretinoin; aus dem Bereich der Naturheilkunde u. alternativen Heilverfahren werden Fasten, Vollwerternährung, mikrobiologische Therapie, Eigenbluttherapie u. ausleitende Therapie angegeben; phytotherapeutisch traditionell Zubereitungen aus Eichenrinde, Klette, wilder Malve, Quecke u. Salbei; homöopathisch Zubereitungen aus Arnika u. Gold.

**Rose:** Rosa gallica bzw. Rosa centifolia u. deren rosa- u. rotblühenden Varietäten; Pflanzen aus der Familie der Rosengewächse, Rosaceae; **Arzneidrogen:** vor dem Aufblühen gesammelte u. getrocknete Kronblätter (Rosae flos), aus den frischen Blütenblättern gewonnenes ätherisches Öl (Rosae aetheroleum); **Inhaltsstoffe** bis 0,02 % ätherisches Öl; Hauptbestandteile sind 20–30 % duftbestimmendes l-Citronellol u. 14 % Geraniol; qualitätsmindernd ist ein hoher Gehalt an nichtduftenden Stearopteren (Gemisch aus Paraffinen u. Olefinen mit $C_{14}$ bis $C_{23}$); außerdem Polyphenole (Flavonolglykoside u. Anthocyane) u. 10–25 % kondensierte Gerbstoffe; **Wirkung:** adstringierend; **Verw.:** als Teeaufguß u. andere galenische Zubereitungen äußerlich **traditionell** zu Mundspülungen be-

leichten Entzündungen im Bereich der Mund-
u. Rachenschleimhaut sowie Aphthen; innerlich
bei Blutungen, Fluor albus, Lungenkatarrh u.
Asthma bronchiale. Die Wirksamkeit bei den
genannten Anwendungsgebieten ist nicht belegt. Verwendung als Schönungsdroge bei Teemischungen, in Pudern u. Bädern; Rosenessig
u. Rosenmarmelade aus frischen Blättern.

**Rosmarin:** Rosmarinus officinalis; Halbstrauch aus der Familie der Lippenblütler, Lamiaceae; **Arzneidroge:** Laubblätter (Rosmarini
folium) u. daraus gewonnenes ätherisches Öl

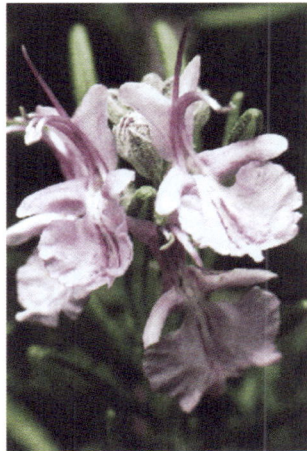

Rosmarin

(Rosmarini aetheroleum); **Inhaltsstoffe:** ätherisches Öl (1,8-Cineol, Borneol, Bornylacetat,
Kampfer, α-Pinen), Gerbstoffe (Rosmarinsäure),
Bitterstoffe (Carnosolsäure); **Wirkung:** spasmolytisch, Steigerung des Koronardurchflusses,
äußerlich hautreizend u. durchblutungsför-
dernd; **Verw.:** äußerlich als Kräuterbad* (50 g
auf ein Vollbad), Einreibung bei rheumatischen
Erkrankungen; innerlich als Tee (Tagesdosis
4–6 g, 1,5 g/Tasse) od. in Teemischungen bei
Dyspepsie u. Kreislaufbeschwerden; **traditionell** auch bei Krankheiten der Leber, Galle, Niere, Ödemen, Rheuma, Gicht, Herzbeschwerden
u. zur Potenzsteigerung; als Aromatikum u.

Rosmarin: Rosmarinsäure

mißbräuchlich als Abortivum; kultische Bedeutung im Altertum; **homöopathische** Verwendung der frischen blühenden
oberirdischen Teile z. B. bei Störungen im Magen-Darm-Trakt u. Nervensystem.

**Roß|kastanie:** Aesculus hippocastanum;
Baum aus der Familie der Roßkastanienge-
wächse, Hippocastanaceae; **Arzneidroge:** Samen (Hippocastani semen); **Inhaltsstoffe:** nach
DAB mindestens 3 % Aescin*, Flavonolglykoside; **Wirkung:** antiexsudativ, venentonisierend;
**Verw.:** β-Aescin od. Extrakte innerlich u. äußerlich bei Funktionsstörungen (Schmerzen, Schweregefühl, Juckreiz, Ödeme) u. trophischen Veränderungen (Ulcus cruris) bei od. infolge von
Erkrankungen der Beinvenen (chronisch-venöse
Insuffizienz); Anwendung entweder oral (Tagesdosis 100 mg Aescin, entsprechend 2mal täglich
250–312,5 mg Extrakt in Retardpräparaten)
od. lokal (1–2%ige Salben od. Gele); **traditionell** auch bei krampfartigen Menstruationsbeschwerden, Wadenkrämpfen in der Schwangerschaft u. Hämorrhoiden; traditionelle Verwendung der Blüten als Antirheumatikum, der

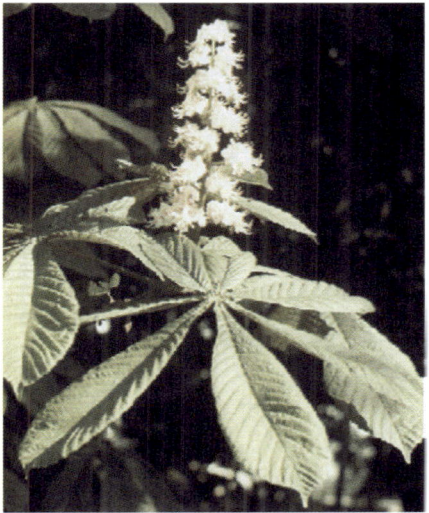

Roßkastanie

Blätter bei Keuchhusten, der Rinde als Adstringens u. Fiebermittel; Rindenextrakt zur Gewinnung von Aesculin*; **NW:** Schleimhautreizung
des Magen-Darm-Trakts; **homöopathische** Verwendung der frischen Samen u. Blüten sowie
der getrockneten Zweigrinde bei chronisch-venöser Insuffizienz u. Magen-Darm-Störungen.

**Rotations|diät** (Diät*) f: zur Behandlung
des chronischen Erschöpfungssyndroms emp-

fohlene Kostform; durch Schonung bestimmter Enzymsysteme soll das Krankheitsbild günstig beeinflußt werden; Lebensmittel u. Lebensmittelinhaltsstoffe, die an einem Tag verzehrt werden, werden an den drei Folgetagen gemieden. **Rot|busch|tee:** s. Rooibos.

**Roter Sandel|baum:** s. Sandelbaum, roter.

**Roter Sonnen|hut:** Echinacea* purpurea.

**Rote Seifen|wurzel:** s. Seifenkraut, gemeines.

**Rube|fazienzien** (lat. rubefacere röten) n pl: hautrötende Mittel (Salbe, Liniment, Pflaster, Tinktur), die lokal reizende ätherische Öle (z. B. Rosmarinöl, Kampfer, Terpentinöl, Niauliöl, Cajeputöl) bzw. Paprikaextrakt enthalten; Senfmehl- u. Senfölzubereitungen führen bei zu langer Einwirkung zu Blasenbildung (sog. Vesikanzien).

**Rubia tinctorum** f: Krapp*.

**Rubus fruticosus** m: Brombeere*.

**Rubus idaeus** m: Himbeere*.

**Rücken|blitz:** s. Blitzguß.

**Rücken|guß:** Guß* nach Kneipp; **Durchführung:** Beginn am rechten Fuß über die Beinrückseite bis über das Gesäß u. an der Beininnenseite zurück zum Fuß; vom linken Fuß in gleicher Weise zum Rücken; dann von der rechten Hand über die Schulter u. die rechte Rückenhälfte bis zum Gesäß, weiter von der linken Hand über linke Schulter, Rückenhälfte u. Bein zum linken Fuß; **Anw.:** s. Armguß.

**Rücken|schmerzen:** s. Ischialgie, Kreuzschmerz, Lumbago, Wirbelsäulenbeschwerden.

**Rück|vergiftung:** Bez. der Homotoxikologie* für einen Zustand, der eintritt, wenn physiologische Ausscheidungsvorgänge (z. B. Schweiß, Menstruationsblutung) gehemmt sind od. im Krankheitsfall eine im Ablauf befindliche Reaktionsphase (s. Phasenlehre) unterbrochen od. medikamentös behindert wird, z. B. während einer Grippe, bei Angina, Ekzem- od. Abszeßbildung. Die Homotoxikologie geht davon aus, daß die Behinderung der Ausleitung (bzw. Elimination) ausscheidungspflichtiger Homotoxine zu retoxischen Imprägnationsphasen u. neurohumoralen Vergiftungssymptomen führen kann.

**Ruhe|umsatz:** syn. Grundumsatz*.

**Ruhr|kraut:** Helichrysum arenarium, gelbes Katzenpfötchen, Strohblume; Pflanze aus der Familie der Korbblütler, Asteraceae; **Arzneidroge:** kurz vor dem völligen Aufblühen gesammelte u. getrocknete Blütenstände (Helichrysi flos, Stoechados flos); **Inhaltsstoffe:** Flavonoide (Isosalipurposid, Helichrysin A u. B), Pyranonderivate (Arenol, Homoarenol); **Wirkung:** choleretisch; **Verw.:** als Aufguß u. andere galenische Zubereitungen bei dyspeptischen Beschwerden u. zur Unterstützung der Behandlung von nichtentzündlichen Gallenblasenbeschwerden; **traditionell** auch bei Ikterus u. chronischen Entzündungen der Gallenwege, zur Förderung der Magensaft- u. Pankreassekretion, als Diuretikum u. Antidiarrhoikum; **Kontraindikationen:** Verschluß der Gallenwege, Gallensteine.

**Ruhr|kraut, viel|köpfiges:** Gnaphalium polycephalum; Pflanze aus der Familie der Röhrenblütigen, Asteraceae; **Inhaltsstoffe:** Enoläther des Tridecapentains, cis-trans-isomere

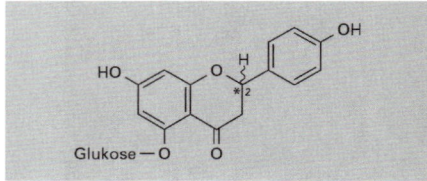

Ruhrkraut: Helichrysin

Fünfringenoläther, Flavonoide; **Wirkung:** diuretisch; **Verw.:** homöopathische Zubereitungen aus der frischen blühenden Pflanze bei Lumbago, Ischias.

**Ruscus aculeatus** m: Mäusedorn; immergrüner, stechender Strauch aus der Familie der Asparagaceae; **Arzneidroge:** Wurzelstock mit Wurzeln (Rusci aculeati rhizoma); **Inhaltsstoffe:** Steroidsaponine (Ruscin, Ruscosid); **Wirkung:** venentonisierend, kapillarabdichtend, antiexsudativ, antiphlogistisch, diuretisch; **Verw.:** Fertigarzneimittel zur unterstützenden Therapie bei chronisch-venöser Insuffizienz u. Hämorrhoiden; **Dosierung:** nativer Gesamtextrakt, entsprechend 7–11 mg Gesamtruscogenine als Tagesdosis; **NW:** selten Magenbeschwerden u. Übelkeit.

**Ruta graveolens** f: Raute*.

**Ruten|gänger:** s. Radiästhesie, Wünschelrute.

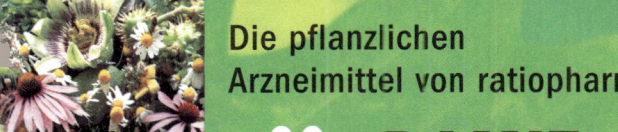

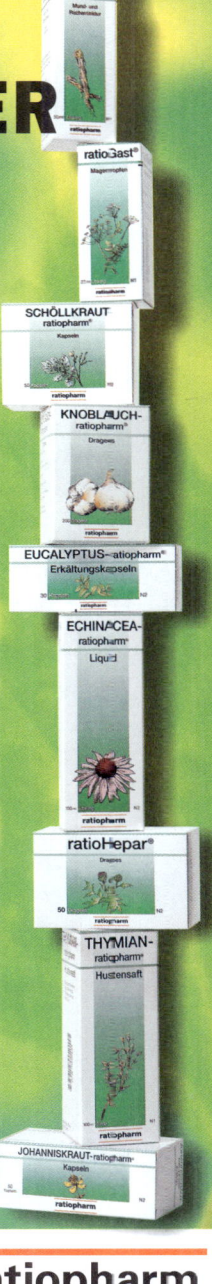

# sauer macht schlapp!

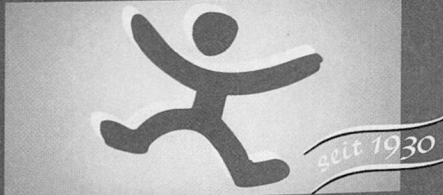

**Basica® - für einen ausgeglichenen Säure-Basen-Haushalt**

**Sabadill|essig:** Acetum* sabadillae.

**Sabal serrulata** f: syn. Serenoa repens, Zwergsägepalme; Pflanze aus der Familie der Palmengewächse, Arecaceae; **Arzneidroge:** Früchte (Sabal serrulatae fructus); **Inhaltsstoffe:** fettes Öl mit Phytosterolen (β-Sitosterol u. zahlreiche Derivate) u. Polysacchariden; **Wirkung:** antiandrogen, antiexsudativ; **Verw.:** Fertigarzneimittel bei Miktionsbeschwerden infolge einer benignen Prostatahyperplasie (Stadium I u. II); **Dosierung:** 1 – 2 g der Droge entsprechend/ Tag.

**Sabdariffa:** s. Hibiskus.

**Säckel|blume:** Ceanothus americanus; Pflanze aus der Familie der Faulbaumgewächse, Rhamnaceae; **Arzneidrogen:** Blätter u. Wurzelrinde (Ceanothi folium, Ceanothi radicis cortex); **Inhaltsstoffe:** Ceanothensäure, Ceanothsäure (Blatt), Ceanothin B, D u. E (blutdrucksenkende Alkaloide), Harz (Wurzelrinde), Gerbstoffe; **Wirkung:** adstringierend; **homöopathische** Zubereitungen aus den getrockneten Blättern unterstützend bei Ösophagusvarizen, perniziöser Anämie, Splenomegalie.

**Säge|palmen|früchte:** s. Sabal serrulata.

**Sättigung:** Befriedigung des Hungers*, aber nicht des Appetits*; Regulation durch den ventromedialen Hypothalamus (Sättigungszentrum).

**Säuerling:** Bez. für kohlensäurehaltiges Wasser mit mehr als 1 g Kohlendioxid/kg; vgl. Balneotherapie.

**Säuglings|milch:** Muttermilchersatznahrung; industriell hergestellte S. aus Kuhmilch wird der Muttermilch mehr (adaptierte S.) od. weniger (teiladaptierte S.) angeglichen. Seit 1993 wird entsprechend den EG-Richtlinien zwischen Anfangs- u. Folgemilch unterschieden. Außerdem kann hypoallergene Milchnahrung für allergiegefährdete Säuglinge u. Spezialnahrung für Kinder mit Kuhmilchallergie* verwendet werden. Selbstherstellung von S. ist nicht zu empfehlen, da absolute hygienische Sorgfalt u. Genauigkeit bei der Zubereitung erforderlich ist u. die Ausgewogenheit in Bezug auf den Nährstoffgehalt von industriell hergestellter S. nicht erreicht werden kann. Vgl. Säuglingsmilch, alternative.

**Säuglings|milch, alternative:** selbsthergestellte Muttermilchersatznahrung i. R. verschiedener alternativer Ernährungsformen* unter Verw. von Rohmilch*, Wasser, (unerhitztem) Vollgetreide u. Honig; in der anthroposophischen Ernährung* zusätzlich Mandelmus od.

Sahne als Fettzugabe; Zutaten in der Makrobiotik* sind Vollkornreis, Gerste od. Kokoh*, Sojabohnen, Sesamsamen, Gerstensirup u. Wasser, evtl. Vollmilch. **Ernährungsphysiologische Bewertung:** A. S. sind unbedingt abzulehnen, da diese nicht bedarfsdeckend sind u. für den Säugling gesundheitsschädigend sein können. Bei Verwendung von Rohmilch besteht Gefahr einer bakteriellen Kontamination, außerdem ist nichthomogenisierte Milch für den Säugling schwerer verdaulich. Der Einsatz von Vollkorngetreide ist vor dem 6. Lebensmonat wegen der Entstehung von Zöliakie problematisch. Unerhitzte Nahrungsmittel (z. B. rohes Getreide) bergen ein weiteres Infektionsrisiko in sich; außerdem ist die allergene Potenz bei naturbelassenen Nahrungsmitteln größer als bei erhitzten. Eine ausschließliche Säuglingsernährung mit sog. Mandelmilch u. a. S. auf Pflanzenbasis aufgrund der unzureichenden Mengen an Nahrungsenergie, essentiellen Aminosäuren, Calcium u. Eisen ist abzulehnen.

**Säuglings|nahrung:** für die Säuglingsernährung benutzte Nahrungsmittel; in den ersten 4 – 6 Monaten Muttermilch bzw. Säuglingsmilch*; danach zusätzlich Beikost*.

**Säuglings|nahrung, milch|freie:** Spezialnahrung für Säuglinge, die Kuhmilch nicht vertragen; s. Kuhmilchallergie.

**Säure-Basen|therapie** (Therapie*) f: therapeutisches Verfahren, das auf die Behandlung der von vielen naturheilkundlichen Autoren unterstellten Tendenz zur Übersäuerung des Bluts bzw. der Stoffwechsellage in Zusammenhang mit Zivilisationskost, Streß u. chronischen Erkrankungen gerichtet ist; Ansätze gibt es in der Ernährungstherapie* mit speziellen basischen Nahrungsmitteln u. der direkten Verabreichung von Basenpulver; zudem werden Mineralien substituiert sowie streßreduzierende u. ordnungstherapeutische Maßnahmen durchgeführt. Die Kontrolle der S.-B. soll meist vom Patienten selbst mittels Urin-pH-Messung erfolgen, die Rückschlüsse auf den Gewebezustand erlauben soll (Meßtechnik nach Sander); andere Verfahren bestimmen die Pufferkapazität des Bluts (Meßtechnik nach Jörgensen). Wissenschaftlich umstrittene Verfahren.

**Safran:** Crocus sativus, Krokus; Pflanze aus der Familie der Schwertliliengewächse, Iridaceae; **Arzneidroge:** durch ein kurzes Griffelstück zusammengehaltene Narbenschenkel der im Herbst blühenden Pflanze (Croci stigma); **Inhaltsstoffe:** 0,4 – 1,3 % ätherisches Öl mit α-

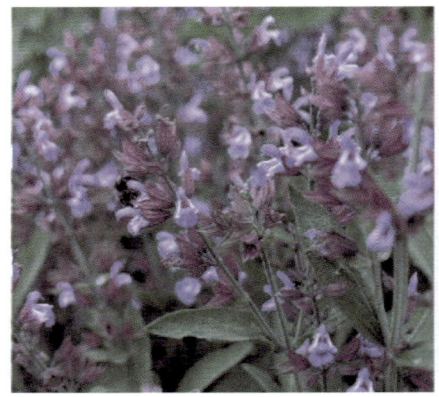

Safran: Inhaltsstoffe

u. β-Pinen, 1,8-Cineol u. dem typischen Duftstoff Safranal, der erst bei der Trocknung der geruchlosen Narben aus dem bitter schmeckenden Terpenglucosid Pricrocrocin gebildet wird; bis 2 % Carotinoide (Crocetin, Crocin); **Wirkung:** zytotoxisch, antitumoral, sedierend; **Verw.: traditionell** als Nervenberuhigungsmittel bei Krämpfen u. Asthma; innerlich zur Regulation des Menstruationszyklus; bei dyspeptischen Beschwerden u. als Stomachikum (Bestandteil der sog. Schwedenkräutermischungen); bei Hustenanfällen u. Bronchospasmen; äußerlich bei Zahn- u. Zahnfleischschmerzen, Kopfschmerz, Hämorrhoiden u. Schlangenbissen. Die Wirksamkeit bei den beanspruchten Anwendungsgebieten ist nicht belegt. Verw. in der Kosmetik als Färbemittel, im Haushalt als Gewürz (Safranreis, Fleischbrühen, Fischgerichte) u. zur Herstellung von Likören, Magentonika u. Wermutweinen; **NW:** bei einer maximalen Tageseinnahme von 1,5 g keine Risiken; in größeren Mengen abortiv u. toxisch; **Kontraindikation:** Schwangerschaft; **homöopathische** Zubereitungen aus den getrockneten Narbenschenkeln bei Blutungen, Neigung zu schmerzhaften Krämpfen u. rasch wechselnden Verstimmungszuständen.

**Saft|fasten:** Nahrungsverzicht für einen od. mehrere Tage, bei dem Frischsäfte aus reifem Obst (möglichst aus ökologischem Anbau) od. kommerzielle Obstsäfte (mit Wasser im Verhältnis 1:1 verdünnt), Gemüseabkochungen od. Kräutertees getrunken werden; zur Einleitung ist ein Obsttag empfehlenswert (Ballaststoffe haben sättigende Wirkung u. erleichtern den Einstieg). Die Diurese wird in den ersten Tagen durch ein günstiges Verhältnis von Kalium zu Natrium in Obst- u. Gemüsesäften (7:1 bis 50:1) gefördert. **Anw.:** insbesondere bei akuten fieberhaften Erkrankungen.

**Sain-in:** chinesische Bez. für Yams*.

**Salbe:** (pharmaz.) syn. Unguentum; halbfeste Arzneizubereitung zur lokalen Anwendung; entweder als einphasige Zubereitung verschiedener Fette, Öle od. Wachse, mit denen die Wirkstoffe gemischt werden, od. als Emulsion* vom Typ Wasser-in-Öl.

**Salbei:** Salvia officinalis, echter dalmatinischer S.; Halbstrauch aus der Familie der Lippenblütler, Lamiaceae; **Arzneidrogen:** Laubblätter (Salviae folium) u. daraus gewonnenes ätherisches Öl (Salviae aetheroleum); **Inhaltsstoffe:** nach DAB in den Blättern mindestens 1,5 % ätherisches Öl mit den Hauptwirkstoffen Thujon, Cineol u. Kampfer; Gerb- u. Bitterstoffe, Flavonoide, Triterpene; **Wirkung:** antibakteriell, fungistatisch, virustatisch, adstringierend, sekretionsfördernd, schweißhemmend; **Verw.:** in Teeaufgüssen, alkoholischen Auszügen u. Fer-

Salbei

tigarzneimitteln bei Entzündungen der Mund- u. Rachenschleimhaut, innerlich bei dyspeptischen Beschwerden u. vermehrter Schweißsekretion; **Dosierung: 1.** zum Gurgeln als Aufguß 4 – 6 g Droge/Tasse; als Tinktur 5 g auf ein Glas Wasser; als ätherisches Öl 1 – 2 Tropfen auf 100 ml Wasser; **2.** zur innerlichen Anwendung 1 – 1,5 g Droge/Tasse mehrmals täglich; **NW:** Auftreten epileptiformer Krämpfe bei länger dauernder Anwendung von alkoholischem Extrakt od. reinem ätherischem Öl; **Kontraindikation:** Anwendung des ätherischen Öls während der Schwangerschaft; **homöopathische** Verwendung der frischen Blätter bei starkem Nachtschweiß.

**Salbei, dreilappiger griechischer:** Salvia triloba; Halbstrauch aus der Familie der Lippenblütler, Lamiaceae; **Arzneidroge:** Laubblätter (Salviae trilobae folium); **Inhaltsstoffe:** nach DAB mindestens 1,8 % ätherisches Öl mit dem Hauptwirkstoff Cineol*, Kampfer*, Gerb- u. Bitterstoffe, Flavonoide, Triterpene; **Wirkung:** antiphlogistisch; **Verw.:** bei Entzündungen des Mund- u. Rachenraums (4 – 6 g Droge auf eine Tasse Wasser).

**Sal Carolinum factitium** (lat. sal Salz) n: dem Karlsbader* Salz nachgebildetes Gemisch aus Natrium- (22 Teile) u. Kaliumsulfat (1 Teil). Natriumchlorid (9 Teile) u. Natriumhydrogencarbonat (18 Teile); Verwendung (6 g in 1 l Wasser) als Abführmittel.

**Sal Ems factitium** (↑) n: syn. Sal anticatarrhale factitium; dem Emser* Salz nachgebildetes Gemisch aus Natriumhydrogencarbonat (69 Teile) u. -chlorid (28 Teile) u. -sulfat (1,5 Teile) sowie Kaliumsulfat (1,5 Teile); Verwendung (2,5 – 3,5 g/l) zur Inhalation, zum Gurgeln u. Spülen bei leichten Entzündungen der Atemwege.

**Sal febrifugum Sylvii** n: s. Kalium chloratum.

**Salix** f: s. Weide.

**Salmiak** m: Ammoniumchlorid ($NH_4Cl$); u. a. Bestandteil der Mixtura solvens; **Verw.:** Expektorans, Diuretikum.

**Salpetersäure:** Acidum* nitricum.

**Salutogenese** (lat. salus Gesundheit; gr. γένεσις Erzeugung, Entstehung) f: von Aaron Antonovsky (1923 – 1994) geprägte Bez. für den individuellen Entwicklungsprozeß von Gesundheit, der sich als zeitbezogenes Ergebnis vorwiegend personaler Lern- u. Reifungsprozesse, genetischer Ausstattung, physiologischer Verhaltens u. soziobiologischer Umweltfaktoren darstellt (Melchart, 1993); das Konzept der S. begründet sich auf der Fragestellung: Wie entsteht od. erhält sich Gesundheit u. welche Faktoren fördern sie? Antonovsky definierte die Fähigkeiten des Individuums mit Belastungen des Lebens erfolgreich u. kreativ umzugehen als **Kohärenzgefühl,** das als Grundorientierung

das Ausmaß eines umfassenden, dauerhaften u. gleichzeitig dynamischen Gefühls des Vertrauens darauf ausdrückt, daß **1.** die Ereignisse im Leben strukturiert, vorhersehbar u. erklärbar sind (comprehensibility); **2.** die Ressourcen verfügbar sind, um dem aus den Ereignissen stammenden Anforderungen gerecht zu werden (manageability); **3.** diese Anforderungen Herausforderungen sind, die Interventionen u. Engagement lohnen (meaningfulness; Übersetzung nach K. Köhle, 1994).

**Salvia officinalis** f: s. Salbei.

**Salvia triloba** f: dreilappiger griechischer Salbei*.

**Salzbad:** s. Solebad.

**Salzsäure:** Acidum* muriaticum.

**Sambucus nigra** f: schwarzer Holunder*.

**Sandbad:** nur noch selten angewendete Einhüllung des ganzen Körpers in Sand mit einer Temperatur von 37 – 48 °C meist für ½ Stunde od. von einzelnen Körperteilen in Sand mit einer Temperatur von 50 – 55 °C für 1 Stunde; Wirkung: örtliche Hyperthermie; **Anw.:** z. B. bei rheumatischen Erkrankungen; vgl. Peloid.

**Sanddorn:** Hippophae rhamnoides ssp. rhamnoides (im Küstenbereich) bzw. ssp. fluviatilis (in Bergen u. Flußtälern); Strauch od. Baum aus der Familie der Ölweidengewächse, Elaeagnaceae; **Arzneidroge:** im Zustand der Vollreife geerntete, frische od. getrocknete Früchte (Hippophae rhamnoides fructus); **Inhaltsstoffe:** bis 1,4 % Vitamin C in den frischen Beeren (besonders in Hippophae rhamnoides ssp. fluviatilis); organische Säuren (Äpfel-, China- u. Essigsäure), Carotinoide, Flavonoide, fettes Öl (in der Außenfrucht ca. 7 % mit 47 % gesättigten u. 53 % ungesättigten Fettsäuren; im Samenfett überwiegen die ungesättigten Fettsäuren (39,6 % Linolsäure, 21,8 % Linolensäure, 17,4 % Ölsäure) mit 79 %; **Wirkung:** Sanddornöl leberprotektiv, antioxidativ, ulkusprotektiv u. wundheilungsfördernd; außerdem antikoagulativ, Reduktion des Fibringehalts im Plasma, Verbesserung der Kontraktilität u. Pumpleistung des Herzens; **Verw.:** fettes Öl der Früchte in Rußland **traditionell** äußerlich bei Strahlenschäden der Haut (Röntgenstrahlen, Sonnenbrand) u. zur Wundbehandlung; die Wirksamkeit bei den genannten Anwendungsgebieten ist nicht belegt. Verw. des Kernöls auch in der Kosmetik, von Konzentraten aus den Früchten zur Vitamin-C-Anreicherung u. Aromatisierung von Obst- u. Gemüsekonserven; Säfte u. Muse zur Reform- u. Rohkosterzeugung.

**Sandelbaum, roter:** Pterocarpus santalinus; Baum aus der Familie der Schmetterlingsblütler, Fabaceae; **Arzneidroge:** vom Splintholz befreites Kernholz (Santali rubri lignum); **Inhaltsstoffe:** rote Farbstoffe (z. B. Santalin A u. B), ätherisches Öl mit bis zu 50 % Cedrol, Isoflavonoide u. Stilben-Derivate; **Wirkung:** beruhigend, antiexsudativ, hypoglykämisch; **Verw.:** traditionell innerlich bei Fieber, Schwäche, Ulcus ventriculi; äußerlich bei Kopfschmerz; als Diuretikum u. Adstringens. Die Wirksamkeit bei den beanspruchten Anwendungsgebieten ist nicht belegt. Verwendung außerdem zum Färben von Likören u. Backwaren, in Indien zum Färben von Leder, Seide u. Baumwolle.

**Sandel|baum, weißer:** Santalum album; immergrüner Baum aus der Familie der Santalaceae; **Arzneidrogen:** von Rinde u. Splintholz befreites Kernholz (Santali albi lignum), ätherisches Öl (Santali albi aetheroleum); **Inhaltsstoffe:** 3–5 % ätherisches Öl mit Sesquiterpenalkoholen (Fusanolen, v. a. 50 % cis-α-Santalol u. 20,9 % cis-β-Santalol); Gerbstoffe, Harz, Calciumoxalat; **Wirkung:** antimikrobiell, spasmolytisch; **Verw.:** zerkleinerte Droge für Abkochungen u. ätherisches Öl in magensaftresistenter Umhüllung bei Infektionen der ableitenden Harnwege; **traditionell** bei Fieber, Verdauungsstörungen, Entzündungen der Haut u. Gonorrhoe; in der ayurvedischen Medizin auch als Antiaphrodisiakum; **NW:** Magenreizung, Übelkeit, gelegentlich Hautjucken; **Kontraindikation:** Erkrankungen des Nierenparenchyms; **homöopathische** Zubereitungen aus dem durch Wasserdampfdestillation gewonnenen ätherischen Öl aus dem Kernholz des Stammes u. der Zweige bei Harnröhrenentzündung.

**Sand|ried|gras:** Carex arenaria; Pflanze aus der Familie der Riedgräser, Cyperaceae; **Arzneidroge:** im Frühjahr gesammelter u. getrockneter Wurzelstock (Caricis rhizoma); **Inhaltsstoffe:** Saponine, ätherisches Öl, Flavonoide, Gerbstoffe; **Wirkung:** diuretisch, diaphoretisch; **Verw.: traditionell** zur Vorbeugung gegen Gicht, Rheuma, Gelenkentzündungen, Hautleiden sowie als schweiß- u. harntreibendes Mittel; die Wirksamkeit bei den beanspruchten Anwendungsgebieten ist nicht belegt. **NW:** aufgrund des Saponingehalts sind lokale Reizungen möglich.

**Sanguiniker** (lat. sanguis Blut) m: s. Temperament.

**Sanicula europaea** f: Sanikel*.

**Sanikel:** Sanicula europaea; ausdauernde Pflanze aus der Familie der Doldengewächse, Apiaceae; **Arzneidroge:** zur Blütezeit gesammelte u. getrocknete grundständige Blätter (Saniculae herba); **Inhaltsstoffe:** Triterpensaponine (Saniculoside A–D), Phenolcarbonsäuren (Chlorogensäure, Rosmarinsäure); **Wirkung:** antimikrobiell, fungistatisch, antiödematös; **Verw.:** als Abkochung u. andere galenische Zubereitungen zum Einnehmen bei leichten Entzündungen der Atemwege; **traditionell** auch bei Hauterkrankungen u. Ulcus ventriculi, Bronchitis u. Furunkulose; **homöopathische** Zubereitungen

aus den frischen, oberirdischen blühenden Teilen bei Durchfallerkrankungen.

**Santali rubri lignum:** Kernholz des roten Sandelbaums*.

**Santalum album** n: weißer Sandelbaum*.

**Saponariae albae radix** f: weiße Seifenwurzel; s. Gipskraut.

**Saponaria officinalis** f: gemeines Seifenkraut*.

**Saponine** (lat. sapo Seife) n pl: Gruppe von in Pflanzen häufig vorkommenden wasserlöslichen, glykosidischen Naturstoffen, deren Aglykone der Steroid-, tetra- od. pentacyclischen Triterpen- bzw. Steroidalkaloidreihe angehören (Steroid-, Triterpen- bzw. Steroidalkaloidsaponine); der Kohlenhydratanteil besteht aus mehreren Monosacchariden bzw. Uronsäuren, von denen entweder eine, zwei od. drei Ketten mit dem Aglykon verknüpft sind (Mono-, Bis- od. Trisdesmoside); je nach Struktur sind Eigenschaften mit unterschiedlicher Ausprägung vorhanden: starkes seifenähnliches Schaumvermögen (Name!) in wäßriger Lösung, hämolytische Wirksamkeit, Toxizität für Fische, Komplexbildung mit Sterolen (z. B. Cholesterol) u. antibiotische Aktivität (besonders gegen niedere Pilze u. Mollusken; außerdem Vorkommen stark toxischer S. in Tieren (z. B. in Seewalzen, -gurken u. -sternen); saponinhaltige **Arzneidrogen:** Efeublätter, Primelwurzel u. -blüten, Senegawurzel, Süßholzwurzel (expektorierend); Wurzelstock von Ruscus aculeatus, Roßkastaniensamen (Venenmittel, antiexsudativ); Eleutherococcus- u. Ginsengwurzel (streßabschirmend, leistungssteigernd); Quillaja saponaria (emulgierend); **Vorkommen in Nahrungsmitteln:** besonders in Hülsenfrüchten; die gesundheitsfördernde Wirkung ist wegen der geringen Resorptionsrate hauptsächlich auf den Magen-Darm-Trakt beschränkt (entzündungshemmend, cholesterinsenkend, antikanzerogen, antimikrobiell, immunmodulierend).

**Sarkode** (gr. σάρξ, σαρκός Fleisch) f: aus potenziertem gesundem Gewebe hergestelltes homöopathisches Arzneimittel; vgl. Nosode.

**Sarothamnus scoparius** m: s. Besenginster.

**Sarsaparille:** Smilax aristolochiifolia; Kletterpflanze aus der Familie der Smilacaceae; **Arzneidroge:** getrocknete Wurzeln (Sarsaparillae radix); **Inhaltsstoffe:** 0,5–3 % Steroidsaponine; **Wirkung:** diuretisch; **Verw.:** als Dekokt u. andere galenische Zubereitungen **traditionell** zur Steigerung der Harn- u. Schweißbildung, bei Psoriasis, chronischen Exanthemen, Furunkulose, Rheuma, bei Nierenerkrankungen; früher auch bei Syphilis; **NW:** Schleimhautreizung; in hohen Dosen kräftige Diurese, Schwitzen, Brechdurchfall, Magenreizung u. temporäre Nierenschäden; **Wechselwirkungen:** Wirkungsverstärkung od. -abschwächung gleichzeitig eingenommener Medikamente möglich. Die Wirksamkeit bei den beanspruchten Anwendungsgebieten ist nicht belegt u. eine therapeutische Anwendung angesichts der Risiken nicht vertretbar. **Homöopathische** Zubereitungen aus der getrockneten Wurzel bei juckenden Hautausschlägen, Entzündungen u. Reizungen der Harnwege sowie bei Rheuma. **Sassafras** n: S. albidum; sommergrüner Baum aus der Familie der Lorbeergewächse, Lauraceae; **Arzneidrogen:** Wurzelholz mit od.

Sassafras: Safrol

ohne Rinde (S. lignum), geschälte u. getrocknete Wurzelrinde (S. cortex), ätherisches Öl des Wurzelholzes (S. aetheroleum); **Inhaltsstoffe:** 1–2 % ätherisches Öl im Wurzelholz, 6–9 % in der Rinde mit Safrol (80–90 %) als Hauptkomponente neben 5-Methoxyeugenol, Asaron, Kampfer u. a.; im Holz außerdem Lignane, z. B. D-(+)-Sesamin, in der Rinde Alkaloide vom Aporphin- u. Reticulintyp; **Wirkung:** diuretisch, diaphoretisch; **Verw.:** Aufguß u. andere galenische Zubereitungen aus Holz u. Rinde **traditionell** bei Verdauungsbeschwerden, Hautleiden, Katarrhen, Rheuma u. Gicht; Sassafrasöl innerlich bei körperlicher u. geistiger Schwäche, Rheuma u. Gicht, Erkrankungen im Urogenitalbereich; äußerlich bei rheumatischen Schmerzen u. Insektenstichen. Die Wirksamkeit bei diesen Indikationen ist nicht belegt. **NW:** Safrol ist ein Nervengift u. wirkt hepatokanzerogen; aus heutiger Sicht ist die therapeutische Verwendung von Sassafrasdrogen nicht vertretbar.

**Sauer|stoff|in|fusions|therapie** (Infusum*; Therapie*) f: intravenöse Verabreichung von Sauerstoff als spezielle Variante der Sauerstofftherapie*; Anwendung wegen Risiken u. umstrittener Wirkung problematisch.

**Sauer|stoff-Mehr|schritt-Therapie** (Therapie*) f: von Manfred von Ardenne (1907–1997) entwickeltes Verfahren, bei dem sauerstoffangereicherte Atemluft unter verschiedenen Bedingungen, häufig bei körperlicher Aktivität, nach vorheriger Gabe von Thiamin, Vitamin C, Dipyridamol u. Magnesiumorotat, inhaliert wird; der Energiestatus des Körpers besonders von untrainierten od. geschwächten Personen soll verbessert werden u. für längere Zeit auf hohem Niveau bleiben; dadurch soll es

zu universalen Auswirkungen bei der Behandlung vieler Erkrankungen kommen. Überzeugende Befunde zu einer klinischen Wirksamkeit wurden bisher nicht vorgelegt. Vgl. Sauerstofftherapie.

**Sauer|stoff|therapie** (↑) f: **1.** Inhalation von Sauerstoff bei ungenügender Lungenfunktion i. S. der Schulmedizin; **2.** Behandlung mit Sauerstoff (Inhalation) bzw. Ozon (Injektion, Darminsufflation, äußerliche Anwendung) i. R. alternativer Heilverfahren; Ziel der Behandlung ist die permanente Erhöhung des arteriellen Sauerstoffpartialdrucks in Ruhe bei gleichzeitiger Vergrößerung der arteriell-venösen $O_2$-Druckdifferenz u. Senkung des $CO_2$-Partialdrucks. Die Sauerstoffinhalation wird häufig mit anderen Verfahren kombiniert; M. von Ardenne empfahl die Kombination mit Bewegungstraining (vgl. Sauerstoff-Mehrschritt-Therapie). Die langfristige Zufuhr von reinem Sauerstoff kann zu schwerwiegenden pathophysiologichen Veränderungen führen. S. Ozontherapie.

**Saug|massage, petechiale** (Massage*) **f:** Abk. PSM; Kombination aus Massage* u. trockenem Schröpfen*; der Schröpfkopf wird tangential über den zu behandelnden Bereich der Körperoberfläche geführt. Damit wird das zu behandelnde Areal vergrößert u. die Behandlungsdauer pro Flächeneinheit reduziert. In Abhängigkeit von erzeugtem Unterdruck, Behandlungszeit pro Fläche u. individuellen Gewebefaktoren kommt es in der Regel zu petechialen Blutungen in die Haut. **Anw.:** bei funktionellen Schmerzsyndromen des Kopfes u. Rückens sowie bei Neuralgien u. funktionellen Organbeschwerden (Herz-Kreislauf-, Darm- u. psychosomatische Störungen); **Kontraindikationen:** akute entzündliche Erkrankungen der Haut, lymphatisch bedingte Ödeme, Varikose. Wissenschaftlich nicht gesichertes Verfahren mit geringer Verbreitung.

**Sauna** f: syn. finnisches Bad; trockene Heißluftbehandlung (Temperatur 70–100 °C, Luftfeuchtigkeit 5–20 %) des ganzen Körpers, evtl. in Kombination mit Dampfaufgüssen; Dauer 10–20 Minuten, danach Abkühlung (Kaltwasserabgüsse, Freibad) u. Ruhepause; mehrmalige Wiederholung; Anwendung zur Steigerung des Wohlbefindens u. der allgemeinen Widerstandskraft gegen Infektionen sowie zur Durchblutungsregulierung.

**Schaarschuch-Haase-Lösungs|therapie** (Therapie*) f: Methode der Körperwahrnehmungsschulung, die von Alice Schaarschuch in den 50er Jahren entwickelt u. von Hedi Haase erweitert wurde; Bestandteile sind Körpertastbarkeit, Atemtherapie, Massagegrifftechniken, Lagerungen u. Atmungslenkung durch sog. Packegriffe, um eine psychophysische Eutonisierung zu erlangen.

**Schachtel|halm:** Equisetum arvense; Pflanze aus der Familie der Schachtelhalmgewächse, Equisetaceae; **Arzneidroge:** getrocknete, grüne, sterile Sprosse (Equiseti herba); **Inhaltsstoffe:** 5–8 % Kieselsäure, aliphatische Säuren (z. B.

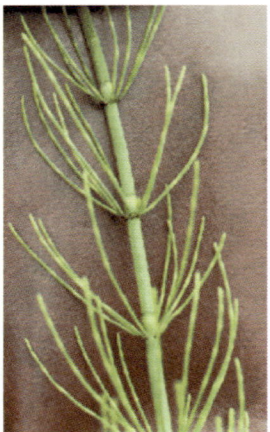

Schachtelhalm

Shikimisäure, Meso-Weinsäure), Derivate der Hydroxyzimtsäure (z. B. Chlorogensäure), Flavonoide (v. a. Kämpferol- u. Quercetinglykoside); **Wirkung:** diuretisch; **Verw.:** als Teeaufguß u. andere galenische Zubereitungen innerlich bei posttraumatischem u. statischem Ödem, zur Durchspülung bei bakteriellen u. entzündlichen Erkrankungen der ableitenden Harnwege sowie bei Nierengrieß; äußerlich zur unterstützenden Behandlung schlecht heilender Wunden; **traditionell** auch als blutstillendes Mittel, als Adjuvans bei tuberkulösen Erkrankungen, bei rissigen Fingernägeln, Haarausfall, rheumatischen Erkrankungen, Gicht, Geschwüren, Schwellungen, Frakturen, Frostschäden; zur biologischen Schädlingsbekämpfung; **Kontraindikation:** keine Durchspülungstherapie bei Ödemen infolge eingeschränkter Herz- od. Nierentätigkeit; **homöopathische** Zubereitungen aus der frischen, im Spätsommer gesammelten Pflanze mit sterilen Stengeln bei Nieren- u. Harnwegerkrankungen.

**Schadens|zauber:** s. Hexerei.

**Schad|stoffe:** syn. biogene Substanzen; chemische Verbindungen, die von lebenden Organismen synthetisiert werden u. oberhalb bestimmter Konzentrationen, abhängig von der Art des Stoffes u. der Applikation, Dauer der Einwirkung u. individueller Empfindlichkeit, im Organismus zu vorübergehender Schädigung bis zum Tod führen können; sie kommen im Gegensatz zu Fremdstoffen\* auch natürlicherweise in Lebensmitteln vor. **Einteilung:** 1. primär toxische Sch. (syn. Antinutritiva, antinutritive Inhaltsstoffe): von Organismen produzierte Substanzen mit funktioneller Bedeutung wie Schädlingsresistenz od. Abwehr von Feinden; z. B. biogene Amine, Cyanogene, Oxalsäure; 2. sekundär toxische Substanzen; entstehen bei der Lagerung od. Verarbeitung von Lebensmitteln; z. B. heterocyclische aromatische Amine, polycyclische aromatische Kohlenwasserstoffe, Nitrate, Nitrosamine, Mykotoxine, bakterielle Toxine.

**Schad|wellen:** von dem Physiker W. Langreder (1985, 1989, 1992) i. R. seiner medizinischen Mikromagnetik\* (Abk. MMM) geprägte Bez. für sog. Störwellen, die „tief im Zellinneren" lokalisiert sein sollen; daher wird in der MMM eine sog. Schadwellenbeseitigung u. Zellsäuberung, z. B. durch Einsatz von 24 unterschiedlichen elektromagnetischen Informationen (als Teilmagneten in diversen 5 ml-Fläschchen verpackt), zur Behandlung angeboten. Die MMM kennt auch sog. **Schönwellen** mit heilendem Charakter.

**Schaf|garbe:** Sammelbezeichnung für Pflanzen der Achillea-millefolium-Gruppe; morphologisch sehr nahestehende Pflanzen aus der Familie der Korbblütler, Asteraceae, mit verschiedenen Ploidiestufen u. teilweise äußerst unterschiedlicher Zusammensetzung der Inhaltsstoffe; **Arzneidrogen:** Blütenstand (Millefolii flos)

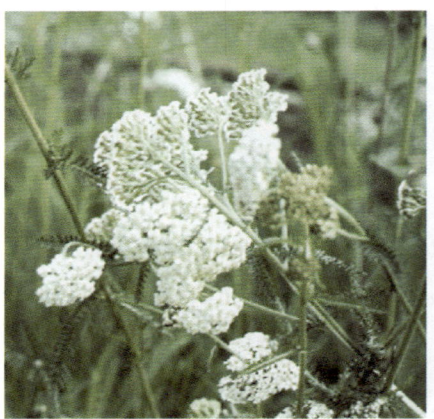

Schafgarbe

u. Kraut (Millefolii herba); **Inhaltsstoffe:** bis über 1 % ätherisches Öl mit bis zu 25 % Chamazulen, das sich bei der Destillation aus Vorstufen bildet; weitere Sesquiterpenlactone (Guajanolide, Eudesmanolide, Longipinen- u. Germacren-Derivate), Flavonoide (v. a. Apigenin- u. Luteolin-7-glucoside); **Wirkung:** antimikrobiell, choleretisch, spasmolytisch, antiinflammatorisch; **Verw.:** Aufguß von Blüten od. Kraut, Frischpflanzenpreßsaft od. andere galenische Zubereitungen innerlich bei Appetitlosigkeit, dyspeptischen Beschwerden, äußerlich zu Sitzbädern bei Pelvipathia vegetativa; **traditionell** auch bei Leber-Galle-Leiden, Blasen- u. Nierenerkrankungen, Menstruationsstörungen, Diarrhoe, Fieber u. Schmerzen, in Form von Bädern bei Entzündungen, Wunden, Hämorrhoiden, Blutungen, Verbrennung; **NW:** selten Kontaktdermatitis (sog. Wiesengräserdermatitis) u. Überempfindlichkeit gegen Sch. u. andere Korbblütler; **homöopathische** Zubereitungen aus den frischen oberirdischen Teilen blühender Pflanzen bei Blutungen, Varizen u. Krampfschmerz.

**Schamane** m: Heiler*, dessen Aufgabe in einer Reise in die jenseitige Welt besteht mit dem Ziel, die Seele eines Kranken zurückzuholen u. mit seinem Körper wieder zu verbinden; i. R. einer Zeremonie bedient er sich dabei der Technik der Ekstase*. Gekennzeichnet ist der Sch. durch bestimmte Merkmale, u. a. die mit charakteristischen formalen Elementen versehene Schamanentrommel. Das Vorkommen des Sch. wurde v. a. für den sibirischen Raum beschrieben; aber auch in anderen Teilen der Welt finden sich schamanistische Elemente in mehr od. weniger großer Vollständigkeit. Dazu gehören: Träume von Berufung, eine lange Lehrzeit, ein (od. mehrere) begleitendes transzendentales Wesen, die Reise in die jenseitige Welt (Himmelsflug), Persönlichkeitsänderung, Tod u. Wiedergeburt. Der **Schamanismus** ist nicht eine spezielle Religion, sondern eine Technik im Umgang mit dem Anderen. Nachdem der Schamanismus von Ärzten u. Ethnologen lange Zeit als Geisteskrankheit eingeordnet u. Sch. als gestörte Persönlichkeiten angesehen wurden, kommt man immer mehr zu der Auffassung, daß Besessenheitszeremonien als Therapieformen anzusehen sind, die durchaus Gemeinsamkeiten mit aktuellen Techniken der in unserer Medizin praktizierten Einzel- u. Gruppentherapien haben. Vgl. Priesterheiler.

**Schaukel|diät** (Diät*) f: Reduktionsdiät* mit dreitägig abwechselndem Verzehr von ansäuernder Kost (protein- u. fettreich, z. B. Hülsenfrüchte, Getreide, Vollkornbrot, Fleisch, Fisch, Käse, Quark, Eier) u. alkalisierender Kost (Vollmilch, Obst, Gemüse) zur Änderung der Harnreaktion (sauer-alkalisch), um insbesondere Koli- u. Proteusbakterien im Wachstum zu hemmen; **Anw.:** bei bakteriellen Erkrankungen der Harnwege; heute obsolet, da eine bessere Harnansäuerung mit Ammoniumchlorid u. eine Harnalkalisierung mit Natriumbicarbonat u. Zitronensäure zu erreichen ist.

**Scheide|kunst:** Teil der Spagyrik*; Anwendung bei der spagyrischen Herstellung von Arzneimitteln, bei der versucht wird, durch den Vorgang der Scheidung eine Veränderung der inneren Struktur der Arcana* (Heilkraft) zu erreichen, um sie aus den inneren Verbindungen mit dem Stoff zu trennen. Dabei soll z. B. die Giftwirkung von einer Arznei getrennt werden u. die „gerechte" Wirkung i. S. einer harmonisierenden Heilwirkung erhalten bleiben. Vgl. Alchemie.

**Schein|therapie** (Therapie*) f: Plazeboersatz in klinischen Studien für den Vergleich zu Therapieverfahren, denen kein adäquates Plazebo gegenübergestellt werden kann; Sch. kann z. B. in klinischen Studien eingesetzt werden, die untersuchen, ob die therapeutischen Effekte der Akupunktur spezifischer od. unspezifischer Natur sind. Was eine aussagefähige Scheinakupunktur darstellt, wird derzeit allerdings noch kontrovers diskutiert.

**Scheller-Test** m: Testverfahren zum mutmaßlichen Nachweis von Krebserregern (sog. Viromyzeten); wissenschaftlich widerlegt.

**Schenkel|guß:** Guß nach Kneipp vom Fuß bis zum Gesäß bzw. zur Leistenbeuge; **Anw.:** bei venösen Beschwerden, zur Abhärtung; vgl. Kniehuß.

**Schild|drüsen|über|funktion** (lat. functio Verrichtung, Funktion) f: Hyperthyreose*.

**Schlacken|kost:** Kost, die große Mengen an Ballaststoffen* durch einen hohen Gehalt an Vollkornprodukten, Gemüse, Obst u. a. enthält; Anwendung z. B. bei Obstipation, Diabetes mellitus, Übergewicht u. Divertikulose.

**Schlaf|störungen:** auch Schlaflosigkeit, Insomnie; **Formen: 1.** Einschlafstörungen; Ursache: primär (bei Erkrankungen der Schlafzentren) od. sekundär (Einwirkung von Licht, Lärm usw. od. bei Schmerzen, Sorgen, Angst usw.); **2.** Durchschlafstörungen: Vorkommen besonders häufig im Alter u. bei hohem Fieber; vorzeitiges Aufwachen meist i. R. eines depressiven Syndroms; **Therapie:** aus dem Bereich der Naturheilkunde u. alternativen Heilverfahren kommen Autogenes* Training, progressive Relaxation*, Qi*-Gong, Farbtherapie*, Heilmagnetismus*, Sophrologie*, Hydrotherapie* (Arm-, Fuß-, Halbbad, Kurz- u. Lendenwickel) in Betracht sowie phytotherapeutisch Zubereitungen aus Baldrian*, Hopfen*, Lavendel*, Melisse*, Passionsblume* u. Yohimbin*, traditionell auch aus Angelika, Beifuß, Dill, Kamille u. Klatschmohn sowie homöopathisch z. B. aus Brechnuß, amerikanischem Frauenschuh, Hafer, Kaffee u. Rettich.

**Schlamm:** s. Peloid.

**Schlamm|bad:** syn. Schlickbad; Ganz- od. Teilbad unter Anwendung feinkörniger Sedimente (Heilschlamm) aus stehenden Gewässern

(Binnenseen, Wattenmeer, Quellmund der Mineralquellen); als Dickschlamm (Peloid*) für Wärmepackungen (hohe Wärmekapazität), dünnbreiig für Bäder (Sorption chemischer Inhaltsstoffe); **Anw.:** s. Moorbad, Fango.

**Schlangen|holz:** Rauwolfia* serpentina.

**Schlankheits|diät** (Diät*) f: s. Reduktionsdiät.

**Schlankheits|kur** (Kur*) f: Maßnahme zur Reduktion des Körpergewichts, die häufig an einen längeren Kuraufenthalt gebunden ist; Kombination von Bewegungstherapie u. dem Versuch einer Umstellung der Ernährungsgewohnheiten.

**Schlehe:** Prunus spinosa, Schlehdorn, Eschendorn; Strauch aus der Familie der Rosengewächse, Rosaceae; **Arzneidrogen:** vor Erscheinen der Blätter gesammelte u. getrocknete, entfaltete Blüten (Pruni spinosae flos), frische od. getrocknete, reife Früchte (Pruni spinosae fructus); **Inhaltsstoffe:** Blüten: Quercetin-, Kämpferol- u. Blausäureglykoside (Amygdalin); Früchte: Gerbstoffe, Zucker, Säuren, Pektin; **Wirkung:** Früchte adstringierend; **Verw.:** Blüten **traditionell** bei Erkältungskrankheiten, als Abführmittel, bei Magen-Darm-Beschwerden, Nieren- u. Blasenleiden, allgemeiner Erschöpfung; äußerlich bei Exanthemen; der Saft der Früchte als Gurgelmittel bei Mund-, Rachen- u. Zahnfleischentzündungen; Schlehensirup u. -wein als Purgans u. Diuretikum; Fruchtmarmelade bei Magenschwäche, Blasen- u. Harnleiden; **homöopathische** Zubereitungen aus den frischen, im Aufblühen begriffenen Blüten bei leichter Herzinsuffizienz, Ödemneigung, Ziliarneuralgie.

**Schleifen|blume:** Iberis amara, syn. Bauernsenf; einjährige Pflanze aus der Familie der Kreuzblütler, Brassicaceae; **Arzneidrogen:** reife Samen (Iberidis semen), frische, blühende Pflanze (Iberis-amara-Kraut); **Inhaltsstoffe:** Cucurbitacine (v. a. E u. I); Blüten: Flavonolglykoside; Samen: Glucosinolate (Glucoiberin, Glucocheirolin, Glucoibervirin) u. 12,8 % fettes Öl; **Wirkung:** antitumoral (Cucurbitacine), antimikrobiell, antiexsudativ; **Verw.: traditionell** bei Verdauungsstörungen, zur Anregung der Magensaftsekretion; als Amarum mit choleretischem Effekt; die Wirksamkeit der Droge bei diesen Indikationen ist nicht ausreichend belegt. **Kontraindikation:** Schwangerschaft; **homöopathische** Zubereitungen aus den reifen, getrockneten Samen bei Herzrhythmusstörungen u. Herzschwäche.

**Schleim|fasten:** s. Fasten.

**Schleim|freie Heil|kost:** s. Heilkost, schleimfreie.

**Schlick|bad:** syn. Schlammbad*.

**Schluck|auf:** s. Singultus.

**Schlüssel|blume:** s. Primel.

**Schlüssel|sym|ptom** (Symptom*) n: Bez. in der Homöopathie* für ein Symptom mit hoher Spezifität für ein Arzneimittel u. häufigem Vorkommen bei damit geheilten Fällen; meist sehr ungewöhnlich u. differenziert, so daß es eine schnelle u. sichere Arzneimittelwahl* ermöglicht, sofern das Arzneimittelbild* der übrigen Patientensymptomatik entspricht. Vgl. Symptom, vollständiges.

**Schmal|blättriger Sonnen|hut:** Echinacea* angustifolia.

**Schmerz:** Dolor; komplexe Sinneswahrnehmung unterschiedlicher Qualität (z. B. stechend, ziehend, drückend), die i. d. R. durch Störung des Wohlbefindens als lebenswichtiges Symptom von Bedeutung ist u. in chronischer Form einen eigenständigen Krankheitswert erlangt; **Formen** u. **Ätiologie: 1.** Nozizeptorenschmerz mit Erregung von Schmerzrezeptoren u. Weiterleitung der Impulse an das Zentralnervensystem; **2.** neuropathischer Sch. infolge Schädigung des peripheren od. zentralen Nervensystems (z. B. nach Amputation, Querschnittslähmung, Zoster, bei diabetischer Polyneuropathie); **3.** Sch. infolge funktioneller Störungen (z. B. Migräne durch vaskuläre Fehlregulation, Rückenschmerzen durch körperliche Fehlhaltungen) einschließlich psychosomatischer Vorgänge (z. B. Sympathikusaktivierung bei Angst, Muskelverspannung bei emotionalem Streß); auch psychosoziale Einflüsse können schmerzverstärkend od. chronifizierend wirken (vermehrte Zuwendung bei Schmerzverhalten als sekundärer Krankheitsgewinn) u. sind bei Schmerztherapie* zu berücksichtigen. Vgl. Schmerzsyndrome.

**Schmerz|syn|drome** (gr. σύνδρομος mitlaufend, begleitend) n pl: Oberbegriff für Beschwerdebilder, die mit chronischen (d. h. seit mehr als 6 Monate bestehenden, dauernden od. rezidivierenden) Schmerzen einhergehen; **Formen: 1.** Entzündungsschmerzen bei entzündlichen Erkrankungen wie rheumatoider Arthritis, Polyarthritis, Myositis, Appendizitis, Pankreatitis, Zahnschmerzen, Wundschmerz; **2.** spastische Schmerzen durch übermäßige Kontraktion von glatter Muskulatur innerer Organe; **3.** Nervenschmerzen (s. Neuralgie; **4.** Fehlregulationsschmerzen z. B. durch unangepaßte motorische Steuerung der Skelettmuskulatur (Hartspann, Schmerzen bei Fehlhaltung), Fehlfunktion des sympathischen Nervensystems (sympathische Algodystrophie, Ischämie durch Vasospasmus), Fehlregulation von Neurotransmitterwirkungen auf die Gehirngefäße (Migräne); **5.** psychosomatische Schmerzen: körperliche Äußerungen von unbewältigten psychischen od. psychosozialen Problemen. Schmerzen können auch begünstigt werden durch operante Konditionierung bei sozialen Vorteilen durch

Schmerzäußerung (sog. sekundärer Krankheitsgewinn); z. B. konversionsneurotische Schmerzen, Migräne nach psychischer Belastung, kindliche Bauchschmerzen zum Aufrechterhalten der elterlichen Zuwendung. Beim Somatisierungsprozeß können Mechanismen der Fehlregulation (z. B. psychisch ausgelöste Muskelverspannung) mitwirken. Vgl. Schmerztherapie. **Schmerz|syn|drom, myo|faszi̱ales** (↑) n: s. Triggerpunkt.

**Schmerz|therapie** (Therapie*) f: Anwendung verschiedener therapeutischer Prinzipien zur Beeinflussung akuter u. chronischer Schmerzzustände; 1. kausale od. palliative Behandlung der Schmerzursache mit dem Ziel der Schmerzaufhebung bzw. -reduktion; 2. Beseitigung nervöser od. neurohumoraler Fehlregulationen, v. a. einer sympathischen Fehlsteuerung mit Selbstunterhaltung chronischer Schmerzen; 3. symptomatische Sch. durch: a) Verringerung der Erregung von Schmerzrezeptoren; b) Blockade der Nervenleitung; c) Hemmung der zentralnervösen Schmerzinformation; d) Beeinflussung des Schmerzerlebnisses; zum (kombinierten) Einsatz kommen: Pharmakotherapie mit Opiaten u. nichtopioiden Analgetika; phytotherapeutisch traditionell mit Zubereitungen aus Aconitum napellus, Bockshornklee, Lemongras, Pestwurz, Quendel u. Schafgarbe; therapeutische Lokalanästhesie, rückenmarknahe Analgesie, Neurolyse (irreversible Nervenschädigung), physikalische Therapie (z. B. Bergonié*-Maske, Impulsgalvanisation*), Elektrostimulationsanalgesie*, Akupunktur*, Akupunktmassage*, Elektroakupunktur nach Voll (s. Elektroakupunktur), Aurikulotherapie*, Elektroneuraltherapie*, neurochirurgische Schmerzoperationen, radiologische Therapie, psychologische Verfahren (z. B. Autogenes* Training, Biofeedback*, Hypnotherapie*, Verhaltenstherapie*) sowie Aschner*-Methode, Baunscheidt*-Verfahren, Eichotherm*-Behandlung, Farbtherapie*, Gelosentherapie*, Heilmagnetismus*, Setzen einer Fontanelle*, Tragen eines Kupferbands*, Magnetfeldtherapie*, Meditation*, Mesotherapie*, Mora*-Therapie, Reiki*, petechiale Saugmassage*, Softlaser* u. Zilgrei*-Methode. Zur subjektiven Dokumentation der Wirksamkeit ist das Führen eines Schmerztagebuchs durch die Patienten empfehlenswert.

**Schnee|ball, amerikanischer:** Viburnum prunifolium; Strauch aus der Familie der Geißblattgewächse, Caprifoliaceae; **Arzneidroge:** getrocknete Stamm- u. Zweigrinde (Viburni prunifolii cortex); **Inhaltsstoffe:** Amentoflavon, Triterpene, Cumarine; **Wirkung:** spasmolytisch; **Verw.:** traditionell bei Dysmenorrhoe, falschen Wehen, drohendem Abort, Schwangerschaftserbrechen u. klimakterischen Beschwerden, als Kontrazeptivum; **homöopathische** Zubereitungen aus den frischen, reifen Früchten bei

Regelstörungen, Schwangerschaftsbeschwerden u. nervösen Störungen.

**Schnee|ball, gemeiner:** Viburnum opulus; Strauch aus der Familie der Geißblattgewächse, Caprifoliaceae; **Arzneidroge:** getrocknete Rinde (Viburni opuli cortex); **Inhaltsstoffe:** Triterpene, Gerbstoffe, 0,3 % ätherisches Öl, Viburnin (Glucosid der Baldriansäure), Harz mit zahlreichen Fettsäuren (v. a. Baldrian-, Capron-, Essig-, Isovalerian- u. Palmitinsäure); **Wirkung:** spasmolytisch, adstringierend; **Verw.:** traditionell als Extrakt bei drohendem Abort, falschen Wehen, Abdominalbeschwerden u. Menstruationsstörungen; **NW:** bei größeren Dosen od. nach längerem Gebrauch Schwindel, Erbrechen, Sprach-, Bewegungs- u. Bewußtseinsstörungen, Dyspnoe, Mundtrockenheit; **homöopathische** Zubereitungen aus der frischen Rinde bei Dysmenorrhoe.

**Schnee|gehen:** Maßnahme zur Abhärtung* nach Kneipp, bei der einige Sekunden barfuß auf weichem Schnee gelaufen wird; danach Wiedererwärmung durch Laufen mit Fußbekleidung.

**Schnellender Finger:** s. Finger, schnellender.

**Schnell|imbiß:** s. Fast food.

**Schnitzer-Kost** (Johann Georg Sch., deutscher Zahnarzt, geb. 1930): vegetarische Ernährungsform (s. Vegetarismus) zur Prophylaxe u. Therapie verschiedener Erkrankungen (z. B. rheumatische Erkrankungen, Herz-, Gefäß- u. Kreislauferkrankungen, Zahnkaries u. Parodontose), Verbesserung der Lebensqualität u. Stärkung der Abwehrkräfte; Bevorzugung von Nahrungsmitteln* aus ökologischem Landbau; Meiden von Auszugsmehlen, raffiniertem Zucker, Fleisch, Fisch, gehärteten u. raffinierten Fetten u. Ölen, gekochtem Gemüse u. Obst, Säften (auch frisch gepreßt), Kaffee u. Alkohol; **Formen:** 1. Schnitzer-Intensivkost (zur Therapie) ausschließlich vegetable Rohkost als sog. Urnahrung aus „lebendigen" (nicht behandelten) Lebensmitteln mit einem Energiegehalt von ca 1500 kcal/Tag bzw. 6300 kJ/Tag; der Tagesplan besteht morgens aus Frischkornbrei mit Obst, mittags u. abends aus Salatrohkost mit geschrotetem od. gekeimtem Getreide od. Nüssen. 2. Schnitzer-Normalkost (zur Prävention): gemäßigtere Form, die zusätzlich geringe Mengen an Vollkornbrot u. -gebäck, Milchprodukten, Eiern u. Kartoffeln erlaubt; Energiegehalt ca. 2200 kcal/Tag bzw. 9200 kJ/Tag. **Ernährungsphysiologische Bewertung:** Intensivkost als vegane Rohkost*-Ernährung auf Dauer problematisch; Normalkost als Dauerernährung geeignet.

**Schnupfen:** s. Rhinitis.
**Schöll|kraut:** Chelidonium majus; Staude aus der Familie der Mohngewächse, Papavera-

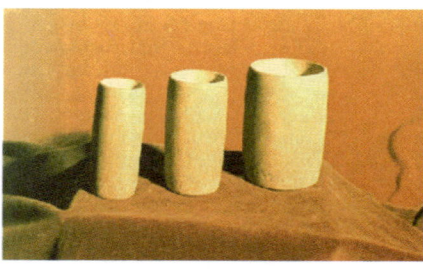

Schöllkraut: Chelidonin

ceae; **Arzneidroge:** oberirdische Teile (Chelidonii herba); **Inhaltsstoffe:** bis 1 % Alkaloide (z. B. Coptisin, Sanguinarin u. Chelerythrin); **Wirkung:** papaverinartig, spasmolytisch; **Verw.:** Fertigarzneimittel bei Spasmen im Bereich der Gallenwege u. des oberen Magen-Darm-Trakts (12–30 mg Gesamtalkaloide, entsprechend 2–5 g Droge); **traditionell** auch bei Gicht, Rheuma, als Antineuralgikum; äußerlich gegen Warzen (frischer Milchsaft); **homöopathische** Verwendung der frischen Blüten bei Leber- u. Galleleiden.

**Schön|wellen:** s. Schadwellen.

**Schon|kost:** syn. gastroenterologische Basisdiät*.

**Schröpfen:** seit der Antike in allen bedeutenden Kulturen u. medizinischen Systemen benutztes Verfahren einer hautreizenden Therapie mit lokalen u. reflektorischen Wirkungen; in verschiedenen, der Haut aufgesetzten Hohlkörpern (sog. Schröpfköpfe; ursprünglich z. B.

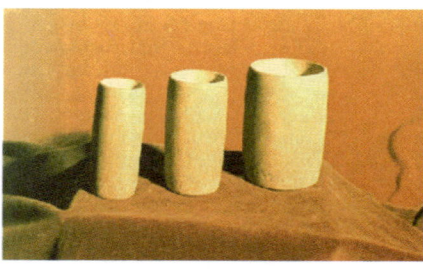

Schröpfen:
Schröpfköpfe aus Bambussegmenten

Bambusstabsegmente od. Tierhörner, jetzt überwiegend Glasgefäße) wird ein Unterdruck erzeugt, so daß Haut u. Unterhaut tief in das Gefäß hineingesogen werden. In der Regel kommt es hierbei zu einem ausgeprägten subkutanen Hämatom. Bei blutigem Schröpfen tritt nach zuvor erfolgter Skarifikation der Haut Blut aus dem Körper aus. **Technik:** Im Inneren des Schröpfkopfes wird ein Wattebausch mit etwas Spiritus abgebrannt; mit dem Abkühlen der

erhitzten Luft entsteht ein Vakuum; alternativ wird die Luft aus dem bereits aufgesetzten Schröpfkopf abgesaugt. Ältere Vorstellungen zu den Wirkungsmechanismen gehen von einer Manipulation nicht materieller Anteile des Menschen (z. B. dem Absaugen von Krankheitsstoffen) od. von Gewebeflüssigkeiten (beides auch im Sinne einer Materia* peccans) als abod. ausleitende Therapie* aus. Ein modernes neurophysiologisches Konzept beschäftigt sich mit den lokalen u. reflektorischen Wirkungen der Maßnahme selbst u. den Wirkungen des erzeugten Hämatoms. In der traditionellen chinesischen Medizin* gilt das unblutige u. blutige Sch. als Brennmethode (ähnlich der Moxibustion*), weil dabei Feuer zur Erzeugung des Vakuums im Schröpfkopf eingesetzt wird. **Indikationen:** schmerzhafte Weichteilsyndrome des Bewegungsapparats (besonders bei einer lokalen Symptomatik der Fülle*) u. viszerale Schmerzsyndrome (auch bei einer Fülle in den segmental zugeordneten Bereichen der Haut u. Unterhaut).

**Schröpf|massage** (Massage*) f: Variante des Schröpfens*, bei der der mit einem Vakuum versehene Schröpfkopf einige Minuten auf der eingefetteten Haut hin u. her verschoben wird, bis sich eine Hyperämie od. ein oberflächliches Hämatom bildet.

**Schroth-Kur** (Johannes Sch., Naturheilkundiger, Niederlindewiese, 1798–1856; Kur*) f: Form der naturheilkundlichen Ernährungstherapie* zur allgemeinen Umstimmung u. Entschlackung des Organismus, insbesondere bei Stoffwechsel- u. rheumatischen Erkrankungen; **1.** Anwendung feuchtwarmer Packungen zur Stimulation der Wärmeproduktion u. **2.** fett-, protein- u. salzarme Kost, bei der nach Originalvorschrift leichter Weißwein (heute meist durch Frucht- u. Gemüsesäfte ausgetauscht) zur Steigerung des Stoffwechsels getrunken wird; periodischer Wechsel von drei Trockentagen (Verzehr von Getreideschrotbrei, Schrotsemmeln, Vollkorn- u. Knäckebrot, Trockenobst, Nüssen), zwei kleinen (1 l Flüssigkeit) u. zwei großen Trinktagen (2 l Flüssigkeit); stationär Durchführung über 3–4 Wochen. Der Energiegehalt ist mit ca. 400–800 kcal bzw. 1700–3400 kJ sehr niedrig. Vgl. Heilfasten.

**Schüßler-Bio|chemie** (Wilhelm Heinrich Sch., Arzt, Oldenburg, 1821–1898; Bio-*) f: Biochemie nach Schüßler.

**Schüttel|mixtur** (lat. mixtura Mischung) f: s. Lotion.

**Schul|medizin** (lat. ars medicina ärztliche Kunst) f: Bez. für die allgemein anerkannte u. an den medizinischen Hochschulen gelehrte Medizin i. S. einer angewandten Naturwissenschaft; gelegentlich wird deren Ausschließlichkeitsanspruch kritisiert u. der Begriff diskriminierend benutzt; vgl. Allopathie, Alternativmedizin, Komplementärmedizin.

**Schuppen|flechte:** s. Psoriasis.

**Schwäche:** s. Erschöpfungszustände.

**Schwamm|gurke:** s. Luffa cylindrica.

**Schwangerschafts|erbrechen:** s. Hyperemesis gravidarum.

**Schwarzer Holunder:** s. Holunder, schwarzer.

**Schwarzer Pfeffer:** s. Pfeffer, schwarzer.

**Schwarzer Tee:** s. Tee, schwarzer.

**Schwarzes Bilsen|kraut:** Hyoscyamus* niger.

**Schwarz|kümmel|öl:** kaltgepreßtes Öl aus den Samen des ägyptischen Schwarzkümmels (Nigella sativa, sog. Jungfer im Grünen; einjährige Pflanze aus der Familie der Hahnenfußgewächse (Ranunculaceae); **Inhaltsstoffe:** ca. 35 % pflanzliche Fette, bestehend aus fettem Öl mit mehrfach ungesättigten Fettsäuren u. ätherischem Öl mit α- u. β-Pinen, 1,8-Cineol, Borneol, Bornylacetat, Thymol, p-Cymen u. a.; Eiweiß u. Kohlenhydrate im Samen; **Verw.:** traditionell sowohl äußerlich als auch innerlich in Form von Einreibung, Inhalation, Öl u. Ölkapseln bei Erkrankungen der Haut (z. B. Ekzem, atopisches Ekzem, Psoriasis vulgaris), der Atemwege u. Gelenke sowie bei Infektionen, Allergien u. Verdauungsstörungen; **Dosierung:** innerlich 3mal täglich 20–25 Tropfen (bzw. 3 × 2 Kapseln); Sch. ist in der Bundesrepublik Deutschland als Arzneimittel nicht zugelassen, allerdings handelsüblich als Nahrungsergänzungsmittel ohne arzneiliche Aussagen. Es wird v. a. in der Laienpresse mit überzogenen Indikationen propagiert.

**Schweden|diät** (Diät*) f: von Jonas Bergström (geb. 1929) entwickelte proteinarme, jedoch nicht proteinselektive (vgl. Kartoffel-Ei-Diät) Diät mit 20–30 g Protein/Tag nach freier Wahl; zur ausreichenden Deckung des Aminosäurebedarfs Supplementierung mit 6,5 g essentiellen Aminosäuren; **Anwendung** bei Nierenerkrankungen.

**Schweden|trunk:** auch Schwedenbitter; Bez. für ein Phytotherapeutikum, bestehend aus Auszügen von Aloe, Sennesblättern, Manna, Myrrhe, Angelika, Eberwurz, gelbem Enzian, Rhabarber, Cedoaria, Kampfer, Krokus, Theriak u. Vitamin C in wäßrig-alkoholischer Lösung (15 Volumenprozent Äthanol); **Anw.: traditionell** bei Appetitlosigkeit u. Dyspepsie; **Kontraindikationen:** Präileus, Ileus.

**Schwefel:** chemisches Element, Symbol S (Sulfur), OZ 16, relative Atommasse 32,07; zur Sauerstoffgruppe (Chalkogene) gehörendes, festes, gelbliches, zwei-, vier- u. sechswertiges Nichtmetall; **biochemische Funktion:** Bestandteil der Aminosäuren Cystein u. Methionin u. damit einer Vielzahl von Proteinen (z. B.

Insulin, Ribonuklease); Sulfat wird für Konjugationsreaktionen in der Leber zur Entgiftung von Phenolen, Steroiden u. Indoxyl benötigt. **Vorkommen in Nahrungsmitteln:** besonders in Fleisch, Eiern, Milch u. Milchprodukten sowie Nüssen u. Leguminosen; Bedarf u. Mangelerscheinungen sind bisher nicht bekannt. **Intoxikationen:** Durch synergetische Wechselwirkungen mit Molybdän* kann es durch Bildung von Kupfer-Schwefel-Molybdän-Verbindungen zu einem Kupfermangel kommen.

**Schwefel|quelle: 1.** natürliches Sch.: s. Schwefelquelle; **2.** künstliches Sch.: durch Zusatz von 100–200 g Schwefelsalz (Kalium sulfuricum) zubereitetes Vollbad; **Anw.:** bei rheumatischen Erkrankungen.

**Schwefel|quelle:** gelösten ($H_2S$) bzw. iongen gebundenen Schwefelwasserstoff sowie Sulfide enthaltende Quelle mit mindestens 1 mg Gesamtschwefel/l; **Anw.:** bei entzündlichen u. degenerativen Gelenkerkrankungen, Gicht, Hauterkrankungen (keratolytischer Effekt). Vgl. Su.-fatwasser.

**Schwell|strom:** Folge von Gleichstromimpulsen mit kontinuierlich an- u. wieder absteigender Intensität, durch die nacheinander die Muskelfasern mit entsprechender Reizschwelle stimuliert werden; so entstehen nicht Muskelzuckungen, sondern anschwellende Kontraktionen, d. h. fließende Bewegungen. Vgl. Elektrotherapie, Niederfrequenztherapie.

**Schwert|lilie:** Iris germanica, Iris pallida, Iris florentina; Stauden aus der Familie der Schwertliliengewächse, Iridaceae; **Arzneidroge:** geschälter u. getrockneter Wurzelstock (Iridis rhizoma, Schwertlilienwurzelstock, Iriswurzel,

Schwertlilie: (+)-cis-α-Iron

Veilchenwurzel); **Inhaltsstoffe:** 0,1–0,2 % ätherisches Öl (sog. Irisbutter) mit 10–20 % Ironen (hauptsächlich α-, β-, γ-Iron mit veilchenartigem Geruch), Isoflavone, mono- u. bicyclische Triterpene, C-Glucosylxanthone, phenolische Verbindungen (Acetovanillon, Protocatechusäure u. a.), Isoflavonoide (Irilon, Irisolidon), 20–50 % Stärke (Irisin); **Wirkung:** ulkusprotektiv; **Verw.:** als Bestandteil von Teemischungen u. in einigen galenischen Zubereitungen **traditionell** zur Förderung der Nierentätigkeit, als Expektorans u. Mucilaginosum bei Erkältungskrankheiten, Bronchitis, Asthma bronchiale, Brechreiz u. Ekelgefühl, Kreislaufschwäche, Blähungen, Kopfschmerz, Migräne, Entzündungen im Magen-Darm-Trakt. Die Wirksamkeit bei diesen Anwendungsgebieten ist nicht belegt. Äußerliche Anwendung in Zahnpasten u. zum Einpudern bei Hautreizungen; gedrechselte Stücke als Kaumittel für zahnende Kinder (aus hygienischen Gründen abzuraten); als Räuchermittel u. zur Bereitung von Likören u. Bitterschnäpsen. **Homöopathische** Zubereitungen aus frischen unteriridischen Teilen von Iris versicolor bei Migräne (Wochenendmigräne), Sodbrennen.

**Schwitz|bad:** s. Überwärmungsbad.

**Scilla maritima** f: s. Meerzwiebel.

**Scopol|amin** n: 6β,7β-Epoxy-3α(1αH,5αH)-tropanyl-(S)-tropat (IUPAC); in Nachtschattengewächsen vorkommendes Alkaloid mit para-

Scopolamin

sympatholytischer Wirkung; **Verw.:** Mydriatikum, Prophylaxe der Reisekrankheit (transdermale Anwendung). Im Gegensatz zu Hyoscyamin* wirkt S. motorisch dämpfend.

**Scopolia carniolica** f: Tollkraut, Glockenbilsenkraut; ausdauernde Pflanze aus der Familie der Nachtschattengewächse, Solanaceae; **Arzneidrogen:** getrocknete Wurzelstöcke (Scopoliae carniolicae rhizoma) u. vor der Blüte gesammelte u. getrocknete Bätter (Scopoliae carniolicae folium); **Inhaltsstoffe:** Wurzel: 0,3 – 0,8 % Tropanalkaloide (z. B. L-Hyoscyamin, Cuskhygrin, Scopolamin in Spuren), Cumarinderivate; Blätter: Scopolamin (45 – 66 % der Gesamtalkaloide), Rutosid, Aesculetin, Chlorogenu. Kaffeesäure; **Wirkung:** parasympatholytisch, anticholinerg, positiv chronotrop u. dromotrop; **Verw.:** innerlich bei kolikartigen Spasmen des Magen-Darm-Trakts, der Gallengänge, der ableitenden Harnwege; **traditionell** auch bei Gicht, Koliken u. als Schlafmittel; zur industriellen Gewinnung von L-Hyoscyamin bzw. Atropin; **NW:** Mundtrockenheit, Schweißverminderung, Wärmestau, Hautrötung, Akkommodationsstörungen, Miktionsbeschwerden; **Wechselwirkungen:** Wirkungsverstärkung bei gleichzeitiger Gabe von tricyclischen Antidepressiva, Amanta-

din, Chinidin; **Kontraindikationen:** Glaukom, Prostataadenom, Tachykardie, mechanische Stenosen im Magen-Darm-Bereich, Megakolon.

**Scrophulosis** (lat. scrofulae Halsdrüsen; -osis*) f: s. Skrofulose.

**Secale|alkaloide** n pl: syn. Ergotalkaloide*.

**Secale cornutum** n: syn. Mutterkorn*.

**Sechs Hohl|organe** (gr. ὄργανον Werkzeug) n pl: in der traditionellen chinesischen Medizin* Bez. für Gallenblase, Magen, Dünndarm, Dickdarm, Blase u. die Drei Erwärmer, deren gemeinsame Funktion Transport von Nahrungs- bzw. Ausscheidungsstoffen ist; vgl. Außerordentliche Eingeweide, Fünf Speicherorgane, Syndromdiagnostik.

**Sedierende Therapie** (lat. sedativus beruhigend; Therapie*) f: s. Therapie, aktivierende.

**See|bad:** Kurort am Meer; Wirkung auf den Organismus durch Kombination der Schon- u. Reizfaktoren des Klimas (reine, allergenarme Luft, maritimes Aerosol, geringe Tagesschwankungen der Temperatur, Abkühlungsreize, Wind, Sonne) u. der mechanischen u. Solereize der Bäder; **Heilanzeigen:** Atemweg- u. Hauterkrankungen, Allergien, psychovegetatives Syndrom. Vgl. Klimakurort.

**Seelen|körper:** syn. Aura*.

**Seelen|leib:** auch Astralleib; in der anthroposophischen Medizin* Träger aller Empfindungen u. leiblich der Immunität sowie der endokrinen Vorgänge; Verbindung zwischen den leiblichen (Stoffleib, Ätherleib) u. den individuell-geistigen (Ich-Organisation) Bedingungen zur Regulation der Vorgänge des Lebens; aus dem S. stammt alle gerichtete, aber auch instinktive Bewegung. Er äußert sich in den unterschiedlichen Stimmungen od. als Gesamtgestimmtheit.

**SEG:** Abk. für Segmentelektrographie*.

**Segment|dia|gnostik** (lat. segmentum Abschnitt; gr. διαγνωστικός fähig zu unterscheiden) f: Bez. für in diagnostisches Verfahren, das sich auf die reflektorisch veränderten Gewebe u. seine Irritationssymptome richtet; diese lassen sich z. B. durch (funktionelle) Palpation u. Kibler-Hautfaltentechnik feststellen u. weisen anhand ihrer Topographie auf funktionelle Erkrankungen in den tieferen somatischen u. viszeralen Bereichen (z. B. auf bestimmte innere Organe) hin. Die Veränderungen können das klinische Bild eines peripheren Irritationssyndroms* mit Sehnen-, Muskelkontraktionen, verändertem Blutfluß, Schweißproduktion u. Gewebeveränderungen (Schwellungen) annehmen. Nach Head (1889) werden die Reflexsymptome primär in jenen Dermatomen u. Myotomen (Thorakalsegmenten) erscheinen, die über den gleichen segmental-regulatorischen Komplex angeschlossen sind wie das gestörte Organ. Zudem soll jedes Organ auch eine Sekundärzo-

ne in den Zervikalsegmenten u. im Trigeminus-
bereich auslösen können. Vgl. Irritationszone.
**Segment|elektro|graphie** (↑; gr. ἤλεκτρον
Bernstein, an dem zuerst elektrostatische Kräfte
beobachtet wurden; γράφειν schreiben) f: Abk.
SEG; diagnostisches Verfahren nach Schimmel
u. daraus abgeleitete computergestützte Form,
die die menschliche Regulationsfähigkeit (Reaktionsfähigkeit) auf standardisierte elektrische
Reizgeber in definierten Reflexzonen zur Darstellung bringen will; **Technik:** Verabreichung
von elektrischen Reizen über Elektrodenpaare
u. Zuordnung zu bestimmten Segmentzonen,
Untersuchung der Reagibilität der Hautareale
in verschiedenen Etagen (Kopf, Thorax, Bauch,
Becken), quadrantenbezogene Errechnung defi-
nierter Bewertungsziffern für sog. Belastungs-
u. Störfaktoren sowie Gewinnung von allgemeinen Hinweisen zur Regulationsfähigkeit; Veränderungen der Belastungsfaktoren werden als
funktionelle, Veränderungen der Störfaktoren
als morphologische Störungen gedeutet. **Meß-
verfahren:** Bestimmung der elektrischen Haut-
leitfähigkeit mit gepulsten Gleichstromfrequen-
zen von 13 Hz zwischen jeweils zwei überein-
anderliegenden Elektroden durch Verabreichung
von positiven u. negativen Strömen; die Meß-
strecke zwischen den jeweiligen Elektroden soll
charakteristischerweise verändert werden; die
SEG-Impulse werden mit bestimmten Reizge-
berprogrammen in die Haut geleitet u. mit
Hilfe bestimmter Parameter (Summenfaktor,
Rückstromfaktor, Relation positives/negatives
Impulspaket) interpretiert. **Anw.:** als Vorsorgeuntersuchung auf Regulationsfähigkeit, zur Bestimmung des „energetischen" Gesamtzustands
u. der Rechts- u. Linksbelastung (Lateralitätsbe-
stimmung), zur diagnostischen Dokumentation
u. therapeutischen Verlaufskontrolle; (relative)
**Kontraindikationen:** Schwangerschaft, Herzschrittmacher u. schwere Herzrhythmusstörungen. Wissenschaftlich umstrittenes Verfahren;
von Vorteil ist die Untersucherunabhängigkeit
während der Regulationsprüfung. Vgl. Diagnostik chronischer Irritationen.
**Segment|therapie** (↑; Therapie*) f: Reiz-
behandlung erkrankter innerer Organe über die
Haut unter Nutzung viszerokutaner Reflexe,
die sich aus der metamer-segmentalen Gliederung des Körpers ergeben; Innervationszonen
der Haut (Head*-Zonen), des Unterhautbinde-
gewebes (Bindegewebe) sowie des Periosts
(Sklerotome) u. der Skelettmuskeln (Myotome)
sind mit inneren Organen (Viszerotome) auf den
segmentalen Ebenen des Rückenmarks verbunden. **Methoden:** Reflexzonenmassage*, thermische u. elektrotherapeutische Reize, UV-Licht,
lokale Infiltration von Lokalanästhetika (sog.
Quaddeln); vgl. Neuraltherapie, Reizkörpertherapie.

**Seh|störungen:** s. Asthenopie.
**Seifen|kraut, gemeines:** Saponaria offici-
nalis; Pflanze aus der Familie der Nelkenge-
wächse, Caryophyllaceae; **Arzneidroge:** Wurzel,
Wurzelstock u. Ausläufer (Saponariae rubrae radix, rote Seifenwurzel); **Inhaltsstoffe:** bisdes-
mosidische Triterpensaponine; **Wirkung:** expektorierend (indirekte Wirkung durch Reizung der Magenschleimhaut), in hoher Dosis
zelltoxisch; **Verw.:** Abkochung als Expektorans
(1,5 g Droge/Tag); **traditionell** auch bei chronischen Hautkrankheiten u. rheumatischen
Erkrankungen, zu Wundspülungen; technisch
als Waschmittel aufgrund des Saponingehalts.
Die Wirksamkeit bei den beanspruchten Anwendungsgebieten ist nicht ausreichend belegt.
**NW:** selten Magenreizung.
**Seifen|rinde:** s. Quillaja saponaria.
**Seifen|wurzel, rote:** s. Seifenkraut, gemei-
nes.
**Seifen|wurzel, weiße:** s. Gipskraut.
**Seiten|beziehung:** s. Lateralität.
**Sekundäre Pflanzen|stoffe:** s. Pflanzen-
stoffe, sekundäre.
**Sekunden|phänomen** n: Bez. im Rahmen
der Neuraltherapie* für die sofortige Beschwerdefreiheit eines Patienten nach Infiltration eines Störfeldes; die Wirkung soll mindestens 20
Stunden (bei Zahnbehandlung 8 Stunden) anhalten u. bei Wiederauftreten der Beschwerden
reproduzierbar sein, bis nach wiederholten Injektionen eine dauerhafte Symptomfreiheit eintritt.
**Selbst|erfahrungs|gruppe:** 1. Gruppe, bei
der in psychotherapeutischer Absicht durch
Konfrontation des einzelnen Teilnehmers mit
den Reaktionen der Gruppe Impulse zur Selbst-
reflexion gegeben werden sollen; 2. Gruppe von
medizinisch-therapeutisch tätigen Personen, die
durch den Austausch eigener Erfahrungen ein
Verständnis für die Motivation des eigenen
Handelns (z. B. im Rahmen einer Psychotherapie) gewinnen. Vgl. Balint-Gruppe, Gruppen-
psychotherapie.
**Selbst|heilung:** Vorstellung in der Natur-
heilkunde u. Alternativmedizin, daß die „Natur" (Physis) des Menschen aus eigener Kraft
eine Erkrankung überwindet, wobei entsprechende Verfahren diesen Prozeß lediglich anregend, stärkend od. unterstützend begleiten
sollen. In diesem Sinne werden teilweise die
Begriffe Naturheilverfahren* u. Physiotherapie*
interpretiert.
**Selbst|hilfe:** Gesamtheit aller Aktivitäten,
die Menschen zur Wiederherstellung ihrer Gesundheit od. zur Bewältigung von Krankheit
u. Krankheitsfolgen mobilisieren; **Formen: 1.**
individuelle u. familiäre S.: umfaßt Selbstdia-
gnose, Pflege, Selbstmedikation u. psychosoziale
Unterstützung von Angehörigen; **2.** Selbsthil-

fegruppen: freiwilliger Zusammenschluß von Betroffenen als organisierte Form der S.; in der Bundesrepublik Deutschland existieren ca. 40 000 Selbsthilfegruppen mit Gesundheitsbezug mit 1,5 – 2 Mill. Mitgliedern; Themen sind u. a. chronische Erkrankungen (z. B. Krebsleiden, Bluterkrankungen, Multiple Sklerose), Krankheitsfolgen (z. B. künstlicher Darmausgang, Poliomyelitisspätfolgen, Schleudertrauma), Suchterkrankungen (z. B. Eßstörungen, Alkoholkrankheit), psychische Erkrankungen, Gewalt (gegen Frauen, Kinder), Behinderungen (z. B. Spastizität, Blindheit, Amputation) u. Umwelterkrankungen (z. B. durch Elektrosmog, Holzschutzmittel, radioaktive Strahlung); 3. Selbsthilfeinitiativen: zahlreiche Selbsthilfegruppen haben sich zur gemeinsamen Öffentlichkeits- (AIDS) u. Lobbyarbeit (Behindertenverbände) zu Initiativen zusammengeschlossen od. finanzieren z. T. in erheblichem Umfang Forschung. 4. Intermediäre Strukturen dienen dem Informationsaustausch zwischen Selbsthilfegruppen, als Anlauf- od. Koordinierungsstelle für Interessierte bzw. Betroffene u. als Schnittstelle mit dem professionellen System.

Die Teilnahme an Selbsthilfegruppen ist freiwillig. Mitglieder sind entweder Betroffene od. deren Angehörige (z. B. Lebenspartner von Menschen mit Angsterkrankungen, Eltern behinderter Kinder od. Kinder alkoholabhängiger Eltern; vgl. Angehörigengruppe). Organisierte Selbsthilfegruppen können einen Ersatz für erodierte primäre soziale Netze u. damit einen wichtigen Faktor sozialer u. gesundheitlicher Problembewältigung darstellen. Selbsthilfegruppen leisten Hilfe v. a. zu Krankheitsbewältigung u. Informationsaustausch unter Betroffenen, die vom professionellen System nicht geleistet werden bzw. nicht erbracht werden können: 1. Entlastung: die Erfahrung, nicht allein mit der Erkrankung zu sein, wirkt erleichternd. 2. Informations- u. Erfahrungsaustausch: neue Mitglieder können von den anderen lernen. 3. psychosoziale Unterstützung in Lebenskrisen (familiäre Konflikte inf. chronischer Erkrankung; 4. Thematisierung von Tabuthemen (z. B. Sexualität mit künstlichem Darmausgang od. nach Amputation); 5. Eröffnung neuer Problemfelder (z. B. Elektrosmog, chronisches Müdigkeitssyndrom, ruhelose Beine), die medizinisch (noch) nicht erkannt od. akzeptiert werden. Insgesamt führt S. zur Steigerung der Patientenkompetenz u. dem Erwerb einer aktiveren u. selbstbewußteren Rolle gegenüber Ärzten.

**Durchführung:** Ca. 7 – 15 Mitglieder arbeiten aktiv, selbstbestimmt u. kontinuierlich in einer Selbsthilfegruppe mit, um ein gemeinsames Krankheitsthema od. ein psychosoziales Problem zu bearbeiten. Die Gruppe arbeitet

entweder autonom ohne professionelle Helfer (Ärzte, Psychologen, Sozialarbeiter), kooperiert zeitweise mit ihnen od. wird von ihnen angeleitet. Arbeitsprinzip ist eine größtmögliche Offenheit unter den Teilnehmern u. Verschwiegenheit nach außen. V. a. bei Suchterkrankungen ist ein geschützter Rahmen u. die Wahrung der Anonymität wichtig für die Akzeptanz der S. u. den therapeutischen Erfolg. Kompetenzen u. Ressourcen der Betroffenen stehen im Mittelpunkt der Arbeit. Patienten werden zu Experten ihrer Erkrankung u. wechseln von einer passiv konsumierenden Krankenrolle zu aktiver Krankheitsbewältigung. Wissen u. Erfahrung der Gruppe kann auch anderen bzw. der Öffentlichkeit zur Verfügung gestellt werden. Einige Gruppen (z. B. Behindertenverbände) treten bewußt an die Öffentlichkeit, um gesellschaftliche Veränderungen für die Betroffenen zu erreichen od. Aufklärungsarbeit zu leisten.

**Hinweise: 1.** Bundesweite Anlaufstelle für Selbsthilfegruppen-Interessenten: Nationale Kontakt- u. Informationsstelle zur Unterstützung von Selbsthilfegruppen (NAKOS), Albrecht-Achilles-Str. 65, 10709 Berlin, Tel. 030 – 8 91 40 19, Fax 030 – 8 93 40 14. **2.** S. will u. soll nicht als Ersatz, sondern als Ergänzung des professionellen medizinischen Systems gesehen werden u. kann medizinische Leistungen nicht ersetzen.

**Selbst|management** n: von Kanfer in den 70er Jahren der in der Verhaltenstherapie* geprägte Bez., die ein Modell des therapeutischen Prozesses beschreibt, in dem die Fähigkeiten des Klienten, eigenes Verhalten durch den Einsatz erlernter Strategien selbst zu lenken bzw. zu modifizieren, besondere Beachtung findet. Durch bestimmte Methoden (z. B. Selbstbeobachtung, Schließen von Verträgen, Selbstverstärkung u. Selbstbestrafung) wird gezielt die Eigenkontrolle des Klienten für die Veränderung im therapeutischen Prozeß genutzt u. gefördert. Der Klient wird als Individuum mit Fähigkeiten zu planvollem u. zielgerichtetem Handeln verstanden, der in der Lage ist, die erforderlichen Techniken der Selbstveränderung zu erlernen u. umzusetzen.

**Selbst|sicherheits|training** n: aus der Verhaltenstherapie* stammendes u. v. a. auf den Annahmen der Lerntheorie basierendes Übungsverfahren zur Behandlung od. Verbesserung des Selbstwertgefühls sowie zur günstigen Beeinflussung problematischer sozialer Interaktionen; anhand praktischer Beispiele übt der Patient mittels Wahrnehmungsübungen, Therapeutenrückmeldung u. audiovisuellem Feedback, in therapeutischen Situationen u. später in realen Alltagssituationen sein Verhalten zu korrigieren. S. kann als Einzel- u. Gruppentherapie bei allen psychischen Erkrankungen u. Störungen eingesetzt werden, bei denen die

Selbstwertproblematik einen wichtigen Stellenwert einnimmt u. von Patient u. Therapeut als behandlungsbedürftig angesehen wird.

**Selen** (gr. σελήνη Mond, Mondschein) n: Symbol Se, OZ 34, relative Atommasse 78,96; zwei-, vier- u. sechswertiges, zur Sauerstoffgruppe (Chalkogene) gehörendes chemisches Element; essentielles Spurenelement; **biochemische Funktion:** Bestandteil der Glutathionperoxidase, die mit Vitamin E, schwefelhaltigen Aminosäuren u. Katalase der Lipidoxidation in Membranen entgegenwirkt u. somit die Bildung vieler zellschädigender Produkte verhindert (Antioxidans); antikanzerogene Wirkung; **Vorkommen in Nahrungsmitteln:** Fisch, Fleisch, Innereien, Nüsse, Sesam u. Getreideprodukte; **Bedarf** für Erwachsene (DGE 1991): Schätzwert 20–100 µg/Tag; **Mangelerscheinungen:** erstes Symptom ist die Erhöhung der Lebertransaminasen u. der Kreatinkinase; Nagelveränderungen (weiße Flecken), dünne u. blasse Haare, Skelettmyopathie, Kardiomyopathie, erythrozytäre Makrozytose durch niedrige Selenspeicher bei Frühgeborenen, Alkoholkrankheit u. parenterale Ernährung; alimentär bedingt durch proteinarme Kost u. bei einem hohen Grad regionaler Selbstversorgung auf selenarmen Böden; **Intoxikationen:** alimentär nicht bekannt; bei Inhalation von Selenstaub Reizung der Atemwege, knoblauchartiger Atemgeruch, Leberzirrhose, Haarausfall, Herzmuskelschwäche; **therapeutische Verwendung:** diskutiert wird die Wirksamkeit von S. in der Tumorprävention. **Referenzbereich:** 0,8–1,8 µmol/l Serum.

**Seleni|cereus grandi|florus** m: Königin* der Nacht.

**Sellerie:** Apium graveolens; Pflanze aus der Familie der Doldengewächse, Apiaceae; **Arzneidrogen:** frische Ganzpflanze zur Gewinnung von Preßsaft aus Wurzeln u. grundständigen Blättern, reife getrocknete Früchte (Apii fructus), aus den Früchten gewonnenes ätherisches Öl (Apii graveolentis aetheroleum), getrocknetes Kraut (Apii herba), getrocknete Knollen u. Wurzeln (Apii radix); **Inhaltsstoffe:** in allen Pflanzenteilen ätherisches Öl mit Limonen, Myrcen u. β-Selinen als Hauptkomponenten, Phthalide als Träger des Aromas, Cumarine, Furanocumarine u. Flavonoide (Apiin u. a.); **Wirkung:** diuretisch, lipidsenkend; **Verw.:** traditionell zur Steigerung der Diurese bei Beschwerden im Bereich der ableitenden Harnwege; bei Magen-Darm-Beschwerden, als appetitanregendes Mittel u. bei Hypercholesterinämie, als Adjuvans bei Gicht u. Rheuma, als Nervinum bei nervöser Unruhe. Die Wirksamkeit bei den beanspruchten Anwendungsgebieten ist nicht belegt. Verwendung auch als Küchengewürz, Salat u. Gemüse. **NW:** phototoxische Furanocumarine können Photodermatosen

auslösen; S. kann allergische Reaktionen bis hin zum anaphylaktischen Schock bewirken (sog. Sellerie-Karotten-Beifuß-Gewürz-Syndrom). **Kontraindikation:** Nephritis; homöopathische Zubereitungen aus den reifen Samen bei Eierstockschmerzen u. Rheuma.

**Semen** (lat.) n: Same; in der Pharmazie neuerdings hinter den Pflanzennamen gestellte Bez. für die verwendete Arzneidroge (z. B. Lini semen); die ältere lateinische Nomenklatur stellte die Bez. des Pflanzenteils voran (z. B. Semen Lini).

**Senecio jacobaea** m: Jakobskreuzkraut*.

**Senecio ovatus** m: Fuchskreuzkraut*.

**Senecio vulgaris** m: Kreuzkraut*.

**Senega** f: Polygala senega; ausdauernde Pflanze aus der Familie der Kreuzblumengewächse, Polygalaceae; **Arzneidroge:** getrocknete Wurzeln mit Wurzelkopf (Polygalae radix; Senegae radix); **Inhaltsstoffe:** Saponine (Gemisch von Triterpenglykosiden mit Presenegin

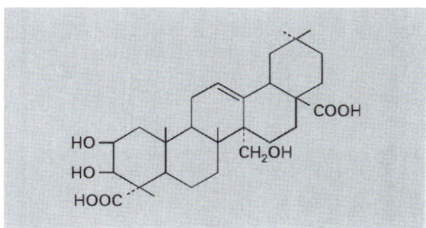

Senega: Presenegin

als Hauptsapogenin); **Wirkung:** sekretolytisch, expektorierend; **Verw.:** Abkochungen u. andere galenische Zubereitungen zum Einnehmen bei Entzündungen der oberen Atemwege; **traditionell** auch bei chronischer Bronchitis mit zähem Auswurf; **NW:** bei längerer Anwendung Magen-Darm-Reizungen; **homöopathische** Zubereitungen aus der getrockneten Wurzel bei Entzündungen der oberen Atemwege, Kitzelhusten, chronischer Bronchitis, Asthma bronchiale, Emphysembronchitis.

**Senfmehl:** gemahlene, entölte schwarze Senfsamen (Sinapis nigrae semen) von Brassica nigra (schwarzer Senf), Pflanze aus der Familie der Kreuzblütler, Brassicaceae; **Inhaltsstoffe:** Senföl, Glucosinolate (Sinigrin), fettes Öl, Schleim, Eiweiß; **Wirkung:** hyperämisierend, bakteriostatisch; **Verw.:** als starkes Hautreizmittel, z. B. in Form von Senfwickel od. Senfbad zur ausleitenden Therapie*; **Kontraindikationen:** s. Senfsamen, weiße.

**Senf|samen, weiße:** Sinapis albae semen; Samen von Sinapis alba (weißer Senf), Pflanze aus der Familie der Kreuzblütler, Brassicaceae; **Inhaltsstoffe:** Glucosinolate (Sinalbin) bzw. das daraus gebildete Senföl, fettes Öl, Eiweiß, Schleim; **Wirkung:** hyperämisierend, hautreizend, bakteriostatisch; **Verw.:** äußerlich Breiumschläge bei Erkrankungen der Atemwege u. zur Segmenttherapie bei chronisch-degenerativen Gelenkerkrankungen u. Weichteilrheumatismus; **traditionell** innerlich bei Verdauungsstörungen; als Gewürz u. zur Herstellung von Speisesenf; **Kontraindikationen:** Nierenerkrankungen (Senföl wird durch die Haut resorbiert); keine Anwendung bei Kindern unter sechs Jahren; bei Anwendung von länger als zwei Wochen Gefahr von Haut- u. Nervenschäden; **homöopathische** Verwendung der reifen Samen bei Verdauungsstörungen.

**Senf|wickel:** Wickel* mit Tüchern, die in mit Senfmehl (2 – 3 Eßlöffel) versetztes, heißes (ca. 48 °C) Wasser getaucht wurden; nach Anwendung Senfkörnchen mit warmem Wasser von der Haut abwaschen; wirkt stark hyperämisierend; Vorsicht bei empfindlicher Haut vor Reizungen u. Verbrennungen.

**Sennes|blätter:** Sennae folium; Fiederblättchen von Cassia senna (Alexandriner- od. Khartum-Senna) bzw. Cassia angustifolia (Tinnevelly-Senna), Sträucher aus der Familie der Caesalpiniaceae; **Inhaltsstoffe:** nach DAB mindestens

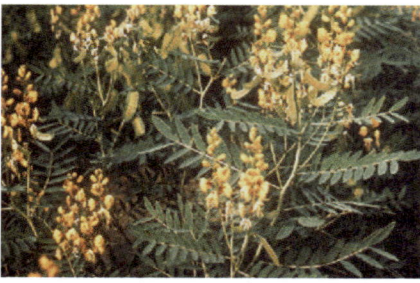

Sennesblätter

2,5 % 1,8-Dihydroxyanthracenderivate (sog. Sennoside), die im Colon zu Anthronen umgewandelt werden; **Wirkung:** Anthrone induzieren die aktive Sekretion von Elektrolyten u. Wasser in das Darmlumen u. hemmen die Resorption von Elektrolyten u. Wasser durch Blockade der $Na^+$-$K^+$-ATPase. Durch Volumenzunahme wird der Füllungsdruck im Darmlumen verstärkt u. so die Darmperistaltik angeregt. **Verw.:** bei Obstipation u. Erkrankungen, bei denen ein erleichterter Stuhlgang erwünscht ist (z. B. Analfissuren, Hämorrhoiden), zur Darmreinigung vor Röntgenuntersuchungen, vor u. nach rektalanalen u. Bauchoperationen; **Dosierung:** als Teeaufguß ½ gestrichener Teelöffel auf eine Tasse Wasser; als Fertigarzneimittel 20 – 30 mg Hydro-

xyanthracenderivaten entsprechend; **NW:** bei chronischem Gebrauch Elektrolytverlust, Albuminurie, Hämaturie, reversible Melanosis coli; nicht länger als zwei Wochen anwenden; **Kontraindikationen:** Ileus, evtl. Schwangerschaft u. Stillzeit.

**Sepia officinalis:** Tintenfisch*.

**Serenoa repens** f: Zwergsägepalme; s. Sabal serrulata.

**Sero|therapie** (lat. serum Molke, Blutwasser; Therapie*) f: s. Serumtherapie.

**Sero|zyto|therapie** (↑; gr. κύτος Zelle; Therapie*) f: Form der Serumtherapie*; Gabe eines „Anti-Gewebe-Globulins", das durch die Immunisierung von Pferden hergestellt wird, denen spezifische heterologe Schweinegewebe-Antigene verabreicht wurden.

**Serpylli herba** f: Quendelkraut; s. Quendel.

**Serum-in-aqua-Test** (lat. serum Molke, Blutwasser; aqua Wasser) m: spekulativer Krebsfrüherkennungstest, der i. S. eines Serumpräzipitationsverfahrens aus geringen Veränderungen der Eiweißfällung im Serum Hinweise auf eine Krebsentwicklung gewinnen möchte. Wissenschaftlich widerlegbares Verfahren.

**Serum|kristallisation** (↑; gr. κρύσταλλος Eis) f: s. Kristallisationstest.

**Serum|therapie** (↑; Therapie*) f: auch Serotherapie; therapeutische Verabreichung von antikörperhaltigen Seren von Tieren, die mit menschlichen Organextrakten behandelt wurden; dadurch soll eine Aktivierung körpereigener „Funktionsdefekte" u. „gealterter" od. „funktionsgestörter Organantigene" bewirkt werden; Sonderform: Serozytotherapie*; **Anw.:** meist als Bestandteil der Wiedemann*-Kur bei Infektanfälligkeit, hormonell bedingten Störungen, Gefäßkrankheiten, degenerativ-entzündlichen rheumatischen Erkrankungen; **Kontraindikationen:** akute entzündliche Prozesse, Atopien, schwere Herz- u. Niereninsuffizienz.

**Sexual|störung** (lat. sexualis das Geschlecht betreffend): s. Funktionsstörung, sexuelle.

**Sexual|therapie** (↑; Therapie*) f: Bez. für psychologisch-therapeutische od. beratende Maßnahmen zur Modifikation einer sexuellen Funktionsstörung, soweit diese vom Betroffenen od. Partnern als behandlungsbedürftig erlebt wird, u. abweichendem Sexualverhalten, sofern Leidensdruck, süchtige Entwicklung od. Gefährdung eines Beteiligten besteht; typische sexualtherapeutische Techniken: Bearbeitung des Körperselbstbilds, selbsterkundende Masturbation, systematische Desensibilisierung von (komplementären) Ängsten in der Partnerschaft, affektives Kommunikationstraining, zeitweises Koitusverbot, Trennungshilfen; u. U. Bearbeitung (vgl. Verhaltenstherapie, Psychotherapie) der zugrundeliegenden Konfliktlage. Da sich diese in vielen Fällen nicht auf ein Individuum beschränkt, sondern sich eine Beziehungsstörung herausgebildet hat, wird S. häufig in Form der Paartherapie* durchzuführen sein. Die S. nach Masters u. Johnson besteht aus einem stufenweisen Übungsprogramm: 1. Abbau von Erwartungsängsten u. Vermeidungsverhalten sowie Durchbrechen von Selbstverstärkungsmechanismen; 2. Behebung von Lerndefiziten; 3. Behandlung der sexuellen Funktionsstörung im Kontext von Partnerbeziehung u. Partnerkonflikten.

**Sexuelle Funktions|störung** (↑; lat. functio Verrichtung): s. Funktionsstörung, sexuelle.

**Sferics** n pl: Bez. für atmosphärische Impulsstrahlung mit längerwelligen Nachschwankungen; periodische Felder, die durch atmosphärische Entladungen entstehen; S. aus dem Nahbereich von Gewittern sollen prinzipiell biotrope Effekte i. S. von meteorologischen Belastungen auslösen können. Vgl. Atmospherics.

**Shanyao**: getrockneter Wurzelstock von Yams*.

**Shen** (sprich schen) n: sog. Lebensgeist; in der traditionellen chinesischen Medizin* i. e. S. Bezeichnung für die seelischen Funktionen, i. w. S. Sammelbezeichnung für alle lebendigen Aktivitäten des menschlichen Organismus, deshalb dem Qi* eng verwandt; im S. ist enthalten das Bewußtsein, die geistige Aktivität, die Lebenskraft, das Selbst u. die Funktion des Denkens, es spiegeln sich darüber hinaus die Funktionen der Fünf* Speicherorgane u. der Sechs* Hohlorgane u. steht in Verbindung mit der Essenz (Jing*), dem Qi, dem Blut (Xue*) u. den Körperflüssigkeiten (Jin*-Ye). Das S. entsteht schon vor der Geburt des Menschen aus der Essenz; nach der Geburt muß es ununterbrochen aus der Nahrungsessenz ergänzt werden, wenn es seine Funktionen richtig entfalten soll. In der Diagnostik spricht man von einem „üppigen" od. einem „mageren" Shen-Qi eines Menschen (wichtig für Therapie u. Prognose).

**Shi|atsu** (jap. shi Finger; atsu Druck) n: in Japan entwickelte, aus der chinesischen Massage* hervorgegangene Behandlung mit Ausübung von Druck u. Reibung auf bestimmte Hautbereiche, Muskeln u. Gelenke, durch die ein Ausgleich u. eine Harmonisierung innerhalb des Organismus angestrebt werden; Durchführung auch in 35 °C warmem Wasser (Wassershiatsu); vgl. Akupressur.

**Shikimi**: Illicium anisatum, syn. Illicium japonicum, Illicium religiosum; Strauch od. kleiner immergrüner Baum aus der Familie der Illiciaceae; **Arzneidroge:** Früchte (Shikimi fructus); **Inhaltsstoffe:** Sesquiterpenlactone in Form von Dilactonen des Anisatin-, Majucin- u. Pseudoanisatintyps, 0,5–1 % ätherisches Öl (mit Myristicin), Shikimisäure; **Wirkung:** Anisatin wirkt, ähnlich wie Picrotoxin*, als nicht-kompetitiver

Gammaaminobuttersäure-Antagonist konvulsiv; **Verw.:** Früchte **traditionell** bei Magenbeschwerden, Flatulenz u. insbesondere bei religiösen Zeremonien als Stimulans; ätherisches Öl gegen Koliken bei Kindern, bei Zahnschmerzen u. Dermatitiden; **NW:** Intoxikationen mit Erbrechen, Durchfällen, klonischen u. tonischen Krämpfen, Versagen des Harnflusses, Atemstillstand; aufgrund der Anisatinwirkung ist die therapeutische Anwendung problematisch u. nicht vertretbar.

**Shoti|mehl:** Bez. für Stärke aus dem frischen Rhizom des Zitwer*.

**Sibirischer Ginseng** m: s. Eleherococcus senticosus.

**Siddha-Medizin** (lat. ars medicina ärztliche Kunst) f: südindische Form der traditionellen indischen Medizin*; entwickelte sich ursprünglich aus der indischen Alchemie, die vor ca. 7000 Jahren durch Sadashiva begründet worden sein soll; traditionell gliedert sich in zwei Bereiche: in die Kunst, giftige Substanzen in gesundheitsfördernde zu überführen (Deha Siddhi) u. in die Umwandlung unedler in edle Metalle (Lauha Siddhi). Im 4. Jahrhundert v. Chr. wurde Deha Siddhi durch buddhistische Mönche in die ayurvedische Medizin integriert; im 16. Jahrhundert spaltete sich die S.-M. in Südindien vom Ayurveda* ab. In Nordindien besteht diese Disziplin dagegen bis heute als Rasa Tantra od. Rasa* Shastra innerhalb der ayurvedischen Medizin. Die sog. Tantras u. Siddhas sind auf die Zubereitung u. den medizinischen Gebrauch metallischer Präparationen spezialisiert.

**Signaturen|lehre** (lat. signare mit einem Zeichen versehen, kenntlich machen): auf der Annahme, daß Gott in Zeichen, Formen u. Farben festlegte, was in der Natur der Heilung des Menschen dienen solle, basierende Auffassung der mittelalterlichen Ärzte (z. B. Paracelsus); Beispiele sind das Schöllkraut*, das wegen seiner gelben Farbe der Blüten bei der Gelbsuchtbehandlung Verwendung gefunden hat, sowie der Augentrost* für die Therapie von Augenerkrankungen.

**Silber:** chemisches Element, Symbol Ag (Argentum), OZ 47, relative Atommasse 107,87; zur Kupfergruppe gehörendes, 1- u. (selten) 2wertiges, weißglänzendes Edelmetall; löslich in Salpetersäure u. konzentrierter Schwefelsäure; schwärzt sich an der Luft durch Bildung von Silbersulfid; **Intoxikation:** durch häufigen Kontakt mit Silberstaub kann es zur Inkorporation u. Ablagerung von Silberkörnchen in der Haut mit Blaugrau-Verfärbung der Haut (Argyrie) od. Ausbildung eines Silbersaumes am Zahnfleischrand kommen. **Verw.:** Silberfolien u. -pulver zur Wundbehandlung u. Wasserentkeimung; **homöopathische** Zubereitungen aus der Umsetzung von Silbersalzen mit Zink (Argentum metallicum) bei Gastritis, Migräne, Nieren- u. Blasenleiden.

**Silber|nitrat** n: Argentum* nitricum.

**Silicium** (lat. silex Kiesel, Feuerstein) n: chemisches Element, Symbol Si, OZ 14, relative Atommasse 28,09; zur Kohlenstoffgruppe gehörendes, zwei- u. vierwertiges Halbmetall; nach dem Sauerstoff das meist verbreitete Element; wichtigstes gesteinsbildendes Mineral; Spurenelement (im Organismus v. a. an Lipoide gebunden); **biochemische Funktion:** trägt zur Stabilität von Kollagen u. Elastin (Mukopolysaccharide) bei; die Funktion bei Einlagerung von Calcium in Knochen u. Knorpel unabhängig von Vitamin D wird diskutiert; unerläßlich für maximale Prolylhydroxylase-Aktivität im Knochen; **Vorkommen in Nahrungsmitteln:** besonders in ballaststoffreichem Vollkorngetreide, Wurzelgemüse; **Bedarf:** empfohlene Zufuhr 5 – 10 mg/Tag; **Intoxikationen:** alimentär nicht bekannt; Erkrankungen durch Inhalation von Silikatstaub (Berufskrankheit Silikose); **Referenzwert:** 138 µmol/l Serum; **therapeutische Verw.:** homöopathische Zubereitungen aus reinem gefälltem, wasserhaltigem Siliciumdioxid (Silicea) bei Zahn- u. Knochenkrankheiten, Ganglion, Hygrom u. chronischen Eiterungen.

**Silybum marianum** n: Mariendistel*.

**Sily|marin** n: Flavanoidkomplex aus den Früchten der Mariendistel*.

**Simile** (lat. similis ähnlich) n: homöopathisches Arzneimittel, dessen Arzneimittelbild* zum Zustand des Patienten ähnliche Symptome enthält; oft mit der Bedeutung des sog. ähnlichsten Mittels gebraucht; vgl. Ähnlichkeitsprinzip, Simillimum.

**Simile|findung** (↑): s. Arzneimittelwahl.

**Similia similibus curentur** (lat.): „Ähnliches werde mit Ähnlichem behandelt"; von Samuel Hahnemann stammende Formulierung des grundlegenden Therapieprinzips der Homöopathie* (s. Ähnlichkeitsprinzip).

**Simillimum** (lat. similis ähnlich) n: Bez. für ein dem Krankheitszustand sehr ähnliches homöopathisches Arzneimittel, dessen Arzneimittelbild* sehr genau der Patientensymptomatik entspricht (s. Ähnlichkeitsprinzip); i. d. R. wird das Arzneimittel rückblickend nach einer schnellen, umfassenden u. anhaltenden Besserung als S. bezeichnet; vgl. Simile.

**Simonton-Methode** (O. Carl. S., Arzt, Kalifornien) f: syn. Visualisierung nach Simonton, spekulative Krebstherapie unter Zuhilfenahme von visuellen Bildern; durch Entspannung soll die physische, mentale u. emotionale Balance des Patienten wiederhergestellt werden. Außerdem wird der Patient angehalten, sich den Tumor als eine weiche, schwache Zellmasse, die konventionelle Behandlung als stark u. effektiv

u. seine weißen Blutkörperchen als aggressive Zerstörer der Krankheit vorzustellen.

**Sinapis alba** f: weißer Senf; s. Senfsamen, weiße.

**Sinapis nigrae semen** n: schwarze Senfsamen; s. Senfmehl.

**Singultus** (lat. Schluchzen, Röcheln) m: sog. Schluckauf; durch unwillkürliche schnelle Kontraktion des Zwerchfells verursachte tönende Inspiration mit nachfolgendem plötzlichem u. geräuschvollem Glottisschluß; meist vorübergehend ohne pathologische Bedeutung; organische **Ursachen** sind z. B. eine durch lokale Krankheitsprozesse od. operative Eingriffe bedingte Reizung des Zwerchfells, des Mediastinums od. intraabdominaler Organe u. zentralnervöse Erkrankungen (z. B. Enzephalitis, Schädelhirntrauma). **Therapie:** evtl. medikamentös (z. B. mit Methylphenidat), selten chirurgische Phrenikusblockade; aus dem Bereich der Naturheilkunde u. alternativer Heilverfahren werden Akupunktur, Reflexzonenmassage u. Schröpfen sowie homöopathische Zubereitungen aus Kupfer, Ignatia u. Brechnuß angegeben.

**Sinu|bronchitis** (lat. sinus Krümmung, Ausbuchtung; gr. βρόγχος Luftröhre; -itis*) f: gleichzeitig od. in enger zeitlicher Folge auftretende Sinusitis* u. Bronchitis* mit absteigendem, seltener auch aufsteigendem Infektionsweg; begünstigt die Chronifizierung der jeweiligen Grunderkrankung; **Therapie:** aus dem Bereich der Naturheilkunde u. alternativen Heilverfahren Fasten, mikrobiologische Therapie, Eigenbluttherapie u. ausleitende Therapie; phytotherapeutisch traditionell Zubereitungen aus Eucalyptus globulus, isländischem Moos, Schachtelhalm u. Zinnkraut; homöopathische Zubereitungen aus Kalium bichromicum, Luffa operculata u. Schwefel.

**Sinusitis** (↑, -itis*) f: akute od. chronische Entzündung der Nasennebenhöhlen mit Eiterung u. evtl. Empyembildung; **Ursache:** aus der Nasenhöhle fortgeleitete Infektion v. a. mit Viren, Streptococcus pneumoniae, Haemophilus influenzae, Strepto- u. Staphylokokken (häufig Mischinfektion); bei Sinusitis maxillaris auch von den Zähnen ausgehende Infektion; **Symptome:** allgemeine Abgeschlagenheit, Gesichts- u. Kopfschmerzen, (einseitige) Behinderung der Nasenatmung; die chronische S. verläuft oft symptomarm. **Diagnostik:** Rhinoskopie, Diaphanoskopie, Ultraschalldiagnostik, Röntgen, Sinuskopie, Probepunktion, ggf. Beck-Bohrung u. bakterielle Untersuchung des Sekrets; **Therapie:** abschwellende Nasentropfen, Antibiotika, Sinuspunktion u. -spülung, ggf. operative Sanierung; aus dem Bereich der Naturheilkunde u. alternativen Heilverfahren kommen Wärmeapplikation, phytotherapeutisch Zubereitungen aus Luffa* cylindrica, traditionell aus römischer Kamille u. Kapuzinerkresse, homöopathisch aus Hepar sulfuris, Kalium bichromicum, Luffa u. Quecksilberzyanid sowie Enzymtherapie* u. Farbtherapie* in Betracht.

**Sitz|bad:** Teilbad, bei dem der Unterkörper ohne die Beine in eine mit Wasser gefüllte Sitzbadewanne od. Schüssel getaucht wird; **Anw.:** kaltes S. mit Zusätzen von z. B. Kamille od. Haferstroh bei entzündeten Hämorrhoiden, perianalen Entzündungen u. während der Schwangerschaft nach dem 3. Monat; warmes, ansteigendes S. bei spondylogenen Beschwerden u. Reizblase.

**Sklero|tom** (gr. σκληρός hart, trocken; τομή Schnitt, Abschnitt) n: auf der Knochenhaut befindliche Fläche, die entsprechend den Head*-Zonen innere Organe repräsentieren soll; s. Periostmassage.

**Skrofulose** (lat. scrofulae Halsdrüsen; -osis*) f: **1.** historischer Begriff, der früher mit der Disposition zur) Tuberkulose in Zusammenhang gebracht wurde; nach heutiger schulmedizinischer Auffassung handelt es sich um eine sehr seltene Haut- u. Lymphknotenerkrankung im Kindesalter auf allergischer Grundlage. Die häufigsten klinischen Erscheinungen sind chronisch-katarrhalische Entzündungen, z. B. Rhinitis, Blepharitis, Konjunktivitis, Keratitis (Facies scrophulosa) u. Lymphadenitis. **2.** In der Homöopathie* Bez. für eine Diathese* mit starken lymphatischen Reaktionen.

**Smilax aristolochii|folia** f: Sarsaparille*.

**Socken, nasse:** spezielle Kaltanwendung nach Kneipp; s. Fußwickel.

**Soda|bad:** Vollbad mit Zusatz von 250–400 g Soda (Natrium carbonicum); Wassertemperatur u. Dauer werden im Verlauf einer Badeserie langsam gesteigert; **Anw.:** bei Psoriasis.

**Soft|laser** (engl. soft sanft) m: Gerät zur niedigdosierten Lasertherapie mit einer Leistungsdichte von bis zu 3000 mW/cm$^2$ u. einer Energiedichte von bis zu 50 J/cm$^2$ (damit deutlich unter den zu chirurgischen Zwecken weit verbreiteten Lasergeräten); als Laserquellen werden Helium-Neon-Gas (632,8 nm), Infrarotdioden z. B. 830 nm) od. defokussiert CO$_2$ (10 600 nm), u. Argon (488 nm u. 514,5 nm) verwendet. Das monochromatische Licht des Lasers* ist sichtbar, erwärmt nicht u. zerstört kein Gewebe. Es werden vielfältige z. B. wachstums- u. durchblutungsfördernde, viruzide, regenerative u. schmerzlindernde Eigenschaften diskutiert. d. R. wird das Laserlicht i. R. der Akupunktur auf die jeweils zu behandelnden Akupunkturpunkte als Nadelersatz appliziert; bei Wund- u. Infektionsgebieten wird der Laser auch flächenhaft eingesetzt. Wirkungshypothesen: biochemische Effekte wie die Freisetzung von anabolen Substanzen (Histamin, Serotonin, Bradykinin), Modifikation enzymatischer u. fibrinolytischer Vorgänge durch absorbierte Energieeffekte, ATP-Synthesförderung u. Umsetzung in Lichtenergie für energiearme Zellen, Stabilisierung der Membranpotentiale usw. Die biologische Aktivität von Softlaserlicht ist wissenschaftlich umstritten u. z. T. widerlegt. **Anw.:** bei funktionellen Schmerzzuständen, Durchblutungsstörungen im Innenohr, posttraumatischen Beschwerden, Ekzemen, Urtikaria, Zoster, Suchtbehandlung. **Cave:** direkte Bestrahlung der Augen, des Bereichs der Schilddrüse u. a. endokriner Drüsen, Epiphysenbestrahlung bei Kindern, direkte Bestrahlung des Kopfs bei Epilepsie, Anw. bei Herzschrittmacher. Vgl. Infrarotlaser.

**Soja:** Glycine max, syn. Soja hispida; einjähriges Kraut aus der Familie der Schmetterlingsblütler, Fabaceae; **Arzneidroge:** aus den Samen gewonnenes Phospholipidgemisch (Lecithinum ex soja, Sojalecithin), gereinigtes fettes Öl aus den Sojabohnen (Sojae oleum), trockene reife Samen (Sojae semen); **Inhaltsstoffe:** Sojalecithin, 45–60 % Phospholipide (Phosphatidylcholin, -ethanolamin, -inositol u. a.), 30–35 % Sojaöl, 5–10 % freie Kohlenhydrate u. Glykolipide, Phytosterole, Tocopherole u. a. Die Fettsäuren des Sojaöls sind hauptsächlich C$_{18}$-Säuren (Linol-, Öl-, Linolen- u. Stearinsäure). Die Sojabohne enthält 35–40 % Proteine, wobei über 80 % des Gesamtproteins in Form des Globulins Glycinin vorliegt; ferner 20–30 % Kohlenhydrate (Galaktose, Xylogalaktomannan, Arabinogalaktan u. a.), 12–18 % fettes Öl u. Saponine (Sojasapogenole A–E); **Wirkung:** cholesterin- u. triglyzeridsenkend (Sojalecithin, Sojabohnen), antitumoral, antithrombotisch, hepatoprotektiv (Sojabohnen), Verlängerung der Magenverweildauer bei Dumping-Syndrom (Sojaöl); **Verw.:** Sojalecithin bei leichteren Fettstoffwechselstörungen, insbesondere Hypercholesterinämie; **traditionell** auch bei Schwächezuständen, Konzentrationsmangel, Altersbeschwerden, Gehirn- u. Nervenerkrankungen, Leber- u. Galleleiden sowie Anämie; Emulsionen mit 10 od. 20 % Sojaöl als i. v. Infusion zur parenteralen Ernährung; in Ostasien bei Fieber, Infektionskrankheiten, Wassersucht, Blähungen, Lebensmittelvergiftungen u. zur Kräftigung. Die Wirksamkeit bei diesen Anwendungen ist nicht belegt, aber teilweise plausibel. Sojalecithin dient in der Pharmazie u. Kosmetik auch als Emulgator zur Herstellung von Fettemulsionen, Sojaöl als Badezusatz bei trockener Haut u. im Haushalt als Speiseöl. Die unreifen Samen werden in Ostasien als Gemüse gekocht u. zu Tofu* verarbeitet. **NW:** Allergien nach Sojaöl; selten Proteinintoleranz nach Einnahme von isoliertem Sojaprotein od. Sojamehl; ein hoher Anteil von Sojabohnen in der Nahrung kann die Rückresorption körpereigenen Thyroxins stören.

**Soja|milch:** Sojaprodukt, das aus feingemahlenen gelben Sojabohnen u. Wasser unter Dampfanwendung hergestellt wird; **Verw.:** in Asien v. a. für die Weiterverarbeitung zu Tofu*; in Europa häufig als Ersatz für Kuhmilch bei Kuhmilchallergie*, ohne deren Nährwert zu erreichen.

**Soja|quark:** syn. Tofu*.

**Solanin** n: giftiges Steroid-Alkaloid-Glykosid in verschiedenen Solanumarten (Nachtschattengewächse), bei der Kartoffel z. B. in Blättern, Blüten u. Beerenfrüchten; besonders hohe Konzentration in Kartoffelkeimen u. ergrünten Teilen der Knollen; sachgerecht gelagerte Kartoffelknollen enthalten unter 0,01 % S. Durch Lichteinwirkung steigt der Gehalt an u. kann zur **Solaninvergiftung** führen: toxische Dosis für den Menschen ca. 25 mg, tödliche Dosis (bei Kindern) über 400 mg; beim Erwachsenen keine Todesfälle beschrieben; Symptome: Brennen im Hals, Kopfschmerz, Mattigkeit, Bauchschmerzen, Erbrechen, Durchfälle.

**Solanum dulcamara** n: Bittersüß*.

**Solarium** (lat. Sonnenuhr) n: technische Anlage zur künstlichen Ganz- od. Teilkörperbestrahlung mit Ultraviolettstrahlen (besonders UV-A u. UV-B); Anwendung i. R. der Lichttherapie* od. aus kosmetischen Gründen.

**Sole|bad:** kochsalzhaltige Quelle; Solebadekuren üben eine starke Reizwirkung auf die Haut (osmotische Anregung des Hautstoffwechsels) u. auf die Grundeinstellung (parasympathikoton) des vegetativen Nervensystems aus; **Anw.:** bei rheumatischen Erkrankungen, Psoriasis.

**Solidago** f: s. Goldrute.

**Soll-Gewicht:** Körpergewicht*, das bei Kindern der 50. Perzentile eines gegebenen Alters entspricht; vgl. Normalgewicht.

**Somato|topie** (gr. σῶμα Körper; τόπος Ort) f: Projektion innerer Organe auf die Hautoberfläche (insbesondere Füße, Hände, Ohren, Zunge, Mund, Schädel) bzw. Iris, wobei funktionelle u. organische Beziehungen aus dem Entwicklungsprozeß bestehen sollen; Erklärungsmodell z. B. für die Segmenttherapie, Akupunktur u. Augendiagnostik; vgl. Fitzgerald-Zonen, Head-Zonen.

**Somiten** (↑) n pl: syn. Ursegmente*.

**Sonden|ernährung:** s. Ernährung, künstliche.

**Sonnen|brand:** s. Lichtdermatose.

**Sonnen|hut, blasser:** s. Echinacea pallida.

**Sonnen|hut, roter:** Echinacea* purpurea.

**Sonnen|hut, schmal|blättriger:** Echinacea* angustifolia.

**Sonnen|kost:** s. Fit fürs Leben.

**Sonnen|tau:** Drosera rotundifolia; fleischfressende Pflanze aus der Familie der Sonnentaugewächse, Droseraceae; **Arzneidroge:** ober-

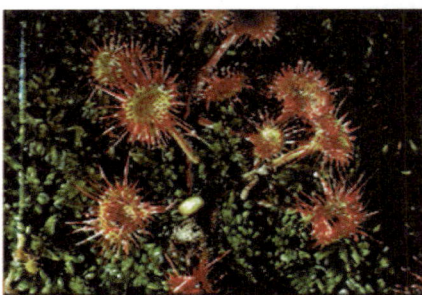

Sonnentau

u. unterirdische Teile (Droserae herba); aus Artenschutzgründen heute Verwendung von Drosera ramentacea (afrikanisches Sonnentaukraut); **Inhaltsstoffe:** 1,4-Naphthochinonderivate; **Wirkung:** bronchospasmolytisch, antitussiv; **Verw.:** als Teeaufguß od. in Fertigarzneimitteln bei Reiz- u. Krampfhusten (3–4mal täglich 1–2 g Droge/150 ml Wasser); **traditionell** auch bei Tuberkulose, Keuchhusten, Asthma

Plumbagin    Ramentaceon

Sonnentau: 1,4-Naphthochinonderivate

bronchiale, Arteriosklerose, äußerlich zur Beseitigung von Warzen u. Sommersprossen; **homöopathische** Verwendung der frischen blühenden Pflanze bei Krampfhusten u. Heiserkeit.

**So|phro|logie** (gr. σῶς heil, gesund; φρήν Geist, Verstand, -logie*) f: eine auf den Kolumbianer Alfonso Caycedo (1960) zurückgehende (Forschungs-)Richtung, die die Beeinflussung des Bewußtseins i. S. einer Bewußtseinsschulung bzw. Methode enthält Elemente der Hypnose* u. konzentrativen Selbstentspannungstechnik u. unterscheidet drei Bewußtseinsebenen, die Wach- u. Schlaf- sowie die sophroliminale Ebene, die einem hypnotischen Schlafzustand entsprechen soll. Ziel der S. ist das Erreichen eines sophroliminalen Zustands, in dem man zu tiefer Entspannung u. Erleben fähig sein soll u. eine „Harmonie des Gehirns" anstrebt. **Anw.:** bei Angst, Streßfolgeerkrankungen, Schlaflosigkeit, nervösen Herzbeschwerden

Menstruationsstörungen, Klimakterium. Wissenschaftlich umstrittenes Verfahren.
**Sorbus aucuparia** f: Eberesche*.
**Sozial|verträglichkeit** (lat. socialis die Gemeinschaft, Gesellschaft betreffend): (ernährungsmed.) Maßstab zur Bewertung des ökologischen Ernährungssystems*, in bezug auf die Menschen, die von der Erzeugung, Verarbeitung, Vermarktung u. Zubereitung von Lebensmitteln od. vom (Welt-)Agrarhandel betroffen sind; Betrachtungen im Hinblick auf S. dienen zur Konzeption sozialverträglichen Ernährungsverhaltens mit dem Ziel, soziale Gerechtigkeit weltweit zu fördern.
**Sozio|therapie** (↑; Therapie*) f: Bez. für alle Verfahren, mit denen eine psychische Erkrankung durch Veränderung des sozialen Kontexts des Patienten günstig beeinflußt werden soll; dazu gehört u. a. die Einbeziehung der Angehörigen in den therapeutischen Prozeß (vgl. Angehörigengruppe), die Schaffung eines Netzes sozialer Beziehungen u. Wohnungs- u. Arbeitsplatzsicherung bzw. -beschaffung. Verschiedene abgestufte Formen des betreuten Wohnens haben bei der Reintegration psychisch kranker Menschen in die Heimatgemeinden eine besondere Bedeutung. Bei der **Milieutherapie** als Form der S. wird durch Umgebungsveränderung eine positive Wirkung auf die Erkrankung angestrebt.
**Spa|gyrik** f: von Carl-Friedrich Zimpel (1801–1879) entwickelte Heilkunde in Abwandlung der Homöopathie*; Therapie m.t jeweils sieben sog. innerlichen Pflanzenmitteln, äußerlich anzuwendenden Elektrizitätsmitteln u. Geheimmitteln (Arcana*); nach U. J. Heinz (s. Heinz-Spagyrik) wird zur Diagnostik ein Tropfen Patientenblut auf spagyrische Weise behandelt u. das Kristallisationsmuster des eingetrockneten Tropfens begutachtet. Daneben gibt es weitere Variationen der Sp. (nach Kraus, Pekana, Strathmeyer), die allesamt als nicht anerkannte, paramedizinische Verfahren gelten.
**Spa|gyrika** n pl: Bez. für Arzneimittel, die aufgrund spagyrischer Vorschriften in unterschiedlicher Weise hergestellt werden; nach Zimpel (1801–1879) wird das zerkleinerte Pflanzenmaterial zunächst mit Wasser u. Hefe versetzt u. vergoren. Danach wird das Material einer Wasserdampfdestillation unterworfen u. das Destillat in Alkohol aufgefangen. Der Rückstand der Destillation wird verascht, die Asche mit dem Destillat vereint u. nach 48 Stunden filtriert. Das Filtrat ist die spagyrische Urtinktur. Nach Kraus wird das vergorene Pflanzenmaterial nicht destilliert, sondern abgepreßt u. der Preßrückstand extrahiert. Die Urtinktur setzt sich aus Preßsaft, Extrakt u. Äthanol zusammen. Für die Anwendung spagyrischer Hauptmittel (Komplexpräparate zur innerli-

chen Anwendung), spezieller Mittel zur zusätzlichen Anwendung, von Elektrizitätsmitteln (Komplexpräparate zur äußerlichen Anwendung) u. spagyrischen Einzelmitteln werden die Arzneimittelbilder aus der klassischen Homöopathie* übernommen, obwohl sich die spagyrischen Präparationen stark von den homöopathischen unterscheiden.
**Spanische Fliege:** s. Cantharidin.
**Spargel:** Asparagus officinalis; Pflanze aus der Familie der Asparagaceae; **Arzneidrogen:** Wurzelstock (Asparagi rhizoma) u. oberirdische Teile (Asparagi herba); **Inhaltsstoffe:** Saponine, insbesondere Derivate des Sarsasapogenins (Asparagoside u. a.); der nach dem Genuß von Sp. od. Einnahme von Spargelzubereitungen auftretende typische Geruch des Harns ist auf

Spargel: Sarsasapogenin

Methylmercaptan zurückzuführen, das durch Metabolisierung von S-Methyl-3-(methylthio)-thiopropionat entsteht; **Wirkung:** diuretisch; **Verw.:** Zubereitungen aus dem Kraut als Diuretikum, aus dem Wurzelstock zur Durchspülung bei entzündlichen Erkrankungen der ableitenden Harnwege u. als Vorbeugung bei Nierengrieß; die Wurzel **traditionell** auch bei Ödemen, Arthritis, Rheuma, Gicht, Leber- u. Milzleiden, Asthma bronchiale u. bei starkem Herzklopfen. Die Wirksamkeit des Krauts bei den beanspruchten Anwendungsgebieten ist nicht ausreichend belegt. **NW:** sehr selten allergische Hautreaktionen; **Kontraindikation:** entzündliche Nierenerkrankungen; keine Durchspülungstherapie bei Ödemen infolge eingeschränkter Herz- u. Nierenfunktion; **homöopathische** Zubereitungen aus den frischen, jungen, unterirdischen Sprossen bei Nephrolithiasis u. Herzinsuffizienz.
**Species** (lat. Anblick, Erscheinung, Ideal) f:
**1.** Art; Begriff aus der Taxonomie; setzt sich nach der internationalen Nomenklatur zusammen aus dem allgemeineren Gattungsnamen als Substantivum u. dem Speciesnamen als Attribut, entweder als Adjektiv (Pseudomonas aeruginosa), absoluter Nominativ (Pseudomonas tomato) od. in der Genitivform nach der

entsprechenden Erkrankung od. dem Erstbeschreiber (Pseudomonas mallei od. Pseudomonas delafieldii); **2.** (pharmaz.) Gemisch verschiedener Kräuter als Arzneitee, z. B. Sp. pectoralis (Brusttee), Sp. diuretica (harntreibender Tee). **Spektral|ana|lytische Voll|blut|untersuchung** (lat. spectrum Bild; gr. ἀναλύειν auflösen): s. Vollblutuntersuchung, spektralanalytische.

**Spezialität** (lat. species Anblick, Erscheinung, Ideal) f: Arzneimittel, das unter einer herstellerspezifisch geschützten Warenbezeichnung in abgabefertiger Verpackung in den Handel kommt, häufig Kombinationspräparat in gleichbleibender Zusammensetzung; im Arzneimittelgesetz von 1976 (AMG 76) wird Sp. durch den Begriff Fertigarzneimittel* ersetzt. Vgl. Generika.

**Spezifisch-dynamische Wirkung** (mlat. specificus eigentümlich): veraltete Bez. für nahrungsinduzierte Thermogenese*.

**Spinat:** Spinacia oleracea; ein- od. zweijährige Pflanze aus der Familie der Gänsefußgewächse, Chenopodiaceae; **Arzneidroge:** frische od. getrocknete Laubblätter (Spinaciae folium); **Inhaltsstoffe:** Chlorophyll a u. b, Oxalsäure, Carotinoide, Flavonoide, α- u. β-Spinasterin, Vitamine A, B, B₂, B₆ u. C, Eisen (60 mg/kg; jahrzehntelang irrtümlich um das Zehnfache zu hoch angegeben); 2,8 – 6 g Nitrat/kg je nach Düngung; **Verw.:** traditionell bei Magen-Darm-Beschwerden, als blutbildendes Mittel, bei Wachstumsstörungen, zur Appetitanregung, bei Ermüdungserscheinungen, in der Rekonvaleszenz, als Gemüse, besonders in der Säuglingsernährung u. Krankenkost, zur industriellen Chlorophyllgewinnung. Die Wirksamkeit bei den beanspruchten Anwendungsgebieten ist nicht belegt.

**Spiraea ulmaria** f: s. Mädesüß.

**Spiritus camphoratus** (lat. spiritus Windhauch, Geist, Seele) m: Kampferspiritus; Zusammensetzung: Campher crist. 1 Teil, Äthanol 90 % (V/V) 7 Teile, Wasser 2 Teile; **Verw.:** als hyperämisierende Einreibung bei rheumatischen Erkrankungen.

**Spiritus di|lutus** (↑) m: verdünnter Weingeist, Äthanol 70 %; zur Hände- u. Gerätedesinfektion.

**Spiritus Vini gallici** (↑) m: Franzbranntwein*.

**Spiritus Vini recti|ficatissimus** (↑) m: Äthanol 96 %.

**Spiritus Vini rectificatus** (↑) m: Äthanol 70 %.

**Spitz|wegerich:** Plantago lanceolata; ausdauernde Pflanze aus der Familie der Wegerichgewächse, Plantaginaceae; **Arzneidrogen:** frisches od. getrocknetes, während der Blütezeit gesammeltes Kraut (Plantaginis lanceolatae her-

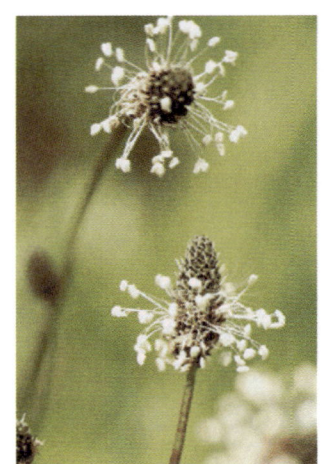

Spitzwegerich

ba) bzw. frische od. getrocknete Blattspreiten (Plantaginis lanceolatae folium); **Inhaltsstoffe:** Iridoidglykoside (z. B. Aucubin u. Catalpol), polyphenolische Esterglykoside (Acteosid u. a.), Schleimstoffe, Gerbstoffe, Flavonoide, Kieselsäure; **Wirkung:** antiinflammatorisch, antitussiv, hepatoprotektiv, adstringierend, epithelisierend, immunstimulierend, zytoprotektiv, antibakteriell; **Verw.:** als Teeaufguß u. andere galenische Zubereitungen innerlich bei Entzündungen der Atemwege u. der Mund- u. Rachenschleimhaut; äußerlich bei entzündlichen

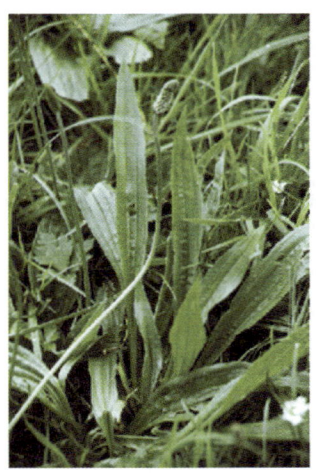

Spitzwegerich

Hautveränderungen; **traditionell** auch bei Magenkrämpfen, Diarrhoe, Leberleiden u. als Diuretikum; der Preßsaft des frischen Krauts od. eine Salbe aus den getrockneten Blättern als wundheilendes u. entzündungshemmendes

Spitzwegerich: Iridoidglykoside

Mittel (auch bei Brandwunden), als Hämostyptikum; zerriebene Blätter bei Juckreiz nach Insektenstichen od. bei Kontaktdermatitis durch Giftefeu; **homöopathische** Zubereitungen aus der ganzen frischen Pflanze bei Hautleiden, Kopf-, Zahn- u. Ohrenschmerzen.

**Spongia marina** f: Badeschwamm*.

**Spontan|bericht** (lat. spontaneus freiwillig, von selbst entstanden): s. Anamnese, homöopathische.

**Sport|therapie** (Therapie*) f: Behandlungsmethode zur Rehabilitation von Patienten mit Herz-Kreislauf-Erkrankungen, Schädigungen des Bewegungssystems, endokrinologischen Erkrankungen od. psychosomatischen Störungen unter gruppendynamischen, sportpädagogischen u. sportwissenschaftlichen Gesichtspunkten sowie unter Ausnutzung trainingsphysiologischer Gesetzmäßigkeiten.

**Sprach|therapie** (↑) f: syn. therapeutische Sprachgestaltung; Therapieform der anthroposophischen Medizin*, die auf der sog. Sprachgestaltung, einer von Marie u. Rudolf Steiner entwickelten Kunstform für Schauspiel u. Rezitation, aufbaut. Insbesondere der Atem wird gesundend eingesetzt, wobei einzelne Laute (Vokale, Konsonanten), Lautworte od. auch Spruch- u. Gedichtformen eine therapeutische Spezialisierung bewirken u. die Beziehung zum jeweiligen Krankheitsbild herstellen sollen. Die Anwendung verschiedener Rhythmen (Jambus, Trochäus u. a.) sind dabei besonders wichtig Vgl. Therapie, künstlerische.

**Spuren|elemente** (lat. elementum Grundstoff) n pl: Elemente, die in sehr geringen Mengen (unterschiedliche Kriterien: Anteil an der Körpermasse kleiner als 0,01 % bzw. geringer als der Eisenanteil, d. h. 0,1 – 0,001 %; Menge von $10^{-6} - 10^{-12}$ g pro Gramm Körpergewicht im Organismus vorkommen (s. Tab. 1); einige Sp. haben physiologische Bedeutung (essentielle Sp.), ein Entzug ruft Mangelerscheinungen hervor (s. Tab. 2). Sp. werden mit Trinkwasser,

**Spurenelemente**　　　　　　　　　　　　　　　　Tab. 1
Übersicht über beim Menschen nachgewiesene Spurenelemente
(nicht berücksichtigt sind radioaktive Isotope)

| physiologische Funktion | | | |
|---|---|---|---|
| bekannt | möglich | keine | toxisch |
| Chrom | Brom | Aluminium | Antimon |
| Eisen | Cadmium | Barium | Arsen |
| Iod | Fluor | Beryllium | Blei |
| Cobalt | Nickel | Bor | Quecksilber |
| Kupfer | Silicium | Caesium | Lanthanoide |
| Magnesium | Strontium | Edelgase | Thallium |
| Mangan | | Gold | |
| Molybdän | | Lithium | |
| Selen | | Platinmetalle | |
| Vanadium | | Rubidium | |
| Zink | | Silber | |
| Zinn | | Tellur | |
| | | Titan | |

**Spurenelemente** Tab. 2
Essentielle Elemente des menschlichen Organismus (Auswahl)

| Element | Körperbestand (g) | Tagesbedarf (mg) | hauptsächliche Mangelerscheinungen |
|---|---|---|---|
| Eisen | 3,5–4,5 | 0,5–5* | mikrozytäre Anämie |
| Zink | 1,4–2,3 | 0,4–6* | Wachstumsstörungen, Haarausfall, verzögerte Wundheilung |
| Kupfer | 0,08–0,12 | 1–2,5* | mikrozytäre Anämie, Wachstumsstörungen |
| Mangan | 0,012–0,020 | 2–5* | Sterilität, Knochenfehlbildungen (Chondrodystrophie) |
| Molybdän | ~0,020 | ~0,4 | bei Menschen keine bekant |
| Iod | 0,010–0,020 | 0,1–0,2 | Hypothyreose, Kretinismus |
| Cobalt | ~0,005 | <0,005 | makrozytäre Anämie** |
| Chrom | <0,006 | <0,005 | bei Menschen keine bekant |
| Selen | nicht bekannt | >0,05 | Leber-, Muskel- u. Herzfunktionsstörungen, Verminderung der Aktivität des Immunsystems u. der Resistenz gegen Pathogene (z. B. Viren u. Umweltgifte) |

\* abhängig von Alter, Geschlecht u. Funktionszustand des Organismus (Schwangerschaft usw.)
\*\* Vitamin $B_{12}$-Mangel

Nahrung u. Atemluft aufgenommen. Die übermäßige Zufuhr physiologisch an sich nützlicher Sp. sowie die (z. B. infolge Umweltverschmutzung) vermehrte Aufnahme einiger Elemente (toxische Sp.) kann schädlich wirken. Vgl. Mineralstoffe.

**ST:** Abk. für systemische Therapie*.

**Stabilisatoren** m pl: Sammelbez. für Lebensmittelzusatzstoffe* (Emulgatoren*, Dickungs-* und Geliermittel), die die Struktur von Lebensmitteln erhalten u. verbessern u. die Feinverteilung von nicht mischbaren Stoffen in Lebensmitteln ermöglichen.

**Stangen|pflaster:** Bez. für eine früher häufig verwendete Form des Cantharidinpflasters*, das nicht auf eine bestimmte Fertiggröße fabrikmäßig zugeschnitten war; die Herstellung erfolgte mit Cantharidin*, das (je nach Bedarf) auf eine Mullkompresse aufgestrichen u. appliziert wurde.

**Stanger-Bad** (Johann St., Gerbermeister, Ulm, 1843–1909; Heinrich St., Gerbermeister, Ulm, geb. 1854): hydroelektrisches Vollbad zur galvanischen Durchströmung des Körpers (längs od. quer) in auf- od. absteigender Stromrichtung mit komplexer Wirkung auf motorische (Tonusänderung der Muskeln), sensorische (Analgesie) u. vasomotorische (Hyperämie) Nervenfasern; dazu (elektrophoretische) Resorption antirheumatischer Badezusätze (ursprünglich Gerberlohe) u. muskuläre Entspannung durch Auftrieb u. Wärme im Bad; **Anw.:** bei rheumatischen, nervalen (Lähmungen, Schmerzen) u. peripher-angiopathischen Erkrankungen.

**Stannum** (lat.) n: Zinn*.
**Staphisagria:** s. Stephanskraut.
**Stech|apfel, weißer:** Datura stramonium; Pflanze aus der Familie der Nachtschattengewächse, Solanaceae; **Arzneidrogen:** Blätter

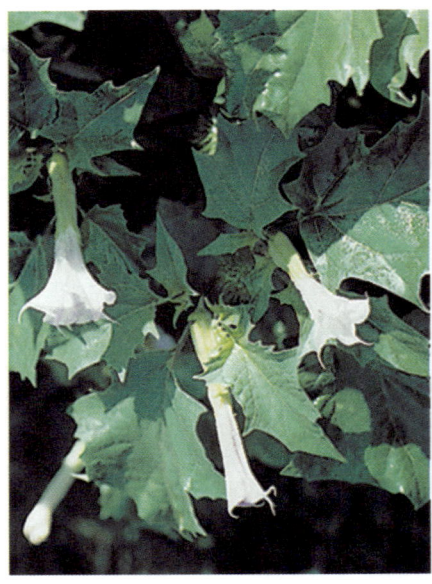

Stechapfel, weißer

(Stramonii folium) u. Samen (Stramonii semen); **Inhaltsstoffe:** Tropanalkaloide (L-Hyoscyamin, L-Scopolamin); **Verw.:** insbesondere zur Gewinnung der Reinalkaloide; **traditionell** als Spasmolytikum bei Asthma bronchiale, Keuchhusten, gelegentlich als Expektorans bei Bronchitis; Räucherpulver u. Asthmazigaretten zur inhalativen Anwendung; zur Basistherapie des psychovegetativen Syndroms; im Mittelalter Verwendung in sog. Hexensalben (halluzinogene Wirkung); Mißbrauchs- u. Abhängigkeitspotential, Vergiftungen. Die therapeutische Verwendung der Blätter u. Samen ist angesichts der Risiken sowie nicht ausreichend belegter Wirksamkeit nicht vertretbar. **Homöopathische** Verwendung des frischen Krauts bei manischen Psychosen, Meningismus, Schlafstörungen bei Kindern.

**Steig|bild|methode** f: syn. kapillardynamische Blutuntersuchung*.

**Stein|klee:** Melilotus officinalis bzw. Melilotus altissimus; ein- bis zweijährige Pflanzen aus der Familie der Schmetterlingsblütler, Fabaceae; **Arzneidroge:** frische od. getrocknete Blätter u. blühende Zweige (Meliloti herba ; **Inhaltsstoffe:** 0,9 % Cumarin u. Cumarinderivate (Melilotosid, Melilotin u. a.), Saponine (Sojasapogenole, Melilotigenin u. a.), Flavonoide; **Wirkung:** antiödematös, antiexsudativ, wundheilend, Steigerung der Kapillarresistenz, Senkung der Kapillarpermeabilität; **Verw.:** als Aufguß u. andere galenische Zubereitungen zum Einnehmen, flüssige Darreichungsformen zur parenteralen, Salben zur äußeren Anwendung; innerlich bei chronisch-venöser Insuffizienz, Schmerzen u. Schweregefühl in den Beinen, nächtlichen Krämpfen, Juckreiz u. Schwellungen; zur unterstützenden Behandlung der Thrombophlebitis, des postthrombotischen Syndroms, von Hämorrhoiden u. Lymphstauungen; äußerlich bei Prellungen, Verstauchungen u. oberflächlichen Hämatomen; **traditionell** auch bei Schwellungen, Geschwüren, Rheuma; als Antispasmodikum u. Karminativum; Mottenschutzmittel u. Tabakaroma; **NW:** selten u. bei Überdosierung Kopfschmerz; **Kontraindikationen:** Schwangerschaft u. Stillzeit; **homöopathische** Zubereitungen aus den frischen blühenden Spitzen bei Kopfschmerz u. Migräne.

**Stein|kohlen|teer:** Pix Lithantracis; durch trockene Destillation von Steinkohle anfallender Teer; **Inhaltsstoffe:** Naphthalin, Phenanthren, Anthracen, Phenol u. Phenolderivate (Benzol, Toluol, Benzoesäure, Pyridinbasen u. a.), kanzerogene Stoffe wie Benzpyrene u. Dibenzanthrazene; **Wirkung:** antiphlogistisch, antiproliferativ, antimikrobiell, antimykotisch, photosensibilisierend, mutagen, kanzerogen; **Verw.:** in Form von Lotionen u. Salben bei Hautkrankheiten wie chronischem u. atopischem Ekzem,

Psoriasis, Pityriasis simplex capillitii; **NW:** bei großflächiger Anwendung in Einzelfällen nephrotoxische Reaktionen, Kontaktallergien, Teerfollikulitis u. phototoxische Reaktionen; **Kontraindikationen:** absolute: Schwangerschaft, Stillzeit, Säuglingsalter, Xeroderma pigmentosum, Nävusdysplasiesyndrom, Basalzellnävussyndrom; relative: Anwendung in der Genital-, Inguinal-, Perianal- u. Axillarregion, am Skrotum sowie im Kleinkindesalter.

**Stein|leiden:** s. Cholelithiasis, Nephrolithiasis.

**Steiß|bein|schmerz:** s. Kokzygodynie.

**Stemm|führung:** s. Brunkow-Stemmführung.

**Steno|kardie** (gr. στενός eng, schmal; καρδία Herz) f: syn. Angina* pectoris.

**Stephans|kraut:** Delphinium staphisagria, Pflanze aus der Familie der Hahnenfußgewächse, Ranunculaceae; **Arzneidroge:** getrocknete reife Samen (Staphisagriae semen); **Inhaltsstoffe:** Alkaloide (Delphinin, Staphisagrin u. a.), fettes Öl, ätherisches Öl; **Wirkung:** emetisch, laxierend, spasmolytisch; **Verw.:** traditionell bei Wurmerkrankungen als Drastikum; **homöopathische** Zubereitungen aus den getrockneten reifen Samen bei Ekzemen, Chalazion, Hordeolum, Wurmerkrankungen.

**Stern|anis:** Illicium verum, syn. Illicium stellatum; Baum aus der Familie der Illiciaceae; **Arzneidrogen:** getrocknete Früchte (Anisi stellati fructus) u. daraus gewonnenes ätherisches Öl (Anisi aetheroleum, Anisi stellati aetheroleum; s. Anisöl); **Inhaltsstoffe:** 5 – 9 % ätherisches Öl mit 80 – 90 % trans-Anethol, 20 % fettes Öl, Lipide, Flavonoide, Phenolcarbonsäuren u. Depside, Gerbstoffe; **Wirkung:** bronchosekretolytisch, spasmolytisch; **Verw.:** als Karminativum u. Aromatikum; **traditionell** innerlich bei Entzündungen des Magen-Darm-Trakts, mangelnder Stilleistung, Menstruationsstörungen, Libido- u. Potenzmangel; äußerlich zu hautreizenden Einreibungen.

**Stief|mütterchen:** Viola tricolor; ein- bis mehrjährige Pflanze aus der Familie der Veilchengewächse, Violaceae; **Arzneidroge:** zur Blütezeit gesammelte u. getrocknete oberirdische Teile (Violae tricoloris herba); **Inhaltsstoffe:** bis zu 23 % Rutosid, 5,2 % Triterpensaponine, Phenolcarbonsäuren, Carotinoide (v. a. Violaxanthin), Polysaccharide, 9,5 % Schleim; **Wirkung:** ekzemheilend, antiviral, diaphoretisch, hämolytisch; **Verw.:** äußerlich bei leichten seborrhoischen Hauterkrankungen u. Milchschorf; **traditionell** auch bei Ekzemen, Impetigo, Acne vulgaris u. Pruritus, bei Entzündungen der Atemwege, Keuchhusten, Pharyngitis, als sog. Blutreinigungsmittel, bei Rheuma, Gicht, Obstipation. Die Wirksamkeit bei den beanspruchten Anwendungsgebieten ist nicht belegt. **Homöopathische** Zubereitungen aus den frischen, oberirdischen Teilen blühender Pflanzen bei Ekzem u. Entzündungen der Harnwege.

**Stigma** (gr. στίγμα Stich, Punkt) n: botanische Bez. für die Narbe des Griffels in einer Blüte; arzneilich werden St. z. B. von Mais u. Safran verwendet.

**Stimm|störung:** s. Dysphonie.

**Stimulations|therapie** (lat. stimulare anstacheln, antreiben; Therapie\*) f: am Reiz\*-Reaktionsprinzip orientierte Behandlungsform, die dem Organismus durch Aktivierung u. bewußte Auslenkung (Umstimmung\*) aus der Normfunktion einen Anstoß zur erneuten Selbstfindung seiner individuellen Zielwerte der Norm geben soll (hygiogenetisches Wirkungsprinzip). Die zum Einsatz kommenden Reize werden von Vertretern der klassischen Naturheilkunde als überwiegend „natürlich" od. „der Natur nachempfunden" bezeichnet. Neben diesen „naturistischen" werden auch physikalische u. bioinformative Faktoren zur Stimulation körpereigener Fähigkeiten u. Fertigkeiten zu Regeneration, Regulation\* u. Abwehr eingesetzt. Vgl. Reizkörpertherapie.

**Stipites** (lat. stipes Pfahl) m pl: pharmazeutische Bez. für Pflanzenstengel; arzneilich werden St. z. B. von Bittersüß, Laminaria u. Mentzelia verwendet.

**Stock|malve:** Alcea rosea, syn. Althaea rosea; ein- bis mehrjährige Pflanze aus der Familie der Malvengewächse, Malvaceae; **Arzneidroge:** getrocknete Blüten von Alcea rosea var. nigra mit dunkelpurpurfarbenen Blüten (Alceae flos, Malvae arboreae flos); **Inhaltsstoffe:** saure Schleimpolysaccharide, Anthocyane u. a. Delphinidin- u. Malvidinglykoside; **Wirkung:** schleimlösend; **Verw.: traditionell** als Teeaufguß bei Entzündungen der Atemwege, des Magen-Darm-Trakts u. der Harnwege sowie bei Menstruationsbeschwerden; äußerlich bei Entzündungen u. Geschwüren; als durststillendes u. fiebersenkendes Getränk. Die Wirksamkeit bei den beanspruchten Anwendungsgebieten ist nicht belegt. Vgl. Malve, wilde.

**Stoechados flos** m: s. Ruhrkraut.

**Stör|feld:** syn. chronisches Irritationszentrum\*; s. Neuraltherapie.

**Stör|feld|behandlung:** s. Neuraltherapie.

**Stoff|leib:** auch physischer Leib; in der anthroposophischen Medizin\* unterste, physischsinnliche Ebene des viergliedrigen Leibes u. Träger der Morphologie; wichtiger Anteil ist die jedem Organ od. Gewebesystem eigene (gesunde) Form u. deren pathologische Veränderung, die Deformation. Dem St. entstammt die Fülle meßbarer, objektiver Befunde.

**Stoff|wechsel-Bewegungs|system** n: s. Dreigliederung, funktionale.

**Stomachikum** (gr. στόμαχος Magen) n: appetit- u. verdauungsregendes Mittel, z. B. Zubereitungen aus Bitterstoffdrogen sowie aromatische Bittermittel (s. Amarum); die vorhandenen Geruchs- u. Geschmacksstoffe lösen Reflexe aus, die über den Nervus vagus die Magensaftsekretion in Gang bringen; Anwendung bei Dyspepsie\*.

**Stomatitis** (gr. στόμα Mund, Öffnung; -itis\*) f: Entzündung der Mundschleimhaut unterschiedlicher Ätiologie; **Ursachen:** mangelnde Mundhygiene, reduzierter Allgemeinzustand, Immunsuppression, Infektionen u. a.; **Formen:** z. B. St. simplex im Anschluß an Infektionen des Magen-Darm-Trakts, St. ulcerosa mit Übergang in eine ulzerierende Entzündung (starke Schmerzen, Fieber, Sialorrhoe, Gewebedestruktion u. Foetor ex ore; Vorkommen insbesondere bei Sepsis, Agranulozytose, Immunsuppression), St. allergica als orale Manifestation einer Kontaktallergie, St. epidemica bei Maul- und Klauenseuche, St. aphthosa recurrens (s. Aphthen); **Therapie:** neben der Behandlung der Grunderkrankung u. der lokalen Applikation von Desinfektionsmitteln werden aus dem Bereich der Phytotherapie Zubereitungen aus zahlreichen Pflanzen angegeben (z. B. Arnika\*, Bartflechte\*, Brombeere\*, Calendula\*, Eichenrinde\*, Gänsefingerkraut\*, Heidelbeere\*, Huflattich\*, Jambulbaum\*, Kaffee\*, wilde Malve\*, isländisches Moos\*, Myrrhe\*, Odermennig\*, Pfefferminzöl\*, Ratanhiawurzel\*, Rose\*, Salbei\*, Spitzwegerich\*, weiße Taubnessel\*, Tormentilla\* u. Vogelknöterich\*); homöopathisch kommen Zubereitungen aus Acidum nitricum, Borax u. Quecksilberzyanid in Betracht.

**Stramonii folium** n: s. Stechapfel, weißer.

**Streichung:** syn. Effleurage; klassische Massagetechnik, bei der die flache Hand mit leichtem Druck über die Haut streicht (Oberflächenstreichung) bzw. die Haut dehnt (Tiefenstreichung); Förderung der Hautdurchblutung u. des venösen Rückstroms sowie physiopsychische Detonisierung („vegetative Glättung"); s. Massage.

**Streß|management** n: Gruppe von Übungsprogrammen zur Streßreduktion, um insbesondere bei Gesunden zu mehr Ausgeglichenheit u. besserer Funktionsfähigkeit zu gelangen; Ziel von St. ist die Analyse bestehender Streßsituationen u. deren Bearbeitung auf drei Ebenen: **1.** Körperebene: Abbau psychophysiologisch unangemessener Spannungszustände durch das Erlernen von Entspannungsverfahren, Hypnose u. Biofeedback; **2.** adäquate Bewertung von Lebenssituationen mit hohem Streßpegel u. dessen Reduzierung durch kognitive Umstrukturierung (vgl. Verhaltenstherapie, kognitive; Therapie, rational-emotive); **3.** Aufbau angemessenerer Verhaltensweisen durch das Entwickeln effektiverer Bewältigungsstrategien. Unter den verfügbaren Übungsprogrammen sollte immer klienten- u. problemzentriert ausgewählt werden.

**Stretching** (engl. Streckung): Bez. für die Dehnung von Muskulatur u. bindegewebigen Strukturen der Gliedmaßen, z. B. nach längeren Inaktivitätsphasen u. zur Vorbereitung auf sportliche Aktivitäten; sollte nur im aufgewärmten Zustand erfolgen. Vgl. Bewegungstherapie.

**Streu|kügelchen:** Globulus*.

**Stroh|blume:** s. Ruhrkraut.

**Strom, dia|dynamischer:** s. Bernard-Ströme.

**Strom, faradischer:** s. Wechselstrom.

**Strom, galvanischer:** s. Gleichstrom.

**Stroph|an|thin** n: herzwirksames Glykosid zur parenteralen Anwendung aus Strophanthus gratus (g-St.) bzw. Strophanthus kombé (k-St); vgl. Digitalisglykoside.

**Strukturiertes pflanzliches Ei|weiß** (lat. structura Zusammenfügung): s. Textured vegetable protein.

**Strychnin** n: Alkaloid aus dem Samen der Brechnuß* (Strychnos nux-vomica); Reflexkrampfgift mit Lähmung hemmender Synapsen im Zentralnervensystem durch Antagonisierung des inhibitorisch wirkenden Transmitters

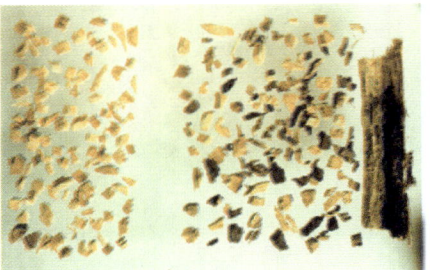

Strychnin

Glycin; Erhöhung der Krampfbereitschaft u. Auslösung von Krampfanfällen durch äußere Reize od. Substanzen mit zentral erregender Wirkung; in sehr geringer Konzentration Verwendung als Tonikum.

**Strychnos nux-vomica** f: Brechnuß*.

**Studie, randomisierte klinische** f: klinische Untersuchung, bei der aus einem Kollektiv zwei od. mehr Gruppen nach dem Zufallsprinzip gebildet werden, die mit unterschiedlichen Verfahren behandelt werden; das Ergebnis der jeweiligen Therapie wird auf deren Wirksamkeit hin überprüft u. miteinander verglichen. Dieses Studiendesign wird international als Standard angesehen; es wird jedoch von vielen Vertretern der Alternativmedizin abgelehnt. Vgl. N = 1-Studie.

**Stufen|gesetz:** s. Ricker-Stufengesetz.

**Sub|luxation** (lat. sub unter, unterhalb; luxare verrenken) f: unvollständige Verrenkung, bei der sich die Gelenkflächen z. T. noch berühren; in der Chiropraktik* Bez. für eine minimale, jedoch pathophysiologisch bedeutsame Fehlstellung von (Wirbelsäulen-)Gelenken.

**Sub|stanzen, bio|aktive** f pl: Bez. für zahlreiche Inhaltsstoffe der Nahrung, die nicht zu den Nährstoffen* zählen, jedoch wichtige gesundheitsfördernde Wirkungen haben; s. Ballaststoffe; Pflanzenstoffe, sekundäre.

**Sub|stanzen, bio|gene** f pl: syn. Schadstoffe*.

**Succus Liquiritiae** m: Süßholzsaft, Lakritze; Herstellung durch Kochen von Süßholzwurzeln mit Wasser u. anschließendem Eindampfen; Verw.: s. Süßholz.

**Such|diät** (Diät*) f: syn. Additionsdiät*.

**Sucht:** umgangssprachliche Bez. für Abhängigkeit*.

**Sucht|therapie** (Therapie*) f: psychotherapeutische Behandlung bei Abhängigkeit z. B. von Arznei- od. Suchtmitteln, meist als Kombination verschiedener Verfahren in der Entzugs-, Entwöhnungs- u. Nachsorgephase; Schwerpunkte der S. bilden die Motivationsarbeit bei dem Entzug*, die Bearbeitung des Abhängigkeitsprozesses u. das Einüben alternativer Sozialisationsformen (Leben ohne Suchtmittel) in der Entwöhnungsphase sowie die Stabilisierung der Entwöhnung in der Nachsorgephase. Zur S. gehören außerdem die gezielte Rückfallprophylaxe u. die Einbindung des sozialen Umfelds (z. B. in Form von Angehörigenarbeit).

**Suda|bad:** Kurzbezeichnung für subaquales Darmbad; s. Darmbad.

**Sudori|ferum** (lat. sudor Schweiß; ferre bringen) n: schweißtreibendes Mittel; s. Diaphoretikum.

**Süd|afrikanische Teufels|kralle:** s. Teufelskralle, südafrikanische.

**Süß|holz:** Glycyrrhiza glabra; Strauch aus der Familie der Schmetterlingsblütler, Fabaceae; **Arzneidroge:** Wurzel u. Ausläufer (Liquiritiae radix); **Inhaltsstoffe:** Glycyrrhizinsäure

Süßholz: Süßholzwurzel

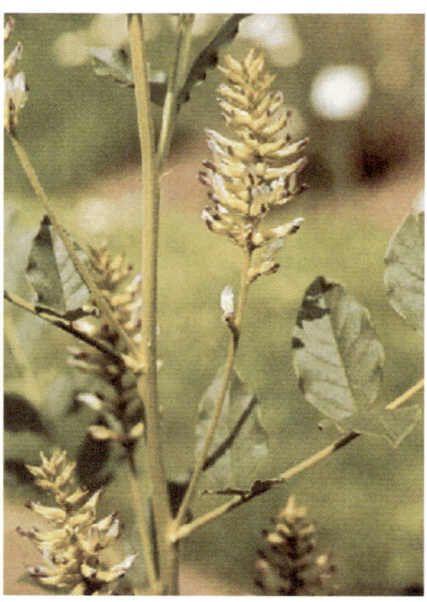

Süßholz

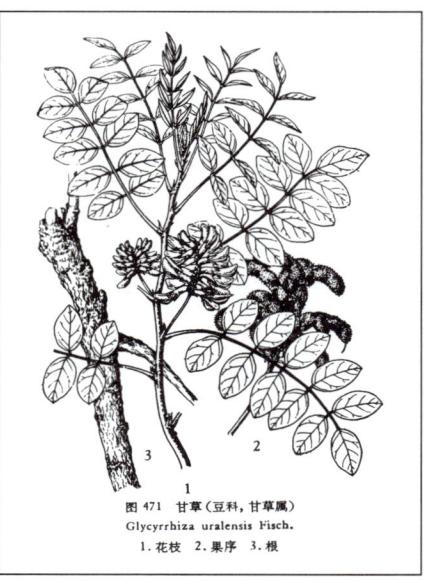

图 471 甘草（豆科, 甘草属）
Glycyrrhiza uralensis Fisch.
1. 花枝  2. 果序  3. 根

Süßholz: chinesische Darstellung der Heilpflanze
Glycyrrhiza uralensis

als Kalium- od. Calciumsalz (Glycyrrhizin), Flavonoide, Phytosterole, Cumarine; **Wirkung:** antiphlogistisch, spasmolytisch, sekretolytisch, sekretomotorisch; **Verw.:** Teeaufgüsse, Fluid- u. Trockenextrakte in Fertigarzneimitteln od. Rezepturen als Expektorans (2–4 g Droge/Tasse; Tagesdosis 5–15 g, entsprechend 200–600 mg Glycyrrhizin) u. Geschmackskorrigens, zur Herstellung von Succus Liquiritiae (Lakritze); höher dosierte Extrakte u. halbsynthetisches Carbenoxolon (Glycyrrhetinsäure-3-semisuccinat) bei chronischer Gastritis sowie Ulcus ventriculi u.

Ulcus duodeni; **NW:** bei längerer Anwendung u. Dosierung von Glycyrrhizin über 300 mg/ Tag (z. B. bei exzessivem Verzehr von Lakritze) Hyperaldosteronismus mit Ödemen, Hypertonie, selten Myoglobinurie; **Kontraindikationen:** Erkrankungen der Leber, Hypertonie, Hypokaliämie, Schwangerschaft.

**Süß|stoffe:** natürliche od. synthetische Verbindungen (z. B. Saccharin, Cyclamat, Aspartam, Acesulfam) mit wesentlich höherer Süßkraft als Saccharose (Saccharin z. B. 300fach), die keinen od. einen im Verhältnis zu ihrer Süß-

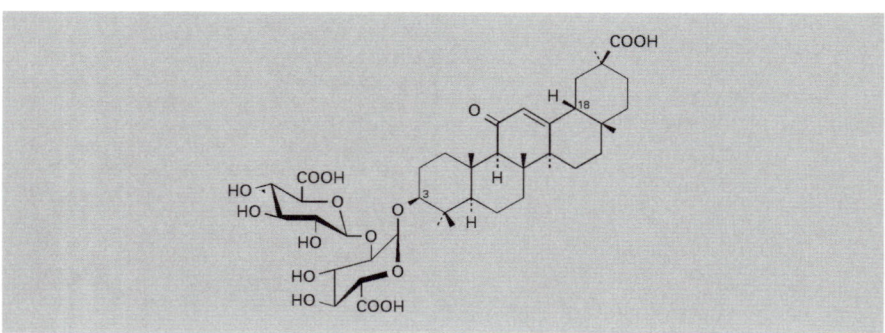

Süßholz: Glycyrrhizinsäure

kraft zu vernachlässigenden Nährwert* besitzen; Verwendung insbesondere in der Diätkost für Diabetiker u. Übergewichtige als Ersatzstoffe für Zucker. Lebensmittelrechtlich zählen S. zu den Lebensmittelzusatzstoffen*; Art, Verwendung, Höchstmengenbegrenzungen u. Kenntlichmachung sind in der Diät-Verordnung bzw. Zusatzstoff-Zulassungsverordnung geregelt.

**Suggestion** (lat. suggestio Eingebung, Einflüsterung) f: Übertragbarkeit der Affekte; seelische Beeinflussung von Vorstellungen, Denk- u. Handlungsinhalten einer Person durch eine andere Person (**Fremd-** od. **Heterosuggestion**, z. B. in Form der Hypnose*) od. durch die Person selbst (**Autosuggestion**, z. B. bei bestimmten Entspannungstechniken u. Meditation*); die rationale Dimension der Persönlichkeit wird weitgehend umgangen u. die emotionale, zwischenmenschliche Beziehung betont. Die S. spielt in der Medizin eine nicht unbedeutende Rolle in der Arzt-Patient-Beziehung. Vgl. Suggestivtherapie.

**Suggestivtherapie** (↑; Therapie*) f: therapeutischer Einsatz der Suggestion*, meist in Form der Autosuggestion od. in Verbindung mit Hypnose*.

**Sulfatwasser:** nach seinen metallischen Kationen (Na-, Mg-, Ca-, Fe-, Al-Sulfat) u. weiteren charakterisierenden Ionen (z. B. Chlorid-, Hydrogencarbonat-Ionen) der Mineralquelle benanntes Wasser; **Anw.:** bei Leber-, Gallenblasen-, Darmstörungen, Diabetes mellitus.

**Sulfur** (lat.) n: Schwefel*.

**Summationsdiagnostik** (lat. summa Ansammlung, Summe; gr. διαγνωστικός fähig zu unterscheiden) f: Bez. für die Kombination mehrerer Krebstestverfahren, um die „Evidenz" der Aussagen zu verbessern, von Windstosser „Karzinogram" bzw. von Zabel „Summationsdiagnose" genannt. So wird z. B. die spektralanalytische Vollblutuntersuchung* nach Rilling mit der Dreifachmessung* u. dem Scheller*-Test kombiniert. Die Aussage- u. Beweiskraft nimmt aber durch bloße Addition von Testverfahren ohne gesicherte Gütekriterien (Validität, Reliabilität, Spezifität, Sensitivität) nicht zu.

**Sumpfporst:** Ledum palustre; immergrüner Strauch aus der Familie der Heidekrautgewächse, Ericaceae; **Arzneidroge:** blühendes Kraut (Ledi palustris herba); **Inhaltsstoffe:** ätherisches Öl mit den tricyclischen Sesquiterpenen Ledol u. Palustrol, Catechingerbstoffe, Flavonoide; **Wirkung:** antitussiv, antiphlogistisch, motilitätshemmend, Verlängerung der Schlafzeit nach Barbiturat u. Äthanol; **Verw.:** als Aufguß **traditionell** innerlich als Diuretikum, Diaphoretikum, Emetikum, Expektorans; bei Gicht, Rheuma, Keuchhusten u. Exanthemen; äußerlich zur Wundbehandlung, gegen Insek-

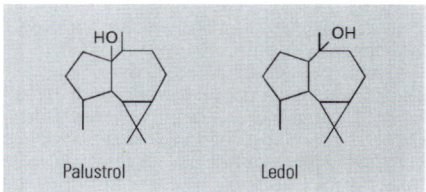

Sumpfporst: Inhaltsstoffe

tenstiche; **NW:** haut- u. schleimhautreizend; Vergiftungen infolge mißbräuchlicher Verwendung, z. B. als Abortivum; ätherisches Öl bewirkt, oral aufgenommen, heftige Reizung des Magen-Darm-Trakts mit Erbrechen u. Diarrhoe sowie Reizung bzw. Schädigung der Nieren u. ableitenden Harnwege, Schweißausbrüche, Muskel- u. Gelenkschmerzen, zentrale Erregung mit rauschartigen Zuständen u. anschließender Lähmung; **Kontraindikation:** Schwangerschaft. Angesichts der Risiken u. nicht belegter Wirksamkeit bei den beanspruchten Anwendungsgebieten ist die therapeutische Verwendung nicht vertretbar. **Homöopathische** Zubereitungen aus den getrockneten jungen Sprossen bei Gelenk- u. Muskelrheumatismus, Gicht, Lumbago, Insektenstichen.

**Supervision** (lat. super (hinaus), oben; visio Sehen, Blicken, Ansicht) f: Beobachtung u. Analyse des Verhaltens von Angehörigen sozialer Berufe durch einen Supervisor zur Aufdeckung u. Korrektur von methodischen Fehlern u. Behandlungsstörungen u. zur Beurteilung der Kompetenz des Supervisanden; findet statt v. a. in der Ausbildung i. R. der Psychotherapie*; vgl. Balint-Gruppe.

**Supplementpräparate** (lat. supplementum Ergänzung, Verstärkung) n pl: syn. Nährstoffpräparate; zusätzlich zur Nahrung eingenommene Substanzen zur Vorbeugung od. Behebung eines Defizits eines od. mehrerer Nährstoffe*; durch die Einnahme verschiedener S. können Nährstoffmengen aufgenommen werden, die deutlich über den empfohlenen Mengen liegen. Bei einigen wasserlöslichen Vitaminen sind negative Wirkungen zu erwarten; bei fettlöslichen Vitaminen kann es zu bedenklichen Anreicherungen kommen. Eine erhöhte Aufnahme an Mineralstoffpräparaten kann die Resorption anderer Nährstoffe beeinflussen.

**Suppositorium** (lat. etwas, das von unten eingeschoben wird) n: Zäpfchen; kegel-, walzen- od. torpedoförmige Arzneiform aus bei Körpertemperatur schmelzenden Substanzen (z. B. Kakaobutter, Glyzeringelatine); als Arzneiträger zur rektalen Applikation, z. B. in der Kinderheilkunde, bei proktologischen Erkrankungen, als Vaginalzäpfchen u. Stuhlzäpfchen.

**Sup|puranzien** (lat. suppurare forteitern, zum Eitern bringen) n pl: eiterableitende bzw. einschmelzende Mittel.

**Susto** (der Schrecken od. das Erschrecken): ein für Lateinamerika immer wieder diskutiertes Bild, das mit dem Verlust der Seele (nichtchristliche Seelenvorstellung, daher genauer: einer von mehreren Seelen) einhergeht u. zum Tode führen kann; vgl. Syndrom, kulturgebundenes.

**Sykose** (gr. σῦκον Feige; -osis*) f: auch Sykosis, Feigwarzenkrankheit; klassisches Miasma* der Homöopathie, das ursprünglich mit Kondylomen, heute meist mit Gonorrhoe assoziiert ist. Nach S. Ortega ist die Symptomatik der S. gekennzeichnet von Ausuferung, Extroversion, Übermaß in Intensität u. Häufigkeit, Hyperfunktion u. Hypertrophie; s. Miasmenlehre.

**Sym|biose** (gr. συμβίωσις Zusammenleben) f: Zusammenleben artverschiedener Organismen zu gegenseitigem Nutzen; z. B. Mensch-Darmflora, Bereitstellung von Nahrung gegen Synthese von Vitamin K; vgl. Dysbiose.

**Sym|biose|lenkung** (↑): Bez. für den Versuch, gestörte Besiedlung der Darmschleimhaut mit Mikroorganismen meist durch bakteriell abgeleitete Produkte (mikrobiologische Therapie*) gezielt zu normalisieren u. damit z. B. gestörte Abwehrverhältnisse zu verbessern; Anwendung finden aus spezielle Diäten, anorganische Substanzen (z. B. Heilerde), im weiteren Sinne auch chemisch definierte Arzneimittel.

**Symbol|drama** n: s. Bilderleben, katathymes.

**Sympathetische Medizin** (lat. ars medicina ärztliche Kunst) f: s. Medizin, sympathetische.

**Sym|pathie|prinzip** n: s. Medizin, sympathetische.

**Sym|phytum officinale** n: Beinwell*.

**Sym|ptom** (gr. σύμπτωμα Begleiterscheinung) n: Beschwerde, faßbares Krankheitszeichen; in der **Homöopathie** wird als S. jede krankhafte Lebensäußerung gewertet, die in zeitlichem Zusammenhang mit der Einnahme eines Arzneimittels bei einer Arzneimittelprüfung* od. mit dem Beginn einer Erkrankung auftritt od. sich verändert u. nicht auf andere Einflüsse zurückzuführen ist. Bei der Wahl von Konstitutions- od. antimiasmatischen Mitteln können sogar Merkmale ohne eigentlichen Krankheitswert als S. gewertet werden. S. werden als Ausdruck der Reaktion auf Stressoren aller Art (auch Arzneimittel; s. Erstverschlimmerung, Prüfungssymptom) betrachtet. Sie gelten als notwendige Begleiterscheinungen beim Versuch des Organismus, die beste ihm mögliche Ausgewogenheit von Funktionen aufrechtzuerhalten; daher wird die Fähigkeit zur Produktion angemessen ausgeprägter S. positiv bewertet. S. sind die Grundlage der Erstellung von Arzneimittelbildern; sie werden in der homöopathischen Anamnese* u. im Prüfungsprotokoll möglichst im vom Patienten geäußerten Originalwortlaut aufgezeichnet (sog. Originalsymptome), da bereits feine Nuancierungen für die Arzneimittelwahl* bestimmend sein können.

**Sym|ptomen|erhebung** (↑): (homöopath.) syn. Fallaufnahme*.

**Sym|ptomen|kom|plex, analer** (↑) m: zusammenfassende Bez. für verschiedene Symptome u. Erkrankungen im Analbereich, z. B. Pruritus ani, Analekzem, Analprolaps, Analfistel, Analfissur, perianale Thrombose, periproktitischer Abszeß; häufig Übergang zwischen od. Kombination von verschiedenen Formen; meist familiäre Disposition; Vorkommen oft in Zusammenhang mit Hämorrhoiden*; **Diagnostik:** rektale Untersuchung, Rektoskopie, ggf. Koloskopie u. röntgenologische Doppelkontrastuntersuchung; **Therapie:** abhängig vom speziellen Analleiden z. B. mit Sitzbad*, Laxanzien*, Ozontherapie* u. phytotherapeutischen Zubereitungen (Eichenrinde*, Faulbaum*, Kamille*, Manna*, Sennesblätter*), homöopathisch z. B. mit Pfingstrose u. Raute.

**Sym|ptomen|kom|plex, gastro|kardialer** (↑) m: syn. Roemheld*-Syndrom.

**Sym|ptom, parasitäres** (↑) n: bei einer homöopathischen Arzneimittelprüfung* auftretendes Prüfungssymptom*, das auf den Krankheitszustand des Prüfers u. nicht auf das geprüfte Arzneimittel zurückzuführen ist.

**Sym|ptom, patho|gnomonisches** (↑) n: in der Homöopathie* Bez. für ein Krankheitszeichen, das für eine klinische Diagnose od. Epidemie (s. Genius epidemicus) typisch ist; gelegentlich wird dem p. S. als dem Charakteristikum einer Krankheit u. nicht eines individuellen Kranken von vornherein keinerlei Gewicht bei der Arzneimittelwahl* beigemessen, wodurch intensive Symptome des Patienten außer acht gelassen werden. Andererseits führt die ausschließliche Beachtung des p. S. (s. Indikation, klinische) zur Vernachlässigung gerade der zur Differenzierung der Arzneimittelbilder v. a. im chronischen Fall notwendigen krankheitsfernen Symptome (z. B. Geistes*- und Gemütssymptome, Begleitsymptom*, Allgemeinsymptom*). Vgl. Indikation, bewährte.

**Sym|ptom|verschiebung** (↑): in der Homöopathie* gebrauchte Bez. für die Veränderung der Krankheitssymptome nach Einleitung einer Behandlung; vgl. Erstverschlimmerung, Hering-Regel, Unterdrückung.

**Sym|ptom, vollständiges** (↑) n: homöopathische Bez. für ein Symptom mit Angaben über Lokalisation, Ätiologie (s. Causa), Qualität* u. Modalität*; bei der Unterscheidung von Arzneimittelbildern (s. Arzneimittelwahl) stellen v. S. einen Hinweis auf ihre Differenziertheit dar, ohne daß es zu einer Höherbewertung des Symptoms kommen muß (s. Hierarchisierung).

**Syn|drom, de|press|ives** (gr. σύνδρομος mitlaufend, begleitend) n: Sammelbezeichnung für die bei Depression* auftretenden psychischen, somatischen u. psychosozialen Symptome: **1. psychisch:** niedergeschlagene Verstimmung (nicht obligat bei larvierter Depression), Freudlosigkeit, Interesselosigkeit, Energielosigkeit, innere Unruhe od. psychomotorische Hemmung, Mutlosigkeit, Minderwertigkeitsgefühle, Angstzustände, Zwänge, Überempfindlichkeit, Reizbarkeit, Konzentrationsstörungen, Grübelneigung, Entscheidungsunfähigkeit, Schuldgefühle, Beziehungsstörungen, Verarmungsideen, hypochondrische Befürchtungen, leichtere paranoide Fehldeutungen sowie Entfremdungserlebnisse; **2. somatisch:** Schlaf- u. Appetitstörungen, Gewichtsverlust, gastrointestinale Beschwerden, Kopfschmerz, Blasenstörungen, Atemenge, Herzsensationen, Globusgefühl, Kreislaufstörungen, diffuse Beschwerden in Bereich von Muskulatur u. Skelettsystem, Sekretionsstörungen (z. B. Mundtrockenheit, Versiegen der Tränensekretion), Hitzewallungen, Kälteschauer, Libido- u. Potenzstörungen, Beeinträchtigung von Stimme (leise, monoton) u. Psychomotorik (vornübergebeugt, kraftlos, schleppender Schritt); **3. psychosozial:** Rückgang zwischenmenschlicher Kontakte, Isolationsneigung; Probleme mit Partnern, Kindern, Vorgesetzten; Leistungsabfall, Gefahr der Versetzung, Herabstufung od. des Arbeitsplatzverlustes.

**Syn|drom|dia|gnostik** (↑; gr. διαγνωστικός fähig zu unterscheiden) f: Bez. für ein diagnostisches Vorgehen der traditionellen chinesischen Medizin*, durch das eine Erkrankung auf dem Hintergrund von Yin*-Yang differenziert u. gegen andere Erkrankungen durch Einordnung in einen größeren Zusammenhang u. anschließende Klassifikation abgegrenzt wird; wesentlich für die S. sind folgende Schritte: **1.** Beurteilung des Ursprungs der Erkrankung (d. h. ihre Rückführung auf Yin-Yang); **2.** Lokalisation der Erkrankung; **3.** Feststellung charakteristischer Eigenschaften (Symptome); **4.** Beurteilung des Verhältnisses zwischen krankheitserzeugender Störung u. der Abwehrkraft des Patienten; die S. teilt sich unter historischen u. praktischen Aspekten in mehrere **Einzelgruppen** auf: **1.** die S. nach den acht Leitprinzipien (Yin-Yang, Außen-Innen, Kälte-Hitze, Leere-Fülle), wobei die Erfahrungsregel gilt, daß Yin-Innen-Kälte-Leere-Erkrankungen schwieriger zu therapieren sind als Yang-Außen-Hitze-Fülle-Erkrankungen; **2.** die S. nach Speicher- u. Hohlorganen zur Feststellung von Störungen der inneren Organe; **3.** die S. nach dem Qi*, dem Blut

(Xue*) u. den Körpersäften (Jin*-Ye), die in der chinesischen Medizin als Substanzen zur Erhaltung der Funktion des Organismus gelten; bei Veränderung des Qi, des Bluts u. der Körpersäfte treten an verschiedenen Organen ähnliche bzw. gleiche Symptome auf, z. B. bei Gallen-Leere des Herzens, der Lunge u. der Milz Kurzatmigkeit, Kraftlosigkeit u. leerer Puls; **4.** die S. nach den sechs Meridianverläufen, wobei die Meridianpaare Dünndarm-Blase, Dickdarm-Magen, Drei Erwärmer, Milz-Lunge, Herz-Niere sowie Leber-Perikard als Funktionskreise angesehen werden, innerhalb derer unter Einbeziehung der zugehörigen Speicherorgane eine Analyse des Krankheitszustands vorgenommen wird; **5.** die S. nach der Abwehrkraft, dem Qi, der Ernährung u. dem Blut zur Feststellung verschiedener Wärme-Hitze-Erkrankungen; **6.** die S. nach den Drei Erwärmern, die v. a. bei äußerlichen Wärme-Hitze-Erkrankungen angewendet wird; dabei wird unterschieden, ob sich die Erkrankung vorwiegend im Oberen Erwärmer (Herz u. Lunge) befindet mit Schmerzen u. Spannungsgefühl im Kopf, im Mittleren Erwärmer (Milz u. Magen) mit mäßig hohem Fieber, Spannungen u. Völlegefühl in Thorax u. Oberbauch od. im Unteren Erwärmer (Leber u. Niere) mit Spannungs- u. Druckgefühl im Abdomen, Schwindel, Harn- u. Stuhlverhaltung.

Die S. ermöglicht eine diagnostische Unterscheidung ganzheitlicher individueller Krankheitszustände; sie ist keine bloße Diagnoseunterscheidung, wie sie in der modernen westlichen Medizin anhand abstrakter u. objektivierter Befunde (z. B. Laborwerte) praktiziert wird. Daher kann z. B. eine Diagnose der modernen westlichen Medizin wie Migräne in der traditionellen chinesischen Medizin verschiedenen Syndromen (z. B. Leber-Yang-Fülle, Wind-Kälte-Syndrom, Blut-Leere-Syndrom) zugeordnet werden; umgekehrt kann ein Syndrom (z. B. eine Nieren-Yin-Leere) zu ganz unterschiedlichen Diagnosen in der modernen westlichen Medizin (z. B. Schlafstörungen, Knieschmerzen, Schwindel) führen. Bei richtiger Behandlung nach den Regeln der traditionellen chinesischen Medizin ist es möglich, ganz unterschiedliche Diagnosen aus verschiedenen Fächern durch einen einzigen Arzt behandeln zu lassen, wozu in der modernen westlichen Medizin u. U. Ärzte verschiedener Disziplinen erforderlich wären. Vor jeder Behandlung mit Methoden der traditionellen chinesischen Medizin (z. B. Akupunktur) muß eine S. durchgeführt werden.

**Syn|drom, kultur|gebundenes** (↑) n: Symptomkonstellation mit Ätiologie, Diagnose u. Behandlung, die nicht unabhängig von ihrem kulturspezifischen Kontext verstanden werden kann; zur Einschätzung u. zum interkulturel-

## System der Fünf Elemente

| Natur | | | | | |
|---|---|---|---|---|---|
| Fünf Geschmacks- richtungen | Fünf Farben | Fünf Veränderungen | Fünf Witterungs- einflüsse | Fünf Himmels- richtungen | Fünf Jahreszeiten |
| sauer | grün-blau | geboren werden | Wind | Osten | Frühling |
| bitter | rot | wachsen | Hitze | Süden | Sommer |
| süß | gelb | sich verändern | Nässe | Mitte | Spätsommer |
| scharf | weiß | sich zurückziehen | Trockenheit | Westen | Herbst |
| salzig | schwarz | sich verbergen | Kälte | Norden | Winter |

len Vergleich eines k. S. gilt, daß die Ätiologie in zentralen Bedeutungsfeldern u. Verhaltensnormen einer Gesellschaft fußt, die Diagnose auf kulturspezifischer Technologie u. Ideologie basiert u. die Therapie nur durch Teilnehmer der gleichen Kultur erfolgreich durchgeführt werden kann. Demzufolge kann die Biomedizin* ein k. S. nicht korrekt erkennen, sondern definiert es nach den eigenen Erkenntnismöglichkeiten einschließlich einer eigenen Einschätzung des Therapieerfolges um. Damit ist i. R. der Ethnomedizin* ein großer ideengeschichtlicher Differenzierungsprozeß vervollständigt: Die kritische Auseinandersetzung mit dem Exotischen der fremden Kultur führt zur Entdeckung der kulturellen Bindung von Krankheit an Kultur. Der zweite entscheidende Schritt ist, diese Erkenntnis auch auf die eigene Kultur zu beziehen. Über die „klassischen" Erscheinungen wie Pibloktoq, Koro*, Amok*, Latah, Susto* hinaus werden als k. S. nun auch Unter- u. Mangelernährung, Anorexia nervosa, Übergewicht u. a. diskutiert. Schließlich wird in einem dritten Schritt dem Gedanken widersprochen, daß nur spezielle Syndrome an die Kultur gebunden seien; jede Krankheit ist grundsätzlich an Kultur gebunden. Die erste systematische Zusammenfassung der k. S. wird 1962 von Pow Meng Yap erstellt. In der Ethnopsychologie u. transkulturellen Psychiatrie hat der Begriff k. S. Begriffsbildungen wie exotische Psychosen, regionale Neurosen u. Volkskrankheiten abgelöst. Vgl. Kranksein, Erklärungsmodell.

**Syn|drom, prä|menstruelles** (↑) n: Abk. PMS; charakteristische körperliche u. psychische Veränderungen von individuell unterschiedlicher Intensität, die meist einige Tage nach Zyklusmitte (Eisprung) auftreten u. mit Beginn der Menstruation nachlassen; **Ursache:** weitgehend ungeklärt, vermutlich psychovegetative u. endokrine Faktoren; **Symptomatik:** Nervosität, Affektlabilität, seelische Verstimmung, schmerzhafte Spannungen u. Schwellungen der Brust, Völlegefühl, Verdauungsbeschwerden, Kopf- u. Rückenschmerzen, Hautveränderungen, Hitzewallungen, Gewichtzunahme durch Flüssigkeitseinlagerung, Gelenkschwellungen; **Therapie:** Abschirmung vor äußeren Belastungen, evtl. diätetische u. physiotherapeutische Maßnahmen; ergänzend hormonale (orale Kontrazeptiva bzw. Danazol) sowie symptomatische (nichtsteroidale Antiphlogistika, Diuretika) Therapie; aus dem Bereich der Naturheilkunde u. alternativen Heilverfahren Kneipp-Therapie, Akupunktur, emmenagoge Verfahren; phytotherapeutisch traditionell Zubereitungen aus Brennessel, Engelwurz, Frauenmantel, Johanniskraut, Mönchspfeffer, Schafgarbe, Wolfstrapp u. Zinnkraut; homöopathische Zubereitungen aus Lilie, Magnesium phosphoricum, Schneeball u. Tintenfisch.

**Syn|drom, psycho|vegetatives** (↑) n: syn. vegetative Dystonie, vegetative Labilität, neurasthenisches Syndrom, vegetatives Syndrom, Psychasthenie, vasoneurotisches Syndrom, neurozirkulatorische Dystonie; polysymptomatisches Beschwerdebild ohne pathophysiologisch od. anatomisch nachweisbare Ursachen bzw. Korrelate (funktionelle Störungen); **Ursachen:** psychische Belastungen, v. a. Streß, Konfliktsituationen; Auftreten häufig im 30. bis 40. Lebensjahr; **Symptome:** häufig Kopfschmerz, Magenbeschwerden, Herzbeschwerden, Herzstolpern, Schwindelgefühle, Atembeschwerden, Kreuz- od. Rückenschmerzen, Müdigkeit, sexuelle Funktionsstörungen, larvierte Depression u. a. Diagnostisch wichtig ist der (zeitliche) Zusammenhang von Beschwerden u. Konfliktsituationen ohne nachweisbare organische Erkrankungen. **Therapie:** Psychotherapie*, progressive Relaxation*, Hydrotherapie (Seebad* od. anderer Klimakurort*, Kneipp*-Kur, Waschung*), Phytotherapie (z. B. Johanniskraut*, Yohimbin*, traditionell auch Beifuß, Eleutherococcus senticosus, weißer Stechapfel*), Tai*-Ji-Quan, Gelosentherapie*.

**Syphilis** f: I. syn. Lues (venerea), sog. harter Schanker; eine der meldepflichtigen Geschlechtskrankheiten; **Erreger:** Treponema pallidum;

| Fünf Elemente | Mensch Fünf Speicher- organe | (Sechs) Hohl- organe | Fünf Körper- öffnungen | Körperstrukturen | Gefühle |
|---|---|---|---|---|---|
| Holz | Leber | Gallenblase | Augen | Sehnen | Wut |
| Feuer | Herz | Dünndarm | Zunge | Blutgefäße | Freude |
| Erde | Milz | Magen | Mund | Muskeln | Denken |
| Metall | Lunge | Dickdarm | Nase | Haut- u. Körperhaare | Trauer |
| Wasser | Nieren | Blase | Ohren | Knochen | Angst |

**Übertragung** i. d. R. beim Geschlechtsverkehr, nur ausnahmsweise indirekt. **Klinik:** Unterschieden werden die erworbene S. (S. acquisita) u. die sog. angeborene S. (S. connata): **1. erworbene S.:** Einteilung in Frühsyphilis mit Primär- u. Sekundärstadium, Spätsyphilis mit Tertiär- u. sog. Quartärstadium; **2. S. connata:** intrauterin erworbene, d. h. diaplazentar auf den Fetus durch die erkrankte u. unzureichend behandelte Mutter übertragene S., u. zwar erst ab 5. Schwangerschaftsmonat. Erfolgt die Infektion bei florider Lues I od. II der Mutter zu einem früheren Zeitpunkt, kommt es zum Absterben der Frucht in utero u. Frühtotgeburt im 6.–7. Monat; Aborte in den ersten Schwangerschaftsmonaten beruhen nie auf einer S. **Therapie:** Ziel ist bei der Frühsyphilis u. S. latens die Aufhebung der Infektiosität u. Verhinderung des Auftretens spätsyphilitischer Erscheinungen; bei der Spätsyphilis Verhinderung des weiteren Fortschreitens der Erkrankung (bereits entstandene Defekte sind irreversibel); Antibiotikum der Wahl ist Penizillin; alternative Chemotherapeutika (z. B. bei Penizillinallergie): Cephalosporine, Tetracycline, Erythromycin.

**II.** In der Homöopathie* eines der drei klassischen Miasmen; nach S. Ortega ist ihre Symptomatik gekennzeichnet durch Degeneration u. Destruktion von Geweben od. im psychischen Bereich, durch Rückzug, Perversion, Fehlfunktion, Spasmen u. Ulcera; s. Miasmenlehre.

**Systematische Review:** s. Review, systematische.

**System der Fünf Elemente** (lat. elementum Grundstoff) n: auch als System der Fünf Wandlungsphasen bezeichnetes, im 3. Jahrhundert v. Chr. in China entstandenes Ordnungsprinzip alles Seienden; beschreibt einerseits den Elementarcharakter der fünf Grundsubstanzen Holz, Feuer, Erde, Metall u. Wasser u. andererseits die zwischen den Elementen bestehenden funktionellen Beziehungen der Produktion (Sheng), der Unterdrückung od. Überwindung (Ke), der Vervielfältigung (Cheng) u. der Verspottung (Wu); s. Abb. Das S. d. F. E. stellt eine Interpretation des Entstehens u. Vergehens alles Seienden dar (entwickelt aus dem Yin*-Yang als dem Urmodus des Seins) u. entwirft ein Entsprechungssystem hinsichtlich typischer Veränderungen in der Natur u. wesentlicher Dimensionen des Menschen, das für die Diagnostik u. Therapie in der traditionellen chinesischen Medizin* von Bedeutung ist (s. Tab.). So wurden z. B. die sog. fünf Transportpunkte der Akupunktur, die sich jeweils zwischen Fingerspitzen u. Ellenbogen u. Fußspitzen u. Kniegelenk befinden, nach den Fünf Elementen angeordnet u. zeitweilig in einer sinngemäßen Beziehung untereinander zur Therapie verwendet. Auch lassen sich die physiologischen u. pathologischen Beziehungen zwischen den Specher- u. Hohlorganen (s. Fünf Speicherorgane, Sechs Hohlorgane) in manchen Fällen nach den Fünf Elementen interpretieren. So kann z. B. eine Lebererkrankung auf Milz u. Magen übergreifen, was mit der störenden Beziehung (Ke) zwischen Holz u. Erde erklärt wird. Eine Schwächung des Leber-Yin kann durch eine vor-

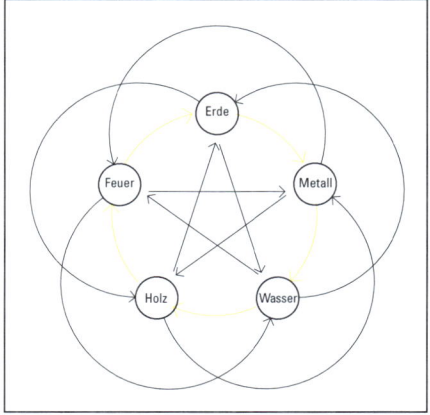

System der Fünf Elemente

angegangene Schwäche des Nieren-Yin bzw. der Nieren-Yin-Essenz bedingt sein, was der gestörten Beziehung zwischen Wasser u. Holz entspricht. Bei der Therapie muß in solchen Fällen immer an das zuerst gestörte Element bzw. Organ gedacht werden. Im Rahmen der Diagnostik werden v. a. farbliche Veränderungen im Gesicht des Patienten u. an der Zunge (s. Zungendiagnostik) sowie bei der Pulsdiagnostik* erhobene Befunde in Beziehung zum System der Fünf Elemente gesetzt.

**Systemische Therapie** (Therapie*) f: s. Therapie, systemische.

**System, medizinisches** n: s. Medizinsystem.

**System, rhythmisches** n: s. Dreigliederung, funktionale.

**System|therapie** (Therapie*) f: s. Therapie, systemische.

**Syzygium cumini** n: Jambulbaum*.

**Syzygium aromaticum** n: Gewürznelkenbaum; s. Nelkenöl.

**Tabak:** getrocknete Blätter der Tabakpflanze (Nicotiana tabacum); im Tabakrauch sind N-Nitrosoverbindungen, polycyclische u. aromatische Kohlenwasserstoffverbindungen wie Formaldehyd, Blausäure, Cadmium u. a. Schwermetalle, Nicotin* u. Kohlenmonoxid enthalten. Verschiedene **Karzinogene** im Tabakteer können mit einer Latenzzeit von 15–20 Jahren Karzinome in Mundhöhle, an Larynx u. Bronchien sowie in Lunge, Ösophagus, Magen, Darm u. Harnblase erzeugen, **schleimhautreizende Substanzen** (Aldehyde, Phenole, Säuren u. Ammoniak) verursachen bei chronischer Einwirkung chronische Bronchitis (Raucherhusten) u. chronische Gastritis, **Kohlenmonoxid** (im Rauch von Zigaretten 1–3 %, Pfeife 2 % u. Zigarre bis 6 %, im Blut bei mäßigem Rauchen ca. 5 % CO-Hb, bei starkem Rauchen bis zu 15 %) führt zu einer Herabsetzung der körperlichen Leistungsfähigkeit. Rauchen in der Schwangerschaft erhöht das Risiko für Frühgeburten u. ein vermindertes Geburtsgewicht des Neugeborenen. Beim Mann ist eine Schädigung der Spermiogenese möglich. **Homöopathische** Verwendung der frischen od. getrockneten, fermentierten Blätter bei Hypotonie, Brechdurchfall od. Angina pectoris.

**Tabebuia impetiginosa** f: Lapacho*.

**Tachy|kardie** (gr. ταχύς schnell, plötzlich; καρδία Herz) f: Anstieg der Herzfrequenz auf über 100/min; **Einteilung** nach dem Elektrokardiographie-Befund: **1.** vom Sinusknoten ausgehende T. (Sinustachykardie): Vorkommen physiologisch im Kindes- u. Jugendalter, pathologisch z. B. bei Herzinsuffizienz, Myokarditis, Intoxikationen od. Fieber; **2.** supraventrikuläre T. mit Erregungsursprung in den Vorhöfen; **3.** Vorhoftachykardie; **4.** vom Atrioventrikularknoten ausgehende supraventrikuläre T.; **5.** Kammertachykardie: ventrikuläre T. mit Erregungsursprung in den Herzkammern; **6.** anfallsweise auftretende T. Eine T. mit unregelmäßiger Schlagfolge wird als Tachyarrhythmie bezeichnet. **Therapie:** aus dem Bereich der Naturheilkunde wird eine Behandlung mit Armbad*, Armguß* u. Brustguß* sowie Chinidin* bei paroxysmaler T. sowie Gelsemium, Strophanthus u. Wolfstrapp in homöopathischer Dosierung bei nervöser T. angegeben.

**Tafel|wasser:** Mischung aus Trinkwasser u. natürlichem Mineralwasser*; wird nicht an der Quelle abgefüllt, sondern aus natürlichem, salzreichem Wasser (Natursole) od. Mineralwasser sowie aus Meerwasser hergestellt. Gemäß der Mineral- u. Trinkwasserverordnung sind als Zusatzstoffe Mineralsalze (z. B. Natrium- u. Calciumchlorid) u. Natriumhydrogencarbonat erlaubt. Bei den mikrobiologischen Anforderungen gelten dieselben Maßgaben wie bei natürlichem Mineralwasser, zusätzlich Höchstmengen für polycyclische aromatische Kohlenwasserstoffe* u. Organohalogenverbindungen.

**Tag|traum|technik** f: s. Bilderleben, katathymes.

**Taiga|wurzel:** s. Eleutherococcus senticosus.

**Tai-Ji-Quan** (sprich tai-dschi-tschüan) n: sog. Schattenboxen; auf die alte chinesische Gymnastik zurückgehende Form des Körpertrainings zur Stärkung der Körperkräfte, Krankheitsvorbeugung u. Selbstverteidigung; wesentlich ist die harmonische Verbindung von Bewußtsein (Shen*) u. Vorstellung (Yi) mit dem Atem (Qi*) u. den Körperbewegungen. Die ausgeführten Bewegungen sollen leicht, entspannt, ununterbrochen gleichmäßig, ungezwungen u. glatt verlaufen; jede Kraft- od. Gewaltanwendung soll vermieden werden. Der Körperschwerpunkt muß im unteren Abdomen liegen, um Stabilität zu gewährleisten. Die Wirkung des T.-J.-Qu. läßt sich über den Ausgleich psychovegetativer Funktionen, Streßabbau u. hormonelle Regulation erklären. **Anw.:** zur Krankheitsprophylaxe, bei Asthma bronchiale, Hypertonie, Herz-Kreislauferkrankungen, neurovegetativen Störungen, Knochenerkrankungen, Verdauungsstörungen u. a. Vgl. Qi-Gong, Medizin, traditionelle chinesische.

**Takata-Ara-Re|aktion** (Reaktion*) f: Testverfahren, das mittels Eiweißpräzipitation im Blutserum von Patienten Aussagen über das Vorliegen eines Krebsgeschehens treffen soll; die sog. Flockungszahlreaktion wird zur Grundlage der Krebsdiagnose gemacht. Details der Durchführungstechnik sind dem Witting*-Test ähnlich. Wissenschaftlich spekulatives u. obsoletes Verfahren.

**Talisman** (gr. τέλεσμα Geld, geweihter Gegenstand) m: Glücksbringer; s. Amulett.

**Tamari:** natürliche Sojasauce aus ganzen fermentierten Sojabohnen; **Verw.:** u. a. in der Makrobiotik*.

**Tamarinden|mus:** Pulpa Tamarindorum; musartiges Fruchtfleisch der Früchte von Tamarindus indica; **Inhaltsstoffe:** freie organische Säuren (Wein-, Zitronen-, Äpfelsäure), Invertzucker u. Pektin; **Verw.:** als mildes Laxans.

**Tanacetum cinerarii|folium** n: Pyrethrum*.

**Tanacetum parthenium** n: Mutterkraut*.

**Tanacetum vulgare** n: Rainfarn*.

**Tang:** Fucus; Thallus von Fucus vesiculosus (Blasentang) od. Ascophyllum nodosum (Knotentang) sowie anderer Fucusarten; Algen aus der Familie der Braunalgen, Fucaceae; **Inhaltsstoffe:** Halogenide (0,015 % Brom u. 0,03 – 0,1 % Gesamtiod, davon 40 – 80 % in Proteinen u. Lipiden organisch gebunden, Polysaccharide (bis zu 30 % Alginsäure), Fucane u. Fucoidine, polyphenolische Verbindungen, Sterole; **Wirkung:** antimikrobiell, hämagglutinierend, hypoglykämisch, immunmodulierend; **Verw.:** als Aufguß u. andere galenische Zubereitungen **traditionell** bei Hypothyreose mit Struma u. Myxödem, Adipositas, Arteriosklerose, Verdauungsstörungen, Rheuma; äußerlich bei Verstauchungen; als Zusatz zu Zahnpasten u. zu Haarwässern gegen Seborrhoe u. Schuppenbildung; **NW:** oberhalb einer Dosierung von 150 mg Iod/Tag besteht die Gefahr einer Induktion bzw. Verschlimmerung einer Hyperthyreose, selten Überempfindlichkeitsreaktionen; **homöopathische** Zubereitungen aus dem gereinigten, getrockneten Thallus bei Übergewicht u. Struma. Vgl. Laminaria.

**Tannin** n: Acidum tannicum, Gerbsäure; Gemisch aus Estern der D-Glukose mit Gallussäure; wird aus Galläpfeln gewonnen; **Verw.:** s. Gerbstoffe.

**Tanz|therapie** (Therapie*) f: künstlerische Therapie* mit enger Verbindung zur Harmonik* u. Musiktherapie*; gehört zu den humanistischen Psychotherapien u. grenzt sich gegen die physiotherapeutische Bewegungstherapie* ab; primär soll ein Erlebnis- u. Handlungsangebot für den Klienten gemacht u. ein verhaltensorientierter Zugang zu motorischen Verhaltensformen ermöglicht werden. Eine sog. Handlungsverarmung soll auf diesem Wege überwunden u. z. B. in der Motio die Emotio neu verarbeitet werden können. **Anw.:** in der Therapie u. zur Gesundheitsförderung. Wissenschaftlich umstrittenes Verfahren.

**Tapotement** (frz. tapoter sanft klopfen) n: s. Klopfmassage.

**Taraxacum officinale** n: Löwenzahn*.

**Tarpana:** therapeutische Anwendung von medizinischen Ölen i. R. des Ayurveda*; als Ölguß auf die Stirn (Shirodhara), durch Befestigung eines mit Öl getränkten Tuchs od. durch Füllung einer am Kopf des Patienten angebrachten Ledermanschette, durch Applikation von erwärmtem Öl auf die Augen od. durch Gabe spezieller Nasentropfen; verwendet werden Öle u. Fette (z. B. Sandelholz- od. Bringrajöl), die v. a. wohltuend u. harmonisierend auf Geist u. Sinnesorgane wirken, evtl. unter Zusatz verschiedener Duftstoffe. T. ist auch eine wichtige Vorbereitung auf die Massage der Marmapunkte.

**Taub|nessel, weiße:** Lamium album; ausdauerndes Kraut aus der Familie der Lippenblütler, Lamiaceae; **Arzneidrogen:** getrocknete Kronblätter mit anhaftenden Staubblättern (Lamii albi flos) u. während der Blütezeit gesammelte u. getrocknete oberirdische Teile (Lamii albi herba); **Inhaltsstoffe:** Iridoidglykoside (z. B. Lamalbid, Albosid A u. B), Phenylpropanderivate (Chlorogensäure, Lamalbosid u. a.), Flavonolglykoside, Gerbstoffe, Schleimstoffe; **Wirkung:** adstringierend, expektorierend; **Verw.:** als Aufguß od. andere galenische Zubereitungen innerlich od. für Spülungen, Bäder u. feuchte Umschläge **traditionell** die Blüten bei Entzündungen der oberen Atemwege, zur lokalen Behandlung leichter Entzündungen der Mund- u. Rachenschleimhaut sowie bei unspezifischem Fluor albus; das Kraut innerlich zur unterstützenden Behandlung von Beschwerden im Magen-Darm-Bereich, bei Nervosität, Unruhe, Schlafstörungen u. Reizzuständen; in der Kosmetik zur Hautpflege. Die Wirksamkeit bei den genannten Anwendungsgebieten ist nicht belegt. **Homöopathische** Zubereitungen aus den frischen, blühenden Trieben ohne Stengel bei katarrhalischen Affektionen der Nieren, Blase u. Harnröhre.

**Tausend|gülden|kraut:** Centaurium erythraea; Pflanze aus der Familie der Enziangewächse, Gentianaceae; **Arzneidroge:** getrocknete oberirdische Teile blühender Pflanzen (Centaurii herba); **Inhaltsstoffe:** Bitterstoffe vom Typ der Secoiridoidglykoside (Gentiopikrosid, Swertiamarin, Swerosid u. a.), Xanthone (Methylbellidifolin u. a.), Triterpene, Phenolcarbonsäuren (p-Cumarsäure, Ferulasäure u. a.); **Wirkung:** Steigerung der Speichel- u. Magensekretion, antiphlogistisch, antipyretisch; **Verw.:** als Aufguß u. Fertigarzneimittel bei Appetitlosigkeit u. dyspeptischen Beschwerden; **traditionell** auch bei Fieber u. intestinalem Wurmbefall; äußerlich zur Wundbehandlung; **Kontraindikation:** Magen-Darm-Geschwüre.

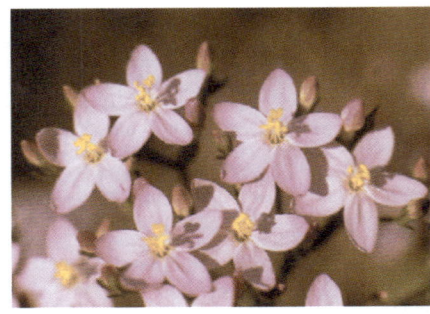

Tausendgüldenkraut

**Tauto|pathie** (gr. ταὐτά auf dieselbe Weise; -pathie*) f: (homöopath.) Unterform der Isopathie*, bei der nach einer meist massiven od. langfristigen Anwendung eines unpotenzierten Arzneimittels gegen eine dadurch hervorgerufene Arzneimittelkrankheit* dasselbe Arzneimittel in potenzierter Form angewendet wird.

**Tau|treten:** Wasseranwendung nach Kneipp zur Abhärtung, bei der 3 – 5 Minuten barfuß in feuchtem Gras gelaufen wird; anschließend schnelles Gehen in Fußbekleidung zur Wiedererwärmung; vgl. Schneegehen.

**Taxol A:** syn. Paclitaxel*.

**Taxus:** s. Eibe, Eibe, pazifische.

**TCM:** Abk. für traditionelle chinesische Medizin*.

**Tecoma stans:** eschenblättrige Jasmintrompete; Strauch od. Baum aus der Familie der Trompetenbaumgewächse, Bignoniaceae; **Arzneidrogen:** getrocknete Wurzeln (Tecoma-stans-Wurzel), Zweigspitzen mit Blättern u. Stengeln (Tecoma-stans-Zweige mit Blättern), getrocknete Rinde (Tecoma-stans-Rinde); **Inhaltsstoffe:** phenolische Carbonsäuren (z. B. o- u. p-Cumarsäure), Zucker vom Stachyosetyp, Flavonoide, Alkaloide (Actinidin, Tecomanin, Tecostanin u. a.), Iridoidglykoside (z. B. Plantarenalosid, Stansiosid); im Holz die Chinone Lapachol u. Lapachonon; **Wirkung:** blutzuckersenkend; Tecostanin u. Tecomanin wirken als Reinsubstanz ähnlich stark hypoglykämisch wie Tolbutamid; **Verw.:** in Mittelamerika **traditionell** Abkochungen der Rinde u. Zweige bei Diabetes, Syphilis, Wurmerkrankungen u. Magenschmerzen; in Indien die Wurzel als Diuretikum, Wurmmittel u. Tonikum; in Mexiko bei Geschwüren u. als Gewürz. Nähere Angaben zur Wirksamkeit fehlen.

**Tee|baum|öl:** ätherisches Öl aus den Blättern von Melaleuca alternifolia, einem in Australien beheimateten Baum aus der Familie der Myrtengewächse, Myrtaceae; **Inhaltsstoffe:** 1,8-Cineol (syn. Eucalyptol, Hauptinhaltsstoff des Eukalyptusöls), Terpinen-4-ol (australischer Standard verlangt mindestens 30 %; im ätherischen Wacholderbeeröl bis zu 15 % enthalten), weitere Monoterpene (z. B. α- u. β-Pinen, Myrcen u. verschiedene Sesquiterpene; **Verw.:** als Desinfiziens u. Antiseptikum (klinische Studien bestätigen die desinfizierende Wirkung gegenüber verschiedenen Bakterien u. Pilzen); bei leichter u. mäßiggradiger Acne vulgaris (5%ig); T. wird häufig durch Zumischen billiger Öle verfälscht u. kann Organochlorpestizide enthalten. Es ist unbedingt auf die Verwendung von hochwertigem, unverfälschtem Öl zu achten.

**Tee|fasten:** kompletter Nahrungsverzicht für 1 – 8 Tage mit Aufnahme von ungesüßtem Heilkräutertee u. Wasser (2 – 3 l/Tag) sowie täglicher Entleerung des Verdauungstrakts; **Anw.:**

bei akuten (fieberhaften) Erkrankungen. Vgl. Fasten, Saftfasten.

**Tee|pilz:** s. Kombucha.

**Tee, schwarzer:** Camellia sinensis, syn. Thea sinensis; Strauch aus der Familie der Theaceae (Ternstroemiaceae, Camilliaceae); **Arzneidroge:** fermentierte u. getrocknete jüngere Blätter neben Blattknospen (Theae folium); je nach Behandlung werden grüner Tee (Theae viridis folium) od. schwarzer Tee (Theae nigrae folium) erhalten. **Inhaltsstoffe:** Purinalkaloide (bis 4 % Coffein, Theobromin, Theophyllin), Polyphenole (10 – 20 % Catechingerbstoffe), Phenolsäure, Depside, Aminosäuren, Triterpensaponine vom Oleanantyp, Mineralstoffe (v. a. K-Ionen, Fluorid, Al- u. Mg-Ionen); **Wirkung:** zentral anregend, leicht diuretisch, antidiarrhoisch, kardiotonisch, antitumoral, antiviral, lipidsenkend, hypotensiv, hypoglykämisch, chemopräventiv (antioxidativ); **Verw.:** als Genußmittel, Anregungsmittel u. Diuretikum; die stimulierende Wirkung ist am stärksten bei kurz aufgebrühtem Tee, am schwächsten nach längerer Extraktionsdauer; die antidiarrhoische Wirkung nimmt dagegen mit der Extraktionsdauer zu; **NW:** bei magenempfindlichen Personen ist Magenreizung möglich.

**Teil|bad:** Eintauchen eines Körperteils in Wasser; in der Kneipp-Therapie Anwendung von kalten, warmen, ansteigenden u. Wechselteilbädern alternierend als Arm-, Fuß-, Sitz-, Halb- od. Dreiviertelbad als ständig wechselnde kleine Reize. Vgl. Vollbad.

**Teil|simile** (lat. similis ähnlich) n: homöopathisches Arzneimittel, dessen Arzneimittelbild* nur teilweise dem Krankheitszustand des Patienten ähnlich ist; der Begriff wird meist rückblickend bezüglich der Güte einer früheren Arzneimittelwahl gebraucht; s. Ähnlichkeitsprinzip.

**Tele|pathie** (gr. τῆλε fern; -pathie*) f: Bez. für das Empfangen u. Senden fremder seelischer u. gedanklicher Inhalte sowie von Schwingungen u. Wellen anderer Art ohne Zuhilfenahme der gewöhnlichen Sinnesorgane od. technischer Hilfsmittel.

**Temoe lawak:** indonesische Bez. für die Wurzelstöcke der javanischen Gelbwurz*.

**Tempeh:** aus Indonesien stammendes Produkt aus angekeimten Sojabohnen, die mit einem Schimmelpilz fermentiert werden; sehr hoher Eiweißgehalt (20 %); **Verw.:** in der Makrobiotik*.

**Temperament** (lat. temperamentum richtiges Maß, gute Mischung, Mäßigung) n: individueller, an die Persönlichkeitsstruktur gebundener Ablauf seelischer Vorgänge; in der Bearbeitung des humoralmedizinischen Systems (s. Humoralpathologie) wurden den vier „Säften" schwarze Galle, Schleim, Blut u. gelbe

Galle bzw. den Elementen Erde, Wasser, Luft u. Feuer die T. des Melancholischen (trübsinnige Gemütsverfassung, Grübelneigung, Verstimmung, Gehemmtheit), Phlegmatischen (langsam, zäh), Sanguinischen (gesteigerte Erregbarkeit, Heiterkeit, Gereiztheit, reaktionsschnell) u. Cholerischen (heftig, leicht aufbrausend, jähzornig) zugeordnet. Vgl. Konstitution, Typenlehre.

**Temperatur|starre** (lat. temperatura Wärme, Wärmemischung): **1.** Bez. in der anthroposophischen Medizin* für Körpertemperatur mit nur geringen Tagesschwankungen; Vorkommen bei Kanzerose*; **2.** s. Regulationsthermographie.

**TENS:** Abk. für transkutane elektrische Nervenstimulation; s. Elektrostimulationsanalgesie.

**Terebinthina** f: Terpentin*.
**Terebinthina laricina** f: Lärchenterpentin; s. Lärche.

**Terminal|punkt|dia|gnostik, elektrophysio|logische** (lat. terminus Ende, Grenze, Schluß; gr. διάγνωσις Entscheidung) f: Abk. ET; von H. W. Schimmel eingeführte Methode

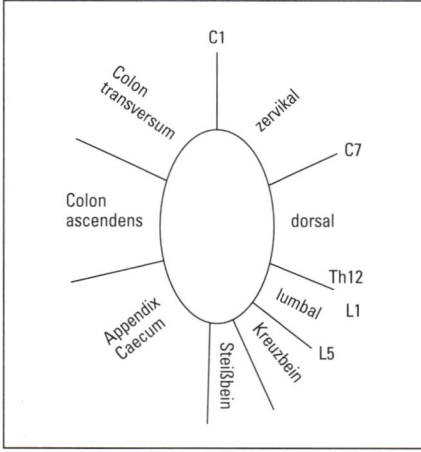

Terminalpunktdiagnostik, energetische: sektorale Topographie am rechten Zeigefinger

zum Nachweis von funktionellen Störungen i. R. der funktionellen Medizin*; ohne Fremdströme werden körpereigene Ströme im Nanoampere-Bereich an den Akupunkturpunkten u. -meridianen nachgewiesen, die Hinweise auf den energetischen Zustand der Meridiane u. die damit kommunizierenden Organe u. Organsysteme geben sollen.

**Terminal|punkt|dia|gnostik, en|ergetische** (↑; ↑) f: Abk. ETD; elektronographisches

Verfahren (s. Elektronographie) nach Peter Mandel, das (ähnlich der Kirlian*-Photographie) mittels Hochfrequenzströmen u. dem Phänomen der Elektrolumineszenz den Gesamtumlauf der in den Meridianen pulsierenden Energie aller Terminalpunkte an beiden Händen u. Füßen bildlich darstellen will. Veränderungen an einzelnen Meridianendpunkten werden modifiziert mit der klassischen Akupunktur* gedeutet. Bestimmte Strahlentypen sind Krankheitsgruppen zugeordnet; so soll ein „Strahlenverlust" an Fingerkuppen (Yang-Bereich) u. Zehenkuppen (Yin-Bereich) einem klinischen Erschöpfungsbild mit hormoneller Dysregulation entsprechen. Die Verdichtung eines Strahlungsphänomens soll hingegen für eine „toxische" Gesamtbelastung u. eine „ringförmige Starre", die „Einförmigkeit" der Strahlungsqualität für degenerative Tendenzen stehen. Bei der ETD handelt es sich um ein wissenschaftlich nicht belegtes u. schulmedizinisch umstrittenes Verfahren.

**Terpene** n pl: große Gruppe von Naturstoffen, die aus Isopreneinheiten aufgebaut sind; z. B. Carotinoide*.

**Terpentin** n: Terebinthina; aus den Stämmen der Kiefer* durch Verletzung der Rinde u. Ausfluß aus schizogenen Exkretgängen gewonnener Balsam; daraus kann durch Wasserdampfdestillation gereinigtes ätherisches Öl (Terebinthinae aetheroleum rectificatum, Terpentinöl) u. nach Abtrennung der flüchtigen Bestandteile das Harz (Terebinthinae resina, Colophonium) gewonnen werden; **Inhaltsstoffe:** Terpentinöl mit 95 % α- u. β-Pinen, Δ³-Caren, Camphen u. Limonen; Colophonium besteht zu 90 % aus Harzsäuren (Diterpensäuren; v. a. Abietin-, Isopimar-, Palustrin- u. Pimarsäure); **Wirkung:** Terpentinöl wirkt antibakteriell, hyperämisierend, antiseptisch, vermindert die Bronchialsekretion; Colophonium wirkt antibakteriell; **Verw.:** gereinigtes Terpentinöl in Form von Salben u. anderen galenischen Zubereitungen innerlich u. äußerlich bei chronischer Erkrankung der Bronchien mit starker Sekretion; äußerlich bei rheumatischen u. neuralgischen Beschwerden; **traditionell** auch innerlich bei Blasenkatarrh, Gallensteinen u. Phosphorvergiftung; äußerlich bei Scabies, Verbrennungen, Erfrierungen, Hautverletzungen, zum Moskitoschutz u. zur Desinfektion; Colophonium **traditionell** als Zusatz zu hautreizenden Salben, Pflastern, in Furunkelsalben, als blutstillendes Mittel; in der Technik bei der Herstellung von Harzen, als Geigenharz u. Zusatz zu Desinfektions- u. Insektenvernichtungsmitteln; **NW:** allergische Reaktionen; bei äußerer, großflächiger Anwendung sind Nieren- u. Zentralnervensystem-Schäden möglich; **Kontraindikationen:** Überempfindlichkeit gegenüber ätherischen Ölen; bei Inhalationen akute Entzündungen der Atmungsorgane; **homöopathische** Zubereitungen mit Terpentinöl bei Entzündungen des Darms u. der Harnorgane sowie bei Hauterkrankungen.

**Terpentin, venezianisches** n: s. Lärche.

**Terrain-Kur** (frz. terrain Gebiet, Gelände; Kur*) f: kurmäßige Anwendung der am Kurort herrschenden klimatischen Einflüsse zusammen mit körperlicher Aktivität (Gymnastik, Sport, Spazierengehen, Radfahren); s. Balneotherapie, Klimatherapie, Thalassotherapie.

**Terrier-Massage** (Massage*) f: s. Manipulativmassage.

**Testa** (lat. Schale, Decke) f: botanische Bez. für Samenschale; arzneilich werden T. z. B. von Cacao- u. Flohsamen verwendet.

**Test|verfahren, psycho|logische:** Verfahren, die versuchen, individuell variierende psychische Zustände, Eigenschaften, Verhaltensmuster, Mechanismen der Wahrnehmung, des Denkens u. Fühlens sowie deren Entwicklungsbewegung im Vergleich mit einer normierten Population mit bekannter Testleistung (sog. Eichstichprobe) zu ermitteln; von ihrer Beschaffenheit her lassen sich p. T. zwei **Gruppen** zuordnen: **1.** psychometrische Tests: Konstruktion vor dem Hintergrund eines mathematisch-statistischen Meßmodells; Darstellung der Ergebnisse in Zahlen, Prozenträngen u. Quotienten, die einer Interpretation u. Bewertung zugeführt werden. Von zentraler Bedeutung ist hier die Qualität der sog. Testgütekriterien, der Reliabilität (Zuverlässigkeit) u. der Validität (Gültigkeit). Zu dieser Testgruppe gehören Intelligenztests (HAWIE, IST), Konzentrationsleistungstests (KLT) u. Persönlichkeitstests (FPI, Gießen-Test, MMPI). **2.** Projektive Tests: Verzicht auf ein mathematisch-statistisches Meßmodell; stattdessen wird auf die klinische Erfahrung des Testers u. die Sicherheit seines Deutungsvermögens vertraut. Beispiele sind Rohrschach-Test, TAT, Wartegg-Zeichentest u. PFT. Mehr noch als bei den psychometrischen Verfahren ist hier die Gefahr, Artefakte zu produzieren u. Fehleinschätzungen abzugeben, besonders groß. Seit langem stehen die p. T. in der Kritik. Es werden Zweifel an ihren theoretischen Grundlagen u. am Aussagegehalt ihrer Ergebnisse geäußert u. ihnen vorgeworfen, die getesteten Menschen in unzulässiger Weise auf einen Quotienten od. ein diagnostisches Etikett zu reduzieren. Gesprächsdiagnostische Verfahren, Verhaltensbeobachtung u. Verhaltensanalyse haben dagegen in der Diagnostik an Bedeutung gewonnen (vgl. Psychodiagnostik).

**Tetra|hydro|fol|säure:** biologisch aktive Form der Folsäure*.

**Teufels|kralle, süd|afrikanische:** Harpagophytum procumbens; Pflanze aus der Familie

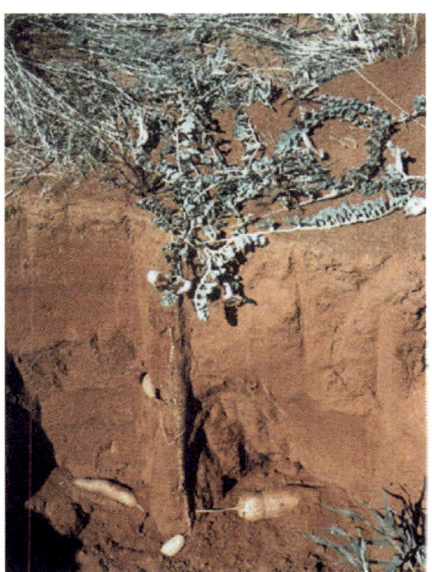

Teufelskralle, südafrikanische

der Sesamgewächse, Pedaliaceae; **Arzneidroge:** sekundäre Speicherwurzel (Harpagophyti radix). **Inhaltsstoffe:** Bitterstoff Harpagosid u. andere Iridoidglykoside; **Wirkung:** appetitanregend, choleretisch, antiphlogistisch u. schwach analgetisch; **Verw.:** als Teeaufguß u. Extrakt in Fertigarzneimitteln bei Appetitlosigkeit, dyspeptischen Beschwerden u. degenerativen Erkrankungen des Bewegungsapparats; **Dosierung:** 1,5 g/Tag bei Appetitlosigkeit; sonst 4,5 g Droge mit 300 ml kochendem Wasser übergießen,

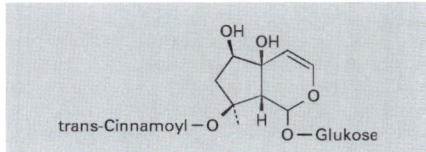

Teufelskralle, südafrikanische: Harpagosid

mehrere Stunden stehen lassen u. über den Tag verteilt trinken; **Kontraindikationen:** Ulcus ventriculi u. Ulcus duodeni; **homöopathische** Verwendung des Rhizoms bei Gelenkerkrankungen, Rheuma, Gicht.

**Textured vegetable protein:** Abk. TVP; strukturiertes pflanzliches Eiweiß; Sojaprodukt, das aus dem nach der Sojaölgewinnung zurückgebliebenen Schrot gewonnen wird; das Eiweiß wird herausgelöst, in eine faserartige, fleischähnliche Struktur gebracht, geformt u. mit Geschmacksstoffen versehen; Verwendung als pflanzlicher Fleischersatz.

**Thalasso|therapie** (gr. θάλασσα Meer; Therapie*) f: kurgemäße Nutzung der den Meeresküsten eigenen Reizfaktoren: Klima (Strahlung, Aerosol), Bäder (Sole, Brandung) zusammen mit Allergenfreiheit; Anw.: besonders bei Erkrankungen der Haut u. Atemwege; vgl. Balneotherapie.

**Thallium** n: chemisches Element, Symbol Tl, OZ 81, relative Atommasse 204,37; weiches, bleiähnliches 1- u. 3wertiges Metall aus der Bor-Gruppe; oxidiert leicht an feuchter Luft; **Intoxikationen:** akute Vergiftung nach einer Latenz von 1 – 4 Tagen mit Erbrechen u. Diarrhoe, Magen- u. Darmblutungen, Krämpfen, Leberschädigung; dann Polyneuropathie mit peripheren Lähmungen u. Sensibilitätsstörungen u. psychischen Veränderungen; vollständiger Haarausfall i. d. R. am 13. Tag, Mees-Streifen der Fingernägel; Erblindung möglich; Verw.: homöopathische Zubereitungen aus Thallium aceticum bei Haarausfall, Neuralgien.

**Thallus** (gr. θαλλός Schößling) m: primitiver Vegetationskörper der niederen Pflanzen (Thallophyten), der im Gegensatz zum Kormus der höheren Pflanzen (Kormophyten) nicht in echte Organe gegliedert ist; Rotalgen, Grünalgen, Braunalgen, Flechten, Pilze u. Moose bilden Th. aus, die bei den hochdifferenzierten Formen (Braunalgen, Moose) Ansätze zu echter Gewebebildung zeigen.

**Thea sinensis** f: s. Tee, schwarzer.

**Thebain** n: Hauptalkaloid in Papaver bracteatum; Verw. zur Herstellung von Codein*.

**Thein** n: s. Coffein.

**Themen|zentrierte Inter|aktion** (lat. inter zwischen, inmitten; agere, actus treiben, bewegen) f: Abk. TZI; von R. Cohn entwickeltes, therapeutische u. pädagogische Elemente verbindendes gruppendynamisches Verfahren, bei dem anhand von vorgegebenen od. selbstgewählten Themen u. unter Berücksichtigung von Gruppeninteressen mitmenschliche Erfahrungen angestrebt werden, die sich unmittelbar verhaltensbeeinflussend (i. S. sozialen Lernens) auswirken; die Faktoren der Gruppeninteraktion werden durch das Dreieck Persönlichkeit (Ich), Thema (Es) u. Gruppe (Wir) bestimmt. Die Gruppenatmosphäre ist akzeptierend, die Themen mit positiver Ausrichtung, z. B. zur Überwindung von Störungen. Bestimmte Kommunikationsregeln fördern ein lebendiges Lernen u. die individuelle Kommunikationsfähigkeit. Vgl. Selbsterfahrungsgruppe.

**Theo|broma cacao** n: Kakaobaum; s. Kakaosamen.

**Theo|bromin** n: 3,7-Dimethylxanthin; Purinderivat insbesondere in Kakaosamen*, auch z. B. in Kaffee, Guarana u. schwarzem Tee; wirkt ähnlich wie Coffein* diuretisch u. positiv inotrop.

**Theo|phyllin** n: Purinderivat (Methylxanthin), im schwarzen Tee in geringer Menge vorkommend; **Wirkung:** positiv inotrop, diuretisch, Relaxation der glatten Muskulatur (Vasodilatation, Bronchodilatation), Senkung des pulmonalen Gefäßwiderstands, Steigerung des Atemantriebs, Stimulation der mukoziliären Klärfunktion, Hemmung der Freisetzung von Mediatoren; **Verw.:** bei chronischen obstruktiven Atemwegerkrankungen.

**Theo|sophie** (gr. θεός Gott; σοφία Kenntnisse, Wissen) f: sog. Gottesweisheit; **1. Bez.** eines unmittelbaren Wissens vom Göttlichen; z. B. durch direkte Erkenntnis od. mystisches Erleben (vgl. Mystik*); **2. i. e. S.** von der „Theosophischen Gesellschaft" vertretene Lehre, in der sich Okkultismus*, Mystik, religiöse u. philosophische Anschauungen mischen; die „Theosophische Gesellschaft" wurde 1875 von Helena Blavatsky (1831 – 1891) unter der Vorstellung gegründet, daß ein Rat galaktischer Wesen beschlossen habe, die evolutionär fortgeschrittene Rasse der Menschheit (die germanisch-nordischen Arier) in ein goldenes Zeitalter zu führen.

**Therapeutisches Fasten** (Therapie*): s. Fasten, therapeutisches.

**Therapeutisches Malen** (↑): s. Malen, therapeutisches.

**Therapie** (gr. θεραπεία Pflege, Heilung) f: Behandlung von Krankheiten, Heilverfahren; in einer Systematik naturheilkundlicher Verfahren werden folgende therapeutische Prinzipien unterschieden: **1.** Elimination: Entfernung schädlicher Stoffe od. Anteile (z. B. antibiotische Therapie, chirurgische Verfahren); **2.** Substitution: Hinzufügen fehlender Stoffe (z. B. Insulin bei der Therapie des Diabetes mellitus); **3.** Direktion: Beeinflussung (überwiegend pharmakologisch) einzelner Funktionsgrößen; **4.** Stimulation: therapeutische Reizung zur Anregung der „Natur" (Physis) eines Menschen zur Gesundung od. zum Erhalt von Gesundheit.

**Therapie, ableitende** (↑) f: Begriff aus der Humoralpathologie*, der die Vorstellung wiedergibt, daß durch verschiedene Behandlungen (insbesondere physiotherapeutische Verfahren) falsch verteilte od. gestaute Körpersäfte u. Energien innerhalb des Organismus umverteilt od. von bestimmten Körperregionen abgeleitet werden können, um sie ggf. zu einer Ausscheidung (sog. Ausleitung) zu bringen. Im weiteren Sinne kann Ableitung auch als Ablenkung verstanden werden, z. B. wenn durch lokale Reize das allgemeine Körpergefühl u. die Körperwahrnehmung von einem schmerzhaften Befund abgelenkt werden können. Vgl. Therapie, ausleitende.

**Therapie, aktivierende** (↑) f: auch aktive Therapie; in der Physiotherapie u. Naturheilkunde gebräuchliche Bez. für eine Behandlung, die neben den somatischen Wirkungen anregende (z. B. Bewegungstherapie) Einflüsse ausübt u. Möglichkeiten zur Eigenbehandlung (sog. Hilfe zur Selbsthilfe) u. Förderung der Persönlichkeit des Patienten bietet; der a. Th. steht die sedierende od. passive Therapie gegenüber, bei der beruhigende, dämpfende u. Katharsis fördernde Wirkungen (z. B. durch milde Formen der Massage u. Balneotherapie, meditative Entspannungstechniken u. körperorientierte Psychotherapien) angestrebt werden; vgl. Selbstheilung.

**Therapie, antipsorische** (↑) f: Bez. aus der Miasmenlehre* Samuel Hahnemanns (1755–1843) für eine nach Abklingen der (meist akuten) Erkrankung fortgesetzte Behandlung mit einem antimiasmatischen Arzneimittel*, mit dem Ziel, ein der Krankheit zugrundeliegendes u. noch latent vorhandenes Miasma* zu bekämpfen. Von diesem Konzept wurde von nicht an Miasmen orientierten homöopathischen Richtungen die konstitutionelle Therapie* abgeleitet.

**Therapie, ausleitende** (↑) f: Bez. für Behandlungsmethoden der Humoralmedizin (s. Humoralpathologie), bei denen schädliche od. überflüssige Körpersäfte u. Energien im Sinne der antiken Humores vermehrt zur Ausscheidung gebracht werden sollen; typische Verfahren: s. Tab.

**Therapie, ayurvedische** (↑) f: therapeutische Maßnahmen i. R. des Ayurveda*; in der ayurvedischen Medizin bildeten sich acht therapeutische Disziplinen heraus: Innere Medizin; Geriatrie; Psychiatrie; Toxikologie; Chirurgie; Augen- u. Hals-Nasen-Ohren-Heilkunde; Frauenheilkunde, Geburtshilfe u. Kinderheilkunde sowie Andrologie. Diese Disziplinen entwickelten im Laufe der Zeit höchst unterschiedliche Behandlungsmethoden. Nach Sushruta kommen zur Behandlung einer chirurgischen Erkrankung grundsätzlich acht Techniken zur Anwendung: Exzision, Inzision, Kürettage, Exploration, Extraktion, Punktur, Aderlaß u. Wundnaht. Bei internistischen Erkrankungen geht es, neben der Ausschaltung ätiologischer Faktoren, zum einen um die Elimination aus dem Gleichgewicht geratener, sog. verdorbener, Doshas* u. zum anderen um die Linderung der Krankheitserscheinungen durch antagonistische Maßnahmen. Vagbhatta gliederte die therapeutischen Möglichkeiten bei internistischen Erkrankungen in solche, die den Körper leichter (Langhana) u. solche, die ihn schwerer (Brimhana) machen. Darunter lassen sich dann die von Caraka

vorgeschlagenen, sechs therapeutischen Kategorien in der Weise einordnen, daß austrocknende u. schweißtreibende Therapien grundsätzlich leichter machend u. Ölbehandlungen sowie zusammenziehende Therapien schwerer machend wirken. Langhana hat weiterhin zwei Aspekte nämlich den reinigenden (Shodhana) u. den lindernden (Shamana). Zu Langhana Shodhana gehören die fünf ausleitenden Verfahren der ayurvedischen Medizin (s. Pancha Karma). Zu Langhana Shamana gehören die Gabe appetitanregender u. verdauungsfördernder Mittel, das Fasten, die Einschränkung der Flüssigkeitsaufnahme, die Körperübungen sowie die Sonnen- u. die Windexposition.

Der symptomatischen Therapie mit Arzneimitteln wird nur begrenzte Wirksamkeit zugemessen (vgl. Pharmakotherapie, ayurvedische). Neben den chirurgischen Techniken u. den Methoden der Inneren Medizin werden im Ayur-

**Therapie, ausleitende**
Ab- und ausleitende Verfahren

**Magen-Darm-Trakt**
Brechverfahren
Klistierbehandlungen
Purgationen mit verschiedenen ausleitenden Medikamenten

**Blutentziehungen**
Aderlaß
lokale Blutentziehungen (z. B. Blutegel und blutiges Schröpfen)
emmenagoge Verfahren

**diuretische Verfahren**
Diät
Diuretika
Trinkkuren

**diaphoretische Verfahren**
Anregung des Hautstoffwechsels
Wärme und körperliche Aktivität
Diaphoretika

**Kopf**
Niesmittel

**Atemwege**
Expektoranzien

**„Ableitung" auf die Haut (Derivation)**
Schröpfbehandlungen
physikalische Behandlungen
Teilaspekte der Balneotherapie
Rubefaszienzien
Vesikanzien
Pustulanzien (z. B. Baunscheidt-Verfahren)
Fontanellen, Haarseil
Kauterisation

veda auch sehr differenzierte, physiotherapeutische Verfahren eingesetzt. Sie haben sich bei vielen Erkrankungen hervorragend bewährt, häufig dienen sie der Vorbereitung auf die großen ausleitenden Verfahren u. werden dann zusammenfassend als Purva* Karma bezeichnet. Für einige Ölanwendungen gibt es spezielle Indikationen bei psychischen u. psychosomatischen Erkrankungen. Vgl. Tarpana.

**Therapie, feministische** (↑) f: Mitte der 60er Jahre i. R. der feministischen Bewegung entstandener philosophischer Ansatz für die Durchführung von Psychotherapie mit dem Ziel der Befreiung von kulturspezifischen Festlegungen der Geschlechterrollen; grundsätzliche Berücksichtigung dieser Idee in unterschiedlichen Therapieformen möglich (mit Ausnahme der orthodoxen Psychoanalyse von Freud); gemeinsame Wertvorstellungen u. Gewichtungen: **1.** Die therapeutische Beziehung wird als gleichberechtigt angesehen. **2.** Definition u. Möglichkeiten der Geschlechterrolle werden weiter gefaßt. **3.** Die mit der Geschlechterrolle zusammenhängenden Probleme werden als wichtig erachtet. **4.** Die persönliche Verantwortung wird besonders betont. Anwendung als Einzel-, Paar- u. Familientherapie v. a. bei Problemen der Sexualität, Depression u. Gewalttätigkeit.

**Therapie, harmonikale** (↑) f: syn. Harmonik*.

**Therapie, im|muno-augmentative** (↑) f: Abk. IAT; von dem amerikanischen Zoologen Burton (1977) entwickeltes Verfahren zur Tumorbehandlung, bei dem bestimmte Proteinfaktoren aus dem Blutserum von Krebspatienten verabreicht werden; die Wirkungshypothese besteht in der Annahme, daß im Blut von Tumorpatienten ein Überschuß an sog. blockierenden Proteinfaktoren bei gleichzeitigem Mangel an sog. antiblockierenden Proteinfaktoren u. Tumorkomplementfaktoren bestehen soll. Es wird behauptet, daß die gegen Tumorzellen gerichteten Tumorantikörper, die ihrerseits von Tumorkomplementfaktoren aktiviert werden, einen Tumorzerfall bewirken können. Der Abbau dieser nekrotisierten u. über die Leber eliminierten Tumorzellen soll zu einer Überlastung der Leber führen können; zu deren Schutz werden die sog. blockierenden Proteinfaktoren, die wiederum durch sog. antiblockierende Proteinfaktoren reguliert werden, produziert. Durch die IAT sollen diese Faktoren gezielt applizierbar u. insbesondere die „nützlichen" Tumorantikörper vermehrbar sein. Die Einzelfaktoren werden aus menschlichem Spenderserum u. aus Tumorgewebe gewonnen. Die Dosierung wird individualisiert u. gemäß einem „Immunmonitoring" gesteuert. Neben einer initialen Intensivphase wird z. T. jahrelang eine Langzeitbehandlung mit Selbstinjektionen durchgeführt.

**Anw.:** Tumorerkrankungen (in den USA); in der Bundesrepublik Deutschland bei rheumatischen Erkrankungen, Spondylitis ankylosans, chronischen Virusinfektionen, chronischem Müdigkeitssyndrom, Multipler Sklerose u. Sarkoidose; **NW:** allergische Nebenwirkungen aufgrund des Fremdeiweißes, Infektionsgefahr durch Blutbestandteile. Umstrittenes Verfahren ohne wissenschaftlich gesicherten Wirksamkeitsnachweis.

**Therapie, integrative** (↑) f: von J. W. Urban begründeter gemeinsamer Einsatz verschiedener Therapieverfahren zur Freisetzung natürlicher Energie u. Kreativität; Theorie u. Techniken von Psychoanalyse, Gestalt- u. Primärtherapie, Bioenergetik, Transaktionsanalyse u. körperbezogene Verfahren werden in Abhängigkeit vom Erfahrungs- u. Ausbildungsstand des Therapeuten kombiniert, um dem Persönlichkeit des jeweiligen Klienten besser gerecht zu werden.

**Therapie, kon|frontative** (↑) f: psychotherapeutisches, üblicherweise in der Gruppe durchgeführtes Verfahren, bei dem eine Person durch massive Konfrontationen in einen Widerspruch zwischen den eigenen Vorstellungen u. den Vorstellungen des Therapeuten u. der Gruppenmitglieder gebracht wird; eine dabei entstehende unerträgliche kognitive Spannung soll Selbstheilungsprozesse aktivieren u. eine Umstrukturierung des Denkens ermöglichen. Durch eine kurzfristige Intervention sollen so langfristig wirkende Persönlichkeitsveränderungen, bei Umgehung des Widerstandes der Person, erreicht werden.

**Therapie, kon|stitutionelle** (↑) f: homöopathische Behandlung unter Beachtung von Merkmalen der Konstitution* u. von Symptomen früherer gravierender Erkrankungen bei Arzneimittelwahl*. u. Verlaufsbeurteilung; Anwendung insbesondere in Fällen mit undifferenzierten od. nur schwach ausgeprägten Symptomen der eigentlichen Krankheit (z. B. bei konstitutioneller Schwäche, in unspezifischen Frühstadien od. bei Residualzuständen nach dem Abklingen akuter Erkrankungen). Ein Arzneimittel mit Ähnlichkeit zu einem über längere Abschnitte der Biographie bestehenden Zustand ermöglicht oft die Heilung langbestehender Erkrankungen u. Krankheitsdispositionen sowie eine Besserung der Beschwerden bei irreversiblen Schäden; im psychischen Bereich wird die Lösung von Fehlhaltungen unterstützt (vgl. Geistes- und Gemütssymptome). Daher wird i. R. der klassischen Homöopathie der Patient häufig langfristig mit dem zu seiner Konstitution ähnlichsten Arzneimittel (Konstitutionsmittel*) im Wechsel mit dem für eine evtl. interkurrente Erkrankung* notwendigen Akutmittel* behandelt.

**Therapie, künstlerische** (↑) f: syn. Kunsttherapie, Gestaltungstherapie; Bez. für aus der

Beschäftigungstherapie u. zum Teil aus den theoretischen Grundlagen der imaginalen Techniken der humanistischen Psychotherapie (z. B. katathymes Bilderleben*) entstandene Therapieformen mit dem Ziel, durch künstlerische Tätigkeit Eigenaktivität, Innovation u. Selbsterfahrung bzw. Selbsterkennung anzuregen; die längste Tradition der k. Th. besteht in der anthroposophischen Medizin*, wo z. B. Musiktherapie*, therapeutisches Malen* u. Plastizieren sowie Sprachtherapie* eingesetzt werden. Dabei werden Rhythmen als speziell gesundende Elemente angesehen. Indikationen für k. Th. sind alle akuten u. chronischen Erkrankungen sowohl somatischer als auch psychischer Genese, wobei insbesondere die chronischen Erkrankungen starke Anregungen von außen benötigen, da hier die Selbstheilungskräfte nur noch gering wirksam sind.

**Therapie, mikro|bio|logische** (↑) f: Anwendung von Produkten aus lebenden od. abgetöteten Mikroorganismen i. R. der Symbioselenkung*; i. w. S auch synonym mit bzw. ersetzend zu Symbioselenkung gebraucht.

**Therapie, multi|modale** (↑) f: umfassender psychotherapeutischer Ansatz nach Lazarus, der sieben interaktive Modalitäten berücksichtigt: Verhalten, Affekt, Empfindung, Vorstellung, Kognition, zwischenmenschliche Beziehungen u. biologische Faktoren. Diagnose u. Therapieplan orientieren sich an Defiziten u. Exzessen dieser Modalitäten, die nach einem Diagnoseschema identifiziert werden. Die Behandlung wird als pädagogischer Prozeß betrachtet, in dem adäquate Reaktionsmuster vorwiegend nach Methoden der Verhaltenstherapie* u. anhand kognitiver Techniken erlernt werden.

**Therapie, physikalische** (↑) f: s. Physiotherapie.

**Therapie, pro|vokative** (↑) f: Abk. PT; von Frank Farrelley Anfang der 60er Jahre entwickelte Psychotherapievariante, die in ihrem direkten Zugang Gemeinsamkeiten mit der rational-emotiven Therapie* u. in ihrer Klientenzentriertheit Bezüge zur Gesprächspsychotherapie* aufweist; anhand spaßhafter Übertreibungen, die den Klienten erkennbar provokant sind, werden ihm seine Wahrnehmungsverzerrungen gespiegelt, irrtümliche Annahmen u. irrationale Überzeugungen benannt. Mit Humor u. Übertreibung sollen Widerstand u. in der Abwehr erstarrte u. dadurch gebundene Energien gelöst u. für Therapie nutzbar gemacht werden. PT od. Teile ihres Technikinventars können grundsätzlich bei jeder psychischen Störung u. Erkrankung verwendet werden.

**Therapie, rational-e|motive** (↑) f: Abk. RET; Form der kognitiven Verhaltenstherapie* (A. Ellis), die davon ausgeht, daß psychischen Störungen irrationale Denkmuster zugrunde-

liegen, die es in der Therapie zu identifizieren u. durch rationale zu ersetzen gilt; nach der sog. A-B-C-D-E-Interventionstechnik geht es darum, daß nicht die eigentlichen Erfahrungen (A) zu Konsequenzen in Gefühlen u. Verhalten führen (C für engl. consequences), sondern kognitive Prozesse (Bewertungen von A), denen irrationale Denkmuster (B für engl. beliefs) zugrundeliegen. Im Disput (D) findet eine rationale Problemanalyse statt, wobei die hinderliche Wirkung von B erkannt u. als Effekt (E) die Einsicht in den Vorteil rationaler Gedanken bewirkt wird. Die Effekte werden dann durch konkrete Umsetzung in der Realität gefestigt. Vgl. Psychotherapie.

**Therapie, sedierende** (↑) f: s. Therapie, aktivierende.

**Therapie, systemische** (↑) f: Abk. ST; Form der Familientherapie* (H. Stierlin), bei der wesentliche Beziehungs- u. Systemkräfte innerhalb der Familie erfaßt werden sollen, um sie therapeutisch zu nutzen; die Teammitglieder arbeiten gemeinsam an Interventionen, die auf eine Änderung des familiären Systems abzielen u. einen befreienden Dialog sowie eine positive Gegenseitigkeit bewirken. Angewendet wird dabei häufig die sog. **paradoxe Verschreibung:** das problematische Verhalten wird nicht der Erwartung gemäß kritisiert, sondern positiv verordnet, um den damit verbundenen Überraschungseffekt für eine Einsichts- u. Verhaltensänderung zu nutzen. Vgl. Psychotherapie.

**Therapie, traditionelle tibetische** (↑) f: therapeutische Verfahren in der traditionellen tibetischen Medizin* mit den Schwerpunkten Ernährung, Lebensweise u. Verhalten, Medikamente u. äußere Heilmethoden; **Formen: 1.** Dharma, das Bemühen um die Ausgewogenheit des Geistes u. der inneren Natur des Menschen durch Verstehen u. Praktizieren der buddhistischen Lehre; **2.** tantrische Heilkunst, die sich v. a. auf das Fließen der Energien in den feinstofflichen Kanälen bezieht; **3.** somatische Heilkunst, die dem Ausgleich der drei Energieprinzipien (vgl. Energielehre) u. dem Funktionsablauf des Körpers dient. Im einzelnen betrifft dies Anweisungen zu: **1. Ernährung:** Da sich jedes Nahrungsmittel nach Anschauung der traditionellen tibetischen Medizin aus den fünf Elementen zusammensetzt, läßt sich auf dieser Grundlage eine für jede der drei Energieprinzipien günstige od. ungünstige Nahrungsweise definieren. **2. Lebensweise** u. **Verhalten:** Betrachtet man Krankheiten von ihrem geisteswissenschaftlichen Ansatz her, dann schließt dies immer auch die Möglichkeit der Selbstheilung durch den Geist u. das Bewußtsein mit ein. Da die primären Krankheitsursachen die Geisteszustände betreffen, beinhaltet ganzheitliche Verhaltenstherapie einmal den bewußten Umgang mit Emotionen, aber auch das Verhalten zum eigenen Körper unter Beachtung der ihm zugrundeliegenden Konstitutionen im Wechsel klimatischer u. jahreszeitlicher Faktoren u. der Interaktion mit der Gesellschaft. **3. Umgang mit Arzneimitteln:** s. Medikamente, tibetische; **4. äußeren** od. **zusätzlichen Heilmethoden,** bei denen sanfte, stärkere u. drastische unterschieden werden.

**Therapie, zyto|plasmatische** (↑) f: auch als „Therapie mit makromolekularen Organextrakten" bezeichnetes Verfahren nach Karl E. Theurer; Prinzip der Behandlung ist die therapeutische Substitution von fehlenden od. defekt gewordenen Faktoren des zytoplasmatischen Stoffwechsels (z. B. bei hereditären genetischen Defekten od. infolge Zelldegeneration im Alter od. Krankheitsfall); dazu werden verschiedene Arten von Nukleinsäuren (Desoxyribonukleinsäure, Ribonukleinsäure), Zellfermenten, Proteinen, Polysacchariden usw. aus heterologen u. z. T. homologen fetalen u. juvenilen Organen verwendet (Form der Organotherapie*). Neben dem Substitutionsprinzip steht auch die Stimulierung u. Induktion körpereigener Stoffwechselfunktionen (vorwiegend immunologisch-endokriner Funktionen) sowie der „repair"-Mechanismus defekter Nukleinsäuren im Vordergrund der Wirkungshypothesen, die wissenschaftlich umstritten sind. Die Wirkung der Therapie bei Autoimmunerkrankungen soll durch wiederholte Gabe kleinster Dosen makromolekularer Organextrakte eine sog. low zone tolerance erzeugen. **Anw.:** bei genetisch bedingten od. erworbenen Stoffwechseldefekten, Autoimmunkrankheiten, zur Regeneration im Alter, Prophylaxe u. a.; **NW:** allergische Sofortreaktionen; **Kontraindikationen:** akute Infektionen u. lebensbedrohliche Erkrankungen, frische Impfungen, akute allergische Geschehen.

**Thermal|quelle** (gr. θερμός Wärme, Hitze): syn. Therme; Wasser, dessen natürliche Temperatur am Quellaustritt stets höher als 20 °C ist; als Heilwasser* bezeichnet, wenn es therapeutisch eingesetzt wird, z. B. bei rheumatischen Erkrankungen; vgl. Wildwasser.

**Therme** (↑) f: syn. Thermalquelle*.

**Thermo|genese, nahrungs|induzierte** (↑; gr. γενής hervorbringend, erzeugend) f: Stoffwechselerhöhung nach der Nahrungsaufnahme; die Umwandlungsprozesse setzen einen Teil der Energie in Form von Wärme frei, die nur teilweise zur Aufrechterhaltung der Körpertemperatur nutzbar ist; vgl. Energiebedarf.

**Thermo|regulations|dia|gnostik** (↑; lat. regula Richtschnur, Norm; gr. διαγνωστικός fähig zu unterscheiden) f: syn. Regulationsthermographie*.

**Theurer-Therapie** f: **1.** s. Therapie, zytoplasmatische; **2.** syn. Gegensensibilisierung*.

**Thevetin** n: Herzglykosid aus den Nüssen von Thevetia neriifolia Jussieu; s. Digitaloide.

**Thi|amin** n: syn. Vitamin* B₁.

**Thrombo|phlebitis** (gr. θρόμβος dicker Tropfen, Blutpfropf; φλέψ, φλεβός Vene, Blutader) f: Blutgerinnselbildung in oberflächlichen Venen mit entzündlicher Reaktion der Gefäßwand; häufig im Bereich einer Varikose* auftretend; **Therapie:** aus dem Bereich der Phytotherapie mit Zubereitungen aus Arnika* u. Steinklee*, traditionell auch aus Beinwell (auch homöopathisch) u. Hundszunge, sowie Hirudin* u. Hirudo* medicinalis.

**Thryallis glauca** f: syn. Galphimia* glauca.

**Thuja** f: Th. occidentalis, abendländischer Lebensbaum aus der Familie der Zypressengewächse, Cupressaceae; **Arzneidroge:** beblätterte Zweigspitzen (Summitates Thujae); **Inhaltsstoffe:** örtlich stark reizendes ätherisches Öl mit dem Monoterpen Thujon*; **Verw.:** polysaccharid- u. glykoproteinreiche Extrakte aus den Triebspitzen in Kombinationspräparaten als sog. Paramunitätsinducer (Steigerung des unspezifischen Abwehrsystems), **traditionell** als Anthelminthikum, mißbräuchlich als Abortivum; äußerlich zu Einreibungen bei Rheuma u. Gicht; **NW** des ätherischen Öls: bei oraler Aufnahme klonisch-tonische Krämpfe, degenerative Veränderungen der Leber, Nierenschäden, Magenschleimhautblutungen; **homöopathische** Verwendung der frischen Zweige bei Haut- u. Schleimhauterkrankungen (z. B. Warzen, Bartflechte), Verdauungsschwäche, Rheuma, Verstimmungszuständen.

**Thujon** n: Monoterpen; Gemisch aus den Stereoisomeren α- u. β-Th.; Inhaltsstoff ätherischer Öle verschiedener Pflanzen (Beifuß, Rain-

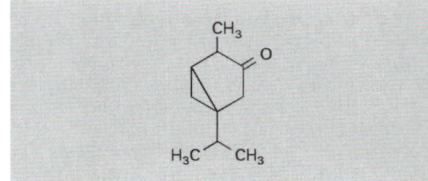

Thujon

farn, Salbei, Thuja, Wermut u. a.); wirkt abortiv u. hautreizend.

**THX:** s. Gesamtthymusextrakt.

**Thymian:** Thymus vulgaris, Halbstrauch aus der Familie der Lippenblütler, Lamiaceae; **Arzneidrogen:** Laubblätter mit Blüten, Kraut (Thymi herba) u. daraus gewonnenes ätherisches Öl (Thymi aetheroleum); **Inhaltsstoffe:** nach DAB im Kraut mindestens 1,2% ätherisches Öl mit den Hauptwirkstoffen Thymol u.

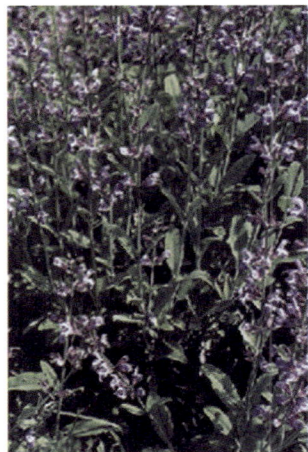

Thymian

Carvacrol (isomere Phenole); Lamiaceengerbstoffe, Flavonoide; **Wirkung:** bronchospasmolytisch, expektorierend, antibakteriell; **Verw.:** äußerlich u. innerlich (z. B. als Fluidextrakt) bei chronischer Bronchitis u. Keuchhusten; **traditionell** auch bei Asthma bronchiale, Magenkrämpfen, Unterleib- u. Kopfschmerzen; äußerlich als Umschlag bei Quetschungen u. Verrenkungen; als Badezusatz u. Gewürz; **Dosierung:** in Teemischungen u. als Einzelteedroge 1–2 g/

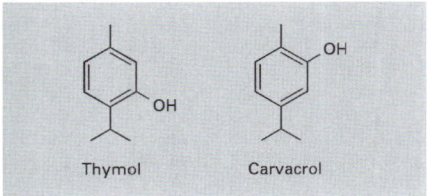

Thymian: Hauptbestandteile im ätherischen Öl

Tasse mehrmals täglich; Fluidextrakt 1–3 mal täglich bis zu einer Tagesdosis von 2 g; keine Nebenwirkungen, Wechselwirkungen od. Kontraindikationen bekannt; **homöopathische** Verwendung der frischen blühenden Pflanze bei Bronchialerkrankungen. Vgl. Quendel.
**Thymol** n: 3-Methyl-6-isopropylphenol; Hauptbestandteil des ätherischen Öls von Thymian* u. anderen Thymus-Arten mit starker antibakterieller Wirkung; **Verw.:** als Bestandteil von Antiseptika z. B. in Mund- u. Gurgelwässern bei Stomatitis u. Gingivitis; bei Ekzemen u. Hämorrhoiden.

**Thymol|trübungs|test** m: spekulativer Krebs(früh)erkennungstest, bei dem aus geringfügigen Änderungen der Serumeiweißlabilität u. Fällbarkeit im Serum Schlüsse hinsichtlich einer möglichen Krebsgefährdung gezogen werden. Wissenschaftlich nicht haltbares Verfahren.
**Thymus serpyllum** m: Quendel*.
**Thymus|therapie** (gr. θύμος Brustdrüse; Therapie*) f: Form der Organotherapie*, bei der folgende Thymuspräparate eingesetzt werden: **1.** Thymuszellpräparate u. deren Homogenate von fetalen Schafen u. Kälbern (sog. Trockenzellen); seit 1988 als injizierbare Fertigarznei vom Bundesgesundheitsamt verboten; **2.** heterogene Gemische von Peptidfraktionen aus juvenilem Kälberthymus, z. B. Gesamtthymusextrakt* od. zytoplasmatische Substanzen (s. Therapie, zytoplasmatische); **3.** isolierte definierte Peptidfraktionen unterschiedlicher Homogenität; **4.** chemisch definierte, immunaktive Einzelpeptide. Umstrittene Therapie mit meist fehlendem Wirksamkeitsnachweis.
**Thymus vulgaris** m: Thymian*.
**Tibetische Medikamente** (lat. medicamentum Heilmittel) n pl: s. Medikamente, tibetische.
**Tiefen|psycho|logie** (Psych-*; -logie*) f: von E. Bleuler erstmals 1910 geprägte Bez. für die von der Psychoanalyse* ausgehenden bzw. von ihr abweichenden psychologischen Arbeitsrichtungen von Psychologie u. Psychotherapie, bei denen den unbewußten seelischen Prozessen u. den sog. Tiefenschichten der Persönlichkeit eine zentrale Bedeutung zukommt. Es wird angenommen, daß im Unbewußten liegende Spannungen u. Tendenzen in abgewandelter od. verfremdeter Form in das Bewußtsein aufsteigen od. daß sie Verhaltensweisen hervorbringen, die der betreffenden Person zunächst unerklärlich bleiben. Durch Bewußtmachung u. Deutung werden diese Prozesse verstehbar gemacht. Vgl. Individualpsychologie, Psychologie, analytische.
**Tief|kühl|kost:** Bez. für Lebensmittel, die unter sachgerechter Anwendung der Verfahrenstechnik in geeigneten Vorrichtungen tiefgefroren u. bei mindestens −18 °C gelagert u. transportiert werden; aus ernährungsphysiologischer Sicht ist die Tiefkühlung eine günstige Konservierungsmethode. Der hohe Energieeinsatz bei der Herstellung u. zur Aufrechterhaltung der Tiefkühlkette wird aus ökologischer Sicht kritisch bewertet.
**Tilia** f: s. Linde.
**Tinctura** (lat. das Färben) f: Tinktur; durch Mazeration od. Perkolation hergestellter Auszug aus getrockneten Arzneipflanzen mit Äthanol (meist 70 %), z. B. Arnika-, Baldrian-, Enzian-, Myrrhen-, Ratanhiatinktur; Bez. auch für Lösung von Trockenextrakten in Äthanol-Was-

ser-Gemischen mit entsprechender Konzentration.

**Tinktur** (↑) f: Tinctura*.

**Tinten|fisch:** Sepia officinalis (Familie der Sepiidae); **Verw.:** homöopathische Zubereitungen aus dem getrockneten Inhalt des Tintenbeutels bei Dysmenorrhoe, Eiterungen, klimakterischen Beschwerden, Krampfaderleiden, Wirbelsäulenbeschwerden.

**Tipa** f: wörtliche Übersetzung Galle; in der Energielehre* der traditionellen tibetischen Medizin* Bez. für eines der drei Energieprinzipien, die „Galle"; T. bedeutet aber (ähnlich wie Lung*) weit mehr, nämlich den Einfluß der Sonne (des Lichts u. der Wärme) auf die Zelle u. den Organismus. Die Zentren von T. in der Zelle u. die entsprechenden Organe im Organismus stellen Triebkräfte u. Quellen dar zur Verarbeitung u. Belieferung des Lebewesens mit der Sonnenenergie. Hauptaufgabe von T. ist die Erwärmung der Zelle u. des Organismus. T. als Wärme ist ein schöpferischer Faktor im Bereich der Formen, aber auch der Farben; T. verleiht den Geweben verschiedene Färbungen (Pigmente). Eine Hypertrophie der Funktionen von T. ruft Gefühle der Wut, des Hasses, des Neides u. des Egoismus hervor. Vgl. Bäken.

**TM:** Abk. für transzendentale Meditation*.

**Toco|pherole** n pl: s. Vitamin E.

**Tofu** m: syn. Sojaquark; aus Ostasien stammendes Lebensmittel, das aus Sojamilch gewonnen wird, indem das enthaltene Protein bei Hitze (ca. 70 °C) durch Zugabe von Calciumsulfat (industrielles Fällungsmittel) od. Nigari (Gerinnungssalz aus Meersalz) gerinnt; nach Absetzen des Quarks u. Abgießen des Wassers wird das Produkt gepreßt; potentielle Eiweißquelle für Vegetarier (Proteingehalt 8–11 %).

**Toll|kirsche:** Atropa* belladonna.

**Toll|kraut:** Scopolia* carniolica.

**Tolu|balsam:** Balsamum tolutanum; erhärteter u. gereinigter Harzbalsam verletzter Stämme von Myroxylon balsamum var. balsamum (Baum aus der Familie der Schmetterlingsblütler, Fabaceae); **Inhaltsstoffe:** bis zu 80 % Harz, 1,5–3 % ätherisches Öl, 4–20 % Benzoesäure, 6–12 % Zimtsäure, 4–12 % Benzylbenzoat; **Wirkung:** antimikrobiell, expektorierend; **Verw.:** bei Entzündungen der Atemwege; **traditionell** als Expektorans bei Bronchitis u. äußerlich bei Wunden.

**Ton:** Aluminiumsilikat mit unterschiedlicher Zusammensetzung; **Anw.** des weißen T. (Kaolin) äußerlich als Puder od. Paste bei Hauterkrankungen, innerlich bei Durchfallerkrankungen; vgl. Heilerde.

**Ton|erde:** Aluminiumoxid; essig-weinsaure Tonerdelösung: Solutio aluminii acetico-tartarici; äußerl. **Anw.** als Adstringens bei Prellungen, Zerrungen, Stauchungen, Insektenstichen.

**Tonikum** (gr. τονός Spannung) n: Arzneimittel, mit dem traditionell der Spannungszustand des Körpers angeregt werden soll (z. B. Chinarinde, gelber Enzian, Ginseng, Strychnin); neben einer Anspannung der Muskulatur soll auch eine bessere Spannung der glatten Muskulatur der Gefäße mit Blutdruckanhebung u. eine größere Reaktionsbereitschaft des gesamten Nervensystems mit entsprechender Steigerung von Vigilanz sowie körperlicher u. geistiger Leistungsfähigkeit erreicht werden; Anwendung auch in der Rekonvaleszenz. Vgl. Roboranzien.

**Tonsillitis** (lat. tonsilla Mandel; -itis*) f: syn. Angina, sog. Mandelentzündung; Entzündung der lymphoepithelialen Gewebe des lymphatischen Rachenrings, insbesondere der Gaumenmandeln; **Formen: 1. T. acuta:** akute Angina tonsillaris, wird meist durch betahämolysierende Streptokokken der Gruppe A, seltener durch Staphylo- u. Pneumokokken od. viral verursacht; **Klinik:** meist plötzlicher Beginn mit hohem Fieber, Halsschmerzen, Druckschmerzhaftigkeit u. Schwellung der submandibulären Lymphknoten, Rötung u. Schwellung der Tonsillen, häufig einzelne Beläge an den Kryptenmündungen od. über Lymphfollikeln; **Therapie:** Bettruhe, lokal Analgetika u. Desinfizienzien, warme Halswickel, traditionell Zubereitungen aus schwarzer Johannisbeere od. Kapuzinerkresse; evtl. Antibiotika u. Tonsillektomie; **2. T. chronica:** chronische Angina tonsillaris, wird meist durch eine Mischinfektion mit anaeroben u. aeroben Erregern unter Beteiligung betahämolysierender Streptokokken der Gruppe A verursacht; **Klinik:** anamnestisch häufig rezidivierende Anginen; geringe Beschwerden (sog. Halskratzen), vergrößerte submandibuläre Lymphknoten, Foetor ex ore, dabei gerötete Tonsillen mit narbiger u. zerklüfteter Oberfläche, peritonsillärer Druckschmerz, bei Spateldruck auf den vorderen Gaumenbogen Entleerung von Eiter u. Zelldetritus aus den Krypten; **Therapie:** Antibiotika, evtl. Tonsillektomie. Vgl. Pharyngitis.

**Ton|therapie** (Therapie*) f: therapeutische Anwendung von Tönen, z. B. bei der Musiktherapie*, Harmonik* u. Klangtherapie*; die Vorstellung einer Übertragung von sog. Heilschwingungen bei der Multicom*-Therapie ist spekulativ u. wissenschaftlich nicht belegt.

**Torf:** Inhalt von Moor* aus einer dunkel- bis schwarzbraun gefärbten Mischung von zersetzten Pflanzenteilen; Badetorf (Wassergehalt bis zu 90 %) enthält 20–40 % Huminsäure im Trockenen, Gerbsäure, Östrogene u. Mineralsalze; medizinische Verwendung bei Moorbad od. Moorpackung.

**Tormentilla** f: syn. Potentilla erecta, Blutwurz; kleine Staude aus der Familie der Rosen-

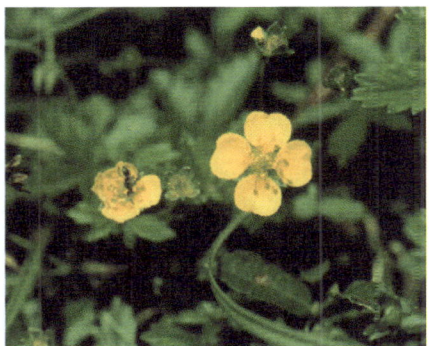

Tormentilla

gewächse, Rosaceae; **Arzneidroge:** Wurzelstock (Tormentillae rhizoma); **Inhaltsstoffe:** 17−22 % Gerbstoffe vom Catechin- u. Ellagitannintyp; **Wirkung:** adstringierend; **Verw.:** Abkochung od. Tinktur bei unspezifischer, akuter Diarrhoe u. leichten Entzündungen der Mund- u. Rachenschleimhaut (Spülung, Pinselung); **tradi-tionell** zur Behandlung von Malaria u. Blutungen jeder Art; **Dosierung:** zur inneren Anwendung 4−9 g Droge/Tag (3mal täglich 2−3 g/ 150 ml Wasser; 2−4 g Pulver mit Wasser od. Rotwein aufgeschwemmt); Tormentilladstringenz (Tormentill- u. Myrrhentinktur im Verhältnis 1 : 1) sowie Tormentilltinktur unverdünnt 2−3mal täglich zur Pinselung od. 5−10 Tropfen auf ein Glas Wasser zum Gurgeln; **NW:** bei empfindlichen Patienten Magenbeschwerden.

**Totales Fasten** (lat. totus ganz, Gesamt-): s. Nulldiät.

**Totalität der Symptome** (↑; Symptom*) f: syn. Gesamtheit* der Symptome.

**Toxicodendron quercifolium** n: Giftsumach*.

**Traditionelle chinesische Ernährung:** s. Ernährung, traditionelle chinesische.

**Traditionelle chinesische Medizin** (lat. ars medicina ärztliche Kunst) f: s. Medizin, traditionelle chinesische.

**Traditionelle Hebamme:** s. Hebamme, traditionelle.

**Traditionelle indische Medizin** (lat. ars medicina ärztliche Kunst) f: s. Medizin, traditionelle indische.

**Traditionelle tibetische Diagnostik** (gr. διαγνωστικός fähig zu unterscheiden) f: s. Diagnostik, traditionelle tibetische.

**Traditionelle tibetische Medizin** (lat. ars medicina ärztliche Kunst) f: s. Medizin, traditionelle tibetische.

**Traditionelle tibetische Therapie** (Therapie*) f: s. Therapie, traditionelle tibetische.

**Training, autogenes** n: s. Autogenes Training.

**Trance** f: **1.** (psychotherap.) schlafähnlicher Zustand, der sich besonders zur Aufnahme von Suggestionen* eignet; die in T. befindliche Person verliert das Ich-Bewußtsein, obwohl die (körperliche u. geistige) Konzentrationsfähigkeit meist erhalten bleibt. Es werden häufig unbewußte Erinnerungen zugänglich; Entspannung u. Phantasielenkung werden möglich; der Zustand wird in Hypnose*, bei Selbstversenkung u. beim Schlafwandeln erreicht. **2.** (ethnomed.) Zustand einer psychischen Transformation, der bei einem Medium durch eine zweite Person od. einen „Geist" herbeigeführt wird; das Bewußtsein kann verändert werden, ohne daß sich das Medium später daran erinnern kann. Eine weitere Form ist die zeremonielle magische T. des Schamanen*.

**Transaktionsanalyse** (lat. trans hinüber, hindurch; actio Handlung; gr. ἀναλύειν auflösen) f: von E. Berne entwickelte, psychoanalytisch orientierte Form der Psychotherapie*, deren zugrundeliegende Persönlichkeitstheorie annimmt, daß der Mensch aus drei abgrenzbaren Ich-Zuständen (Eltern-Ich, Erwachsenen-Ich u. Kindheits-Ich) heraus handelt; zentraler Begriff der T. ist das sog. Script, in dem wesentliche Merkmale eines Lebens vorgegeben sind. Therapeutische Veränderungen erfolgen über spezifische Verfahren wie Struktur-, Transaktions-, Spiel- u. Skriptanalyse mit dem Ziel der autonomen Persönlichkeit mit der Fähigkeit zu Bewußtheit, Spontaneität u. Intimität („Ich bin o. k.").

**Transfettsäuren:** ungesättigte Fettsäuren mit einer od. mehreren Doppelbindungen in trans-Konfiguration, die durch Umlagerung der Doppelbindungen aus der cis-Form entstehen; **biochemische Funktion:** T. erhöhen den LDL-Cholesterinspiegel u. senken gleichzeitig den HDL-Cholesterinspiegel. Essentielle Fettsäuren* verlieren in trans-Konfiguration ihre biologische Wirksamkeit. Große Mengen T. können die cis-Form der essentiellen Fettsäuren aus deren Enzymsystemen verdrängen. **Vorkommen in Nahrungsmitteln:** geringe Mengen in Milchprodukten u. erhitzten fettreichen Lebensmitteln; größere Mengen in Fetten (z. B. billige Margarine- u. Bratfettsorten), die durch die partielle Härtung von ungesättigten Fettsäuren entstehen; auf der Zutatenliste erscheinen T. nicht gesondert (enthalten in „gehärtete Fette"); **Intoxikationen:** Eine überdurchschnittlich hohe Aufnahme von T. kann gesundheitliche Risiken (z. B. erhöhtes Arterioskleroserisiko) beinhalten. Menschen mit Fettstoffwechselstörungen u. Herz-Kreislauf-Erkrankungen, Schwangere u. Stillende sollten so wenig T. wie möglich aufnehmen.

**Trans|kulturelle Psych|iatrie** (lat. trans hinüber, hindurch; Psych-*; gr. ἰατρός Arzt) f: s. Psychiatrie, transkulturelle.

**Trans|zendentale Meditation** (↑; lat. meditari nachdenken, auf etwas sinnen) f: s. Meditation, transzendentale.

**Trauben|kur** f: s. Wein.

**Trauben|silber|kerze:** Cimicifuga* racemosa.

**Trenn|kost:** s. Hay-Trennkost.

**Tri|folii fibrini folium** n: Laubblätter des Bitterklees*.

**Trigger|punkt** (engl. Auslöser): **1.** Reizpunkt, dessen Berührung Schmerzen auslöst (z. B. bei Gesichtsneuralgien); **2.** myofaszialer T. (Abk. MTrP): von Janet Travell (1942, 1952) eingeführte Bezeichnung für bestimmte aktive bzw. latente Schmerzpunkte; mehrere aktive MTrP verursachen das myofasziale Schmerzsyndrom (MSS). Pathophysiologisch ist der MTrP eine lokale Kontraktionsenergiekrise ohne spezifische Histologie. Klinisch handelt es sich um einen druckdolenten Knoten in einem Hartspannstrang, der bei mechanischer Stimulation eine lokale Zuckungsantwort u. eine typische Schmerzausbreitung auslöst. **Therapie:** Ausschaltung der lokalen Muskeldysfunktion u. der sekundär unterhaltenden Faktoren durch dry needling nach Gunn, PIR-Technik, Ultraschall, TENS od. Lokalinfiltration mit Procain.

**Trigonella foenum-graecum** f: Bockshornklee*.

**Trink|kur** (Kur*) f: Kur, mit der v. a. durch innerliche Anwendung von Heilwasser* eine Umstimmung u. Heilung bei Nieren-, Blasen- u. Lebererkrankungen erreicht werden soll.

**Trituration** (lat. tritus das Reiben) f: Abk. trit.; galenische Form der Milchzuckerverreibung von Arzneimitteln, speziell bei Homöopathika gebräuchlich.

**Trocken|blut|muster:** syn. Bolen-Heitan-Test; spekulativer Krebstest, bei dem ein Blutropfen auf einen Objektträger aufgebracht u. nach Antrocknung aus dem so entstandenen Bild (ringartige Verdickungen u. a.) Rückschlüsse auf eine Tumorentstehung bzw. auf das Vorliegen eines Tumors gezogen werden. Eine andere Technik besteht darin, daß der Blutropfen schräg auf den Objektträger aufgebracht u. die Abrinnspur interpretiert wird.

**Trocken|bürsten:** Behandlung der trockenen Haut mit einer Bürste; stark durchblutungsfördernde Wirkung sowie intensive Massage der Haut u. oberen Muskelschichten; Vorsicht bei empfindlicher Haut; vgl. Bürstenbad.

**Trompeten|baum, gemeiner:** Catalpa bignonioides, Brissagobaum; Baum aus der Familie der Trompetenbaumgewächse, Bignoniaceae; **Arzneidroge:** im Herbst geerntete reife Früchte (Catalpa-bignonioides-Früchte); **Inhaltsstof-**

fe: Iridoide (Catalpol u. Catalposid), Polyphenole; **Verw.:** traditionell bei Lungenleiden, Asthma u. Keuchhusten.

**Trompeten|baum, japanischer:** Catalpa ovata; laubabwerfender Baum aus der Familie der Trompetenbaumgewächse, Bignoniaceae; **Arzneidroge:** Früchte (Catalpae fructus; jap. Kisasage, chin. Zizhi); **Inhaltsstoffe:** Iridoide (Catalposid, Catalpol), Naphthochinone (Catalpalacton, Catalponol, Catalponon u. a.), Flavonoide, fettes Öl; **Wirkung:** antihepatotoxisch, antimikrobiell, antiinflammatorisch, spasmolytisch, antistreßwirksam; **Verw.:** im fernen Osten **traditionell** bei Nierenleiden, in China auch als Abortivum; die Wirksamkeit bei diesen Anwendungsgebieten ist in Europa nicht belegt. Infolge des Gehaltes an Catalpol u. Catalposid auch fraßabschreckende (antifeedant) Wirkung auf Larven.

**Tropaeolum majus** n: Kapuzinerkresse*.

**Tropho|trope Phase** (gr. φάσις Erscheinung) f: s. Phase, trophotrope.

**Tuber** (lat.) n: **1.** (anat.) Höcker, (knöcherner) Vorsprung; **2.** (dermat.) primäre Hauteffloreszenz; **3.** (pharmaz.) Wurzelknolle.

**Tuberkulinismus** (lat. tuberculum kleiner Höcker, kleine Schwellung) m: auch Tuberkulinie, Pseudopsora; neueres Miasma* in der Homöopathie, gekennzeichnet durch eine Symptomatik der Erschöpfung; kann als psoro-syphilinische Mischform angesehen werden; s. Miasmenlehre.

**Tui-Na** n: s. Massage, chinesische.

**Tumor|diät** (lat. tumor Geschwulst; Diät*) f: s. Krebsdiät.

**Tumor|erkrankung** (↑): s. Krebs.

**Tumor|therapie, bio|logische** (↑; Therapie*) f: therapeutisches Verfahren bei Krebs, das auf dem Gedanken einer „biologischen Krebsabwehr" basiert, d. h. auf der Vorstellung, daß der Organismus selbst in der Lage ist, maligne transformierte Zellen u. Tumoren durch körpereigene Vorgänge abzubauen od. das Wachstum u. die Expansion des Tumors zu hemmen. Umgekehrt wird davon ausgegangen, daß ein Immundefekt i. d. R. der Vorläufer einer Krebserkrankung sein müsse. Umfangreiche u. „ganzheitliche" Diagnose- u. Therapieprogramme werden sowohl protektiv als auch zur (Begleit-)Behandlung einer Krebserkrankung angeboten. Diese beinhalten Herdsanierung, Immunrestaurierung, Darmsanierung, Ausschaltung von sog. Resttoxikosen u. weiteren Toxinen, oft auch Ernährungsumstellung u. Vermeidung psychischer Belastungen zusammen mit die Lebensqualität fördernden Verfahren (Ordnungstherapie, Bewegungs- u. Selbstmanagement-Training). Eine zentrale Stellung nimmt die Immunmodulation* ein, die auch z. T. von der konservativen Onkologie genutzt wird,

**Turnera diffusa** f: s. Damiana.
**Tussilago farfara** f: Huflattich*.
**TVP:** Abk. für (engl.) Textured* vegetable protein.
**Typen|lehre:** Versuch, psychische u. somatische Eigenschaften einer Persönlichkeit einander zuzuordnen u. nach bestimmten Kriterien, z. B. Temperament* od. Konstitution*, systematisch einzuteilen.
**Typische Heil|mittel:** s. Heilmittel, typische.
**TZI:** Abk. für Themenzentrierte* Interaktion.

# Pschyrembel
# Therapeutisches Wörterbuch

1999. 22,5 × 14,5 cm. XVIII, 824 Seiten.
Mit 482 Abbildungen und 207 Tabellen.
Gebunden. ISBN 3-11-014824-2

Das Nachschlagewerk zum aktuellen Standard moderner Therapie.

Praxisnah und aktuell vermittelt dieses einzigartige Handbuch die Behandlungsmöglichkeiten der 700 wichtigsten Krankheiten, von Spezialisten aus allen medizinischen Fachrichtungen verfaßt und im klassischen Pschyrembel-Stil übersichtlich gestaltet: ein unentbehrliches Standardwerk für alle, die im Gesundheitsbereich tätig sind, ein fundiertes Informationsmittel auch für Patienten und interessierte Laien.

Der neue „Pschyrembel" ist das einzige Handbuch zur Therapie, in welchem alle medizinischen Fachrichtungen berücksichtigt sind – von der Augenbehandlung bis zur Urologie. Alphabetisch geordnet wird die Behandlung der 700 wichtigsten Diagnosen detailliert (Dosierungsangaben) und umfassend (Alternativen) erläutert. Zusätzlich werden rund 300 therapeutische Verfahren erklärt.

Der Name „Pschyrembel" steht für aktuell, genau, enzyklopädisch, ausführlich.

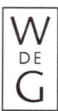

## de Gruyter

**Ubi|chinone** n pl: tetrasubstituierte Benzo-chinonderivate mit einer variablen isopreno-iden Seitenkette (6 – 10 Untereinheiten) in Position 6; **Vorkommen:** in allen Mitochondrien von Mikroorganismen, Pflanzen u. Tieren; im tierischen Organismus mit 10 Untereinheiten (sog. Ubichinon 10 od. Coenzym $Q_{10}$); **biochemische Funktion:** Entfernung bzw. Reduktion freier Radikale u. Peroxide (unabhängig von Vitamin E) in Membranen, Elektronenüberträger in der Atmungskette, Schutz von Polyenfettsäuren der Lipoproteine im frühen Stadium der Oxidation, integraler Bestandteil der NADH-Oxidase; **Mangelerscheinungen:** nur, wenn Eigensynthese z. B. durch zu geringe Phenylalanin- od. Tyrosinzufuhr, Mangel an bestimmten Vitaminen, chronische Leberzirrhose u. Alkoholabusus beeinträchtigt ist; **therapeutische Wirkung:** nicht bekannt; bei Gesunden ist von einer pharmakologischen Zufuhr, wie sie in Form von Nahrungsergänzungsmitteln* beworben wird, abzuraten.

**Über|ernährung:** häufigste Form der Fehlernährung* in westlichen Industrieländern mit anhaltender Nahrungsenergiezufuhr über den individuellen Energiebedarf hinaus; Folge ist Übergewicht*.

**Über|gewicht:** Adipositas; erhöhtes Körpergewicht* durch Zunahme von Muskelmasse, Wasser od. Fettgewebe; größte Bedeutung für die gesundheitliche Beeinträchtigung hat die Vermehrung u. Bildung von Fettgewebe. Die Grenzen zwischen Normalgewicht* u. Ü. sind nicht einheitlich definiert; häufig wird die Einteilung nach Body* mass index verwendet. Einfluß auf die Entwicklung eines Ü. haben u. a. metabolische u. genetische Faktoren, körperliche Aktivität, Störungen der Sättigungsregulation, familiäre Traditionen der Ernährungsgewohnheiten, soziales Umfeld u. Psyche. Ü. ist ein Risikofaktor für verschiedene Erkrankungen, z. B. Hypertonie, Diabetes mellitus, Hyperlipidämie, Gicht u. Gefäßerkrankungen (v. a. Arteriosklerose). **Therapie:** dauerhafte Gewichtsreduktion durch negative Energiebilanz i. R. einer empfehlenswerten Reduktionsdiät* und geänderten Lebensführung.

**Über|wärmungs|bad:** Vollbad mit hoher Temperatur (>40 °C) zur Erzielung einer künstlichen Hyperthermie*; wirkt schweißtreibend (verstärkt durch Lindenblütentee), muskelrelaxierend u. evtl. immunmodulierend („passive Fiebertherapie"); anschließend Bettruhe in einer Schwitzpackung.

**Über|wärmungs|therapie** (Therapie*) f: s. Hyperthermie, künstliche.

**Übungs|therapie** (↑) f: krankengymnastische Behandlungsmethode in Form von passiven u. aktiven Bewegungsübungen u. als Koordinationsgymnastik (Ziel-, Geh- u. Gleichgewichtsübungen), durch die zuerst bewußt ausgeführte Bewegungen automatisiert werden sollen; Anwendung u. a. bei neurologischen Erkrankungen sowie nach Unfällen u. Verletzungen als sog. funktionelle Behandlung.

**Ulcus cruris** (lat. ulcus Geschwür) n: Unterschenkelgeschwür; Substanzdefekt der Haut, meist über den Innenknöcheln; **Ursachen:** v. a. chronisch-venöse Insuffizienz*, seltener arterielle Durchblutungsstörung*, exulzerierende Tumoren, Pyodermien; **Therapie:** Behandlung der Grunderkrankung; aus dem Bereich der Phytotherapie werden Balsamum* peruvianum, Zubereitungen aus Calendula*, Aescin* u. Roßkastanie*, traditionell auch aus Echinacea angustifolia u. Esche, homöopathisch aus Calendula, Hamamelis, Hibiskus u. Roßkastanie, als alternatives Heilverfahren die Ozontherapie* angegeben.

**Ulcus duo|deni** (↑) n: Zwölffingerdarmgeschwür; im Duodenum lokalisiertes Ulkus; Vorkommen im jüngeren bis mittleren Lebensalter, gehäuft bei Männern u. bei Personen mit Blutgruppe 0; jahreszeitliche Häufung im Frühjahr u. Herbst; **Pathogenese:** erhöhte Säure-Pepsin-Produktion bei beschleunigter Magenentleerung, gestörte Säureneutralisation im Bereich des Bulbus duodeni bzw. Resistenzschwäche der Schleimhaut sowie entsprechende psychische Konstitution (oft Neigung zum Perfektionismus); häufig als wahrscheinlich konditionierender Faktor Besiedlung der Magenschleimhaut mit Helicobacter pylori; **Symptome:** Nüchtern- bzw. Hungerschmerz (nachts); Schmerzmaximum meist zwischen Nabel u. der Mitte des rechten Rippenbogens; **Diagnostik:** Endoskopie; (röntg.) Geschwürische typischerweise im Bereich des Bulbus duodeni; **Therapie:** Histamin-$H_2$-Rezeptorenblocker (z. B. Ranitidin, Cimetidin), Protonenpumpenhemmer (Omeprazol); hohe Rezidivrate (ca. 80 %) innerhalb eines Jahres nach Absetzen der Medikation; Eradikationstherapie (Rezidivrate <5 %); bei Vorliegen von Komplikationen Ulkusübernähung od. Resektion; bei periodischem Auftreten ggf. Dauermedikation zur Rezidivprophylaxe, u. U. psychosomatische Therapie; aus dem Bereich der Naturheilkunde werden Kurzwickel*, Lendenwickel*, Leibwaschung* u. Periostmassage* sowie phytotherapeutisch traditionell Zubereitungen aus Angelika, Henna u. Kardobenedikte angegeben; **2.** bei Vorliegen von Komplikationen od. häufiger Rezidivrate operativ: selektive proximale Vagotomie evtl. mit Pyloroplastik, Billroth-Magenresektion; **Komplikationen:** Blutung in ca. 3 % der Fälle, Penetration insbesondere bei Hinterwandulkus, Ulkusperforation u. Stenosierung.

**Ulcus ventriculi** (↑) n: sog. Magengeschwür; Ulkus der Magenschleimhaut, das bis in die Submukosa reicht; **Vorkommen:** häufiger bei Männern (m : w = 2 : 1), mit dem Lebensalter zunehmend, gehäuft bei Blutgruppe A; **Ursachen:** Entstehung meist in Zusammenhang mit einer chronisch-atrophischen Gastritis; es besteht eine Assoziation zwischen dem histologischen Nachweis von Helicobacter pylori in der Magenschleimhaut u. dem Auftreten von chronischer Gastritis bzw. U. v.; pathogenetisch wichtig sind wahrscheinlich ein Reflux von gallehaltigem Duodenalinhalt in den Magen sowie exogene Noxen wie Alkohol u. bestimmte Medikamente, z. B. Acetylsalicylsäure, Phenylbutazon, Indometacin, Zytostatika u. Kortikoide; ein U. v. kann auch i. R. schwerer Allgemeinerkrankungen auftreten (sog. Streßulkus). **Klinik:** Druck- u. Völlegefühl nach den Mahlzeiten, Sodbrennen u. Erbrechen von saurem Mageninhalt, Schmerzen im Oberbauch, positiver Boas-Druckpunkt, evtl. Hämatemesis u. Teerstuhl; **Diagnostik: 1.** Gastroskopie mit Biopsie als diagnostisches Standardverfahren, auch zur Differentialdiagnostik von U. v. u. Magenkarzinom; **2.** Röntgendiagnostik: charakteristisch für eine frische Ulzeration sind Randnische u. sog. Schwellungshof, für ein älteres U. v. eine trichterförmige Nischenbildung bei der Profiluntersuchung u. eine sternförmige Raffung der Schleimhaut bei Darstellung en face; bei Abheilung des U. v. Abnahme der Tiefenausdehnung u. Umfangsverkleinerung. **Therapie:** medikamentös mit Histamin-$H_2$-Rezeptorenblockern u. Protonenpumpenhemmern (hohe Rezidivrate nach Absetzen der Medikation); durch Eradikationstherapie Ausheilung der Ulkuskrankheit; bei Komplikationen Ulkusübernähung oder Magenresektion; naturheilkundlich mit Kurzwickel*, Lendenwickel*, Leibwaschung* u. Periostmassage* sowie phytotherapeutisch mit Zubereitungen aus Süßholz*, traditionell auch aus Angelika, Henna u. Kardobenedikte, Sanikel u. Vogelknöterich sowie mit Propolis.

**Ultra|schall** (lat. ultra jenseits): Schwingungen (Longitudinalwellen) mit einer Frequenz von mehr als 20 kHz (oberhalb der menschlichen Hörgrenze, meist 800 kHz bis 3 MHz). Schallwellen werden in Luft zu 99 % reflektiert; deshalb ist eine Ankopplung des Schallkopfes

bei therapeutischer od. diagnostischer Anwendung mittels Gel od. Wasser notwendig. **Anw.: 1.** therapeutisch: besonders durch Absorption der Wellen an Grenzschichten kommt es zur dosisabhängigen Umwandlung der Mechanoenergie in Wärme (Grenzschichtenerwärmung); therapeutischer Bereich: 0,7 – 1,5 W/cm²; Zielstrukturen sind mesenchymale Gewebe (Sehnen, Kapsel, Bänder); **Anw.:** bei Erkrankungen des Bewegungssystems, insbesondere posttraumatischen Veränderungen u. rheumatischen Erkrankungen; **Sonderform:** Phonophorese: Arzneimittel im Ankoppelgel als Möglichkeit des topischen Arzneimitteltransportes; **2.** diagnostisch: zur Sichtbarmachung von Körperstrukturen mit unterschiedlicher Dichte mit Hilfe des umgekehrten piezoelektrischen Effekts. Bei zu hoher Dosierung kann es insbesondere durch Reflexion an Grenzflächen (z. B. am Knochen) zu Überwärmung u. Gewebeschäden kommen. Vgl. Hochfrequenztherapie.

**Umckaloabo:** Pelargonium sidoides bzw. Pelargonium reniforme; Sträucher aus der Familie der Storchschnabelgewächse, Geraniaceae; **Arzneidrogen:** getrocknete Wurzeln (U.-Wurzeln), getrocknete Blätter (U.-Blätter); **Inhaltsstoffe:** Cumarine, Gallussäurederivate, Ellagitannine, Flavonoide, Flavan-3-ole u. Phytosterole; in den Blättern 0,5 % ätherisches Öl (v. a. mit Caryophyllenepoxid); **Wirkung:** antimikrobiell, immunmodulierend; **Verw.:** als äthanolischer Auszug bei akuten u. chronischen Infektionen der Atemwege u. des HNO-Bereichs; **traditionell** in Südafrika auch bei gastrointestinalen Beschwerden u. Tuberkulose, Diarrhoe, Dysmenorrhoe, Polymenorrhoe u. Leberkrankheiten; **NW:** selten Durchfall, Appetitlosigkeit, Erbrechen.

**Umstimmung:** syn. Alteration; bewußte Auslenkung, z. B. von neuro-vegetativen, psycho-endokrinen od. immunologischen Parametern durch diagnostisch-therapeutische Reizsetzung, wodurch die Reaktionsbereitschaft des Organismus od. eines seiner Teilsysteme verbessert u. schließlich in Richtung einer trophotropen Reaktionslage gelenkt werden soll; allgemein auch Kräftigung des Körpers zur Abwehr-, Leistungs- u. Motivationssteigerung sowie Förderung von Wachstums- u. Fortpflanzungsprozessen durch z. B. Reizkörpertherapie* od. bestimmte körperliche Trainingsprogramme (Muskelaufbautraining). Vgl. Umstimmungstherapie.

**Umstimmungs|therapie** (Therapie*) f: therapeutisches Prinzip aus dem Bereich der Erfahrungsheilkunde u. Alternativmedizin, das durch orale u. parenterale Zufuhr von Stoffen (v. a. von Proteinen) zu einer Änderung der vegetativen Reaktionslage bzw. Anregung der Immunität führen soll; zur Anwendung kommen

z. B. Milchpräparate, pflanzliche Eiweiße, Suspensionen abgetöteter Bakterien, Schwefelsuspensionen in Öl od. Gelatine sowie Eigenblutinjektionen. Als Indikation werden v. a. chronische Krankheiten u. anlagebedingte Schwächen (sog. Diathesen) angesehen, die nicht durch eine spezifische Therapie zu beeinflussen sind. Ähnlich umstimmende Wirkungen sind auch Teilaspekte der Fieberbehandlung, verschiedener diätetischer Programme, der Sport- u. Bewegungstherapie, Klima- u. Balneotherapie sowie Phytotherapie. Vgl. Reizkörpertherapie.

**Umwelt|medizin** (lat. ars medicina ärztliche Kunst) f: interdisziplinäres Fachgebiet der Medizin, das sich mit der Erforschung, Behandlung u. Prävention umweltbedingter Gesundheitsrisiken u. Gesundheitsstörungen befaßt; Unterteilung in **präventive** U. mit umwelthygienischen, epidemiologischen u. präventivmedizinischen Schwerpunkten sowie **klinische** U. mit individualmedizinischer Ausrichtung; vgl. Medizin, ökologische.

**Umwelt|toxiko|logie** f: Wissenschaftszweig zur Beschreibung u. Erforschung der Wirkungen schädlicher Stoffe (Schadstoffe*) in Luft, Gewässer u. Erde, die das ökologische Gleichgewicht stören u. Menschen, Tiere od. Pflanzen bedrohen. Die Schadstoffe in der Außenluft stammen v. a. aus Rauch, Auspuffgasen u. von Industrieanlagen, in der Innenluft u. a. von Zigarettenrauch, Ausdünstungen schadstoffbelasteter Baustoffe od. Einrichtungsgegenstände. In die Gewässer gelangen Schadstoffe durch Anwendung von Pestiziden in der Landwirtschaft, aus Industrieabwässern, aus Mülldeponien, inf. Grundwasserverschmutzung durch Heizöl od. der Meere durch Rohöl u. Hochseeverklappung giftiger Abfälle. Von Bedeutung ist die Anreicherung der Schadstoffe in der Nahrungskette*. Vgl. Umweltmedizin.

**Umwelt|verträglichkeit:** (ernährungsmed.) Maßstab zur Bewertung des ökologischen Ernährungssystems* in bezug auf Wechselwirkungen zwischen Ernährungs- u. Ökosystemen; erfaßt werden u. a. Rohstoff- u. Energieverbrauch, Schadstoffemissionen sowie Müllentstehung in den einzelnen Teilbereichen des Ernährungssystems mit dem Ziel, ein umweltverträgliches Ernährungsverhalten zu konzipieren.

**Uña de gato:** s. Katzenkralle.

**Unani-Medizin** (lat. ars medicina ärztliche Kunst) f: in Indien im 13. Jahrhundert von den islamischen Eroberern eingeführtes Heilsystem (vgl. Medizin, traditionelle indische), welches auf der antiken Viersäftelehre basiert u. sich später mit der Materia medica der arabischen u. indischen Völker verband. Bis ins 16. Jahrhundert war die U.-M. in Indien sehr verbreitet. Heute wird sie nur noch in einigen moslemisch dominierten Gebieten gepflegt.

**Uncaria tomentosa:** Katzenkralle*.
**Unerwünschte Arznei|mittel|wirkung:** s. Nebenwirkung.
**Unguentum** (lat.) n: (pharmaz.) Salbe*.
**Universal|mittel** (lat. universalis das Ganze umfassend): **1.** Allheilmittel, Panacea; Heilmittel mit einem sehr breiten Indikationsspektrum z. B. Ginseng in der Phytotherapie; **2.** Bez. für bestimmte Mittel, die in der Spagyrik* angewendet werden.
**Unruhe:** s. Angst.
**Unter|drückung:** in der Homöopathie* Bez für eine meist durch Arzneimittel erzwungene Verschiebung des Schwerpunkts der Krankheitsmanifestation zu lebensbedrohlicheren od. -einschränkenderen Formen; entspricht einem Therapieverlauf entgegen der Richtung der Hering*-Regel od. aufwärts/einwärts im Drei*-Ebenen-Modell.
**Unter|ernährung:** Form der Fehlernährung*, bei der aufgrund unzureichender Nahrungsaufnahme die Energiezufuhr unter dem individuellen Bedarf liegt; führt zu Fettgewebeschwund u. damit zu Gewichtsverlust bis zu Untergewicht. Generell muß die U. von der Mangelernährung* unterschieden werden. Meist tritt beim Hungerzustand nicht nur ein Mangel an Nahrungsenergie, sondern auch an zahlreichen Nährstoffen* auf (sog. qualitative Fehlernährung). Hauptform der U. in den Entwicklungsländern ist die Protein-Energie-Malnutrition; Vorkommen in westlichen Industrieländern als Folge maligner neoplastischer Krankheiten sowie als Magersucht.
**Unter|guß:** Guß nach Kneipp, der als Erweiterung des Schenkelgusses bis zur Lenden- bzw. Magenregion hinaufgeführt wird; **Anw. u.** **Kontraindikation:** s. KniEguß.
**Unter|körper|waschung:** Waschung* nach Kneipp; **Durchführung:** Beginn am rechten Fußrücken, über die Außenseite des Beins bis zum Beckenrand, an der Beinvorderseite wieder bis zum Fuß u. an der Beininnenseite hoch bis zur Leistenbeuge; ebenso die linke Seite; abschließend werden Gesäß u. Kreuzbeinregion sowie der Unterleib in kreisenden Bewegungen gewaschen; **Anw.:** als thermisches Regulationstraining, bei Kreislaufregulationsstörungen, varikösem Symptomenkomplex u. Hämorrhoiden.
**Unter|schenkel|geschwür:** s. Ulcus cruris.
**Unter|wasser|gymnastik** f: Krankengymnastik im Wasser unter Ausnutzung von Auftrieb, Wasserwiderstand u. -temperatur; zu übende Bewegungen sind leichter od. gegen einen Widerstand bei durch Wärme gelockerter Muskulatur durchführbar.
**Unter|wasser|massage** (Massage*) f: Massage im Vollbad zur Ausnutzung der reflektorischen Muskelentspannung durch den Auftrieb u. die Wärme des Wassers; wird mit der fül-

lenden Hand des Masseurs (Unterwasser-Hand-massage) od. apparativ mit einem von ihm geführten Wasserstrahl einstellbaren Drucks (Unterwasser-Druckstrahlmassage; 0,5 – 2,5 bar) ausgeführt.

**Unter|wickel:** Wickel* nach Kneipp von den Füßen bis zu den Achselhöhlen; die Arme bleiben frei.

**Urginea maritima** f: Meerzwiebel*.

**Urin|therapie** (gr. οὖρον Urin; Therapie*) f: s. Eigenurintherapie.

**Ur|schrei|therapie** (Therapie*) f: s. Primärtherapie.

**Ur|segmente** (lat. segmentum Abschnitt) n pl: syn. Somiten; Gliederungen des embryonalen Mesoderms, die sich ab dem 20. Tag der Embryonalentwicklung paarig um das Neuralrohr lagern (42 – 44 Paare); differenzieren sich in Sklerotome (pluripotentes Bindegewebe, sog. Mesenchym; Weiterentwicklung zur Wirbelsäule), Dermatome (Anlagen von Korium u. Unterhaut) u. Myotome (Anlagen der segmentalen Rumpfmuskulatur); anatomische Grundlagen der Segmenttherapie*.

**Urtica dioica** (lat. urtica Brennessel) f: s. Brennessel.

**Ur|tinktur** (Tinctura*) f: flüssiger Ausgangsstoff (Essenz, Lösung, Tinktur) pflanzlicher, tierischer od. mineralischer Herkunft zur Herstellung potenzierter homöopathischer Arzneimittel; pflanzliche U. werden nach dem Deutschen Homöopathischen Arzneibuch nur durch die Herstellung u. im Gegensatz zu Phytotherapeutika nicht durch analytische Untersuchung u. Haltbarkeitsuntersuchung spezifiziert. Im allgemeinen Sprachgebrauch wird oft inkorrekt jede, auch feste Ausgangssubstanz vor der Potenzierung* als U. bezeichnet. Vgl. Nosode.

**Ur|zeit|medizin** (lat. ars medicina ärztliche Kunst) f: syn. Urzeittherapie; von Franz Konz (geb. 1926) entwickelte vegane Rohkost*-Ernährung; ausgehend von der These, daß die für den Menschen vorgegebene optimale Nahrung – aufgrund seiner Abstammung vom Affen – die des Menschenaffen sei, besteht diese überwiegend aus Nüssen, Samen u. Wildkräutern; entbehrt jeder wissenschaftlichen Grundlage.

**Usneaf:** s. Bartflechte.

**Usnin|säure:** aus Flechten (Lichenes) der Gattung Usnea isolierte, antibakteriell u. anti-mykotisch wirkende Verbindung (Dibenzofuranderivate).

**Uvae ursi folium** n: s. Bärentraube.

**Uzara** f: Xysmalobium undulatum; milchsaftführende Staude aus der Familie der Schwalbenwurzgewächse, Asclepiadaceae; **Arzneidroge:** unterirdische Teile zwei- bis dreijähriger

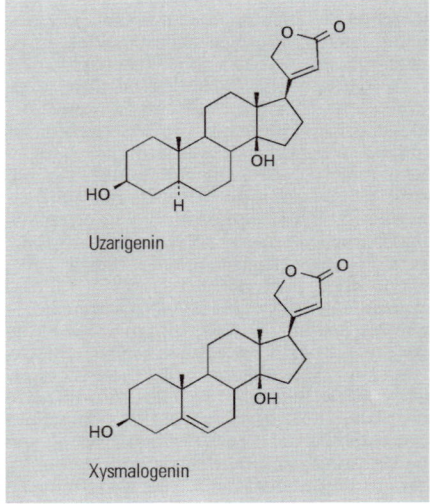

Uzarigenin

Xysmalogenin

Uzara: Inhaltsstoffe

Pflanzen (Uzarae radix); **Inhaltsstoffe:** Cardenolidglykoside (Uzarin, Asclepiosid u. a.) mit Uzarigenin u. Xysmalogenin als Aglykone; Pregnanglykoside; **Wirkung:** motilitätshemmend, antidiarrhoisch, spasmolytisch, digitalisartige Herzwirkung; **Verw.:** Drogenauszüge od. Trockenextrakte innerlich bei unspezifischen, akuten Durchfallerkrankungen; **traditionell** auch bei Dysenterie, Dysmenorrhoea spastica u. Enuresis, Malaria; bei Hunden zur Behandlung der Staupe. Die therapeutische Verwendung erscheint nur bei Verdauungsbeschwerden u. Diarrhoe plausibel. **Kontraindikation:** Therapie mit herzwirksamen Glykosiden; **homöopathische** Zubereitungen bei Krämpfen des Magen-Darm-Trakts, des Uterus u. bei Uterusschmerzen.

**Vaccinium myrtillus** n: Heidelbeere*
**Vaji|karana** (Sanskrit Vaji Kraft; Karana Er-
zeugung) m: Bez. für die Männerheilkunde des
Ayurveda*, die insbesondere auf Verfahren zur
Steigerung der männlichen Sexualkraft spezialisiert ist; die Anwendungen sollten nur zwischen dem 16. u. 70. Lebensjahr erfolgen. Während der Therapie müssen sexuelle Kontakte
eingeschränkt werden; Patienten, die ihren Se-
xualtrieb nicht kontrollieren können, dürfen V.
nicht verordnet bekommen. Ähnlich wie bei
Rasayana* sollten Körper u. Geist vor der me-
dikamentösen Therapie gereinigt werden (z. B.
durch Darmeinläufe u. Yoga*). Die anschließend gegebenen Medikamente enthalten, neben Milch, Butterschmalz u. Honig, i. d. R. weitere tierische Produkte, wie z. B. Vogeleier od.
das Fleisch bzw. die Hoden bestimmter Tiere.
Zusätzlich werden Heilpflanzen verabreicht.
**Valeriana officinalis** f: Baldrian*.
**Varikose** (lat. varix Krampfader; -os.s*) f:
ausgedehnte Bildung von Varizen*, i. e. S. die
V. der Beine (sog. Krampfaderleiden); **Klinik:**
Ausbildung oberflächlicher u. tiefer Varizen
mit Stauungserscheinungen (chronisch-venöse
Insuffizienz*) durch die mechanische Behinderung des venösen Blutrückstroms u. den dadurch erhöhten peripheren Venendruck; **Diagnostik:** bei Untersuchung am stehenden Patienten als klinische Zeichen einer Insuffizienz
der Vv. perforantes Vorwölbung einer oberflächlichen Vene mit darunterliegender palpatorisch
rundlich-ovaler Faszienlücke; zum klinischen
Nachweis einer Venenklappeninsuffizienz Per-
thes-Test u. Trendelenburg-Test; evtl. zusätzlich
Ultraschalldiagnostik u. Phlebographie; **Therapie:** hydrotherapeutisch mit Fußbad*, Knieguß*, Schenkelguß*, Halbbad*, Wadenwickel*,
Wassertreten* u. Unterkörperwaschung*; phytotherapeutisch mit Zubereitungen aus Hamamelis* u. Wurmfarn*.
**Varizen** (↑) f pl: sog. Krampfadern; unregel-
mäßig schlauchförmig od. ampullär-knotenför-
mig erweiterte u. geschlängelte (oberflächliche)
Venen; **Ursachen:** Venenwandschwäche bzw.
intravasale Druckerhöhung od. Venenklappeninsuffizienz; **Vorkommen:** primär (angeboren)
od. sekundär (z. B. nach Thrombose, bei Volu-
menüberlastung infolge Beteiligung an einem
Kollateralkreislauf); v. a. multipel auftretend an
den unteren Extremitäten (Varikose*), im Bereich des Ösophagus (Ösophagusvarizen) u. der
Bauchdecken (Caput medusae). Vgl. Hämorrhoiden.

**Veganer** m: strikter bzw. strenger Vegetarier; Person, die sämtliche vom Tier stammenden Nahrungsmittel ablehnt, z. T. auch Honig;
häufig auch Ablehnung von Gebrauchsgegen-
ständen, deren Material von Tieren stammt
(z. B. Leder, Wolle); sog. New vegans (neue Veganer) verzichten zusätzlich auf jede erhitzte
Nahrung. Vgl. Rohkost-Ernährung, Vegetarismus.
**Vega-Test** m: syn. VRT*-Vegatest.
**Vegetabile Kost** (lat. vegetare beleben): s.
Vegetarismus.
**Vegetarier** (↑) m: sich vorwiegend od. ausschließlich von pflanzlicher Nahrung Ernäh-
render; s. Vegetarismus.
**Vegetarismus** (↑) m: Ernährungsform u. Lebensweise, in der aus ethisch-religiösen, gesundheitlichen, sozialen, toxikologischen, ökologischen, ökonomischen, kosmetischen, spiritu-
ellen bzw. ästhetischen Motiven neben pflanzlichen Lebensmitteln nur solche Produkte tierischen Ursprungs verzehrt werden, die von lebenden Tieren stammen (Milch, Eier, Honig;
mit Ausnahme der Veganer*); **Formen: 1.**
streng vegetarisch od. vegan (völliges Meiden
vom Tier stammender Nahrungsmittel, bei den
New vegans auch erhitzte Nahrung); **2.** lakto-
vegetarisch (Verzehr auch von Milch u. Milchprodukten); **3.** ovo-vegetarisch (Verzehr auch von
Eiern); **4.** ovo-lakto-vegetarisch (Verzehr auch
von Eiern, Milch u. Milchprodukten); **ernährungsphysiologische Bewertung:** Die ovo-
lakto-vegetarische u. lakto-vegetarische Form
ist als Dauerkost geeignet. Eine bedarfsgerechte
Ernährung ist bei ausreichender Menge an Ei
bzw. Milchprodukten möglich. Günstig zu bewerten sind die hohe Zufuhr an Kohlenhydraten, Ballaststoffen, antioxidativen Vitaminen u.
sekundären Pflanzenstoffen* bei gleichzeitig
niedriger Zufuhr an gesättigten Fettsäuren,
Cholesterin u. Purinen. Bei der veganen Form
sind eine hohe Nährstoff- u. geringere Energiedichte vorteilhaft, jedoch ist die Bedarfsdek-
kung von Proteinen, Eisen, Calcium, Vitamin D
u. Vitamin $B_{12}$ kritisch. Eine Bedarfsdeckung ist
bei umfangreichem Ernährungswissen u. ge-
schickter Kostzusammenstellung möglich, evtl.
ist eine Supplementierung erforderlich; nicht
zu empfehlen für Schwangere, Stillende, Säuglinge u. Kleinkinder. Vegane Rohkost-Ernährung ist trotz der hohen Nährstoffdichte aufgrund einer geringen Energiedichte u. der Defi-
zite bestimmter Nährstoffe nicht als Dauerkost
geeignet.

**Vegetative Dys|tonie** (↑; Dys-*; gr. τόνος Spannung) f: s. Syndrom, psychovegetatives.
**Vegetativer Re|flex|test** (↑; lat. reflectere, reflexus zurückbiegen) m: s. VRT-Vegatest.
**Vegeto|therapie** (lat. vegetus lebhaft, munter; Therapie*) f: syn. Orgontherapie (W. Reich); Form der Psychotherapie* (u. Vorläufer der bioenergetischen Analyse*), die davon ausgeht, daß sog. charakterliche Panzerungen in Muskelverspannungen (sog. Muskelpanzer) ihren somatischen Ausdruck finden u. durch die Freisetzung libidinöser Energien aufgelöst werden können; eingesetzt werden verschiedene Körper-, Bewegungs- u. Atemübungen sowie die Ausübung direkten manuellen Drucks auf verspannte Muskeln.

**Veilchen:** Viola odorata; Rosettenstaude aus der Familie der Veilchengewächse, Violaceae; **Arzneidrogen:** getrocknete Blüten (Violae odoratae flos), getrockneter Wurzelstock (Violae odoratae rhizoma, echte Veilchenwurzel; vgl. Schwertlilie), blühendes Kraut (Violae odoratae herba) u. zur Blütezeit gesammelte u. an der Luft getrocknete Blätter (Violae odoratae folium); **Inhaltsstoffe:** Saponine, Flavonoide, Alkaloide; im Kraut Violin; im Rhizom zusätzlich Odoratin; **Wirkung:** Blüten: antimikrobiell, expektorierend; Kraut: hämolytisch, antiexsudativ, antipyretisch, diaphoretisch; Rhizom: expektorierend, emetisch; **Verw.:** Abkochung der Wurzel traditionell als Expektorans, Emetikum u. Purgativum; Blüten u. Kraut als leichtes Abführmittel, bei Erkrankungen der Atemwege, Rheuma, Hauterkrankungen, nervöse Überreizung, Kopfschmerz u. Schlaflosigkeit. Die Wirksamkeit bei den genannten Anwendungsgebieten ist nicht belegt. **Homöopathische** Zubereitungen aus den frischen, zur Blütezeit gesammelten, oberirdischen Teilen bei Rheumatismus der Handgelenke u. Entzündungen der Atemwege.

**Veilchen|wurzel:** s. Schwertlilie, Veilchen.
**Venen|beschwerden** (lat. vena Röhrchen, Kanal): s. Thrombophlebitis, Varikose.
**Venen|entzündung** (↑): Phlebitis; s. Thrombophlebitis.
**Venezianisches Terpentin:** s. Lärche.
**Veratrum album** n: weißer Germer*.
**Verbal|sug|gestion** (lat. verbalis aus Wörtern bestehend, auf sprachlichem Weg; suggestio Unterlegung, Beeinflussung) f: Suggestion* durch Worte; z. B. Bestandteil der Hypnose*.
**Verbasci flos** m: s. Königskerze.
**Verbena officinalis** f: Eisenkraut*.
**Verbrennung:** thermische Gewebeschädigung infolge externer (z. B. direkte Flammeneinwirkung) od. interner (z. B. Elektrounfall) Hitzeeinwirkung; **Einteilung** entsprechend der Tiefenausdehnung in der Haut: **Grad 1:** Verletzung der Epidermis mit Rötung, Schwellung,

Schmerz; narbenlose Abheilung; **Grad 2a:** Abheben der Epidermis vom Korium mit Blasenbildung; narbenlose Abheilung; **Grad 2b:** schmerzhafte Teilzerstörung des Koriums mit oberflächlicher Koagulation od. intrakutaner Thrombose; Abheilung mit Narbe; **Grad 3:** schmerzlose Totalzerstörung der Haut mit Anhangsgebilden, ggf. Fortschreiten in tiefere Schichten mit schrumpfender Koagulationsnekrose u. narbiger Abheilung, häufig mit Keloidbildung u. Kontrakturen; **Ausdehnung:** Abschätzung der betroffenen Körperoberfläche nach der Neunerregel beim Erwachsenen; **Klinik:** neben lokalen Symptomen mögliches Auftreten einer **Verbrennungskrankheit** mit Allgemeinsymptomen bei V. von mehr als 15 % der Haut; **Therapie:** initial Kaltwasserbehandlung (für ca. 15 Min.), Abdeckung offener Flächen durch sterile (mit Metall bedampfte) Folien (keine Anwendung von Salben), Infusionstherapie; phytotherapeutisch traditionell wird bei leichten V. eine Behandlung mit Zubereitungen aus Johanniskraut, Olivenöl u. Schafgarbe sowie homöopathisch aus Atropa belladonna, Brennessel, Cantharidin, Causticum Hahnemanni, Honigbiene u. Kalium bichromicum angegeben. Schwerstbrandverletzte (mehr als 20 % der Körperoberfläche mit V. 2. u. 3. Grades) sollten wegen typischer schwerer Komplikationen (Sepsis, ARDS, akutes Nierenversagen) in einer Spezialklinik behandelt werden; V. 3. Grades erfordern sukzessive Nekroseabtragung u. Hauttransplantation. **Prognose:** stark abhängig vom Ausmaß u. Grad der V. sowie Lebensalter.

**Verdauungs|störung:** s. Dyspepsie.
**Verfahren, dia|phoretisches:** Teil der ausleitenden Therapie*, bei dem verschiedene Mittel (s. Diaphoretikum) u. Methoden zur Anregung der Schweißsekretion eingesetzt werden, die gleichzeitig zur Ausscheidung von Giftstoffen führen sollen.
**Verfahren, di|uretisches:** Form der ausleitenden Therapie* zur Anregung der natürlichen Harnausscheidung; als pflanzliche Diuretika bzw. Aquaretika dienen Birkenblätter, Orthosiphon, Hauhechel, Schachtelhalm u. Brennesselkraut, die mit großen Trinkmengen kombiniert werden.
**Verfahren, emetisches:** kaum noch verwendete Form der ausleitenden Therapie*, bei der der Organismus von schädlichem Mageninhalt befreit werden soll u. durch die reflektorische Vorgänge im oberen Magen-Darm-Trakt angeregt werden sollen; als Brechmittel werden Brechweinstein, Apomorphin u. Ipecacuanha eingesetzt; **Indikation:** Kopfschmerz, Migräne, Angina tonsillaris, Magen- u. Galleleiden.
**Verfahren, em|menagoges:** kaum noch verwendete Methode der ausleitenden Therapie* zur Förderung der Menstruation, z. B.

durch Heilpflanzen (s. Emmenagogum); Anwendung bei verschiedenen Erkrankungen (insbesondere Rheuma, Kopfschmerz, Depression), in der Vorstellung, schlechte Säfte (im Sinne der antiken Humores; s. Humoralpathologie) aus dem Körper zu entfernen.

**Verhaltens|modi|fikation** (lat. modificare regulieren) f: allgemeine Bez. für den Prozeß der Veränderung von beobachtbaren Verhaltensweisen, Kognitionen u. Emotionen; vgl. Verhaltenstherapie.

**Verhaltens|therapie** (Therapie*) f: Abk. VT; Form der Psychotherapie* auf der Grundlage von behavioristischer Psychologie u. Experimentalpsychologie unter Einbeziehung lern- u. motivationspsychologischer Erkenntnisse, die Verhalten als durch einen Lernprozeß erworben u. entsprechend veränderbar ansieht; mit Hilfe des Konzepts vom respondenten u. operanten Konditionieren (Antwort- u. Wirkverhalten) sowie des Modellernens sollen Symptome gemildert od. beseitigt werden. In der klassischen VT sind folgende **Techniken** von zentraler Bedeutung: 1. Konditionierung (Erzeugung von bedingten Reflexen u. Reaktionen durch das Setzen spezifischer Reize); 2. systematische Desensibilisierung (planmäßiges u. graduiertes Unempfindlichmachen gegenüber angstauslösenden Reizen in der Angstbehandlung); 3. Expositionsbehandlung (Konfrontation des Klienten mit andauernden u. massiven angstbesetzten Reizen, bis die Angstreaktion verschwunden ist). Während sich die klassische VT ausschließlich auf beobachtbares Verhalten bezieht, schließt die kognitive VT Gedanken u. Gefühle des Patienten in Diagnostik u. Therapie mit ein.

**Verhaltens|therapie, kognitive** (↑) f: Bez. für verschiedene Formen der Psychotherapie*, die auf kognitiven Lerntheorien basieren; im Gegensatz zur klassischen Verhaltenstherapie mit dem Schwerpunkt auf externer Kontrolle betont die k. V. die kognitiven Prozesse (Wahrnehmung, Denken, Sprechen, Informationsaufnahme u. -verarbeitung), die den therapeutischen Ansatzpunkt zur Veränderung von Einstellungen u. Bewertungen darstellen. Ein wichtiges Verfahren der k. V. stellt die rationalemotive Therapie* dar.

**Verkleppern:** s. Plussing.
**Verletzung:** s. Wunde.
**Veronica officinalis** f: Ehrenpreis*.
**Verschlackung:** umgangssprachliche Bez. für die Ablagerung von eliminationspflichtigen Zwischen- u. Endprodukten des Stoffwechsels (z. B. Harnsäure), Exo- u. Endotoxinen, Immunkomplexen u. a. in Bindegewebe od. Interstitium sowie in bradytrophe Gewebe; pathologische Speicherung bei dauerhaft überhöhter Nahrungszufuhr im Fettgewebe, im Bindege-

webe als Proteoglykane, in der kapillaren Basalmembran als Lipoproteide u. in der arteriellen Media z. B. als Cholesterin-Protein-Komplex od. als Amyloid. Vgl. Entschlackung.

**Verschluß|krankheiten:** klinischer Oberbegriff für Erkrankungen, die durch obliterierende Gefäßprozesse verursacht werden u. sich klinisch durch die funktionellen Auswirkungen bzw. organischen Folgezustände der resultierenden arteriellen Durchblutungsstörung* od. venösen Rückflußstauung (s. Thrombophlebitis) manifestieren.

**Verschreibung, paradoxe:** s. Therapie, systemische.

**Verstauchung:** s. Distorsion.

**Verstopfung:** s. Obstipation.

**Verwirrter Fall:** s. Fall, verwirrter.

**Very-point-Methode** (engl. very sehr; point Punkt) f: eine von dem Arzt u. Akupunkteur Jochen Gleditsch (geb. 1928) entwickelte Technik zur exakten Auffindung reflektorisch veränderter Hautpunkte, die meist reaktiven Punkten der Akupunktur* entsprechen; empfohlen wird zur Lokalisation der Punkte eine Vorlokalisation durch sorgfältige funktionelle Palpation u. anschließendes tangentiales, lockeres „Abklopfen" des Hautareals mit einer sehr feinen Einmalkanüle (meist entlang eines Meridians). Ist der exakte Punkt mit der Nadel getroffen, so penetriert diese mühelos mit erkennbarem Widerstandsverlust („lost of resistance") in das Gewebe.

**Verzögerte Re|konvaleszenz** (lat. reconvalescere erstarken, sich erholen) f: s. Rekonvaleszenz, verzögerte.

**Vesikation** (lat. vesica Blase) f: sog. Blasenzug; ein aus der Humoralpathologie* stammendes Verfahren, das B. Aschner als Verfahren der ausleitenden Therapie* in seine Konstitutionsbehandlung (s. Aschner-Methode) einführte; eines der bekanntesten Mittel zur V. ist das Cantharidinpflaster*. Die dadurch erzeugte Blase wird ca. 12–24 Std. nach Anlegen des Pflasters steril u. unter Erhalt der Blasenhaut geöffnet u. der lymphreiche Blaseninhalt von einigen Therapeuten als Autovakzine* reinjiziert. Als Wirkungsmechanismen werden u. a. verstärkte Durchblutung, Immunmodulation, Lymphdrainage u. Normalisierung des Bindegewebe-pH diskutiert. **Anw.:** bei arthritischen bzw. arthrotischen Gelenkschmerzen, Interkostalneuralgien, spastischen Oberbauchbeschwerden (Magenschmerzen, Ulkuserkrankung), bei Ohrerkrankungen, zur Drainage über infizierten Körperhöhlen; **Kontraindikationen:** Nieren- u. Blasenentzündungen, vorgeschädigte od. sehr zarte Hautstellen. Forensisch sollte auf die Möglichkeit der persistierenden Hyperpigmentierung der Haut hingewiesen werden.

**Viburnum opulus** n: gemeiner Schneeball*.

**Viburnum pruni|folium** n: amerikanischer Schneeball*.

**Vicht-Krankheit:** Bez. der sog. Hildegard*-Medizin für Präkanzerose bzw. „Krebs-Vor-Krankheit" (G. Hertzka, 1989); die lateinische Originalbezeichnung lautet „tortiones" od. „colica". Der Auffassung Hildegard von Bingen zufolge entsteht die V.-K. als Folge v. a. „kalter schlechter Körpersäfte". Die diagnostischen Zeichen sind kolikartige Bauchschmerzen, rheumatoide Beschwerden u. Herzschmerzen. Vgl. Krebsmanagement nach Hildegard.

**Viel|köpfiges Ruhr|kraut:** s. Ruhrkraut, vielköpfiges.

**Vier|säfte|lehre:** s. Humoralpathologie.

**Vier|zellen|bad** (lat. cęlla Kammer, Raum): syn. Zellenbad*.

**Vikariation** (lat. vicąrius stellvertretend) f: Bez. aus der Homotoxikologie* für das Phänomen der Krankheitsveränderung, d. h. das Wechseln einer Krankheit von einer Phase eines Krankheitsstadiums in die nächste. Dieser Vorgang zeigt sich an der Verschiebung von Krankheitssymptomen, z. B. von einem Ekzem zum Asthma od. umgekehrt (sog. Metamorphose). Unterschieden werden eine progressive u. eine regressive V. Innerhalb der „6-Phasen-Tabelle" der Krankheitsentwicklung (s. Phasenlehre) bedeutet die progressive V. eine Verschlimmerung u. Verschiebung nach rechts bzw. unten; die regressive V. bedeutet eine Linksverschiebung mit Entgiftung u. Heilung.

**Vin|blastin** (INN) n: Vinca-Alkaloid; Bisindolalkaloid in Catharanthus roseus (Madagaskar-Immergrün); **Verw.:** Zytostatikum.

**Vinca-Alkaloide** n pl: Gruppe von ca. 60 Alkaloiden aus dem Madagaskar-Immergrün (Catharanthus roseus, syn. Vinca rosea); z. T. Kernspindelgifte, die zur Mitosehemmung in der Metaphase führen; therapeutische Verwendung v. a. von Vinblastin, Vincristin u. Vindesin als Zytostatika (z. B. bei Hodentumoren).

**Vinc|amin** (INN) n: 14,15-Dihydro-14-hydroxyeburnamenin-14-carbonsäuremethylester (IUPAC); Alkaloid in Vinca minor (Immergrün*); **Verw.:** zerebraler Vasodilatator.

Vincamin

**Vinca mínor** f: Immergrün*.

**Vincent-Methode** (Louis-Claude V., Hydrologe, Libanon, Paris) f: s. Bioelektronik nach Vincent.

**Vin|cristin** (INN) n: 22-Oxovincaleukoblastin (IUPAC); Vinca-Alkaloid; **Verw.:** Zytostatikum.

**Vin|desin** (INN) n: 3-Carbamoyl-4-desacetyl-3-des-(methoxycarbonyl)-vincaleukoblastin (IUPAC); Vinca-Alkaloid; **Verw.:** Zytostatikum.

**Viola odorạta** f: Veilchen*.

**Viola tri|color** f: Stiefmütterchen*.

**Virginische Zauber|nuß:** s. Hamamelis.

**Viscum ạlbum** n: Mistel*.

**Visualisịerung nach Simonton** (lat. vịsus Sehschärfe): s. Simonton-Methode.

**Vital|blut|bild** (lat. vitạlis zum Leben gehörend): spekulatives Verfahren nach Brehmer zum Nachweis von „Krebserregern" (sog. Syphonospora polymorpha); wissenschaftlich mehrfach widerlegtes Verfahren.

**Vital-Ernährung** (↑): von Jamila Peiter (geb. 1944) entwickelte Form der veganen Rohkost*-Ernährung; s. Veganer.

**Vital|feld|therapie** (↑; Therapie*) f: schulmedizinisch nicht anerkanntes Verfahren zur Verbesserung u. Normalisierung der biomagnetischen Vorgänge in einem Organismus; dazu eingesetzt werden elekromagnetische Wellen (therapeutisch wirksam im Bereich von 750 kHz bis 3 GHz) u. ein Magnetfeld mit schwachen, physiologischen Feldstärken. Zusätzlich erzeugte Schwingungen im Bereich der ultraschwachen elektromagnetischen Signale, die unter physiologischen Bedingungen u. i. R. der kybernetischen Steuerung derjenigen der Zelle entsprechen sollen, sollen den Körper dazu an, fehlende ultraschwache Signale wieder selbst aufzubauen, so daß das krankhafte Zellsystem sich regenerieren kann. Die über Therapiebänder applizierten Signale sollen für den Heilungsprozeß erforderliche biochemische Reaktionen in Gang setzen. Es besteht die Möglichkeit über einen Zusatzeingang Arzneimittel (z. B. Homöopathika, Allopathika, Nosoden) aufzumodulieren bzw. einzuschwingen mit dem Ziel, die Schwingungsinformation des Arzneimittels direkt an den gewünschten Ort zu bringen. **Anw.:** bei chronisch-degenerativen, akut entzündlichen u. allergischen Erkrankungen.

**Vita|logie** (↑; -logie*) f: von P. W. Huggler (1937 – 1996) begründetes Gesundheitssystem, bei dem eine sog. innere Intelligenz (Innate) mit Hilfe des zentralen Nervensystems den Körper steuert u. koordiniert; durch eine Störung dieses Kontrollorgans (z. B. Druck besonders im Bereich der 1. u. 2. Halswirbels) soll es zu einer Unterbrechung der Weiterleitung von Informationen kommen, die wiederum zu Verspannungen, körperlichem Ungleichgewicht u. Krank-

heit führen kann. Entspannung im Bereich der
Wirbelsäule u. besonders der Halsmuskulatur
unter Anleitung eines Therapeuten soll dem
Körper bei Selbstheilung u. Regeneration hel-
fen. **Vital|stoffe** (↑): s. Vollwertkost.
**Vit|amin A** n: Bez. für alle natürlichen u.
synthetischen Verbindungen mit Retinoid-
struktur; aus biologischer, pharmakologischer
u. ernährungsphysiologischer Sicht nur Substanzen mit voller V.-A-Aktivität, d. h. Retinol
u. seine Ester; fettlösliches Vitamin, das auch
in Form von Provitaminen (Carotinoide*, z. B.
Alpha-, Beta-, Gammacarotin) aufgenommen
werden kann; **biochemische Funktion:** der
Wirkmechanismus ist nicht in allen Fällen ein-

Vitamin A: Retinol

deutig bekannt; insbesondere beteiligt am Seh-
vorgang (V. A bildet in Form von 11-cis- cd. all-
trans-Retinal zusammen mit dem Protein Op-
sin das Sehpigment Rhodopsin), an Wachstum,
Entwicklung u. Differenzierung von Epithel-
gewebe, Reproduktion (Spermatogenese. Entwicklung der Plazenta, Fetalentwicklung) sowie
Testosteronproduktion.
**Vorkommen in Nahrungsmitteln:** als Retinol in Tieren u. tierischen Produkten (z. B.
Fischleberöl, Leber, Eier, Milch u. Milchprodukte), als 3,4-Didehydroretinol (Vitamin A₂) in
Salzwasserfischen (v. a. Haifisch, Heilbutt, Makrele) sowie als Carotinoide in Gemüse u. Obst
(v. a. Karotten, Feldsalat, Petersilie, Spinat,
Aprikosen); **Bedarf** für Erwachsene (DGE 1991):
Männer 1,0 mg Retinoläquivalente (Abk. RE)/
Tag, Frauen 0,8 mg RE/Tag; 1 mg RE entspricht
1 mg (od. 3,3 IE) Retinol, 6 mg all-trans-β-
Carotin od. 12 mg anderer Provitamin-A-Caro-
tinoide; **Mangelerscheinungen:** V.-A-Mangel
steht weltweit unter den Vitamin-Mangel-Zu-
ständen an erster Stelle; in Industriestaaten
eher selten; Risikogruppen sind Frühgeborene,
junge Frauen u. Männer über 65 Jahre. Durch
längere Mangel- u. Fehlernährung, Maldige-
stion bzw. Malabsorption (z. B. bei Enteritis
regionalis Crohn u. Sprue), totale parenterale
Ernährung, Pankreaserkrankungen u. Alkoholkrankheit kann es zur Störung der Dunkel-
adaptation bis Nachtblindheit (Hemeralopie)
als Frühsymptom, zu Störungen des Wachstums, der Differenzierung epithelialer Gewebe
(Keratomalazie), Eintrocknung der Binde- u.

Hornhaut (Xerophthalmie), Verhornung der
Talgdrüsen, Atrophie der Schleimdrüsen u.
Schleimhäute, Störungen der Knochenbildung,
der Fortpflanzung (Atrophie der Testes u. Ova-
rien) u. in der Schwangerschaft zu Fehlbildungen des Feten kommen. **Hypervitaminose:** bei
längerer Einnahme von mehr als 30 mg/Tag
(chronische Form) u. bei therapeutischer Anwendung großer V.-A-Mengen Auftreten von
Übelkeit, Erbrechen, Kopfschmerzen, trockener
Haut u. Schleimhäute, später auch von Schwellungen des Periosts, Hämorrhagien, Haarausfall,
Reizbarkeit, Spontanfrakturen; bei Schwangeren
teratogene Wirkung.
**Vit|amin A₁** n: all-trans-Retinol; s. Vitamin A.
**Vit|amin A₂** n: 3,4-Dehydroretinol; s. Vitamin
A.
**Vit|amin B₁** n: syn. Thiamin; wasserlösliches
Vitamin, das aus einem Pyrimidinring besteht,
der über eine Methylengruppe mit einem Thi-
azolring verbunden ist; die biologisch aktive
Form ist das Thiamindiphosphat. **Biochemische Funktion:** Coenzym der Transketolase im
Pentosephosphatzyklus u. bei der Decarboxylie-
rung verschiedener α-Ketosäuren (z. B. Pyruvat,
α-Ketoglutarat); vermutlich spielt V. B₁ in Form
von Thiamintriphosphat eine noch nicht bekannte Rolle im Nervensystem.
**Vorkommen in Nahrungsmitteln:** in fast
allen tierischen u. pflanzlichen Lebensmitteln,
meist jedoch nur in geringen Mengen; besonders in Vollkorngetreide (z. B. Weizenkeim-
linge, Roggen, Haferflocken, Reis, Mais), Hefe,
Hülsenfrüchten, Kartoffeln, Sonnenblumenker-
nen, Schweinefleisch, Innereien u. Fisch (z. B
Forelle, Lachs). **Bedarf** für Erwachsene (DGE
1991): Männer 1,3 mg/Tag, Frauen 1,1 mg/Tag;
**Mangelerscheinungen:** V. B₁ zählt in allen
Altersgruppen zu den kritischen Nährstoffen;
Alkoholkranke weisen sehr häufig einen Mangel auf. Auftreten von Gewichtsverlust, Appetitlosigkeit, Herabsetzung der Magensaftproduk-
tion, Herz-Kreislaufversagen, Muskelschwäche,
Muskellähmungen, Wadenkrämpfen, psychischen Veränderungen (Müdigkeit, Depressionen, Angstzustände, Reizbarkeit) durch Man-
gel- u. Fehlernährung, Malabsorption bzw. erhöhten Bedarf (z. B. Schwangerschaft, Laktation,
chronische Hämodialyse); Beri-Beri (kombinierte Vitamin-Protein-Mangelkrankheit), Wernicke-
Enzephalopathie; **Hypervitaminose:** alimentär
nicht bekannt; bei längerer oraler Aufnahme
zu therapeutischen Zwecken in seltenen Fällen
Magenbeschwerden, Kopfschmerz, Schweißausbrüche, Tachykardie, Hautreaktionen mit Juckreiz u. Urtikaria.
**Vit|amin B₂** n: syn. Riboflavin; wasserlös-
liches Vitamin mit den Derivaten Flavinmono-
nucleotid (Abk. FMN) u. Flavin-Adenin-Dinu-
cleotid (Abk. FAD); **biochemische Funktion:**

FMN u. FAD sind Coenzyme bzw. prosthetische Gruppen wasserstoffübertragender Flavoproteine od. Flavinenzyme im oxidativen Stoffwechsel, z. B. bei der Dehydrierung u. Desaminierung von D-Aminosäuren, Übertragung von Substratwasserstoff auf Ubichinon (Atmungskette) u. Bildung von Wasserstoffperoxid. **Vorkommen in Nahrungsmitteln:** sowohl in tierischen als auch in pflanzlichen Lebensmitteln; besonders in Milch u. Milchprodukten, Fleisch, Eiern, Vollkorngetreideerzeugnissen sowie Fisch (z. B. Hering, Makrele, Seelachs); **Bedarf** für Erwachsene (DGE 1991): Männer 1,7 mg/Tag, Frauen 1,5 mg/Tag; **Mangelerscheinungen:** die Zufuhr an V. $B_2$ ist im Durchschnitt ausreichend; Versorgungsengpässe sind lediglich bei älteren Menschen u. jüngeren Frauen, besonders bei Einnahme oraler Kontrazeptiva, festzustellen. Wachstumsstörungen, entzündliche Veränderungen der Schleimhäute, seborrhoische Dermatitis, Mundwinkelrhagaden (in schweren Fällen normochrome normozytäre Anämie) treten selten u. dann erst nach Wochen bei Mangel- od. Fehlernährung, gesteigertem Bedarf (z. B. Schwangerschaft, Stillen, Leistungssport, chronische Hämodialyse), Malabsorption, Phototherapie bei Hyperbilirubinämie des Neugeborenen u. chronischer Einnahme von Medikamenten (z. B. orale Kontrazeptiva, tricyclische Antidepressiva) auf. **Hypervitaminosen:** weder alimentär noch bei therapeutischer Anwendung hoher Dosierungen bekannt.

**Vit|amin B₃** n: veraltete Bez. für Pantothensäure*.

**Vit|amin B₅** n: veraltete Bez. für Niacin*.

**Vit|amin B₆** n: syn. Pyridoxin; wasserlösliches Vitamin, das alle 3-Hydroxy-2-methylpyridin-Derivate (Pyridoxol, Pyridoxal u. Pyridoxamin sowie deren 5'-Phosphorsäureester) mit biologischer Aktivität des Pyridoxins umfaßt; alle Verbindungen können im Stoffwechsel ineinander umgewandelt werden. **Biochemische Funktion:** als Pyridoxal- u. Pyridoxaminphosphat Coenzym in ca. 100 Enzymen fast ausschließlich des Aminosäurestoffwechsels, z. B. Transaminasen u. L-Aminosäuredecarboxylasen; Pyridoxalphosphat tritt mit Proteinen als Modulator in Wechselwirkung, wie z. B. mit Steroidhormonrezeptoren od. mit Hämoglobin (Erhöhung der Sauerstoffaffinität, Verhinderung der Polymerisierung des Sichelzellhämoglobins). **Vorkommen in Nahrungsmitteln:** als Pyridoxal u. Pyridoxamin hauptsächlich in tierischen (Innereien, besonders Leber, Fleisch, Fisch u. Milchprodukten), als Pyridoxin auch in pflanzlichen Lebensmitteln (z. B. Vollkorngetreide, Kartoffeln, Hülsenfrüchte, Bananen); **Bedarf** für Erwachsene (DGE 1991): Männer:

1,8 mg/Tag, Frauen: 1,6 mg/Tag; wegen der zentralen Rolle im Aminosäurestoffwechsel ist der Bedarf vom Proteinumsatz abhängig. **Mangelerscheinungen:** Die Aufnahme von V. $B_6$ ist in der Altersgruppe der 19–35 jährigen u. bei Alkoholkranken häufig unzureichend. Isolierter V.-$B_6$-Mangel ist alimentär selten; meist besteht eine Unterversorgung mit weiteren Vitaminen des Vitamin-B-Komplexes. Durch Mangel- od. Fehlernährung, gesteigerten Bedarf (z. B. Schwangerschaft, Stillzeit, chronische Hämodialyse) u. chronische Einnahme von Medikamenten (z. B. hormonale Kontrazeptiva, Isoniazid, D-Penicillamin) kann es zu Dermatitis im Nasen- u. Augenbereich, Entzündungen im Mund u. an den Lippen, Schlaflosigkeit, nervösen Störungen, erhöhter Reizbarkeit, eisenrefraktärer, hypochromer mikrozytärer Anämie u. Krämpfen im Säuglingsalter kommen. **Hypervitaminosen:** alimentär nicht bekannt; bei therapeutischer Anwendung hoher Dosierungen selten periphere, sensorische Neuropathie mit Gangstörungen, Reflexstörungen u. Beeinträchtigung des Tast- u. Temperaturempfindens.

**Vit|amin B₇** n: veraltete Bez. für Biotin*.

**Vit|amin B₉** n: veraltete Bez. für Folsäure*.

**Vit|amin B₁₂** n: syn. Cobalamin; Sammelbezeichnung für eine Reihe wasserlöslicher, strukturell ähnlicher (System von vier Pyrrolringen, Cobalt* als Zentralatom) Verbindungen; Unterschiede bestehen in der Art der Reste, die am sechsten Liganden des Cobalts substituiert sind, z. B. Desoxyadenosyl-, Cyano-, Methyl- od. Hydroxycobalamin. **Biochemische Funktion:** als Coenzym ist Methylcobalamin an der Methylgruppenübertragung, z. B. bei der Methioninsynthese aus Homocystein, beteiligt; dadurch nimmt V. $B_{12}$ auch teil bei der Überführung der Speicher- u. Transportformen der Folsäure* in ihre Wirkform. Adenosylcobalamin ist an intramolekularen Umlagerungsreaktionen von Alkylresten beim Abbau ungeradzahliger Fettsäuren od. der Aminosäuren Methionin, Threonin u. Isoleucin beteiligt. **Vorkommen in Nahrungsmitteln:** V. $B_{12}$ wird ausschließlich von Mikroorganismen synthetisiert u. kommt daher nur in tierischen Lebensmitteln (insbesondere Leber, Niere, Muskelfleisch, Fisch, Eier, Milch u. Milchprodukte) vor; in geringen Mengen auch in vergorenen pflanzlichen Produkten (z. B. Sauerkraut u. Bier) sowie in Wurzeln von Pflanzen, die V. $B_{12}$ aus Bodenbakterien aufnehmen. Viele der in der Natur vorkommenden $B_{12}$-Vitamine haben für den Menschen keine Vitaminwirksamkeit. **Bedarf** für Erwachsene (DGE 1991): 3,0 µg/Tag; während Schwangerschaft u. Stillzeit wird eine um 0,5 µg/Tag höhere Zufuhr empfohlen. **Mangelerscheinungen:** Zu den Risikogruppen zählen sich streng vegetarisch Ernährende (s.

Vegetarismus) u. Alkoholkranke, wobei sich ein Mangel sehr selten u. dann erst nach 5 – 10 jähriger V.-$B_{12}$-freier Ernährung entwickelt. Bei Mangel- u. Fehlernährung, Resorptionsstörungen (z. B. Intrinsic-factor-Mangel) od. angeborener Cobalamin-Transportstörung kann es zu perniziöser Anämie mit Leuko- u. Thrombopenie sowie zur Degeneration der Hinter- u. Seitenstränge des Rückenmarks (funikuläre Myelose mit Störungen der Tiefensensibilität, hyperaktiven Reflexen u. Ataxie) od. zu epithelialen Veränderungen der Mucosa des Verdauungstrakts kommen. **Hypervitaminose:** weder alimentär noch bei therapeutischer Anwendung hoher Dosierungen bekannt.

**Vitamin B$_C$** n: veraltete Bez. für Folsäure*.

**Vitamin-B-Komplex** (lat. complexus Umfassen) m: Bez. für physikalisch u. chemisch unterschiedliche Verbindungen mit regulatorischen Funktionen im Stoffwechsel; hierzu zählen die wasserlöslichen Vitamine $B_1$, $B_2$, $B_6$, $B_{12}$, Biotin, Folsäure, Pantothensäure u. Niacin; z. T. werden auch Cholin, Inosit u. p-Aminobenzoesäure dazu gezählt.

**Vitamin C** n: syn. Ascorbinsäure; wasserlösliches, leicht oxidierbares Vitamin, das L-Threohex-2-enono-1,4-lacton u. dessen Derivate mit biologischer Wirkung von L-(+)-Ascorbinsäure

Vitamin C

umfaßt; **biochemische Funktion:** Radikalfänger; dient als Redoxsystem bei Hydroxylierungsreaktionen (z. B. Kollagen-, Carnitin-, Tyrosin-, Katecholamin- u. Steroidsynthese), ist am mikrosomalen Elektronentransport beteiligt, fördert die Eisenresorption, hemmt die Nitrosaminbildung u. beeinflußt evtl. das Immunsystem.

**Vorkommen in Nahrungsmitteln:** sowohl in pflanzlichen als auch (besonders durch Supplementierung) in tierischen Lebensmitteln weit verbreitet, da höhere Pflanzen u. die meisten Tiere aus Glukose V. C synthetisieren können; besonders in Obst (z. B. Sanddorn, schwarze Johannisbeeren, Kiwi u. Zitrusfrüchte), Gemüse (Petersilie, Paprika, Grünkohl, Broccoli, Kartoffeln) u. Leber; **Bedarf** für Erwachsene (DGE 1991): 75 mg/Tag; für Raucher wird eine um 40 mg/Tag höhere Zufuhr empfohlen. **Mangelerscheinungen:** Bei den Ernährungsgewohnheiten in der Bundesrepublik Deutschland ist

die Bedarfsdeckung meist gut. Durch Fehl- od. Mangelernährung (z. B. alleinstehende, ältere Menschen, Extremdiäten, Alkoholkrankheit) bzw. erhöhten Bedarf (z. B. Schwangerschaft, Dialyse, Rauchen) u. Malabsorption kann es zu Skorbut mit Frühsymptomen wie verminderter körperlicher Leistungsfähigkeit, Müdigkeit, Reizbarkeit, Gelenk- u. Gliederschmerzen sowie später zu Blutungen in Haut, Schleimhäute u. Muskulatur, schwammigem Zahnfleisch, Zahnausfall, schlechter Wundheilung, Infektanfälligkeit u. hypochromer mikrozytärer Anämie kommen; bei Säuglingen Auftreten der Moeller-Barlow-Krankheit. **Hypervitaminose:** weder alimentär noch bei therapeutischer Anwendung hoher Dosierungen bekannt.

**Vitamin D** n: syn. Calciferole; Bez. für eine Gruppe fettlöslicher Substanzen zur Regulation des Calcium- u. Phosphathaushalts, die chemisch den Steroiden nahestehen; die beiden wichtigsten Calciferole sind das pflanzliche Ergocalciferol (Vitamin $D_2$) u. das tierische Cholecalciferol (Vitamin $D_3$), die aus ihren Provitaminen Ergosterol bzw. 7-Dehydrocholesterol unter Einwirkung von Ultraviolettstrahlung entstehen. Die biologisch aktive Form ist das 1,25-Dihydroxycholecalciferol, das im Körper durch zweimalige Hydroxylierung aus Cholecalciferol entsteht. Da 7-Dehydrocholesterol u. somit V. D aus Cholesterin im Organismus synthetisiert werden kann, stellt es kein Vitamin im eigentlichen Sinn dar. **Biochemische Funktion:** Regulation des Calcium- u. Phosphathaushalts über Darm (Förderung der Calcium- u. Phosphatresorption), Nieren (Förderung der Calcium- u. Phosphatrückresorption) u. Knochen (Mobilisation von Calcium u. Phosphat sowie Mineralisierung) unter Mitwirkung von Parathormon u. Calcitonin.

**Vorkommen in Nahrungsmitteln:** besonders in tierischen Lebensmitteln, z. B. in Fischleberöl u. Fisch (v. a. Hering, Lachs, Sardinen), geringe Mengen in Fleisch, Eigelb, Milch u. Milchprodukten sowie Avocado; **Bedarf** für Erwachsene (DGE 1991): 5 µg/Tag; der gesunde Erwachsene kann seinen Bedarf bei ausreichender Sonnenexposition durch Eigensynthese decken; die Zufuhr durch Lebensmittel ist nur von untergeordneter Bedeutung, kann jedoch unter kritischen Bedingungen (Klima, Lebensweise, Rasse) wichtig sein. **Mangelerscheinungen:** Zu den Risikogruppen zählen unreife Frühgeborene, mehr als sechs Monate ausschließlich gestillte Kinder ohne calciumhaltige Beikost u. vegan ernährte Kinder. Durch ungenügende Resorption u. renale Reabsorption von Calcium u. Phosphat kann es zu schweren Mineralisationsstörungen des Skelettsystems (Rachitis) bei Säuglingen u. Kleinkindern mit irreversibler Deformierung der weichen Knochen kommen.

Zur Prophylaxe bei reif geborenen Säuglingen wird eine tägliche Gabe von 500 IE (12,5 µg) Vitamin $D_3$ (evtl. in Kombination mit Fluorid als Kariesprophylaxe) empfohlen. Ursachen eines selten vorkommenden V.-D-Mangels bei Erwachsenen mit Auftreten einer Osteomalazie können ungenügende alimentäre Zufuhr, ungenügende UV-Exposition, Malabsorption u. Maldigestion, Leberzirrhose sowie Niereninsuffizienz sein. **Hypervitaminose:** in seltenen Fällen schon bei einer täglichen Zufuhr von 25 – 50 µg mit Appetitlosigkeit, Übelkeit, Polyurie, Entkalkung der Knochen u. Erhöhung der Calciumkonzentration im Plasma, in Extremfällen Calciumablagerungen in der Intima von Gefäßen, in Herz, Lunge u. Nierentubuli. **Vit|ami̱n E** n: syn. Tocopherole; Gruppe fettlöslicher Vitamine, die alle Derivate des Tocols u. Tocotrienols mit derselben biologischen Aktivität wie die des RRR-α-Tocopherols umfaßt; zu den acht natürlichen Tocopherolen zählen Alpha-, Beta-, Gamma-, Deltatocopherol bzw. -tocotrienol. **Biochemische Funktion:** noch nicht vollständig geklärt; evtl. direkte Membranschutzwirkung, Einflüsse auf die Proteinsynthese u. Funktionen im neuromuskulären System; die antioxidative Wirkung von V. E in vivo u. die Fähigkeit, aggressive Sauerstoffradikale unschädlich zu machen, ist dagegen gut untersucht. **Vorkommen in Nahrungsmitteln:** besonders in pflanzlichen Lebensmitteln, (vornehmlich in kaltgepreßten) pflanzlichen Ölen (v. a. Weizenkeimöl, Sonnenblumenöl), Nüssen (v. a. Walnuß, Erdnuß), Getreide u. Gemüse; **Bedarf** für Erwachsene (DGE 1991): 12 mg RRR-α-Tocopheroläquivalent/Tag; 1 mg RRR-α-Tocopheroläquivalent entspricht 1 mg (od. 1,49 IE) RRR-α-Tocopherol; zunehmend bei steigender Zufuhr an Polyensäuren; die Bedarfsdeckung ist bei durchschnittlicher Ernährung gewährleistet. **Mangelerscheinungen:** alimentär selten; Risikogruppen sind Säuglinge u. Kleinkinder, die mehrere Monate mit selbsthergestellten Kuhmilchmischungen ernährt werden. Durch pathologische Veränderungen der Verdauungs- u. Absorptionsprozesse od. totale parenterale Ernährung kann es zu Störungen im Bereich der Reproduktion, der Muskulatur, des Nervensystems, des Gehirns, des kardiovaskulären Systems, der Erythrozyten u. der Leber kommen. **Hypervitaminosen** sind nicht bekannt. **Vit|ami̱ne** n pl: organische Verbindungen, die vom Organismus für lebenswichtige Funktionen benötigt werden, aber im Stoffwechsel nicht od. nicht in ausreichendem Umfang synthetisiert werden können u. regelmäßig mit der Nahrung zugeführt werden müssen; neben spezifischen Funktionen (z. B. Vitamin A für den Sehvorgang) sind einige V. Bestandteile

| Vitamine | | |
|---|---|---|
| Name | Abk. | biologisch aktive Form |
| **fettlösliche Vitamine** | | |
| Retinol, Retinal, Retinsäure | A | Retinol, Retinal, Retinsäure z. T. |
| Calciferol | D | 1α,25-Dihydroxy-cholecalciferol |
| Tocopherol | E | Alpha-, Beta-, Gamma-tocopherol |
| Phyllochinon | $K_1$ | Difarnesyl-naphthochinon |
| Menachinon, Farnochinon | $K_2$ | Difarnesyl-naphthochinon |
| **wasserlösliche Vitamine** | | |
| Ascorbinsäure | C | Ascorbinsäure |
| Thiamin | $B_1$ | Thiaminpyrophosphat |
| Riboflavin | $B_2$ | FMN, FAD |
| Nicotinsäure | PP | NAD, NADP |
| Pyridoxin | $B_6$ | Pyridoxalphosphat |
| Pantothensäure | – | Coenzym A |
| Biotin | H | Carboxybiotin |
| Folsäure | – | Tetrahydrofolsäure |
| Cobalamin | $B_{12}$ | 5-Desoxyadenosyl-cobalamin |

von Coenzymen, die den Zellstoffwechsel katalysieren. V. werden in fett- u. wasserlösliche Verbindungen unterschieden; fettlösliche V. können im Gegensatz zu wasserlöslichen gespeichert werden, was eine Überdosierung (Hypervitaminose) ermöglicht. Vgl. Non-Vitamine. **Vit|ami̱n H** n: veraltete Bez. für Biotin*. **Vit|aminisierung:** Zusatz von Vitaminen zu Lebensmitteln; gesetzlich geregelt in der Verordnung über vitaminisierte Lebensmittel. **Vit|ami̱n K** n: Bez. für eine Gruppe fettlöslicher Vitamine mit strukturell unterschiedlichem Grundgerüst, aber ähnlicher antihämorrhagischer Wirkung; Vitamin $K_1$ (Phyllochinon) u. Vitamin $K_2$ (Menachinon) kommen natürlicherweise vor, während es sich bei Vitamin $K_3$ (Menadion) u. Vitamin $K_4$ (Menadiolester) um synthetische Verbindungen handelt. **Biochemische Funktion:** in der Leberzelle an der Biosynthese verschiedener Blutgerinnungsfaktoren beteiligt (Prothrombin, Faktor VII, IX u. X); Wirkungen in der Atmungskette werden diskutiert. **Vorkommen in Nahrungsmitteln:** Menachinone werden von Bakterien u. Phyllochinone von höheren Pflanzen synthetisiert, so daß sowohl in tierischen als auch in pflanzlichen Lebensmitteln V. K enthalten ist; insbesondere in Gemüse (Sauerkraut, Broccoli, Spinat,

Kopfsalat, Rosenkohl, Blumenkohl), weniger in Obst, Getreide (v. a. Hafer, Mais, Weizenkleie), Milch u. Milchprodukten sowie Fleisch (v. a. Geflügel); **Bedarf** für Erwachsene (DGE 1991): nicht genau bekannt; Männer ca. 80 µg/Tag, Frauen ca. 65 µg/Tag; da Säuglinge häufig einen V.-K-Mangel aufweisen, wird eine V.-K-Prophylaxe empfohlen. **Mangelerscheinungen:** verlängerte Blutgerinnungszeit, Blutungen in verschiedene Gewebe u. Organe sowie Hämorrhagie durch Schädigung der Darmflora (z. B. durch Antibiotika, Sulfonamide), Malabsorptionssyndrome, chronische Lebererkrankungen u. die Anwesenheit von V.-K-Antagonisten; alimentär selten; bei Säuglingen Hirnblutungen. Die verlängerte Gerinnungszeit wird therapeutisch als Thrombose- u. Herzinfarktprophylaxe genutzt. **Hypervitaminose:** selten; kann Hämolyse, Erbrechen, Porphyrinurie u. Thrombose hervorrufen.

**Vitaminmangel:** s. Hypovitaminose.

**Vitaminoide** n pl: syn. Non*-Vitamine, mit Ausnahme der essentiellen Fettsäuren*.

**Vitamin-P-Faktor** m: veraltete Bez. für Flavonoide*.

**Vitamin PP** n: veraltete Bez. für Niacin*.

**Vitex agnus castus** f: Mönchspfeffer*.

**Vitis vinifera** f: Wein*.

**Völlegefühl:** s. Dyspepsie.

**Vogelbeerbaum:** s. Eberesche.

**Vogelknöterich:** Polygonum aviculare; einjährige Pflanze aus der Familie der Knöterichgewächse, Polygonaceae; **Arzneidroge:** zur Blütezeit, gelegentlich mit den Wurzeln, gesammeltes u. getrocknetes Kraut (Polygoni aviculais herba); **Inhaltsstoffe:** Flavonoide, Schleimstoffe, Kieselsäure, Phenolcarbonsäuren, Cumarine, Gerbstoffe; **Wirkung:** adstringierend, expektorierend, Hemmung der Erythrozytenaggregation; **Verw.:** als Aufguß u. andere galenische Zubereitungen bei Entzündungen der Atemwege u. entzündlichen Veränderungen der Mund- u. Rachenschleimhaut; **traditionell** auch innerlich bei Husten, Blasen- u. Nierenleiden, Ulcus ventriculi, Diarrhoe, als Adjuvans bei Lungenkrankheiten u. Hämorrhoiden; äußerlich bei schlecht heilenden Wunden, als Hämostyptikum bei Blutungen. Die Wirksamkeit bei diesen Indikationen ist nicht belegt. **homöopathische** Zubereitungen aus den frischen, oberirdischen, zur Blütezeit gesammelten Pflanzenteilen bei Rheumatismus der Finger.

**Vojta-Methode** (Václav V., Kinderneurol., Prag, Köln, geb. 1917) f: Form der Diagnostik u. Therapie frühkindlicher Bewegungsstörungen (zentrale Koordinationsstörungen, infantile Zerebralparese); **Behandlungsprinzipien: 1.** Verhinderung pathologischer Bewegungsmuster mittels Reflexlokomotion (sog. Reflexkriechen u. Reflexumdrehen); **2.** Bahnung physiolo-

gischer Bewegungsabläufe unter Einbeziehung sog. Auslösezonen. Vgl. Bobath-Konzept, Kabat-Methode.

**Volksmedizin** (lat. ars medicina ärztliche Kunst) f: Teilbereich der Volkskunde, der besonders im ausgehenden 19. Jahrhundert bis ca. 1940 v. a. Einzelheiten des Laienwissens* über Heilung u. Heilpflanzen sammelte, zusammenstellte u. als Glaubensvorstellung interpretiert hat, ohne die Zusammenhänge u. Krankheitskonzeptionen herauszuarbeiten. Die neuere Forschung hat in der Konzeption ihrer Vorgehensweisen neue Wege eingeschlagen, indem Phänomene der V. in Beziehung zu den einzelnen Epochen des jeweiligen Kulturraumes gesetzt werden. Vgl. Ethnomedizin.

**Vollbad:** vollständiges Eintauchen des Körpers mit Ausnahme des Kopfs in Wasser; durch Druckbelastung u. Wärmestauung (bei Warmbzw. Überwärmungsbad) stark kreislaufbelastend; **Anw.:** je nach Indikation der verwendeten Badezusätze; **Kontraindikationen:** Herzinsuffizienz, Hypertonie; vgl. Dreiviertelbad.

**Vollblutuntersuchung, spektralanalytische:** von S. Rilling (1970) eingeführtes Verfahren, bei dem durch spektralanalyt. Untersuchung des Vollbluts charakteristische Abweichungen im Mineralstoffgehalt bei verschiedenen Erkrankungen erkennbar sein sollen; spezielle „Ionenreliefs" der insgesamt acht untersuchten chemischen Elemente (Na, K, Ca, Mg, Cu, Fe, Al, Zn) sollen sich auch bei Krebserkrankungen zeigen (vermehrt Kalium-, Magnesium-, Calcium-, Eisen- u. Aluminiumionen); Melanompatienten sollen danach z. B. eine um 22 % erhöhte Kaliumkonzentration im Vollblut aufweisen. Es existieren mittlerweile versch. Modifikationen dieses Testverfahrens. Spekulatives u. wissenschaftlich nicht gesichertes Verfahren.

**Vollguß:** Guß* nach Kneipp, der den ganzen Körper umfaßt; **Durchführung:** Beginn am rechten Fuß über die Rückseite des Beins zum Gesäß u. innen abwärts; ebenso vom linken Fuß zum Gesäß u. dann über die rechte Rückenseite, den rechten Arm, die Schulter zum linken Arm; zwischen rechtem u. linkem Schulterblatt hin u. her u. über die linke Seite zum linken Fuß; auf der Körpervorderseite erneut vom rechten Fuß über die Beinaußenseite zur Hüfte u. zurück; vom linken Fuß über Bauch u. Brust bis zum Schlüsselbein u. zurück; **Anw.:** als thermisches Regulationstraining, zur Kreislaufanregung; **Kontraindikationen:** Hypertonie, Kreislaufinsuffizienz.

**Vollkost:** Bez. für eine Kost, die den Bedarf an essentiellen Nährstoffen deckt, in ihrem Energiegehalt den Energiebedarf berücksichtigt, Erkenntnisse der Ernährungsmedizin zur Prävention beachtet, in ihrer Zusammensetzung den üblichen Ernährungsgewohnheiten angepaßt ist u. sich nach den Empfehlungen der Deutschen* Gesellschaft für Ernährung richtet.

**Voll|kost, leichte:** Kostform zur Vermeidung von unspezifischen Intoleranzen im Bereich des Magen-Darm-Trakts (z. B. Magendruck, Völlegefühl, Blähungen, Schmerzen, Übelkeit, Sodbrennen), die nach der Nahrungsaufnahme beim Gesunden, aber besonders bei Erkrankungen der Verdauungsorgane auftreten können; Unterscheidung zur Vollkost* durch Nichtverwenden von Lebensmitteln, die erfahrungsgemäß häufig Unverträgichkeiten auslösen (s. Tab.); generell gemieden werden Fette, zu heiße u. kalte Speisen, grobe u. frische Brotsorten, blähende Gemüsearten, scharfe Gewürze, stark zucker- u. salzhaltige Speisen, kohlensäurehaltige Getränke, Alkohol u. Nicotin; bevorzugt werden fettarme Zubereitungstechniken (Dünsten, Dämpfen, Grillen, Garen in Folie) u. häufige kleine Mahlzeiten, die in Ruhe eingenommen u. gründlich gekaut werden.

**Voll|ständiges Sym|ptom** (Symptom*) n: s. Symptom, vollständiges.

**Voll|wert der Nahrung:** von Werner Kollath (1892–1970) geprägter Begriff für die Eigenschaften naturbelassener, wenig verarbeiteter pflanzlicher u. tierischer Lebensmittel, in denen alle für eine gesunderhaltende Ernährung wichtigen Inhaltsstoffe in vollem Umfang enthalten sind; im Gegensatz dazu stehen verarbeitete Lebensmittel, in denen wertvolle Inhaltsstoffe vermindert, zerstört od. abgetrennt wurden, d. h. die Nährstoffdichte herabgesetzt u. die Energiedichte häufig erhöht wurden.

**Voll|wert-Ernährung:** ganzheitlich (d. h. gesundheitlich, ökologisch u. gesellschaftlich) begründete Ernährungsweise, basierend auf ernährungswissenschaftlichen u. ernährungsmedizinischen Grundlagen sowie den Prinzipien von Bircher-Benner (s. Bircher-Benner-Kost) u. Kollath (s. Vollwert der Nahrung). Ernährungsempfehlungen haben die Gesundheits-, Umwelt- u. Sozialverträglichkeit des Ernährungssystems zum Ziel; damit sollen hohe Lebensqualität, Gesundheit, Schonung der Umwelt u. soziale Gerechtigkeit weltweit gefördert werden. Überwiegend lakto-vegetabile Ernährungsweise (s. Vegetarismus), mit Bevorzugung von gering verarbeiteten Lebensmitteln; die Hälfte der Nahrung besteht aus unerhitzter Frischkost aus möglichst saisonalen u. regionalen Produkten aus anerkannt ökologischer Landwirtschaft, die mit geringem Transport- u. Verpackungsaufwand hergestellt wurden. Zu gesundheitlich wertvollen Lebensmitteln zählen Vollkornprodukte, Gemüse u. Obst, Kartoffeln, Hülsenfrüchte sowie Milch u. Milchprodukte; daneben können Fleisch, Fisch u. Eier verzehrt werden. Die Zubereitung erfolgt schonend u. mit wenig Fett. Gemieden werden Zusatzstoffe sowie Nah-

**Vollkost, leichte**
Lebensmittel, Speisen und Getränke, die erfahrungsgemäß Unverträglichkeiten auslösen (nach: Arbeitsgemeinschaft für klinische Diätetik, 1994)

| Lebensmittel | Intoleranzen in Prozent |
|---|---|
| Hülsenfrüchte | 30,1 |
| Gurkensalat | 28,6 |
| frittierte Speisen | 22,4 |
| Weißkohl | 20,2 |
| $CO_2$-haltige Getränke | 20,1 |
| Grünkohl | 18,1 |
| fette Speisen | 17,2 |
| Paprikagemüse | 16,8 |
| Sauerkraut | 15,8 |
| Rotkohl | 15,8 |
| süße u. fette Backwaren | 15,8 |
| Zwiebeln | 15,8 |
| Wirsing | 15,6 |
| Pommes frites | 15,3 |
| hartgekochte Eier | 14,7 |
| frisches Brot | 13,6 |
| Bohnenkaffee | 12,5 |
| Kohlsalat | 12,1 |
| Mayonnaise | 11,8 |
| Kartoffelsalat | 11,4 |
| Geräuchertes | 10,7 |
| Eisbein | 9,0 |
| zu stark gewürzte Speisen | 7,7 |
| zu heiße u. zu kalte Speisen | 7,6 |
| Süßigkeiten | 7,6 |
| Weißwein | 7,6 |
| rohes Stein- u. Kernobst | 7,3 |
| Nüsse | 7,1 |
| Sahne | 6,8 |
| paniert Gebratenes | 6,8 |
| Pilze | 6,1 |
| Rotwein | 6,1 |
| Lauch | 5,9 |
| Spirituosen | 5,8 |
| Birnen | 5,6 |
| Vollkornbrot | 4,8 |
| Buttermilch | 4,5 |
| Orangensaft | 4,5 |
| Vollmilch | 4,4 |
| Kartoffelklöße | 4,4 |
| Bier | 4,4 |
| schwarzer Tee | 3,5 |
| Apfelsinen | 3,4 |
| Honig | 3,1 |
| Speiseeis | 2,4 |
| Schimmelkäse | 2,2 |
| Trockenfrüchte | 2,2 |
| Marmelade | 2,2 |
| Tomaten | 1,9 |
| Schnittkäse | 1,6 |
| Camembert | 1,3 |
| Butter | 1,2 |

**Vollwert-Ernährung**

Empfehlungen für die Lebensmittelauswahl gesunder Erwachsener; die Übergänge zwischen den Spalten sind teilweise fließend.

| Wertstufen | sehr empfehlenswert | empfehlenswert | weniger empfehlenswert | nicht empfehlenswert |
|---|---|---|---|---|
| Verarbeitungsgrad | nicht/gering verarbeitete Lebensmittel (unerhitzt) | mäßig verarbeitete Lebensmittel (vor allem erhitzt) | stark verarbeitete Lebensmittel (vor allem konserviert) | übertrieben verarbeitete Lebensmittel u. Isolate/Präparate möglichst meiden |
| Mengenempfehlung | etwa die Hälfte der Nahrungsmenge | etwa die Hälfte der Nahrungsmenge | nur selten verzehren | |
| Getreide | gekeimtes Getreide, Vollkornschrot (z. B. Frischkornmüsli), frisch gequetschte Flocken | Vollkornprodukte (z. B. Vollkornbrot, -nudeln, -flocken, -feinbackwaren), Vollkorngerichte | Nicht-Vollkornprodukte (z. B. Weißbrot, Graubrot, weiße Nudeln, Cornflakes, Auszugsmehl-Feinbackwaren), geschälter (weißer) Reis | Getreidestärke (z. B. Maisstärke), Ballaststoffpräparate |
| Gemüse, Obst | Frischgemüse, milchsaures Gemüse, Frischobst | erhitztes Gemüse (auch milchsaures), erhitztes Obst, Tiefkühlgemüse, -obst | Gemüsekonserven (z. B. Tomaten in Dosen), Obstkonserven (z. B. Kirschen in Gläsern) | Vitaminpräparate, Mineralstoffpräparate, Tiefkühlfertiggerichte |
| Kartoffeln | | gekochte Kartoffeln (möglichst Pellkartoffeln) | Fertigmischungen (z. B. Knödelmischung) | Pommes frites, Chips, Kartoffelstärke |
| Hülsenfrüchte | | gekeimte, blanchierte Hülsenfrüchte, erhitzte Hülsenfrüchte | Sojamilch, Tofu, Fertigmischungen (z. B. Bratlingmischung) | Sojafleisch (TVP), Sojaprotein, Sojalezithin |
| Nüsse, Fette, Öle | mäßig Nüsse, Mandeln, Ölsamen (z. B. Sonnenblumenkerne, Sesam), Ölfrüchte (z. B. Oliven) | mäßig geröstete Nüsse, Nußmuse, kaltgepreßte, nicht raffinierte Öle, ungehärtete Pflanzenmargarinen mit hohem Anteil an Kaltpreßöl, Butter | gesalzene Nüsse, extrahierte, raffinierte Fette u. Öle, ungehärtete Pflanzenmargarinen, Kokosfett, Palmkernfett, Butterschmalz | Nuß(-Nougat)-Creme, gehärtete Margarinen |
| Milch, Milchprodukte | Vorzugsmilch | pasteurisierte Vollmilch, Milchprodukte ohne Zutaten, Käse ohne Zusatzstoffe | H-Milch(-produkte), Milchprodukte mit Zutaten, Käse mit Zusatzstoffen | Steril- u. Kondensmilch, Milchpulver u. -zucker, Milch- u. Molkenprotein, Milch- u. Käseimitate |
| Fleisch, Fisch, Eier | | mäßig Fleisch u. Eier (bis 2mal/Woche), Fisch (bis 1mal/Woche) | Fleisch-, Wurst- u. Fischwaren u. -konserven | Innereien, Eipulver |
| Getränke | ungechlortes Trinkwasser, kontrolliertes Quellwasser, natürliches Mineralwasser | Kräuter-, Früchtetees, verdünnte Fruchtsäfte, verdünnte Gemüsesäfte, Getreidekaffee | Tafelwasser, Fruchtnektare, Kakao, Bohnenkaffee, schwarzer Tee, Bier, Wein | Limonaden, Cola-Getränke, Fruchtsaftgetränke, Instantkakao, Instant-, Sportlergetränke, Spirituosen |
| Gewürze, Kräuter, Salz | ganze od. frisch gemahlene Gewürze, frische Kräuter | gemahlene Gewürze, getrocknete Kräuter, iodiertes Meer-, Kochsalz | Kräutersalz, Meersalz, Kochsalz | Aromastoffe (natürliche, naturidentische, synthetische) Geschmacksverstärker (Glutamat) |
| Süßungsmittel | frisches, süßes Obst | mäßig Honig (nicht wärmegeschädigt, verdünnt), Trockenobst (ungeschwefelt, eingeweicht) | Honig (wärmegeschädigt), Trockenobst (geschwefelt), Apfel-, Birnendicksaft, Vollrohrzucker, Ahornsirup, Zuckerrübensirup | isolierte Zucker (z. B. Haushalts-, Trauben-, Fruchtzucker, brauner Zucker), Süßwaren, Süßigkeiten, Süßstoffe |

rungsmittel, die mittels bestimmter Technologien hergestellt wurden (Gentechnik, Food
Design, radioaktive Bestrahlung). Die **Einteilung der Lebensmittel** erfolgt über den jeweiligen Verarbeitungsgrad mit einer Mengen-
empfehlung von „sehr empfehlenswert" bis
„nicht empfehlenswert" (s. umseitige Tab.).
Vollwertig i. S. der V.-E. sind möglichst gering
verarbeitete Lebensmittel, die noch den vollen
Wert der natürlicherweise vorhandenen Inhaltsstoffe besitzen (vgl. Ernährung, vollwertige).
Empfohlene Teilmaßnahmen zur schrittweisen
**Ernährungsumstellung: 1.** Erhöhung des Anteils an Salaten u./od. Obst; **2.** Verminderung der Gesamtfettaufnahme (auf ca.
70–80 g/Tag); **3.** Erhöhung des Anteils an Vollkornprodukten bei gleichzeitiger Verminderung des Verzehrs an isolierten Zuckern u. damit hergestellten Produkten; **4.** Verringerung
des Anteils an tierischen Lebensmitteln; **5.** Einbeziehung einer Frischkornmahlzeit* in den
Speiseplan; **ernährungspyhsiologische Bewertung:** bedarfsgerechte Ernährung; gleichzeitig bestehen die Vorteile einer (ovo-)lakto-vege-
tabilen Ernährung; als Dauerkost geeignet.
    **Voll|wertige Ernährung:** s. Ernährung,
vollwertige.
    **Voll|wert|kost:** syn. Bruker-Kost; von Max-
Otto Bruker (geb. 1909) entwickelte, vorwiegend ovo-lakto-vegetabile Kostform nach den
Prinzipien von Bircher-Benner u. Kollath. Ziele
der V. sind Prophylaxe u. Therapie von Erkrankungen sowie Stärkung der Abwehrkräfte; Bevorzugung von Gemüse, Getreide u. Obst aus
biologischem Anbau in nicht erhitzter Form,
Butter u. naturbelassenen Ölen, da diese sog.
lebendige Lebensmittel sind, die noch alle Vitalstoffe (d. h. Vitamine, Mineralstoffe, Enzyme,
hochungesättigte Fettsäuren, Ballast-, Wirk- u.
Aromastoffe) enthalten. Der Anteil der Rohkost* sollte mindestens ein Drittel der Nah-
rungsmenge betragen mit täglich einer Frischkornmahlzeit*. Der Verzehr von Rohmilch u.
Rohmilchprodukten sowie Eiern ist erlaubt, im

Krankheitsfall allerdings zu meiden. Generell
gemieden werden sog. tote Nahrungsmittel
(ohne Vitalstoffe), z. B. Auszugsmehle u. deren
Produkte, Fabrikzucker, raffinierte Öle u. Fette,
Fleisch sowie Genußmittel*. **Ernährungsphysiologische Bewertung:** Es gelten die Vorteile einer ovo-lakto-vegetabilen Ernährung; als
Dauerkost geeignet. Die i. R. der V. empfohlenen alternative Säuglingsmilch* ist strikt abzulehnen. Vgl. Bircher-Benner-Kost, Vegetarismus,
Vollwert der Nahrung.
    **Vomitus** (lat.) m: Erbrechen*.
    **Vorzugs|milch:** s. Rohmilch.
    **VRT-Vega|test** m: syn. vegetativer **Reflex-
test** nach H. W. Schimmel; Modifikation der
Elektroakupunktur nach Voll (Abk. EAV; s.
Elektroakupunktur); ähnlich wie die bioelektronische Funktionsdiagnostik* entstand das
Verfahren aus dem praktischen Anliegen, die
umfangreichen Meßpunkte der EAV zu verrin-
gern; beim VRT-V. wird lediglich von einem od.
drei Meßpunkten (unter Verwendung von Sil-
berelektroden) u. der Beurteilung der sog. Zeigerwegstrecke als Kriterium für Belastung u.
Diagnosefindung ausgegangen. Bei jeder Messung am reproduzierbaren Meßpunkt werden
verschiedene homöopathisierte „Informations-
trägerampullen" (z. B. Mesenchym- od. DNA-
Ampullen) in den Meßkreislauf eingebracht.
Der Tester erhält die Antwort über die Veränderung des elektrischen Potentials des Meßpunkts
u. seiner Zeigerwegstrecke i. S. einer Ja/Nein-
Antwort (Ausgangswerteinstellung). Das Verfahren wird zur Beurteilung der Regulationsfähigkeit des Organismus herangezogen. Zudem
wird ein Herdtest zur Aufklärung chronischer
Irritationen* durchgeführt. Schwerpunkt des
Verfahrens ist jedoch der Medikamententest,
mit dem das Verfahren begonnen wird. Weitere
technische Erweiterungen stellen die Filterver-
fahren u. Absorbertechniken dar. **Anw.:** s. Elektroakupunktur. Umstrittenes Verfahren. Vgl.
Diagnostik chronischer Irritationen.
    **VT:** Abk. für Verhaltenstherapie*.

**Wacholder:** Juniperus communis; immergrüner Strauch aus der Familie der Zypressengewächse, Cupressaceae; **Arzneidroge:** Beerenzapfen (Juniperi fructus, sog. Wacholderbeeren)
u. daraus gewonnenes ätherisches Öl; **Inhaltsstoffe:** nach DAB in den Zapfen mindestens 1 %

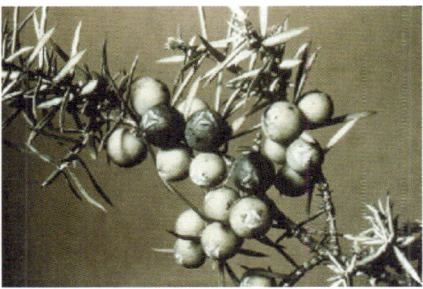

Wacholder

ätherisches Öl mit α- u. β-Pinen sowie Terpi-
nen-4-ol, Flavonglykoside, Gerbstoffe, Zucker,
harz- u. wachsartige Bestandteile; **Wirkung** des
ätherischen Öls: diuretisch aufgrund gesteigerter glomerulärer Filtration; direkte Wirkung
auf die Kontraktion der glatten Muskulatur;
äußerlich hautreizend u. durchblutungsför-
dernd; **Verw.:** als Stomachikum u. Karminativum (2 – 10 g/Tag) bei dyspeptischen Beschwerden; in Teemischungen als Aquaretikum; **traditionell** auch bei Zystitis, Pyelitis, Gicht u.
Rheuma; äußerlich zu durchblutungsfördern-
den Einreibungen (z. B. als Spiritus Juniperi);
Wacholderbeermus als Roborans u. sog. Blutrei-
nigungsmittel. Wacholderbeeren werden nicht
mehr als harntreibendes Mittel akzeptiert, da
die experimentell nachgewiesene Diurese durch
toxische Mechanismen (Nierenreizung) ausgelöst
wird. NW: Nierenschäden bei langandauernder
Anwendung od. Überdosierung (über 300 mg/
Tag) des ätherischen Öls; **Kontraindikationen:**
Schwangerschaft, entzündliche Nierenerkrankungen; **homöopathische** Verwendung der frischen reifen Beerenzapfen z. B. bei Ausscheidungsstörungen der ableitenden Harnwege u.
dyspeptischen Beschwerden; große Mengen werden als Gewürz u. zur Spirituosenherstellung
(Gin, Genever) verwendet.

**Wachse:** Cera; zu den Lipiden gehörende
fettartige, leicht schmelzbare Verbindungen,
(chemisch) Ester langkettiger, einwertiger Alko-
hole mit höheren Fettsäuren; neben chemisch
synthetisierten u. teilsynthetisierten W. gibt es
mineralische (Ceresin), pflanzliche (Carnauba)
u. tierische W., z. B. Bienenwachs (Cera flava) u.
Wollwachs (Adeps lanae); letztere werden zur
Salbenherstellung verwendet.

**Wachstums|schmerzen:** Bez. für v. a. an
den unteren Extremitäten auftretende ziehende
(meist nächtliche) Schmerzen bei Kindern u. Jugendlichen. Da Wachstum i. a. nicht mit Schmerzen verbunden ist, müssen immer andere Ursachen, z. B. Chondropathia patellae, aseptische
Knochennekrosen, rheumatische u. bösartige
Erkrankungen (Leukämien), abgeklärt werden.
**Therapie:** homöopathische Zubereitungen aus
Calcium phosphoricum.

**Waden|wickel:** feucht-kalter Wickel* nach
Kneipp vom Knöchel über die Wade bis zum
Knie; **Anw.:** zur Fiebersenkung, bei Schlafstö-
rungen; bei venösen Beschwerden auch mit
Lehm; **Kontraindikationen:** kalte Füße, akute
Erkältungskrankheit.

**Waerland-Kost** (Are W., Naturphilosoph,
Finnland, 1876 – 1955): Ernährungs- u. Lebens-
führungssystem nach den Grundsätzen, daß der
Mensch als geistig-seelisch-körperliches Wesen
anzusehen ist u. sich das menschliche Bewußtsein durch Harmonie mit den Kräften der Natur
entwickelt; Ziele der W.-K. sind Krankheitsvorbeugung, Ausgleich der „Übersäuerung" des
Körpers u. Beseitigung der „Fäulnisbakterien"
im Dickdarm. Als Grundlage dieser lakto-vege-
tabilen Ernährung (s. Vegetarismus) dient rohes
Gemüse, ergänzt durch in Schale gekochte Kartoffeln, rohes Obst u. Obstkompott, Milch u.
Milchprodukte, Vollkornbrot, Nüsse, Samen sowie Kruska (Getreidebrei aus verschiedenen geschroteten Vollgetreidearten: Weizen, Roggen,
Gerste, Hafer), der kurz aufgekocht u. zum
Quellen aufgestellt wird. Weitgehendes Meiden
von Zucker, konservierten u./od. konzentrierten
Nahrungsmitteln, Fleisch, Fisch, Eiern, Kochsalz, scharfen Gewürzen, Essig, Alkohol, hohem
Fettkonsum; sparsamer Gebrauch von Pflanzenölen; Flüssigkeitsaufnahme sollte 3 – 3,5 l/Tag
betragen. **Ernährungsphysiologische Bewertung:** ausreichende Nährstoffversorgung; als
Dauerkost geeignet.

**Wärme|therapie** (Therapie*) f: s. Hyper-
thermie, künstliche.

**Wahr|sager:** s. Divinator.

**Wahr|sage|rute:** syn. Wünschelrute*.

**Waist-hip ratio** (engl. Taille-Hüfte-Verhält-
nis): Parameter zur Bestimmung der Fettge-

webeverteilung aus dem Quotienten von Taillen- u. Hüftumfang; sollte bei Männern < 1, bei Frauen < 0,8 sein; korreliert eng mit dem Auftreten u. Verlauf von koronarer Herzkrankheit, Hypertonie, Diabetes mellitus u. a. Stoffwechselstörungen u. hat einen höheren Aussagewert als das Ausmaß von Übergewicht. Vgl. Body mass index.

**Wald|meister:** Galium odoratum, syn. Asperula odorata; Staude aus der Familie der Rötegewächse, Rubiaceae; **Arzneidroge:** frische od. getrocknete, während od. kurz vor der Blütezeit gesammelte oberirdische Teile (Galii odorati herba); **Inhaltsstoffe:** Cumarin* (entsteht beim Verwelken aus o-Cumarsäureglykosid u. Cumarinsäureglykosid beim Verwelken mit charakteristischem Geruch), Iridoide, Phenolcarbonsäuren; **Verw.:** als Aufguß u. galenische Zubereitungen **traditionell** bei Unruhezuständen, Kopf- u. Leibschmerzen, Schlaflosigkeit infolge Überarbeitung, unregelmäßiger Herztätigkeit, Herzklopfen, Nervenschmerzen, hysterischen Anfällen; auch bei Leberstauungen u. Gelbsucht, Durchblutungsstörungen, Venenerkrankungen, Venenschwäche u. Hämorrhoiden; als Aromatikum im Haushalt zur Herstellung von Maibowle. Die Wirksamkeit bei den beanspruchten Anwendungsgebieten ist nicht belegt. **NW:** bei übermäßigem Genuß von Waldmeisterzubereitungen Kopfschmerzen; Cumarin wirkt im Tierversuch an Ratten karzinogen; Maibowle sollte einen Cumaringehalt von 5 ppm nicht übersteigen (= 3 g frischer W. für 1 l Bowle).

**Wald|rebe, aufrechte:** Clematis recta; Pflanze aus der Familie der Hahnenfußgewächse, Ranunculaceae; **Arzneidroge:** Waldrebenkraut (Clematidis herba); **Inhaltsstoff:** Protoanemonin; **Wirkung:** antiphlogistisch, hautreizend; **Verw.: traditionell** bei Ekzemen, Geschwüren, Gicht, Nierenleiden, Rheumatismus; **homöopathische** Zubereitungen aus den frischen, oberirdischen Teilen des blühenden Krauts bei Hautauschlägen, Hodenentzündung, Lidrandentzündung, Pudendusneuralgie.

**Walkung:** der Knetung* ähnliche Massagetechnik, bei der ganze Muskelgruppen zur Lokkerung passiv bewegt werden.

**Wal|nuß, echte:** Juglans regia; Baum aus der Familie der Walnußgewächse, Juglandaceae; **Arzneidroge:** Laubblätter (Juglandis folium); **Inhaltsstoffe:** Gerbstoffe u. braunfärbendes Juglon (5-Hydroxy-1,4-naphthochinon); **Wirkung:** adstringierend; **Verw.:** äußerlich bei leichten Entzündungen der Haut u. Hyperhidrose (2 – 3 g Droge auf 100 ml Wasser für Umschläge u. Teilbäder); **traditionell** die grünen Fruchtschalen bei chronischen Hautkrankheiten, Magen-Darm-Entzündungen, als Anthelminthikum u. sog. Blutreinigungsmittel sowie

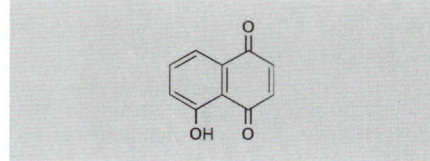

Walnuß, echte: Juglon

zum Haarefärben. Für die Fruchtschalen ist die Wirksamkeit bei den beanspruchten Anwendungsgebieten nicht belegt. Aufgrund des Gehalts an Juglon, das in verschiedenen Modellen mutagen wirkt, wird die therapeutische Verwendung nicht befürwortet. **Homöopathische** Verwendung der frischen Fruchtschalen u. Blätter gegen Acne vulgaris u. nässende Hautekzeme.

**Wannen|bad:** in einer Badewanne vorgenommenes Bad*; je nach Wasserhöhe als Voll-, Dreiviertel- od. Halbbad.

**Warm|bad:** Bad mit warmem Wasser (36 – 38 °C, bei Teilbädern auch höhere Temperaturen); vgl. Bad, indifferentes; Überwärmungsbad.

**Waschung:** hydrotherapeutische Maßnahme mit einem in kaltes Wasser getauchten Tuch; mildeste Form der Kaltanwendung*, die eine reaktive Hyperämie bewirken soll; Durchführung während der Kneipp-Kur meist morgens vor dem Aufstehen; **Anw.:** als thermisches, abhärtendes Training, bei psychovegetativen u. Kreislaufregulationsstörungen.

**Wasser|ader:** Bez. für räumlich eng begrenzte Bereiche in kristallinem u. karstigem Untergrund (z. B. Klüfte, Spalten, Auflockerungszonen), in denen Wasser vorkommt; in der Radiästhesie* wird der Begriff in einer sehr allgemeinen Bedeutung ohne wissenschaftliche Basis verwendet. W. sollen Belastungsfaktoren für die körpereigene Abwehr darstellen u. bei längerem Aufenthalt über ihnen (Arbeits-, Schlafplatz) zu Abwehrschwäche u. chronischen Krankheiten führen. Vgl. Geopathie.

**Wasser|dost:** Eupatorium perfoliatum; Pflanze aus der Familie der Röhrenblütigen, Asteraceae; **Arzneidroge:** Wasserdostenkraut (Eupatorii perfoliati herba); **Inhaltsstoffe:** zytotoxische Sesquiterpenlactone, Flavone; **Wirkung:** Amarum, diaphoretisch; **Verw.:** homöopathische Zubereitungen aus dem frischen, bei Blütebeginn gesammelten Kraut bei grippalen Infekten mit Gliederschmerzen, Husten, rechtsseitigem Kopfschmerz (Migräne).

**Wasser|fasten:** s. Fasten.

**Wasser|kresse:** s. Brunnenkresse.

**Wasser, ozonisiertes:** Wasser, dem Ozon* zugesetzt wurde; **Anw.:** bei superinfizierten

Wunden, Infektionen u. zur Desinfektion in der Zahnmedizin; gelegentlich zur Spülung im Urogenitalbereich.

**Wasser|sucht:** s. Ödem.

**Wasser|treten:** Kaltanwendung* nach Kneipp in einem Tretbecken od. einer Badewanne mit Wasser von 10–18 °C u. einer Wasserhöhe bis handbreit unter der Kniekehle; bei jedem Schritt wird das Bein mit der Fußspitze nach unten (Storchenschritt) ganz aus dem Wasser herausgehoben; Dauer 20–50 Sekunden bis zum Eintritt eines leicht ziehenden Schmerzes; nach Beendigung Wiedererwärmung durch schnelles Gehen in Beinbekleidung; **Anw.:** zur Abhärtung, bei venösen Beschwerden; vgl. Fußbad.

**Wechsel|bad:** Bad in abwechselnd warmem u. kaltem Wasser; in der Kneipp*-Therapie meist als Wechselfuß- od. -armbad gebraucht; zuerst ca. 3–5 Minuten in warmes (36–38 °C), dann 20–40 Sekunden bis zum Eintritt eines schmerzähnlichen Gefühls in leitungskaltes Wasser, nochmals warm u. abschließend wieder kurz kalt; danach ohne abzutrocknen Anziehen u. Bewegen bis zu Wiedererwärmung u. reaktiver Hyperämie; **Anw.:** allgemein als thermisches Training u. zur Kreislaufregulierung.

**Wechsel|guß:** Guß* mit abwechselnd warmem u. kaltem Wasser; in der Kneipp*-Therapie meist als Wechselknie-, -arm- od. -vollguß gebraucht; zeitlicher Ablauf u. Anwendungsgebiete: s. Wechselbad.

**Wechsel|jahre:** s. Klimakterium.

**Wechsel|strom:** auch faradischer Strom; elektrischer Strom, bei dem die Ladungsträger

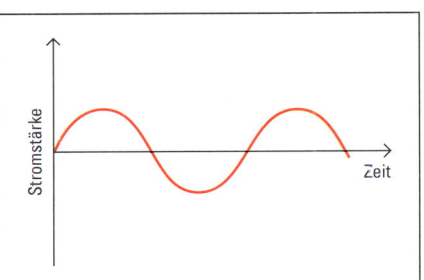

Wechselstrom

(Elektronen od. Ionen) ihre Bewegungsrichtung periodisch ändern; Gegensatz: Gleichstrom*. Vgl. Elektrotherapie.

**Wechsel|wirkung:** in der Homöopathie* Bez. für: **1.** eine besondere Art der Reaktion auf ein Arzneimittel; Sonderform der Erstwirkung, bei der erst eine Mittelwiederholung die erwünschte Wirkung bringt; **2.** Arzneimittelbeziehung*, die die Wirkung der Arzneimittel

stören, aufheben, verstärken, weiterführen od. vollenden kann.

**Weg|laß|diät** (Diät*) f: s. Eliminationsdiät.

**Weg|warte:** Cichorium intybus var. intybus, Zichorie; Pflanze aus der Familie der Korbblütler, Asteraceae; **Arzneidrogen:** im Herbst gesammelte u. getrocknete oberirdische Pflanzenteile (Cichorii herba) bzw. getrocknete Wurzeln (Cichorii radix); **Inhaltsstoffe:** Sesquiterpenlactone, Zimtsäurederivate, Flavonoide; **Wirkung:** schwach choleretisch, antiexsudativ; **Verw.:** bei Appetitlosigkeit u. dyspeptischen Beschwerden; **traditionell** auch bei Störungen der Leberfunktion, Gelbsucht u. als mildes Laxans; der frische Preßsaft als Abführmittel bei Kindern; Cichorium intybus var. sativum liefert eine Wurzel, aus der nach Rösten u. Mahlen der Zichorienkaffee als Kaffee-Ersatz hergestellt wird; **NW:** selten allergische Hautreaktionen; **Kontraindikation:** Allergie gegen W. u. andere Korbblütler.

**Weich|teil|technik** f: syn. (engl.) soft tissue work; Bez. aus der Osteopathie* für die „Arbeit am weichen Gewebe"; wohl zur Abgrenzung gegen die Massage* eingeführt; es handelt sich vorwiegend um eine Art Vorbereitung des Bewegungsapparats auf die osteopathischen Korrektionstechniken mit dem Ziel, den muskulären Tonus zu erniedrigen. Die „Inhibition" wird durch eine kurzzeitige an- u. abklingende digitale Kompression einer Muskelverhärtung durchgeführt. Weitere Techniken sind Längstraktionen u. Dehnungen der Muskulatur ohne Gleitbewegungen bzw. Friktionen von Haut u. Muskel.

**Weide:** Salix alba, Salix purpurea, Salix fragilis u. andere Salix-Arten; Holzpflanzen aus der Familie der Weidengewächse, Salicaceae; **Arzneidroge:** Rinde der Zweige (Salicis cortex); **Inhaltsstoffe:** Salicin u. acetylierte Salicinderivate (Salicortin), werden im Körper zu Salicylsäure verstoffwechselt; **Wirkung:** antipyretisch, antiphlogistisch, analgetisch; **Verw.:** als Dekokt u. Fertigarzneimittel bei Fieber, Kopfschmerz, rheumatischen Erkrankungen; **traditionell** auch

Weide: Inhaltsstoffe

bei Gicht; **Dosierung:** Tagesdosis 60–120 mg Gesamtsalicin entsprechend; 1–2 Teelöffel fein geschnittene Droge mit kaltem Wasser ansetzen, erhitzen u. nach 5 Minuten abseihen (3–5mal täglich eine Tasse); **NW:** theoretisch wie bei Salicylaten, jedoch keine gesicherten Hinweise vorhanden; selten gastrointestinale Beschwerden durch die enthaltenen Gerbstoffe. Vgl. Pappel.

**Weiden|röschen:** Epilobium angustifolium (schmalblättriges W.) bzw. Epilobium parviflorum (kleinblütiges W.) u. andere Epilobium-Arten; Stauden aus der Familie der Nachtkerzengewächse, Oenotheraceae; **Arzneidrogen:** kurz vor od. während der Blüte gesammelte u. getrocknete oberirdische Teile (Epilobii herba), zur Blütezeit geerntete u. getrocknete Wurzel; **Inhaltsstoffe:** Kraut: ca. 1,5 % Flavonolglykoside, Gerbstoffe, Sterole (β-Sitosterol u. β-Sitosterolester); Wurzel: nur ca. 0,35 % Flavonolglykoside; **Wirkung:** Kraut: antiphlogistisch, antiexsudativ, antimikrobiell, tumorhemmend; **Verw.:** Droge od. Auszüge **traditionell** innerlich bei Miktionsstörungen infolge benigner Prostatahyperplasie (Stadium I u. II), bei Magen- u. Darmentzündungen sowie Schleimhautläsionen im Mund; gegen rektale Blutungen u. bei Menstruationsstörungen; der wässrige Extrakt zur Verbesserung der Wundheilung. Die Wirksamkeit bei den genannten Anwendungen ist nicht belegt.

**Weight-cycling:** s. Jo-Jo-Effekt.

**Weihe-Druck|punkte:** von dem Homöopathiearzt A. Weihe (1886) beschriebene Punkte der Körperoberfläche (vgl. Projektionssymptom) bzw. der segmentalen Zonen, die allein od. auf Druck schmerzhaft sein können; Weihe beschrieb ein System von ca. 266 Druckpunkten (196 paarig u. 70 unpaarig) u. postulierte Bezüge zwischen bestimmten Symptomen, homöopathischen Arzneimitteln u. diesen Punkten. Die Beobachtungen fanden zu seiner Zeit keine große Beachtung; wissenschaftliche u. klinische Aktualisierung erfuhren die W.-D. erst in Zusammenhang mit der Homöosiniatrie* u. der Neuraltherapie*. Die Lokalisation der meisten W.-D. stimmt mit den in der Akupunktur* definierten Punkten überein.

**Weih|rauch:** Olibanum; Gummiharz, gewonnen durch Einschnitte in Bäume der Gattung Boswellia (Burseraceae), handelsüblich in Form der sog. Harztränen; **Arzneidroge:** Spezialextrakt aus dem Gummiharz des indischen Salai- bzw. Salphalbaumes (Boswellia serrata); drogenliefernde afrikanische Arten sind Boswellia carteri u. Boswellia frereana; **Inhaltsstoffe:** Harzsäuren, v. a. Boswelliasäuren (pentacyclische Triterpene) sowie deren Alkohole u. Ester in der Harzfraktion (60–70 %); ätherisches Öl (5–9 %), Schleimstoffe (25–30 %); **Wirkung**

der Boswelliasäuren: antiinflammatorisch durch spezifische Hemmung der Leukotrienbiosynthese (belegt durch In-vitro-Untersuchungen); **Verw.:** als Antirheumatikum bei aktiver chronischer Polyarthritis u. juveniler chronischer Arthritis (Erprobung in klinischen Studien); **traditionell** zur Behandlung von entzündlichen Erkrankungen unterschiedlicher Genese.

**Wein:** Vitis vinifera; kletternder Strauch aus der Familie der Weinrebengewächse, Vitaceae; **Arzneidrogen:** Blätter (Vitis viniferae folium), Früchte (Vitis fructus, Weinbeeren); **Inhaltsstoffe:** Blätter: 4–5 % Flavonoide (v. a. Quercetinglykoside), Gerbstoffe, Fruchtsäuren, Zucker, 5–7 % Mineralbestandteile; Früchte: Flavonoide, Anthocyane (in den roten Varietäten), Catechingerbstoffe, 0,4–0,6 % weinsaure Salze, 0,3–0,4 % freie Wein- u. Äpfelsäure, Inosit, Vitamine, 3–15 % Zucker (Glukose, Fruktose; in überreifen Beeren steigt der Fruktose- u. sinkt der Glukosegehalt); **Verw.:** Aufgüsse u. breiartige Umschläge der Weinblätter äußerlich bei Hautausschlägen, Blutungen, rheumatischen Beschwerden sowie chronisch-venöser Insuffizienz der Beine u. Varizen; **traditionell** innerlich bei Darmblutung, Dysenterie, Rheuma u. Erbrechen; Verwendung in Augenwässern. Die Wirksamkeit bei den genannten Indikationen ist nicht belegt. Die frischen Trauben werden bei Traubenkuren (basierend auf der laxierenden u. diuretischen Wirkung der Tartrate) u. zur Weinherstellung angewendet; getrocknete Trauben als Laxans, Stomachikum u. bei Heiserkeit; Rosinen, Sultaninen u. Korinthen zu Backwaren; das fette Öl der Kerne (Traubenkernöl) bei Diarrhoe, als Speiseöl u. in der Kosmetik.

**Wein|raute:** s. Raute.

**Weiß|dorn, gemeiner:** Crataegus oxyacantha, syn. Crataegus laevigata; Strauch aus der Familie der Rosengewächse, Rosaceae; **Arzneidroge:** Blätter, Blüten u. Früchte verschiedener europäischer Weißdornarten (Crataegi folium

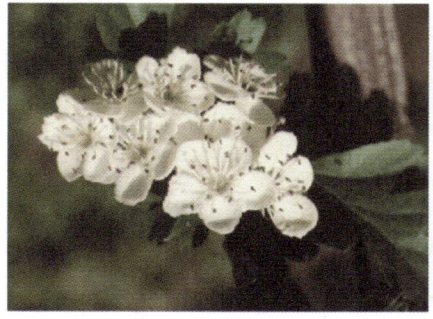

Weißdorn, gemeiner

cum flore); **Inhaltsstoffe:** Flavonoide (u. a. Hyperosid, Vitexin-4'-rhamnosid), oligomere Procyanidine, Amine, Catechine, Triterpensäuren; **Wirkung:** positiv inotrop, chronotrop u. dromotrop sowie negativ bathmotrop; Zunahme der Koronar- u. Myokarddurchblutung; Verw.: oral u. parenteral bei Herzinsuffizienz Stadium II (NYHA), Druck- u. Beklemmungsgefühl in der Herzgegend, noch nicht digitalisbedürftigem sog. Altersherz, leichten bradykarden Herzrhythmusstörungen; **traditionell** auch Tee

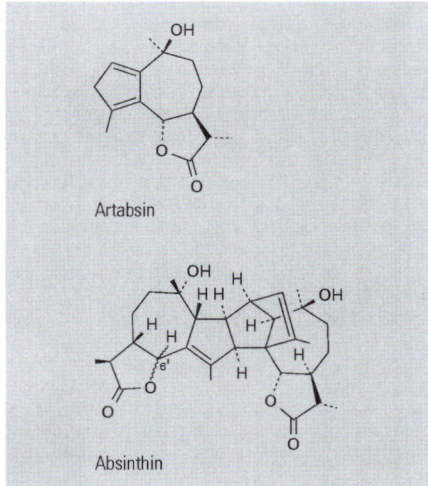

Vitexin

dimeres Procyanidin

Weißdorn, gemeiner: Inhaltsstoffe

aus den Blüten od. Blättern allein zur Herzkräftigung u. bei Nieren- u. Blasenbeschwerden, Husten; **Dosierung:** Tagesdosis 160–900 mg nativer, wäßriger Extrakt, entsprechend 30–168,7 mg oligomere Procyanidine od. 3,5–19,8 mg Flavonoide; die Anwendungsdauer sollte mindestens 6 Wochen betragen. **Homöopathische** Verwendung der frischen reifen Früchte bei Hypotonie, Herzbeschwerden
 **Weiße Nies|wurz:** syn. weißer Germer*.
 **Weißer Germer:** s. Germer, weißer.
 **Weißer Sandel|baum:** s. Sandelbaum, weißer.
 **Weißer Stech|apfel:** s. Stechapfel, weißer.
 **Weiße Seifen|wurzel:** s. Seifenkraut, gemeines.

**Weiße Senf|samen:** s. Senfsamen, weiße.
 **Weiße Taub|nessel:** s. Taubnessel, weiße.
 **Wellness-Getränk:** Erfrischungsgetränk auf Basis von Frucht- u. Gemüsesäften, das mit Betacarotin, antioxidativen Vitaminen u. – im Unterschied zum ACE*-Getränk – zusätzlich mit Omega-3-Fettsäuren (s. Omegafettsäuren) angereichert ist, die als funktionelle Lebensmittel* dem Schutz von Herz u. Kreislauf dienen sollen.
 **Weltmann-Ko|agulations|band** (lat. coagulare gerinnen): spekulativer Test zur Krebs-(früh)erkennung i. S. eines unspezifischen Eiweißlabilitätstests, bei dem aus geringfügigen Veränderungen der Serumeiweißlabilität Rückschlüsse auf Fehlregulationen des Organismus u. Frühhinweise auf eine Krebsentstehung möglich sein sollen.
 **Wermut:** Artemisia absinthium; Halbstrauch aus der Familie der Korbblütler, Asteraceae; **Arzneidroge:** obere blühende Sproßteile u. Blätter (Absinthii herba); **Inhaltsstoffe:** nach DAB mindestens 0,3 % ätherisches Öl von sehr komplexer Zusammensetzung mit dem Hauptwirkstoff Thujon, Bitterstoffe Absinthin u. Artabsin

Artabsin

Absinthin

Wermut: Bitterstoffe

(Sesquiterpenlactone); der Bitterwert der Droge soll nach DAB mindestens 15 000 betragen; **Wirkung:** aromatisches Bittermittel; **Verw.:** als Teeaufguß aus getrocknetem Kraut, Tinktur u. Fertigarzneimittel bei Appetitlosigkeit, dyspeptischen Beschwerden u. Dyskinesien der Gallenwege (Tagesdosis als Einzelteedroge 2–3 g, 1 g/Tasse); **traditionell** auch als Wurmmittel; keine Neben- od. Wechselwirkungen bei bestimmungs-

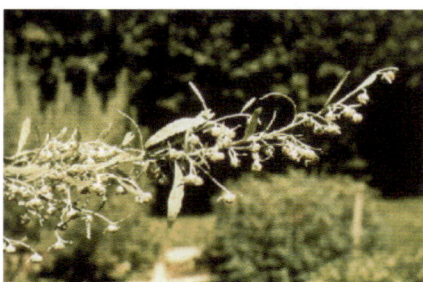

Wermut

2. Definition für die Ernährung des Menschen: die b. W. des Proteins von Vollei wird gleich 100 gesetzt; alle anderen Lebensmittelproteine werden in Relation dazu bewertet.

$$\text{biologische Wertigkeit} = \frac{\text{Minimalbedarf an Vollprotein (g/kg KG/Tag) x 100}}{\text{Minimalbedarf an Testprotein (g/kg KG/Tag)}}$$

gemäßem Gebrauch bekannt; Thujon wirkt in toxischer Dosis als Krampfgift, deshalb keine Verwendung des isolierten ätherischen Öls; **homöopathische** Verwendung der frischen oberen Sproßteile, jungen Blätter u. Blüten z. B. bei tetanischen Krämpfen u. Meteorismus. **Wertigkeit:** in der Homöopathie* Bez. für: 1. die meist dreistufige Gewichtung der Häufigkeit eines Arzneimittels bezüglich eines bestimmten Symptoms im Repertorium*; die Anzahl der Grade u. ihre Zuordnung variieren je nach Autor. Durch die von den meisten Autoren beobachtete geringe Fallzahl ist die Verallgemeinerung zu W. problematisch; hier soll das kontinuierliche Einarbeiten neuer Beobachtungen abhelfen. Ursprünglich kennzeichnete W. eine Klassifizierung; einwertig bedeutete: das Symptom ist nur in Arzneimittelprüfungen aufgetreten, zweiwertig: häufiger in Prüfungen u. klinisch in Heilungen bestätigt, dreiwertig: sehr häufig bestätigt. 2. Kennzeichnung der relativen Intensität eines Symptoms od. der Häufigkeit einer Qualität od. Modalität innerhalb eines Arzneimittelbildes.

**Wertigkeit, biologische:** Maß für die Qualität eines Lebensmittels in bezug auf den Proteingehalt; wird bestimmt durch den absoluten Gehalt u. das Verhältnis der essentiellen Aminosäuren zueinander. **Definition: 1.** klassische Definition aus der Tierernährung: die b. W. gibt an, wieviel Gramm Körperprotein aus

Der Minimalbedarf wird experimentell bestimmt. Durch Kombination verschiedener Proteine entsteht ein sog. Aufwertungseffekt (s. Kartoffel-Ei-Diät); weitere gute Proteinkombinationen sind z. B. Hülsenfrüchte u. Getreide sowie Getreide u. Milch (s. Tab.).

**Wertigkeit, biologische**
Biologische Wertigkeit des Proteins ausgewählter Lebensmittel

| | |
|---|---|
| Hühnerei | 100 |
| Schweinefleisch | 85 |
| Rindfleisch | 80 |
| Geflügel | 80 |
| Kuhmilch | 72 |
| Sojaprotein | 81 |
| Roggenmehl (82 % Ausmahlung) | 78 |
| Kartoffeln | 76 |
| Bohnen | 72 |
| Mais | 72 |
| Reis | 66 |
| Weizenmehl (82 % Ausmahlung) | 47 |
| 36 % Vollei + 64 % Kartoffeln | 136 |
| 75 % Milch + 25 % Weizenmehl | 125 |
| 60 % Vollei + 40 % Soja | 124 |
| 68 % Vollei + 32 % Weizen | 123 |
| 76 % Vollei + 24 % Milch | 119 |
| 51 % Milch + 49 % Kartoffeln | 114 |
| 88 % Vollei + 12 % Mais | 114 |
| 52 % Bohnen + 48 % Mais | 99 |

$$\text{biologische Wertigkeit} = \frac{\text{retinierter Stickstoff x 100}}{\text{resorbierter Stickstoff}}$$

100 g eines bestimmten resorbierten Nahrungsproteins synthetisiert werden können; d. h., ein Nahrungsprotein hat die Wertigkeit 100, wenn aus 100 g die gleiche Menge körpereigenes Protein aufgebaut werden kann.

**Wickel:** hydrotherapeutische Maßnahme mit heißen, temperierten od. kalten naß-feuchten Tüchern (meist aus Leinen), die mit einem Zwischentuch (meist aus Baumwolle) u. einem Wolltuch umwickelt werden; evtl. mit Zusatz von Kräutern (z. B. Heublume, Kamille), Essig od. Peloiden (s. Packung); Dauer der Anwendung von wärmeentziehenden kalten W. ca. 20 Minuten, von wärmestauenden W. 1 – 1½ Stunden u. von schweißtreibenden W. 1½ – 2 Stunden; nach Abnahme des Wickels Ruhephase von

1 Stunde. Je nach betroffenem Körperteil werden Brust-, Arm-, Fuß-, Kurz-, Unter-, Ganzwickel u. a. unterschieden. Vgl. Hydrotherapie, Kompresse.

**Wiedemann-Kur** (Fritz W., Arzt, geb. 1911; Kur*) f: syn. kombinierte Serumtherapie; Form der Regenerationstherapie* mit folgenden Komponenten: **1.** Serumtherapie* mit Organ-Combi-Serum u. Einzelorgansera (8 – 12 Behandlungen im Abstand von 1 – 2 Tagen); **2.** Zelltherapie* mit vitalen Zellkernsubstanzen; **3.** Procainbehandlung mit hochdosierten Vitaminkomplexen (vgl. Aslan-Kur). Wissenschaftlich umstrittenes Verfahren.

**Wilde Malve:** s. Malve, wilde.

**Wilder Majoran:** s. Dost.

**Wild|wasser:** wirkstoffarmes Quellwasser, das weniger Mineralien, Verbindungen u. Elemente enthält, als für Heilwasser* vorgeschrieben, dessen Heilwirkung aber als Erfahrungswert anerkannt ist. Kalte Quellen (sog. Akratopegen) werden von Akratothermen (Thermalquelle, wärmer als 20 °C) unterschieden. **Anw.:** in der Rekonvaleszenz, bei schmerzenden u. muskulären Bewegungsstörungen.

**Windel|dermatitis** (gr. δέρμα, δέρματος Haut, Fell; -itis*) f: Entzündung der Haut mit erosiver Rötung, Schwellung u. evtl. erodierten Papeln bes. an Gesäß, Genitalien u. Oberschenkeln von Säuglingen u. Kleinkindern; **Ursachen:** Wärmestauung (Gummiwindeln, Plastikhöschen), Mazeration u. Alkalischädigung (Diarrhoe, Ammoniakbildung inf. alkalischer Zersetzung des Urins, Seifenrückstände); sekundäre Besiedlung mit Candida, Staphylokokken, Streptokokken u. a. Erregern; **Prophylaxe:** häufiges Windelwechseln, Waschen u. Trocknen (Föhn); evtl. lokale Antimykotika; phytotherapeutisch traditionell Zubereitungen aus Johanniskraut sowie homöopathische Zubereitungen aus Kamille.

**Wirbel|säulen|beschwerden:** Sammelbezeichnung für Funktionsstörungen der Wirbelsäule; **Ursachen:** am häufigsten altersbedingte Degeneration (in der 5. Dekade bei ca. 60 % der Frauen u. 80 % der Männer), seltene Differenzierungsstörungen der Bandscheiben- u. Wirbelanlagen (Wirbelanomalien) sowie lokale od. allgemeine Erkrankungen unterschiedlicher Ätiologie u. Pathogenese (z. B. Entzündung od. Neoplasie); **Diagnostik:** röntgenologisch; **Therapie:** aus dem Bereich der Naturheilkunde u. alternativen Heilverfahren werden Chiropraktik*, Interferenzstromtherapie*, Klapp*-Kriechen u. Periostmassage* angegeben. Vgl. Kreuzschmerz, Lumbago, Ischialgie.

**Wirk|stoff:** körpereigener od. -fremder Stoff mit erwünschter od. unerwünschter Wirkung, der bei Kontakt die Funktionen lebender Materie, wie Zellgewebe, Organe u. Organismen, in

differenzierter Weise beeinflußt; z. B. Vitamine, Enzyme, Hormone, Toxine, pharmazeutisch wirksamer Bestandteil eines Arzneimittels*.

**Wirkungs|dauer:** in der Homöopathie= Bez. für das Anhalten einer Arzneimittelwirkung; das Konzept einer festen u. arzneimittelspezifischen W. wurde aufgegeben, da sie zu stark variiert; als Faustregeln dienen: **1.** die W. entspricht der Akuität/Chronizität des Falls; je schneller od. dramatischer der Verlauf einer Erkrankung ist, desto eher ist die Arzneimittelwirkung erschöpft u. desto häufiger muß die Arzneimittelgabe wiederholt werden. **2.** Je höher die verabreichte Potenz ist, desto länger hält die Wirkung an. **3.** Je stärker allgemeine u. arzneimittelspezifische Stressoren auf den Patienten einwirken (s. Heilungshindernis), desto häufiger muß die Arzneimittelgabe wiederholt werden.

**Wirkung, spezifisch-dynamische:** veraltete Bez. für nahrungsinduzierte Thermogenese*.

**Witch doctor** (engl. Hexendoktor): Heiler mit der Aufgabe, Hexen zu entlarven, an Hexerei* erkrankte Menschen zu heilen u. die Gemeinschaft vor den Hexen zu schützen.

**Witting-Test** m: auch sog. Mesenchymtest spekulativer serologischer Test zur Krebs(früh)erkennung; die sog. Witting-Reaktion stellt eine Fällungsreaktion im Blutserum dar. **Technik:** Das Serum wird mit Elaidinsäure (Isomer der Ölsäure) vorbehandelt u. verdünnt. Nach der Aussalzung einer Globulinfraktion mit dem Salz der Phosphormolybdänsäure erfolgt die Suche nach pathologischen Eiweißen mit spezifischen „tumorbedingten" Kurvenbildern. Vgl. Takata-Ara-Reaktion.

**Wolfs|trapp:** Lycopus europaeus; ausdauernde Staude od. Kraut aus der Familie der Lippenblütler, Lamiaceae; **Arzneidroge:** kurz vor der Blüte geerntete, frische od. getrocknete oberirdische Teile (Lycopi herba); **Inhaltsstoffe:** Hydroxyzimtsäurederivate, Flavonoide, Cumarine, Sterole, Di-, Tri- u. Tetraterpene, ätherisches Öl, Gerbstoffe; **Wirkung:** antigonadotrop, antithyreotrop, Hemmung der peripheren Deiodierung, Senkung der Prolaktinkonzentration, blutzuckersenkend; **Verw.:** zerkleinerte Droge, Frischpflanzenpreßsaft u. andere galenische Zubereitungen innerlich bei leichten Formen der Hyperthyreose mit vegetativ-nervösen Störungen sowie bei Mastodynie; **NW:** bei Langzeittherapie u. sehr hohen Dosen selten Vergrößerung der Schilddrüse; plötzliches Absetzen kann die Beschwerden verstärken; **Wechselwirkung:** die Einnahme von W.-Zubereitungen kann die Schilddrüsendiagnostik mit Radioisotopen stören; **Kontraindikationen:** Hypothyreose, Schilddrüsenvergrößerung ohne Funktionsstörung; **homöopathische** Zuberei-

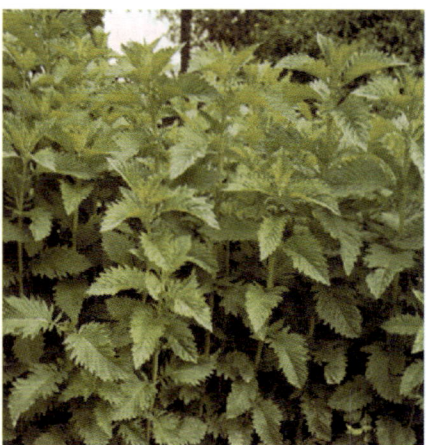

Wolfstrapp

tungen aus dem frischen, blühenden Kraut bei Herzklopfen u. Hyperthyreose.

**Wolga|qualle:** s. Kombucha.

**Woll|blumen:** s. Königskerze.

**Wünschel|rute:** syn. Glücksrute, Wahrsagerute; Anzeigegerät für ortsabhängige Umweltreize, das von Rutengängern zum Auffinden von Reizzonen verwendet wird (radiästhetische Ortung); in der okkulten Medizin u. zunehmend im Bereich bioinformativer Naturheilverfahren verwendet zur Auffindung von sog. Erdstrahlen*, über den menschlichen Körper zur Erkennung bestimmter Krankheiten, erkrankter Organe od. geeigneter Arzneimittel; wissenschaftlich sind die empirisch beschriebenen Erscheinungen weitgehend unerforscht od. konnten bislang nicht bestätigt werden. Befürworter spekulieren mit Ankoppelungsphänomenen an „ultraschwache fernwirkende Felder". **Formen: 1.** klassische V-Form (zugeschnittene Astgabel); heute meist aus Plastikmaterial od. Stahldraht; waagerechte Drehachse; **2.** Vertikalrute mit vertikaler Drehachse; **3.** Lecher-Rute; **4.** Winkelrute. Nach radiästhetischen Schulen wird das Rutenphänomen durch folgende Bedingungen ausgelöst: unterirdische Wasserführungen, Brüche u. Verwerfungen, elektromagnetische Felder, sog. Reizstreifen*. Vgl. Geopathie, Radiästhesie.

**Wulst|narbe:** Keloid*.

**Wunde:** Unterbrechung des Zusammenhangs von Haut od. Schleimhaut mit od. ohne Substanzverlust, die durch mechanische Verletzung od. physikalisch bedingte Zellschädigung verursacht wird; **Therapie:** aus dem Bereich der Phytotherapie kommen zur äußerlichen Wundbehandlung eine Vielzahl von Drogen in Betracht, z. B. Balsamum* peruvianum, Zubereitungen aus Calendula*, Echinacea* purpurea, Hamamelis*, Hirtentäschel* u. Schachtelhalm*, traditionell auch aus Alkanna, Andorn, Basilikum, Breitwegerich, Brombeere, Eberwurz, Eibisch, Eisenkraut, Heidekraut, schwarzer Johannisbeere, römischer Kamille, Krapp, isländischem Moos, Pappel, Pestwurz, Sumpfporst, Tausendgüldenkraut u. a., sowie ozonisiertes Wasser*.

**Wunder|heilung:** Heilung, die als übernatürliches, nicht rational erklärbares od. sogar naturwissenschaftlichen Erkenntnissen widersprechendes Ereignis geschieht; z. B. durch Handauflegen* od. durch das Aufsuchen eines Wallfahrtsorts.

**Wurm|erkrankungen:** Helminthiasis; durch parasitäre Würmer verursachte Erkrankungen; **Therapie:** aus dem Bereich der Phytotherapie wurde traditionell mit einer Vielzahl von Zubereitungen behandelt, allgemein z. B. mit Beifuß, Ceylon-Zimt, Gelbwurz, Knoblauch, Koriander, Melonenbaum, Papain, Tausendgüldenkraut u. Wermut, bei Askariasis (Spulwürmer) mit Kürbissamen, Quassia, Rainfarn u. Zitwerblüten, bei Bandwurmbefall mit Extractum filicis, Kosoblüten u. Kürbissamen; zur unterstützenden Behandlung werden Rohkostformen, ausleitende Therapie, mikrobiologische Therapie, Nosodentherapie u. homöopathische Zubereitungen aus Eberraute u. Zitwerblüten angegeben.

**Wurm|farn:** Dryopteris filix-mas, syn. Aspidium filix-mas; ausdauernde Pflanze aus der Familie der Dryopteraceae; **Arzneidrogen:** Blätter (Filicis maris folium), oberirdische Teile (Filicis maris herba) u. Wurzelstock mit den daransitzenden Blattbasen (Filicis maris rhizoma); **Inhaltsstoffe:** Gemisch (sog. Rohfilicin) di-, tri- u. tetramerer Butanonphloroglucide; **Wirkung:** anthelminthisch, virustatisch; **Verw.:** bei Wurminfektionen (besonders durch Band- u. Hakenwurm); Abkochung des Rhizoms **traditionell** äußerlich zu Fußbädern, bei Rheuma, Varizen u. Gicht; frischer Preßsaft bei Verbrennungen; als Salbe bei Hämorrhoiden. Eine innere Anwendung kann aufgrund der Risiken u. wegen der geringen therapeutischen Breite nicht vertreten werden. Die äußere Anwendung kann nicht empfohlen werden, da die Wirksamkeit bei den beanspruchten Indikationen nicht belegt ist. **Homöopathische** Zubereitungen aus dem frischen Wurzelstock bei Sehschwäche durch Schädigung der Sehnerven.

**Wurm|samen:** s. Zitwerblüten.

**Wyethia helenoides** f: Pflanze aus der Familie der Röhrenblütigen, Asteraceae; **Arzneidroge:** frische unterirdische Teile (Wyethiae rhizoma); **Verw.:** homöopathische Zubereitungen bei Heufieber, Pollinosis, Obstipation.

# X

**Xeno|biotika** (gr. ξένος fremd; βιοτικός lebendig, lebensfähig) n pl: **1.** Substanzen, die den Körper zu Abwehrreaktionen veranlassen (Antigene, Toxine u. a.); **2.** für ein ökologisches System fremde Substanzen, z. B. die Umwelt verunreinigende Stoffe; vgl. Ökologie.

**Xue** (sprich schüe) n: in der traditionellen chinesischen Medizin* Bez. für das Blut, dessen Entstehung auf die Funktionen von Milz u. Magen zurückgeführt wird; durch die Nahrungsessenz wird im Mittleren Erwärmer (s. Syn-dromdiagnostik) Qi* (Energie u. Wirkung) gebildet u. zu Blut umgewandelt; dieses sog. Ernährungs-Qi geht in Herz u. Blutgefäße, über die es den Organismus ernährt; aus ihm entstehen auch die Körpersäfte (s. Jin-Ye). Das Blut steht mit dem Qi in engem Zusammenhang: das sog. Qi-Xue (aktiviertes, zirkulierendes Blut) fließt in den Meridianen*, welche u. a. den Blutgefäßen der modernen westlichen Medizin entsprechen.

**Xysmalobium undulatum** n: Uzara*.

Ronald Grossarth-Maticek

# Systemische Epidemiologie und präventive Verhaltensmedizin chronischer Erkrankungen

Strategien zur Aufrechterhaltung der Gesundheit

1999. 24 × 17 cm. XX, 311 Seiten. Gebunden.
ISBN 3-11-016518-X

Die systemische Epidemiologie konzentriert sich in bezug auf die Entstehung chronischer Erkrankungen weniger auf die Erfassung einzelner Risikofaktoren, z. B. dem Verhältnis von Zigarettenrauchen und Lungenkrebs, sondern viel mehr auf die **Wechselwirkung** von Faktoren aus unterschiedlichen Bereichen. Bei der Entstehung chronischer Erkrankungen wirken familiäre Belastungen, Organvorschädigungen, physische Risikofaktoren und psychosozialer Streß zusammen. Dabei spielen Steuerungsfaktoren, die vom Zentralen Nervensystem ausgehen, eine besonders wichtige Rolle.

In diesem Buch wird zudem ein neues Fach begründet: die **Systemische Interventionsepidemiologie**. Die Forschungsergebnisse zeigen, daß chronische Krankheiten in ihrem Ausbruch zumindest zeitlich verzögert werden können, wenn Aktivitäten und Verhaltensweisen angeregt werden können, die beim Menschen zu mehr Wohlbefinden und mehr Kompetenz in der Streßbewältigung führen.

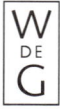

**de Gruyter**

**Yams:** Dioscorea opposita, syn. Dioscorea batata; chinesiche Kartoffel, Yamswurzel; chin. sain-in; jap. naga-imo; einjährige in Südostasien u. Westafrika beheimatete u. angebaute Kletterpflanze aus der Familie der Schmerwurzgewächse, Dioscoraceae; **Arzneidroge:** im Winter gesammelter u. getrockneter Wurzelstock (Dioscoreae rhizoma, Shanyao); **Inhaltsstoffe:** 2 % Diosgenin u. phenolische Verbindungen (Batatasin I-V); **Verw.:** die Droge hauptsächlich bei Diarrhoe, Asthma bronchiale, Polyurie u. Diabetes mellitus; die unterirdischen Sproßknollen werden wie Kartoffeln gekocht gegessen.

**Yams, zottiger:** Dioscorea villosa; Pflanze aus der Familie der Schmerwurzgewächse, Dioscoraceae; **Arzneidroge:** getrockneter Wurzelstock ohne Wurzeln (Dioscoreae villosae rhizoma); **Inhaltsstoffe:** Saponine, harzartiges Dioscorein, ca. 80 % Stärke; **Wirkung:** expektorierend; **Verw.:** der in Wasser eingeweichte u. danach gekochte Wurzelstock als Nahrungsmittel; **traditionell** als Expektorans u. Rheumamittel; **homöopathische** Zubereitungen aus dem frischen, nach der Blütezeit gesammelten Wurzelstock bei Koliken der Verdauungsorgane.

**Yerba Mate:** Mateblätter; s. Mate.

**Yin-Yang** (sprich in-jang) n: Begriff einer der frühesten Erfahrungen des alten chinesischen Denkens, der einerseits beschreibt, daß alle Phänomene zwei gegensätzliche, sich ergänzen-de (komplementäre) Seiten haben, u. andererseits (als Hell-Dunkel-Folge) den Zeithorizont umfaßt, in dem sich die gesamte Natur u. das menschliche Dasein vollzieht (Y.-Y. als Urprinzip u. Urmodus des Seins; vgl. System der Fünf Elemente); da Y.-Y. vorkategorial zu verstehen ist, kann es zugleich räumliche, zeitliche, qualitative, quantitative, jahreszeitliche, farbliche, richtungsmäßige u. dynamische Dimensionen, Relationen u. Unterschiede enthalten. Wesentlich für Y.-Y. sind: **1.** Gegensätzlichkeit; **2.** gegenseitige Abhängigkeit; **3.** gegenseitige Ergänzung u. Begrenzung; **4.** gegenseitige Umwand-

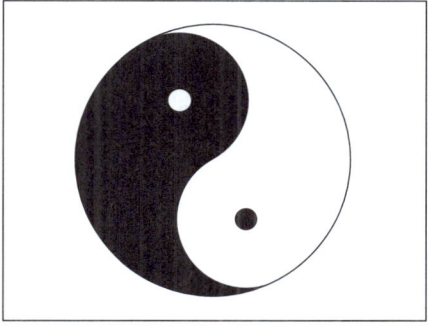

Yin-Yang: Symbol von Yin u. Yang

## Yin-Yang
### Einteilung nach Yin und Yang

| Naturphänomene | | | | | Mensch | Gewicht | Helligkeit |
|---|---|---|---|---|---|---|---|
| Yin | Erde | Nacht | Herbst/Winter | Kälte | Frau | schwer | dunkel |
| Yang | Himmel | Tag | Frühling/Sommer | Wärme | Mann | leicht | hell |

| menschlicher Organismus | | | | |
|---|---|---|---|---|
| Yin | Bauch, innere Schichten der Extremitäten | untere Körperpartien, Körperinneres | Fünf Speicherorgane | Blut |
| Yang | Rücken, äußere Schichten der Extremitäten | obere Körperpartien, Körperoberfläche | Sechs Hohlorgane | Qi |

| Körperfunktionen | | | | | Störungen (Xie) |
|---|---|---|---|---|---|
| Yin | Absteigen | Richtung innen | Stabilität | Behinderung, Abschwächung | Kälte, Feuchtigkeit |
| Yang | Aufsteigen | Richtung außen | Dynamik | Verstärkung | Wind, Hitze |

lung. In der Theorie der traditionellen chinesischen Medizin* wird Y.-Y. zur Unterscheidung von Strukturen, physiologischen Funktionen u. pathologischen Veränderungen des Organismus verwendet; ferner dient es als Leitlinie zur Therapie, wobei Akupunkturstrukturen u. Medikamente nach Y.-Y. klassifiziert werden. Bei den Strukturen des Organismus gilt eine räumliche Y.-Y.-Beziehung zwischen Oberkörper (Yang) u. Unterkörper (Yin); die Körperoberfläche gehört zum Yang, das Körperinnere zum Yin. Der Rükken entspricht dem Yang, Bauch u. Vorderseite des Thorax dem Yin. Bei den inneren Organen entsprechen die Fünf* Speicherorgane (Leber, Herz, Milz, Lunge u. Niere) dem Yin, die Sechs* Hohlorgane (Gallenblase, Dünndarm, Dickdarm, Blase u. die Drei Erwärmer) dem Yang. Die einzelnen inneren Organe lassen sich nochmals in Yin u. Yang unterteilen, so gibt es z. B. ein Herz-Yin u. ein Herz-Yang. Bei den Meridianen u. Nebengefäßen gelten die äußeren Verläufe der Meridiane als Yang, die inneren Verläufe als Yin. In einem Y.-Y.-Verhältnis stehen auch Blut u. das Qi*. Der Normalzustand des Organismus beruht auf einer harmonischen Einheit von Yin u. Yang im Fluß der Zeit, d. h. der Lebenszeit des Menschen; bei Störungen dieser Harmonie (Yin- od. Yang-Störungen) entstehen Erkrankungen, die i. R. der Syndromdiagnostik* als Variante eines Yin- od. eines Yang-Syndroms betrachtet werden können. Die Therapie von Erkrankungen zielt vornehmlich darauf ab, die Harmonie von Yin u. Yang wieder herzustellen, indem z. B. die Y.-Y.-Lehre als Basis für die Anwendung von chinesischen Medikamenten* od. von Akupunktur* genommen wird. Bei völliger Trennung von Yin u. Yang hört die Aktivität des menschlichen Lebens auf, u. der Tod tritt ein.

**Yoga** (Sanskrit Vereinigung) m: aus Indien stammendes Verfahren zur Steigerung der Gesundheit u. zur Selbstverwirklichung (Moksha), das vor ca. 7000 Jahren durch Sadashiva begründet worden sein soll u. durch Patanjali im 2. Jahrhundert v. Chr. seine klassische Ausprägung erhielt. Danach gehören zum sog. achtgliedrigen Pfad (Astanga Y.) fünf einfachere (Yama) u. fünf schwierigere (Niyama) Verhaltensregeln, verschiedene Körperübungen (Asanas*) u. die Atemübungen (Pranayama*), ferner das Abwenden der Aufmerksamkeit von der sinnlichen Wahrnehmung (Pratyahara), die Konzentrationsübungen (Dharana), die konzentrierte Versenkung (Dhyana) u. das Samadhi, die mystische Vereinigung mit dem geistigen Zentrum des Y., so der Hatha Yoga mit Betonung der körperlichen Übungen, Jinana Yoga mit Betonung der geistigen Arbeit u. des Erkenntnisprozesses, ‚Bhakti Yoga mit Betonung der liebevollen Hingabe an das göttliche Wesen u. Karma Yoga mit Betonung der Arbeit u. des sozialen Engagements. Im Raja Yoga wird schließlich versucht, die genannten Tendenzen harmonisch miteinander zu verbinden.

**Yoga Chikitsa**(↑; Sanskrit Chikitsa Behandlung) f: zu therapeutischen Zwecken eingesetzte Teile des Yoga; angewendet werden insbesondere die Reinigungspraktiken (Shuddhi Kriyas), die Körperübungen (Asanas) u. die verschiedenen Atemübungen (Pranayamas). Bei den Shuddhi Kriyas handelt es sich um Methoden der Reinigung der Augen, der Nasenhöhlen, der Atemwege, des Magens, des Darms u. des Enddarms. Die Asanas wirken konstitutionell ausgleichend u. gewebekräftigend u. sind im Westen insbesondere durch den Hatha Yoga bekannt geworden. Pranayama führt zur Verbes-

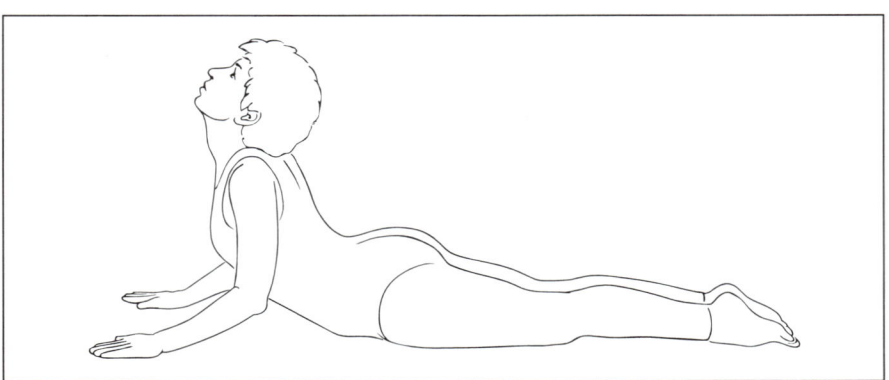

Yoga:
Stellung der Kobra

serung des Stoffwechsels u. zur Anregung der
Selbstreinigungskräfte. Vgl. Medizin, traditionelle indische.
   **Yohimbe** f: Pausinystalia yohimbe, syn. Corynanthe yohimbe; immergrüner Baum aus der
Familie der Rötegewächse, Rubiaceae; **Arzneidroge:** getrocknete Stamm- u. Zweigrinde (Yo-
himbehe cortex); **Inhaltsstoffe:** Monoterpen-
Indolalkaloide (Yohimbin, Rauwolscin, Corynan-
thin, Raubasin u. a.), Gerbstoffe; **Wirkung:** sympatholytisch, steigert die Reflexerregbarkeit des
Sakralmarks, schleimhautanästhesierend, blutdrucksenkend; aphrodisierende Wirkung umstritten; **Verw.: traditionell** als Aphrodisiakum
(sog. Potenzrinde) bei geschwächter Potenz u.
Frigidität; als Ersatz für Steroidanabolika zur
Steigerung der körperlichen Leistungsfähigkeit;
zur Gewinnung von Yohimbin*. Die therapeutische Verwendung ist wegen des nicht abschätz-
baren Nutzen-Risiko-Verhältnisses u. unzureichend belegter Wirksamkeit abzulehnen. NW:
Schweißausbrüche, Schwindel, Herzklopfen, Allergien; **Kontraindikationen:** Depression, Panik-
syndrom, Hypotonie, Hypertonie, Angina pectoris, Nierenkrankheiten.
   **Yohimbin** n: Methyl-[(+)-17α-hydroxy-3α,
15α,20β-yohimban-16α-carboxylat] (IUPAC); Alkaloid aus der Rinde von Pausinystalia yohimbe; Sympatholytikum; **Wirkung:** Gefäßerwei-
terung u. Blutdrucksenkung; **Verw.:** bei Angst-,
Spannungs- u. Erschöpfungszuständen, Schlafstörungen, psychovegetativem Syndrom; angeblich auch Aphrodisiakum (Erweiterung der Blutgefäße des Penis sowie Erregbarkeitssteigerung
der spinalen Zentren der Genitalorgane); NW:
bei höheren Dosen Erregungszustände, Krämpfe, Tremor, Schlaflosigkeit, Angst, Tachykardie,
Übelkeit, Erbrechen; **Wechselwirkungen** mit

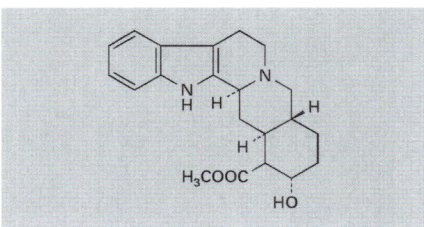

Yohimbin

Psychopharmaka; **Kontraindikationen:** Leber-
u. Nierenerkrankungen, Hypotonie, chronische
Herzerkrankungen.
   **Ysop** m: Hyssopus officinalis; Halbstrauch
aus der Familie der Lippenblütler, Lamiaceae;
**Arzneidrogen:** oberirdische Teile (Hyssopi herba), daraus gewonnenes ätherisches Öl (Hyssopi
aetheroleum); **Inhaltsstoffe:** 0,3 – 1 % ätherisches Öl mit 50 % l-Pinocamphon u. 14 % β-
Pinen als Hauptkomponenten, Gerbstoffe, Flavonglykoside; **Wirkung:** antimikrobiell, antiviral, spasmolytisch, anthelmintisch (Ysopöl);
**Verw.:** als Aufguß u. andere galenische Zubereitungen **traditionell** innerlich zur Kreislaufanregung, bei Verdauungsstörungen, Bronchitis,
Asthma bronchiale; als Gurgelwasser bei Pharyngitis u. Heiserkeit; als Gewürzkraut; Ysopöl
auch zur Herstellung von Parfümen, Gewürz-
essenzen u. Likören. Die Wirksamkeit bei den
beanspruchten Anwendungsgebieten ist nicht
belegt. Gegen die Verwendung von Ysopkraut
als Geschmackskorrigens in Teemischungen bis
zu 5 % bestehen keine Bedenken. NW: Überdosierung mit Ysopöl kann zu klonischen bzw.
klonisch-tonischen Krämpfen führen.

Eugen Kuhn

# Lehrbuch für Heilpraktiker

1999. 24 x 17 cm. XVIII, 619 Seiten. 186 Abbildungen. Broschiert.
ISBN 3-11-014567-7

Dieses Buch wurde notwendig, weil das amtsärztliche
Prüfungsniveau in den letzten Jahren deutlich angehoben
wurde und eine glaubwürdige Berufsausübung auch
elementare Kenntnisse in den medizinischen Grundlagen-
fächern Anatomie und Physiologie erfordert.

Der Stoff wird in prägnanter, aber nicht zu kurzer Form
dargestellt. Die konsequente Gliederung und der einheitliche Aufbau der Kapitel geben dem Leser klare Orientierung und sind wertvolle Lernhilfe. Zahlreiche Abbildungen
und Tabellen tragen zum besseren Verständnis bei. Die
wichtigsten Gesetzestexte mit Kommentaren und die
realen Prüfungsfragen runden das Bild eines modernen
und leserfreundlichen Lehr- und Arbeitsbuches ab.

Der Autor bereitet mit seinen Kursen seit Jahren Kandida-
ten erfolgreich auf die Heilpraktiker-Prüfung vor.

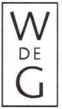

de Gruyter

**Zahn|fleisch|entzündung:** s. Gingivitis gravidarum.

**Zahn|stocher|ammei** n: Ammei*.

**Zauber|nuß, virginische:** s. Hamamelis.

**Zaun|rübe:** Bryonia alba bzw. Bryonia cretica ssp. dioica; Pflanzen aus der Familie der Kürbisgewächse, Cucurbitaceae; **Arzneidroge:** getrocknete rübenförmige Wurzeln (Bryoniae

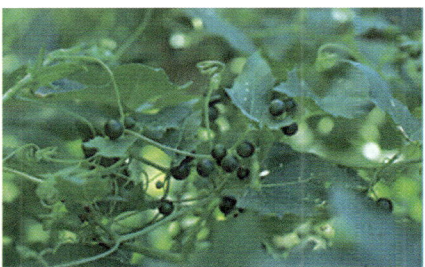

Zaunrübe

radix); **Inhaltsstoffe:** Cucurbitacine (hochoxidierte Triterpene) u. andere Triterpene; **Wirkung:** drastisch laxierend, hypoglykämisch, tumorhemmend, zytotoxisch; **Verw.: traditionell** als Abführmittel, Brechmittel, Diuretikum; bei Erkrankungen im Bereich des Mager-Darm-Trakts, Gicht, Rheuma, Stoffwechselstörungen, Lebererkrankungen sowie bei akuten u. chronischen Infektionen der Atemwege; **NW:** bereits bei geringer Überdosierung evtl. Schwindel, Erbrechen, Koliken, starke Diarrhoe, Nierenschäden, Abort, Erregungszustände, Krämpfe. Die Wirksamkeit bei den beanspruchten Anwendungsgebieten ist nicht belegt u. die Anwendung als drastisch wirkendes Laxans bzw. Emetikum obsolet. **Homöopathische** Zubereitungen aus der frischen, vor der Blütezeit geernteten Wurzel von Bryonia cretica bei Entzündungen der Atemwege, Pleuritis, Pneumonie, Peritonitis, akutem u. chronischem Rheumatismus.

**Zazen** n: syn. Zen*-Meditation.

**Zea mays** f: Mais*.

**Zedern|holz|öl:** Öl von Juniperus virginiana; **Verw.:** zur Ölimmersion in der Mikroskopie u. als Bestandteil in Kosmetika.

**Zedoariae rhizoma** f: s. Zitwer.

**Zeit|modalität** (lat. modus Art, Weise) f: in der Homöopathie* Bez. für den Einfluß gleichbleibender Tageszeiten auf die Besserung od. Verschlimmerung eines Symptoms. Die Einnah-

me eines Arzneimittels zur typischen allgemeinen Verschlimmerungszeit soll bei chronischen Fällen eine günstigere Reaktion zur Folge haben; zu dieser Zeit soll die arzneimittelspezifische Reaktionslage des Organismus besonders ausgeprägt sein u. die Intensivierung des Patientenzustandes kurzfristig die Dynamik des Falls weiter zum Akuten verschieben, so daß das Arzneimittel auf entsprechend hohe Resonanz zu einem auch generell reaktiveren Organismus trifft. Vgl. Modalität, Periodizität.

**Zellen|bad** (lat. cella Kammer, Raum): syn. Vierzellenbad; hydrotherapeutische Maßnahme, bei der Arme u. Beine in galvanisch getrennten Wannen gebadet werden, so daß der Gleichstrom von einer Extremität in die andere durch den Körper fließt; **Anw.:** bei rheumatischen Erkrankungen u. vegetativen Störungen; **Kontraindikationen:** Herzschrittmacher, Metallendoprothesen. Vgl. Elektrobad.

**Zell|re|generations|therapie** (↑; lat. regenerare von neuem hervorbringen; Therapie*) f: syn. Zelltherapie*.

**Zell|therapie** (↑; Therapie*) f: syn. Regenerationszelltherapie, Zellregenerationstherapie, Zellulartherapie; i. w. S. der therapeutische Einsatz von Zellen, i. e. S. von fetalen, juvenilen u. heterologen Zell- u. Gewebesuspensionen (v. a. aus Lammfeten od. Kälbern, aufbereitet als Frischzellen, schockgefrorene sog. Eiszellen od. Trockenzellen); Prinzip der Z. ist der Erhalt einer nativen Zusammensetzung des Spendenmaterials (daher wird die Z. von manchen Autoren von der Organotherapie* unterschieden). Ziel ist die Substitution, Regeneration u. Reparatur von Stammgewebe; im zweiten Schritt die unspezifische Immunmodulation*. Die Applikation der lyophilisierten od. frischen Zellen u. Gewebepartikel erfolgt subkutan, intramuskulär, intraperitoneal od. intraartikulär in einer Dosierung bei Trockenzellen von 4–100 mg der lyophilisierten Substanz pro kg Körpergewicht. **Anw.:** bei angeborenen Anomalien, krankheits- u. altersbedingten Funktionsminderungen von Geweben u. Organen, Immunopathien (einschließlich Autoimmunkrankheiten), zur adjuvanten Tumortherapie. **NW:** lokale Reaktionen, Überempfindlichkeitsreaktionen vom Soforttyp, Übertragung von viralen Erkrankungen (z. B. BSE) mit letzter Sicherheit nicht auszuschließen; **Kontraindikationen:** akute u. chronische bakterielle Infekte, akute virale Infekte, Zustand vor od. nach Impfungen (4 Wochen), akuter Herzinfarkt, Apoplexie, finale Zustände. Wissenschaftlich nicht gesicherte Wirksamkeit; spekulative Wirkungshypothesen. 1988 wurde die Injektion von Fertigarzneien (vorwiegend Präparationen aus Trockenzellen) aus tierischen Zellen vom Bundesgesundheitsamt verboten. Sofort nach Schlachtung des Tieres übertragene Frischzellen gelten jedoch nicht als Fertigarzneien u. werden immer noch appliziert.

**Zellular|therapie** (↑; ↑) f: von Paul Niehans (1882–1973) in Anlehnung an die Zellularpathologie Virchows geprägte ursprüngliche Bez. für die Zelltherapie*.

**Zen-Meditation** (lat. meditari nachdenken, auf etwas sinnen) f: syn. Zazen; aus dem japanischen Zen-Buddhismus stammende Form der Meditation*; sie soll (nach Stangl, 1992) drei Ziele verfolgen: **1.** Entwicklung u. Ausschöpfung der konzentrierten Lebenskraft (Joriki); **2.** Durchdringung des alltäglichen Lebens mit dieser Kraft; **3.** Erkennen u. Schauen des Selbst (Kensho). Die Z.-M. wird im Sitzen durchgeführt (Za = sitzen); dabei wird eine bestimmte aufrechte Haltung eingenommen. Während der Meditation soll ein „Leermachen" der Gedanken eingeübt u. ein „absichtsloses Sitzen" vollzogen werden, um i. S. einer Selbstverwirklichung das „Tue, was du tust!" zu erreichen. Die Z.-M. findet i. R. der sog. transpersonalen Psychologie z. T. eine wissenschaftliche Aufarbeitung. Umstrittene, da weltanschaulich geprägte Form der Meditation. Vgl. Meditation, transzendentale.

**Zichorie:** s. Wegwarte.

**Zilgrei-Methode** f: von dem Chiropraktiker G. Greissing (geb. 1925) u. seiner Patientin Frau Zillo entwickeltes Verfahren, das eine kombinierte Atmungs- u. Haltungsbehandlung darstellt u. aus Elementen der klassischen manuellen Medizin*, der Atem- u. Bewegungstherapie sowie des Yoga* besteht. Zur Methode gehört z. B. das Prinzip der Gegenrichtung, d. h., durch Selbstuntersuchung wird festgestellt, in welcher Bewegungsrichtung der Schmerz od. die Beschwerden auftreten, um dann in der Gegenposition die entlastende Selbstbehandlung durchzuführen. Darüber hinaus wird ein energieaufbauendes („dynamogenes") Atmen erlernt, das als tiefe Zwerchfellatmung ein Element des Yoga darstellt. **Anw.:** bei Schmerzen, daneben bei orthopädischen u. psychosomatischen Erkrankungen, Abhängigkeit u. in der Geburtshilfe; **Kontraindikationen:** Bewegungsunfähigkeit u. Zustände, bei denen eine normale Bauchatmung gefährlich wäre. Wissenschaftlich u. klinisch zunehmend anerkanntes Verfahren.

**Zimt:** s. Ceylon-Zimt, Zimt, chinesischer.

**Zimt, chinesischer:** Cinnamomum aromaticum, syn. Cinnamomum cassia; immergrüner Baum aus der Familie der Lorbeergewächse, Lauraceae; **Arzneidrogen:** nach dem Verblühen gesammelte, getrocknete Blüten (junges Fruchtstadium; Cinnamomi flos, Cassiae flos), durch Destillation aus den Blättern u. jungen Zweigen gewonnenes u. rektifiziertes ätherisches Öl (Cinnamomi cassiae aetheroleum, Cassia-Öl), ganze od. teilweise geschälte, getrocknete Rinde dünner Zweige (Cinnamomi chinensis cortex) sowie getrocknete junge Zweige (Cinnamomi ramulus); **Inhaltsstoffe:** Rinde: 1–4% ätherisches Öl mit 70–95% Zimtaldehyd; Diterpene, Gerbstoffe, Phenolcarbonsäuren; **Wirkung:** antimikrobiell, antiallergisch, ulkusprotektiv, verdauungsfördernd; **Verw.:** zerkleinerte Droge für Teeaufgüsse; ätherisches Öl u. a. galenische Zubereitungen zum Einnehmen bei Appetitlosigkeit, dyspeptischen Beschwerden, Völlegefühl, Flatulenz; **traditionell** auch bei Erschöpfungszuständen, Impotenz, rheumatischen Beschwerden, Erbrechen u. Diarrhoe in Kombination mit Adstringenzien; Zubereitungen aus Zimtblüten zur Blutreinigung. Die Wirksamkeit der Blüten bei den beanspruchten Anwendungsgebieten ist nicht belegt. Gegen die Verwendung als Geschmackskorrigens bestehen keine Bedenken. **NW:** häufig allergische Haut- u. Schleimhautreaktionen; **Kontraindikationen:** Überempfindlichkeit gegen Zimt u. Perubalsam, Schwangerschaft. Vgl. Ceylon-Zimt.

**Zingiber officinale** n: Ingwer*.

**Zink:** chemisches Element, Symbol Zn, OZ 30, relative Atommasse 65,38; an der Luft oxidierbares, zur Zinkgruppe gehörendes, zweiwertiges, unedles Schwermetall; essentielles Spurenelement; **biochemische Funktion:** essentieller Bestandteil von Enzymen (z. B. Carboanhydrase, Pankreascarboxypeptidase, Glutamatdehydrogenase); Stabilisator der Zellmembranen; Aktivator von Enzymen (z. B. Arginase, Enolase, Peptidasen); Bestandteil DNS-bindender Proteine; wichtig für die Bildung der Insulinspeicherform in den B-Zellen des Pankreas; diskutiert wird die Beteiligung von Z. am Metabolismus verschiedener Hormone (Insulin, Wachstums- u. Sexualhormone), am Erhalt des lymphoiden Gewebes u. Thymus (Bereitstellung von T-Lymphozyten) sowie im Schutz bestimmter Moleküle vor oxidativen u./od. peroxidativen Schäden. **Vorkommen in Nahrungsmitteln:** Innereien, Muskelfleisch, Milchprodukte, Fisch (z. B. Garnele, Flußaal, Sprotte, Austern), Vollkorngetreide u. Hülsenfrüchte; **Bedarf** für Erwachsene (DGE 1991): Männer 15 mg/Tag; Frauen 12 mg/Tag; **Mangelerscheinungen:** Wachstums-, Geschmacks- u. Wundheilungsstörungen, Dermatitis, Exanthem, erhöhte Immunanfälligkeit, Appetitlosigkeit, mentale Lethargie u. andere psychische Störungen durch Malabsorptionsstörungen, Alkoholkrankheit, großflächige Verbrennungen, parenterale Ernährung, Akrodermatitis enteropathica; alimentär selten (Risikogruppen sind Patienten in Krankenhäusern, Bewohner von Altersheimen u. Kinder); **Intoxikationen:** eine hohe Aufnahme an Zinksulfat od. -chlorid kann zu Schleimhautreizungen, gastrointestinalen Störungen u. Erbrechen führen; Anreicherung in der Lunge; alimentär nicht bekannt; **Verw.** von Zinksalzen in der Augenheilkunde, Dermatologie u. Urologie als Adstringenzien u. zur Verbesserung der Wundheilung; homöopathische Zubereitungen aus Zincum metallicum bei nervöser Unruhe, Restless legs, Dumping-Syndrom, Hypoglykämie; **Referenzbereich:** 11 – 17 µmol/l Serum bei normalem Albuminspiegel.

**Zinn:** chemisches Element, Symbol Sn (Stannum), OZ 50, relative Atommasse 118,70; zur Kohlenstoffgruppe gehörendes zwei- u. vierwertiges, silberweißes Schwermetall; essentielles Spurenelement; **Vorkommen in Nahrungsmitteln:** in tierischen u. pflanzlichen Lebensmitteln; stark erhöhter Zinngehalt in Nahrungskonserven aus Weißblechdosen mit Zinnüberzug; biochemische Funktion, Bedarf u. Mangelerscheinungen: bisher nicht bekannt; **Intoxikationen:** Wachstumsstillstand, Anämien. **Verw.:** homöopathische Zubereitungen aus Stannum metallicum bei Nerven- u. Gewebeschwäche, Bronchialerkrankungen, Uterusprolaps.

**Zirkelung** (lat. circulus Kreis): Bez. aus der klassischen Massage* für eine Sonderform der Reibung*, wobei eine kräftige, z. T. unter hohem Druck ausgeführte Massage tiefliegender Gewebe mit kreisenden Bewegungen (aus dem Schultergelenk kommend) erfolgt. Die Fingerzirkelung wird i. d. R. mit nur zwei Fingern (3. u. 4. Finger) einer od. beider Hände u. mit leicht aufgelegten Fingerkuppen durchgeführt. **Wirkungen:** Analgesie, Stoffwechselsteigerung, Steigerung der Wachaktivität; **Sonderformen:** deep friction nach Cyriax, Gelotripsie*.

**Zitronen|gras:** s. Lemongras.

**Zitronen|kur** (Kur*) f: kurmäßige Einnahme von zitronensäurehaltigen Nahrungsmitteln bzw. Zitronensaft; **Anw.:** zur intrakorporalen Chemolitholyse (v. a. von Calciumphosphatsteinen) bei Nephrolithiasis u. zur Gewichtsreduktion bei Übergewicht (gleichzeitige Einnahme von Ahornsirup, Cayennepfeffer u. Abführmitteln); fragwürdige Diätempfehlung.

**Zitronen|melisse:** Melisse*.

**Zitronen|öl:** Citri aetheroleum; ätherisches Öl aus Citrus limon mit (+)-Limonen; Geschmackskorrigens.

**Zitwer:** Curcuma zedoaria; ausdauernde, krautige Pflanze aus der Familie der Ingwergewächse, Zingiberaceae); **Arzneidroge:** getrocknete knollige Teile des Wurzelstocks (Zedoariae rhizoma); **Inhaltsstoffe:** 1 – 1,5 % ätherisches Öl mit ca. 48 % Sesquiterpenalkoholen u. Sesquiterpenen (Zingiberen, α-Pinen, Camphen, Ci-

neol u. a.), Curcuminoide, 50 % Stärke, 10 – 13 % Rohprotein; **Wirkung:** choleretisch, spasmolytisch, fungizid. antitumoral; **Verw.:** als Magenmittel bei Verdauungsschwäche, Koliken, Krämpfen; **traditionell** auch bei Asthma bronchiale, Bronchitis. Die Wirksamkeit bei den beanspruchten Anwendungsgebieten ist nicht belegt. Verwendung auch als Küchengewürz, zur Aromatisierung u. Herstellung von Likören; das frische Rhizom zur Gewinnung von Stärke (indisches Arrowroot, Shotimehl)

**Zitwer|blüten:** Cinae flos; Blüten von Artemisia cina (Wurmkraut), Pflanze aus der Familie der Korbblütler (Asteraceae); **Verw.:** früher als Wurmmittel gegen Spulwürmer (als sog. Wurmsamen); zur Gewinnung von Santonin $(C_{15}H_{18}O_3)$, einem bicyclischen Sesquiterpenlakton vom Selinan/Eudesman-Typ, das in Dosierungen von 60 – 90 mg ein zuverlässiges Mittel gegen Askariden ist, allerdings eine geringe therapeutische Breite besitzt; Überdosierung führt zu Gelbsehen u. schweren zentralen Vergiftungen mit Bewußtlosigkeit, Krämpfen u. Koma.

**Zivilisations|krankheiten** (lat. civilis bürgerlich): Sammelbegriff für Erkrankungen, deren Zunahme in allen industrialisierten Staaten gleichermaßen beobachtet wird u. die z. B. durch mangelnde körperliche Aktivität od. Fehlernährung* entstehen; ernährungsabhängige Z. sind z. B. Karies, Parodontose, Erkrankungen des Bewegungsapparates (z. B. rheumatische Erkrankungen), Stoffwechselkrankheiten (z. B. Übergewicht, Diabetes mellitus, Leberzirrhose, Gallensteine, Nierensteine, Gicht), Erkrankungen der Verdauungsorgane (z. B. Obstipation, Leber-, Gallenblasen-, Bauchspeicheldrüsen- sowie Dünn- u. Dickdarmerkrankungen), Gefäßerkrankungen (z. B. Arteriosklerose, Herzinfarkt, Apoplexie u. Thrombose), mangelnde Infektabwehr u. z. T. auch die Entstehung von Krebs.

**Zizhi:** chinesische Bez. für die Früchte des japanischen Trompetenbaums*.

**Zöliakie** (gr. κοιλιακός an der Verdauung leidend) f: syn. gluteninduzierte Enteropathie im Kindesalter; Erkrankung der Dünndarmschleimhaut im Säuglings- u. Kindesalter; **Ätiologie:** Das in vielen Getreidearten (Weizen, Roggen, Gerste u. a.) vorkommende Kleberprotein Gluten mit seinen wirksamen (toxischen) Bestandteilen (Kohlenhydratseitenketten der glutamin- u. prolinreichen Gliadinfraktion) führt zu schweren Veränderungen der Dünndarmschleimhaut; dabei ist noch ungeklärt, ob ein angeborener Enzymmangel in der Dünndarmschleimhaut od. eine Antigen-Antikörper-Reaktion vorliegt. Die Schädigung des Resorptionsepithels führt zu einem Verlust an Verdauungsenzymen u. zu schwersten morphologischen sowie funktionellen Störungen (gestörte Resorption aller Nährstoffe einschließlich Mineralien, Vitaminen u. a.). **Symptomatik:** mit Beginn der Zufütterung von Getreideprodukten (2. Lebenshalbjahr; vgl. Beikost) chronisch-rezidivierende Durchfälle mit Steatorrhoe (30–90 % der zugeführten Fettmenge wird wieder ausgeschieden), Unterernährung, Vitaminmangel, Eisenmangel usw. Durch die stark gefüllten Darmschlingen ist das Abdomen vorgewölbt. **Therapie:** glutenfreie Kost auf Reis- od. Maisbasis (Besserung z. T. erst nach 4–8 Wochen).

**Zottiger Yams:** s. Yams, zottiger.

**Zucker|krankheit:** s. Diabetes mellitus.

**Zungen|dia|gnostik** (gr. διαγνωστικός fähig zu unterscheiden) f: wichtiges diagnostisches Verfahren der traditionellen chinesischen Medizin*, bei dem die Beschaffenheit des Zungenkörpers, die Konsistenz der Zunge u. der Zungenbelag inspiziert werden; der Zungenkörper zeigt dabei eine Leere od. Fülle der Speicher- u. Hohlorgane sowie Stärke od. Schwäche des Bluts; der Zungenbelag gibt Aufschluß über Lokalisation u. Stärke einer krankheitsverursachenden Störung i. S. der klimatisches Einflüsse. An der Zunge selbst werden typische Zonen für die inneren Organe unterschieden (s. Abb.). Anwendung auch in der Alternativmedizin unter der Vorstellung der Projektion des gesamten Körpers auf den Zungenbereich; vgl. Somatotopie.

**Zusatz|stoffe:** s. Lebensmittelzusatzstoffe.

**Zwerg|säge|palme:** s. Sabal serrulata.

**Zwiebel:** Allium cepa, Pflanze aus der Familie der Liliengewächse, Liliaceae; **Arzneidroge:** fleischige Blattscheiden u. -ansätze (Allii cepae bulbus); **Inhaltsstoffe:** Alliin u. andere schwefelhaltige Verbindungen, die zum Teil wasser-

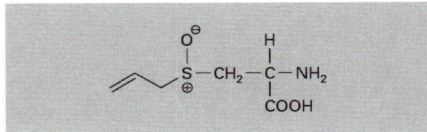

Zwiebel: Alliin

dampfflüchtig sind, Peptide, Amine, Flavonoide; **Wirkung:** antibakteriell, lipid- u. blutdrucksenkend sowie die Thrombozytenaggregation hemmend; **Verw.:** Preßsaft od. Fertigarzneimittel bei Appetitlosigkeit u. zur Prophylaxe altersbedingter Gefäßveränderungen; **traditionell** Küchenzwiebel od. -sirup bei Husten u. asthmatischen Erkrankungen, als Magenmittel u. zur Blutreinigung; **Dosierung:** 50 g frische bzw. 20 g getrocknete Zwiebeln/Tag; bei monatelanger Anwendung dürfen nicht mehr als 35 mg/Tag des Inhaltsstoffs Diphenylamin aufgenommen werden; keine Kontraindikationen, Neben- od. Wechselwirkungen bekannt; **homöopathische** Verwendung z. B. bei Fließschnupfen mit Tränenfluß.

**Zwölf|finger|darm|geschwür:** Ulcus* duodeni.

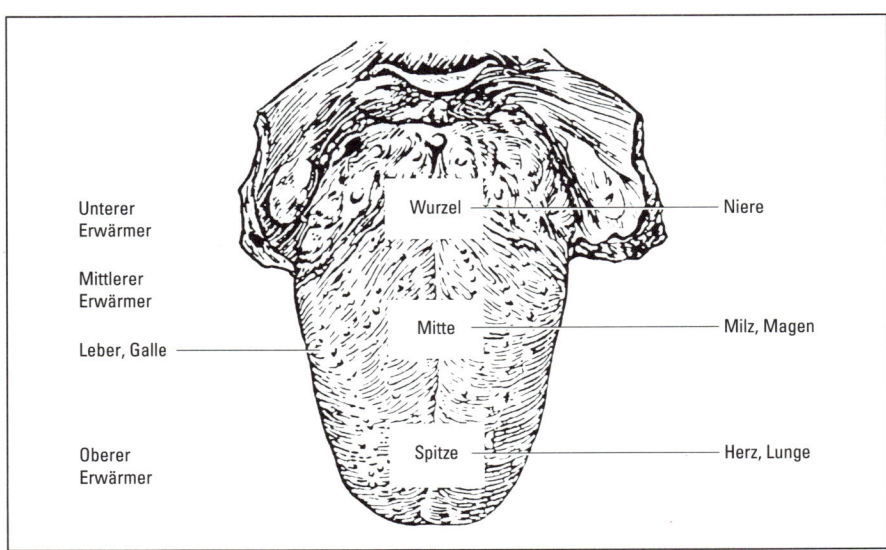

Unterer Erwärmer

Mittlerer Erwärmer

Leber, Galle

Oberer Erwärmer

Wurzel

Mitte

Spitze

Niere

Milz, Magen

Herz, Lunge

Zungendiagnostik: Beziehungen der Zunge zu den inneren Organen

**Zyklus|störungen** (gr. κύκλος Kreis, Ring, Zeit): s. Menstruationsstörungen.

**Zystitis** (gr. κύστις Blase, Harnblase; -itis*) f: Harnblasenentzündung; Entzündung der Blasenschleimhaut, in schweren Fällen auch der ganzen Blasenwand; **Entstehung: 1.** meist aszendierende Infektion durch die Harnröhre, v. a. verursacht durch gramnegative Stäbchen (Escherichia coli), auch grampositive Kokken, Mykoplasmen, Ureaplasmen, Hefen, Chlamydien, Viren u. durch chemische od. mechanische Reize (Katheter, Geschlechtsverkehr, Zytostatika, Strahlentherapie); Vorkommen häufiger bei Frauen (kurze Urethra); **2.** von den Nieren u. oberen ableitenden Harnwegen deszendierende Infektion (z. B. bei Pyelonephritis); **Symptome:** Pollakisurie, Brennen beim Wasserlassen, Harndrang, Tenesmen, unwillkürlicher Harnabgang; **Therapie:** phytotherapeutisch traditionell mit Zubereitungen aus Eucalyptus globulus, Jakobskreuzkraut, Mais, Quecke u. Wacholder, homöopathisch aus Bittersüß, Cantharis, Ehrenpreis, Honigbiene, Pfingstrose u. Terpentin.

**Zyto|plasmatische Therapie** (gr. κύτος Zelle, Höhlung; Therapie*) f: s. Therapie, zytoplasmatische.

# Quellenhinweise
## zu den Abbildungen und Tabellen

Die Redaktion dankt den nachfolgend aufgeführten Wissenschaftlern, Institutionen und Verlagen für die freundliche Überlassung von Vorlagen für Abbildungen und Tabellen und weist gleichzeitig darauf hin, daß die Angaben der Quelle jeweils ausschließlich die Abbildungen bzw. Tabellen und nicht unbedingt die dazugehörigen Stichworttexte betrifft.

Die den Quellenzitaten voranstehenden Nummern werden im nachfolgenden Verzeichnis den einzelnen Stichworteinträgen zugeordnet; bei mehreren Quellenangaben zu einem Stichwort entspricht die Reihenfolge der Nennung der Abfolge im Text.

[1] Arbeitsgemeinschaft für klinische Diätetik; Aktuelle Ernährungsmedizin 19, 1994
[2] nach Benzer, H. et al. (Hrsg.): Anästhesiologie, Intensivmedizin und Reanimatologie. 5. Aufl. Berlin: Springer, 1982
[3] Bildhauerei K. Bohrmann + G. Roth, Grebenstein
[4] Prof. Dr. med. M. Bühring, Krankenhaus Moabit, Berlin
[5] nach Deutsche Gesellschaft für Ernährung e. V., Ernährungsbericht 1992
[6] nach Deutsche Gesellschaft für Ernährung e. V.; Vollwertig Essen und Trinken nach den 10 Regeln der DGE. Frankfurt/Main, 1997
[7] Deutsche Homöopathie-Union, Karlsruhe
[8] nach Elmadfa, I.; Leitzmann, C.: Ernährung des Menschen. Stuttgart: Ulmer, 1998
[9] Prof. Dr. med. E. Ernst, Department of Complementary Medicine, University of Exeter
[10] nach Federspiel, K.; Herbst, V.: Die andere Medizin. Berlin: Stiftung Warentest, 1991
[11] Prof. Dr. med. V. Fintelmann, Krankenhaus Rissen, Hamburg
[12] nach Förderergesellschaft Kinderernährung e. V.; Empfehlungen für die Ernährung von Klein- und Schulkindern, 1994
[13] nach Förderergesellschaft Kinderernährung e. V.; Empfehlungen für die Ernährung von Säuglingen, 1996
[14] Forschungslaboratorium am Goetheanum, Dornach/Schweiz
[15] nach Forth, W.; Henschler, D.; Rummel, W. (Hrsg.): Allgemeine und spezielle Pharmakologie und Toxikologie. 5. Aufl. Mannheim: BI-Wissenschaftsverlag, 1987
[16] nach Hahn, B.; Leitzmann, C.: Fasten – Stoffwechsel und therapeutische Möglichkeiten mit Ergebnissen des Saftfastens. Ernährungs-Umschau 29, 1982
[17] nach Huth, K.; Kluthe, R. (Hrsg.): Lehrbuch der Ernährungstherapie. 2. Aufl. Stuttgart: Thieme, 1995
[18] nach Kasper, H.: Ernährungsmedizin und Diätetik. 7. Aufl. München: Urban & Schwarzenberg, 1991
[19] nach Klein, G.; Rabe, H.-J.; Weiss, H.: Textsammlung Lebensmittelrecht, Mineral- und Tafelwasser Verordnung (MTVO). Hamburg: Behr's Verlag
[20] nach Koerber, K. v.; Hammann, B.; Willms, G.: Für Diabetiker, Vollwert-Ernährung. Köstliche Rezepte für jeden Tag. Eine neue Art, den Blutzuckerspiegel zu stabilisieren. 3. Aufl. München: Gräfe & Unzer, 1994
[21] nach Koerber, K. v.; Männle, T.; Leitzmann, C.; Eisinger, M.; Watzl, B.: Vollwert-Ernährung: Konzeption einer zeitgemäßen Ernährungsweise. 8. Aufl. Heidelberg: Haug, 1994
[22] Prof. Dr. C. Leitzmann, Justus-Liebig-Universität Gießen
[23] Prof. Dr. C. Leitzmann; modifiziert nach Arens, F. J.: Die neue Mehltypen-Regelung, 1991
[24] Prof. Dr. C. Leitzmann; modifiziert nach Breuer-Schüder, R.: Fit für das Leben, 1985
[25] Dr. med. Th. Lux, Johann Wolfgang Goethe-Universität, Frankfurt/Main
[26] H. Marquardt, Lehrstätte für Reflexzonentherapie am Fuß, Königsfeld-Burgberg
[27] Dr. med. D. Melchart, Zentrum für naturheilkundliche Forschung, Technische Universität München
[28] D. Moldenhauer, Lollar und K. Schänzer, Linden
[29] nach einer Vorlage der Abt. für Physikalische Therapie des Universitätsklinikums Benjamin Franklin der Freien Universität Berlin
[30] Dr. med. H.-J. Rudolph, Berlin

[31] Scheid, W.: Lehrbuch der Neurologie. 5. Aufl. Stuttgart: Thieme, 1983
[32] Prof. Dr. H. Schilcher, München
[33] Prof. h. c. Dr. med. C. Schnorrenberger, Freiburg
[34] Schnorrenberger, C.: Lehrbuch der chinesischen Medizin für westliche Ärzte. Die theoretischen Grundlagen der chinesischen Akupunktur und Arzneiverordnung. 3. Aufl. Stuttgart: Hippokrates, 1985
[35] nach Schwabe, U.; Paffrath, D. (Hrsg.): Arzneiverordnungs-Report '88. Stuttgart: G. Fischer, 1988
[36] nach Simon, C.: Pädiatrie. 6. Aufl. Stuttgart: Schattauer, 1991
[37] nach Treves-Keith, zit. in: Waldeyer, A.; Mayet, A.: Anatomie des Menschen. Bd. 1 (15. Aufl. 1987) und Bd. 2 (15. Aufl. 1986). Berlin: de Gruyter
[38] Dr. med. Dr. rer. nat. B. Uehleke, Würzburg
[39] Prof. Dr. med. Ch. Uhlemann, Friedrich-Schiller-Universität Jena
[40] Museum Unterlinden, Colmar (Frankreich), Bildrechte bei Verlag am Eschbach (Eschbach)/ Photographie von Prof. W. Lücking, Hochschule der Künste, Berlin
[41] nach Vandereycken, W.; Meermann, R.: Anorexia nervosa. Berlin: de Gruyter, 1984
[42] Th. Weißhuhn, Haan/Rhld.
[43] Wiedemann, E.: Physikalische Therapie. Grundlagen, Methoden, Anwendung. Berlin: de Gruyter, 1987
[44] Dr. phil. M. Wollschläger, Westfälische Klinik für Psychiatrie, Psychotherapie, Psychosomatik und Neurologie Gütersloh

Aconitum napellus: 7; Adonisröschen: 7; Akupunktur: 33; Akupunkturnadeln: 33; Aloe: 32; Angelika, chinesische: 33; Anis: 32; Arnika: 32; Artischocke: 32; Arzneimittel: 35; Atropa belladonna: 7; Augendiagnostik: 27; Augentrost: 7; Ayurveda: 30; Bärentraube: 32; Baldrian: 32; Beikost: 13; Beinwell: 32; Bergonie-Maske: 43; Bernard-Ströme: 9; Bindegewebemassage: 43; Birke: 32; Bitterklee: 7; Body mass index: 5, 18; Brennessel: 32; Calendula: 7; Colonmassage: 43; Diagnostik chronischer Irritationen: 27; Drei-Ebenen-Modell: 42; Dreieckimpuls: 9; Echinacea purpurea: 32; Eibisch: 32; Eichenrinde: 32; Elektromyographie: 31; Energieumsatz: 24; Enzian, gelber: 32; Ephedra sinica: 33; Erdrauch: 7; Ernährungsformen, alternative: 28; Ernährung, vollwertige: 6; Eßstörungen, psychogene: 41; Farbstoffe: 22; Fasten: 16; Fasten, therapeutisches: 16; Faulbaumrinde, amerikanische: 32; Fenchel: 32; Fingerhut: 7; Fitzgerald-Zonen: 10; Flohsamen: 32; Frauenmantel: 7; Fußreflexzonentherapie: 26; Gänsefingerkraut: 7; Gelbwurz: 32; Gelsemium: 7; Germer, weißer: 7; Ginseng: 32; Goldrute: 32; Grundsubstanz: 27; Hafer: 7; Hamamelis: 7; Head-Zonen: 37; Heidelbeere: 32; Hierarchisierung: 42; Hirtentäschel: 7; Hochfrequenzwärmetherapie: 9; Holunder, schwarzer: 32; Hopfen: 32; Huflattich: 32; Humoralpathologie: 4; Immergrün: 7; Immunmodulation: 27; Index, glykämischer: 20; Johanniskraut: 32; Kalmus: 32; Kamille: 32; Kneipp-Therapie: 38; Königin der Nacht: 7; Körpergewicht: 36; Kräuterbad: 38; Krankengymnastik: 39; Krankheitsvorfelddiagnostik: 27; Krebs: 27; Kreuzreaktion: 17; Küchenschelle: 7; Kümmel: 32; Kürbissamen: 32; Kupferchlorid-Kristallisation: 14; Kupfer-Mensch: 33; Kurschatten: 3; Lavendel: 32; Lebensmittel, neuartige: 8; Leinsamen: 32; Linde: 32; Löwenzahn: 32; Lokalanästhesie: 2; Mädesüß: 7; Maiglöckchen: 7; Mariendistel: 32; Materia peccans: 4; Medikamente, chinesische: 33; Medizin, anthroposophische: 11; Medizin, traditionelle chinesische: 33; Mehltyp: 23; Melisse: 32; Meridiane: 34; Metalltherapie: 11; Miasmenlehre: 42; Mineralwasser, natürliches: 19; Mischkost, optimierte: 12; Mistel: 32; Mobilisation: 29; Moos, isländisches: 32; Musiktherapie: 11; Mutterkorn: 40; Nährstoffbedarf: 8; Nährstoffzufuhr, empfohlene: 8; Nahrungsmittelunverträglichkeit: 17; Passionsblume: 32; Peloid: 9; Petersilie: 32; Pfefferminze: 32; Pfingstrose: 7; Pharmakotherapie, ayurvedische: 30; Phasenlehre: 27; Primel: 32; Psychotherapie: 44; Pulsdiagnostik: 34; Qi-Gong: 33; Rechteckstrom: 9; Reduktionsdiät: 28; Rhabarber: 32; Rohkost-Ernährung: 28; Rosmarin: 32; Roßkastanie: 32; Salbei: 32; Schachtelhalm: 32; Schafgarbe: 32; Schröpfen: 33; Sennesblätter: 32; Sonnentau: 7; Spitzwegerich: 32; Spurenelemente: 15; Stechapfel, weißer: 7; Süßholz: 32, 33; System der fünf Elemente: 33; Tausendgüldenkraut: 32; Terminalpunktdiagnostik, energetische: 27; Teufelskralle, südafrikanische: 32; Therapie, ausleitende: 4; Thymian: 32; Tormentill: 32; Vollkost, leichte: 1; Vollwert-Ernährung: 21; Wacholder: 32; Wechselstrom: 9; Weißdorn, gemeiner: 32; Wermut: 32; Wertigkeit, biologische: 8; Wolfstrapp: 32; Yin-Yang: 33; Yoga: 30; Zaunrübe: 7; Zungendiagnostik: 34

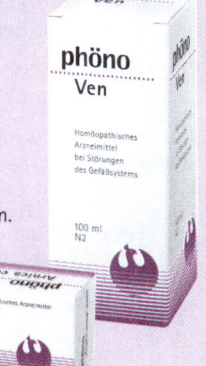

# Pschyrembel
# Therapeutisches Wörterbuch

Version 1.0
1999/2000. CD-ROM. ISBN 3-11-016567-8

Therapeutisches Expertenwissen schnell, genau und ausführlich zu vermitteln und mit dem Aktuellsten bekanntzumachen, ist Hauptanliegen dieses anderen *Pschyrembel*.

**Diagnosen, Symptome.** Die Behandlung der wichtigsten Krankheiten, Befindlichkeitsstörungen, Symptome und Syndrome wird nach einem *12-Punkte-Algorithmus* erläutert:
**1.** Definition, **2.** Behandlungsindikation, **3.** Pharmakotherapie, **4.** operative Therapie, **5.** Strahlenbehandlung, **6.** Psychotherapie, **7.** naturheilkundliche Verfahren, **8.** sonstige Maßnahme, **9.** Eigenbehandlung, **10.** Arbeitsunfähigkeit, **11.** Hinweis (obsolete Maßnahme), **12.** Neuentwicklung, Literaturhinweis.

**Therapeutische Verfahren** als eigenständige Stichwörter mit ausführlicher Beschreibung erläutern fachärztliche Maßnahmen und sind Entscheidungshilfe für Hausarzt und Patient.

Die CD-ROM bietet
- **710 Diagnosen** und **300 therapeutische Verfahren** (Betablocker, Nierenersatz-, Insulintherapie)
- **500**, meist farbige **Abbildungen**, mehr als **250 therapeutische Stufenpläne**
- Die Texte der Buchausgabe wurden überarbeitet, aktualisiert und um zahlreiche Diagnosen erweitert, z. B. um das *Still-Syndrom*
- Mit Hilfe der eingearbeiteten **17 500 Synonyme**, deutschen und englischen **Krankheitsbezeichnungen** findet auch der Laie, was er sucht
- **Adressen** von **Selbsthilfegruppen**

Programmentwicklung: Porta Coeli Software GmbH, Hamburg

Systemvoraussetzungen: IBM-kompatibler PC mit mindestens CPU Pentium (100 MHz), 8 MB freier Arbeitsspeicher, 8 MB freier Festplattenspeicher, 4 × CD-ROM-Laufwerk, MS Windows 3.x, 95/98, NT 4.0, VGA-Truecolor-Karte und Sound-Karte empfohlen.

*Selbst Laien finden sich im neuen Pschyrembel zurecht.*
Der Spiegel (14/99)

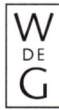

# de Gruyter

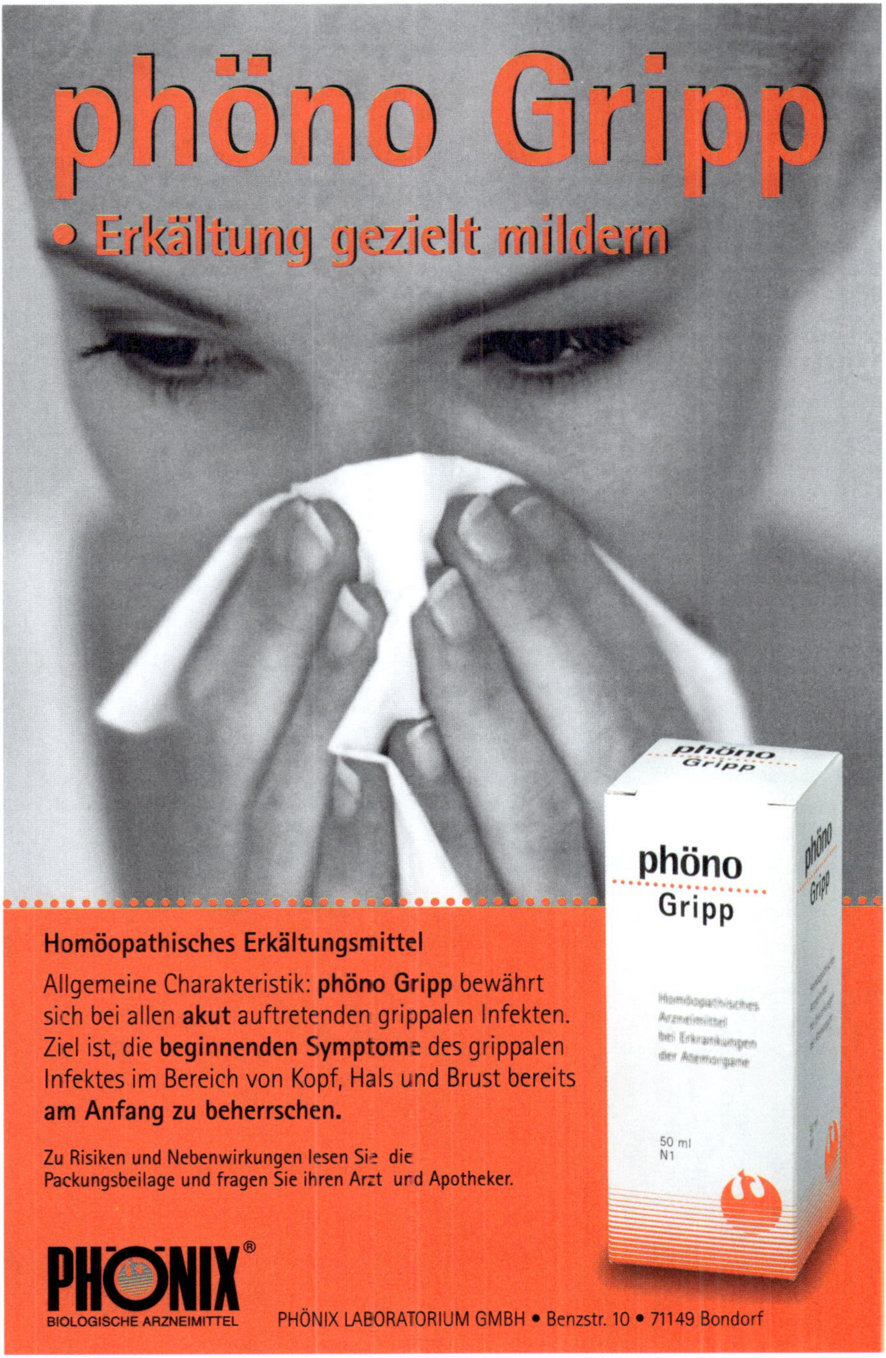
phöno Gripp
• Erkältung gezielt mildern
phöno Gripp
50 ml
N1
Homöopathisches Erkältungsmittel
Allgemeine Charakteristik: phöno Gripp bewährt sich bei allen akut auftretenden grippalen Infekten. Ziel ist, die beginnenden Symptome des grippalen Infektes im Bereich von Kopf, Hals und Brust bereits am Anfang zu beherrschen.
Zu Risiken und Nebenwirkungen lesen Sie die Packungsbeilage und fragen Sie ihren Arzt und Apotheker.
PHÖNIX®
BIOLOGISCHE ARZNEIMITTEL
PHÖNIX LABORATORIUM GMBH • Benzstr. 10 • 71149 Bondorf

Die Redaktion ist für jeden Vorschlag oder Hinweis sehr dankbar. Das nebenstehende Blatt paßt – abgetrennt – in einen Fensterbriefumschlag.

Vielen Dank!
Die Wörterbuch-Redaktion

**Pschyrembel**
**Wörterbuch**
**Naturheilkunde**
**2. Auflage**

**Zuschrift**

an die
Wörterbuch-Redaktion

Walter de Gruyter GmbH & Co. KG
Wörterbuch-Redaktion
Postfach 30 34 21
10728 Berlin

Absender: _____

_____

_____

_____

Wir erbitten einige Angaben. Vielen Dank!

☐ Arzt/Ärztin
☐ Heilpraktiker/in
☐ Medizinstudent/in
☐ Krankenschwester/-pfleger (☐ in Ausbildung)
☐ anderer med. Assistenzberuf (☐ in Ausbildung)
☐ Gesundheitswesen/Versicherung usw.
☐ interessierter Laie

Alter: ☐ unter 20 Jahre    ☐ 20 bis 40 Jahre
       ☐ 40 bis 60 Jahre    ☐ über 60 Jahre

Ich besitze auch das Klinische Wörterbuch.
☐ ja _____ Auflage          ☐ nein

*bitte wenden*

Betrifft: Pschyrembel Wörterbuch Naturheilkunde
2. Auflage


Hinweise an die Redaktion: _____

_____

_____

_____

_____

_____

_____

_____

_____

_____

_____

_____

_____

_____

_____

_____

_____

_____

_____

_____ **Pschyrembel**
**Wörterbuch**
_____ **Naturheilkunde**
_____ **2. Auflage**